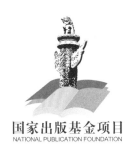

国家出版基金项目
NATIONAL PUBLICATION FOUNDATION

"十二五"国家重点图书

中华临床医学影像学

泌尿生殖分册

CHINESE CLINICAL MEDICAL IMAGING

GENITOURINARY

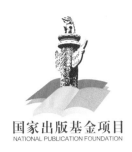

国家出版基金项目
NATIONAL PUBLICATION FOUNDATION

"十二五"国家重点图书

中华临床医学影像学
泌尿生殖分册

CHINESE CLINICAL MEDICAL IMAGING

GENITOURINARY

丛书主编　郭启勇

分册主编　周　诚

北京大学医学出版社

ZHONGHUA LINCHUANG YIXUE YINGXIANGXUE
MINIAO SHENGZHI FENCE

图书在版编目（CIP）数据

中华临床医学影像学．泌尿生殖分册 / 周诚主编．
–北京：北京大学医学出版社，2016.1
国家出版基金项目 "十二五"国家重点图书

ISBN 978-7-5659-0777-7

Ⅰ．①中… Ⅱ．①周… Ⅲ.①泌尿生殖系统—泌尿系统疾病—影像诊断 Ⅳ Ⅳ.①R445②R690.4

中国版本图书馆CIP数据核字（2014）第021812号

中华临床医学影像学 泌尿生殖分册

主　　编：周　诚
出版发行：北京大学医学出版社
地　　址：（100191）北京市海淀区学院路38号　北京大学医学部院内
电　　话：发行部 010-82802230；图书邮购 010-82802495
网　　址：http：//www.pumpress.com.cn
E - m a i l：booksale@bjmu.edu.cn
印　　刷：北京圣彩虹制版印刷技术有限公司
经　　销：新华书店
责任编辑：许　立　　责任校对：金彤文　　责任印制：李　啸
开　　本：889mm×1194mm　1/16　　印张：42.75　　字数：1320千字
版　　次：2016年1月第1版　2016年1月第1次印刷
书　　号：ISBN 978-7-5659-0777-7
定　　价：385.00元

泌尿生殖分册编委会

分册主编　周　诚
分册副主编　王霄英　陈敏

编　委　（按姓氏汉语拼音排序）
白人驹　　天津医科大学总医院
陈　敏　　北京医院
江新青　　广州市第一人民医院
梁碧玲　　中山大学孙逸仙纪念医院
刘爱连　　大连医科大学附属第一医院
刘剑羽　　北京大学第三医院
宁　刚　　四川大学华西第二医院
欧阳汉　　中国医学科学院附属肿瘤医院 肿瘤研究所
王霄英　　北京大学第一医院
夏黎明　　华中科技大学同济医院附属同济医院
叶惠义　　中国人民解放军总医院
张　军　　中国医科大学附属盛京医院
张　琰　　山东省医学影像学研究所
周　诚　　北京医院

编写秘书
谷　涛　　北京医院

编写人员（按姓氏汉语拼音排序）

谷　涛　　北京医院

韩　瑞　　华中科技大学同济医院附属同济医院

李　勇　　中山大学孙逸仙纪念医院

林　华　　华中科技大学同济医院附属同济医院

罗　红　　四川大学华西第二医院

曲海波　　四川大学华西第二医院

孙美玉　　大连医科大学附属第一医院

王　侠　　中国医科大学附属盛京医院

王宏磊　　北京大学第三医院

王鑫坤　　中国人民解放军总医院

夏建东　　广州市第一人民医院

杨绮华　　中山大学孙逸仙纪念医院

杨学东　　北京大学第一医院

张　瑾　　中国医学科学院附属肿瘤医院 肿瘤研究所

赵　新　　天津医科大学总医院

分册主编简介

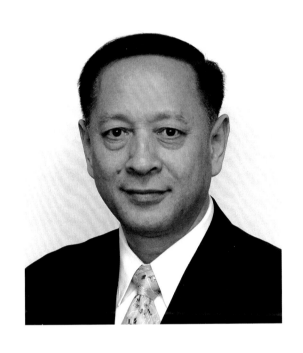

周诚，主任医师，教授，博士研究生导师，享受国务院政府特殊津贴。1983年毕业于兰州医学院医疗系获学士学位；1990年毕业于北京协和医科大学研究生院影像诊断专业获硕士学位。1992—1994年留学美国加州大学圣迭戈医学中心和纽约市立大学西奈山医学中心，学习MRI并做访问研究；1996年在奥地利格拉兹大学医学院学习电子束CT的心脏应用。曾做外科医生3年，从事影像诊断工作30多年，熟练掌握各系统疾病的影像诊断和疑难疾病的鉴别诊断。主要专长于腹部消化、泌尿系统的综合影像诊断，对胰腺、肝、肾等疾病特别是小肿瘤的早期诊断积累了丰富经验。研究方向：①腹部疾病综合影像（X线、CT、MRI、介入放射）诊断；②CT/MRI新技术的临床应用；③功能磁共振的研究与临床应用。承担或参与国家级、部级及院级研究项目十余项。在国内外专业期刊发表论文六十多篇，四次应邀在国际专业学术会议上做英文专题报告，主编或参编专著12部。

曾任北京医院放射科主任，中华医学会放射学分会副主任委员，中国医师协会放射医师分会会长，北京医学会放射专业委员会副主任委员；现任北京医院暨北京大学第五临床医学院影像诊断教研室主任，中国医师协会常务理事，中国医师协会放射医师分会前任会长，中国医学影像技术研究会会长，脑与认知科学国家重点实验室学术委员会委员，亚洲腹部放射学会副主席；《中国医学影像学杂志》主编、《中华放射学杂志》资深编委及其他8本医学影像专业杂志的副主编、常务编委和编委。

序 1

近年来，医学影像学发展迅速，作为现代临床医学体系的重要组成部分，在传统成像技术基础上新技术、新方法的应用不断涌现，使现代医学影像学内涵不断刷新、扩展。迄今，国内医学影像学著作出版颇多，多属有关专著，尚缺少系统性丛书。欣闻"中华临床医学影像学"丛书问世，倍感欣慰。

"中华临床医学影像学"丛书由新闻出版总署立项，国家出版基金资助，并获批国家"十二五"重点图书。保证了本丛书具有高起点和权威性。丛书总主编、各分册主编、副主编及编著者均为我国当前在医学影像学领域第一线工作的有影响力的专家、学者，通过他们的努力，保证了丛书的专业性和时代性。

这套丛书共十二分册，涵盖传统影像学各系统、各专业领域的内容，同时将全身综合性疾病、分子影像学、医学影像信息学及质量控制等重要内容进行专门编著，对于医学影像学知识体系的阐述更为全面，内容更为充实、完整。另外，丛书的编辑特点可以概括为结合临床、病种齐全、纲领清晰、文图并重、检索方便，做到继承传统和开拓创新的适当结合，具有明显的时代性。

祝愿并相信"中华临床医学影像学"丛书的出版，对我国医学影像学进而临床医学和医学科学的发展将起到积极推进作用，谨此对总主编郭启勇教授、各分册主编、副主编及参与编写的各位专家和同道们的辛勤努力表示衷心敬意和感谢！

中国工程院院士

中国医学科学院阜外心血管病医院放射科　教授　主任医师

序 2

医学影像学诞生已百余年，各种影像学新技术、新方法、新应用日新月异、层出不穷。近年来，影像学已从主要依靠形态学诊断发展为集形态、功能、代谢等信息为一体的综合诊断体系，介入诊疗技术、计算机信息技术、分子影像技术等使影像学的范畴不断发展延伸，医学影像学新知识的更新速度已经到了让人应接不暇的程度，医学影像工作者和相关临床医生对系统、全面、实用的医学影像学工具书的需求已经达到渴望的地步，"中华临床医学影像学"丛书的出版恰逢其时！

"中华临床医学影像学"是由国家出版基金资助，由中华医学会放射学分会主任委员、国内影像学知名专家、中华医学会放射学分会专业学组组长组成的专家团队主持撰写的专业影像学丛书。丛书共包括十二分册，内容涵盖神经、头颈、心血管、胸部、乳腺、消化、泌尿生殖、骨关节与软组织、儿科等诸多系统及专业领域，同时涉及全身综合疾病影像学、PET与分子影像学、医学影像信息学与质量控制等诸多新角度、新内容。在继承传统经典影像学内容的基础上，丛书更

体现了影像学的进展和现状，从而保证本丛书的实用性和时代性。

本丛书的特点是传统现代并重，临床影像兼顾，纲领脉络清晰，文字简明扼要，内容充分翔实，典型图像丰富。各分册收录的疾病种类齐全，分类清晰。各疾病相关临床内容全面，包括发病率、病因、临床诊断要点、疾病的演变治疗和随诊等，为读者呈现出立体化的临床诊断思路。影像学表现按检查方法分别阐述，诊断与鉴别诊断要点突出。每节配有大量示范病例图像，以加深理解，方便参考。书后配专业索引，便于根据各种关键词检索到需要的内容。这些特点体现了丛书的系统性、实用性、易读性、方便性。

"中华临床医学影像学"是一套兼顾影像学和临床医学的系统性丛书，以各专业影像学科医生及临床各科室医生为主要读者对象而量身定制的，它同时着眼于目前广大读者临床工作和拓展学习的实际需求，相信大家会发现这是一部内容丰富、精练易读、高效实用的影像学丛书，相信它会成为大家爱不释手的重要参考书。

丛书主编

中国医科大学　副校长

中国医科大学附属盛京医院　院长

前　言

　　医学影像学是现代医学中发展最快的学科之一，已经形成集传统放射诊断、计算机辅助 X 线断层扫描（CT）、磁共振成像（MRI）、超声医学、核医学、介入放射学于一体，诊疗兼备的综合性学科。随着影像学设备及检查技术的发展，医学影像学在临床疾病早期诊断和利用现代影像设备引导进行各种微创介入治疗方面发挥着越来越重要的作用。

　　泌尿生殖系统影像学作为医学影像学的一个亚专业，和消化系统影像学并行为腹部影像学最主要的两大部分。近年来，应用最新的影像设备和检查技术，多种影像手段发挥各自优势相互补充，使得泌尿生殖系统影像学有了快速发展，很多曾经作为首选或常规的检查被新的影像方法所替代，即便是CT、MRI 等新兴检查技术，也因为容积扫描三维图像的应用把轴位断层影像提升到一个全新的平台。正因为新的检查方法和技术层出不穷，相关知识日新月异，各种检查方法在同一疾病的诊断中常常各有千秋，如何学习、掌握好这些新的影像技术，优化使用不同的影像方法，综合应用各种影像信息，取长补短、不断提高临床诊疗水平，更好地为患者服务，成为医学影像学科医生和临床泌尿生殖专业

医生共同面临的重大挑战。

　　泌尿生殖分册作为"中华临床医学影像学"大型影像丛书的一部分，按照丛书主编郭启勇教授的要求，力求做到传统与现代并重，临床影像兼顾，提纲挈领，图文并茂，既能作为影像学科医生的专业参考书，又能成为临床医生的工具书。这个原则体现在整个编写过程中。

　　参加本书编写的作者来自全国各地著名大学附属医院或知名的三甲医院，大部分为中华医学会放射学分会腹部学组的专家，也有一些是在临床工作中专门从事泌尿或生殖专业影像的专家，同时这些专家所在医院的泌尿生殖临床学科也颇为强盛。所有作者从事医教研工作多年，临床经验丰富，专业造诣深厚。历经数载，几易其稿，现在终于完成了这部内容丰富、理论与实践结合、深度与广度并重的专业参考书，希望能对广大影像学工作者及相关临床学科同仁有所帮助。

　　由于作者来自不同地区和医院，各自的撰写风格存在差异，加之我自己的水平有限，本书的错误与纰漏在所难免。敬请广大读者批评指正，以便在日后再版时得以完善。

目　　录

泌尿生殖系统概述

第1节　泌尿生殖系统解剖

一、肾

【概念与概述】

- 位置：后腹膜腔内
- 大小：长度为 10～12cm，在肾门水平，横径 5～6cm
- 组成：许多肾锥体组成，每一肾锥体包括一肾小盏及其乳头管
  - 锥体：基底为肾皮质形成，尖端为肾乳头突入肾窦
  - 乳头：圆锥体结构，包括远端集合管的开口，进入肾小盏
  - 肾小盏：形态杯状，边缘为穹隆，突入中央乳头部的稍上方
    - 排列分三组：上组、中组及下组
    - 每组分前盏及后盏，尿路造影，后盏向前面，前盏向侧方
    - 4～6 个肾小盏形成一肾大盏或漏斗
  - 切面观：分为外侧皮质及内侧髓质
    - 皮质：占肾实质 1/3，富有血管，位于髓质周围
    - 髓质：约占 2/3，血管少，位于皮质内侧
    - 皮髓质交界标志：锥体基底弓状动脉
    - Bertin 柱（皮质隔）：实为位于椎体之间，皮质组织的柱
  - 肾集合系统：为肾小盏、漏斗及肾盂共称，周围为肾窦内较多脂肪包绕

- 横断面
  - 形态为外形光滑或略有分叶
  - 肾窦在肾中部，充满脂肪
  - L_1 水平，肾动静脉在肾门汇合到腹主动脉和下腔静脉
  - 左肾上极脾侧常见三角形或驼峰形肾实质向外方隆起
- 肾周间隙：前肾筋膜、后肾筋膜将腹膜后腔分为前肾间隙、肾周间隙及后肾间隙
  - 前肾间隙：位于后腹膜和肾前筋膜之间，内有胰腺、十二指肠和升、降结肠
  - 肾周间隙（吉氏间隙）：由前肾筋膜和后肾筋膜融合而成
    - 肾筋膜在上方与膈筋膜，侧方与侧椎筋膜融合
    - 下方髂筋膜与输尿管周围结缔组织呈疏松连接，故间隙下角向髂窝开放
    - 间隙最弱点：下角内侧邻近输尿管，通过它，尿和肾周渗液最易逸出
    - 两侧肾周间隙在下腔静脉前方跨中线相互交通
    - 内有肾上腺、肾血管、肾周脂肪以及肾集合系统近段
  - 后肾间隙：位于后肾筋膜及横筋膜之间
    - 间隙向下开放达髂嵴，内侧横筋膜与腰大肌筋膜融合
    - 间隙内只有脂肪组织

二、肾盂、肾盏及输尿管

【概念与概述】

- 肾窦：肾门通入肾内的腔隙，是肾周间隙向肾内的延伸
  - 内为肾盂、肾盏、肾血管、淋巴管和脂肪所填满
  - 肾周间隙脂肪与肾窦脂肪内侧相连续
- 肾盂：壁薄呈扁平漏斗状，出肾门后逐渐移行于输尿管
- 输尿管
  - 近段位于肾周间隙，由腰大肌外缘下降达 L_3，转向该肌肉腹侧，由性血管伴随
  - $L_4 \sim L_5$ 水平输尿管离开肾周向下，达腰大肌前方入骨盆，跨过髂总动脉前
  - 于骶髂关节下部向外弯曲，与骨性骨盆内缘平行，在坐骨棘附近向内前方弯行，呈弧形进入膀胱
  - 输尿管血管压迹
    - 髂血管跨骨盆时产生输尿管压迹，该处较固定
    - 副肾动脉或静脉，20% ~ 30% 由主肾动脉或静脉起源或直接从主动脉或下腔静脉开始，可产生输尿管压迹
    - 性血管在输尿管侧方或前侧，可在 $L_3 \sim L_4$ 体部水平向外跨越时压迫输尿管，多见多产妇女

三、膀胱

【概念与概述】

- 位置：盆腔前、腹膜外，顶部及前上有腹膜，与乙状结肠、小肠邻近
  - 男性：膀胱颈与前列腺膀胱面接触，底的下外侧与精囊毗邻，底与输精管壶腹接触
  - 女性：膀胱颈与尿道周围肌肉及尿道接触，后基底疏松附于宫颈及阴道，膀胱与子宫之间有子宫膀胱陷凹，下外侧为子宫圆韧带经过
  - 膀胱颈位置：成年男性在耻骨联合上缘略下，女性与耻骨下 1/3 齐平
- 大小：成人容量 350 ~ 500ml，最大 800ml，空虚时呈近锥形、扁圆形，排尿时为圆形

- 形态：分为体、底、顶或颈四部分
  - 底内面有三角区，其界限为两输尿管口至膀胱颈
  - 两输尿管口之间为输尿管间嵴
  - 两输尿管开口于膀胱 2 点及 10 点位
  - 三角区尖为尿道内口后唇
- 内壁：分为三层：结缔组织层、平滑肌层和黏膜层。三角区无黏膜固有层
- 血流供应
  - 主要来源于髂内动脉分出的上、下膀胱动脉
  - 部分闭孔及下臀动脉分支
  - 部分子宫阴道动脉分支
- 淋巴引流：三角区、膀胱底及膀胱上面引流到髂外淋巴结
- 间隙
  - 耻骨后间隙（retzius 间隙）：位于耻骨联合后、前列腺与膀胱前和侧壁之间，内为盆筋膜形成的蜂窝组织
  - 膀胱直肠间隙：男性膀胱底与直肠之间，被膀胱直肠筋膜（denonviller 筋膜）分两间隙
    - 前为膀胱后间隙，内含精囊、射精管
    - 后为直肠前间隙
    - 膀胱直肠筋膜上与腹膜反褶相连，下与尿生殖膈相连，为前后盆腔分界
- 脐正中韧带：膀胱顶正中与脐之间，为脐尿管闭锁后纤维条索

四、男性尿道

【概念与概述】

- 大小：全长 18 ~ 20cm，前列腺部环径 10 ~ 15mm 为最宽，尿道外口 7 ~ 8mm 最窄
- 形态：分为前列腺部、膜部及尿道海绵体部三部，海绵部又分为球部及前阴茎尿道部
  - 前列腺部：为近段，长 3 ~ 4cm，周围有前列腺环绕
  - 膜部：长约 1cm，经泌尿生殖膈，从前列腺尖延至阴茎球部顶
    - 肛提肌与尿道紧密相邻，但与尿道壁分离
    - 外膜后为双球尿道腺（Cowper 尿道球腺体）
    - 尿道壁包括肌肉，内有内层为平滑肌束，外层为环形纹状肌纤维，后者形成尿道外括约肌

- 尿道海绵体部：约 15cm，在球内及阴茎头扩张成球内窝和舟状窝。无肯定肌肉层
- 血流供应：尿道动脉和阴茎球动脉，供应尿道及周围勃起组织
- 淋巴回流
  - 尿道膜部淋巴管伴随于内阴动脉，主要经髂内淋巴结，少部分为髂外淋巴结
  - 海绵部尿道淋巴管，终于股深淋巴结，有些引流入浅腹淋巴结
- 神经支配：为阴部神经、生殖股神经及交感神经

五、女性尿道

【概念与概述】

- 全长为 4cm，始于膀胱内尿道开口，自上而下达外尿道口，阴道开口之前
- 尿道壁：分为黏膜、黏膜下层及外肌层
  - 黏膜层：延及尿道全长，分鳞状层、假分层柱状或移行上皮
  - 黏膜下层：延及尿道全程，含疏松结缔组织，含血管、弹性纤维及少许平滑肌纤维
  - 外肌层：与膀胱相连，前壁最厚达尿道中部
- 分部
  - 上 1/3：主要为外肌层，黏膜下为纤维结缔组织组成，有丰富细弹性纤维
  - 中 1/3：外层为环线分层肌肉及有高度血运随意肌束的黏膜下层
  - 下 1/3：完全为纤维组织组成，无肌肉层
- 血供：下膀胱动脉分支的尿道动脉，尿道远段为内阴动脉供血
- 淋巴引流：主要引流至髂内淋巴结，少数达髂外淋巴结，膜部淋巴管沿内阴动脉走行

六、前列腺

【概念与概述】

- 位置：男性骨盆内，膀胱之下，尿生殖膈之上，耻骨联合下缘耻骨弓之后，直肠前方
- 形态：形似栗子，分底、体、尖，底朝上，尖朝下
  - 底部：中央稍凹陷，膀胱颈置于底之上
  - 尖部：细小，抵于尿生殖膈上筋膜

- 毗邻：分为前面、后面及下侧面
  - 前面：耻骨联合下缘后方 2cm
    - 与耻骨联合之间有前列腺静脉丛、蜂窝组织和耻骨前列腺韧带
  - 后面
    - 正中有一浅纵沟为前列腺沟
    - 紧贴直肠前壁，与直肠壶腹部之间充填少量疏松结缔组织和膀胱直肠膈
    - 其上部有左、右射精管穿入的小压迹，后上缘与精囊接近
  - 下外面：与肛提肌上部紧密相连
- 大小：宽约 4cm，长约 3cm，厚约 2cm，重约 20g
- 分区：分为中央区、外周区和移行区
  - 中央区：两条射精管与尿道内口至精阜之间，呈圆锥状，约占 25%
  - 外周区：在中央区周围组织，约占 70%
  - 移行区：精阜之上、尿道周围，约占 5%
- 被膜：分为三层
  - 外层：前列腺筋膜，来源直肠膀胱间的盆筋膜，紧贴前面及侧面
  - 中层：前列腺固有包膜，为纤维组织和平滑肌包膜，深入腺体实质
  - 内层：肌层，与前列腺组织的肌纤维相连
- 血液供应：来自膀胱下动脉、阴部内动脉及直肠下动脉等
- 淋巴引流
  - 前部：注入膀胱前淋巴结，再注入髂内、外淋巴结
  - 后部：注入髂内淋巴结，小部分注入骶外侧淋巴结
  - 外侧部：注入骶淋巴结或主动脉下淋巴结
- 神经支配：骶前神经丛及盆神经

七、男性生殖系统

【概念与概述】

- 睾丸
  - 位置：阴囊左右各一，大小 4cm×3cm
  - 睾丸鞘膜：两层腹膜组成之鞘状突贴附于睾丸和附睾外侧缘而形成
    - 鞘膜脏层：覆盖于睾丸表面
    - 鞘膜壁层：贴附于阴囊内壁一层

- 附睾
  - 形态：半月形小体，附于睾丸后外侧，分头、体、尾三部分
  - 组成：是睾丸的连续部分，由睾丸输出小管盘绕而成
  - 附睾附件
    - 位置：附睾头部近睾丸处
    - 性质：富有血管的上皮组织，以一蒂柄与附睾相连
    - 来源：附睾的中肾残余附属器官
- 输精管
  - 形态：是附睾管延续，起自附睾尾部，止于射精管
  - 分段：
    - 睾丸段：靠近睾丸后缘的起始部，最短
    - 精索段：上行经腹股沟皮下环、腹股沟管，直达腹内环
    - 盆段：从腹内环起，沿小骨盆外侧壁行向后下，再转向内，跨输尿管末端上方，至膀胱底部
  - 输精管壶腹：盆段抵达膀胱底部近精囊内侧呈梭形膨大
- 精索
  - 组成：提睾肌、输精管、精索内动脉、精索外动脉、输精管动脉、蔓状静脉丛、精索神经、淋巴管及被覆于上述组织的筋膜组成
  - 被膜：由外向内，依次为提睾肌筋膜、提睾肌和睾丸精索鞘膜
- 精囊
  - 位置：前列腺后上方，输精管壶腹外侧，膀胱底与直肠之间
  - 形态：左右各一，长 4～5cm，横径 1.5～2.0cm，呈棱锥体形
  - 血液供应：膀胱下动脉和直肠下动脉
- 射精管
  - 组成：左右成对，为精囊管与输精管末端汇合而成
  - 位置：末端开口于后尿道精阜上

八、女性生殖系统

【概念与概述】

- 子宫
  - 形态：呈倒置扁梨形
    - 上部宽为宫体，下部窄为宫颈，两侧为子宫角
    - 正常子宫为稍向前倾、前屈
  - 位置：骨盆内膀胱与直肠之间，下端突入阴道
  - 组织结构：分三层
    - 浆膜层：为腹膜，与膀胱顶部及直肠前壁腹膜相连
    - 肌层：由平滑肌束及弹性纤维组成，肌束相互交错
    - 内膜层：由单层柱状上皮和结缔组织组成，富含血管和腺体
  - 韧带：四对，维持子宫位置
    - 阔韧带：左右各一，自子宫两侧伸延达骨盆侧壁
    - 横韧带：位于宫颈两侧及骨盆后下部侧壁之间，与骨盆底筋膜相连
    - 圆韧带：始于两侧宫角前侧输卵管下，向前斜行经腹股沟终于大阴唇
    - 骶骨韧带：自峡部及宫颈后上侧方，向后绕直肠，终于第2、3骶骨前筋膜
  - 与周围器官关系
    - 子宫膀胱陷凹
    - 子宫直肠陷凹
- 输卵管
  - 形态：内侧与子宫角相连，外端游离于卵巢上方
  - 分部
    - 间质部：进入子宫壁内的部分，狭而短
    - 峡部：间质部的外侧段，为最长部分
    - 壶腹部：峡部外侧，管腔稍宽大
    - 漏斗部：为末端，开口于腹腔
  - 组织结构：分3层
    - 浆膜层：腹膜一部分，阔韧带的上缘
    - 平滑肌层：分内环、外纵两层
    - 黏膜层：为多数纵行皱襞，以壶腹部为最多卵巢
  - 形态：稍扁平，内含多个小囊
  - 位置：变异颇大，除了卵巢门外为腹膜覆盖外，游离于腹腔内，由卵巢系膜附着于阔韧带
  - 组织结构

- 皮质：含有卵泡和结缔组织等
    - 髓质：主要由结缔组织、血管、淋巴管和神经组成
- 与邻近器官关系
    - 上界为髂外静脉，前界为脐动脉，后界为输尿管行走途径
    - 以卵巢固有韧带与子宫连接
- 阴道
    - 上连子宫，下端开口于阴道前庭后部
    - 阴道穹窿：阴道上端与宫颈形成的环形凹

陷，分前、后、左、右4个
    - 前、后壁：前壁与膀胱、尿道相邻，后壁与直肠相邻，中间仅隔结缔组织供血血管
- 卵巢动脉：左右各一，左侧可起于右肾动脉
- 子宫动脉：起自髂内动脉前干，在阴道上部分为上、下支
- 阴道动脉：主要分布阴道中段及膀胱，与子宫动脉阴道支及阴道内动脉分支吻合
- 阴道内动脉：髂内动脉前干终支，分为会阴动脉、阴唇动脉及阴蒂动脉

重点推荐文献

[1] 韦嘉瑚. 泌尿生殖系统疾病影像学. 北京: 科学出版社, 2004.
[2] 谷现恩, 邹英华. 实用泌尿外科影像学. 郑州: 郑州大学出版社, 2003.
[3] 梅骅. 泌尿外科临床解剖学. 济南: 山东科学技术出版社, 2001.

第2节　泌尿生殖系统影像学检查方法

一、X线检查

（一）平片

【适应证】

- 泌尿系统结石
- 泌尿系统及肾上腺钙化
- 其他泌尿外科疾病

【禁忌证】

- 妊娠早期

（二）静脉尿路造影

【适应证】

- 肾、输尿管疾患，如结核、肿瘤、畸形和积水
- 证实尿路结石的部位，了解有无阴性结石
- 原因不明之血尿和脓尿
- 尿道狭窄不能插入导管或不能做膀胱镜检查者
- 了解腹膜后包块与泌尿系统的关系
- 用于肾血管性高血压的筛选检查

【禁忌证】

- 碘过敏
- 全身情况衰竭
- 急性泌尿系统炎症及严重血尿、肾绞痛

- 妊娠期及产褥期
- 多发性骨髓瘤有严重蛋白尿时，脱水可能使过多的蛋白沉积在肾小管而导致梗阻
- 严重的甲状腺功能亢进
- 急性传染病或高热

（三）逆行肾盂造影

【适应证】

- 不适于做静脉尿路造影者，如心、肝、肾功能差
- 静脉法不显影的肾、输尿管疾患，如严重的肾结核、肾积水及先天性多囊肾等
- 多次静脉尿路造影无法将肾盂、肾盏显影满意者
- 明确平片所示阴影是否位于输尿管内
- 了解肾、输尿管与邻近器官的关系，观察有无受累情况

【禁忌证】

- 尿道狭窄不能做膀胱镜检查者
- 急性下尿路感染
- 严重血尿
- 肾绞痛发作时
- 严重的心血管疾患

（四）膀胱造影

【适应证】

- 膀胱疾患，如肿瘤、炎症、结石、外伤、发育畸形和憩室等
- 观察前置胎盘、盆腔肿瘤和前列腺病变与膀胱的关系
- 脐尿管未闭和输尿管囊肿

【禁忌证】

- 膀胱及尿道急性炎症
- 严重外伤或大出血休克，生命体征不稳定

（五）尿道造影

【适应证】

- 尿道先天畸形
- 外伤后了解尿道的损伤部位及范围
- 前列腺病变
- 尿道炎性狭窄及瘘管
- 尿道结石和肿瘤

【禁忌证】

- 尿道急性炎症及龟头炎症
- 尿道出血
- 碘过敏

（六）经皮穿刺肾盂造影

【适应证】

- 某些原因不能行静脉或逆行肾盂造影者
- 因肾功能严重损害静脉尿路造影显影不理想者

【禁忌证】

- 局部皮肤感染者
- 疑为恶性肿瘤者
- 严重高血压者
- 无肾积水者
- 出血倾向者
- 碘过敏者

（七）精囊及输精管造影

【适应证】

- 精囊的先天性畸形、慢性炎症、囊肿、肿瘤等
- 前列腺增生及其他病变所致的精路变化
- 了解盆腔肿瘤对精路的影响和肿瘤是否起源于精索

- 明确男性不育症的原因

【禁忌证】

- 急性精路感染
- 碘过敏者

二、超声检查

【适应证】

- 直接显示肾实质、肾盂、肾盏等断层结构，具有简便、经济和不受肾功能影响等优点
- 有助于早期发现肾内肿物并进一步显示病变内部结构，鉴别肿物物理性质，如实性、囊性或混合性
- 超声引导穿刺肾肿物组织学或细胞学检查可进一步提供病理学诊断依据
- 对不显影肾（无功能肾）病因的鉴别具有显著优越性
- 彩色多普勒对肾动脉瘤、肾静脉栓塞或瘤栓均有较大诊断价值

三、CT 检查

【适应证】

- 对肾及肾区肿块的定位及定性诊断
- 对静脉肾盂造影、逆行尿路造影及超声检查后仍不能明确性质的肾及肾上腺病变，可进一步明确性质
- 做泌尿系统肿瘤的鉴别诊断及对恶性肿瘤的分期诊断
- 对泌尿系统的创伤包括钝伤、穿刺伤做进一步的明确诊断
- 对不能解释的血尿症状可作 CT 定位以及定性诊断
- CT 血管造影可显示腹主动脉和肾动脉及其主要分支
- CT 尿路造影（CT Urography，CTU）可整体观察肾盂，输尿管和膀胱，显示突向腔内病变

四、MR 检查

【适应证】

- 对泌尿系统肿瘤及病变定位、定性诊断、鉴别诊断及对恶性肿瘤的分期诊断

- 动态 MR 对肾排泄功能的半定量分析
- 磁共振尿路造影用于检查尿路梗阻性病变
- 磁共振血管造影用于显示肾动脉及测量肾动脉血流动力学

五、血管造影

（一）肾动脉造影

【适应证】

- 肾性高血压，包括肾血管性和肾实质性病变
- 肾先天性畸形，如肾发育不全、异位肾和马蹄肾
- 肾肿物的定位与定性
- 考虑部分肾切除，需了解肾血管分布情况者
- 肾外伤和肾移植术后需了解肾循环情况者
- 原因不明的血尿，尿路造影阴性者

【禁忌证】

- 碘过敏或过敏性体质
- 出血性疾病
- 肝肾功能严重受损
- 急性感染和传染病
- 心力衰竭

（二）肾上腺动脉造影

【适应证】

- 肾上腺皮质功能亢进，疑肾上腺肿瘤（腺瘤或癌）者
- 嗜铬细胞瘤，需定位诊断者
- 肾上极或其邻近之肿瘤或囊肿，需与肾上腺肿瘤或囊肿鉴别者

【禁忌证】

- 同肾动脉造影

六、核医学检查

（一）肾静态显像

【适应证】

- 了解肾位置、大小及形态
- 先天性肾疾病的诊断
- 肾实质内占位性病变的诊断及鉴别诊断

- 急慢性肾盂肾炎的诊断
- 上腹部肿块与肾的鉴别诊断

（二）肾动态显像

【适应证】

- 综合了解肾的血供、形态和功能及上尿路通畅情况
- 对各种肾病的肾功能诊断及疗效评价
- 各种肾外疾病肾功能测定
- 了解病肾残留功能，为选择病肾手术方案提供参考
- 移植肾监护
- 观察正常或病理情况下各种药物或生理性介入对肾功能影响

（三）膀胱反流显像

【适应证】

- 反复泌尿系统感染的原因探讨
- 尿反流疗效观察
- 膀胱剩余尿量测定
- 了解和观察神经源性膀胱患者有无尿反流存在及其程度

（四）阴囊血池显像

【适应证】

- 男性不育症的病因诊断
- 急性阴囊疼痛的鉴别诊断

（五）肾上腺皮质显像

【适应证】

- 肾上腺皮质功能亢进性疾病的病变性质及定位
- 异位肾上腺定位
- 寻找皮质醇增多症术后复发病灶
- 肾上腺组织移植监测

（六）肾上腺髓质显像

【适应证】

- 嗜铬细胞瘤及恶性嗜铬细胞瘤的定位、转移灶的诊断
- 协助交感神经细胞瘤和交感神经母细胞瘤的诊断

（七）放射性肾图

【适应证】

- 尿路梗阻的诊断
- 了解肾功能，为临床医师提供治疗决策参考依据
- 肾性高血压的筛选

- 肾、输尿管术后疗效评价
- 肾移植术后监测

（八）利尿肾图

【适应证】

- 尿路扩张与机械梗阻的鉴别诊断
- 特发性肾盂积水的肾功能监测及疗效观察

重点推荐文献

[1] 韦嘉瑚. 泌尿生殖系统疾病影像学. 北京: 科学出版社, 2004: 8-15.

[2] 谷现恩, 邹英华. 实用泌尿外科影像学. 郑州: 郑州大学出版社, 2003: 24-166.

[3] 郭启勇, 实用放射学. 3版. 北京: 人民卫生出版社, 2007: 909-911.

第3节　对比剂应用

一、水溶性碘对比剂

【概念与概述】

　　理想的尿路对比剂应为在静脉注射后，主要经肾排泄，能清晰显示肾实质和集合系统，低毒或无毒

【分型】

- 均为三碘苯环的衍生物
- 结构分为离子型和非离子型（依据主要是在水溶液中是否离解成离子）
  ○ 离子型：60% 泛影葡胺、60% 碘卡明等
  ○ 非离子型：如 Ultravist（优维显）、omnipaque（欧乃派克）、iopamiro（碘必乐）等

【作用原理】

- 对成像起主要作用是携带的碘
- 碘对 X 射线的高衰减性在图像上表现为高密度
- 增加碘分布区与周围组织的密度对比

【给药途径】

- 静脉团注：一定剂量高碘浓度对比剂加压快速注入静脉
- 静脉滴注法：临床不常用
- 动脉注射法：导管置入腹主动脉或肾动脉等其他相应病变的供血动脉
- 肠腔造影：1%～3% 碘对比剂充填腹部空腔脏器

【对比剂反应类型】

- 轻度：症状为潮红、头痛、恶心、轻度呕吐、

荨麻疹（轻）等
- 中度：症状为反复重度呕吐、荨麻疹（重）、面部水肿、轻度喉头水肿、轻度支气管痉挛、轻度和暂时性血压下降
- 重度：症状为休克、惊厥、重度支气管痉挛、重度喉头水肿
- 死亡：症状为呼吸、心搏骤停

【对比剂反应处理原则】

- 轻度：不需处理，部分属生理性
- 中度：反应短暂，无生命危险，一般需对症处理，不需住院
- 重度：有生命危险，必须及时处理，需住院

二、磁共振对比剂

【概念与概述】

　　能改变机体组织的理化特性，增强磁性相似的组织之间的磁共振观测信号的差异，影响 T1 和 T2 弛豫时间，有利于得到对比度良好的磁共振图像

【分型】

- 顺磁性对比剂：如（二乙三胺五乙酸钆）Gd-DTPA，缩短质子的 T1、T2 值
- 超顺磁性和铁磁性粒子类对比剂：如超顺磁性氧化铁（SPIO），缩短组织的 T2 或 $T2^*$ 值

【作用机制】

- 顺磁性对比剂
  ○ 顺磁性物质含有不成对电子，具有强大磁性
  ○ 氢质子与其顺磁性物质相互作用引起的电

子偶极子 - 氢质子磁偶极子弛豫效应

- 体现在内外界弛豫上，结果使质子 T1、T2 值缩短
- 超顺磁性和铁磁性粒子类对比剂
  - 其磁性和磁化率远大于人体组织结构和顺磁性配合物，造成局部磁场不均匀
  - 水分子经过这些区域，很快去相位
  - 血管周围组织的 T2 或 $T2^*$ 显著缩短

【给药途径】
- 最常用的是静脉快速团注

【对比剂反应】
- 少数患者可有凝血异常，无特征性心电图改变
- 个别患者有头疼、恶性、呕吐、血压升高或减低、皮疹、出汗、口干、结膜炎等
- 严重出现肾源性系统性纤维化

主要参考文献

[1] 韦嘉瑚. 泌尿生殖系统疾病影像学. 北京: 科学出版社, 2004: 462-471.
[2] 中国对比剂安全使用委员会, 对比剂使用指南. 北京: 人民卫生出版社: 2008; 1-34.
[3] 金征宇. 医学影像学（第2版）. 北京: 人民卫生出版社, 2010: 12-14.

（谷 涛 周 诚）

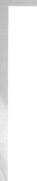

肾上腺疾病的影像诊断

第1节　肾上腺影像检查技术

一、X线检查

- 正常肾上腺与周围组织结构缺乏对比，不能显示
- 平片所显示的异常主要为肾上腺区钙化

二、超声

优点

- 可作为肾上腺病变的初查或筛选性检查，可发现直径大于1cm的肾上腺肿块
- 结合临床症状和生化检查，多数肾上腺肿块能作出定性诊断
- 检查操作简单、无创、重复性强、价格低廉
- 是肾上腺筛查和随访的重要手段

限度

- 不能发现直径小于1cm的肿块
- 不能显示大多数肾上腺增生
- 肥胖患者US检查的效果较差
- 超声检查（ULtrosonogrophy，US）检查结果与检查者经验密切相关

检查方法

- 患者空腹，凸阵或扇形探头
- 常用的扫查方式为经肋间斜断面或冠断面扫查，上腹部横断面扫查和俯卧位扫查

三、核素检查

优点

- 属功能性显像，使用不同的放射性示踪剂，分别进行皮质显像和髓质显像
- 对功能亢进性病变的诊断和鉴别诊断有帮助，

可作为肾上腺疾病的补充检查方法

限度

- 对非功能性病变和功能低下性病变的诊断价值有限
- 检查时间较长，需数小时至数天

检查方法

- 皮质显像
  - 静脉内注射 ^{131}I-碘代胆固醇 2～3mCi，分别于第3、5、7及9天在后腰部及其他必要部位进行显像
  - 当鉴别诊断需要时，可于1个月后行地塞米松抑制试验
- 髓质显像
  - 静脉内注射 ^{131}I或 ^{123}I-间位碘代苄胍 2～3mCi后24～72小时内行后腰部及其他必要部位的显像

四、CT检查

优点

- 具有良好的空间分辨率和密度分辨力，是目前最常用的肾上腺肿块定位影像检查方法，是公认的肾上腺疾病首选影像检查方法
- 对肾上腺肿瘤有很高的检出率，尤其对小于1cm的肿瘤，超声及MRI均不如CT
- 具有较高的密度分辨率，有利于显示肾上腺肿物的组织学特征，特别是对含脂肪、钙化的肾上腺肿物进行定性诊断
- 动态增强扫描根据病变有无强化、强化形式、强化程度和动态强化特征等，进一步确定病变的性质，并有助于除外假性肾上腺肿物

- CT重建技术已常规用于肾上腺病变的诊断，尤其在肾上腺病变的定位及肿瘤与解剖异常结构的鉴别中，增强扫描结合薄层MPR技术对肾上腺病变的定位及与假瘤的鉴别有着重要的意义

检查方法

- 平扫
  - 检查前空腹12小时，半小时前和检查前即刻口服稀释的阳性对比剂（1%泛影葡胺）300～400ml充盈胃及小肠，以排除胃肠道干扰
  - 扫描范围包括双侧全部肾上腺组织，即从高于肾上腺上极的水平连续向下扫描，直至肾上腺不再显示为止
- 动态增强扫描
  - 一般使用高压注射器以3.5ml/s注射速度经肘静脉团注非离子型碘对比剂（300mgI/ml）100ml
  - 增强扫描三期启动时间分别为：延时20～25秒启动动脉期扫描，延时60～70秒启动静脉期扫描，延时3分钟启动延迟扫描
- CT重建技术
  - 目前用于肾上腺的后处理技术主要是多平面

重组（multi-planer reconstruction，MPR）及容积再现（volume rendering，VR）及曲面重建等
- 以病变部位为中心，从多角度、多平面观察病变及其与周围组织、器官的关系

五、【MR检查】

优点

- 具有多方位，多序列，多参数成像及组织分辨力高的优点，为病变定位和定性诊断提供依据
- 对于CT碘对比剂过敏的患者，MRI可作为首选检查方法

限度

- 成像时间较长，空间分辨力不及CT，显示小结节能力低于薄层MSCT图像

检查方法

- 预饱和脂肪抑制T1WI或T2WI有助于病变内脂肪组织的鉴别
- 化学位移成像的同相位和反相位成像有助于腺瘤与非腺瘤性病变的鉴别
- 动态增强扫描对病变的显示与CT动态增强扫描相似

重点推荐文献

[1] Park BK, Kim CK, Kim B, et al. Comparison of delayed enhanced CT and chemical shift MR for evaluating hyperattenuating incidental adrenal masses[J]. Radiology, 2007, 243(3): 760-765.
[2] 莫科, 孟家晓, 沈君. CT平扫及延迟扫描对肾上腺肿瘤的

诊断价值. 实用医技杂志, 2008, 15(11): 1368-1370.
[3] 马刚, 刘树伟, 张伟, 等. 肾上腺多层螺旋CT图像三维重建. 解剖与临床, 2009, 14(6): 409-413.

第2节　肾上腺大体解剖与正常影像表现

一、肾上腺的组织学形态

概述

- 分为外层的皮质和内层的髓质
- 皮质富含脂质，占肾上腺体积的90%，由细胞、血窦和少量结缔组织组成
  - 皮质起源于中胚层，按细胞形态和排列方式分三层：球状带、束状带和网状带
    - 球状带在外层，被膜之下，分泌盐皮质激素，主要为醛固酮，其作用为调节电解质和水盐代谢
    - 球状带深部为宽阔的束状带，分泌糖皮

质激素，主要为皮质醇，其作用为调节糖和蛋白质代谢，维持糖类代谢平衡
    - 最内层为网状带，分泌性激素，如黄体酮、雌激素和雄激素
  - 三层结构中以束状带最厚，球状带最薄
  - 束状带和网状带在功能上结合紧密，共同受垂体分泌的促肾上腺皮质激素（ACTH）的调节
- 肾上腺髓质起源于外胚层，来自神经嵴，与交感神经同源
  - 髓质主要由嗜铬细胞团或索组成，其间有宽大的静脉性血窦和少量结缔组织，髓质

中央有中央静脉

- 髓质分泌儿茶酚胺类物质，包括肾上腺素和去甲肾上腺素，其代谢产物有甲基肾上腺素、甲基去甲肾上腺素及 3- 甲氧 - 羟苦杏仁酸（vanilly mandeliczcid VMA）
- 副肾上腺（accessory suprarenal glands）
  - 常出现在主肾上腺附近的蜂窝组织内，有时也存在于精索、附睾和子宫阔韧带内
  - 体积较小，通常既含皮质又含髓质，有时仅由皮质组织构成

血管分布

- 由 3 组动脉供应，即肾上腺上、中、下动脉，分别来自膈下动脉、腹主动脉和肾动脉
- 三支动脉共同形成围绕肾上腺的动脉吻合网
- 肾上腺皮质和髓质的血窦相连，后者汇集为中央静脉，其出腺体后成为单一静脉干
- 右侧肾上腺静脉直接汇入下腔静脉，左侧者多汇入左肾静脉

二、肾上腺的解剖

- 是人体重要内分泌腺，左、右各一，紧贴于每侧肾上极的前上方，肾上腺周围有结缔组织被膜
- 肾上腺与肾共同包于肾筋膜内，与肾之间有纤维组织分隔
- 右侧者呈不规则四面体，左侧者为半月形，常较大，位置较高，其前面有不显著的门，是血管、神经出入之处
- 肾上腺折叠形成一向前内走向的嵴，两翼面向后内与前外
- 其上方相连，下方叉开，骑跨于肾上极的前内部分，此两翼在 CT 上称内、外肢
- 右肾上腺位于右肾上极前、内上方，在肝右后叶内缘、右膈角及下腔静脉之间
- 左肾上腺位于左肾上极前、内方，内侧为左膈肌脚，前外侧毗邻胰腺体、尾部

三、正常肾上腺超声表现

- 正常肾上腺的显示右侧高于左侧，新生儿及儿童高于成年人
- 声像图多不能清晰显示肾上腺结构的细节，而常由周围脂肪结构勾绘出肾上腺轮廓

- 边界回声较强，腺体回声较低
- 婴幼儿腺体丰满，中心的髓质区呈薄的强回声区，外围的皮质呈相对低回声
- 肾上腺形态多种多样：三角形、半月形、"V"字形，"Y"字形或条带状
- 成人正常肾上腺的最大径线不超过 3cm

四、正常肾上腺核素表现

肾上腺皮质显像

- 正常肾上腺于静脉注射显像剂后第 3 天开始显像，第 5～9 天逐渐显像清晰
- 多数呈双侧肾上腺放射性分布稀疏，少数显示清晰或双侧始终不显像
- 通常右侧肾上腺的放射性要高于左侧，图像表现形式多样，一般右侧者呈圆形，左侧者多为椭圆形
- 地塞米松抑制试验呈阳性表现

肾上腺髓质显像

- 正常肾上腺髓质多不显像，仅约 20% 可以显像
- 一般双侧对称，但影像小且多不清晰

五、正常肾上腺的 CT 表现

显示

- 薄层高分辨率 MSCT 图像上，正常肾上腺显示率几乎达 100%
- 因右肾上腺外侧肢贴近肝内缘，若 Gerota 筋膜囊缺乏脂肪，则与肝内缘不易区分，MPR 可帮助区别位置
- 位于第 11～12 胸椎水平
- 在横断面 CT 上，右肾上腺位于右肾上极的前内上方，在右侧膈肌脚外方与肝右叶内缘之间，前方毗邻下腔静脉
- 左肾上腺位于左肾上极的前内方，前外侧毗邻胰腺体、尾部，内侧为左膈肌脚和腹主动脉

形态

- 因人而异，可分为内侧肢、外侧肢及由内外侧肢相交形成的体部
- 受肾上腺周围脂肪及扫描层面角度影响，其 CT 形态多样化
- MSCT 图像上右侧多呈斜线状、倒 "V" 或倒 "Y" 形，偶为 "X" 形或横行线状影

- 左侧多为倒 "V" 形或倒 "Y" 形或三角形、横行线状影（图 2-2-1）

边缘和密度

- 肾上腺边缘多平直或轻度内凹，表面光滑，无外凸结节
- 正常肾上腺内、外肢厚度均匀，呈类似肾的软组织密度

- 增强扫描呈均一强化
- 无论平扫或增强扫描都不易区分皮质与髓质

大小

- 正常肾上腺的长度和宽度个体差异较大，不作为判断肾上腺大小的指标
- 正常肾上腺厚度小于 10mm 或面积小于 150mm²

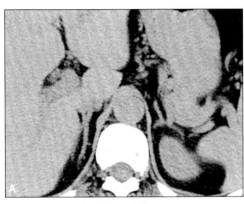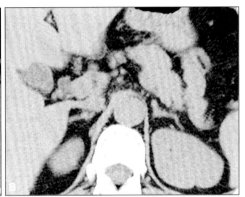

图 2-2-1　正常肾上腺 CT 表现

A-B. CT 平扫示：右侧肾上腺呈倒 "V" 形，左侧呈倒 "Y" 形，密度均匀

六、肾上腺 MRI 表现

- 在横断面图像上，双侧肾上腺的位置、形态、边缘和大小及毗邻关系同 CT（图 2-2-2），在

冠状位上，双侧肾上腺一般呈倒 "V" 或倒 "Y" 形

- 信号强度：SE-T1WI、T2WI 呈中等信号，与肝实质信号强度接近

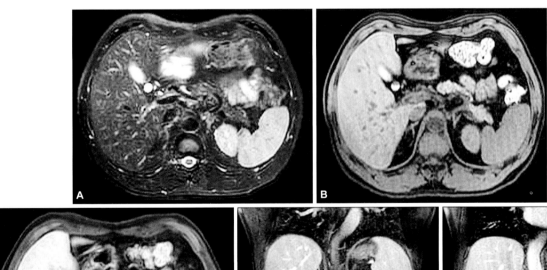
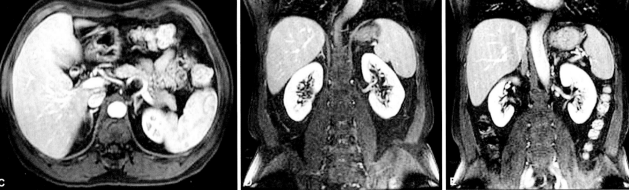

图 2-2-2　正常肾上腺 MR 表现

A. T2WI 抑脂；B. LAVA 平扫；C. 横断面 LAVA 增强；D-E. 冠状位 LAVA 增强。示：双侧肾上腺 T2WI 稍高信号，T1WI 等信号，增强后明显均匀强化

重点推荐文献

[1] Zhao Z, Liu S, Li Z, et al. Sectional anatomy of the peritoneal reflections of the upper abdomen on the coronal plane[J]. J Comput Assist Tomogr, 2005, 29(4): 430-437.

[2] 马刚,刘树伟,林祥涛,等.肾上腺的断层解剖标本与CT、MR 图像对照研究. 解剖与临床, 2009, 14(6): 404-408.

[3] 娄丽,刘树伟,赵振美,等. 肾上腺的冠状薄层断面解剖及正常声像图研究. 中华超声影像学杂志, 2006, 15(11): 869-871.

第3节　肾上腺皮质病变

一、肾上腺增生

【概念与概述】

肾上腺增生（adrenal hyperplasia）分为弥漫性增生和结节性增生，以弥漫性增生多见

【病理与病因】

一般特征

- 一般发病机制
  - 产生 Cushing 综合征者 80% 由垂体腺瘤或增生所致，20% 由异位 ACTH 综合征引起
  - 促肾上腺皮质激素非依赖性大结节样肾上腺增生（independent macronodular adrenocortical hyperplasia，AIMAH）罕见
- 病因学
  - 原发性
    - AIMAH
    - 原发性色素结节样肾上腺皮质增生（primary pigmented nodular adrenocortical hyperplasia，PPNAH）
  - 继发性
    - Cushing 综合征（Cushing syndrome）
    - 异位 ACTH 所致肾上腺皮质增生（ectopic adrenocorticotropin adrenal hyperplasia，EAAH）
    - 特发性醛固酮增多症（idiopathic aldosteronism，IHA）
- 流行病学
  - 少见：尸检 <1%
- 相关异常
  - 产生 Cushing 综合征者：血浆皮质醇（PTF）升高，尿 17- 羟皮质类固醇（17-OHCS）升高，24 小时尿游离皮质醇（UFC）升高，小剂量地塞米松抑制试验不被抑制，胰岛素低血糖试验无 ACTH 及皮质醇升高
  - 产生 Conn 综合征（Conn syndrome）者：低

血钾，高尿钾；血浆醛固酮水平升高；高钠负荷试验（−）；血浆肾素及肾素活性降低
  - 继发性者血 ACTH 升高；原发性者血 ACTH 降低
  - 垂体性 Cushing 综合征所致者大剂量地塞米松抑制试验被抑制
  - 异位性 Cushing 综合征所致者及原发性者大剂量地塞米松抑制试验不被抑制
  - 继发性者 ACTH 刺激试验阳性

大体病理及手术所见

- 双侧或单侧，弥漫或小结节增生
- 表面橘红色，切面为黄色或灰黄色，质软，无包膜

显微镜下特征

- 弥漫性增生
  - Cushing 综合征
    - 肾上腺皮质较正常者有不同程度增厚，皮质各条带层次分明
    - 皮质最外层的球状带一般较薄，细胞较小
    - 束状带和球状带细胞明显增生，以致密细胞为主，局部亦可见团状排列的透明细胞
  - Conn 综合征
    - 肾上腺皮质与正常者相比增厚不明显，皮质各条带层次欠分明
    - 球状带增厚明显，以透明细胞为主；较多见肥大的透明细胞
- AIMAH
  - 增生的结节由大透亮细胞和小致密细胞组成
  - 胞核呈圆形或卵圆形，胞核可见分叶，核分裂象罕见

【临床表现】

表现

- 最常见体征 / 症状

○ Cushing 综合征

○ Conn 综合征

○ 高血压、糖尿病等非特异性症状

● 临床病史：无

疾病人群分布

● 年龄

○ 各年龄段均可发病

○ AIMAH 多见于老年患者

● 性别

○ 男性多见，男：女 =（4 ~ 10）：1

自然病史与预后

● 预后良好

治疗

● 方法可选

○ Cushing 综合征和 EAAH 患者应首先针对原发病治疗，失败后考虑靶腺切除

○ 手术切除

■ 首选单侧肾上腺全切，后期根据临床观察选择对侧肾上腺次全切或全切除

○ 保守治疗

■ 药物治疗控制血压和其他临床症状

【影像学表现】

概述

● 最佳诊断依据

○ 单侧或双侧肾上腺弥漫性或结节性增生

● 部位

○ 单侧或双侧肾上腺

● 大小

○ 侧支厚度大于 10mm 或同侧膈肌脚厚度和（或）面积大于 150mm^2

○ 小结节直径 6 ~ 7mm，偶达 20 ~ 30mm

○ 无变化

● 形态学

○ 维持肾上腺原有形态

○ 边缘小结节状

○ 无变化

CT 表现（图 2-3-1 ~ 图 2-3-9）

● 平扫

○ 弥漫性增生：边缘光整，等密度

○ 结节性增生：边缘小结节，单侧多见，等密度或低密度

● 增强

○ 强化与正常肾上腺一致或弱于正常肾上腺

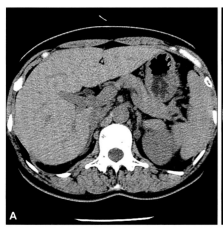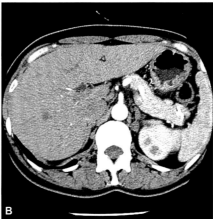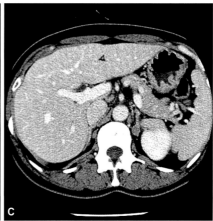

图 2-3-1　左侧肾上腺皮质结节增生
A. CT 平扫；B. CT 增强动脉期；C. CT 增强静脉期。示：左侧肾上腺内肢等密度小结节，增强后轻度均匀强化，强化程度弱于正常肾上腺组织

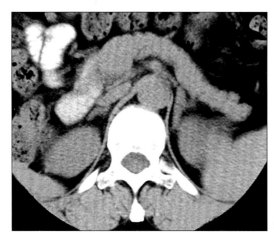

图 2-3-2　肾上腺弥漫性增生
CT 平扫。示：双侧肾上腺弥漫性体积增大

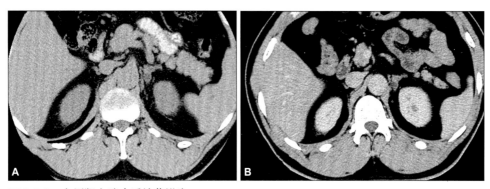

图 2-3-3　左侧肾上腺皮质结节增生
A. CT 平扫；B. CT 增强延迟期。示：左侧肾上腺内肢低密度结节，边界清晰，密度均匀，增强后轻度均匀强化，强化程度低于周围正常肾上腺组织

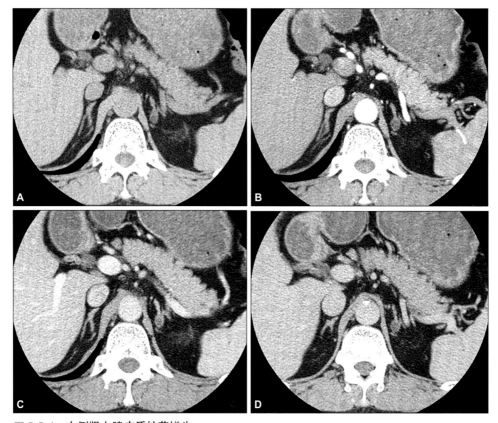

图 2-3-4　左侧肾上腺皮质结节增生
A. CT 平扫；B. CT 增强动脉期；C. CT 增强静脉期；D. CT 增强延迟期。示：左侧肾上腺内肢类圆形低密度结节、密度均匀，增强后轻度均匀强化，强化程度弱于正常肾上腺组织

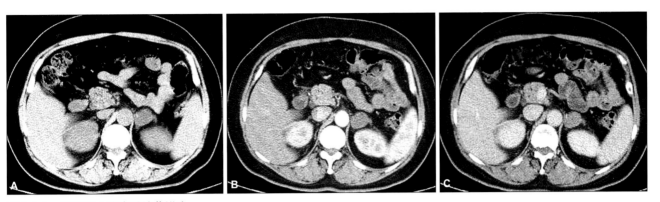

图 2-3-5　左侧肾上腺皮质结节增生
A. CT 平扫；B. CT 增强动脉期；C. CT 增强延迟期。示：左侧肾上腺椭圆形低密度结节，密度均匀，边界清晰，增强后轻度均匀强化

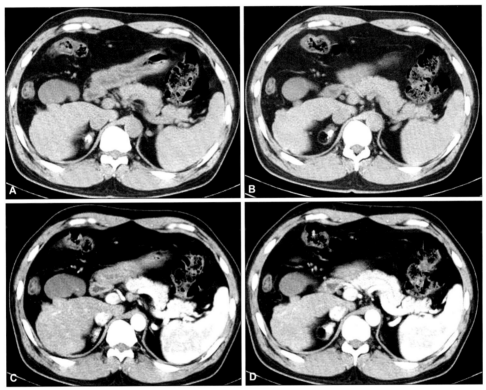

图 2-3-6　右侧肾上腺皮质结节增生并钙化
A-B. CT 平扫；C-D. CT 增强动脉期。示：右侧肾上腺混杂密度影，内见结节样钙化，增强后无强化，另右侧肾上腺脂肪瘤

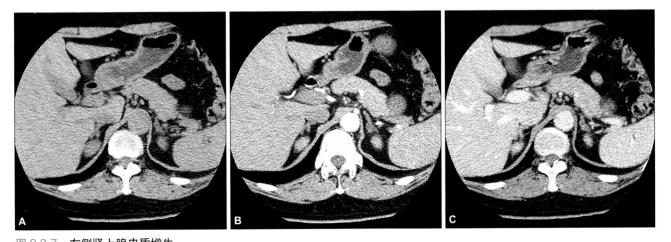

图 2-3-7　左侧肾上腺皮质增生
A. CT 平扫；B. CT 增强动脉期；C. CT 增强静脉期。示：左侧肾上腺等密度结节，增强后动脉期轻度强化，略低于正常肾上腺组织，静脉期呈等密度；右侧肾上腺体积增大

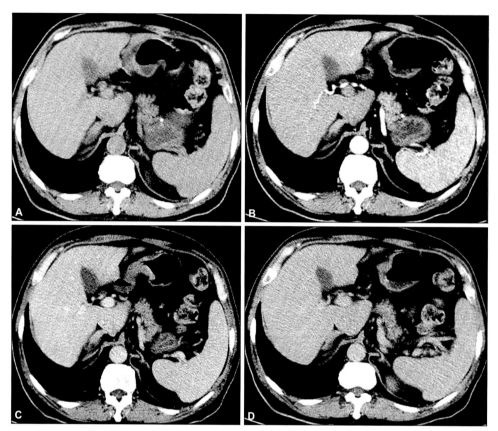

图 2-3-8　右侧肾上腺皮质增生

A. CT 平扫；B. CT 增强动脉期；C. CT 增强静脉期；D. CT 增强延迟期。示：右侧肾上腺弥漫性增厚，增强后强化均匀，左侧肾上腺萎缩

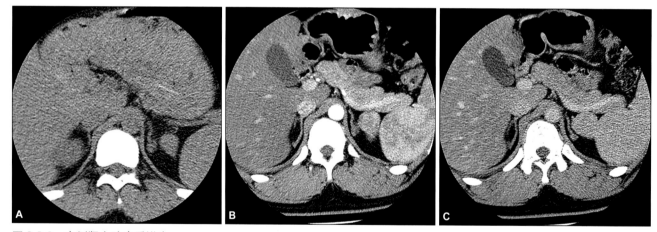

图 2-3-9　左侧肾上腺皮质增生

A. CT 平扫；B. CT 增强动脉期；C. CT 增强延迟期。示：左侧肾上腺等密度结节，增强后轻度均匀强化

MR 表现（图 2-3-10）

- T1 加权
  - 等信号
- T2 加权
  - 等信号、稍低信号
- T1 增强
  - 明显均匀强化，与正常肾上腺类似或稍低

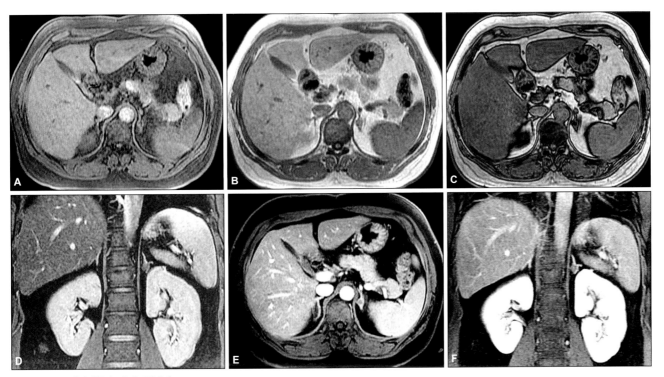

图 2-3-10　左侧肾上腺皮质增生

A. T1WI 脂肪抑制；B. T1WI 双回波正相位；C. T1WI 双回波反相位；D. FIESTA；E. T1WI 脂肪抑制增强动脉期；F. T1WI 脂肪抑制延迟期。
示：左侧肾上腺等信号小结节，双回波反相位可见信号减低区，增强后轻度均匀强化，强化程度低于正常肾上腺组织

超声表现

- 实时动态检查
  - 双侧肾上腺弥漫性增大，偶为单侧，形态饱满，断面为圆形、椭圆形或圆钝的三角形，边界清晰
  - 结节性增生者于增大的肾上腺内见小的低回声结节，直径多小于 15mm，边界欠清晰

核医学表现

- 肾上腺皮质显像扫描结果
  - 双侧肾上腺提早显像，腺体增大，放射性分布呈对称性增高
  - 偶为显像不对称或单侧肾上腺显像

推荐影像学检查

- 最佳检查方法：增强 CT
- 检查建议
  - 冠状面重建对肿块定位有帮助

【鉴别诊断】

肿瘤

- 腺瘤
  - CT 平扫呈低密度
  - MR 双回波反相位信号明显减低
  - 增强后强化程度低于结节性增生；可见包膜
  - 功能性腺瘤对侧腺体可见萎缩

诊断与鉴别诊断精要

- 单侧或双侧肾上腺弥漫性或结节性增生

重点推荐文献

[1] 于成娥、齐加新、马晓晨. 肾上腺结节样增生性高血压的影像学检查(附117例分析). 医学影像学杂志, 2010, 20(7): 1045-1047.

[2] 张玉石、李汉忠. 肾上腺皮质增生类疾病的诊断及外科治疗

(附180例报告). 中华泌尿外科杂志, 2009, 30(5): 297-301.

[3] 方文强、陈克敏、徐学勤. 肾上腺弥漫性增生的CT诊断. 中国医学计算机成像杂志, 2005, 11(4): 262-264.

附：先天性肾上腺增生

【概念与概述】

先天性肾上腺增生（congenital adrenal hyperplasia, CAH）是一组常染色体隐性遗传性病变

- 同义词：肾上腺性征综合征（adrenogenital syndrome）、先天性肾上腺皮质增生（congenital adrenal cortical hyperplasia）

【病理与病因】

一般特征

- 一般发病机制
  - 合成皮质醇所必需的酶存在缺陷，导致皮质醇合成不足，ACTH分泌量增加，肾上腺皮质增生，最终导致雄激素和雌激素过度合成和分泌
    - 21-羟化酶缺陷最常见，占90%
    - 11β-羟化酶缺陷，占5%~8%
    - 17α-羟化酶缺陷，占1%左右
  - 21-羟化酶缺陷者临床分为三型
    - 失盐型
    - 单纯男性化型
    - 迟发型
- 遗传学
  - 常染色体隐性遗传性疾病
- 病因学
  - 病因不明
    - 可能与基因缺陷有关
- 流行病学
  - 少见，发病率1/15 000
- 相关异常
  - 血浆ACTH升高
  - 21-羟化酶缺陷
    - 血浆总皮质醇、24h尿皮质醇、血醛固酮降低
    - 血浆睾酮及黄体酮升高
    - 血钾增高，血钠降低
  - 11β-羟化酶缺陷
    - 11-去氧皮质酮、11-去氧皮质醇升高
    - 血钾、肾素降低
  - 17α-羟化酶缺陷
    - 皮质酮增高
    - 肾素、醛固酮、血钾降低
    - 雌激素、睾酮降低

【临床表现】

表现

- 最常见体征/症状
  - 21-羟化酶缺陷
    - 女性假两性畸形
    - 男性假性性早熟
    - 成年后无生育能力
    - 低血压、低血钠、高血钾、代谢性酸中毒
  - 21-羟化酶部分缺陷
    - 女性青春期多毛、痤疮、月经不正常、不育
    - 男性青春期提前、身材矮小、生育力下降
  - 11β-羟化酶缺陷
    - 性征异常同21-羟化酶缺陷，同时可见高血压
  - 17α-羟化酶缺陷
    - 男性完全假两性畸形，青春期可有乳房发育
    - 女性第二性征不发育，原发性闭经
- 临床病史：无

疾病人群分布

- 年龄
  - 新生儿、儿童、青少年
- 性别
  - 无性别差异

自然病史与预后

- 预后不佳

治疗

- 方法可选，有风险性，存在并发症
  - 手术切除
    - 常规替代治疗效果不佳或女性男性化明

显时采取双侧肾上腺切除
- ■ 腹腔镜双侧肾上腺切除
  - ○ 保守治疗
    - ■ 糖皮质激素替代治疗；盐皮质激素替代治疗
    - ■ 基因治疗可行性尚待探索

【影像学表现】

概述
- 最佳诊断依据：双侧肾上腺弥漫性增大
- 部位
  - ○ 双侧肾上腺
- 大小
  - ○ 弥漫性增大，偶见较大增生结节
- 形态学
  - ○ 维持肾上腺正常形态，边缘规则或有多发、外突的小结节或单发大结节

CT 表现（图 2-3-11）
- 平扫 CT
  - ○ 等密度、高密度
- 增强 CT
  - ○ 明显均匀强化

MR 表现
- T1 加权
  - ○ 等信号
- T2 加权
  - ○ 等信号
- T1 增强
  - ○ 明显均匀强化

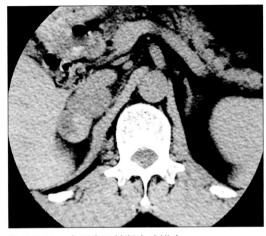

图 2-3-11　右侧先天性肾上腺增生
CT 平扫示：右侧肾上腺圆形混杂密度肿块，边界清晰

超声表现
- 实时动态检查
  - ○ 双肾上腺弥漫性增大，腺体饱满，边缘光整或有多发低回声小结节或单发大结节

推荐影像学检查
- 最佳检查方法：增强 CT
- 检查建议
  - ○ 冠状面重建对病变形态显示有帮助

【鉴别诊断】

肿瘤
- 双侧性肾上腺转移瘤
  - ○ 密度不均匀
  - ○ 增强 CT 不均匀强化
- 双侧肾上腺结核（干酪化期）
  - ○ 点状钙化

诊断与鉴别诊断精要
- 双侧肾上腺弥漫增大或多发外突小结节
- 增强后明显均匀强化

重点推荐文献

[1] 刘广宇, 秦海燕, 孙浩然, 等. 肾上腺性征异常病变的CT和MRI诊断. 医学影像学杂志, 2005, 15(12): 1084-1087.
[2] 陆召麟, 卢琳. 先天性肾上腺皮质增生症: 非经典型21羟化酶缺陷症的研究进展. 中华急危重症杂志, 2010, 16(1): 1-3.
[3] 王俭, 薛峰, 韩希年, 等. 女性假两性畸形影像表现. 中华放射学杂志, 2005, 39(1): 64-66.

二、肾上腺皮质腺瘤

【概念与概述】

肾上腺皮质腺瘤（adrenal cortical adenoma）包括功能性和非功能性皮质腺瘤，其中功能性皮质腺瘤包括 cushing 腺瘤、Conn 腺瘤和分泌性激素的皮质腺瘤

【病理与病因】

一般特征

- 一般发病机制
  - 起源于肾上腺皮质
- 病因学
  - 病因不明
    - 部分学者认为其可能由瘤样增生结节发展而来
- 流行病学
  - 常见，0.5%～5%，多数为非功能性
- 相关异常
  - Cushing 腺瘤血浆皮质醇（PTF）升高，尿 17- 羟皮质类固醇（17-OHCS）升高，24 小时尿游离皮质醇（UFC）升高，小剂量地塞米松抑制试验阴性，胰岛素低血糖试验无 ACTH 及皮质醇升高，血 ACTH 降低，大剂量地塞米松抑制试验阴性，ACTH 刺激试验 50% 发生反应；甲吡酮试验（-）
  - Conn 腺瘤：低血钾，高尿钾；血浆醛固酮水平升高；高钠负荷试验（-）；血浆肾素及肾素活性降低
  - 分泌性激素的皮质腺瘤：血浆睾酮或雌二醇水平升高

大体病理及手术所见

- 包膜完整，质软
- 切面实性，金黄色或棕黄色，富含脂质

显微镜下特征

- 光镜下由透明细胞、致密细胞和杂交细胞按不同比例构成，多以透明细胞为主
  - 胞浆富含脂质，瘤细胞呈巢状、短索状或小条状排列
  - 间以含毛细血管的纤维组织
  - 核异形性明显，但无核分裂
- 电镜下瘤细胞质内含有不等量的脂滴

【临床表现】

表现

- 最常见体征 / 症状
  - Cushing 腺瘤：Cushing 综合征——向心性肥胖、"满月脸"、紫纹、痤疮、毛发多、月经不规则、骨质疏松，性功能紊乱
  - Conn 腺瘤：Conn 综合征——高血压，肌无力、软瘫、周期性瘫痪、心律失常、手足抽搐、肢端麻木，多尿、烦渴、夜尿增多
  - 分泌性激素的皮质腺瘤：儿童表现为同性假性性早熟，成人表现为女性男性化或男性女性化
  - 其他体征 / 症状
    - Cushing 腺瘤：高血压、乏力、易疲劳、易感染
- 临床病史：无

疾病人群分布

- 年龄
  - 功能性者峰值年龄 20～40 岁
  - 非功能性者发病率随年龄增加
- 性别
  - 女性多见，男女比例为 1 :（3～4）

自然病史与预后

- 预后良好
- 术后无复发，无恶变

治疗

- 方法
  - 功能性皮质腺瘤：手术切除
  - 无功能性皮质腺瘤：无需特殊治疗，随诊观察

【影像学表现】

概述

- 最佳诊断依据：肾上腺均匀低密度结节或肿块
- 部位
  - 单侧多见
  - 与肾上腺侧肢相连或位于两侧肢之间，Conn 腺瘤偶为双侧性或单侧多发病灶
- 大小
  - 2～3cm，部分体积较大，直径达 10cm 以上
- 形态学
  - 圆形、椭圆形，不规则形，边界清楚

CT 表现（见图 2-3-12 ～图 2-3-27）

- 平扫 CT
  - 低密度
    - 典型者均匀低密度，近似于水样密度
    - 部分呈均匀软组织或稍低密度
    - 少数密度不均匀，见囊变和出血

- ○ 钙化少见
- ○ 全部 Cushing 腺瘤及部分 Conn 腺瘤同侧残存肾上腺及对侧肾上腺萎缩
- 增强 CT
  - ○ 典型者轻中度均匀强化，"快速廓清"
  - ○ 部分动脉期呈明显均匀强化，延迟退出呈

稍低或等密度
- ○ 较大病灶可呈不均匀强化，囊变和出血区无强化
- ○ 少数呈渐进性强化
- ○ 部分可见明显均匀强化的包膜

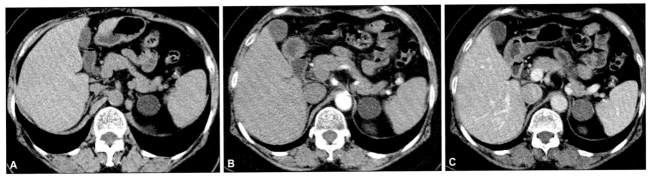

图 2-3-12　左侧肾上腺腺瘤
A. CT 平扫；B. CT 增强动脉期；C. CT 增强静脉期。示：左侧肾上腺区均匀低密度肿块，CT 值较低，类似水，边界清晰，增强后见轻度均匀强化

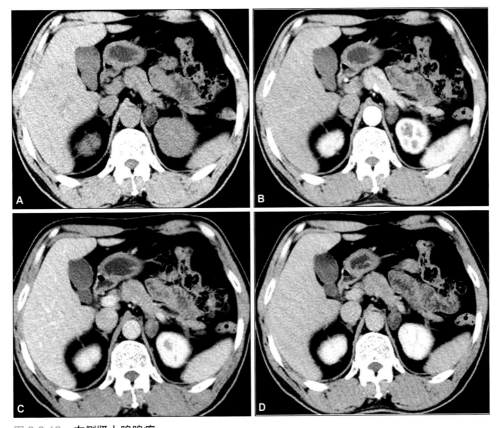

图 2-3-13　左侧肾上腺腺瘤
A. CT 平扫；B. CT 增强动脉期；C. CT 增强静脉期；D. CT 增强延迟期。示：左侧肾上腺等、低混杂密度结节，边界清晰，增强后动脉期可见轻度不均匀强化，静脉期进一步强化，延迟期退出

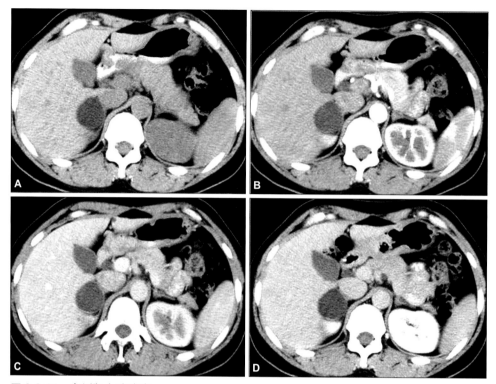

图 2-3-14 右侧肾上腺腺瘤

A. CT 平扫；B. CT 增强动脉期；C. CT 增强静脉期；D. CT 增强延迟期。示：右侧肾上腺见一均匀类似水密度的实性圆形肿块，边界清晰，增强后边缘可见均匀强化的包膜，中心部分未见强化

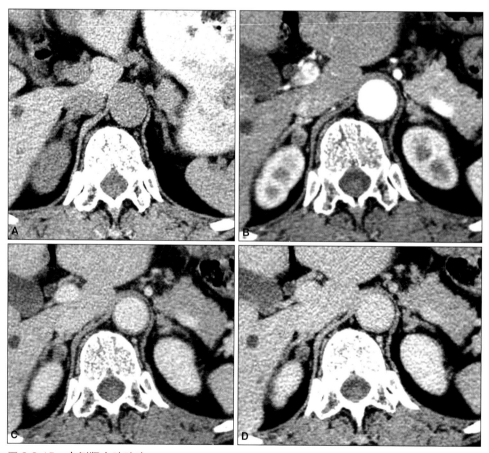

图 2-3-15 右侧肾上腺腺瘤

A. CT 平扫；B. CT 增强动脉期；C. CT 增强静脉期；D. CT 增强延迟期。示：右侧肾上腺内肢类圆形低密度结节，边界清晰，增强后见轻度延迟强化

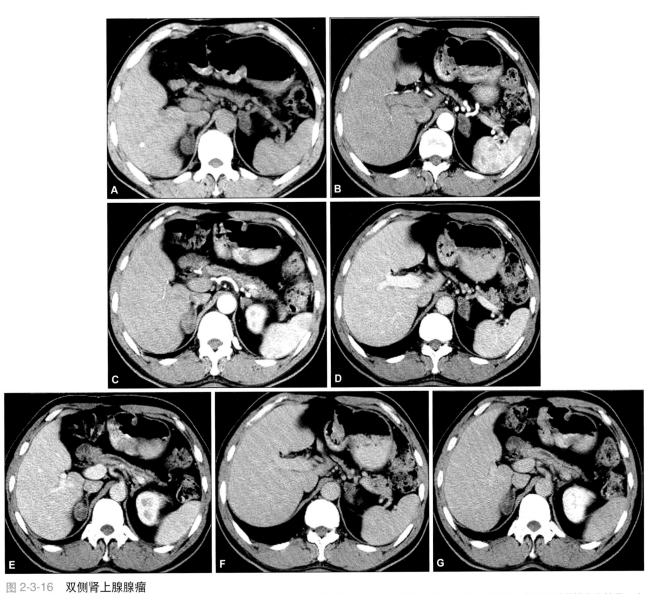

图 2-3-16 双侧肾上腺腺瘤

A. CT 平扫；B-C. CT 增强动脉期；D-E. CT 增强静脉期；F-G. CT 增强延迟期。示：右侧肾上腺类圆形、左侧肾上腺不规则形低密度结节，边界清晰，增强后动脉期及静脉期可见中度不均匀强化，延迟期有退出

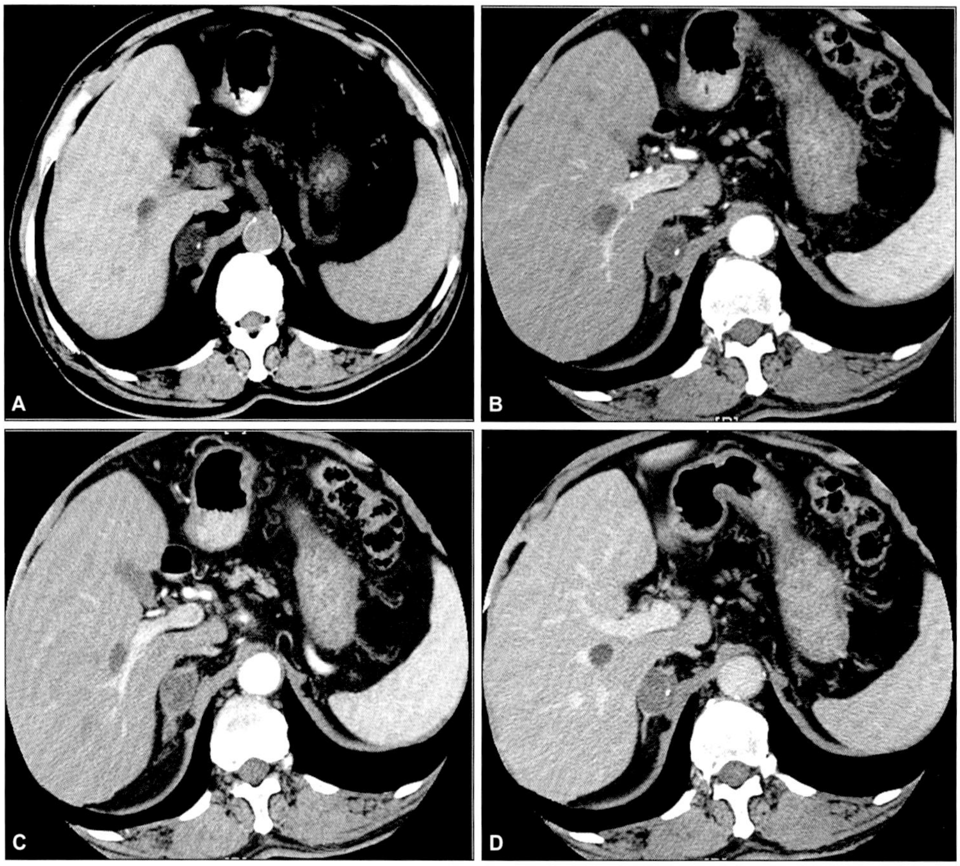

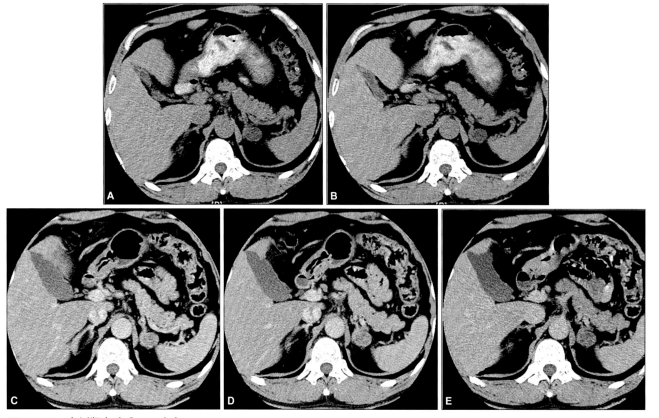

图 2-3-17　右侧肾上腺 Conn 腺瘤

A. CT 平扫；B-C. CT 增强动脉期；D. CT 增强静脉期。示：右侧肾上腺类圆形类似水 CT 值的低密度实性结节，边界清晰，其内见点状钙化，增强后呈轻度渐进性强化

图 2-3-18　左侧肾上腺 Conn 腺瘤

A-B. CT 平扫；C-D. CT 增强静脉期；E. CT 增强延迟期。示：左侧肾上腺类圆形低密度结节，密度均匀，边界清晰，增强后可见轻度不均匀强化，延迟扫描有退出

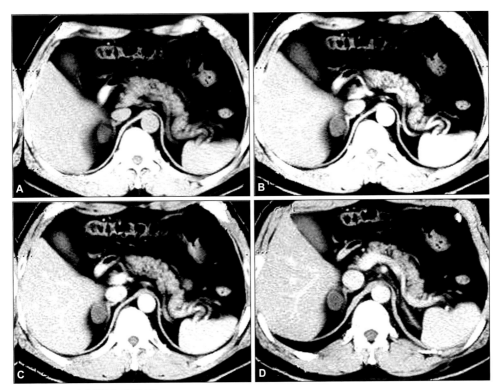

图 2-3-19　右侧肾上腺腺瘤

A. CT 平扫；B. CT 增强动脉期；C. CT 增强静脉期；D. CT 增强延迟期。示：右侧肾上腺类圆形低密度结节，密度均匀，边界清晰，增强后动脉期可见轻度均匀强化，静脉期及延迟期有退出，延迟期可见边缘明显强化的包膜

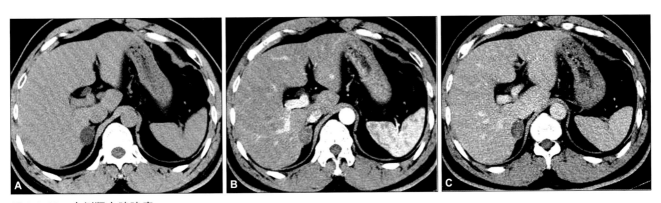

图 2-3-20　右侧肾上腺腺瘤

A. CT 平扫；B. CT 增强动脉期；C. CT 增强静脉期。示：右侧肾上腺类圆形均匀低密度肿块，边界清晰，密度均匀，增强后动脉期呈明显均匀强化，静脉期有退出

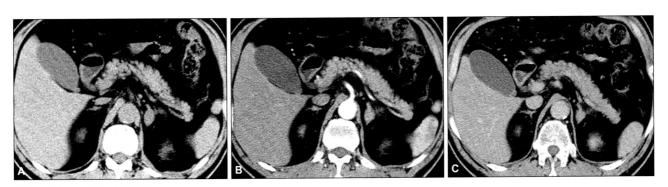

图 2-3-21　左侧肾上腺腺瘤

A. CT 平扫；B. CT 增强动脉期；C. CT 增强延迟期。示：左侧肾上腺类圆形等密度结节，边界清晰，密度均匀，增强后动脉期明显均匀强化，延迟期有退出

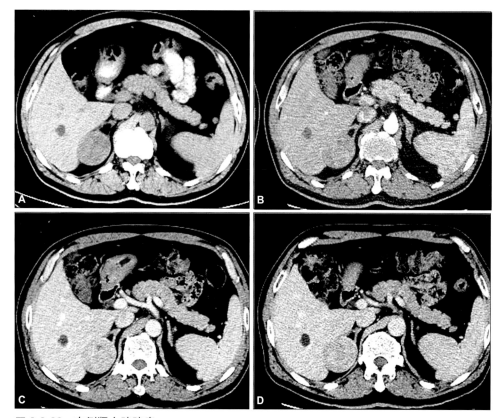

图 2-3-22　右侧肾上腺腺瘤

A. CT 平扫；B. CT 增强动脉期；C. CT 增强静脉期；D. CT 增强延迟期。示：右侧肾上腺圆形等密度肿块，中心可见不规则低密度区，增强后中度不均匀强化，平扫低密度区未见强化

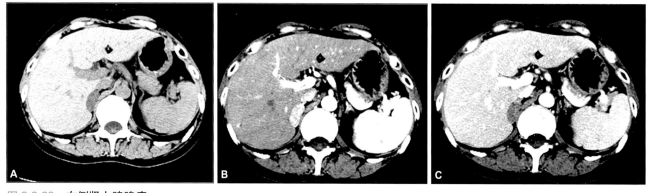

图 2-3-23　右侧肾上腺腺瘤

A. CT 平扫；B. CT 增强动脉期；C. CT 增强静脉期。示：右侧肾上腺椭圆形均匀低密度肿块，边界清晰，增强后动脉期可见明显不均匀强化，静脉期退出呈稍低密度

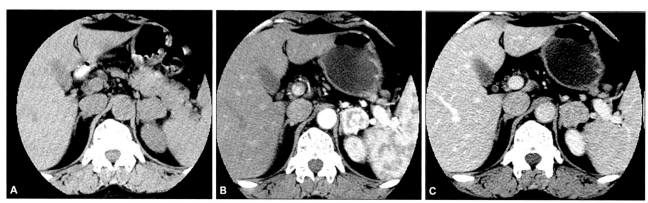

图 2-3-24　左侧肾上腺腺瘤

A. CT 平扫；B. CT 增强动脉期；C. CT 增强静脉期。示：左侧肾上腺外肢不规则等密度肿块，边界清晰，增强后动脉期呈明显不均匀强化，静脉期退出呈等密度

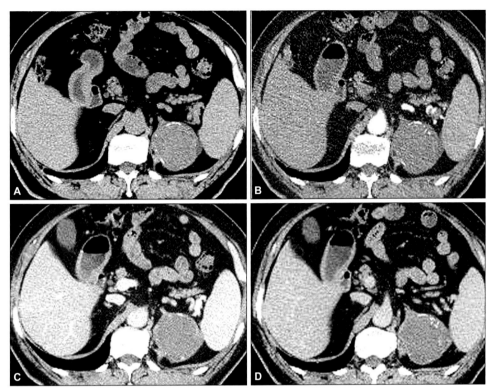

图 2-3-25　左侧肾上腺腺瘤并钙化、囊变、出血
A. CT 平扫；B. CT 增强动脉期；C. CT 增强静脉期；D. CT 增强延迟期。示：左侧肾上腺混杂密度肿块，边界尚清晰，内见多发点状、弧形钙化；肿瘤突性部分位于外侧部呈椭圆形低密度，增强后轻度均匀强化；病灶大部呈等密度，为囊性出血，增强后未见强化

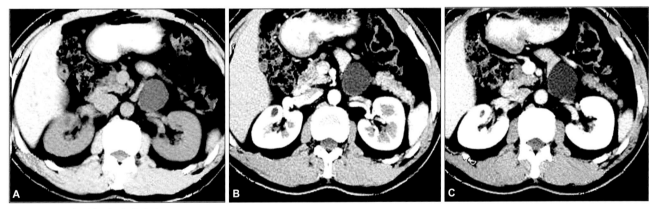

图 2-3-26　左侧肾上腺腺瘤囊变
A. CT 平扫；B. CT 增强动脉期；C. CT 增强静脉期。示：左侧肾上腺圆形水样低密度肿块，边界清晰，密度均匀，增强后除后内缘弧行强化外，病灶余部均未见强化

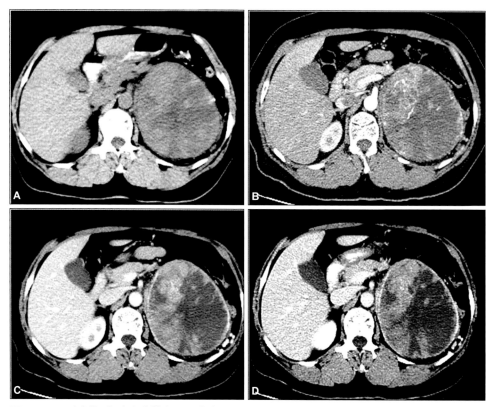

图 2-3-27　左侧肾上腺腺瘤并囊变、出血
A. CT 平扫；B. CT 增强动脉期；C. CT 增强静脉期；D. CT 增强延迟期。示：左侧肾上腺混杂密度大肿块，边界清晰，其内密度不均匀，增强后动脉期见点片状不均匀明显强化，静脉期及延迟期实性部分呈延迟强化，边缘见明显强化的包膜，囊变及坏死区未见强化

MR 表现（图 2-3-28 ~ 图 2-3-32）

- T1 加权
  - 等、低信号
  - 化学位移成像反相位信号明显下降
- T2 加权
  - 等、略高信号

- T1 增强
  - 典型者呈中等程度强化，"快速廓清"
  - 血供丰富者可见动脉期明显强化
  - 病灶较大者强化多欠均匀
- MRS
  - 可见高耸的脂质峰

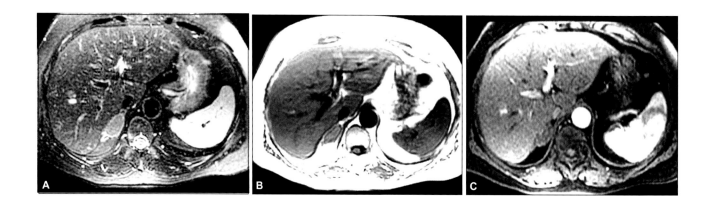

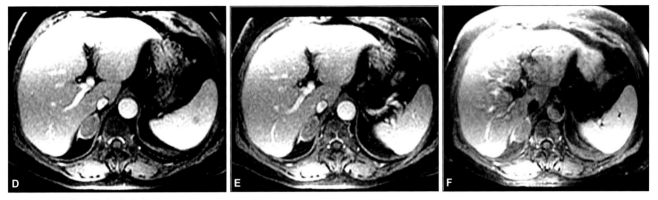

图 2-3-28　右侧肾上腺腺瘤
A. T2WI 脂肪抑制；B. T1WI；C.T1WI 脂肪抑制动脉期；D-E. 静脉期；F. 延迟期。示：右侧肾上腺类圆形结节，形态规整，边界清晰，其内信号均匀，T1WI 呈等信号，脂肪抑制 T2WI 呈略高信号，增强后可见轻度均匀强化，边缘可见明显环形强化的包膜

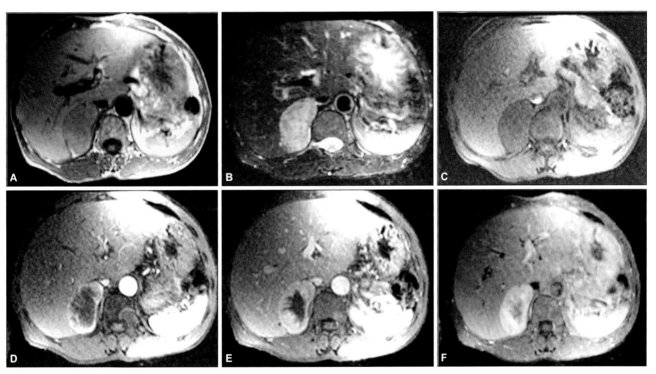

图 2-3-29　右侧肾上腺腺瘤
A. T1WI；B. T2WI 脂肪抑制；C. T1WI 脂肪抑制平扫；D. 动脉期；E. 静脉期；F. 延迟期。示：右侧肾上腺椭圆形肿块，边界清晰，信号尚均匀，T1WI 呈等信号，T2WI 脂肪抑制呈稍高信号，增强后可见明显不均匀渐进性填充式强化，中心可见不规则无强化区

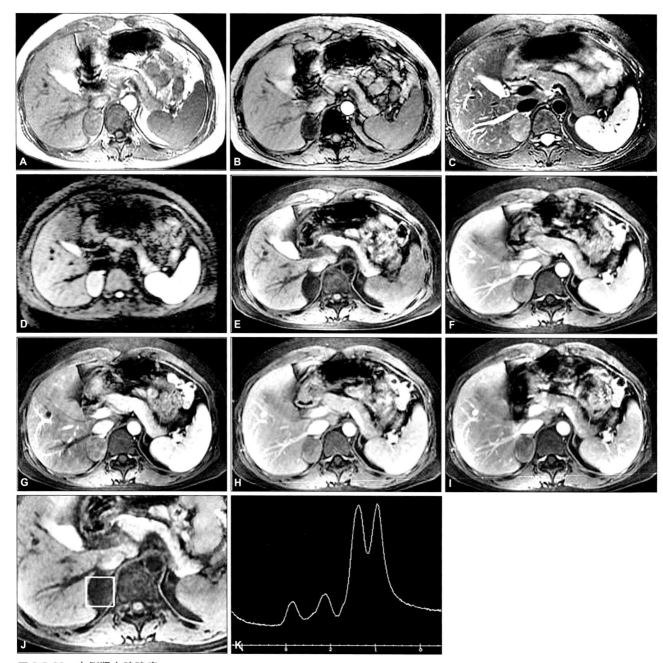

图 2-3-30　右侧肾上腺腺瘤

A. 双回波正相位；B. 双回波反相位；C. T2WI 脂肪抑制；D. DWI；E. T1WI 脂肪抑制平扫；F. 动脉期；G. 静脉期；H-I. 延迟期；J. MRS 定位相；K. MRS 波谱。示：右侧肾上腺结节，双回波正相位呈等信号，双回波反相位较正相位信号明显减低，T2WI 脂肪抑制，呈等、稍高信号，DWI 呈高信号，信号均匀，T1WI 脂肪抑制，平扫呈均匀低信号，增强后动脉期可见斑片状强化，延迟期退出呈低信号，边缘可见明显强化的包膜，MRS 示宽大高耸的脂质峰

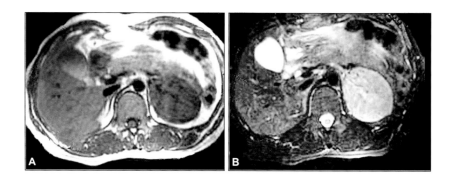

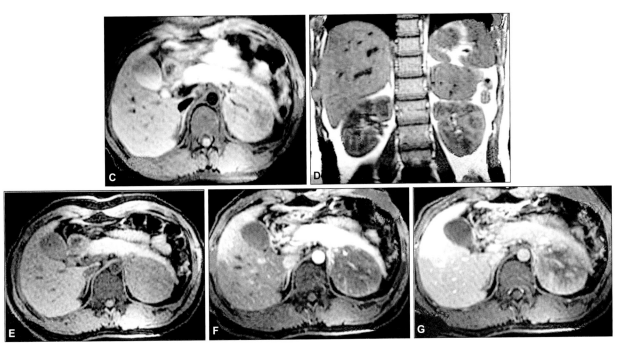

图 2-3-31　左侧肾上腺性征异常性腺瘤（女性男性化）

A. T1WI；B. T2WI 脂肪抑制；C. T1WI 脂肪抑制；D. T1WI；E. T1WI 脂肪抑制平扫；F. 动脉期；G. 延迟期。示：左侧肾上腺类圆形肿块，边界清晰，左肾上极受压变形，肿块信号欠均匀，T1WI 以低信号为主，T2WI 呈高信号，增强后呈明显不均匀渐进性延迟强化

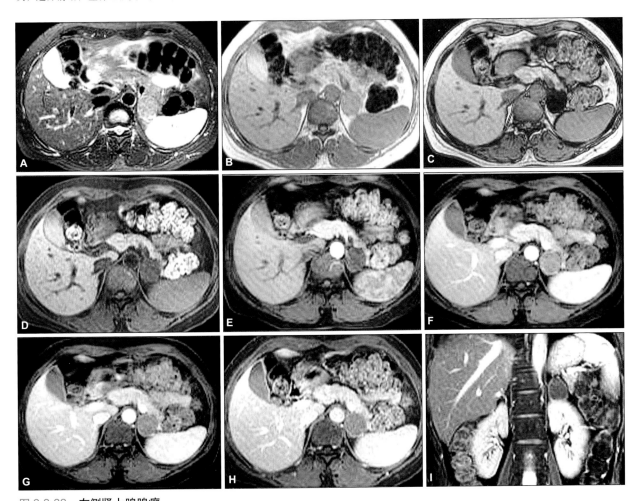

图 2-3-32　左侧肾上腺腺瘤

A. T2WI 脂肪抑制；B. 双回波正相位；C. 双回波反相位；D. T1WI 脂肪抑制平扫；E. 动脉早期；F. 动脉晚期；G. 静脉期；H. 延迟期；I. FIESTA 脂肪抑制。示：左侧肾上腺圆形肿块，边界清晰，信号均匀，T2WI 脂肪抑制，呈均匀稍高信号，双回波正相位呈等信号，反相位信号明显减低呈低信号，T1WI 脂肪抑制，平扫呈均匀低信号，增强后可见轻度强化，并快速廓清呈稍低信号，边缘可见明显环形强化的包膜

超声表现

- 实时动态检查
  - 均匀实性低回声，边界完整为高回声
  - 全部 Cushing 腺瘤及部分 Conn 腺瘤同侧残存肾上腺及对侧肾上腺萎缩

推荐影像学检查

- 最佳检查方法：增强 CT
- 检查建议
  - 薄层、冠状面重建对肿块定位有帮助

【鉴别诊断】

肿瘤

- 肾上腺囊肿

- 增强 CT 无强化
- 肾上腺结节性增生
  - 周围腺体未见萎缩或见增生
  - 直径小于 1cm 者居多，无包膜
- 肾上腺转移瘤
  - 原发肿瘤病史
  - 软组织密度肿块，增强后强化均匀或不均匀
- 神经节细胞瘤
  - 沿肾上腺区邻近结构和血管铸型生长，增强后早期强化不明显，呈轻 - 中度延迟强化
  - 临床多无症状，内分泌检查无异常

诊断与鉴别诊断精要

- CT 平扫低密度肿块，CT 值较低，类似水样密度
- 全部 Cushing 腺瘤及部分 Conn 腺瘤同侧残存肾上腺及对侧肾上腺萎缩
- 化学位移成像反相位信号明显下降
- 增强扫描轻中度强化，"快速廓清"

重点推荐文献

[1] Kamiyama T, Fukukura Y, Yoneyama T, et al. Distinguishing adrenal adenomas from nonadenomas: combined use of diagnostic parameters of unenhanced and short 5-minute dynamic enhanced CT protocol[J]. Radiology, 2009, 250(2): 474-481.

[2] 田丽, 郭燕. 肾上腺大腺瘤的CT征象分析及大小腺瘤的病理特征对比. 实用放射学杂志, 2008, 24(12): 1624-1626.

[3] 陈龙华, 高剑波, 王军委. 肾上腺常见肿瘤的MRI与CT对照研究. 医学影像学杂志, 2009, 19(5): 574-576.

三、肾上腺皮质癌

【概念与概述】

肾上腺皮质癌（adrenocortical carcinoma, ACC）是一种高度恶性肿瘤，50% ~ 75% 为过度分泌激素的功能性肿瘤，25% ~ 50% 为非功能性肿瘤

【病理与病因】

一般特征

- 一般发病机制
  - 起源于肾上腺皮质
  - 两个组织学类型
    - 分化型：多见于女性，常伴有皮质醇症
    - 间变型：不伴皮质醇症

- 病因学
  - 病因不明
- 流行病学
  - 罕见，1/100 万 ~ 2/100 万人
  - 占恶性肿瘤的 0.02%，儿童恶性肿瘤的 0.55%
- 相关异常
  - 尿 17- 酮类固醇及尿游离皮质醇增多
  - 性征异常者：血浆睾酮和雌二醇水平升高

大体病理及手术所见

- 包膜完整或不完整
- 切面结节状，质软、脆，鱼肉状，灰黄间暗紫色

显微镜下特征

- 光镜下瘤细胞弥漫性生长，或呈索状、巢状密

集排列

- 胞质丰富，核深染，核质比例大，核分裂多见，可见病理性核分裂
- 间质血管丰富，可见相对粗大的肿瘤血管，可见局灶脉管、被膜浸润，亦可见瘤栓、出血坏死及钙化
- 1984 年 Weiss 总结的诊断标准：具备 4 项或 4 项以上者可考虑为 ACC
  - 核分级 Ⅲ 或 Ⅳ 级
  - 核分裂率 >5 个 / 50 HPF
  - 病理性核分裂
  - 构成肿瘤的透明细胞 <25%
  - 呈弥漫性生长
  - 广泛坏死
  - 侵犯静脉结构
  - 侵犯窦状隙结构
  - 侵犯被膜
- 电镜下胞质内可见空泡变的线粒体，线粒体脊索紊乱或消失，可见丰富的滑面内质网及粗面内质网

【临床表现】

表现

- 最常见体征 / 症状
  - Cushing 综合征
  - 压迫症状：腰背、腹部疼痛及腹胀等，无功能性者常见
  - 其他体征 / 症状
    - 类癌综合征或 Conn 综合征
    - 性征异常：幼儿或儿童见假性性早熟；成人见女性男性化或男性女性化
    - 腹部肿块、转移症状或恶病质表现
- 临床病史：无

疾病人群分布

- 年龄
  - 两个高峰
    - 40 ~ 50 岁
    - 小于 20 岁青少年，多为 10 岁以下
- 性别
  - Cushing 综合征者主要见于女性
  - 性征异常者多小于 10 岁

- 非功能者男：女 =1 ∶ 1

自然病史与预后

- 预后极差，平均生存时间 28 个月
- 5 年生存率约 20%

治疗

- 方法可选
  - 手术切除，并周围淋巴结清扫
    - 有转移征象者应结合局部放疗和化疗
    - 术中术后应用激素防止肾上腺危象发生
    - 腹腔镜手术切除创伤小：适用于瘤体直径小于 4cm 者

【影像学表现】

概述

- 最佳诊断依据：单侧肾上腺混杂密度肿物，坏死囊变明显，不均匀明显延迟强化
- 部位
  - 单侧，左侧多于右侧，双侧少见
- 大小
  - 直径多在 6cm 以上，非功能性者体积更大
- 形态学
  - 椭圆形、类圆形或分叶状、不规则形

CT 表现（图 2-3-33 ~ 图 2-3-36）

- 平扫 CT
  - 边缘模糊，密度不均，中心有大小不等、不规则低密度区
  - 薄壁假囊肿形成，并附壁结节
  - 10% ~ 25% 出现斑点或针尖状钙化
  - 侵及邻近的脂肪间隙，呈条索样改变
  - Cushing 综合征者对侧肾上腺萎缩改变
  - 病侧肾受压下移和（或）旋转
- 增强 CT
  - 实性部分呈明显延迟强化
  - 坏死、出血和囊变部分不强化
  - 假囊肿者囊壁呈环形强化，囊壁厚薄不均匀，可见明显强化的附壁结节
  - 肿瘤血管增粗、迂曲，边缘不规则，其内见充盈缺损
  - 下腔静脉受累：向前内移位、增粗、内见低密度充盈缺损
  - 淋巴结、肝、肺、脊柱转移瘤

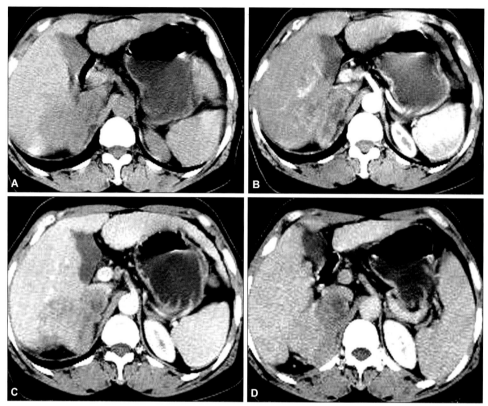

图 2-3-33　右侧肾上腺皮质腺癌

A. CT 平扫；B. CT 增强动脉期；C. 静脉期；D. 延迟期。示：右侧肾上腺不规则肿块，与肝分界不清，增强后见明显不均匀延迟强化，与肝及下腔静脉之间脂肪间隙消失，下腔静脉受压向前移位

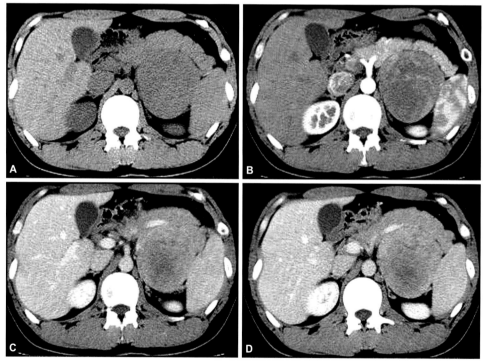

图 2-3-34　左侧肾上腺皮质腺癌

A. CT 平扫；B. CT 增强动脉期；C. 静脉期；D. 延迟期。示：左侧肾上腺圆形稍低密度肿块，边界清晰，密度略欠均匀，增强后实质部分呈明显延迟强化，中心部分无强化，脾静脉受压迂曲、移位，胰腺受推挤向前移位

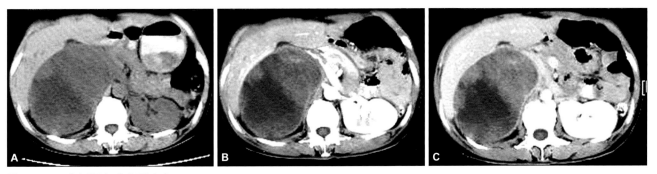

图 2-3-35　右侧肾上腺皮质腺癌
A. CT 平扫；B. CT 增强动脉期；C. 静脉期。示：右侧肾上腺巨大肿块，密度不均匀，边界尚清晰，平扫呈等、低密度，增强后实性部分见明显延迟强化，囊变及坏死区无强化，下腔静脉及肝受压移位

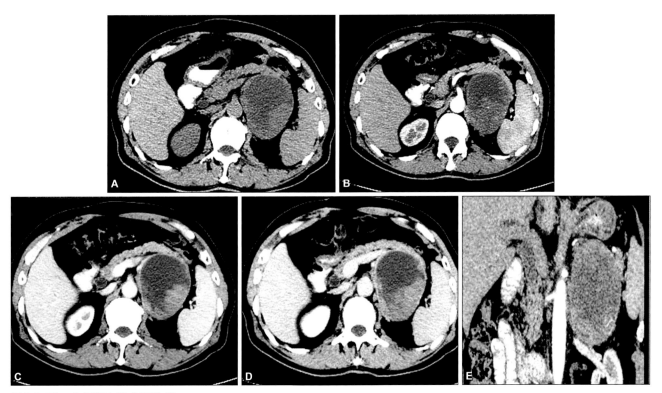

图 2-3-36　左侧肾上腺皮质腺癌
A. CT 平扫；B. CT 增强动脉期；C. 静脉期；D. 延迟期；E. 动脉期冠状位重建。示：左侧肾上腺区混杂密度肿块，边界清晰，中心见不规则低密度区，增强后实性部分明显延迟强化，胰腺及脾静脉受压、移位，冠状位重建示左肾及肾门血管受压向下移位

MR 表现（图 2-3-37）

- T1 加权
  - 不均匀低信号
- T2 加权
    - 显著高信号
- T1 增强
  - 不均匀强化，强化形式同 CT

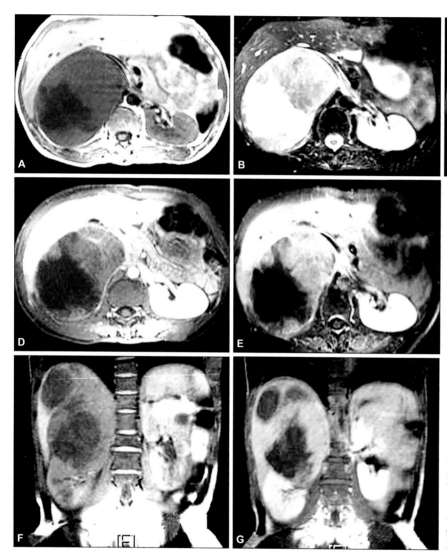

图 2-3-37　右侧肾上腺皮质腺癌

A. T1WI；B. T2WI 脂肪抑制；C. T1WI 脂肪抑制增强动脉期；D. 静脉期；E. 延迟期；F. T1WI 脂肪抑制；G. 冠状位延迟扫描。示：右侧肾上腺巨大肿块，椭圆形，边界清晰，信号不均匀，T1WI 等、低信号，T2WI 混杂高信号，增强后实性部分明显延迟强化，中心囊变坏死区无强化，肝、胰头、下腔静脉受压移位

超声表现

- 实时动态检查
  - 内部回声不均匀，实质部分多呈等回声，坏死或出血呈低回声
  - 有包膜，包膜表现为高回声
  - 彩色多普勒血流显示肿块内及周边血流丰富

核医学表现

- 肾上腺显像扫描结果
  - 功能性者
    - 两侧肾上腺显像不对称或单侧显像
    - 口服地塞米松抑制试验不被抑制
  - 非功能性者
    - 病侧肾上腺显像不良或不显像，偶见双侧肾上腺均不显像
    - 地塞米松抑制试验可被抑制

推荐影像学检查

- 最佳检查方法：三期动态增强 CT
- 检查建议
  - 冠状面重建对肿块定位有帮助

【鉴别诊断】

肿瘤

- 肾上腺腺瘤
  - 边界清晰，坏死和囊变少见
  - 增强 CT 快速强化，快速廓清

- ○ MR 双回波反相位信号均匀性降低
- ● 嗜铬细胞瘤
  - ○ 动脉期强化更明显
- ○ T2WI 信号高于 ACC
- ● 肾上腺转移瘤
  - ○ 双侧多见，原发肿瘤病史

诊断与鉴别诊断精要

- ● CT 上混杂密度肿块，坏死囊变显著，部分形成假囊肿
- ● 动态增强明显不均匀延迟强化，坏死区无强化
- ● 周围脂肪间隙、邻近脏器受浸润，远处转移

重点推荐文献

[1] Bharwani N, Rockall AG, Sahdev A, et al. Adrenocortical carcinoma: the range of appearance on CT and MRI[J]. AJR Am J Roentgenol, 2011, 196(6): W706-714.

[2] 周建军, 曾维新, 周康荣, 等. 原发性肾上腺皮质腺癌的CT 诊断价值. 中华放射学杂志, 2006, 40(10): 1023-1026.

[3] 路娣, 何乐健. 儿童肾上腺皮质癌21例临床病理分析. 诊断病理学杂志, 2006, 13(1): 13-16.

四、肾上腺萎缩

（一）特发性肾上腺萎缩

【概念与概述】

特发性肾上腺萎缩（idiopathic atrophy of adrenal glands）为自身免疫性疾病，为原发性慢性肾上腺皮质功能低下（primary adrenocortical insufficiency diseases, Addison's disease, 艾迪生病）的常见病因

【病理与病因】

一般特征

- ● 一般发病机制
  - ○ 自身免疫损害
- ● 病因学
  - ○ 病因不明
- ● 流行病学
  - ○ 少见：国外报道占艾迪生病的 60% ~ 80%；国内报道为结核之外致艾迪生病的主要原因
- ● 相关异常
  - ○ 血浆总皮质醇和24小时尿液中游离皮质醇减低
  - ○ ACTH 兴奋试验，血皮质醇不上升
  - ○ 血浆 ACTH 升高
  - ○ 空腹血糖偏低或低于正常值，葡萄糖耐量试验呈低平曲线
  - ○ 可伴有电解质紊乱：低血钠、低血氯和高血钾
  - ○ 肾上腺皮质抗体阳性

大体病理及手术所见

- ● 肾上腺体积变小

显微镜下特征

- ● 皮质纤维化，皮质的球状带、束状带和网状带结构消失
- ● 髓质无明显变化

【临床表现】

表现

- ● 最常见体征 / 症状
  - ○ 皮肤、黏膜色素沉着：棕褐色，全身性分布，以暴露部位和易摩擦部位显著
  - ○ 疲乏无力、表情淡漠、食欲减退、体重减低
  - ○ 其他体征 / 症状
    - ■ 低血压
    - ■ 精神症状
    - ■ 肾上腺危象
- ● 临床病史
  - ○ 常并发其他器官的自身免疫性疾病
    - ■ 特发性肾上腺功能低下
    - ■ 性腺功能低下
    - ■ Ⅰ型糖尿病
    - ■ 红斑狼疮

疾病人群分布
- 年龄
  - 成人多见，老年及幼儿少见
- 性别
  - 女性略多于男性

自然病史与预后
- 进展缓慢，病程较长
- 预后良好

治疗
- 保守治疗
  - 激素替代治疗
- 手术治疗
  - 同种肾上腺移植

（二）继发性肾上腺皮质功能低下性病变

【概念与概述】

继发性肾上腺皮质功能低下（secondary adrenocortical insufficiency disease）是指由于垂体 ACTH 分泌不足而非肾上腺本身病变导致的肾上腺皮质功能低下

【病理与病因】

一般特征
- 一般发病机制
  - 垂体及下丘脑病变致 ACTH 分泌不足
- 病因学
  - 分娩大出血致垂体坏死（希恩综合征，Sheehan syndrome）
  - 垂体及下丘脑区肿瘤、炎症、外伤
  - 长期摄入外源性糖皮质激素
  - 免疫性垂体炎
- 流行病学
  - 少见
- 相关异常
  - 血浆 ACTH 为正常值低限或低于正常值
  - ACTH 兴奋试验，血浆总皮质醇，尿游离皮质醇呈低反应或延迟反应

- 胰岛素血糖兴奋试验：血浆 ACTH 和总皮质醇无上升反应

【临床表现】

表现
- 最常见体征 / 症状
  - 乏力、淡漠、易疲劳、消瘦
  - 食欲减退、消化不良、恶心呕吐、腹泻
  - 血压降低、贫血、低血糖、月经不调
  - 皮肤颜色浅白、毛发稀疏
- 临床病史：无

疾病人群分布
- 年龄
  - 各年龄均可发病
- 性别
  - 无性别差异

自然病史与预后
- 预后良好

治疗
- 方法可选
  - 鞍区或丘脑病变手术治疗
  - 保守治疗：激素替代治疗

【影像学表现】

概述
- 最佳诊断依据：双侧肾上腺萎缩、变小
- 部位
  - 双侧肾上腺
- 大小
  - 萎缩、变小
- 形态学
  - 保持肾上腺原有形态

CT 表现（图 2-3-38）
- 平扫 CT
  - 等密度，侧肢厚度和面积低于正常值
- 增强 CT
  - 均匀强化

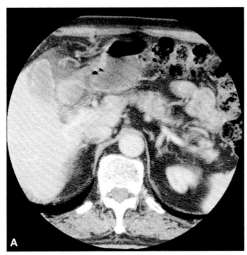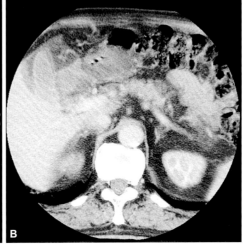

图 2-3-38　双侧肾上腺萎缩
A-B. CT 增强。示：双侧肾上腺体积减小，密度尚均匀

MR 表现

- T1 加权
  - 等信号
- T2 加权
  - 等信号
- T1 增强
  - 均匀强化

推荐影像学检查

- 最佳检查方法：CT
- 检查建议
  - 冠状面重建对细节显示有帮助

诊断与鉴别诊断精要

- 原发性萎缩：CT 上双侧肾上腺一致性萎缩、变小，形态、密度及信号无异常
- 继发性萎缩：CT 上双侧肾上腺萎缩，鞍区 CT 或 MR 示垂体或丘脑病变

重点推荐文献

[1] Ten S, New M, Maclaren N. Clinical review 130: Addison's disease 2001[J]. J Clin Endocrinol Metab, 2001, 86(7): 2909-2922.

[2] 丁颖果, 方红, 方德仁, 等. Addison病1例. 中华皮肤性病

学杂志, 2006, 20(3): 166-167.

[3] 薛志新, 赵寿元. 重新认识Addison病. 国外医学(遗传学分册), 2002, 25(6): 343-348.

第 4 节　肾上腺髓质病变

一、肾上腺髓质增生

【概念与概述】

肾上腺髓质增生（adrenal medullary hyperp1asia, AMH）是指肾上腺的嗜铬细胞数量增加，分泌过量

儿茶酚胺

【病理与病因】

一般特征

- 一般发病机制
  - 肾上腺的嗜铬细胞数量增加

- 病因学
  - 病因不明
  - 部分发生于多发性内分泌腺瘤 2 型
    （MEN-2）
- 流行病学
  - 罕见
- 相关异常
  - 血儿茶酚胺、24 小时尿儿茶酚胺、24 小时
    尿香草扁桃酸（VMA）明显升高

大体病理及手术所见

- 肾上腺体积增大，弥漫性增生、肥厚状态，结
  节性者无包膜
- 髓质 / 皮质比值增加，髓质重量增加

显微镜下特征

- 肾上腺髓质体积增大，尾部可见髓质
- 髓质细胞数量增多，伴或不伴结节状增生
- 髓质细胞增生形成细胞巢，细胞核增多

【临床表现】

表现

- 最常见体征 / 症状
  - 高血压，在持续性高血压基础上阵发性加
    剧多见
- 临床病史：部分患者合并多发性内分泌腺瘤 2 型

疾病人群分布

- 年龄
  - 多为青壮年
- 性别
  - 无明显性别差异

自然病史与预后

- 术后可能仍有高血压存在

治疗

- 方法可选
  - 药物治疗
    - α 肾上腺素能受体阻滞剂
  - 手术治疗
    - 全部或部分切除肾上腺，术后随访

【影像学表现】

概述

- 最佳诊断依据：放射性核素检查示双侧肾上腺
  弥漫性或结节状增生
- 部位
  - 多为双侧，可单侧
- 大小

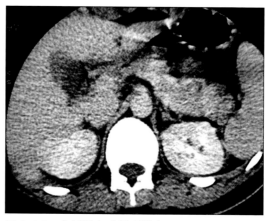

图 2-4-1 **左侧肾上腺髓质增生**
CT 平扫示：左侧肾上腺等密度小结节

  - 结节样增生直径小于 1cm
- 形态学
  - 弥漫性增大，结节性增大

CT 表现（图 2-4-1）

- 平扫
  - 弥漫性增厚，或等密度小结节
- 增强
  - 均匀强化，与正常肾上腺强化程度接近

MR 表现

- T1 加权
  - 等信号
- T2 加权
  - 略高信号，可局灶性信号增高
- T1 增强
  - 均匀强化

放射性核素表现

- 间位碘代卞胍（^{131}I-MIBG）放射性核素髓质
  显像
  - 是 AMH 最敏感的检查手段，双侧肾上腺弥
    漫性或结节样增厚，明显的吸收增高

超声表现

- 肾上腺弥漫性髓质增生时多显示正常
- 结节性增生呈低回声，边界不清

推荐影像学检查

- 最佳检查方法：放射性核素检查

【鉴别诊断】

肿瘤

- 嗜铬细胞瘤
  - 有包膜，多为单侧，3～5cm
  - 不均匀明显强化

诊断与鉴别诊断精要

- 平扫及 ^{131}I-MIBG 示双侧肾上腺弥漫性或结节性增大
- MR T2WI 以等信号为主，增强后均匀强化

重点推荐文献

[1] Yung BC, Loke TK, Tse TW, et al. Sporadic bilateral adrenal medullary hyperplasis: apparent false positive MIBG scan and expected MRI findings[J]. Eue J Radiol, 2000, 36(1): 28-31.
[2] 沈思, 刘斯润. CT靶扫描在肾上腺疾病诊断中的价值.暨南

大学学报, 2005, 26(6): 808-811.
[3] 俞咏梅、翟建、李国杰, 等. 大鼠肾上腺髓质增生MRI与病理的对比研究.中华放射学杂志, 2006, 40(10): 1027-1030.

二、肾上腺嗜铬细胞瘤

【概念与概述】

　　嗜铬细胞瘤（pheochromocytoma）是源于交感神经嗜铬细胞的一种神经内分泌肿瘤，通常分泌儿茶酚胺。10% 为双侧肾上腺同时发病，10% 发生在肾上腺外。嗜铬细胞瘤中恶性的发生率占 13.0% ~ 29.0%，肾上腺外的嗜铬细胞瘤，恶性发生率达 43.0%

（一）肾上腺嗜铬细胞瘤

【病理与病因】

一般特征

- 一般发病机制
  - 起源于肾上腺髓质
- 遗传学
  - 易见于某些家族性综合征
    - 多发内分泌腺瘤病 II 型和 III 型
    - 神经纤维瘤病
    - von-Hippel-Lindau 综合征
    - 家族性嗜铬细胞瘤
  - 亦可见于颜面血管瘤综合征和结节性硬化
- 病因学
  - 散发型：病因不明
  - 家族型：与遗传有关
- 流行病学
  - 少见：尸检 0.3% ~ 0.95%
- 相关异常
  - 24 小时尿 3- 甲氧基 -4- 羟基 - 扁桃酸（vanillylmandelic，VMA）明显高于正常值

  - 血浆肾上腺素和去甲肾上腺素升高

大体病理及手术所见

- 切面呈灰黄、灰红或五彩，为实性或囊实性
- 可见坏死、出血和囊变，90% 以上有完整包膜
- 恶性者形态不规则，可见坏死、囊变、出血，肿瘤包膜受侵

显微镜下特征

- 光镜下肿瘤细胞呈巢状排列，部分呈腺泡样结构，血管丰富，细胞较大，胞浆丰富，可见大量嗜铬颗粒，细胞核均呈圆形，有核仁，部分胞浆内可见胞质空泡，重铬酸钾染色瘤细胞呈棕色
- 电镜下可见儿茶酚胺颗粒
- 免疫组化铬粒素（CgA）和神经元特异性烯醇酶（NSE）阳性
- 恶性嗜铬细胞瘤与良性嗜铬细胞瘤在细胞学上难以鉴别

【临床表现】

表现

- 最常见体征 / 症状
  - 阵发性高血压或持续性高血压；心悸、头痛、大汗三联症
  - 阵发性心动过速、多汗、不明原因的高热、搏动性头痛、面色苍白或潮红等
  - 其他体征 / 症状
    - 体位性低血压、代谢紊乱、恶心、呕吐、蛋白尿、腹部肿块等
  - 恶性者其他症状 / 体征：转移部位相应临床症状
- 临床病史

- ○ 家族型可见于
  - 多发内分泌腺瘤病Ⅱ型和Ⅲ型
  - 神经纤维瘤病
  - von-Hippel-Lindau 综合征
  - 颜面血管瘤综合征
  - 结节性硬化等

疾病人群分布

- 年龄
  - ○ 40~60岁
- 性别
  - ○ 无性别差异

自然病史与预后

- 术后可复发，恶性者5年复发率65%
- 恶性者预后不佳，5年生存率40%~68%

治疗

- 方法可选
  - ○ 手术切除
    - 直径>6cm 较大的肿瘤，手术难度和风险较大，开放手术是主要的治疗手段

【影像学表现】

概述

- 最佳诊断依据：单侧肾上腺密度不均匀肿物，明显持续不均匀强化；恶性者在无嗜铬细胞的部位（肝、肺、骨及淋巴结等）出现转移灶
- 部位
  - ○ 单侧多见，10% 为双侧
- 大小
  - ○ 3~5cm，少数较大，甚至达 20cm 以上

- 形态学
  - ○ 圆形、卵圆形，哑铃形、不规则形
  - ○ 恶性者不规则，边界不清楚

X 线表现

- X 线摄片
  - ○ IVP 示同侧肾上极受压并向下移位，肾盂、肾盏完整
  - ○ 血管造影示肾上腺动脉增粗，肿瘤血管多而密集，呈网状，迂曲走行，粗细不均，可见静脉早显，实质期有明显肿瘤染色，静脉期仍见淡薄肿瘤染色

CT 表现（图 2-4-2 ~ 图 2-4-18）

- 平扫 CT
  - ○ 较小者多密度均匀，呈等、低密度
  - ○ 较大者密度不均匀，见坏死、囊变、出血
  - ○ 少数呈囊性，囊壁厚薄不均匀，可见分隔
  - ○ 少数可见点状或弧形钙化
  - ○ 侵及血管、周围组织，淋巴结转移，远处转移中肝最常见
- 增强 CT
  - ○ 典型者实性部分持续性明显强化，坏死、出血、囊变无强化
  - ○ 实性部分轻度强化或点状强化
  - ○ 均匀轻中度或明显延迟强化
  - ○ 囊性者囊壁及分隔轻中度或明显延迟强化
  - ○ 恶性者呈明显快速显著持续强化，囊变、坏死、出血不强化

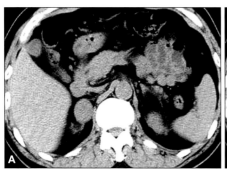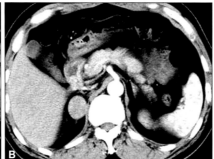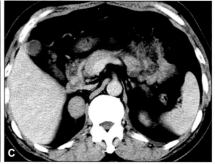

图 2-4-2　右侧肾上腺嗜铬细胞瘤
A. CT 平扫；B. CT 增强动脉期；C. 延迟期。示：右侧肾上腺圆形等、稍低密度肿块，边界清晰，密度均匀，增强后动脉期明显不均匀强化，延迟扫描呈等密度

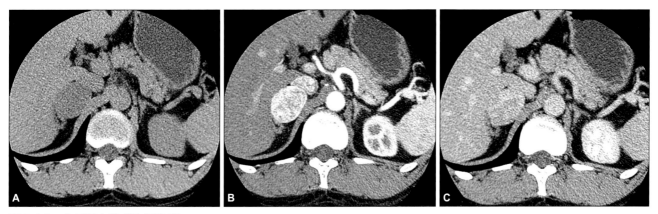

图 2-4-3　右侧肾上腺嗜铬细胞瘤
A. CT 平扫；B. CT 增强动脉期；C. 延迟期。示：右侧肾上腺稍低密度类圆形肿块，密度均匀，边界清晰，增强后动脉期见明显不均匀强化，延迟期呈混杂稍高密度

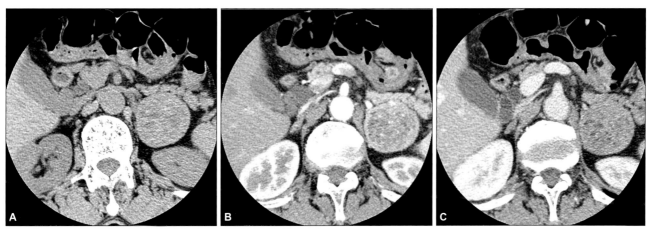

图 2-4-4　左侧肾上腺嗜铬细胞瘤
A. CT 平扫；B. CT 增强动脉期；C. 静脉期。示：左侧肾上腺类圆形肿块，边界清晰，等密度为主，内见多发点状低密度区，增强后动脉期可见点状明显强化灶，静脉期见轻度持续强化，多发低密度区无强化

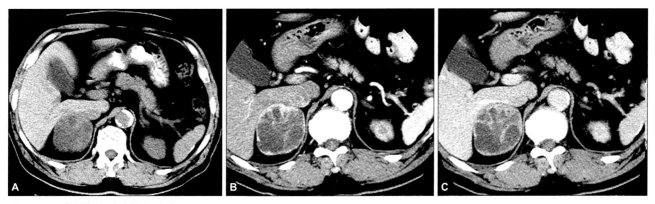

图 2-4-5　右侧肾上腺嗜铬细胞瘤
A. CT 平扫；B. CT 增强动脉期；C. 静脉期。示：右侧肾上腺类圆形等、低混杂密度肿块，增强后动脉期实性部分见明显条片状强化，静脉期持续强化呈稍高密度，中心低密度囊变区无强化，邻近的肝右叶受推挤

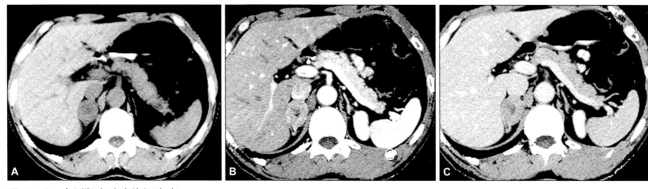

图 2-4-6　右侧肾上腺嗜铬细胞瘤
A. CT 平扫；B. CT 增强动脉期；C. 静脉期。示：右侧肾上腺等、低混杂密度肿块，边界清晰，增强后边缘实性部分明显持续强化，中心低密度区无强化

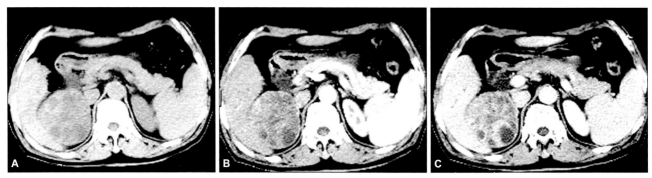

图 2-4-7　右侧肾上腺嗜铬细胞瘤
A. CT 平扫；B. CT 增强动脉期；C. 静脉期。示：右侧肾上腺混杂密度肿块，边界清晰，内见多发类圆形及不规则形低密度区，增强后实性部分见明显不均匀持续强化，低密度区无强化，邻近的肝右叶受压推挤移位

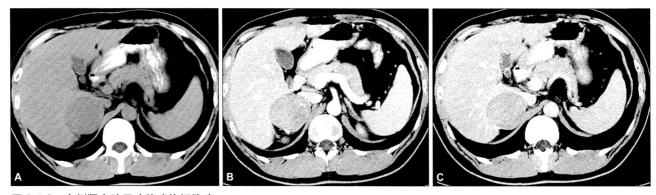

图 2-4-8　右侧肾上腺无功能嗜铬细胞瘤
A. CT 平扫；B. CT 增强静脉期；C. 延迟期。示：右侧肾上腺圆形低密度肿块，边界清晰，密度均匀，增强后见明显均匀延迟强化

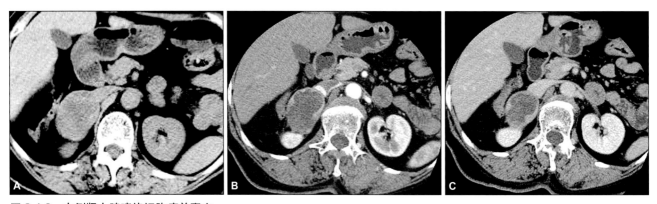

图 2-4-9　右侧肾上腺嗜铬细胞瘤并囊变
A. CT 平扫；B. CT 增强动脉期；C. 延迟期。示：右侧肾上腺椭圆形等、低混杂密度肿块，边界清晰，增强后边缘见厚薄不均匀的囊壁呈轻度延迟强化，囊变区无强化

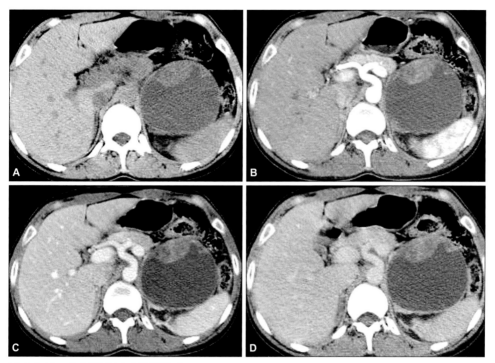

图 2-4-10　左侧肾上腺嗜铬细胞瘤
A. CT 平扫；B. CT 增强动脉期；C. 静脉期；D. 延迟期。示：左侧肾上腺类圆形混杂密度肿块，边界清晰，增强后见囊壁厚薄不均匀，壁结节及囊壁呈轻中度不均匀强化，中心低密度区无强化

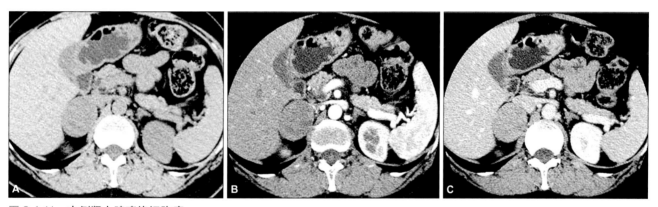

图 2-4-11　右侧肾上腺嗜铬细胞瘤
A. CT 平扫；B. CT 增强动脉期；C. 静脉期。示：右侧肾上腺圆形稍低密度肿块，密度均匀，边界清晰，增强后呈中度均匀强化

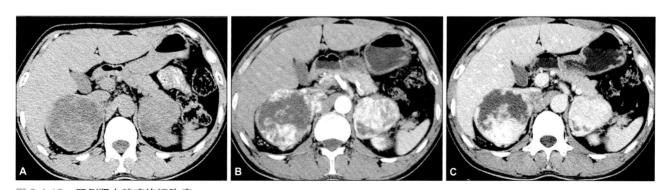

图 2-4-12　双侧肾上腺嗜铬细胞瘤
A. CT 平扫；B. CT 增强动脉期；C. 延迟期。示：双侧肾上腺大小不等的不规则等、低混杂密度肿块，边界清晰，增强后实性部分见明显进行性延迟强化，囊变、坏死区无强化，下腔静脉受推挤向前内侧移位

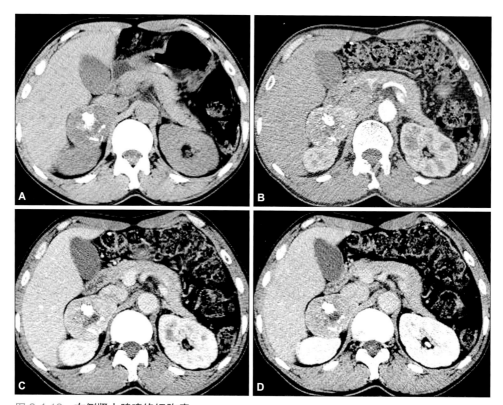

图 2-4-13　右侧肾上腺嗜铬细胞瘤
A. CT 平扫；B. CT 增强动脉期；C. 静脉期；D. 延迟期。示：右侧肾上腺混杂密度肿块，内见条形及团片状钙化，增强后实性部分见明显延迟强化，中心见不规则无强化区

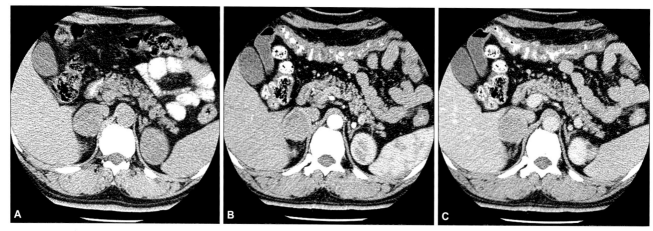

图 2-4-14　右侧肾上腺嗜铬细胞瘤
A. CT 平扫；B. CT 增强动脉期；C. 延迟期。示：右侧肾上腺圆形低密度肿块，密度均匀，边界清晰，增强后见轻度较均匀强化

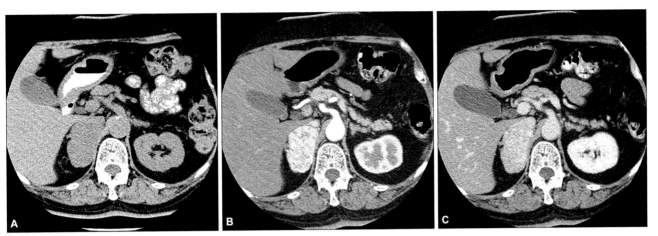

图 2-4-15　右侧肾上腺嗜铬细胞瘤
A. CT 平扫；B. CT 增强动脉期；C. 静脉期。示：右侧肾上腺分叶状低密度肿块，密度均匀，增强后动脉期见明显不均匀强化，静脉期仍可见持续强化

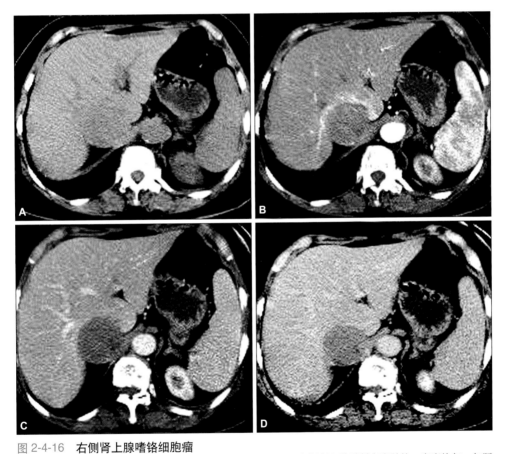

图 2-4-16　右侧肾上腺嗜铬细胞瘤
A. CT 平扫；B. CT 增强动脉期；C. 静脉期；D. 延迟期。示：右侧肾上腺稍低密度肿块，密度均匀，与肝分界不清，增强后动脉期后缘见条状强化，延迟期呈均匀低密度，邻近的肝右叶及尾叶受压移位

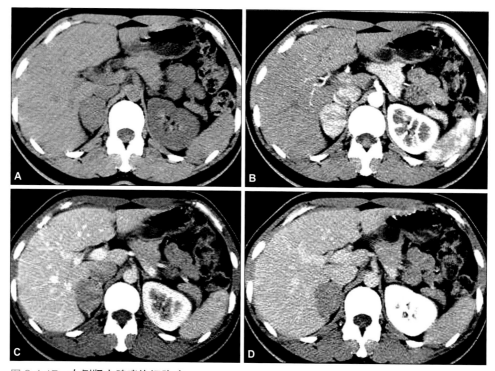

图 2-4-17　右侧肾上腺嗜铬细胞瘤

A. CT 平扫；B. CT 增强动脉期；C. 静脉期；D. 延迟期。示：右侧肾上腺圆形稍低密度肿块，密度均匀，边界清晰，增强后动脉期呈明显不均匀强化，延迟期呈稍低密度、密度均匀

MR 表现（图 2-4-18～图 2-4-23）

- T1 加权
  - 等、低信号，常不均匀
  - 侵及周围组织，淋巴结转移，远处转移
- T2 加权
  - 明显高信号，少数稍高信号

- 囊变、坏死为更高信号
- T1 增强
  - 早期网状强化，后呈持续性明显不均匀强化，囊变、坏死、出血不强化
  - 恶性者呈显著持续不均匀强化，血管及淋巴管内可见瘤栓

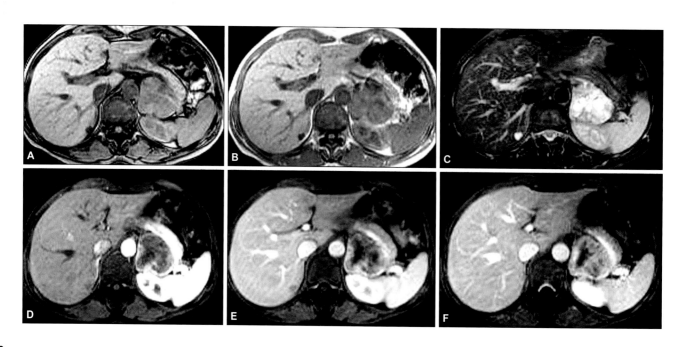

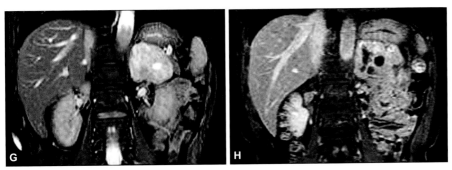

图 2-4-18　左侧肾上腺嗜铬细胞瘤
A. 双回波反相位；B. 双回波正相位；C. T2WI 脂肪抑制；D. T1WI 脂肪抑制动脉期；E. 静脉期；F. 延迟期；G. FIESTA；H. 冠状位延迟扫描。
示：左侧肾上腺分叶状肿物，边界清晰，T1WI 呈等、低混杂信号，T2WI 呈高信号，中心见不规则更高信号区，增强后见明显不规则延迟强化，中心 T2WI 更高信号区无强化

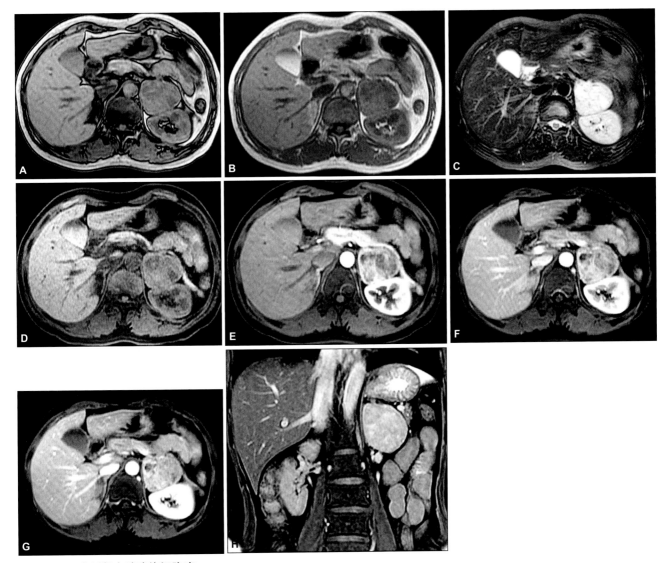

图 2-4-19　左侧肾上腺嗜铬细胞瘤
A. 双回波反相位；B. 双回波正相位；C. T2WI 脂肪抑制；D. T1WI 脂肪抑制平扫；E. 动脉期；F. 静脉期；G. 延迟期；H. FIESTA 脂肪抑制。
示：左侧肾上腺类圆形肿块，边界清晰，其内信号欠均匀，T1WI 呈等、低混杂信号，T2WI 呈不均匀高信号，增强后动脉期见明显条片状强化，延迟扫描呈进行性不均匀强化

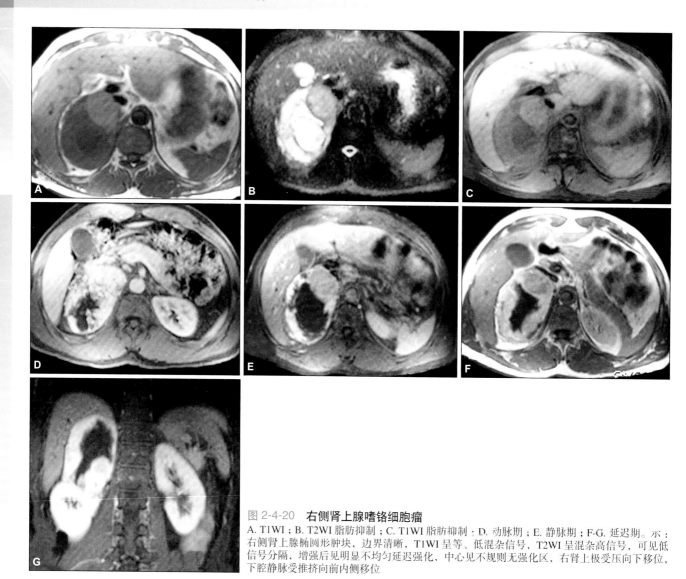

图 2-4-20 右侧肾上腺嗜铬细胞瘤
A. T1WI；B. T2WI 脂肪抑制；C. T1WI 脂肪抑制；D. 动脉期；E. 静脉期；F-G. 延迟期。示：右侧肾上腺椭圆形肿块，边界清晰，T1WI 呈等、低混杂信号，T2WI 呈混杂高信号，可见低信号分隔，增强后见明显不均匀延迟强化，中心见不规则无强化区，右肾上极受压向下移位，下腔静脉受挤压向前内侧移位

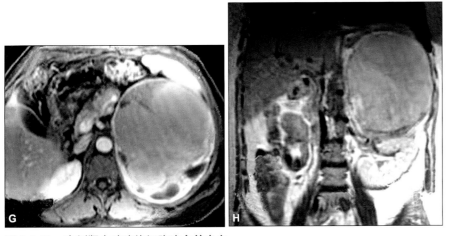

图 2-4-21　左侧肾上腺嗜铬细胞瘤合并出血

A. T2WI 脂肪抑制；B. T1WI；C. T1WI 脂肪抑制；D. T1WI；E. T1WI 脂肪抑制动脉期；F. 静脉期；G. 延迟期；H. T1WI 延迟期。示：左侧肾上腺巨大肿块，T1WI、T2WI 均以高信号为主，脂肪抑制后仍呈高信号，边缘可见不规则 T1WI 等、低混杂信号，T2WI 高信号影，增强后见不规则多环状强化，出血区无强化

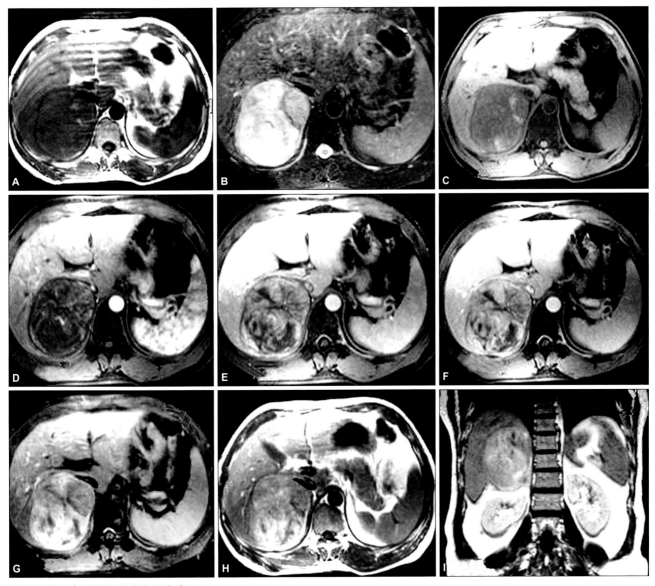

图 2-4-22　右侧肾上腺嗜铬细胞瘤

A. T1WI；B. T2WI 脂肪抑制；C. T1WI 脂肪抑制；D. T1WI 脂肪抑制动脉期；E-F. 静脉期；G. 延迟期；H-I. T1WI 延迟期。示：右侧肾上腺圆形混杂信号肿块，边界清晰，T1WI 以低信号为主，T2WI 以高信号为主，其内尚可见条状 T1WI、T2WI 高信号影（出血），增强后见病灶呈不均匀延迟强化，内见裂隙状无强化区，右肾受压向下移位

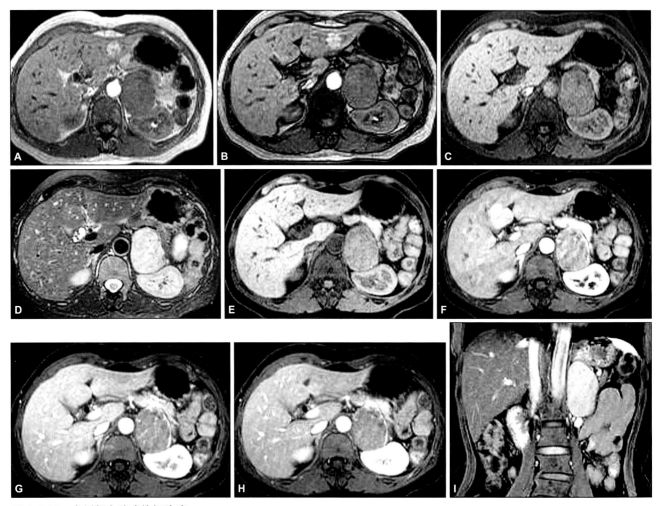

图 2-4-23 左侧肾上腺嗜铬细胞瘤

A. 双回波正相位；B. 双回波反相位；C. T1WI 脂肪抑制；D. T2WI 脂肪抑制；E. T1WI 脂肪抑制平扫；F. 动脉期；G. 静脉期；H. 延迟期；I. FIESTA. 示：左侧肾上腺类圆形肿块，边界清晰，T1WI 呈低信号，T2WI 呈高信号，增强后见明显强化的包膜，内部见条片状明显不均匀强化

超声表现

- 边缘光滑，呈边界清晰的高回声，内部呈中低回声
- 囊变为液性无回声区，囊变区出血为低回声区内细小点状回声
- 彩色多普勒示较大肿瘤内可见点、条状彩色血流信号
- 恶性者呈不均匀低回声，形态不规则，边界不清楚

核医学表现

- ^{131}I-MIBG 肾上腺髓质显像结果
  - 24 小时示放射性分布范围较大且浓聚程度高于邻近器官和组织
  - 恶性者有更高的异常浓聚

推荐影像学检查

- 最佳检查方法：增强 MR

【鉴别诊断】

肿瘤

- 肾上腺非功能性皮质腺瘤
  - 密度较低，呈水样低密度
  - MR 双回波反相位信号明显减低
- 肾上腺皮质癌
  - 可侵及周围结构或有远处转移
- 肾上腺转移瘤
  - 原发肿瘤病史
- 肾上腺神经节细胞瘤
  - 临床无高血压病

诊断与鉴别诊断精要

- CT 平扫低密度肿块
- MR T2WI 以高信号为主
- 增强后快速持续不均匀明显强化
- 侵及血管、周围结构，出现转移灶

重点推荐文献

[1] Jacques AE, Sahdev A, Sandrasagara M, et al. Adrenal phaeochromocytoma: correlation of MRI appearances with histology and function[J]. Eur Radiol, 2008, 18(12): 2885-2892.

[2] Yip L, Tublin ME, Falcone JA, et al. The adrenal mass: correlation of histopathology with imaging[J]. Ann Surg Oncol, 2010, 17(3): 846-852.

[3] 王庆兵. 嗜铬细胞瘤的影像学研究新进展. 国外医学临床放射学分册, 2007, 30(5): 333-337.

（二）肾上腺神经节细胞瘤

【概念与概述】

肾上腺神经节细胞瘤（adrenal ganglioneuroma）是发生于肾上腺髓质交感神经节细胞的一种少见的良性肿瘤

- 同义词：节细胞瘤（ganglioneuroma）、真性神经瘤（true neuroma）

【病理与病因】

一般特征

- 一般发病机制
  - 起源于交感神经节细胞
- 遗传学
  - 多为散发，偶有家族性病例
- 病因学
  - 病因不明
- 流行病学
  - 少见
- 相关异常
  - 偶见血浆及尿的儿茶酚胺水平增高

大体病理及手术所见

- 表面光滑，质韧，包膜完整或不完整，切面灰白色或黄色

显微镜下特征

- 光镜：神经纤维增生成束，排列成波浪状或编织状，成熟的神经节细胞散在或灶性分布，可有淋巴细胞浸润，部分区域有胶原化或钙化

- 电镜：神经节细胞呈大多角形，核大，核仁明显，细胞质含丰富的细胞器，有大量线粒体、粗面内质网、高尔基复合体和神经分泌颗粒

- 免疫组织化学：神经丝蛋白（NF）、突触素（Syn）、神经元特异性烯醇化酶（NSE）、S-100、波形蛋白阳性

【临床表现】

表现

- 最常见体征/症状
  - 无症状
  - 压迫症状：腹部肿块
  - 其他体征/症状
    - 高血压、慢性腹泻、多汗、女性男性化
- 临床病史：无特殊

疾病人群分布

- 年龄
  - 40 岁以下，青壮年多见
- 性别
  - 无性别差异

自然病史与预后

- 进展缓慢，预后良好
- 少数可发生恶性转化

治疗

- 方法可选
  - 手术切除
    - >4cm 应手术完全切除
  - 保守治疗

■ 直径 <3.0cm 且无临床症状者

【影像学表现】

概述

- 最佳诊断依据：单侧肾上腺低密度肿块，增强后轻中度延迟强化
- 部位
  - 单侧肾上腺
- 大小
  - 2~10cm
- 形态学
  - 类圆形、椭圆形或分叶状、水滴样

CT 表现（图 2-4-24 ~ 图 2-4-30）

- 平扫 CT
  - 低密度
    - 小者密度多均匀
    - 大者密度不均匀，呈囊实混合性
  - 斑点样或针尖样钙化
- 增强 CT
  - 动脉期轻微强化或无强化
  - 进行性均匀或不均匀延迟轻中度强化；环形强化；无强化
  - 包绕腹膜后血管，但无侵犯及变窄

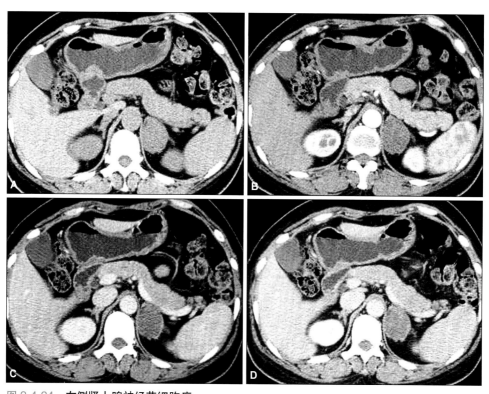

图 2-4-24　左侧肾上腺神经节细胞瘤
A. CT 平扫；B. CT 增强动脉期；C. 静脉期；D. 延迟期。示：左侧肾上腺类圆形低密度肿块，密度均匀，边界清晰，增强后边缘环形延迟强化

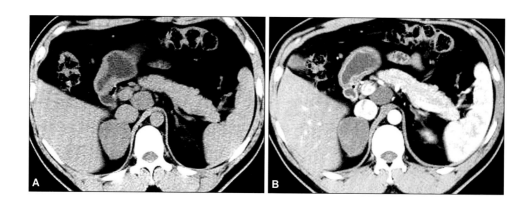

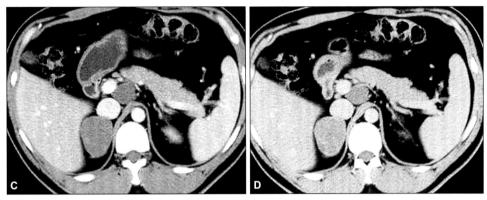

图 2-4-25　右侧肾上腺神经节细胞瘤
A. CT 平扫；B. CT 增强动脉期；C. 静脉期；D. 延迟期。示：右侧肾上腺类圆形稍低密度肿块，密度均匀，边界清晰，增强后轻度均匀延迟强化

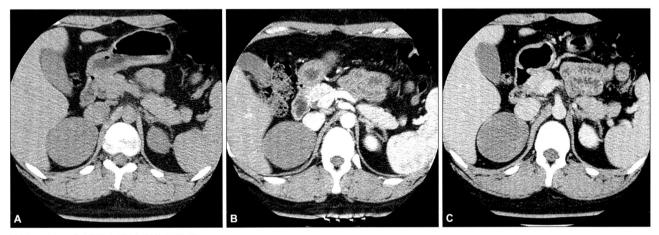

图 2-4-26　右侧肾上腺神经节细胞瘤
A. CT 平扫；B. CT 增强动脉期；C. 延迟期。示：右侧肾上腺圆形低密度肿块，密度均匀，边界清晰，增强后无强化

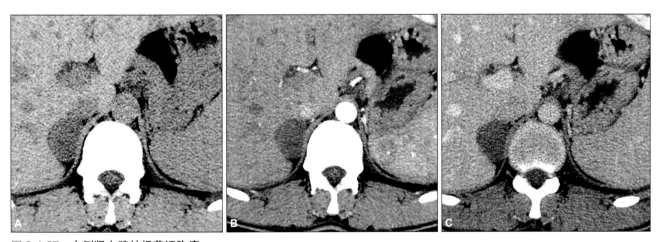

图 2-4-27　右侧肾上腺神经节细胞瘤
A. CT 平扫；B. CT 增强动脉期；C. 延迟期。示：右侧肾上腺水滴样均匀低密度肿块，密度均匀，边界清晰，增强后无强化

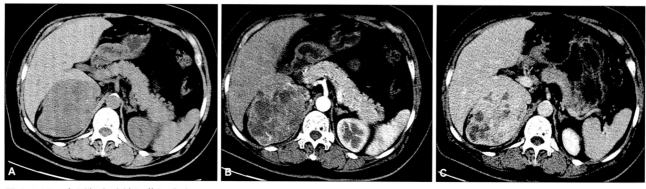

图 2-4-28　右侧肾上腺神经节细胞瘤
A. CT 平扫；B. CT 增强动脉期；C. 延迟期。示：右侧肾上腺等、低混杂密度肿块，形态不规则，内见点状钙化，增强见不均匀延迟强化，中心囊变区无强化，下腔静脉及肝右叶和尾状叶受推挤移位

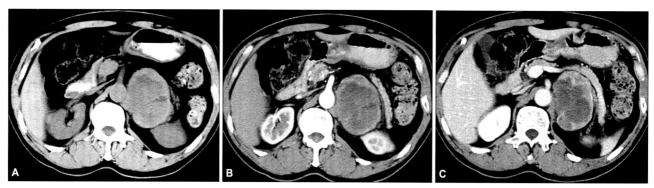

图 2-4-29　左侧肾上腺神经节细胞瘤
A. CT 平扫；B. CT 增强动脉期；C. 静脉期。示：左侧肾上腺不规则混杂密度肿块，边界清晰，增强后实性部分见不均匀延迟强化，中心可见不规则无强化区，胰腺受推挤向前移位

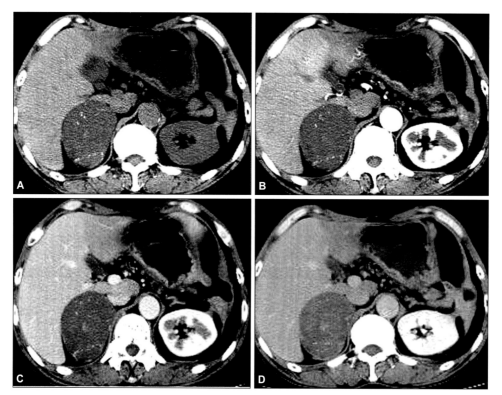

图 2-4-30　右侧肾上腺神经节细胞瘤
A. CT 平扫；B. CT 增强动脉期；C. 静脉期；D. 延迟期。示：右侧肾上腺圆形低密度肿块，内见点、条样钙化，增强后动脉期无强化，延迟期见不均匀轻度延迟强化

MR 表现（图 2-4-31 ~ 图 2-4-32）

- T1 加权
  - 均匀或不均匀低信号
- T2 加权
  - 均匀或不均匀明显高信号

- 旋涡征：线样、曲线样结节状结构
- T1 增强
  - 均匀或不均匀轻度强化，周边强化明显，并可见延迟强化

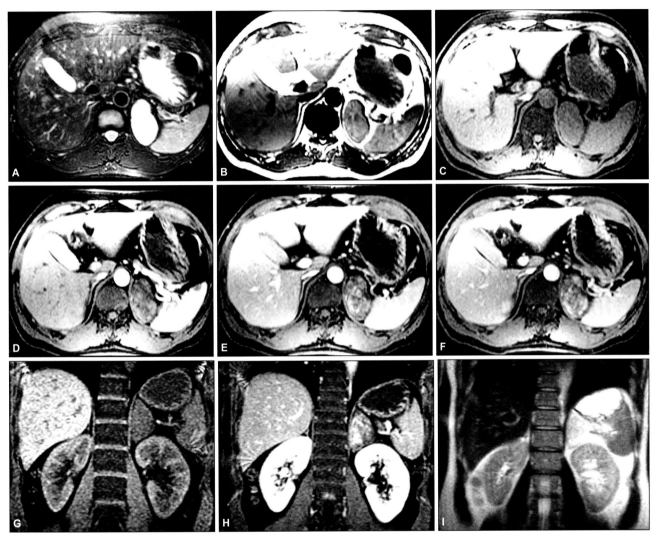

图 2-4-31　左侧肾上腺神经节细胞瘤
A. T2WI 脂肪抑制；B. T1WI；C. T1WI 脂肪抑制；D. 动脉期；E. 静脉期；F、H. 延迟期；G. T1WI 脂肪抑制；I. T1WI 延迟期。示：左侧肾上腺轻度分叶状肿块，边界清晰，T1WI 呈不均匀等、低信号，T2WI 呈明显高信号，增强后见明显不均匀延迟强化

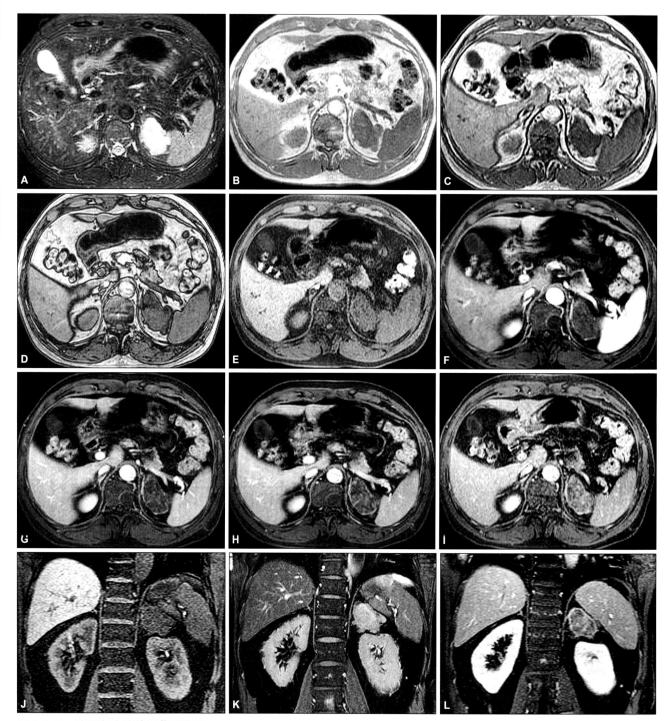

图 2-4-32　左侧肾上腺神经节细胞瘤
A. T2WI 脂肪抑制；B. T1WI；C. 双回波正相位；D. 双回波反相位；E. T1WI 脂肪抑制平扫；F. 动脉早期；G. 动脉晚期；H. 静脉期；I. 延迟期；J. 冠状位 T1WI 脂肪抑制平扫；K. FIESTA；L. 冠状位延迟扫描。示：左侧肾上腺不规则肿块，边界锐利，周围脂肪间隙清晰，T1WI 呈等信号，抑脂后信号无变化，T2WI 呈不均匀高信号，增强后见边缘明显环形强化，并可见条样强化的分隔

超声表现

- 实时动态检查

  ○ 肾上腺区低回声光团，边界清晰，毗邻下腔静脉

  ○ 内部散在点状强回声，血流信号少

核医学表现

- ^{131}I- 间碘苄胍（^{131}I-MIBG）髓质显像

  ○ 异常浓聚

推荐影像学检查

- 最佳检查方法：增强 CT

- 检查建议

　　　　○ 冠状面重建对肿块定位有帮助

【鉴别诊断】

肿瘤

- 肾上腺嗜铬细胞瘤
  - 阵发性高血压，尿中儿茶酚胺代谢物含量增高
  - CT平扫中等密度，囊变、坏死常见
  - 增强后早期明显强化
- 肾上腺无功能腺瘤
  - CT平扫中等密度，钙化少见，可有脂肪成分
  - 增强呈中等或明显强化

- 肾上腺无功能性皮质癌
  - 体积较大，形态不规则，密度不均匀，出血、钙化或坏死常见，周围结构受侵
  - 增强后明显不均匀强化
- 肾上腺神经母细胞瘤
  - 婴幼儿常见，体积大，边界不清，密度较高，无定形的粗糙钙化
  - 可跨越中线生长，周围组织侵犯和淋巴道、血道转移
  - 增强后早期明显强化

诊断与鉴别诊断精要

- CT平扫低密度肿块
- 部分或完全包绕大血管，大血管没有受侵犯和内腔狭窄
- MR T2WI以高信号为主，可见旋涡征
- 增强后早期轻度强化或不强化，进行性轻中度延迟强化

重点推荐文献

[1] Otal P, Mezghani S, Hassissene S, et al. Imaging of retroperitoneal ganglioneuroma[J]. Eur Radiol, 2001, 11(6): 940-945.

[2] 许守利, 马永华, 孙晓峰, 等. 肾上腺节细胞神经瘤的CT、MR 表现与病理学基础. 中国临床医学影像杂志, 2010, 21(4): 290-293.

[3] 袁小东, 张静, 田建明, 等. 肾上腺神经节细胞瘤的CT和MR诊断. 放射学实践, 2008, 23(5): 528-530.

（三）肾上腺外嗜铬细胞瘤（副神经节瘤）

【概念与概述】

　　肾上腺外嗜铬细胞瘤（extra-adrenal pheochromocytoma）发生于肾上腺外嗜铬组织

- 同义词：副神经节瘤（paraganglioma）

【病理与病因】

一般特征

- 一般发病机制
  - 多发生在交感神经走行区，以肾水平腹主动脉旁最为常见
  - 四个组织学类型
    - 实质型
    - 腺泡型
    - 血管瘤样型
    - 色素型

- 病因学
  - 病因不明
- 流行病学
  - 少见
- 相关异常：功能型同肾上腺嗜铬细胞瘤

大体病理及手术所见

- 同肾上腺嗜铬细胞瘤

【临床表现】

表现

- 最常见体征/症状
  - 10%~20%为功能性，表现同肾上腺嗜铬细胞瘤
  - 其他症状/体征
    - 膀胱嗜铬细胞瘤：膀胱胀满或排尿时出现阵发性高血压
- 临床病史：无

疾病人群分布

- 年龄
  - 40～60 岁
- 性别
  - 无性别差异

自然病史与预后

- 病程长，生长缓慢，多为良性经过，少数为恶性
- 术后可复发、转移

治疗

- 方法可选
  - 手术切除

【影像学表现】

概述

- 最佳诊断依据：肿瘤强化显著
- 部位
  - 可发生于从颅底到睾丸的身体任何部位

- 90% 位于腹部，以腹主动脉旁（75%）、胸腔（10%）和膀胱（10%）最多见
- 可异位于髂血管周围、肾、肝、胰头、盆腔、颅底及腔静脉内等部位
- 大小
  - 多 >5cm，发生在膀胱壁的肿瘤较小
- 形态学
  - 圆形、卵圆形、不规则形

CT 表现（图 2-4-33；图 2-4-34 A～D）

- 平扫 CT
  - 密度均匀或不均匀
  - 囊变、坏死、出血、钙化常见
- 增强 CT
  - 明显强化，多房样，囊变、坏死、出血区不强化
  - 少数轻度均匀强化

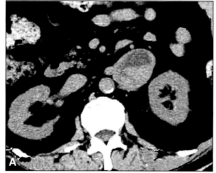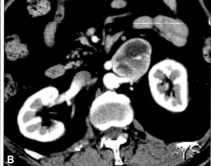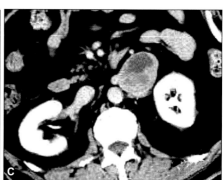

图 2-4-33 **腹膜后嗜铬细胞瘤**
A. CT 平扫；B. CT 增强动脉期；C. 延迟期。示：肾水平腹膜后椭圆形等、低混杂密度肿块，边界清晰，内见不规则低密度区，增强示明显不均匀延迟强化，平扫低密度区无强化

MR 表现（图 2-4-34 E～I）

- T1 加权
  - 低信号，常不均匀
- T2 加权
  - 明显高信号

- 部分稍高信号
- 囊变、坏死为更高信号
- T1 增强
  - 明显不均匀持续强化，囊变、坏死、出血不强化

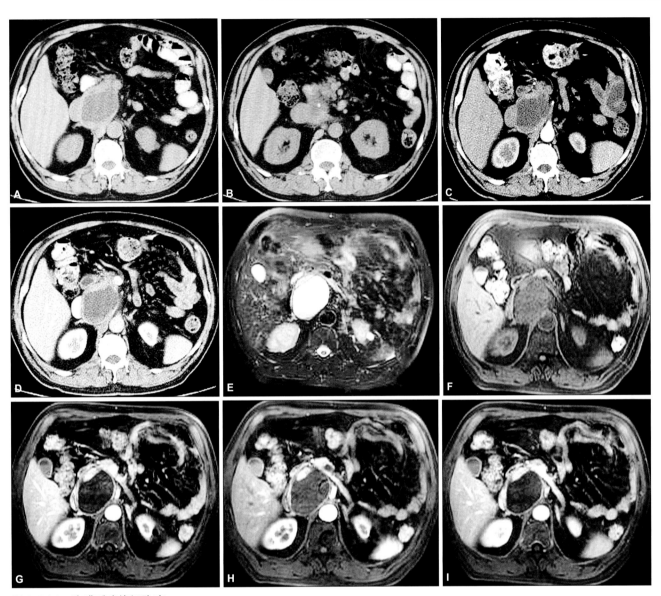

图 2-4-34　腹膜后嗜铬细胞瘤

A-B. CT 平扫；C. CT 动脉期；D. CT 静脉期；E. T2WI 脂肪抑制；F. T1WI 脂肪抑制平扫；G. 动脉期；H. 静脉期；I. 延迟期。示：腹膜后混杂密度肿块，边界清晰，其内可见囊变和钙化，T2WI 为混杂信号，实性部分呈高信号，囊变区呈更高信号，并可见液液平面，增强后实性部分明显延迟均匀强化，下腔静脉受推挤向外侧移位

超声表现

- 边缘光滑，中低回声，囊变、出血为液性无回声区

核医学表现

- ^{131}I- 间碘苄胍（^{131}I-MIBG）髓质显像
  - 异常浓聚

推荐影像学检查

- 最佳检查方法：增强 MR
- 检查建议
  - MR 冠状面 T2WI 脂肪抑制序列利于多发病灶的发现

【鉴别诊断】

肿瘤

- 脂肪肉瘤
  - 含有不同的脂肪组织，增强扫描后肿瘤强化程度低于嗜铬细胞瘤
- 转移瘤
  - 原发肿瘤病史
- 膀胱癌
  - 无痛性肉眼血尿
  - 增强扫描后肿瘤强化程度低于嗜铬细胞瘤

诊断与鉴别诊断精要

- 腹膜后、胸腔或膀胱肿块
- MR T2WI 以高信号为主
- 增强后快速明显不均匀持续强化

重点推荐文献

[1] Sahdev A, Sohaib A, Monson JP, et al. CT and MRI imaging of unusual locations of extra-adrenal paragangliomas(pheochromocytomas)[J]. Eur Radiol, 2005, 15(1): 85-92.

[2] Brink I, Hoegerle S, Klisch J, et al. Imaging of pheochromocytoma and paraganglioma[J]. Fam Cancer, 2005, 4(1): 61-68.

[3] 刘红军、梁长虹、刘再毅，等. MR诊断肾上腺外副神经节瘤.中国医学影像技术, 2010, 26(10): 1837-1839.

三、肾上腺神经母细胞瘤

【概念与概述】

肾上腺神经母细胞瘤（adrenal neuroblastoma），来源于原始神经嵴细胞的高度恶性肿瘤，占腹部神经母细胞瘤的 1/3～1/2，早期即可发生淋巴结、肝、肾转移

- 同义词：肾上腺成神经细胞瘤（adrenal neuroblastoma）

【病理与病因】

一般特征

- 一般发病机制
  - 来源于肾上腺髓质未分化的交感神经母细胞
  - 两个组织学类型
    - 组织结构良好型（FH 型）
    - 组织结构不良型（UFH 型）
- 病因学
  - 病因不明
- 流行病学
  - 占儿童恶性肿瘤的 8%～10%，其年发病率为 0.03/ 万～0.05/ 万
  - 占全身神经母细胞瘤的 50%～70%
- 相关异常
  - 80%～90% 患者 24 小时尿中儿茶酚胺的代谢产物香草基扁桃酸（VMA）升高

大体病理及手术所见

- 形态不规则，质软，灰白色，可见假包膜
- 常见出血、坏死及斑片状钙化

- 早期即可向淋巴结、肝、肾、肺、脑转移

显微镜下特征

- 多数肿瘤含有低分化的原始神经母细胞
  - 瘤细胞分化较差，由大小均匀一致的小圆细胞构成，成团成巢，可见典型的菊花形团样排列，之间有纤维血管间质分隔
  - 核深染，胞浆少，边界不清，可见程度不等的核分裂象
- 电镜下可见含有纵行排列微小管的外围齿状突起
- 免疫组织化学 NSE、GgA、神经丝（NF）阳性

【临床表现】

表现

- 最常见体征 / 症状
  - 腹部肿块，发热或腹痛、贫血
  - 转移症状，如骨痛、肝大、持续性或阵发性高血压、腹泻等
- 临床病史：无

疾病人群分布

- 年龄
  - 5 岁以下，80% 见于 3 岁以下，成人少见
- 性别
  - 无明显差异

自然病史与预后

- 预后差，预后的决定性因素是年龄和确诊时的分期
- 肿瘤的恶性程度与年龄呈反比
- 肿瘤分期

- Ⅰ期：肿瘤局限于肾上腺
- Ⅱ期：肿瘤延伸至邻近结构，不超过中线，可并有同侧淋巴结转移
- Ⅲ期：肿瘤延伸超越中线和（或）累及对侧淋巴结
- Ⅳ期：肿瘤发生远隔性转移

治疗

- 方法可选
  - 手术治疗Ⅰ期者手术可完整切除，术后定期复查，严密监测
  - 综合治疗分期较晚、进展较快者，主张综合治疗，包括强烈化疗、手术、局部放疗、造血干细胞移植、生物治疗等

【影像学表现】

概述

- 最佳诊断依据：单侧肾上腺含钙化肿块，包绕腹膜后血管，跨中线生长
- 部位
  - 单侧肾上腺区
- 大小
  - 较大，常在10cm以上
- 形态学
  - 分叶状、不规则形

CT表现（图2-4-35～图2-4-36）

- 平扫
  - 多呈不均匀的低密度，可有坏死、囊变、出血
  - 多数肿块有钙化灶，呈散在分布沙砾样、斑点状或团块状钙化
  - 侵及周围组织，推移肾，包绕腹膜后血管，沿脊柱前缘跨越中线
  - 淋巴结及远处转移，最常见的转移部位依次为骨髓、骨、肝、皮肤、睾丸
- 增强
  - 轻中度至明显不均匀强化，环形强化，坏死、囊变不强化，可压迫、包绕周围血管

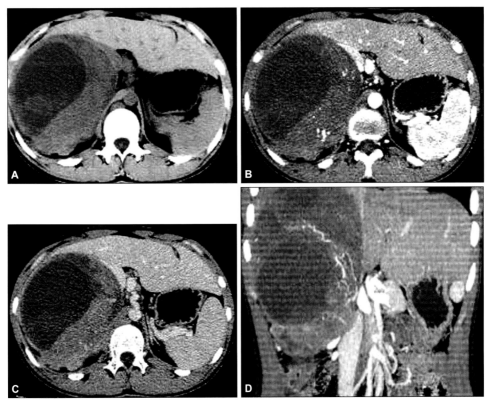

图2-4-35 右侧肾上腺神经母细胞瘤

A. CT平扫；B. CT增强动脉期；C. 静脉期；D. 冠状位MIP重建。示：右侧肾上腺巨大混杂密度肿块，增强后动脉期实质部分见点状明显强化影，强化程度与主动脉一致，静脉期呈稍高密度，为肿瘤供血动脉冠状位MIP血管重建示肿瘤内迂曲的供血动脉，下腔静脉及门静脉受推挤移位

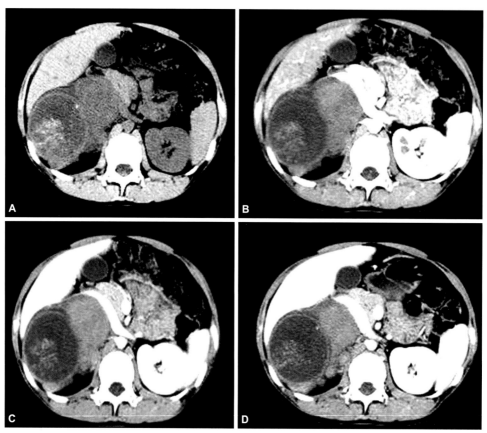

图 2-4-36　右侧肾上腺神经母细胞瘤
A. CT 平扫；B. CT 增强动脉期；C-D. 静脉期。示：右侧肾上腺不规则混杂密度肿块，内见点状钙化，增强后肿块见不均匀强化，包绕、推挤腹膜后血管，右肾、胰腺、十二指肠受压移位

MR 表现（图 2-4-37）

- T1 加权
  - 不均匀低信号
- T2 加权
  - 等、高信号，常见网格状低信号，可见肿

瘤包绕流空的血管

- T1 增强
  - 不均匀强化，环形强化，坏死、囊变不强化，假包膜明显强化，可压迫、包绕周围血管

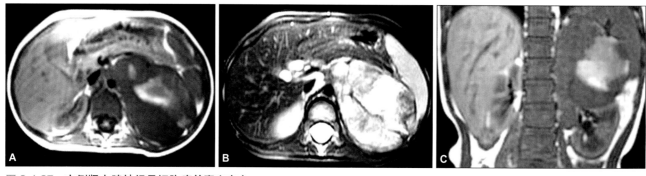

图 2-4-37　左侧肾上腺神经母细胞瘤并囊变出血
A、C. T1WI；B. T2WI 脂肪抑制。示：左侧肾上腺巨大混杂信号肿块，T1WI 低信号为主，T2WI 呈高信号为主，内见 T1WI、T2WI 高信号出血，左肾及脾受压移位

超声表现

- 内部回声不均匀，散在的细小光点，可见强回声光团和不规则小的无回声区
- 肾受压移位，肿块可跨越中线，腹主动脉和下腔静脉可见包绕和侵犯；腹膜后淋巴结肿大；
- CDFI 周边和内部血流信号丰富

推荐影像学检查

- 最佳检查方法：增强 CT
- 检查建议：MPR 明确肿瘤起源

【鉴别诊断】

肿瘤

- 肾母细胞瘤

- 钙化少见，囊变、出血较多见，几乎从不包绕腹主动脉，极少越过中线
- 转移少见且出现较晚
- 增强扫描边缘可见假包膜
- 创伤性肾上腺出血
  - 外伤病史
  - 密度均匀，增强后无强化或环形强化
- 恶性嗜铬细胞瘤
  - 不规则，密度不均匀的肿块，易侵及邻近器官及包埋于血管周围，不跨中线生长

诊断与鉴别诊断精要

- CT 见钙化，包绕腹膜后血管，向对侧延伸、浸润
- 增强后明显不均匀强化，假包膜明显强化
- 腹膜后、脊柱、肝、肾多发转移

重点推荐文献

[1] Conte M, Parodi S, Bemardi B, et a1. Neuroblastoma in adolescents: the Italian experience[J]. Cancer, 2006, 106(6): 1409-1417.
[2] 黄巍, 于清泰, 郭英瑜. 探讨多层螺旋CT诊断儿童肾上腺神经母细胞瘤的价值. 中国CT和MRI杂志, 2010, 8(1): 64-65.
[3] 刘杰, 全勇, 刘永江, 等. 儿童神经母细胞瘤的CT诊断. 医学影像学杂志, 2006, 16(10): 1035-1038.

第 5 节　肾上腺间质来源肿瘤

分类

- 脂肪组织来源的间质肿瘤：髓样脂肪瘤、畸胎瘤、血管平滑肌脂肪瘤、脂肪瘤、脂肪肉瘤
- 淋巴组织来源间质肿瘤：原发淋巴瘤、继发淋巴瘤
- 平滑肌组织来源的间质肿瘤：平滑肌瘤、平滑肌肉瘤
- 血管组织来源间质肿瘤：血管瘤、血管肉瘤
- 神经组织来源的间质肿瘤：节细胞神经瘤、神经鞘膜瘤、神经纤维瘤、恶性神经纤维肉瘤、原始神经外胚层肿瘤
- 肾上腺性索 - 间质肿瘤

一、肾上腺髓样脂肪瘤

【概念与概述】

　　肾上腺髓脂瘤（adrenal myelolipoma）由脂肪组织和类骨髓样造血组织按不同比例混合形成，多为无功能性良性肿瘤

【病理与病因】

一般特征

- 一般发病机制
  - 起源于肾上腺皮质或髓质
  - 两个组织学类型
    - Ⅰ型：多脂肪型

■ Ⅱ型：少脂肪型
- 病因学
  - 病因不明
    - 可能与肾上腺内网状细胞化生有关
    - 或与胚胎发育期髓样细胞异位有关
- 流行病学
  - 少见：尸检＜1%

大体病理及手术所见
- Ⅰ型外观橘黄色，Ⅱ型为暗红色，包膜完整

显微镜下特征
- 由比例不同的成熟脂肪组织和造血组织构成，可见钙化和出血
  - Ⅰ型：由脂肪组织构成，含有少量造血组织
  - Ⅱ型：以骨髓组织为主，假包膜，常见脂肪坏死和出血，20% 可见钙化

【临床表现】
表现
- 最常见体征 / 症状
  - 无症状
  - 压迫症状：上腹部肿块、疼痛、高血压
  - 其他体征 / 症状
    - 内分泌异常（＜10%）：Cushing 综合征，性征异常或 Conn 综合征
- 临床病史：无

疾病人群分布
- 年龄
  - 40 ~ 70 岁
- 性别
  - 无性别差异

自然病史与预后
- 预后良好

- 术后无复发，无恶变

治疗
- 方法可选
  - 手术切除
    - ＞10cm 存在出血风险
    - 腹腔镜手术切除创伤小
  - 保守治疗
    - 直径 ＜3.0cm 且无临床症状者

【影像学表现】
概述
- 最佳诊断依据：单侧肾上腺含脂肪成分肿物
- 部位
  - 单侧多见，10% 为双侧
  - 偶发肾上腺外
- 大小
  - 1 ~ 15cm，多在 5cm 以下
- 形态学
  - 圆形、类圆形或分叶状

X 线表现
- X 线摄片
  - IVP 示同侧肾上极受压并向下移位，肾盂、肾盏完整

CT 表现（图 2-5-1 ~ 图 2-5-5）
- 平扫
  - 混杂密度，脂肪组织 CT 值-120 ~ -40HU；分隔状、斑片状软组织成分
  - 斑点或壳状钙化
- 增强
  - 软组织部分轻度强化

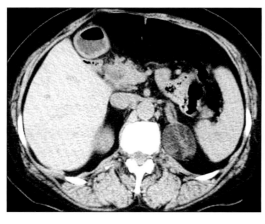

图 2-5-1　**左侧肾上腺髓脂瘤**
CT 平扫示：左侧肾上腺混杂密度肿块，可见脂肪性低密度区及条状软组织密度影

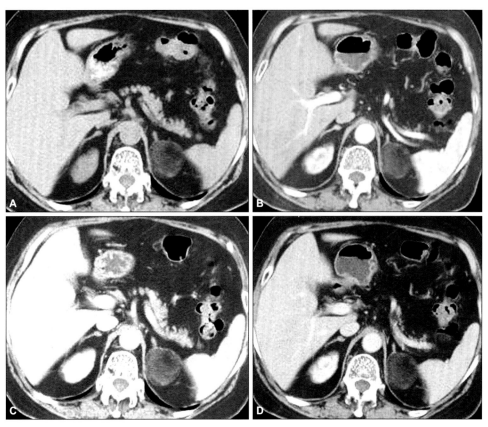

图 2-5-2　左侧肾上腺髓脂瘤
A. CT 平扫；B. CT 增强动脉期；C. 静脉期；D. 延迟期。示：左侧肾上腺低密度肿块，内见更低密度区，与皮下脂肪密度接近，增强后无强化

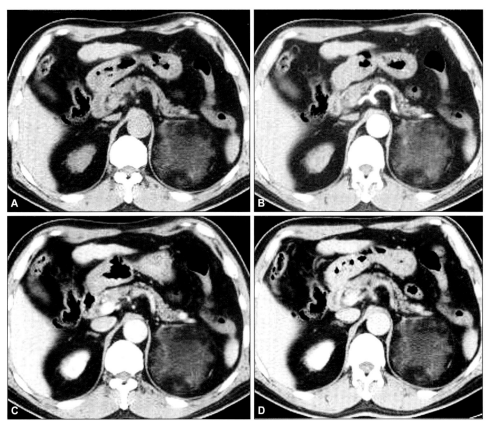

图 2-5-3　左侧肾上腺髓脂瘤
A. CT 平扫；B. CT 增强动脉期；C. 静脉期；D. 延迟期。示：左侧肾上腺不规则混杂低密度肿块，内见脂肪密度影，增强后无强化，胰尾及脾动脉受压移位

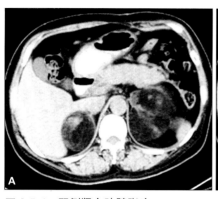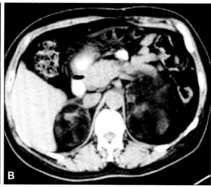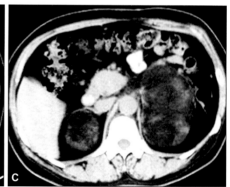

图 2-5-4　双侧肾上腺髓脂瘤
A-C. CT 平扫。示：双侧肾上腺类圆形混杂低密度影，内见脂肪密度影，并可见不规则软组织密度影

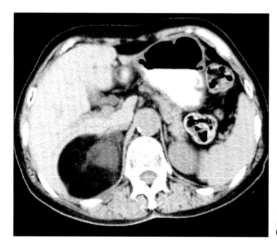

图 2-5-5　右侧肾上腺髓脂瘤
CT 平扫示：右侧肾上腺混杂密度肿块，内见软组织密度及脂肪性低密度影

MR 表现（图 2-5-6 ~ 图 2-5-7）

- T1 加权
  - 不均匀高信号
  - 化学位移成像脂肪与髓样成分混合区域反相位信号下降
- T2 加权

- 高信号肿块，抑脂后信号明显下降
- 钙化、出血呈低信号
- T1 增强
- 不均匀强化
- 不强化

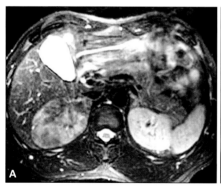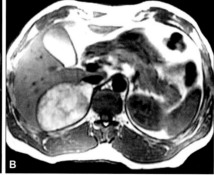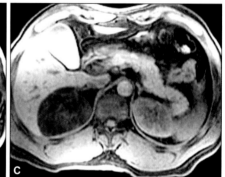

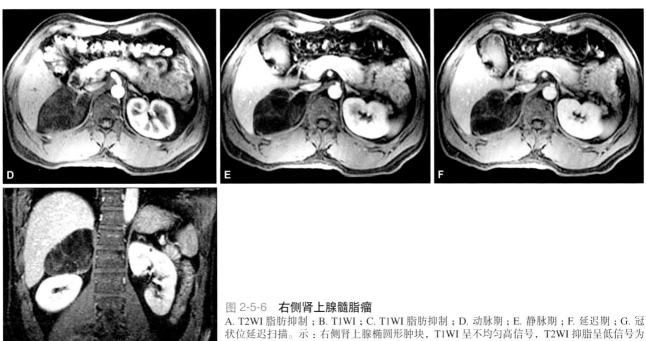

图 2-5-6　右侧肾上腺髓脂瘤

A. T2WI 脂肪抑制；B. T1WI；C. T1WI 脂肪抑制；D. 动脉期；E. 静脉期；F. 延迟期；G. 冠状位延迟扫描。示：右侧肾上腺椭圆形肿块，T1WI 呈不均匀高信号，T2WI 抑脂呈低信号为主的混杂信号，T1WI 脂肪抑制为低信号，增强后内见轻度强化的条形影，冠状位重建示右肾受压向下移位

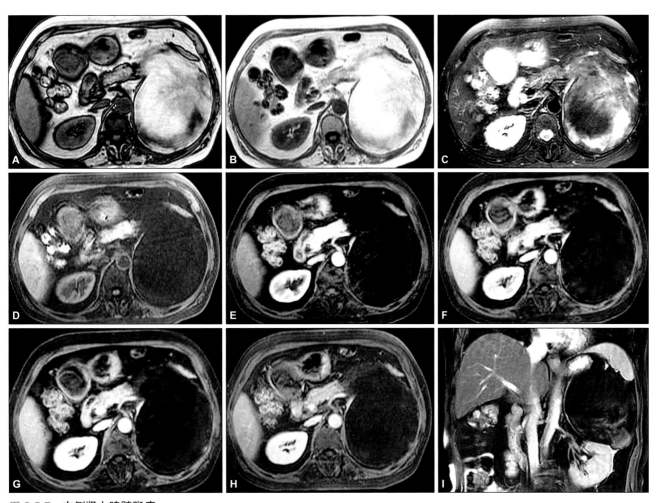

图 2-5-7　左侧肾上腺髓脂瘤

A. 双回波反相位；B. 双回波正相位；C. T2WI 脂肪抑制；D. T1WI 脂肪抑制；E. 动脉早期；F. 动脉晚期；G. 静脉期；H. 延迟期；I. FIESTA 脂肪抑制。示：左侧肾上腺区类圆形肿块，其内信号混杂，双回波反相位见片状信号轻度减低区，T1WI 以高信号为主，脂肪抑制后呈明显低信号，T2WI 脂肪抑制呈高低混杂信号，FIESTA 脂肪抑制呈低信号，增强后无强化，左侧肾及肾血管受压向下移位

超声表现

- 实时动态检查
  - 强回声肾上腺肿物，内部有不规则网状或密集光点，后方不伴声影
  - 有包膜，与肾周脂肪分界清楚，随呼吸形态改变

推荐影像学检查

- 最佳检查方法：增强 CT
- 检查建议
  - 冠状面重建对肿块定位有帮助

【鉴别诊断】

肿瘤

- 肾血管平滑肌脂肪瘤

- 肾上极被膜及皮质不连续
- 增强 CT 强化明显
- 腹膜后脂肪瘤、脂肪肉瘤
  - 腹膜后含脂肪肿物
  - 脂肪瘤成分单一，边界清晰；脂肪肉瘤具侵袭性，边界不清
- 肾上腺转移瘤
  - 多无脂肪成分，原发肿瘤病史
- 肾上腺腺瘤
  - 密度较低，CT 值 >-20HU，直径 <2cm
  - 内分泌检查异常

诊断与鉴别诊断精要

- CT 上肾上腺区肿块，含成熟脂肪组织
- MR 示肿块内 T1WI、T2WI 高信号影、抑脂后信号明显降低

重点推荐文献

[1] Ozturk E, Onur Sildiroglu H, Kantarci M, et al. Computed tomography findings in diseases of the adrenal gland[J]. Wien Klin Wochenschr, 2009, 121(11-12): 372-381.

[2] 孟庆军, 崔林刚, 徐全全, 等. 肾上腺髓性脂肪瘤的诊断与治疗. 临床泌尿外科杂志, 2010, 25(5): 351-352.

[3] 姜传武, 李文华, 石祥龙, 等. 肾上腺髓脂瘤的CT诊断. 中国中西医结合影像学杂志, 2010, 8(2): 111-113.

二、肾上腺淋巴瘤

【概念与概述】

肾上腺淋巴瘤（adrenal lymphoma）多为弥漫性非霍奇金淋巴瘤累及肾上腺，称为继发性肾上腺淋巴瘤；原发性肾上腺淋巴瘤罕见，指双侧或单侧肾上腺非霍奇金淋巴瘤，无淋巴结或结外器官受累及，外周血或骨髓内无同细胞型白血病

【病理与病因】

一般特征

- 一般发病机制
  - 可能起源于肾上腺固有造血组织，以 B 细胞淋巴瘤为主，亦可为 T 细胞淋巴瘤
  - 四种组织学类型
    - 弥漫性大 B 细胞型 70%
    - 大小细胞混合型
    - 小无裂细胞型

    - 未分化型
- 病因学
  - 病因不明
    - 免疫功能障碍可能是其易感因素
- 流行病学
  - 少见

大体病理及手术所见

- 无包膜或包膜不完整
- 切面灰白色或红白相间，质脆易碎，部分有出血

显微镜下特征

- 瘤细胞弥漫或片状分布，细胞密集程度高，圆形或卵圆形，胞质少，核仁和核分裂象多见，坏死相对少见

【临床表现】

表现

- 最常见体征 / 症状

- 早期缺乏特异性临床症状
- 压迫症状：上腹部肿块、腹部和腰背部疼痛
- 其他体征 / 症状
  - 内分泌异常：肾上腺皮质功能低下
  - 发热、盗汗、食欲缺乏、体重减轻
- 临床病史：继发性者有非霍奇金淋巴瘤病史

疾病人群分布

- 年龄
  - 中老年，平均年龄 65 岁
- 性别
  - 男性好发，男：女 =2 ~ 4 ： 1

自然病史与预后

- 预后差，报告生存期 3 周到 8 年，多在确诊 1 年后病故
- 影响预后因素
  - 年龄，肿瘤大小
  - 乳酸脱氢酶水平
  - 是否伴有肾上腺功能低下，是否累及其他器官等

治疗

- 方法可选
  - 手术切除
    - 术后联合化疗、放疗和生物治疗
    - 肾上腺皮质功能低下或双侧肾上腺切除者辅以激素替代治疗
  - 保守治疗

- 手术困难者，行 B 超或 CT 引导下穿刺活检，辅以放疗和（或）化疗

【影像学表现】

概述

- 最佳诊断依据：双侧或单侧肾上腺混杂密度肿块，增强后轻中度均匀强化或网格状强化
- 部位
  - 双侧或单侧
- 大小
  - 4 ~ 17cm
- 形态学
  - 早期为肾上腺弥漫性增大
  - 椭圆形、分叶状、不规则形，长轴与肾上腺方向一致

CT 表现（图 2-5-8 ~ 图 2-5-11）

- 平扫 CT
  - 腺体弥漫性增大
  - 均一较低密度或等密度，边界清晰
  - 瘤内更低密度坏死区；高密度出血；偶见点、条样钙化
  - 包绕和侵犯肾上极；肝、下腔静脉受压移位
- 增强 CT
  - 轻度至中度均匀强化，对比剂廓清缓慢
  - 条状或分隔状强化，坏死区无强化
    - 继发性者可同时出现全身淋巴结和（或）结外器官（如肾、脾、肝等）病灶

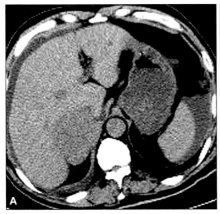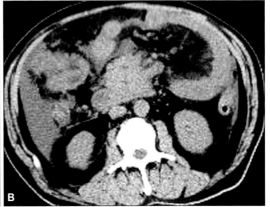

图 2-5-8　右侧肾上腺继发性大 B 细胞淋巴瘤
A-B. CT 平扫。示：右侧肾上腺不规则稍低密度肿块，密度均匀，边界清晰，邻近的肝右叶受压，腹膜后见多发肿大淋巴结，融合呈团块样，并可见腹水

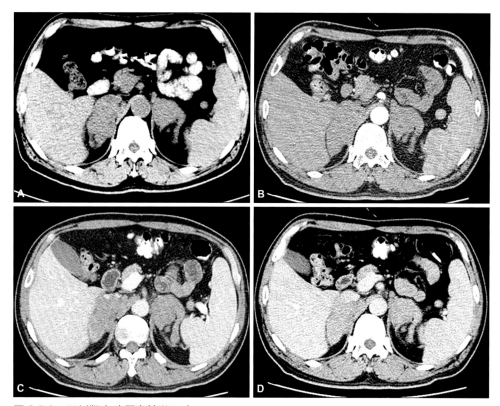

图 2-5-9 双侧肾上腺原发性淋巴瘤
A. CT 平扫；B. CT 增强动脉期；C. 静脉期；D. 延迟期。示：双侧肾上腺不规则稍低密度肿块影，密度均匀，边界清晰，增强后可见轻度均匀强化，与同侧的膈肌分界不清，下腔静脉受压向前移位

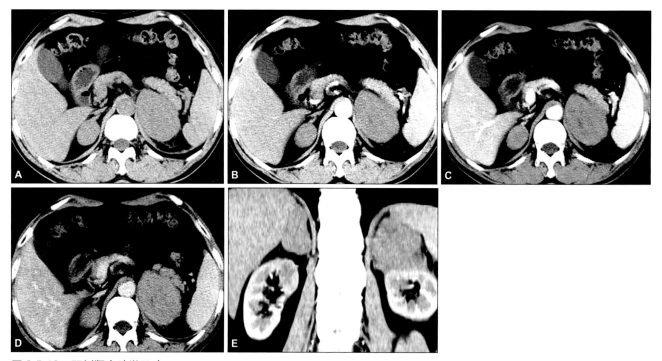

图 2-5-10 双侧肾上腺淋巴瘤
A. CT 平扫；B. CT 增强动脉期；C. 静脉期；D. 延迟期；E. 冠状位重建。示：双侧肾上腺大小不等的稍低密度肿块，左侧者体积较大，内见裂隙状低密度区，增强后可见轻度较均匀强化，左侧平扫所见低密度区未见强化，冠状位重建示病灶与左肾上极分界不清，并可见其受压变形、向下移位

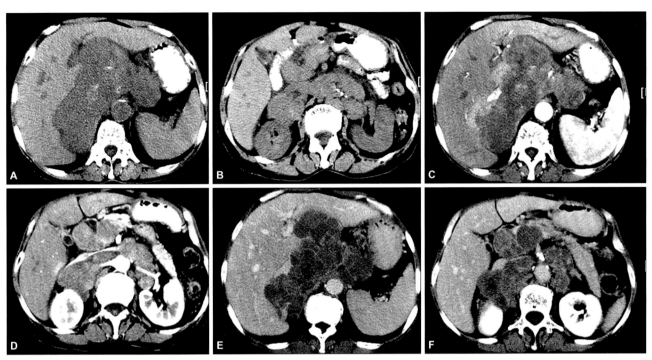

图 2-5-11　右侧肾上腺继发性淋巴瘤
A-B. CT 平扫；C-D. CT 增强动脉期；E-F. 延迟期。示：右侧肾上腺不规则稍低密度肿块，与腹腔及腹膜后肿块融合，与肝分界尚清晰，增强后见斑片状及网格状强化，平衡期退出呈不均匀低密度；肝受压，双肾动脉、下腔静脉、门静脉受包绕、推挤

MR 表现
- T1 加权
  - 稍低信号
- T2 加权
  - 等或稍高信号
- DWI
  - 明显均匀高信号
- T1 增强
  - 轻度至中度强化
  - 部分呈条带或网格状强化

超声表现
- 实时动态检查
  - 实质性低回声

核医学表现
- PET-CT 扫描结果
  - ^{18}FDG 摄取增高，分布多均匀

推荐影像学检查
- 最佳检查方法：增强 CT

检查建议
- 冠状面重建对肿块定位及发现系膜和腹膜后淋巴结肿块有帮助

【鉴别诊断】

肿瘤
- 肾上腺转移瘤
  - 恶性肿瘤病史
  - 边界多不清楚，坏死、囊变和出血常见
  - PET-CT 上 ^{18}FDG 摄取增高但低于淋巴瘤
- 肾上腺结核
  - 双侧多见
  - 早期肾上腺肿大，密度不均匀，增强后病灶边缘环形强化
  - MR-T2WI 呈低信号
  - PET-CT 上 ^{18}FDG 早期分布可均匀，后期多不均匀，摄取程度远低于淋巴瘤

诊断与鉴别诊断精要
- 肾上腺密度均匀肿块，增强后轻中度均匀强化或网格状强化

重点推荐文献

[1] Arai I, Kawamura N, Hattori T. Bilateral adrenal lymphoma with adrenal insufficiency: a case report[J]. Nippon Hinyokika Gakkai Zasshi, 2005, 96(6): 647.

[2] Li Y, Sun H, Gao S, et al. Primary bilateral adrenal lymphoma: 2 case reports[J]. J Comput Assist Tomogr, 2006, 30(5): 791-793.

[3] 汪俊萍, 白人驹, 孙浩然, 等. 四例原发性肾上腺淋巴瘤的影像表现. 中华放射学杂志, 2009, 43(7): 768-770.

三、肾上腺平滑肌源肿瘤

【概念与概述】

　　肾上腺平滑肌来源间质肿瘤包括良性的肾上腺平滑肌瘤（adrenal leiomyoma）和恶性的肾上腺平滑肌肉瘤（adrenal leiomyosarcoma），无内分泌功能，属偶发瘤

【病理与病因】

一般特征
- 一般发病机制
  - 平滑肌瘤起源于肾上腺血管平滑肌组织
  - 平滑肌肉瘤多考虑来自肾上腺内中央静脉或其分支的血管平滑肌组织
- 病因学
  - 有研究表明艾滋病和其他免疫功能低下者平滑肌肉瘤发病率较普通人群高
  - 平滑肌肉瘤的发生可能与病毒感染有关
- 流行病学
  - 罕见

大体病理及手术所见
- 质韧，包膜完整，肉瘤部分质软，边界不清
- 平滑肌瘤切面灰白色或灰红色，结节状，伴钙化，部分区域见出血
- 肉瘤表面血管丰富，切面灰白或鱼肉状

显微镜下特征
- 平滑肌瘤
  - 梭形平滑肌细胞构成，有编织状纹理，细胞核长梭形，胞质部分空泡状
  - 灶性细胞增生活跃，核分裂少见
  - 部分组织玻璃样变，灶性钙化，部分区域有出血
- 平滑肌肉瘤
  - 肉瘤细胞呈梭形，排列成束状，核长椭圆形，肥大，核染色质分布不均，可见核分裂、核异型

【临床表现】

表现
- 最常见体征/症状
  - 无症状
  - 腹部包块
  - 压迫症状：上腹部肿胀、疼痛
  - 其他体征/症状
    - 肉瘤可致下腔静脉综合征
- 临床病史：部分肉瘤患者有获得性免疫缺陷综合征病史

疾病人群分布
- 年龄
  - 平滑肌瘤：青壮年多见
  - 平滑肌肉瘤：30～70岁
- 性别
  - 无性别差异

自然病史与预后
- 平滑肌瘤
  - 预后良好
  - 术后无复发，有恶变可能
- 平滑肌肉瘤
  - 进展迅速，预后不佳
  - 术后可复发、转移

治疗
- 平滑肌瘤
  - 手术切除
    - 直径＞4.0cm或肿瘤在短期内迅速增长
    - 腹腔镜手术创伤小
  - 保守治疗
    - 直径＜4.0cm者可定期随访
- 平滑肌肉瘤
  - 手术切除
  - 辅助治疗
    - 辅助放疗可能有效
    - 化疗效果不明显

【影像学表现】

概述
- 最佳诊断依据：单侧肾上腺等密度或混杂密度肿块，增强后无或轻度强化
- 部位
  - 单侧肾上腺，偶见双侧

- 大小
  - 平滑肌瘤：直径多在 5cm 以下
  - 平滑肌肉瘤：5～16cm，多在 8cm 以下
- 形态学
  - 圆形、类圆形，边界清楚；肉瘤可呈不规则形，边界模糊

X 线表现

- X 线摄片
  - IVP 示同侧肾上极受压并向下移位，肾盂、肾盏完整

CT 表现（图 2-5-12）

- 平扫 CT
  - 均匀等、低密度

- 混杂密度，部分呈囊实性（肉瘤多见）
- 部分见斑点状钙化
- 出血、坏死（肉瘤多见）
- 与周围结构分界不清（肉瘤多见），邻近脏器受压移位
- 增强 CT
  - 均匀强化
  - 实性部分轻度至中度延迟强化
  - 囊变、坏死、出血区无强化
  - 偶见供血的滋养血管
  - 邻近腹膜后血管及器官、组织受侵（肉瘤多见）

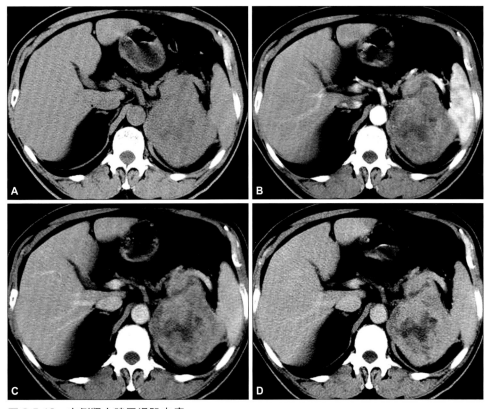

图 2-5-12　**左侧肾上腺平滑肌肉瘤**
A. CT 平扫；B. CT 增强动脉期；C. 静脉期；D. 延迟期。示：左侧肾上腺区巨大肿块，形态不规则，密度欠均匀，中心可见不规则低密度区，与胰腺尾部及脾分界不清，增强后可见轻 - 中度不均匀强化

MR 表现

- T1 加权
  - 均匀或不均匀低信号
- T2 加权
  - 高信号，均匀或不均匀
- T1 增强
  - 轻度强化或不均匀强化

超声表现

- 实时动态检查
  - 平滑肌瘤包膜完整，与肾周脂肪分界清楚
  - 低回声或中等回声肿块，较大者内部回声不均匀；肉瘤可呈强回声
  - 可见强回声光团、光点

推荐影像学检查

- 最佳检查方法：增强 CT

- 检查建议
  - 冠状面重建对肿块定位有帮助

【鉴别诊断】

肿瘤

- 肾上腺转移瘤
  - 原发肿瘤病史

- 双侧多见
- 肾上腺无功能性皮质腺癌
  - 增强后明显不均匀强化
- 肾上腺嗜铬细胞瘤
  - 增强后动脉期明显强化
  - 临床上高血压病史，VMA 升高

诊断与鉴别诊断精要

- 肾上腺区等、低均匀或混杂密度肿块，肉瘤边界不清，可见钙化
- 增强后均匀或不均匀强化

重点推荐文献

[1] Lee CW, Tsang YM, Liu KL. Primary adrenal leiomyosarcoma[J]. Abdom Imaging, 2006, 31(1): 123-124.
[2] 刘荣泰、杨罗艳、王荫槐，等. 肾上腺平滑肌瘤二例. 中华

外科杂志, 2006, 44(22): 1583-1584.
[3] 王海、蒋令. 伴有骨肉瘤成分的肾上腺平滑肌肉瘤一例. 中华放射学杂志, 2007, 41(7): 781-781.

四、肾上腺血管瘤

【概念与概述】

肾上腺血管瘤（adrenal hemangioma）是少见的非功能性良性肿瘤，多为先天性，多数患者在腹部检查中偶然发现

【病理与病因】

一般特征

- 一般发病机制
  - 起源于肾上腺基质组织
  - 三个组织学类型
    - 毛细血管瘤
    - 海绵状血管瘤
    - 混合型血管瘤
- 病因学
  - 病因不明，多为先天性
- 流行病学
  - 罕见

大体病理及手术所见

- 包膜完整，质韧，表面可见粗大血管
- 切面广泛坏死，合并出血者呈暗红色囊状
- 可见散在分布的钙化灶

显微镜下特征

- 由不规则扩张的毛细血管组成，排列紊乱，内部充血，血管间为疏松结缔组织
  - 可见广泛坏死，部分区域呈玻璃样变性
  - 间质内淋巴细胞散在浸润，夹杂少许透明细胞

【临床表现】

表现

- 最常见体征 / 症状
  - 早期无症状
  - 压迫症状：腹部包块，腹痛、腹胀、腰部酸胀
  - 其他体征 / 症状
    - 低血容量休克，高血压
- 临床病史：无

疾病人群分布

- 年龄
  - 50 ~ 70 岁
- 性别
  - 女性好发

自然病史与预后

- 预后良好

- 术后无复发，无恶变

治疗

- 方法可选
  - 手术切除
  - 保守治疗
    - 直径＜3.5cm 且无临床症状者，定期随访

【影像学表现】

概述

- 最佳诊断依据：单侧肾上腺混合密度肿块，见点状钙化，增强后呈渐进性、向心性强化
- 部位
  - 单侧肾上腺
- 大小
  - 2～20cm，多在 5cm 以下
- 形态学
  - 圆形、类圆形、不规则形或分叶状

X 线表现

- 血管造影
  - 染色明显且持续较长时间
  - 可有粗大血管与下腔静脉、脾静脉等相连

CT 表现（图 2-5-13～图 2-5-15）

- 平扫 CT
  - 密度不均匀或均匀，周边呈软组织密度，中心呈不规则低密度
  - 斑点或团块状钙化
- 增强 CT
  - 均一强化
  - 周边斑片状或结节状强化，随时间延迟强化范围向中心扩展，中央部可无强化
  - 下腔静脉、门静脉、肾、肝和胆囊等可受压变形移位

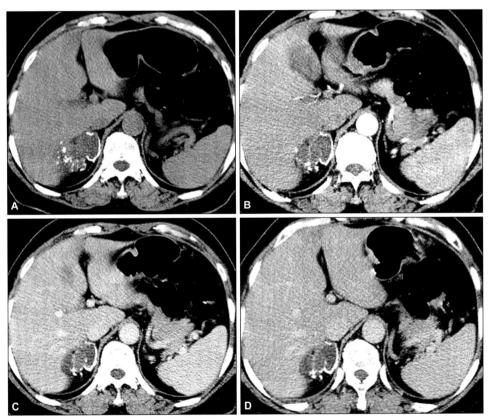

图 2-5-13　**右侧肾上腺血管瘤**
A. CT 平扫；B. CT 增强动脉期；C. 静脉期；D. 延迟期。平扫。示：右侧肾上腺不规则混杂密度肿块，病灶大部分呈低密度，其内可见多发点状及弧形钙化，增强后见轻度均匀强化

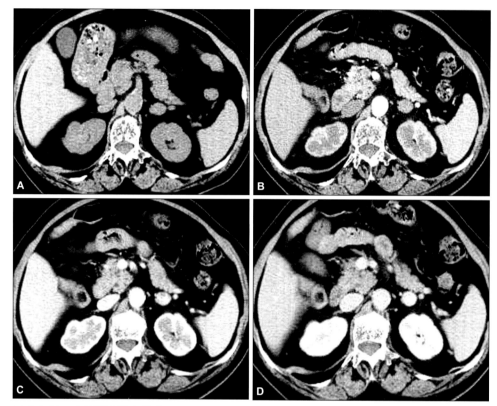

图 2-5-14　左侧肾上腺血管瘤

A. CT 平扫；B. CT 增强动脉期；C. 静脉期；D. 延迟期。示：左侧肾上腺区等密度结节，形态欠规整，增强后呈明显进行性强化，延迟期为均匀明显高密度

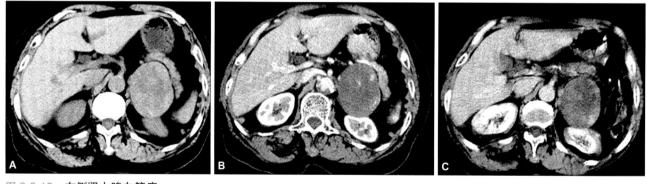

图 2-5-15　左侧肾上腺血管瘤

A. CT 平扫；B. CT 增强动脉期；C. 延迟期。示：左侧肾上腺等、低混杂密度肿块，增强后动脉期边缘见结节状强化，延迟期可见逐渐向中心充填，左肾及胰腺受压移位

MR 表现

- T1 加权
  - 中等稍低信号
- T2 加权
  - 高信号
- T1 增强
  - 周边结节状及条状强化，延迟扫描强化明显，范围向中心扩大

超声表现

- 实时动态检查
  - 混合回声肿块，内部可见多发不规则无回声区，其间有高回声结构相隔
  - 彩色多普勒示周边血供异常丰富

推荐影像学检查

- 最佳检查方法：增强 MR
- 检查建议
  - 延迟扫描进行性充填对诊断有帮助

【鉴别诊断】

肿瘤

- 嗜铬细胞瘤

- 较大者可见出血、坏死和囊变
- 增强扫描明显不均匀强化，无逐渐向中心扩大的特点
- 肾上腺皮质腺癌

- 边缘不规则，出血、坏死、钙化常见
- 增强扫描周边实质部分强化明显，中心部分多不强化

诊断与鉴别诊断精要

- CT 单侧肾上腺混杂密度肿块，散在圆点状钙化或静脉石
- 动脉期边缘结节状强化，延迟扫描强化范围逐渐向中心扩大

重点推荐文献

[1] Siddigi AJ, Miller FH, Kasuganti D, et al. Adrenal hemangioma-adenoma: an exceedingly rare adrenal collision tumor[J]. Journal of magnetic resonance imaging, 2009, 29(4): 949-952.

[2] 柴瑾, 黄宝生, 巴志霞. 肾上腺血管瘤的影像学表现(附1例报告并文献复习). 实用放射学杂志, 2009, 25(3): 448-452.

[3] 刘广健, 徐晖雄, 吕明德, 等. 右肾上腺巨大无功能性海绵状血管瘤1例. 中华超声影像学杂志, 2002, 11(7): 445-446.

五、肾上腺神经组织来源的间质肿瘤

（一）肾上腺神经鞘瘤

【概念与概述】

　　肾上腺神经鞘瘤（adrenal schwannoma）是发生于神经鞘膜的肿瘤，来源于神经外胚叶的施万细胞，一般为无功能性良性肿瘤，恶性罕见

- 同义词：肾上腺旁神经鞘瘤（juxtadrenal schwannoma）

【病理与病因】

一般特征

- 一般发病机制
  - 可能源于肾上腺髓质的交感神经纤维
  - 多数学者认为起自腹膜后神经组织，靠近肾上腺生长
  - 两个组织学类型
    - Antoni A 型：束状型
    - Antoni B 型：网状型
- 病因学
  - 病因不明
- 流行病学
  - 罕见：占腹膜后良性肿瘤的 0.5% ~ 1.2%
- 相关异常

- 偶见血儿茶酚胺升高

大体病理及手术所见

- 圆形或类圆形肿块，质韧，表面光滑，包膜完整
- 切面呈淡黄色或灰白色，略透明，可见旋涡状结构，常伴黏液性变、出血或囊性变

显微镜下特征

- 施万细胞增生，不同比例的致密区（Antoni A 区）和疏松区（Antoni B 区）交替相间
  - Antoni A 型：瘤细胞长梭形，核卵圆形，胞质嗜酸性，细胞界限不清，呈束状排列，可见 Verocay 小体
  - Antoni B 型：瘤细胞少，排列疏松，间质明显黏液样变
- 免疫组织化学 S-100 阳性，Leu7、MBP 常为阳性反应

【临床表现】

表现

- 最常见体征 / 症状
  - 无症状
  - 压迫症状：腰背部、上腹部不适或隐痛
- 临床病史：恶性者约 50% 伴有神经纤维瘤病

疾病人群分布

- 年龄
  - 好发于 20 ~ 50 岁

- 性别
  - 无明显性别差异，女性略多见

自然病史与预后

- 预后良好，个别有恶变和转移
- 术后有复发，需长期随访

治疗

- 方法可选
  - 手术切除
    - 恶性者术后行放疗和化疗，但疗效不明确
    - 腹腔镜手术切除创伤小

【影像学表现】

概述

- 最佳诊断依据：单侧肾上腺囊、实性肿块，增强后实性部分延迟强化
- 部位
  - 单侧肾上腺
- 大小

- 1～25cm
- 形态学
  - 圆形、类圆形或分叶状，边缘光滑锐利，边界清晰

X 线表现

- X 线摄片
  - 肿块较大者 IVP 示同侧肾盂、肾盏及输尿管受压变细、拉长，结构完整

CT 表现（图 2-5-16～图 2-5-18）

- 平扫 CT
  - 等、低密度肿块；混杂密度
  - 少数可见散在钙化
- 增强 CT
  - 实性部分进行性延迟强化，均匀或不均匀片状强化、线条状强化和环状强化
  - 囊变、出血、坏死区无强化

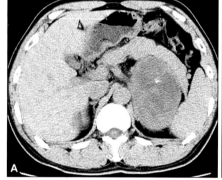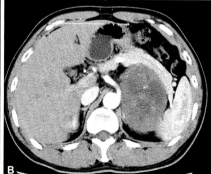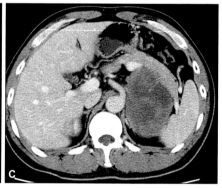

图 2-5-16 左侧肾上腺神经鞘瘤
A. CT 平扫；B. CT 增强动脉期；C. 静脉期。示：左侧肾上腺混杂密度肿块，其内见点状钙化和不规则低密度区，扫描动脉期可见轻度不规则片状强化，平扫低密度区无强化，胰腺受推挤向前移位

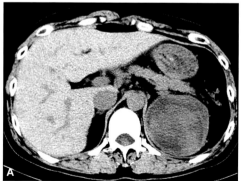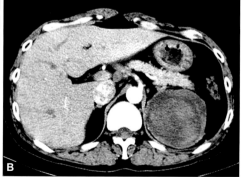

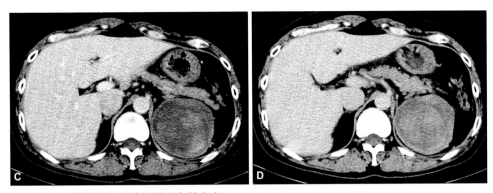

图 2-5-17　左侧肾上腺神经鞘瘤合并出血
A. CT 平扫；B. CT 增强动脉期；C. 静脉期；D. 延迟期。示：左侧肾上腺混杂密度肿块，内见片状高密度影，增强后可见轻度不均匀强化

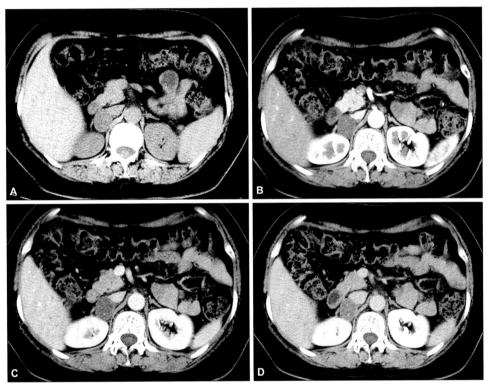

图 2-5-18　右侧肾上腺神经鞘瘤黏液变
A. CT 平扫；B. CT 增强动脉期；C. 静脉期；D. 延迟期。示：右侧肾上腺类圆形稍低密度肿块，边界清晰，密度均匀，增强后中心见点状强化，病灶大部未见强化

MR 表现（图 2-5-19）

- T1 加权
    - 不均匀等、低信号
- T2 加权
    - 稍高信号
    - 囊变、坏死呈明显高信号
    - 包膜呈低信号
- T1 增强
    - 不均匀延迟强化；环形强化；明显均匀强化

超声表现

- 实时动态检查

- 等回声或混合回声
- 有包膜，与肾周脂肪分界清楚
- 彩色多普勒无血流或点线状彩色血流，极少数见丰富血流

推荐影像学检查

- 最佳检查方法：增强 CT
- 检查建议
    - 冠状面重建对肿块定位有帮助

【鉴别诊断】

肿瘤

- 肾上腺嗜铬细胞瘤

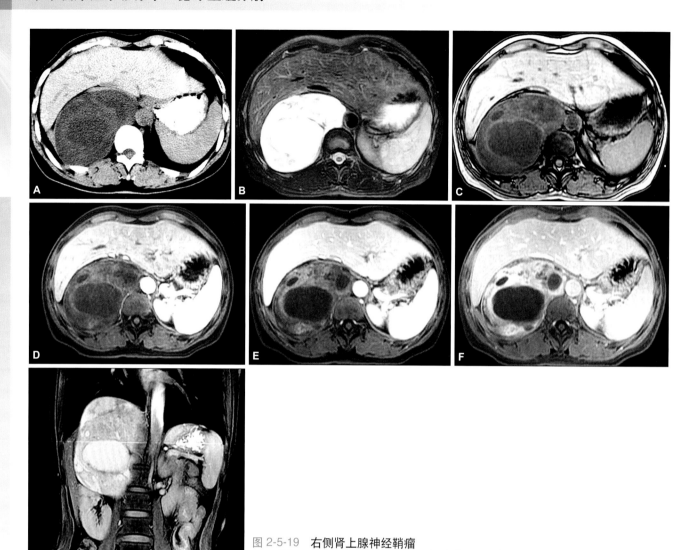

图 2-5-19 右侧肾上腺神经鞘瘤

A.CT 平扫；B.T2WI 脂肪抑制；C.双回波反相位；D 动脉期；E 静脉期；F 延迟期；G.FIESTA 脂肪抑制。示：右侧肾上腺混杂密度肿块，内见不规则低密度区，T1WI 呈等、低混杂信号，T2WI 呈不均匀高信号，增强后实性部分可见明显延迟强化，多发大小不等的囊变区无强化，下腔静脉、肝动脉受压，冠状位 FIESTA 示右肾上极受推挤

○ 临床表现阵发性或持续性高血压及代谢紊乱

○ 肿瘤为实性肿块，中心囊变坏死明显，增强扫描边缘及实性部分明显强化

○ 1/3 病灶可有斑块状钙化

● 神经节细胞瘤

○ 临床上多无症状

○ 肿瘤表现为圆形或不规则形，其中常可见点状钙化，增强扫描肿瘤强化不明显

● 肾上腺腺瘤

○ 密度较低，CT 值 >-20HU，直径 2~5cm

○ MR 双回波反相位信号明显减低

○ 增强后轻度均匀强化

诊断与鉴别诊断精要

● 单侧肾上腺实性、囊实性或囊性肿物，增强后实性部分进行性延迟强化

重点推荐文献

[1] Suzuki K, Nakanishi A, Kurosaki Y, et al. Adrenal schwannoma: CT and MRI findings[J]. Radiat Med, 2007, 25(6): 299-302.

[2] 李苏建, 刘斐. 肾上腺神经鞘瘤的CT诊断. 医学影像学杂志, 2009, 19(1): 71-73.

[3] 周建军, 丁建国, 周康荣, 等. 腹膜后良性神经鞘瘤: 影像学特征与病理的关系. 临床放射学杂志, 2006, 25(12): 1133-1136.

（二）肾上腺神经纤维瘤及神经纤维肉瘤

【概念与概述】

　　肾上腺神经纤维瘤（adrenal neurofibroma）罕见，为肾上腺神经性肿瘤中的良性肿瘤，一般无自觉症状，多为体检发现，属偶发瘤

【病理与病因】

一般特征

- 一般发病机制
  - 起源于神经外膜、神经束膜或神经内膜
- 病因学
  - 病因不明
- 流行病学
  - 罕见

大体病理及手术所见

- 包膜完整，边界清晰或模糊，与正常肾上腺组织连为一体，表面散在分布有正常肾上腺组织
- 实性者，质韧，灰白色；囊变者囊壁可见钙化，囊液清亮

显微镜下特征

- 瘤细胞分化较成熟，大小一致，无明显异型性，少量神经节细胞散在分布，局部黏液样变

【临床表现】

表现

- 最常见体征 / 症状
  - 无症状
  - 压迫症状：上腹部肿块、腰腹部疼痛
- 临床病史：极少数有神经纤维瘤病病史

疾病人群分布

- 年龄
  - 20 ~ 40 岁青壮年
- 性别
  - 无性别差异

自然病史与预后

- 预后良好
- 术后可复发，有恶变可能，需定期随访

治疗

- 方法可选
  - 手术切除
    - 适应证：直径 >6cm；直径 3 ~ 6cm，无明显手术禁忌证
    - 腹腔镜手术切除创伤小
  - 保守治疗
    - 直径 <3.0cm，内部密度均匀，定期随诊

【影像学表现】

概述

- 最佳诊断依据：单侧肾上腺囊实性或实性肿块
- 部位
  - 单侧，右侧多见
- 大小
  - 3 ~ 7cm
- 形态学
  - 圆形、类圆形，边界清晰

CT 表现（图 2-5-20 ~ 图 2-5-21）

- 平扫 CT
  - 等、低密度，45% 发生黏液变性或囊性变
  - 30% 可见钙化
- 增强 CT
  - 轻度强化或不强化
  - 明显环形强化
  - 瘤内片状强化

MR 表现

- T1 加权
  - 等、略低信号
- T2 加权
  - 高信号
- T1 增强
  - 轻度环形或不规则延迟强化

超声表现

- 实时动态检查
  - 囊实性肿瘤，壁厚薄不均，瘤内以无回声区为主，可见散在强回声

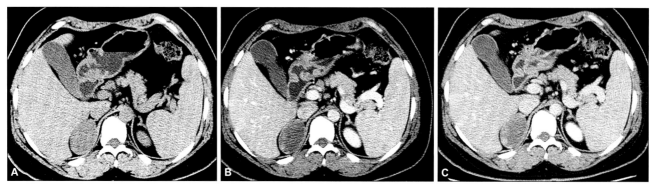

图 2-5-20　右肾上腺神经纤维瘤

A. CT 平扫；B. CT 增强静脉期；C. 延迟期。示：右侧肾上腺低密度肿块，密度均匀，边界清晰，增强后边缘环形强化，并可见明显强化的壁结节

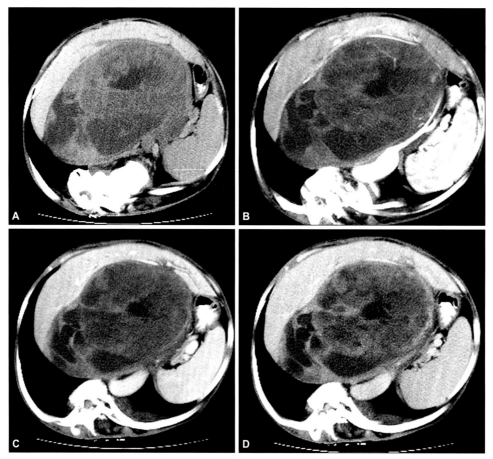

图 2-5-21　右侧肾上腺恶性神经纤维肉瘤

A. CT 平扫；B. CT 增强动脉期；C. 静脉期；D. 延迟期。示：腹膜后巨大混杂密度肿块，增强后明显不均匀强化，腹主动脉、腹腔干、肝及脾受推挤移位

　　○ 低回声实性占位，彩色多普勒瘤内无血流信号

推荐影像学检查

● 最佳检查方法：增强 CT

● 检查建议

　　○ 冠状面重建对肿块定位有帮助

【鉴别诊断】

肿瘤

● 肾上腺腺瘤

　　○ 水样低密度，MR 双回波反相位信号明显降低

　　○ 增强后中度至明显均匀强化，快速廓清

● 肾上腺嗜铬细胞瘤

　　○ 平扫密度不均匀

　　○ 增强后明显不均匀持续强化

诊断与鉴别诊断精要

● 单侧肾上腺囊实性或实性肿块，伴囊变、黏液变性或钙化，增强后不均匀强化

重点推荐文献

[1] 崔书平、陈文彬、葛金山. 肾上腺神经纤维瘤1例报告.肿瘤防治研究, 2006, 33(12): 907-907.
[2] 李涛、陈梓甫、何延瑜, 等.肾上腺神经纤维瘤三例报告.中

华泌尿外科杂志, 2005, 26(7): 495.
[3] 陈金勇、陈远钦. 肾上腺神经纤维瘤一例. 中国CT和MRI杂志, 2010, 8(5): 78.

第6节　肾上腺转移瘤

【概念与概述】

　　肾上腺转移瘤（adrenal metastasis）是身体恶性肿瘤转移至肾上腺所致，占肾上腺恶性肿瘤的 1/4～1/2，常见的原发肿瘤为肺癌和乳腺癌，亦可见于胃肠道癌、甲状腺癌、黑色素瘤和肾癌等

【病理与病因】

一般特征

● 一般发病机制
　○ 最初发生的部位通常为肾上腺髓质
　　■ 主要经血行转移，也可经淋巴道转移或直接蔓延
● 病因学
　○ 病因不明
　　■ 可能与肾上腺血供丰富，网状血管网有关
● 流行病学
　○ 常见：尸检发生率9%

大体病理及手术所见

● 同原发肿瘤病理特点

【临床表现】

表现

● 最常见体征／症状
　○ 无症状
　○ 压迫症状：腰背胀痛、腹痛
　○ 其他体征／症状
　　■ 原发瘤和（或）其他部位转移表现
● 临床病史：原发肿瘤病史

疾病人群分布

● 年龄
　○ 中老年人

● 性别
　○ 男性多于女性

自然病史与预后

● 预后不佳

治疗

● 方法可选
　○ 手术切除
　　■ 适用于一般情况好，原发肿瘤可根治性切除或有效控制，无其他脏器转移
　○ 保守治疗
　　■ 伴有多脏器转移者，针对原发肿瘤进行化疗或放疗

【影像学表现】

概述

● 最佳诊断依据：双侧肾上腺类圆形肿物，内有坏死和出血
● 部位
　○ 双侧（约30%）或单侧肾上腺，左侧多于右侧
● 大小
　○ 1～10cm，部分大于10cm
● 形态学
　○ 圆形、椭圆形或不规则形

CT 表现（图 2-6-1～图 2-6-4）

● 平扫 CT
　○ 边缘局限性膨隆；弥漫性增大
　○ 肿块或结节，边界清晰或模糊，较小者密度均匀，较大者密度不均匀
　○ 偶见钙化

● 增强 CT
　○ 均匀轻度至中度渐进性强化
　○ 不规则厚壁环形强化
　○ 不均匀强化，坏死区无强化

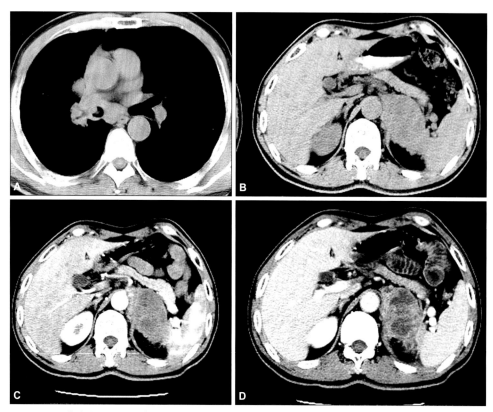

图 2-6-1　肺癌左侧肾上腺转移
A. 胸部 CT 平扫；B. 肾上腺 CT 平扫；C. CT 增强动脉期；D. 静脉期。胸部 CT 平扫示：右主支气管内结节及右肺门肿块，肾上腺平扫示左侧肾上腺不规则肿块，平扫呈等、低混杂密度，与左侧膈肌及脾分界不清，增强后见不均匀渐进性强化，中心见不规则无强化区

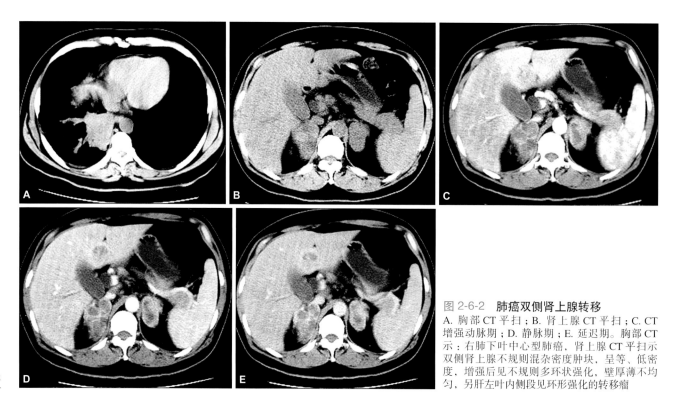

图 2-6-2　肺癌双侧肾上腺转移
A. 胸部 CT 平扫；B. 肾上腺 CT 平扫；C. CT 增强动脉期；D. 静脉期；E. 延迟期。胸部 CT 示：右肺下叶中心型肺癌，肾上腺 CT 平扫示双侧肾上腺不规则混杂密度肿块，呈等、低密度，增强后见不规则多环状强化，壁厚薄不均匀，另肝左叶内侧段见环形强化的转移瘤

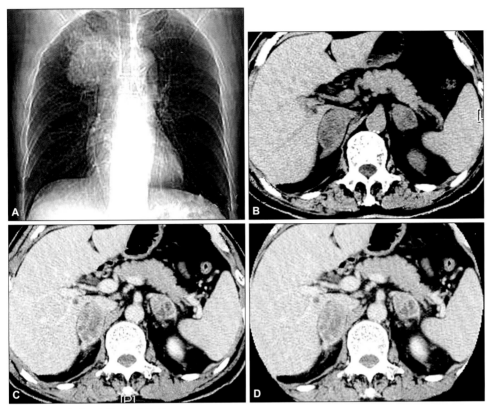

图 2-6-3　肺癌双侧肾上腺转移
A. 胸部 CT 定位片；B. 肾上腺 CT 平扫；C. CT 增强动脉期；D. 静脉期。胸部 CT 定位片示右上肺纵隔旁肿物，肾上腺 CT 平扫示双侧肾上腺等、低混杂密度肿块，增强后不均匀强化，内见不规则低密度区无强化区

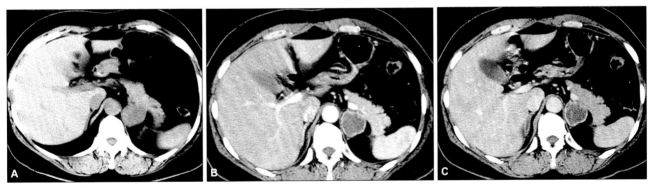

图 2-6-4　左侧肾上腺转移瘤
A. CT 平扫；B. CT 增强动脉期；C. 延迟期。示：左侧肾上腺类圆形囊性低密度肿块，增强后环形强化，囊壁厚薄均匀

MR 表现（图 2-6-5）
- T1 加权
  - 等、低信号
- T2 加权
  - 高信号
  - 20% ~ 30% 呈稍高信号
- T1 增强
  - 均匀强化；不规则环状强化或不均匀强化

超声表现
- 实时动态检查
  - 实质性等、低回声
  - 坏死、出血呈无回声区

核医学表现
- 肾上腺皮质显像扫描结果
  - 病侧不显像

推荐影像学检查
- 最佳检查方法：增强 MR

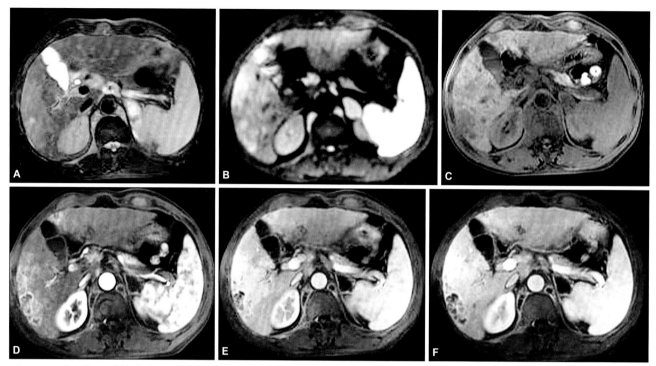

图 2-6-5 **左侧肾上腺转移瘤**
A. T2WI 脂肪抑制；B. DWI；C. T1WI 脂肪抑制；D. 动脉期；E. 静脉期；F. 延迟期。示：左侧肾上腺不规则肿块，边界清晰，其内信号均匀，T2WI 脂肪抑制呈高信号，DWI 呈高信号，LAVA 平扫呈低信号，增强后边缘可见环形强化，另肝及腹膜后多发转移灶

- 检查建议
  - MR 扫描对肾上腺转移瘤检出敏感度高
- 【鉴别诊断】
- 肿瘤
  - 嗜铬细胞瘤
    - 增强扫描动脉期强化明显
  - 非功能腺瘤
    - CT 呈水样低密度，坏死、囊变少见

- MR 双回波反相位肿块的信号强度明显下降
  - 对比增强对比剂廓清迅速
- 肾上腺结核（干酪期）
  - MR T2WI 脂肪抑制呈低信号
- 肾上腺皮质腺癌
  - 密度不均匀，30% 可见钙化灶
  - 周围组织受侵较常见

诊断与鉴别诊断精要

- 双侧肾上腺实性、囊性或囊实性肿块，边界不清，侵犯周围结构
- 增强后呈进行性轻度至中度渐进性强化，不规则厚环状强化

重点推荐文献

[1] Gufler H, Eichner G, Grossmann A, et al. Differentiation of adrenal adenomas from metastases with unhanced computed tomography[J]. J Comput Assist Tomogr, 2004, 28(6): 818-822.

[2] 周建军，曾蒙苏，严福华，等. MSCT动态增强对肾上腺转移性腺癌的诊断价值. 放射学实践, 2009, 24(5): 514-517.

[3] 焦次来，王宇翔，胡桂荣，等. 肾上腺转移瘤的CT诊断, 2009, 10(4): 245-247.

第 7 节　肾上腺肿瘤样病变

一、肾上腺囊肿

【概念与概述】

　　肾上腺囊肿（adrenal cyst）是一种少见的肾上腺良性病变，常为单侧发病，多为体检时偶然发现

【病理与病因】

一般特征

- 一般发病机制
  - 四个组织学类型
    - 内皮性囊肿 45%
    - 假性囊肿 39%
    - 上皮性囊肿 9%
    - 寄生虫囊肿 7%
- 病因学
  - 病因不明
    - 内皮性囊肿，可能为动静脉畸形或淋巴管扩张
    - 假性囊肿，为出血的囊性残余或既往肾上腺肿瘤囊性变
    - 上皮性囊肿，为胚胎发育畸形，为异位的泌尿原基组织发生囊性变
    - 寄生虫囊肿，多为包虫感染
- 流行病学
  - 少见：文献报告为 0.06% ~ 0.18%；尸检 0.073%

大体病理及手术所见

- 上皮样囊肿，壁菲薄，内外壁光滑，偶可见囊壁薄层钙化，囊内容物为密度均匀的液体成分
- 假性囊肿，囊壁形态一般较光整；可见含铁血黄素沉着，形成液液平面
- 寄生虫性囊肿，囊壁厚薄不均，外壁境界模糊或粘连，内壁光整

显微镜下特征

- 内皮性囊肿囊壁由增生的纤维结缔组织和散在不规则扩张的血管组成，并可见少量肾上腺组织，部分囊壁衬附扁平上皮
- 假性囊肿周围有致密纤维结缔组织包绕，无内衬的内皮细胞

【临床表现】

表现

- 最常见体征 / 症状
  - 无症状
  - 压迫症状：上腹部隐痛、胀闷、腹部肿块、肾血管性高血压
- 临床病史：无

疾病人群分布

- 年龄
  - 30 ~ 60 岁常见，双侧者多见于儿童
- 性别
  - 无性别差异

自然病史与预后

- 预后良好
- 术后无复发，无恶变

治疗

- 方法可选
  - 手术切除
    - 囊肿直径较大，明显压迫邻近器官，伴有局部症状
    - 假性囊肿，怀疑恶性病变以及伴有内分泌异常者
    - 腹腔镜手术切除创伤小
  - 保守治疗
    - 囊肿较小或无明显症状

【影像学表现】

概述

- 最佳诊断依据：单侧肾上腺圆形低密度肿块
- 部位
  - 单侧多见，10% 为双侧
- 大小
  - 1 ~ 26cm
- 形态学
  - 类圆形、椭圆形，少数呈分叶状，边缘光滑锐利

CT 表现（图 2-7-1 ~ 图 2-7-5）

- 平扫 CT
  - 均匀水样密度
  - 囊壁薄且均一，少数呈多房；壁有弧线状钙化
  - 假性囊肿和寄生虫性囊肿，囊肿合并感染时瘤壁和（或）间隔较厚且不均匀
- 增强 CT
  - 囊壁和间隔轻度强化；中心部分无强化

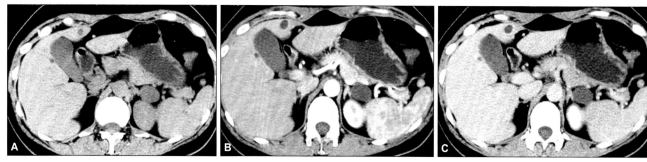

图 2-7-1 左侧肾上腺囊肿
A. CT 平扫；B. CT 增强动脉期；C. 延迟期。示：左侧肾上腺外肢类圆形均匀水样低密度肿块，边界清晰，增强后无强化

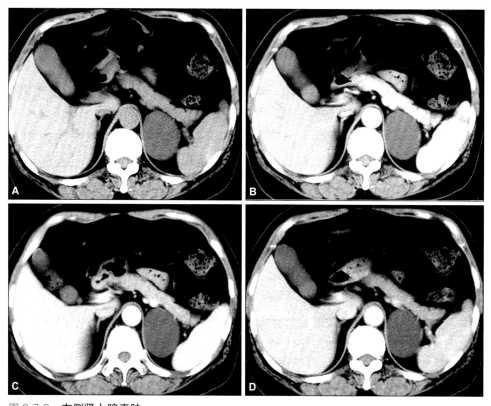

图 2-7-2 左侧肾上腺囊肿
A. CT 平扫；B. CT 增强动脉期；C. 静脉期；D. 延迟期。平扫示：左侧肾上腺圆形均匀水样密度肿块，增强后无强化，外侧缘可见条形受推挤的正常肾上腺组织

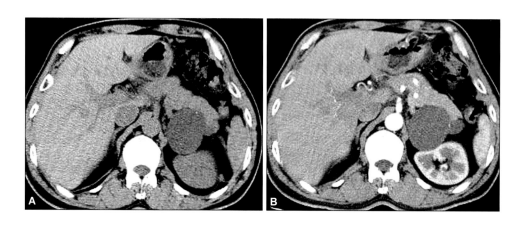

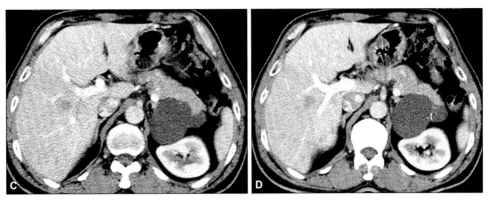

图 2-7-3　左侧肾上腺囊肿
A. CT 平扫；B. CT 增强动脉期；C. 静脉期；D. 延迟期。示：左侧肾上腺不规则低密度肿块，有分隔，囊壁点状钙化，增强后分隔轻度强化，囊内容物无强化，左肾上极及胰尾受推挤

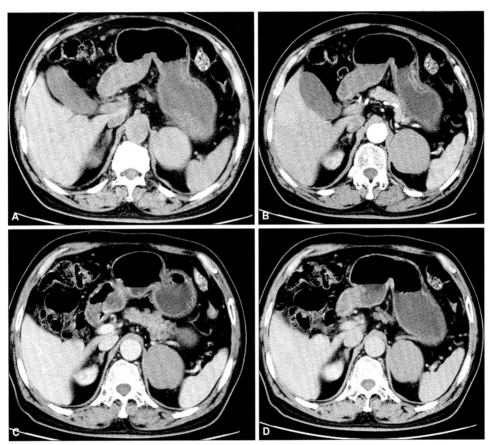

图 2-7-4　左侧肾上腺囊肿合并出血
A. CT 平扫；B. CT 增强动脉期；C. 静脉期；D. 延迟期。示：左侧肾上腺类圆形稍高密度肿块，密度均匀，边界清晰，增强后无强化

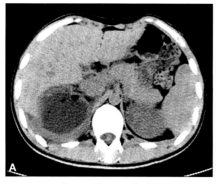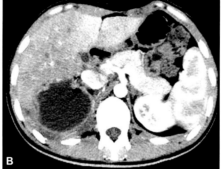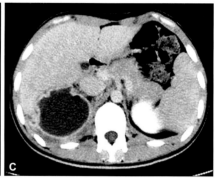

图 2-7-5　右侧肾上腺囊肿感染

A. CT 平扫；B. CT 增强动脉期；C. 延迟期。示：右侧肾上腺类圆形低密度肿块，边界模糊，壁增厚、光滑，内为水样密度影，并见极低密度气体影，增强后囊壁环形强化，内壁可见皱襞、迂曲，周围脂肪间隙模糊

MR 表现

- T1 加权
  - 均匀低信号
- T2 加权
  - 极高信号，随 TE 时间延长信号逐渐增强
  - 偶见细线状分隔
- T1 增强
  - 不强化

超声表现

- 实时动态检查
  - 边缘光滑的无回声区，壁薄，后方回声增强；囊壁钙化呈强回声反射
  - 合并出血时无回声区内可见细点状回声漂浮
  - 彩色多普勒超声示肿物无血流信号

推荐影像学检查

- 最佳检查方法：增强 CT

- 检查建议
  - 冠状面重建对肿块定位有帮助

【鉴别诊断】

肿瘤

- 肾上极囊肿
  - 肾上极皮质连续性完整
- 肾上腺腺瘤
  - 增强后强化，快速廓清
- 肾上腺转移瘤
  - 壁厚，不规则，囊壁多有附壁结节样改变
- 肾上腺嗜铬细胞瘤
  - 壁厚不规则，中心可见网格状影，增强后明显强化
  - 内分泌检查异常

诊断与鉴别诊断精要

- CT 上肾上腺区水样低密度区，增强后无强化
- MR 上信号均匀，T1WI 低信号，T2WI 高信号

重点推荐文献

[1] Rozenblit A, Morehouse HT, Amis ES. Cystic adrenal lesions: CT feature[J]. Radiology, 1996, 201(2): 541-548.

[2] 王娟萍, 吴磊, 赵晓军. 螺旋CT对肾上腺囊性病变的诊断价值.中国医学创新, 2010, 7(29): 170-171.

[3] 彭洪娟, 赵斌, 姚其卫. 肾上腺囊肿CT诊断.实用放射学杂志, 2010, 26(8): 1135-1137.

二、肾上腺淋巴管瘤

【概念与概述】

肾上腺淋巴管瘤（adrenal cystic lymphangioma）是由于淋巴管发育障碍或扩张引起，是一种良性囊性肿瘤，由扩张的淋巴管组成，属于内皮性囊肿的一个亚型

【病理与病因】

一般特征

- 一般发病机制
  - 三个假说
    - 原有的先天畸形淋巴管继续生长发育形成
    - 某种原因引起发病部位淋巴液排出障碍，造成淋巴液潴留，导致淋巴管扩张
    - 创伤导致
  - 四个组织学类型
    - 囊性
    - 海绵状
    - 乳头样
    - 血管淋巴管瘤
- 病因学
  - 病因不明
- 流行病学
  - 罕见：发病率0.06%，占肾上腺囊肿类病变的16%

大体病理及手术所见

- 大体示灰黄色囊性肿物
- 单房或多房的薄壁囊肿，囊液为淡黄色浆液性或白色乳糜样

显微镜下特征

- 多发大小不等的圆形或不规则的扩张淋巴管，管腔内衬以扁平内皮细胞，外有正常肾上腺组织包绕
- 局灶可见淋巴细胞聚集于部分囊壁，部分病灶囊壁可见含铁血黄素沉积

【临床表现】

表现

- 最常见体征/症状
  - 无症状
  - 压迫症状：腰痛、腹痛、胃肠道反应、腹部肿物、高血压、急腹症
- 临床病史：无

疾病人群分布

- 年龄
  - 各年龄段
- 性别
  - 女性多见

自然病史与预后

- 预后良好
- 术后无复发，无恶变

治疗

- 方法可选
  - 手术切除
    - 腹腔镜手术切除创伤小，术后恢复快，为首选治疗方法
  - 保守治疗
    - 体积较小，直径<6cm者可定期复查，严密随访
  - 超声或CT引导下穿刺抽吸术
    - 适用于年老体弱不能耐受手术者，报道复发率较高

【影像学表现】

概述

- 最佳诊断依据：单侧肾上腺低密度囊性肿物，囊壁钙化，增强后无强化
- 部位
  - 单侧肾上腺
- 大小
  - 1～15cm不等
- 形态学
  - 不规则形、哑铃形或分叶状

CT表现（图2-7-6～图2-7-7）

- 平扫CT
  - 单房或多房低密度，CT值20～25Hu
  - 瘤体表面和分隔针尖、斑块或短棒状钙化
- 增强CT
  - 无强化
  - 间隔和瘤壁延迟期显示清晰，厚度小于3mm，厚薄均匀一致

MR表现

- T1加权
  - 均匀低信号
- T2加权
  - 均匀高信号
- T1增强

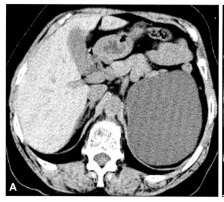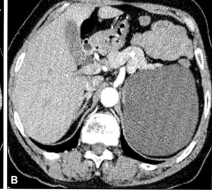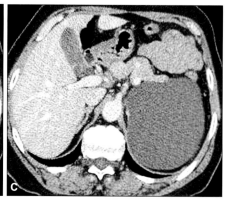

图 2-7-6 左侧肾上腺淋巴管瘤

A. CT 平扫；B. CT 增强动脉期；C. 静脉期。示：左侧肾上腺巨大囊性低密度肿块，边界清晰，密度均匀，胰尾及肠管受推挤向前移位，增强后未见强化

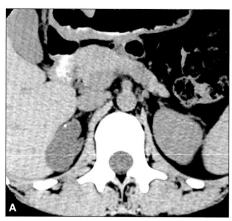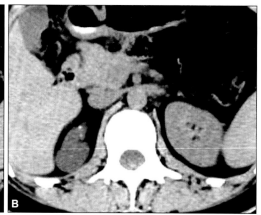

图 2-7-7 右侧肾上腺淋巴管瘤

A-B. CT 平扫示：右侧肾上腺分叶状囊性低密度肿块，呈均匀水样低密度，边界清晰，囊壁可见点状钙化

○ 无强化

超声表现

- 实时动态检查
    ○ 无回声区，无血流信号，可见分隔，囊壁钙化呈强回声

推荐影像学检查

- 最佳检查方法：增强 CT
- 检查建议
    ○ 冠状面重建对肿块定位有帮助

【鉴别诊断】

肿瘤

- 肾上腺假性囊肿
    ○ 边界欠清晰，囊壁较厚、不光滑
    ○ 其内密度不均匀，增强后可见轻度强化
- 肾上腺癌坏死囊变
    ○ 形态不规则，可侵入周围脂肪组织，呈条索样改变
    ○ 囊壁厚，其内密度不均匀，可见实体部分及壁结节，增强后明显不均匀强化

诊断与鉴别诊断精要

- 单侧肾上腺不规则单房或多房低密度病灶，囊壁和间隔厚度均匀一致
- 囊壁和间隔可见钙化，增强后无强化

重点推荐文献

[1] Ates LE, Kapran Y, Erbil Y, et al. Cystic lymphangioma of the right adrenal gland[J]. Pathol Oncol Res, 2005, 11(4): 242-244.

[2] 任小波, 张燕, 朱海峰, 等. 肾上腺囊性淋巴管瘤的CT诊断.临床放射学杂志, 2008, 27(3): 360-362.

[3] 李震, 王秋霞, 肖明, 等. 肾上腺囊性占位的多排螺旋CT诊断和鉴别.现代泌尿生殖肿瘤杂志, 2010, 2(4): 201-204.

三、肾上腺结核

【概念与概述】

肾上腺结核（adrenal tuberculosis）多为全身性结核的一部分，多数继发于其他脏器的结核，常与肾结核、腹腔结核或附睾结核并存，是引起原发性慢性肾上腺皮质功能低下（primary chronic adrenocortical insufficiency disease, Addison's 病）的主要原因，占 30% ~ 50%

【病理与病因】

一般特征

- 一般发病机制
  - 结核分枝杆菌通过血循环引起肾上腺感染
  - 临床分为 2 个时期
    - 干酪化期
    - 钙化期
- 病因学
  - 由结核分枝杆菌血行播散所致，致髓质和几乎全部皮质破坏
- 流行病学
  - 少见：尸检 <1%
- 相关异常
  - 肾上腺功能减退者可见 24 小时游离皮质醇降低，血浆皮质醇降低或昼夜节律变化消失，ACTH 升高，ACTH 刺激试验阴性，血清 Na^+ 降低、K^+ 升高
  - 红细胞沉降率加快，结核分枝杆菌素试验阳性

大体病理及手术所见

- 肾上腺组织肿胀，边缘粟粒状，质脆，与周围组织粘连

显微镜下特征

- 早期腺体肿胀，肾上腺呈干酪性坏死或肉芽肿性变，可见淋巴细胞和巨细胞浸润
- 晚期有不同程度的腺体萎缩、纤维化和钙化

【临床表现】

表现

- 最常见体征 / 症状

  - 乏力，低热，盗汗，消瘦
  - 压迫症状：腰痛
  - 其他体征 / 症状
    - 皮肤黏膜色素沉着，倦怠，食欲缺乏，红细胞沉降率降低
- 临床病史：可有肺结核、肾结核、肠结核或骨结核等病史

疾病人群分布

- 年龄
  - 40 ~ 70 岁
- 性别
  - 无性别差异

自然病史与预后

- 病程进展缓慢，预后良好

治疗

- 方法可选
  - 手术切除
    - 适应证：不处于活动进展播散期；结核球形病灶 >3cm 不易愈合；难与肿瘤鉴别
  - 保守治疗
    - 活动性者行抗结核治疗
    - 完全钙化者行激素替代治疗

【影像学表现】

概述

- 最佳诊断依据：双侧肾上腺含坏死灶肿块，内含点状钙化或广泛钙化
- 部位
  - 双侧，偶为单侧
- 大小
  - 体积增大，和（或）不规则肿块，边缘清楚，略欠规整
- 形态学
  - 干酪期：卵圆形、三角形，维持肾上腺原有形态
  - 钙化期：钙化呈类三角形，多发小结节或较大结节

CT 表现（图 2-7-8 ~ 图 2-7-10）

- 平扫 CT

- 干酪化期：密度不均匀，内有单发或多发边界不清低密度区；少数密度均匀；边缘可见小钙化灶
- 钙化期：完全或接近完全钙化，呈线状、斑片状或颗粒状，偶见小的软组织密度影与之相连
- 增强 CT
    - 干酪化期：不均匀强化，呈环状或分隔强化，平扫低密度部分无强化；少数轻度均匀强化
    - 钙化期：无强化

MR 表现
- T1 加权
    - 干酪化期：低信号
    - 钙化期：极低信号
- T2 加权
    - 以低信号为主，内可见高信号灶
    - 钙化呈极低信号
- T1 增强
    - 不均匀环状或分隔强化

超声表现
- 实时动态检查

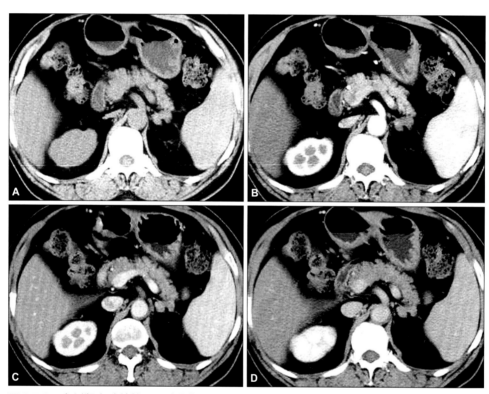

图 2-7-8　左侧肾上腺结核（干酪化期）
A. CT 平扫；B. CT 增强动脉期；C. 静脉期；D. 延迟期。示：左侧肾上腺沿内外肢分布的多发不规则等密度结节，增强后见轻中度均匀强化

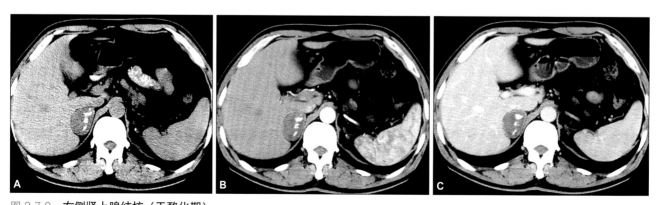

图 2-7-9　右侧肾上腺结核（干酪化期）

A. CT 平扫；B. CT 增强动脉期；C. 静脉期。示：右侧肾上腺卵圆形低密度肿块，边界清晰，内见多发斑点样钙化，增强后边缘可见环形强化，中心低密度未见强化

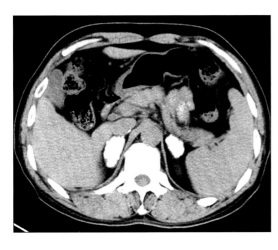

图 2-7-10　双侧肾上腺结核（钙化期）
CT 平扫示：双侧肾上腺几乎完全钙化，右侧可见少量软组织密度影

- ○ 干酪化期：双侧肾上腺不规则低回声，少数为单侧，边界不清
- ○ 钙化期：强回声伴后方声影

推荐影像学检查
- ● 最佳检查方法：增强 CT
- ● 检查建议
  - ○ 冠状面重建对肿块定位有帮助

【鉴别诊断】

肿瘤
- ● 肾上腺淋巴瘤
  - ○ 常伴腹膜后淋巴结肿大
  - ○ 临床上肾上腺功能低下者极为罕见
- ● 肾上腺转移瘤
  - ○ 原发肿瘤病史
  - ○ 钙化少见
- ● 肾上腺腺瘤

- ○ 极少为双侧性
- ○ 肿块密度低、近于水密度
- ● 肾上腺嗜铬细胞瘤
  - ○ 双侧性少见
  - ○ 无肾上腺皮质功能低下
- ● 肾上腺出血吸收期
  - ○ 无钙化
  - ○ 近期有明确严重外伤、烧伤、感染史或为出血状态

其他
- ● 先天性肾上腺皮质增生
  - ○ 双侧肾上腺多发结节或弥漫性增粗延长，局限性肿块少见
  - ○ 临床和生化表现异常
  - ○ 增强后明显均匀强化

诊断与鉴别诊断精要

- ● 双侧肾上腺含坏死灶肿块，内含点状钙化或广泛钙化

重点推荐文献

[1] Ma ES, Yang ZG, Li Y, et al. Tuberculous Addison's disease: morphological and quantitative evaluation with multidetector-row CT[J]. Eur Radiol, 2007, 62(3): 352-358.

[2] 程瑞新. 肾上腺结核的CT诊断. 实用放射学杂志, 2005, 21(6):

666-668.

[3] 王福江, 李建, 耿军祖. MSCT在肾上腺结核诊断中的应用. 中国中西医结合影像学杂志, 2007, 5(3): 223-224.

四、肾上腺血肿

【概念与概述】

由于外伤、手术、出血状态等引起肾上腺出血，可导致原发性急性肾上腺皮质功能低下（primary acute adrenocortical insufficiency disease）即华 - 弗综合征（Waterhouse-Friderichsen syndrome）

【病理与病因】

一般特征

- 一般发病机制
  - 可能与肾上腺直接受压、突然的剪切力造成肾上腺小血管破裂有关
  - 可能与下腔静脉受压引起肾上腺静脉压急剧升高有关
  - 下腔静脉血栓形成是外伤性肾上腺出血的机制之一
- 病因学
  - 肾上腺出血（adrenal hemorrhage）：多由肾上腺髓质及髓质旁小血管及小血窦破裂引起
    - 各种应激状态：手术、严重外伤、烧伤
    - 出血状态：血小板减少、抗凝治疗
    - 外伤致肾上腺损伤和出血
    - 新生儿肾上腺出血
- 流行病学
  - 少见：为 0.15% ～ 0.8%，占腹部钝性伤的 2% ～ 4%

大体病理及手术所见

- 肾上腺增大，质软，表面有瘀斑，与周围组织粘连

显微镜下特征

- 血肿内为咖啡样液体及凝血块
- 弥漫性出血者肾上腺碎裂，腺体内外大量凝血块，严重者可见血管断裂

【临床表现】

表现

- 最常见体征 / 症状
  - 腹痛、季肋部痛
  - 肾上腺皮质危象
- 临床病史：手术、外伤等

疾病人群分布

- 年龄
  - 各年龄均可发病
- 性别

- 无性别差异

自然病史与预后

- 预后良好

治疗

- 方法可选
  - 手术探查
  - 介入栓塞治疗
  - 保守治疗

【影像学表现】

概述

- 最佳诊断依据：CT 上单侧或双侧肾上腺高密度肿块，增强后无强化
- 部位
  - 单侧或双侧
  - 外伤性者多为单侧，右侧多见
- 大小
  - 大小不一
- 形态学
  - 肿胀：弥漫或局限性肿胀
  - 血肿：圆形或卵圆形，边界清晰
  - 弥漫性出血：不规则，边缘模糊不整

CT 表现（图 2-7-11 ～ 图 2-7-16）

- 平扫 CT
  - 肿胀：轻度至中度弥漫性或局限性肿胀、增粗，边缘模糊
  - 血肿：高密度或混杂密度肿块，CT 值 60 ～ 75HU
  - 弥漫出血：高密度，肾上腺正常结构显示不清
  - 周围出血浸润
    - 脂肪囊内条纹状、斑片状密度增高
    - 膈肌脚增粗
    - 肾周筋膜增厚
  - 伴发损伤
    - 腹腔出血
    - 肝脾破裂
    - 肾周血肿、肾挫裂伤
    - 腰椎骨折
  - 随访复查
    - 肿胀或血肿体积缩小，密度减低，边缘变清晰
    - 周围出血浸润吸收消失
    - 增粗的膈肌脚逐渐缩小并恢复正常形态

- 增强 CT
  - 肿胀：强化程度减低，受损部位密度不均匀，呈片状密度减低区
  - 血肿：无强化，残存肾上腺呈环状或弧线状明显强化
  - 弥漫出血：无强化，无或部分残存肾上腺肢体强化；对比剂外溢

  - 假性动脉瘤形成

MR 表现
- T1 加权
  - 急性期：略低信号
  - 亚急性期：高信号
  - 慢性期：边缘低信号环
- T2 加权

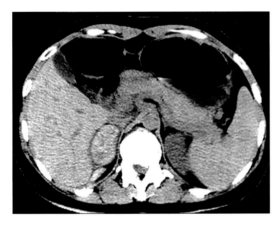

图 2-7-11　右侧肾上腺血肿
CT 平扫示：右侧肾上腺区类圆形混杂密度肿块，边界清晰，其后方尚可见条状高密度腹腔内出血

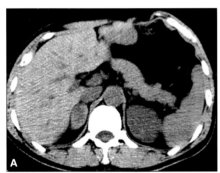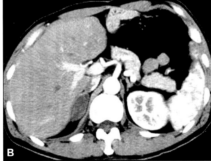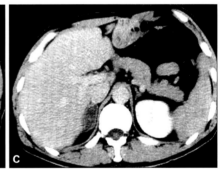

图 2-7-12　右侧肾上腺血肿
A. CT 平扫；B. CT 增强动脉期；C. 静脉期。示：右侧肾上腺椭圆形混杂密度肿块，边缘部分为等密度，中心区呈低密度，增强后无强化

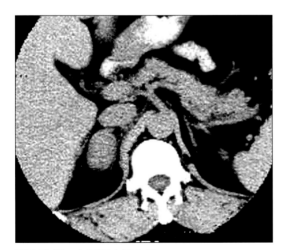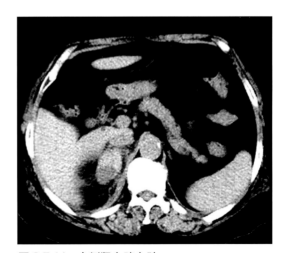

图 2-7-13　右侧肾上腺血肿
CT 平扫示：右侧肾上腺类圆形高密度影，密度均匀，边界清晰，周围脂肪间隙内可见斑片状稍高密度影，右侧膈肌脚增粗

图 2-7-14　右侧肾上腺血肿
CT 平扫示：右侧肾上腺混杂密度肿块，边界清晰，周围脂肪间隙内见小片状稍高密度影，右侧膈肌脚增粗

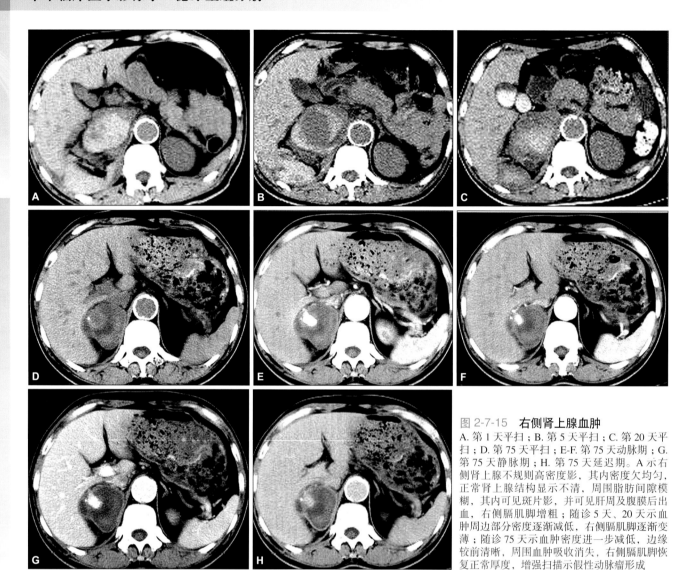

图 2-7-15　**右侧肾上腺血肿**
A. 第 1 天平扫；B. 第 5 天平扫；C. 第 20 天平扫；D. 第 75 天平扫；E-F. 第 75 天动脉期；G. 第 75 天静脉期；H. 第 75 天延迟期。A 示右侧肾上腺不规则高密度影，其内密度欠均匀，正常肾上腺结构显示不清，周围脂肪间隙模糊，其内可见斑片影，并可见肝周及腹膜后出血，右侧膈肌脚增粗；随诊 5 天、20 天示血肿周边部分密度逐渐减低，右侧膈肌脚逐渐变薄；随诊 75 天示血肿密度进一步减低，边缘较前清晰，周围血肿吸收消失，右侧膈肌脚恢复正常厚度，增强扫描示假性动脉瘤形成

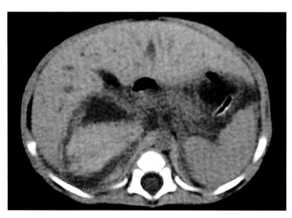

图 2-7-16　**右肾上腺血肿**
CT 平扫示：右侧肾上腺混杂密度肿块，可见液 - 液平面，上部为低密度，下部为高密度，可见厚囊壁。（图片提供：福建省妇幼保健院影像科周作福、林开武）

○ 急性期：显著低信号
○ 亚急性期：高信号
○ 慢性期：边缘低信号环
● T1 增强
○ 不强化

超声表现
● 实时动态检查
○ 无回声区，血凝块呈低回声团
○ 随诊病变范围逐渐缩小

推荐影像学检查
● 最佳检查方法：增强 CT

- 检查建议
  - MPR、MIP 重建是全面显示病变的有效补充

【鉴别诊断】
- 肾上腺皮质增生
  - 无外伤病史
    - 平扫呈等密度，密度均匀
    - 增强 CT 均匀强化
- 肾上腺转移瘤合并出血
  - 原发肿瘤病史
  - CT 平扫呈混杂密度
  - 增强 CT 明显不均匀强化

诊断与鉴别诊断精要

- CT 上单侧肾上腺高密度影，增强后无强化

（孙美玉　刘爱连）

重点推荐文献

[1] Rana AI, Kenney PJ, Lockhart ME, et al. Adrenal gland hematomas in trauma patients[J]. Radiology, 2004, 230(4): 669-675.

[2] 吴茂铸, 季文斌, 应琦, 等. 肾上腺创伤的CT表现. 中华放射学杂志, 2008, 42(3): 302-305.

[3] 蔡建辉, 张京, 刘萍, 等. 肾上腺损伤的影像诊断. 实用放射学杂志, 2010, 26(5): 688-690.

主要参考文献

[1] Wieland DM, Wu J, Brown LE, et al. Radiolabeled adrenergic neuro-blocking agents: adrenomedullary imaging with [131I] iodobenzylguanidine[J]. J Nucl Med, 1980, 21(4): 349-353.

[2] Urayama KY, Behren JV, Reynolds P. Birth characteristics and risk of neuroblastoma in young children[J]. Am J Epidemiol, 2007, 165(5): 486-495.

[3] Inokuchi T, Takiuchi H, Moriwaki Y, et al. Retroperitoneal ancient schwannoma presenting as an adrenal incidentaloma: CT and MRI findings[J]. Magn Reson Imaging, 2006, 24(10): 1389-1393.

[4] Nwariaku FE, Champine J, Kim LT, et al. Radiologic characterization of adrenal masses: the role of computed tomography-derived attenuation values[J]. Surgery, 2001, 130(6): 1068.

[5] Elsayes KM, Mukundan G, Narra VR, et al. Adrenal mass: MR imaging features with pathologic correlation[J]. Radiographics, 2004, 24(suppl1): s73-86.

[6] Trojan J, Schwarz W, Zeuzem S, et al. Cystic adrenal lymphangioma: incidental diagnosis on abdominal sonography[J]. Am J Roentgenol, 2000, 174(5): 1164-1165.

[7] Erbil Y, Salmaslioglu A, Barbaros U, et al. Clinical and radiological features of adrenal cysts[J]. Urol Int, 2008, 80(1): 31-36.

[8] Liatsikos EN, Kalogeropoulou CP, Papathanassiou Z, et al. Primary adrenal tuberculosis: role of computed tomography and CT-guided biopsy in diagnosis[J]. Urol Int, 2006, 76(3): 285-287.

[9] Pinto A, Scaglione M, Guidi G, et al. Role of multidetector row computed tomography in the assessment of adrenal gland injuries[J]. Eur J Radiol, 2006, 59(3): 355-358.

[10] Mckenzie TJ, Lillegard JB, Young WF Jr, et al. Aldosteronomas-state of the art[J]. Surg Clin North Am, 2009, 89(5): 1241-1253.

[11] Okada M, Shinomo T, komeya Y, et al. Adrenal masses: the value of additional fluorodeoxyglucose-positron emission tomography/computed tomography (FDG-PET/CT) in differentiating between benign and malignant lesion[J]. Ann Nucl Med, 2009, 23(4): 349-354.

[12] Johnson PT, Horton KM, Fishman EK. Adrenal mass imaging with multidetector CT: pathologic conditions, pearls, and pitfalls[J]. Radiographics, 2009, 29(5): 1333-1351.

[13] Inan N, Arslan A, Akansel G, et al. Dynamic contrast enhanced MRI in the differential diagnosis of adrenal adenomas and malignant adrenal masses[J]. Eur Radiol, 2008, 65(1): 154-162.

[14] Faria JF, Goldman SM, Szejnfeld J, et al. Adrenal masses: characterization with in vivo proton MR spectroscopy-initial experience[J]. Radiology, 2007, 245(3): 788-797.

[15] Guo YK, Yang ZG, Li Y, et al. Uncommon adrenal masses: CT and MRI features with histopathologic correlation[J]. Eur radiol, 2007, 62(3): 359-370.

[16] 白人驹, 张云亭, 冯敢生. 内分泌疾病影像学诊断. 北京: 人民卫生出版社, 2003: 232-325.

[17] 杨晓玫, 赵家军. 21-羟化酶缺陷先天性肾上腺增生的治疗进展. 泌尿外科杂志(电子版), 2010, 2(1): 45-48.

[18] 巴建明, 席文琪, 陆菊明, 等. ACTH非依赖性大结节样肾上腺增生症7例报告并文献复习. 解放军医学杂志, 2007, 32(3): 245-247.

[19] 李明川, 姜永光, 李青, 等. 两种类型原发性醛固酮增多症的手术疗效分析. 中华泌尿外科杂志, 2010, 31(10): 653-657.

[20] 张守泉, 谢国华. 多层螺旋CT对肾上腺皮质腺瘤的诊断价值. 医学影像学杂志, 2010, 20(9): 1335-1337.

[21] 马军, 黄澄如, 白继武, 等. 儿童肾上腺皮质癌九例报告. 中华泌尿外科杂志, 2002, 23(4): 200-202.

[22] 王晓曼, 贾立群, 何乐健. 小儿肾上腺皮质癌的超声表现(附16例报告). 中国临床医学影像杂志, 2006, 17(4): 217-219.

[23] 李清锋. 肾上腺皮质腺癌的CT表现与病理及诊断价值的探讨. 实用放射学杂志, 2003, 19(11): 1055-1056.

[24] 方刚, 李炜, 叶元平. 12例肾上腺嗜铬细胞瘤的诊断和治疗. 安徽医学, 2009, 30(1): 37-38.

[25] 秦荣良, 张更, 邵晨, 等. 肾上腺外嗜铬细胞瘤的诊断和治疗32例报告. 现代泌尿外科杂志, 2010, 15(4): 249-251.

[26] 方文强, 宋琦, 孙福康. CT检查对肾上腺外嗜铬细胞瘤的诊断价值. 上海医学, 2009, 32(2): 102-104.

[27] 田菁, 郝权, 李文杰. 肾上腺外恶性嗜铬细胞瘤. 中国肿瘤临床, 2007, 34(8): 467-467.

[28] 陈正, 陈志芳, 罗志刚, 等. 恶性嗜铬细胞瘤诊治分析(附5例报告). 美国中华临床医学杂志, 2005, 5(1): 8-10.

[29] 杨庆, 李汉忠, 纪志刚. 肾上腺区神经节细胞瘤(附18例报告). 现代泌尿外科杂志, 2005, 10(6): 323-325.

[30] 黄永富. 神经母细胞瘤实验诊断学研究进展. 国际检验医学杂志, 2006, 27(10): 904-907.

[31] 杨引. 神经母细胞瘤57例临床分析. 临床肿瘤学杂志, 2001, 6(2): 142-143.

[32] 吴学杰, 杨罗艳, 王荫槐, 等. 肾上腺神经母细胞瘤1例. 临床泌尿外科杂志, 2009, 24(3): 220.

[33] 陈秋莉, 马华梅, 苏豁, 等. 肾上腺神经母细胞瘤73例. 实用儿科临床杂志, 2008, 23(20): 1625-1627.

[34] 华逢春, 管一晖, 任树华, 等. 双侧肾上腺肿块型淋巴瘤[18]F-FDG PET/CT特征分析. 中华血液学杂志, 2009, 30(6): 414-415.

[35] 韩霞, 王华庆, 邱立华, 等. 原发性肾上腺非霍奇金淋巴瘤五例并文献复习. 白血病·淋巴瘤, 2009, 18(10): 624-626.

[36] 腾海东, 王莉, 卢一平, 等. 肾上腺神经鞘瘤7例报告. 临床泌尿外科杂志, 2010, 19(4): 241-241.

[37] 赵晖, 马鸿钧, 普苹, 等. 肾上腺神经纤维瘤4例报告. 临床泌尿外科杂志, 2001, 16(8): 346-347.

[38] 谢东, 苏丹柯, 金观桥, 等. 肾上腺转移瘤与非功能性肿瘤的CT鉴别诊断. 临床放射学杂志, 2005, 24(8): 703-706.

[39] 姜新, 郭启勇, 吴恩福, 等. MSCT三期扫描对肾上腺腺瘤和转移瘤鉴别诊断的研究. 中国临床医学影像杂志, 2004, 15(4): 205-208.

[40] 林国兵, 许明, 王杭. 肾上腺囊肿15例诊治分析. 中华医学杂志, 2009, 89(6): 409-411.

[41] 彭洪娟, 赵斌, 马凌云, 等. 肾上腺囊肿的CT、MRI诊断. 医学影像学杂志, 2006, 16(10): 1059-1061.

[42] 张墨, 单立平, 王晓彬, 等. 肾上腺淋巴管瘤的诊疗分析. 现代肿瘤医学, 2010, 18(5): 941-943.

[43] 徐金萍, 贺伟, 吕岩, 等. 肾上腺结核CT诊断. 中国防痨杂志, 2008, 30(1): 47-50.

[44] 魏君培. 外伤性肾上腺血肿CT及MRI诊断. 医学影像学杂志, 2003, 13(10): 786-787.

[45] 许晓明, 董自强, 周天贵, 等. 肾上腺平滑肌瘤2例诊断与治疗. 现代泌尿外科杂志, 2003, 8(1): 8-10.

[46] 陈晓震, 谭立中, 刘泰荣. 肾上腺平滑肌瘤的临床诊治. 医学临床研究, 2007, 24(4): 541-543.

[47] 张长安, 张沈荣, 严涛, 等. 腹膜后平滑肌肉瘤CT诊断及文献复习. 中国实用医药, 2010, 5(25): 200-201.

[48] 吴建臣, 杨宇如, 余刚, 等. 肾上腺平滑肌肉瘤1例. 临床泌尿外科杂志, 2003, 18(7): 401-401.

[49] 王杰, 叶炯贤, 关志忱. 肾上腺平滑肌肉瘤1例报告. 罕少疾病杂志, 2009, 16(3): 61-62.

[50] 朱汝健, 俞洪元, 卢子文, 等. 肾上腺平滑肌瘤1例. 临床泌尿外科杂志, 2007, 22(10): 800.

[51] 段闽江, 胡晓林, 赵东, 等. 肾上腺皮质腺瘤和恶性转移瘤CT诊断与评价(附66例分析). 实用放射学杂志, 2006, 22(10): 1283-1285.

[52] 李莉, 赵一平, 刘白鹭, 等. 肾上腺平滑肌肉瘤1例. 实用放射学杂志, 2008, 24(6): 784-785.

肾疾病的影像诊断

第 1 节　肾影像检查技术

一、普通 X 线摄影

（一）平片

【原理】

- 利用肾周脂肪与器官及组织或病变与正常组织的天然对比成像，但密度分辨力有限

【适应证】

- 肾结石、钙化
- 肾轮廓异常（各种疾病导致肾增大或缩小）

【操作方法及程序】

- 检查前准备
  - 清洁肠道
  - 检查前晚服缓泻剂
  - 检查前半小时肌注低张药物，减少肠道运动
- 检查方法
  - 仰卧位：范围包括第 10 胸椎至耻骨联合

（二）尿路造影

1. 分泌性 / 排泄性尿路造影（excretory urography）

【同义词】静脉肾盂造影（intravenous pyelography，IVP）

【原理】

　　静脉注射经肾排泄的阳性对比剂显示全尿路

【适应证】

- 肾和输尿管疾病，如结核、肿瘤、结石、先天畸形、慢性肾盂肾炎以及肾损伤等
- 不明原因的血尿
- 腹膜后肿瘤，了解肿瘤与泌尿器官的关系及排除泌尿系疾病

【禁忌证】

- 碘过敏者
- 肝肾功能严重受损
- 全身情况严重衰竭，包括高热、急性传染病及严重心血管疾病
- 甲状腺功能亢进
- 严重血尿及肾绞痛发作者

【操作方法及程序】

- 摄影体位
  - 仰卧，下段输尿管加压，压力一般为 14.7kPa
  - 双肾区造影包括第 10 胸椎至第 3 腰椎
  - 全泌尿系统造影包括膈至耻骨联合
- 检查程序
  - 先摄取腹部平片
  - 手推注射碘对比剂 300mgI/ml，共 20ml；注射时间 2 分钟
  - 对比剂注射后 15 分钟、30 分钟分别摄取双肾区造影片，至双肾盂肾盏显影良好止
  - 解除腹部压迫，立即摄取全泌尿系统造影片
  - 如遇肾盂肾盏不显示，2～4 小时后再摄片

【并发症】

- 碘过敏并发症
  - 喉头水肿、喉头及支气管痉挛、肺水肿、休克、急性肾衰竭等

2. 逆行性尿路造影（retrograde pyelography）

【原理】

- 经尿道插管直接引入对比剂入输尿管，显示肾

盂、肾盏

【适应证】

- 排泄性尿路造影显影不佳或不显影
- 肾功能不良

【禁忌证】

- 严重血尿
- 泌尿系统感染
- 尿路狭窄

【并发症】

- 泌尿系统感染

二、超声成像

【原理】

- 利用超声良好的指向性，与光相似的反射、散射、衰减及多普勒（Doppler）效应成像

【适应证】

- 肾先天性异常
- 肾囊性病变
- 肾实质肿瘤
- 肾感染疾病
- 肾创伤
- 肾结石
- 尿路梗阻
- 肾血管疾病
- 肾实质弥漫性疾病
- 无功能肾或不显影肾的诊断及鉴别诊断
- 移植肾与并发症

【操作方法及程序】

- 空腹
- 充盈膀胱
- 体位
  - 经侧腰部冠状切面
  - 经背部途径：肋缘下斜行扫查
  - 经腹部途径：左腹部横向扫查、纵向扫查

三、计算机体层成像

【适应证】

- 肾肿瘤的诊断和鉴别诊断
- 肾先天性畸形
- 肾外伤
- 肾炎性病变

- 肾梗死
- 囊性病变
- 肾结石
- 肾积水
- 肾血管病变

【禁忌证】

- 严重心、肝、肾功能不全
- 含碘对比剂过敏

【操作方法及程序】

- 检查前准备
  - 检查前 4 小时禁食
  - 检查前 30 分钟口服饮用水 800～1000ml，扫描前即刻再服 200～300ml
- 检查方法
  - CT 设备：最好采用多排螺旋 CT
  - 平扫：扫描范围为膈肌至髂嵴水平
  - 增强扫描
    - 对比剂及用量：非离子型含碘对比剂，浓度：350～370mgI/ml，用量：80～100ml
    - 注射方式：压力注射器团注，注射速率 3ml/s
    - 扫描时相：多期扫描：（根据 CT 机型不同，扫描延迟时间不同）
      - 皮 - 髓期：对比剂注射 35～45 秒后开始扫描；用干显示病灶动脉血供
      - 实质期：对比剂注射 90 秒后开始扫描；观察病灶血供动态变化，显示有可能因为皮 - 髓期血供不均匀而遗漏的小病灶
      - 排泄期（观察集合系统时）：对比剂注射 3～5 分钟开始扫描
    - CT 尿路造影（CT urography，CTU）：排泄期扫描后经 MIP 重建为类似 IVP 影像，以全面观察集合系统形态

四、MR 检查

【适应证】

- 肾肿瘤
- 肾囊肿和囊性病变
- 肾先天性疾病
- 肾炎性病变
- 肾积水

- 肾血管病变

【操作方法及程序】

- 平扫
  - 患者仰卧位，线圈中心对准肾水平
  - 扫描序列
    - 横断面同反向位 T1WI
    - 横断面频率选择脂肪抑制 T1WI
    - 横断面脂肪抑制快速自旋回波 T2WI
    - 冠状面快速自旋回波 T2WI
    - MR 泌尿系水成像（MR urography，MRU）：2D 厚层冠状面单次激发快速自旋回波 T2WI；3D 薄层冠状面快速自旋回波 T2WI，MIP 重建

- 增强扫描
  - 造影剂：Gd-DTPA：0.2ml/kg；一般总量 15ml，注射速度 2ml/s
  - 生理盐水：20ml；注射速度 2ml/s
  - 扫描序列：3D 梯度回波 T1WI（LAVA、VIBE）
  - 扫描时相：基本同 CT
    - 肾皮 - 髓期：对比剂注射 25～30 秒后开始扫描
    - 实质期：对比剂注射 90 秒后开始扫描
    - 排泄期：（观察集合系统时）：对比剂注射 3～5 分钟开始扫描

（王宏磊　刘剑羽）

重点推荐文献

[1] 韦嘉瑚. 泌尿生殖系统疾病影像学. 北京: 科学出版社, 2004: 8-15.

[2] 谷现恩、邹英华. 实用泌尿外科影像学. 郑州: 郑州大学出版社, 2003: 24-144.

第 2 节　肾先天发育畸形

一、肾数量畸形

（一）一侧肾缺如（renal agenesis）

【概念与概述】

- 肾数目异常最常见
- 80% 合并同侧输尿管萎缩，残端或输尿管、膀胱三角区缺如或对侧输尿管开口异位
- 部分病例可同时存在骨骼系统、生殖系统及消化系统畸形
- 同义词：一侧孤立肾（unilateral solitary kidney）

【病理与病因】

一般特征

- 一般发病机制
  - 胚胎期一侧生肾组织及输尿管胚芽未发育，或仅有残存的后肾组织，致对侧为一侧孤立肾
- 流行病学
  - 临床发生率接近 1/5000
  - 有家族倾向肾缺如多在左侧
  - 80% 可有其他泌尿、生殖系统畸形

大体病理及手术所见

- 孤立肾常发生代偿性增生、肥大，也常伴有其他先天性异常，如异位和旋转不良
- 肾缺如侧的输尿管未发育或呈盲端，同侧的膀胱三角区也可不发育
- 肾缺如侧肾动脉完全缺如

【临床表现】

表现

- 因对侧肾功能正常，临床上无任何症状，可终生不被发现
- 偶尔因感染、外伤或对侧肾出现问题而行超声检查时发现
- 体检时发现

疾病人群分布

- 可发生于任何年龄
- 男女比为 1.8：1

自然病史及预后

- 单侧肾不发育时，对侧肾患病的机会并不增加

治疗

- 对孤立肾合并结石、炎症等均需慎重保守治疗，避免穿刺活检

- 一侧孤立肾误切可导致生命危险

【影像表现】

概述

- 最佳诊断依据：一侧肾缺如，对侧肾代偿性增大
- 部位
  - 左侧多见
- 大小
  - 孤立肾较正常肾稍大
- 形态
  - 形态正常

X 线表现

- X 线摄影
  - 可见一侧肾不发育，对侧肾影相对增大
- 排泄性尿路造影
  - 缺如侧无肾及肾盂显示，对侧肾及肾盂、输尿管可正常
- 逆行性尿路造影
  - 缺如侧的输尿管呈盲端且管径较正常为细

CT 表现

- 平扫 CT
  - 缺如侧肾床内无肾影，代之以脂肪、肠管

或（和）胰体尾部，对侧肾增大

- 增强 CT
  - 孤立肾正常强化

MR 表现

- 缺如侧肾床内无正常肾信号，而为脂肪、肠管或（和）胰腺结构

DSA 表现

- 腹主动脉造影：缺如侧无肾动脉发出

超声表现

- 一侧肾区扫查不到肾声像图，对侧肾增大，但形态和内部回声正常

推荐影像学检查

- 最佳检查法：超声

【鉴别诊断】

异位肾

- 不同类型的异位肾，超声、CT 或 MR 检查均可发现异位的肾

先天性肾发育不良

- CT 或 MR 检查可显示肾床内小肾

手术后肾缺如

- 有明确的手术史

诊断与鉴别诊断精要

- 一侧肾窝内未见肾影，应考虑到孤立肾
- 检查范围不宜过小，必要时包括盆腔及下胸部，避免误诊

典型病例

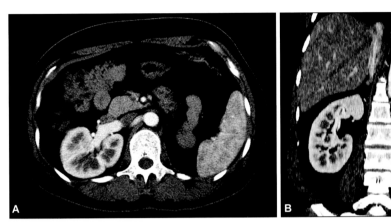

图 3-2-1　一侧肾缺如
A-B. 为 CT 增强示：右肾体积增大，结构正常，左肾缺如，肾床内为肠管填充。右肾动脉显示清晰，左肾动脉未见显示

重点推荐文献

[1] 秦维康, 余沁楠, 刘沛, 等. 先天性孤立肾和异位肾18例分析. 中国误诊学杂志, 2005, 5(13): 2537-2538.

（二）附加肾

【概念与概述】

- 某一个体内拥有除两个正常肾以外的第三个有功能的肾，此为附加肾（supernumerary kidney）
- 是泌尿系统最罕见畸形之一
- 拥有独立的集合系统、血液供应及肾被膜，与同侧正常肾完全分开，或由疏松结缔组织与之相连。输尿管可与正常肾的输尿管分开或者二者呈分叉形
- 同义词：额外肾

【病因与病理】

一般特征

- 一般发病机制
  - 胚胎发育中，woltfain 氏管上两个输尿管芽进入分开的两个成肾胚芽，终发育成两个相互隔开的独立肾单位
  - 独立肾单位各有完整的包膜和发自腹主动脉的供血动脉，有的与同侧正常肾之间有侧支循环形成
  - 也可均由同一肾动脉供血
- 病因学
  - 输尿管芽的形成和后肾胚基的发育在顺序

上的相互作用可能导致多肾形成
  - 从输尿管芽侧伸出的另一分支是最初的第一步，然后后肾角分成两个后肾尾，最后分化为两个相互独立的输尿管芽

大体病理及手术所见

- 附加肾形态正常，但比同侧正常肾小
- 位于正常肾的头侧或尾侧

【临床表现】

表现

- 最常见症状 / 体征
  - 肾区疼痛或腰部疼痛为首发症状
  - 也可见腹痛、发热、尿路感染和可触及的腹部肿块等
- 临床病史
  - 在新生儿期即已存在，不产生症状，儿童期也很少发现

疾病人群分布

- 年龄
  - 平均诊断年龄 36 岁
- 性别
  - 男女发生率无明显差异

治疗

- 无症状不需治疗

- 合并有梗阻、感染时，除对症处理，控制感染外，可考虑附加肾切除

【影像表现】

概述

- 最佳诊断依据：除正常有功能的双侧肾外发现第三个具有正常功能的肾
- 部位
  - 常位于同侧正常肾的头侧或尾侧
- 大小
  - 较同侧正常肾小
- 形态学
  - 附加肾形态正常

X 线表现

- X 线摄片
  - 一般无阳性发现
  - 如继发结石、肾积水时可出现相应征象，但缺乏特异性
- 排泄性尿路造影
  - 独立于正常肾影之外的肾影、肾盂、肾盏及输尿管影

CT 表现

- 横断面连续追踪观察可见多个肾各自分开，轮廓清楚
- 增强扫描后可见肾皮质均匀强化

MR 表现

- 多个方位（轴、冠、矢）观察可见多个肾各自分开，轮廓清楚
- 增强扫描后可见肾皮质均匀强化

DSA 表现

- 腹主动脉造影
  - 实质期可见位于正常肾影之外的肾影
  - 有来自腹主动脉的独立血供

超声表现

- 诊断阳性率不高，主要因肠气干扰明显
- 可发现正常肾继发出现的肾积水、输尿管扩张、肾结石等改变

推荐影像学检查

- 最佳检查法：腹主动脉造影

【鉴别诊断】

重复肾

- 一侧肾有两个肾盏或部分或全部重复的输尿管

异位肾

- 可出现于盆腔等其他部分
- 患者肾数目总数仍为两个

诊断与鉴别诊断精要

- 独立于正常肾影之外的肾影、肾盂肾盏及输尿管影
- 有来自腹主动脉的独立血供而确诊

重点推荐文献

谷现恩, 邹英华. 实用泌尿外科影像学. 郑州: 郑州大学出版社, 2003.

（三）重复肾

【概念与概述】

- 一侧正常肾区有两个肾，两套集合系统，该两肾常融合一体，共处一个肾包膜内
- 上、下两部多不相等，上段肾体多较小，下段肾体一般较大，融合处表面有一浅沟即为上、下肾的分界
- 一般重复肾（double kidney）位于上肾段
- 同义词：肾盂输尿管重复畸形

【病因与病理】

一般特征

- 一般发病机制
  - 胚胎早期 wolefian 氏管上两个输尿管芽进入一个后肾胚基所形成
  - 其上下两部分各有自身的肾盂、输尿管及血管
- 流行病学
  - 罕见：1/125

大体病理及手术所见
- 形态上分三型
  - 发育型
    - 肾实质较厚、色正常，除体积小外，其他与下肾段相似
  - 积水型
    - 肾外形扩大，肾盂内积液，肾实质变薄，积液量不等，常压迫下肾段，使之向下向外移位
  - 发育不良型
    - 肾体积明显缩小，肾实质少，可呈囊泡状或桑葚状，表面凹凸不平

【临床表现】

表现
- 最常见体征 / 症状
  - 可无临床症状
  - 多因并发肾积水、输尿管异位开口及输尿管囊肿、感染而发现

疾病人群分布
- 性别
  - 女性多见

治疗
- 对无临床症状，重复肾、输尿管显影良好，无肾功损害者不需特殊治疗
- 对有反复腰痛、血尿、发热或伴有泌尿系结石的需要手术治疗

【影像表现】

概述
- 最佳诊断依据：两个集合系统，部分能显示双输尿管影

X 线表现
- X 线摄片
  - 无特殊发现
- 排泄性尿路造影（图 3-2-2）
  - 重复肾发育畸形，并有不同程度积水，其功能较差或丧失
  - 重复肾显影浅淡，甚至不显影，输尿管也同样显影不佳
  - 下部肾及输尿管显示清楚
  - 若肾功能尚好，可显示液性暗区内可出现造影剂显示

CT 表现
- 平扫 CT
  - 患侧两个肾盂，肾实质部分相连，可见重复肾盂积水扩张
  - 肾实质变薄，输尿管呈囊样增粗
- 增强 CT
  - 可判断重复肾及输尿管的功能（图 3-2-3）

MR 表现（图 3-2-4）
- 同 CT 表现

推荐影像学检查
- 最佳检查法：排泄性尿路造影

诊断与鉴别诊断精要
- 同一侧肾区有两套肾盂、肾盏及输尿管，并可见两支输尿管汇合或分别进入膀胱及其位置

典型病例

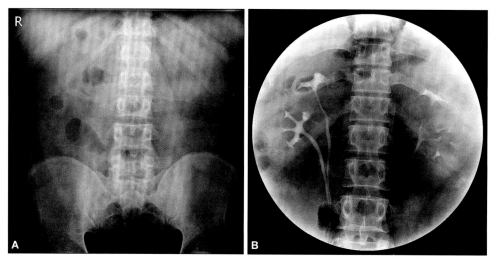

图 3-2-2　重复肾
A. 为 KUB。示：无特殊发现；B. 为 IVP，示：右侧可见双肾盂，部分双输尿管，输尿管于 L_3 水平汇合，左侧上组及下组肾盏分离较远，双侧肾盂、肾盏显示清晰，杯口锐利，未见积液征象

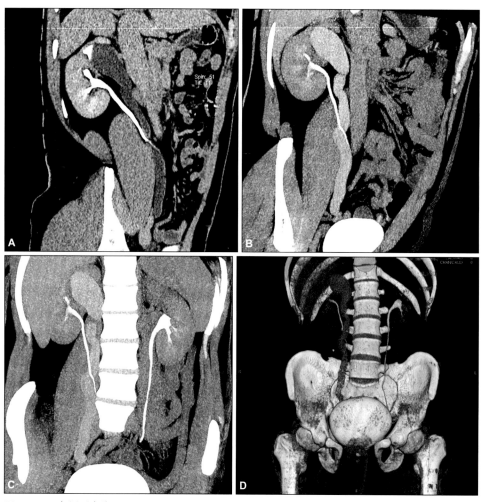

图 3-2-3　右侧重复肾
CT 矢状位（A-B）及冠状位（C）MIP 及 VR（D）重建示：右肾可见双肾盂，其中上部输尿管囊性扩张。左肾可见一肾盂及输尿管（图片提供：山东省医学影像研究所）

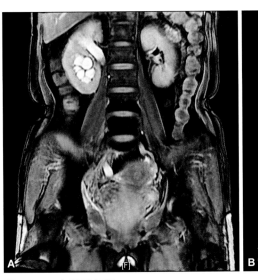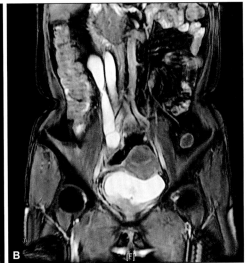

图 3-2-4　右侧重复肾

T2WI 脂肪抑制冠状位示：右肾见双肾盂，并可见双输尿管囊状扩张（图片提供：福建省妇幼保健院影像科周作福、林开武）

重点推荐文献

[1] 王常林, 王宪刚, 赵国贵, 等. 小儿重复肾畸形的病理解剖改变及其临床意义. 中华泌尿外科杂志, 2000, 21(3): 144-146.

[2] Kazemi-Rashed F, Simforoosh N. Gil-Vernet antireflux surgery in treatment of lower pole reflux [J]. J Urol, 2005, 2(1): 20-22.

二、肾位置畸形

异位肾（ectopic kidney）

【概念与概述】

- 肾在发育过程中未上升、上升不足或过度致其位于盆部、髂窝、下腹、膈下或胸腔内，分别称为盆肾、髂肾、腹肾、膈下肾和胸内肾
- 越过中线至对侧为交叉异位肾，它可与对侧肾融合

【病理与病因】

一般特征

- 一般发病机制
  - 胎儿肾自盆腔上升和旋转过程中的发育障碍
  - 成熟的肾未能达到肾窝内
- 流行病学
  - 单侧异位肾尸检发现率为 0.01%

大体病理及手术所见

- 异位肾多较固定，发育小，常伴有旋转不良，输尿管长度异常及血管异常
- 其输尿管开口于膀胱的位置正常，但易合并膀胱输尿管反流
- 交叉异位肾，异位肾通常位于对侧肾的下方，少数在同一高度，90% 有融合，成为交叉异位融合肾

【临床表现】

表现

- 最常见症状 / 体征
  - 可有输尿管绞痛、腹部包块、尿路感染、肾积水和结石等表现
  - 胸肾多无症状

疾病人群分布

- 性别：女性多见

【影像表现】

概述

- 最佳诊断依据：异位侧肾窝内空虚，被相邻移位的肝、胰、脾、肠管等填充，而在其他部位如髂窝、腰部、盆腔内位置发现另一侧肾
- 部位
  - 最常发生在髂窝、腰部、盆腔或胸腔
- 大小
  - 较正常肾稍小
- 形态学
  - 可并发输尿管长度及血管异常

X 线表现

- X 线摄影

○ 异位侧肾区无肾影
- 排泄性尿路造影
  ○ 除胸肾外，均可显示异位肾位置低下，多位于脊柱前或稍偏中线，位于第 3～4 腰椎水平，甚至骶髂水平和盆腔内
  ○ 肾多较小，对侧可有代偿性肥大
  ○ 异位的肾常伴有不同程度的旋转异位和肾纵轴角的改变
  ○ 输尿管段可呈轻度弯曲

CT 表现
- 平扫 CT
  ○ 异位侧肾窝内空虚，被相邻移位的肝、胰、脾、肠管等填充
  ○ 盆部、下腹部或膈上、下肿块影，其密度与正常肾相同
- 增强 CT
  ○ 异位侧未见正常的肾动、静脉
  ○ 盆部、下腹部或膈上、下肿块影，强化形式与程度与正常肾相同

MR 表现
- 基本同 CT 表现

超声表现
- 肾区内无正常肾声像图
- 盆部、腹部或其他部位可扫及一肿物，且具有类似正常肾结构的回声

推荐影像学检查
- 最佳检查法：超声

【鉴别诊断】
游走肾
- 可位于同侧腹部或对侧肾窝以外的位置，且可发生旋转
- 肾位置不固定
- 输尿管长度、肾血管均正常

肾下垂
- 变换体位检查，肾下垂的上下活动范围超过一个椎体高度

诊断与鉴别诊断精要

- 异位侧肾窝内空虚，被相邻移位的肝、胰、脾、肠管等填充，而在其他部分如髂窝、腰部、盆腔等发现另一侧肾
- 扫描范围应该足够大，避免漏诊

典型病例

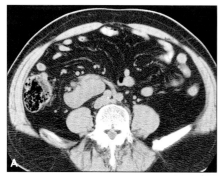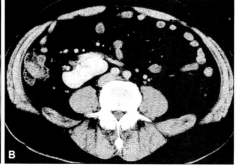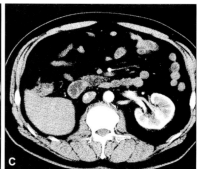

图 3-2-5　异位肾
A 为 CT 平扫 B-C. 为 CT 增强
示：右肾位于右侧腰大肌及下腔静脉前缘，较左肾低，下缘可达盆腔，右肾形态扁平，肾门朝前，肾窦结构不良，右肾实质密度平扫时同左肾，增强扫描动脉期呈均一强化，皮髓质结构分界不清，排泄功能尚正常。左肾位置、大小如常，形态规整，边缘光滑，左侧肾盂未见扩张及异常密度影

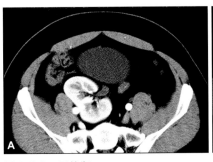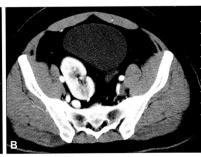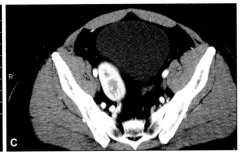

图 3-2-6　异位肾
A-C. 图为同一病例不同层面 CT 增强示：右肾异位到右侧髂窝（图片提供：广州市第一人民医院）

重点推荐文献

[1] 陈敏, 欧阳汉, 全冠民, 等. 体部磁共振诊断学. 福州: 福建科学技术出版社, 2010: 179-182.

[2] 韦嘉瑚. 泌尿生殖系统疾病影像学. 北京: 科学出版社, 2004: 15-16.

三、肾囊性畸形

（一）多囊性肾病（polycystic kidney disease, PKD）

【概念与概述】
- 又称多囊肾，是人类常见的单基因遗传性疾病之一
- 按遗传方式可分为常染色体显性多囊肾病和常染色体隐性多囊肾病

【病因与病理】
- 病因学
  - 致病因素
    - 囊肿基因在毒素、感染等环境因素所用下，使多囊蛋白功能丧失，引起细胞周期调控和细胞内代谢异常，上皮细胞增殖，形成微小息肉，阻塞肾小管腔，液体积聚
    - 基底膜成分异常，顺应性差，易扩张形成囊肿
    - 细胞极性改变，不断向腔内分泌液体
    - 囊液中含有上皮细胞分泌的促分裂因子，与肾小管腔膜面错位的受体结合，形成自分泌、旁分泌环，刺激囊肿持续增长
  - 遗传学因素
    - 常染色体显性多囊肾病已确定 2 个突变基因：PKD1 和 PKD2
    - PDK1 位于第 16 染色体短臂（16p13.3）上，PDK2 位于第 4 染色体长臂（4q22-23）上
    - 常染色体隐性基因的致病基因位于第 6 染色体（6p21.1-cen）上

大体病理及手术所见
- 常染色体显性多囊肾
  - 体积增大、不对称，肾外形可存在
  - 皮、髓质内大小不等圆球形囊肿，小至肉眼几乎看不到，大至直径数厘米
  - 肾盏、肾盂发育正常，可受囊肿压迫而扩张或变形
- 常染色体隐性多囊肾
  - 双侧肾同时受累，对称性增大，呈海绵样
  - 肾皮质表面分布 1～2mm 大小囊肿，剖面上从髓质向皮质呈放射状
  - 肾盏、肾盂和输尿管正常或轻度扭曲

显微镜下特征
- 常染色体显性多囊肾
  - 增宽的管道主要由集合管的立方上皮构成，少数远端小管和髓袢升支也出现扩张
  - 肾小球数量和形态基本正常
  - 偶见肾小球荒废、小管萎缩及间质纤维化，肾皮髓质分界不清，肾锥体增大，形态异常
- 常染色体隐性多囊肾
  - 囊与囊之间为数量不等的正常肾组织，受囊肿的挤压，可以观察到肾小球硬化、小管萎缩、间质纤维化和上皮增生
  - 靠近髓质的囊肿壁通常较薄，而皮质部分的囊肿壁通常较厚，常被纤维化的结缔组织包绕

○ 囊肿衬里见上皮细胞增生，主要为非息肉样增生、息肉样增生、微腺瘤

【临床表现】

表现

- 最常见的体征 / 症状
  ○ 腹部肿块、腹部或背部疼痛
  ○ 出血、感染、结石
  ○ 蛋白尿、贫血、高血压

疾病人群分布

- 年龄
  ○ 多在 30 ~ 50 岁出现症状
- 性别
  ○ 无性别差异

自然病史及预后

- 影响预后的因素包括基因型、性别、年龄、发病时间、高血压、尿路感染、肾及囊肿大小等

治疗

- 一般治疗
- 对症治疗

【影像表现】

概述

- 最佳诊断依据：双肾多发大小不等囊肿
- 部位
  ○ 肾皮、髓质
- 大小
  ○ 囊肿直径从数毫米至数厘米不等，其大小、数目随病程进展而渐多
- 形态学
  ○ 肾的体积逐渐增大，双侧可不对称

X 线表现

- X 线摄影
  ○ 双侧肾增大，外缘呈分叶状、波浪状，腰大肌轮廓消失
  ○ 增大的肾从轻度至填满整个腹腔，可见囊壁钙化、囊内结石
- 排泄性尿路造影
  ○ 双侧肾盏移位不规律、增大、延长、分开和奇异状变形
  ○ 肾盏形态和轮廓改变可不明显
  ○ 位于肾盏间的囊肿使相邻的肾盏分开，肾盏颈部变细长，呈"蜘蛛样"改变
- 逆行性尿路造影
  ○ 一般应用较少，只有当肾功能损害严重时

IVP 显示不佳，进行该检查

○ 因囊肿一般不与肾盂、肾盏相通，多不直接显影，偶尔因囊肿破入肾盏而显影

CT 表现

- 平扫 CT
  ○ 双侧肾增大，整个肾实质充满大小不等的囊肿，CT 值在 8 ~ 20Hu 之间
  ○ 边缘清楚，囊肿间隔厚薄不一，互不相通，肾盂受压变形（图 3-2-7）
  ○ 同时伴发的肝、胰等部位囊肿
- 增强 CT
  ○ 囊肿间隔强化明显
  ○ 若囊肿内容物密度不均，囊壁不规则增厚则提示囊肿伴发感染

MR 表现

- 双侧肾体积增大呈分叶状（图 3-2-8）
- 囊肿信号多为 T1WI 上为低信号，T2WI 上为高信号
- 囊肿若 T1WI 上为高信号，考虑囊内出血或囊内容物含有较多蛋白

DSA 表现

- 肾动脉造影
  ○ 肾动脉主干可变细，主要因有功能肾组织减少
  ○ 肾内动脉受囊肿压迫推移，发生变形
  ○ 囊肿在肾实质显影背景上呈现许多大小不等的圆形或卵圆形透光区，呈"蜂窝状"，多为双侧肾受累

超声表现

常染色体显性多囊肾

- 肾体积明显增大
- 肾内无数个大小不等的囊肿
- 肾实质回声增强
- 中等以下囊肿往往表现为凌乱、边界不齐的液性区

常染色体隐性多囊肾

- 婴儿期或儿童期
  ○ 肾体积增大，皮、髓质回声增强，肾集合系统显示不清
  ○ 肾与周围组织分界模糊
- 成人
  ○ 肾体积可能正常，可见小于 1.5cm 的多发囊肿

　　　○ 皮、髓质分界模糊，皮质回声增强

推荐影像学检查

- 最佳检查法：超声

【鉴别诊断】

单纯性肾囊肿

- 无家族史，肾体积正常
- 典型肾囊肿为单腔，位于皮质，囊肿周围通常无小囊肿分布
- 无肝囊肿等肾外表现
- 一般无症状，为良性，通常不需要治疗

多房性囊肿

- 一种罕见的单侧受累的疾病

- 表现为正常肾组织存在孤立的、被分隔为多房的囊肿，有恶变的可能
- 囊肿被分隔成多个间隔

髓质海绵肾

- 髓质集合管扩张呈囊肿
- IVP 表现为肾盏前有刷状条纹或小囊肿

多囊性肾发育不良

- 婴儿最常见的肾囊肿性疾病，存活者多为单侧病变，双侧不能存活
- 发育不良的一侧肾充满囊肿，无泌尿功能，对侧肾无囊肿，常代偿性肥大或因输尿管梗阻而出现肾盂积水

诊断与鉴别诊断精要

- 家族史，症状及影像学检查
- 分子诊断可用于产前诊断及症状前诊断

典型病例

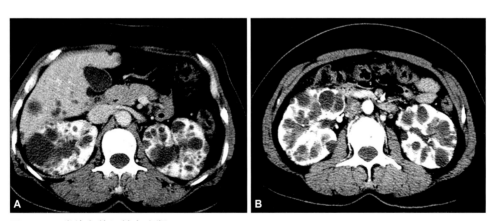

图 3-2-7　常染色体显性多囊肾
A-B. 为 CT 增强示：双侧肾体积增大，内可见多发大小不等水样低密度灶，边界光滑锐利，部分突出肾轮廓外，增强扫描未见强化

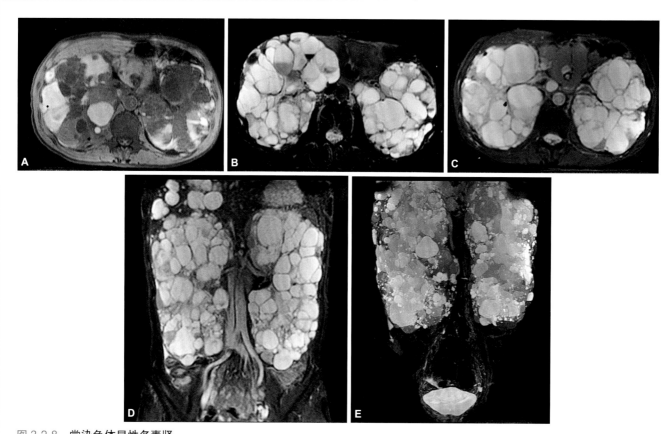

图 3-2-8　常染色体显性多囊肾

A. 为脂肪抑制 T1WI；B. 为脂肪抑制 T2WI；C-D. 为 FIESTA；E. 为 MRU

示：双肾明显增大，实质内弥漫分布大小不等类圆形异常信号影，部分呈水样信号，另一部分在 T1WI 上呈不同程度高信号，T2WI 上呈略高、等或低信号，部分病灶内可见液－液平

重点推荐文献

[1] 陈敏，欧阳汉，全冠民，等. 体部磁共振诊断学. 福州: 福建科学技术出版社, 2010: 187-189.

[2] Ravine D, Gibson RN, Walker RG, et al. Evaluation of ultrasonographic criteria for automal dominaut polycystic kidney disease 1[J]. Lancet, 1994, 343(8901): 824-827.

（二）多囊性肾发育不良

【概念与概述】

- 多囊性肾发育不良（multicystic dysplastic kidney，MCDK）是先天性肾囊肿病的一种类型
- 以肾实质形成大小不等的囊肿伴肾盂肾盏及输尿管发育不良为特征

【病理与病因】

一般特征

- 一般发病机制
  - 病因不明，可能是胎儿早期肾行程中输尿管梗阻的严重后果
- 遗传学
  - 本病无家族史

- 流行病学
  - 发病率约 1/2500

大体病理及手术所见

- 肾失去正常形态，被大小不等、数目不同的囊肿所代替
- 体积可大可小，外观像一堆葡萄
- 囊肿壁薄而透明，看不到正常肾组织，常伴患侧输尿管闭锁

显微镜下特征

- 囊肿内覆盖立方或扁平细胞，囊肿之间的组织可含软骨灶
- 肾小球和肾小管呈初级形态，但也可见到正常结构

【临床表现】

表现

- 最常见症状／体征
  - 腹部包块

疾病人群分布

- 性别
  - 无性别差异

自然病史及预后

- 因病肾没有功能且囊液引流不畅易并发感染等并发症

治疗

- 单侧病变可行肾切除术。双侧病变新生儿期死于呼吸衰竭或肾衰竭

【影像表现】

概述

- 最佳诊断依据：患肾有多个状如葡萄的囊肿样结构，囊肿间互不相通
- 部位
  - 单侧发病多见，以左侧多见
- 大小
  - 单个囊肿直径 1～3cm

CT 表现

- 平扫 CT
  - 患侧肾区有多个如葡萄状的囊肿样结构，囊肿间互不相通
  - 囊肿数目不等，大小不一，单个囊肿直径 1～ 3cm
  - 多无正常肾实质及肾盂结构
- 增强 CT（图 3-2-9）
  - 增强后囊肿无强化，间隔可中度强化

MR 表现

- 同 CT 表现

推荐影像学检查

- 最佳检查法：MRI

【鉴别诊断】

肾盂肾盏重度积水

- 肾盂、肾盏极度扩张，肾实质变薄
- 扩张的肾盂、肾盏呈多个囊状结构，但各囊之间与肾盂均相通
- 肾盂与输尿管交界处常见狭窄
- 增强扫描延迟示对比剂进入肾盂、肾盏内

囊性部分分化型肾母细胞瘤

- 系肾母细胞瘤的一种特殊类型
- 肾区内一大的囊状包块，内有多个分隔，各小囊肿间互不相通，有部分正常肾组织存在
- 增强扫描可见包膜及周围受压的正常肾组织强化

婴儿型多囊肾

- 是一种常染色体隐性遗传性疾病，多双侧发病
- 其病理特点是肾小管扩张呈管状或囊状
- 表现为双肾乳头至皮质呈放射状或车轮状排列的低信号影

诊断与鉴别诊断精要

- 单侧发病
- 无家族及性别遗传性
- 患侧肾区有多个如葡萄状的囊肿样结构，囊肿间互不相通

典型病例

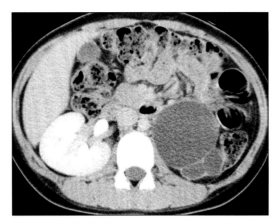

图 3-2-9　多囊性肾发育不良
CT 增强延迟期示：左肾多个囊肿样结构，未见正常肾实质

重点推荐文献

[1] 周晶, 薛建平, 李玉华. 多囊性肾发育不良. 临床儿科杂志, 2003, 21(9): 588.

[2] 马慧静, 邵剑波, 沈杰峰, 等. 儿童多囊性肾发育不良的CT 和MRI表现(附11例分析). 放射学实践, 2010, 25(7): 803-805.

四、肾融合畸形

马蹄肾（horseshoe kidney）

【概念与概述】

- 最常见的融合肾畸形
- 两肾下极或上极由越过中线的实质性峡部或纤维性峡部连接所致
- 若两侧肾的上、下极均融合则成为盘状肾

【病理与病因】

一般特征

- 一般发病机制
  ○ 形成于胚胎早期，肾下降旋转不良使双侧肾胚基在脐动脉之间融合在一起
  ○ 多为肾下极融合而使肾呈"马蹄铁"形，少数为上极融合
  ○ 常伴有肾旋转不良、肾盂输尿管上端扭曲，致使尿液排出不畅而继发肾盂积水、肾结石、感染
- 流行病学
  ○ 发病率为 0.125% ~ 0.25%

大体病理及手术所见

- 融合部称为峡部，横跨于脊柱前方，多位于主动脉分叉或其附近
- 融合部可为正常肾实质，也可为结缔组织

【临床表现】

表现

- 最常见症状 / 体征
  ○ 一般无临床症状，其症状大都由合并症引起
  ○ 常见的合并症主要有肾盂积水、结石和感染等
  ○ 可伴有其他泌尿系畸形，如双肾盂、双输尿管畸形等
  ○ 部分融合部可压迫输尿管而继发肾积水、肾结石

疾病人群分布

- 性别
  ○ 男性多见

治疗

- 单纯在中腹部扪及肿块而无其他症状者，无需治疗
- 有并发症者则根据具体情况处理
- 如有肾盂、输尿管连接部狭窄则做肾盂成形术

【影像学表现】

概述

- 最佳诊断依据：双肾下极越过中线，以实质或纤维性连接
- 部位
  - 峡部多位于腹主动脉分叉或其附近

X 线表现

- 排泄性尿路造影
  - 两侧肾长轴平行或肾下极靠近，位置降低，左右活动受限，局部腰大肌影有中断现象，有时可显示马蹄肾的峡部（图 3-2-10）
  - 两侧肾盂肾盏转位不良，输尿管从前外方进入肾盂，下降时再向内弯曲，形如一个花瓶之边缘

CT 表现

- 平扫 CT
  - 双肾位置多偏低，下极在脊柱前融合，上极分离（图 3-2-11）
  - 肾盂多呈肾外型，肾盂（门）位于肾前内方
- 增强 CT

- 采用后处理技术（MIP/VR）可更加形象、清晰显示峡部

MR 表现

- 双肾下极越过中线，以实质或纤维性连接
- 如合并结石时，可导致肾盂积水，表现为不规则形水样信号

超声

- 可显示肾旋转不良

推荐影像学检查

- 最佳检查法：超声首选，排泄性尿路造影即可确诊

【鉴别诊断】

- 位于腹主动脉旁的异位嗜铬细胞瘤
  - 肾旁软组织肿块，多呈圆球形，有包膜
  - 增强扫描明显强化，与肾分界清晰
- 腹膜后肿大的淋巴结
  - 淋巴结常呈圆球形或饱满的椭圆形，周边有完整的包膜
  - 可见与临近肾组织分界清晰

诊断与鉴别诊断精要

- 双侧肾下极相连，肾盂、肾盏旋转不良
- 检查范围要显示整个肾全部

典型病例

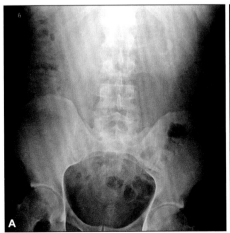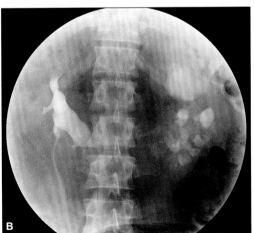

图 3-2-10　马蹄肾
A 为 KUB。示：左肾区可见不规则致密影，右肾区及双输尿管走行区及膀胱区未见异常密度影；B 为 IVP，示：双肾下极融合，呈"马蹄肾"改变。左侧肾盏内可见多个类圆形及不规则形致密影，左侧肾盂及肾盏扩张，左输尿管未见明确显影。右侧肾盂肾盏显示清晰，杯口锐利，未见积液征象。右侧输尿管未见异常密度影

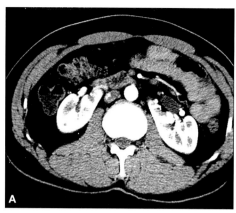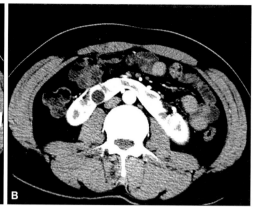

图 3-2-11　马蹄肾

A-B. 图为 CT 增强（肾皮质期）。示：双侧肾旋转不良，下部融合。右肾下部可见类圆形低密度影，大小约 1.5cm，未见强化，左肾实质内未见异常密度影。双侧肾盂未见扩张及异常密度影

重点推荐文献

[1] 陈敏，欧阳汉，全冠民，等. 体部磁共振诊断学. 福州：福建科学技术出版社，2010：179-182.

[2] 白人驹，马大庆，张雪林，等. 医学影像诊断学. 北京：人民卫生出版社，2006：536-537.

[3] 母华国，桑玲，陈平有，等. 马蹄肾的影像学诊断. 中国中西医结合影像学杂志，2008, 6(2): 143-144.

五、肾血管畸形与变异

（一）副肾动脉

【概念与概述】

- 一侧肾有 4 支以上的额外动脉，起源于腹主动脉或腹主动脉的分支
- 副肾动脉（accessory renal artery）多数直接由肾上极或下极入肾，以前者占多数
- 任何副肾动脉均为某一区域肾血供的终末动脉

【病理与病因】

一般特征

- 一般发病机制
  - 副肾动脉被认为是存留的胚胎内脏外侧动脉
  - 多数起自腹主动脉
  - 少数情况起于腰动脉、髂总动脉、肾上腺动脉、腹腔干、肠系膜上下动脉等
- 流行病学
  - 国内报道发生率高达 60%

大体病理及手术所见

- 副肾动脉与正常肾动脉相比，倾向于更细、更长

【临床表现】

表现

- 最常见症状 / 体征
  - 尢临床症状

【影像表现】

概述

- 最佳诊断依据：发现除正常肾血管以外的供肾血管
- 部位
  - 副肾动脉左侧多于右侧
- 大小
  - 与正常肾动脉相比，更细更长些

CT 表现

- CTA 可显示除正常肾动脉以外的副肾动脉。（图 3-2-12）

推荐影像学检查

- 最佳检查法：CT 血管造影

诊断与鉴别诊断精要

- 血管造影显示除正常肾动脉以外的血管

典型病例

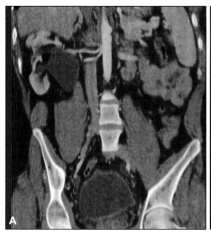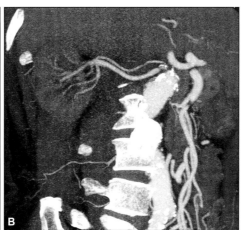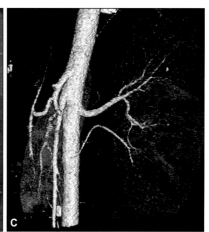

图 3-2-12　**副肾动脉**
A-B. 为 CTA MIP 重建图像。示：右肾副肾动脉；C. 为 CTA VR 重建图像，示：左肾副肾动脉
（图片提供：广州市第一人民医院）

重点推荐文献

[1] 张际青，张小东. 副肾动脉定义商榷. 中国临床解剖学杂志, 2010, 28(1): 109-110.

[2] 雷田，王歧本，蒙艳斌. 副肾动脉的应用解剖学研究. 解剖学研究, 2010, 32(5): 399-400.

（二）双下腔静脉畸形

【概念与概述】

● 双下腔静脉畸形（double inferior vena cava abnormality）左右下腔静脉同时存在，常表现为肾水平以下存在成对的下腔静脉

【病理与病因】

一般特征

● 一般发病机制

○ 形成肾下段下腔静脉的右上主静脉正常发育同时，左上主静脉腹腔段亦持续存在并发育为左侧的肾下段下腔静脉

● 流行病学

○ 发生率约为 0.3%

大体病理及手术所见

● 形态及结构同正常下腔静脉

【临床表现】

表现

● 最常见体征 / 症状

○ 一般无临床症状

● 临床病史

○ 可同时伴有肾静脉畸形或先天性肾缺如、马蹄肾及泄殖腔外翻畸形等

治疗

● 一般无临床症状，无需治疗

【影像表现】

概述

● 最佳诊断依据：腹主动脉两侧各有一血管结构

● 部位

○ 从髂总静脉向上延伸至肾静脉水平

● 大小

○ 双侧下腔静脉可以等大，也可一侧大于另一侧，但多数右侧大于左侧

CT 表现

● 即在正常下腔静脉沿脊柱右侧走行的同时，有一支左下腔静脉存在

● 左下腔静脉多起自左侧髂总静脉，向上汇入左肾静脉（图 3-2-13）

● 部分左侧下腔静脉在上升到肾静脉水平时通过一血管结构绕过腹主动脉前方或后方汇入右侧下腔静脉

● 双侧下腔静脉可以等大，也可以一侧大于另一侧（图 3-2-14）

MR 表现

- 同 CT 增强扫描

推荐影像学检查

- 最佳检查方法：MRI

【鉴别诊断】

下腔静脉异位

- 下腔静脉异位水平即肾静脉水平远端右侧下腔静脉缺如

扩张的生殖腺静脉

- 此静脉可跟踪至腹股沟水平而双下腔静脉畸形的左侧下腔静脉终止于髂静脉分叉水平

增大的淋巴结

- 在腹腔内腹主动脉左侧可见增大的淋巴结，单发或多发
- 呈圆形或卵形软组织密度影，轻度增强

诊断与鉴别诊断精要

- 腹主动脉两侧各有一血管结构，其中右侧者同正常下腔静脉，左侧者从左髂总静脉向上延伸至左肾静脉水平，增强扫描呈血管性强化

典型病例

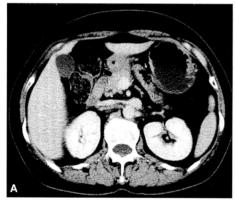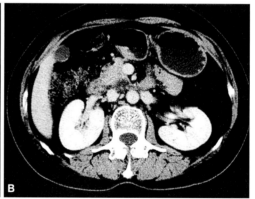

图 3-2-13 双下腔静脉
A-B.图为 CT 增强（静脉期）。示：肾静脉水平以下为双侧下腔静脉，左侧下腔静脉汇入左肾静脉

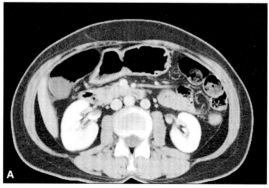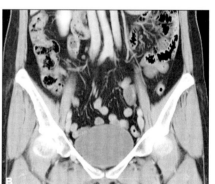

图 3-2-14 双下腔静脉
A-B. 为 CT 增强示：左下腔静脉存在
（图片提供：四川大学华西第二医院）

（谷 涛 陈 敏）

重点推荐文献

[1] 张翔, 吕蓉, 吴天. 下腔静脉畸形的CT诊断. 中国临床医学影像杂志, 2007, 18(5): 366-368.

[2] 李绪斌, 王芳, 杜湘珂. 下腔静脉病变的多层螺旋CT诊断. 实用放射学杂志, 2009, 25(2): 255-258.

[3] Friedland GW, deVries PA, Nino-Murcla M, et al. Congenital anomalits of the inferior veia cava: embryogonesis and MR features[J]. Urd Ratiol, 1992, 13(4): 237-248.

第3节　肾囊性病变

Bosniak CT 分类系统为目前影像学鉴别肾囊性病变标准

- Ⅰ型：无壁及分隔；良性
- Ⅱ型：少数头发丝样壁及分隔、细小钙化、高密度囊肿 <3cm；良性
- Ⅱ F⁺：壁或间隔局限性略厚，无明确强化；出血性囊肿 >3cm；5% 恶性
- Ⅲ型：规则或不规则厚壁或隔，可测量到强化；50% 恶性
- Ⅳ型：不规则厚壁或隔及强化软组织成分；明确恶性

一、肾实质囊肿

（一）单纯性肾囊肿

【概念与概述】
- 单纯性肾囊肿（simple renal cyst），肾实质内良性、充液性病变

【病理与病因】

一般特征
- 一般发病机制和病因
  - 起源于肾小管
  - 病因不明
    - 先天性肾小球、肾小管结构变异
    - 后天损伤，肾小管和周围血管闭塞，异常扩张的肾小管和集合管憩室
- 遗传学
  - 部分常染色体显性遗传
- 流行病学
  - 随年龄发病率增加，中年 20%～30%；>50 岁 50%

大体病理及手术所见
- 位于皮质、皮质深层或髓质，常突出于肾皮质表面
- 囊壁薄，囊内含清亮琥珀色液体

显微镜下特征
- 囊壁扁平或柱状上皮
- 囊液无细胞成分

【临床表现】

表现
- 最常见体征 / 症状
  - 无症状
  - 压迫症状

疾病人群分布
- 年龄
  - 50 岁以上多见，儿童罕见
- 性别
  - 男 > 女

自然病史与预后
- 预后良好
- 囊肿较大时压迫症状，肾盂积水，继发尿路感染；肾动脉性高血压
- 囊内出血
- 囊壁恶变罕见

治疗
- 可选
  - 保守治疗
    - 囊肿较小或无明显症状
  - 穿刺抽液、注药治疗
    - 直径 >4cm
  - 手术治疗
    - 有压迫症状或疑有恶变

【影像表现】

概述
- 最佳诊断依据：肾实质内均匀水样密度肿块，CT 上壁不可见
- 部位
  - 单侧单发或双侧多发
- 大小

- ○ 数毫米～数厘米
- 形态
  - ○ 圆形或椭圆形，边缘光滑锐利

CT 表现（图 3-3-1）

- 平扫 CT
  - ○ 圆形均匀水样密度影
  - ○ 囊壁不可见
- 增强 CT
  - ○ 无强化

MR 表现

- T1 加权
  - ○ 均匀低信号（图 3-3-2B）
- T2 加权
  - ○ 均匀高信号，（图 3-3-2A）
- T1 增强
  - ○ 无强化

超声表现

- 实时动态超声
  - ○ 边缘光滑的类圆形无回声区，后方回声增强

核医学表现

- $^{99m}T_c$ 核素扫描
  - ○ 肾区无血管的包块

推荐影像学检查

- 最佳检查方法：超声、MRI、增强 CT

【鉴别诊断】

先天发育异常

- 多囊肾
  - ○ 双侧肾轮廓增大，肾盂、肾盏弥漫扭曲，合并多囊肝

肿瘤

- 囊性肾癌
  - ○ 不规则增厚的囊壁，分隔
  - ○ 壁结节，可强化

感染

- 肾脓肿
  - ○ 不均匀的絮状高密度囊液
  - ○ 分界不清
  - ○ 病灶周围炎性反应
- 肾包虫病
  - ○ 囊壁钙化，可与肾盂相通

功能性病变

- 肾积水
  - ○ 实质变薄，肾盂肾盏扩张，尿路梗阻

其他

- 多房性囊肿
  - ○ 多房多分隔液性暗区
  - ○ 肾囊性变
  - ○ 壁厚，不规则，呈乳头状突向腔内

诊断与鉴别诊断精要

- 肾实质内边缘锐利的类圆形均匀水样囊性低密度区，无强化

典型病例

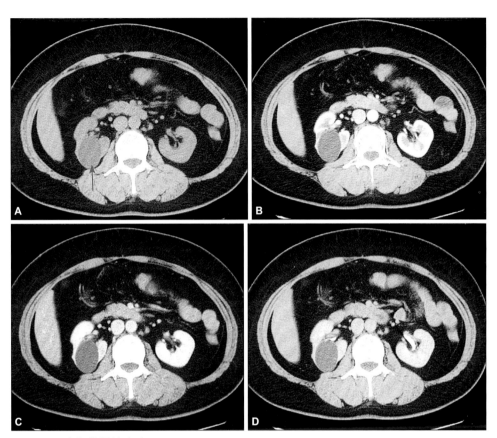

图 3-3-1　右肾单纯性囊肿
A. 为 CT 平扫，B-D. 为 CT 增强。示：右肾内见圆形均匀低密度影（红箭头），分界清楚，部分突出于肾轮廓之外；增强扫描病灶无强化

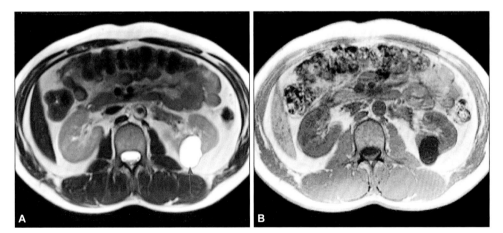

图 3-3-2　左肾单纯性囊肿
A. 为 T2WI；B. 为 T1WI。示：双肾实质内可见局限性异常信号影（红箭头），信号均匀，T1WI 呈低信号，T2WI 呈高信号，边界清

重点推荐文献

[1] 白人驹. 医学影像诊断学. 2版. 北京: 人民卫生出版社. 2005: 557-559.

[2] 吴阶平. 吴阶平泌尿外科学. 山东济南: 山东科技出版社, 2004: 1715-1718.

（二）复杂性肾囊肿

【概念与概述】

复杂性肾囊肿（complex renal cyst）

【病理与病因】

一般特征

- 一般发病机制和病因
  - 出血性囊肿（hemorrhagic cyst）：外伤、自发性囊肿出血
  - 感染性囊肿（infected cyst）：血源性播散、膀胱输尿管反流
  - 破裂性囊肿（ruptured cyst）：创伤或自发

病理及手术所见

- 出血性囊肿
  - 铁锈色囊液，蛋白物质
  - 纤维包膜，可钙化
- 感染性囊肿
  - 炎性或纤维性囊壁，囊液浓稠

【临床表现】

表现

- 最常见体征 / 症状
  - 腰腹痛、发热

【影像表现】

概述

- 最佳诊断依据：肾实质内均匀略高或高密度病灶，边缘规则，不强化

CT 表现（图 3-3-3）

- 平扫 CT
  - 圆形均匀高密度影
  - 囊壁不可见
  - 感染性囊肿：囊壁增厚，周围炎性反应；囊内水样密度或略高密度
- 增强 CT
  - 无强化

MR 表现（图 3-3-3、图 3-3-4）

- T1 加权
  - 高信号，可见液 - 液平面；脂肪抑制序列信号无改变
- T2 加权
  - 高或低信号，可见液 - 液平面
- T1 增强
  - 无强化

【鉴别诊断】

先天发育异常

- 多囊肾
  - 双侧肾轮廓增大，肾盂、肾盏弥漫扭曲，合并多囊肝

肿瘤

- 囊性肾癌
  - 不规则囊壁，分隔
  - 壁结节，可强化

其他

- 肾积水
  - 实质变薄，肾盂肾盏扩张，尿路梗阻
- 多房性囊肿
  - 多房多分隔液性暗区

典型病例

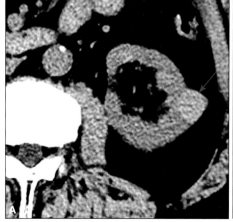
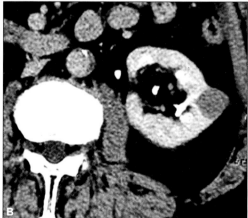

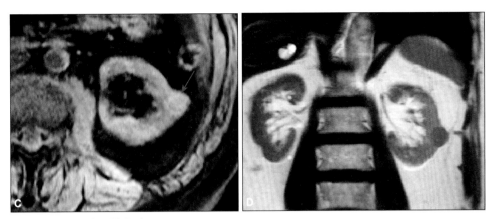

图 3-3-3　**左肾出血性囊肿**
A. CT 平扫示：左肾类圆形结节影（红箭头），密度较正常肾实质高，境界清楚，部分突出肾轮廓外；B. CT 增强示：左肾占位无强化；C. 脂肪抑制 T1WI 示：左肾中部较肾实质略高信号结节影（红箭头）；D. T2WI 左肾中部结节影变为低信号

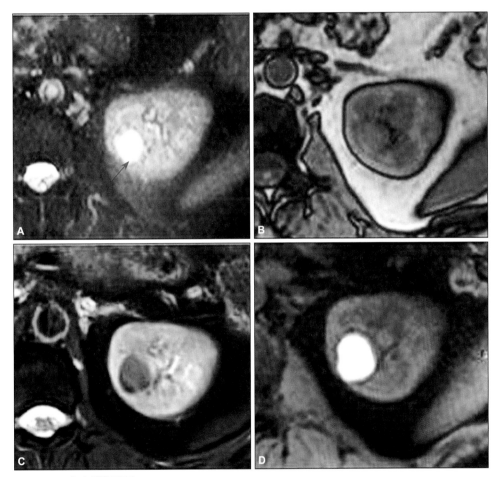

图 3-3-4　**出血性肾囊肿**
2006 年 MRI A. 为 T2WI 脂肪抑制轴位示：左肾实质内类圆形高信号（红箭头），均匀，界清；B. T1WI 病变信号与正常肾实质呈等信号；2010 年 C. T2WI 脂肪抑制轴位示：原病灶变为低信号；D. T1WI 脂肪抑制示：病变为均匀高信号

> **诊断与鉴别诊断精要**
> - 出血性囊肿：肾实质内均匀略高或密度病灶，边缘规则；不强化；囊液密度或信号随时间变化
> - 感染性囊肿：囊壁增厚，周围炎性反应；囊内水样密度或略高密度

重点推荐文献

[1] 白人驹. 医学影像诊断学. 2版. 北京: 人民卫生出版社. 2005: 557-559.

[2] 吴阶平. 吴阶平泌尿外科学. 山东济南: 山东科技出版社, 2004: 1715-1718.

二、肾髓质囊肿

（一）肾盂旁囊肿

【概念与概述】

　　肾盂旁囊肿（parapelvic cyst of kidney）是来自肾窦内的淋巴性囊肿，也包括位于肾盂旁向肾窦内扩展的肾囊肿
- 同义词：肾盂周围囊肿、肾盂周围淋巴囊肿、肾蒂囊肿、肾窦囊肿

【病理与病因】

一般特征
- 一般发病机制与病因
  - 组织学类型
    - 尿源性
    - 非尿源性：包括浆液性、淋巴性
- 流行病学
  - 少见，为肾囊肿的3%

大体病理及手术所见
- 壁薄光滑，有包膜，囊内均匀液体成分，不与肾盂、肾盏相通

显微镜下特征
- 壁为内皮细胞和淋巴细胞，有时可见炎细胞

【临床表现】

表现
- 最常见体征／症状
  - 无症状
  - 压迫症状：腰痛、腰胀及腰部不适，肾血管性高血压，血尿，肾积水及感染

疾病人群分布
- 年龄
  - 任何年龄，多数发现于50岁左右
- 性别
  - 无性别差异

自然病史与预后
- 预后良好
- 术后无复发，无恶变
- 囊肿大压迫肾盂、血管、淋巴管的症状及并发症

治疗
- 可选保守治疗，定期随访
- 超声引导下穿刺或腹腔镜抽吸
  - 主要适用于明显突向肾盂外，无结石及并发症
- 开放手术
  - 适应证为直径>5cm，或出现压迫症状，及疑有恶变、感染、出血

【影像表现】

概述
- 最佳诊断依据：肾盂旁或肾门处不与肾盂、肾盏相通的囊性肿块
- 部位
  - 单侧或双侧、单发或多发，肾门处或肾盂旁
- 大小
  - 可>15cm，亦可<0.5cm，一般3cm左右
- 形态
  - 椭圆形或不规则，包膜完整，边界清楚

X线表现
- 排泌性尿路造影

- ○ 肾盂、肾盏或上段输尿管出现弧形压迹、
  移位或变形等

CT 表现（图 3-3-5、图 3-3-6）

- 平扫 CT
  - ○ 边界清楚，均匀低密度的圆形或椭圆形包块
  - ○ 周围肾窦脂肪构成更低密度晕圈
- 增强 CT
  - ○ 无强化
  - ○ 排泄期：病灶内无造影剂充盈

MR 表现（图 3-3-6）

- T1 加权
  - ○ 均匀低信号
- T2 加权
  - ○ 均质高信号
- T1 增强
  - ○ 无强化

超声表现

- 实时动态超声
  - ○ 囊内无回声、囊液透声性好、壁薄而光滑、
    后方回声增强

推荐影像学检查

- 最佳检查方法：增强 CT，CTU

- 检查建议
  - ○ 多平面重建及排泌期扫描有助鉴别

【鉴别诊断】

肾盂旁肿瘤性病变

- 肾细胞癌、腺瘤、肉瘤、淋巴瘤
  - ○ 密度明显高于水，增强扫描不均匀强化，
    周边肾窦脂肪间隙消失

肾外肾盂旁血管病变

- 肾动脉瘤、动 - 静脉畸形或静脉曲张
  - ○ 增强扫描显著强化

功能性病变

- 肾积水
  - ○ 实质变薄，肾盂肾盏扩张，尿路梗阻

其他

- 肾窦内脂肪沉积症
  - ○ CT 值为脂肪密度

囊肿

- 肾盂源性囊肿
  - ○ 与收集系统相通，增强扫描排泌期明显强化
- 胰源性假性囊肿
  - ○ 偶发于肾门，囊壁较厚，常有环形强化

诊断与鉴别诊断精要

- 肾门或肾盂旁边界清楚、水样密度或信号肿物
- 不与肾窦肾盏相通
- 增强扫描无强化

典型病例

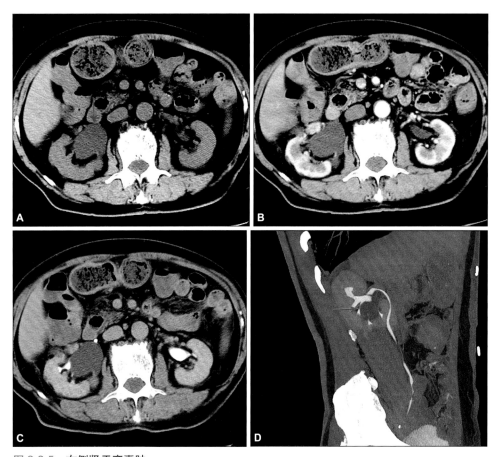

图 3-3-5　**右侧肾盂旁囊肿**
A. 为 CT 平扫示：右肾窦内不规则均匀囊性病灶（红箭头）. 境界清楚；B-C. 为 CT 增强示：皮髓期病灶无强化，排泄期肾盂、肾盏显影，病灶不与相通；D. 为 CTU 示：病灶压迫下组肾盏（红箭头）

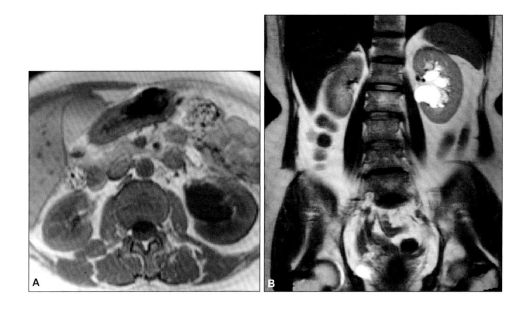

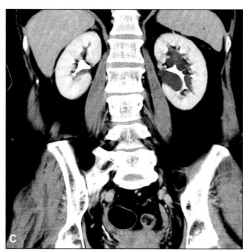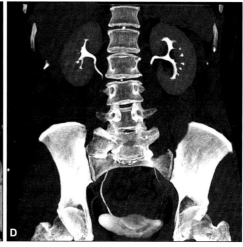

图 3-3-6　**肾盂旁囊肿**
A. 为 T1WI 示：肾窦内椭圆形低信号（红箭头）；B. 为 T2WI 示：肾窦内结构呈高信号，难于扩张肾盂鉴别；C. 为 CT 排泄期冠状位重建示：肾盂造影剂充盈，周围囊性病变包绕压迫肾盂；D. 为 CTU 示：肾盂、肾盏略呈受压改变，囊性病变显示不明显

重点推荐文献

[1] 吴阶平. 泌尿外科. 济南: 山东科学技术出版社, 1993: 884.
[2] 郭蕾. 螺旋CT增强多期扫描对肾盂旁囊肿的诊断价值. 医学影像学杂志, 2009, 19(4): 451-453.
[3] Li ZL, Kong CZ, Wang Y, et al. Parapelvic cyst of kidney [J]. Zhonghua Wai Ke Za Zhi, 2003, 41(3): 208-210.

（二）髓质海绵肾

【概念与概述】

髓质海绵肾（medullary sponge kidney，MSK）：肾锥体内集合管呈梭形或囊状扩张所致的肾髓质囊性病变

- 同义词：髓质肾小管扩张症，Cacchi-Ricci 疾病

【病理与病因】

一般特征

- 一般发病机制
  - 乳头管末端组织肥厚、过紧，导致乳头管和集合管梗阻、囊状扩张、局部尿液滞留、尿盐沉积
- 遗传学
  - 多偶发，极少数有遗传因素
- 病因学
  - 先天发育学说：肾源性胚基与输尿管芽胚异常连接
  - 尿酸盐沉淀学说：胎儿期尿酸盐沉积在肾小管引起集合管扩张
  - 成人肾小管的进行性退变

- 与遗传有关
- 与以下疾病有关
  - 偏身肥大和 Beckwith-Wiedemann 综合征
  - Ehler-Danlos 综合征和甲状旁腺功能亢进
  - 先天性肥厚性幽门狭窄
- 流行病学
  - 发病率约为 1/5000 ~ 20000
  - 尿路造影的发现率为 0.5%

大体病理及手术所见

- 肾髓质锥体顶部靠近肾小盏周围集合管扩张，或与肾盂相通，累及全部或部分乳头
- 集合管内可形成肾结石，多呈沙粒样，约占 MSK 的 40% ~ 90%

显微镜下特征

- 内壁衬以立方形、圆锥形或扁平形细胞
- 囊内含不透明胶冻样凝块或钙质物质，较大的囊肿内可见纤维化及炎细胞

【临床表现】

表现

- 最常见体征 / 症状
  - 无症状
- 实验室检查

○ 可有肾功能损害、高尿钙、远端肾小管酸中毒
- 并发症
  ○ 肾结石、梗阻、感染、血尿、氮质血症

疾病人群分布
- 年龄
  ○ 30～45 岁常见，儿童少见
- 性别
  ○ 男性与女性之比大约为 2.5：1

自然病史与预后
- 预后良好，但合并进展性氮质血症者，预后差

治疗
- 方法可选
  ○ 保守治疗
    ■ 无并发症者，增加液体摄入并随访（尿检，腹部 X 线）
  ○ 临床对症治疗
    ■ 有并发症者，抗生素和碱性药物治疗

【影像表现】

概述
- 最佳诊断依据：肾锥体内的肾小管扩张，呈"笔刷状"改变
- 部位
  ○ 双侧发病，偶见于一侧或呈节段性
  ○ 局限于髓质肾锥体的乳头部分
- 大小
  ○ 多 1～7.5mm，小者仅显微镜下可见，大者可 >10mm
- 形态
  ○ 肾小管不同程度扩张，呈管状或囊状

X 线表现
- X 线摄片
  ○ 正常、肾钙质沉积或肾结石
- 排泄性尿路造影
  ○ 轻度肾小管扩张
    ■ "笔刷状"表现：一个或者多个肾乳头内分离的线状高密度影
  ○ 中度肾小管扩张
    ■ 显著的线状高密度条纹影及乳头内丛集的小圆形高密度影

■ 有时可见张大的乳头和囊状扩张的肾小盏杯口
○ 重度肾小管扩张（进展期）
  ■ 肾乳头变形，出现串珠状或条线状空腔
  ■ 肾盏变形：扁平的或宽或窄的乳头
- 逆行肾盂造影
  ○ 扩张的集合管不充盈或者充盈不良
  ○ 不易出现肾乳头反流

CT 表现
- 平扫 CT
  ○ 肾锥体内多发小斑点状高密度影，散在或成簇状，呈花瓣样或扇形排列（图 3-3-7）
- 增强 CT
  ○ 扩张肾集合管内可见造影剂充盈

MR 表现
- T1 加权
  ○ 低信号内部可见更低信号斑点
- T2 加权
  ○ 高信号内部可见低信号斑点
- T1 增强
  ○ 囊肿壁强化，低信号斑点无强化

超声表现
- 实时动态超声
  ○ 肾锥体内分散的强回声病灶及声影
  ○ 部分见囊腔及肾盂积水

推荐影像学检查
- 最佳检查方法：增强 CT

【鉴别诊断】

炎症
- 肾结核
  ○ 较大空洞、狭窄和钙化

其他
- 肾乳头反流
  ○ 无肾小管扩张或囊肿及肾钙质沉积
- 肾乳头坏死
  ○ 不规则空洞或窦道，无钙化
  ○ 逆行肾盂造影时易充盈
- 髓质内肾钙质沉积
  ○ 无扩张的肾小管或囊肿，肾椎体外见钙化

诊断与鉴别诊断精要
- CT 及 IVP 呈典型的"笔刷状"改变
- 肾锥体多发钙化

典型病例

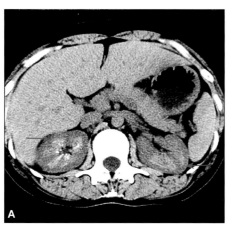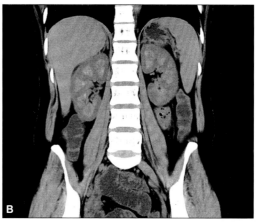

图 3-3-7　髓质海绵肾
A-B. 平扫 CT 示：双肾髓质内可见多发斑片状、簇状及斑点状高密度影，形态与肾锥体相符

重点推荐文献

[1] 吴新彦, 徐素新. 髓质海绵肾(综述). 临床放射学杂志, 1990, 9(1): 29-31.
[2] 宦怡, 贺洪德, 伏晓, 等. 髓质海绵肾的影像学诊断. 实用放射学杂志, 2004, 20(4): 344-346.
[3] 范家栋主译. //费德勒等著. 腹部百例疾病影像诊断精粹/(美)北京: 北京大学医学出版社, 2004: 391-395.
[4] 李松年. 现代全身CT诊断学. 北京: 中国医药科技出版社, 2001: 819-820.

三、多囊性肾病

（一）常染色体显性遗传性多囊性肾病

【概念与概述】

常染色体显性遗传性多囊性肾病（Autosomal dominant polycystic kidney disease，ADPKD）是一种以多发肾囊肿和不同的全身性表现为特征的常染色体显性遗传性疾病

- 同义词：成人型多囊性肾病（adult polycystic kidney disease，APKD）

【病理与病因】

一般特征

- 一般发病机制与病因
  - 常染色体显性遗传

- 遗传学
  - 3 种类型
    - ADPKD1，定位于 16p13.3，编码多囊素 1，85%
    - ADPKD2，定位在 4q21.23，编码多囊素 2，15%
    - ADPKD3，少
- 流行病学
  - 发病率为 1‰
  - 60 岁时 50% 进入终末期肾衰竭
  - 7%～10% 血液透析患者为 ADPKD 患者

大体病理及手术所见

- 双肾增大，无数囊肿
- 囊壁薄不见，可钙化
- 囊内清亮浆液性、浑浊出血性液体

显微镜下特征
- 囊肿内衬单层扁平或立方上皮

【临床表现】

表现
- 最常见体征／症状
  - 无症状
  - 胁腹痛、血尿、高血压
- 并发症
  - 出血、感染、破裂、恶性变、肾衰竭

疾病人群分布
- 年龄
  - 从儿童到 90 岁间均可发病，中年发病者相对较多
- 性别
  - 男女比例为 1：1

自然病史与预后
- 较早发现，行肾移植术，预后佳
- 未能及时准确的干预，终导致肾衰竭

治疗
- 对症治疗
- 肾移植

【影像表现】

概述
- 最佳诊断依据：含有无数囊肿的、明显增大的双侧肾
- 部位
  - 双侧肾实质内；常同时存在多囊肝
- 大小
  - 大小不一，但很少 >5cm
- 形态
  - 圆形或卵圆形，边缘光滑，偶见壁钙化、出血或结石

X 表现
- X 线摄片
  - 肾轮廓增大，肾区见弧线状钙化
- 排泌性尿路造影
  - 集合系统正常或者受压、扭曲、显示不清

- 常规不推荐

CT 表现
- 平扫 CT
  - 无数边界清晰的类圆形水样密度影
  - 高密度囊肿（出血）
  - 囊壁弧形钙化或肾周血肿、积液（囊肿破裂图 3-3-9）
  - 晚期肾明显增大，肾轮廓圆突状改变
  - 合并感染时见囊内气体，囊壁不规则增厚以及肾周筋膜增厚
- 增强 CT
  - 无强化

MR 表现
- T1 加权
  - 均匀低信号
  - 出血性囊肿高信号，液 - 液平面（图 3-3-10）
- T2 加权
  - 均匀高信号，薄壁（图 3-3-11）
  - 出血性囊肿偶为低信号，液 - 液平面
  - 感染性囊肿信号可不均匀，壁增厚
- T1 增强
  - 无强化

超声表现
- 实时动态超声
  - 双侧肾内多发边界清晰的圆形无回声区

推荐影像学检查
- 最佳检查方法：超声（准确性 98%）
- 检查建议
  - 鉴别较困难时，可进一步行增强 CT 以及 MR 检查

【鉴别诊断】
- 透析继发性囊性疾病
  - 双侧小肾内可见多发囊肿
- 多发单纯性肾囊肿
  - 肾功能正常

诊断与鉴别诊断精要

- 家族遗传史
- 双肾无数大小不一囊肿
- 常同时合并多囊肝

典型病例

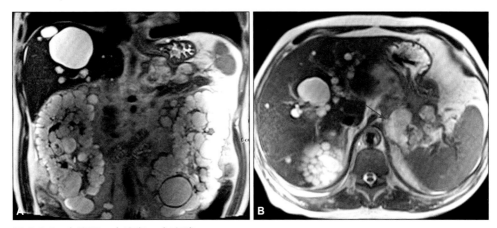

图 3-3-8 多囊肝、多囊肾、多囊胰
A. T2WI 冠状位示：双肾密布大小不等类圆形高信号影，边缘清楚，正常肾实质不可见，肝内可见多个大小不等囊腔；B. T2WI 轴位胰体尾亦可见数个边缘不规则高信号（红箭头），与胃界限不清

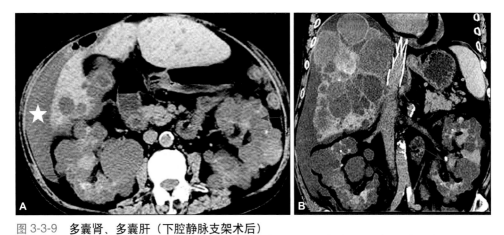

图 3-3-9 多囊肾、多囊肝（下腔静脉支架术后）
A-B. CT 平扫示：肝及双肾密集大小不等低密度影，边缘规则，突向肾窦及肾轮廓外，部分囊腔为略高密度（提示囊内出血）（红箭头），囊腔内及囊壁可见点状高密度影，为结石（红箭头）。正常肾实质基本消失。同时可见多囊肝及囊肿破裂产生的腹腔积液（五角星）

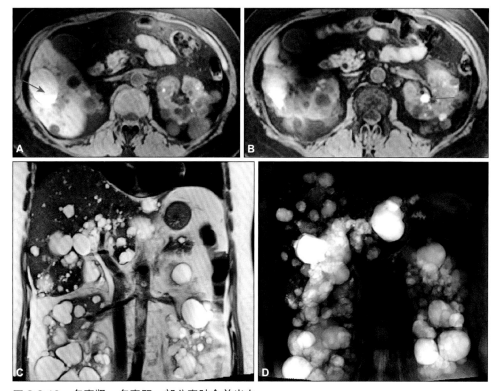

图 3-3-10　多囊肾、多囊肝、部分囊肿合并出血
A-B. T1WI 脂肪抑制示：病灶大部分为低信号，部分病灶为高信号，代表病灶内出血（红箭头），右肝内病灶可见液 - 液平（红箭头）；C. T2WI 冠状位示：肝及双肾见多发大小不等类圆形高信号；D. MRU

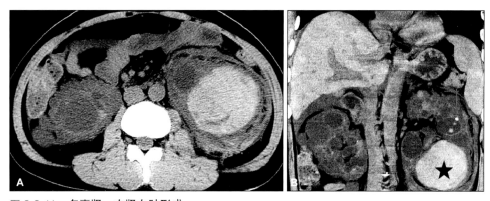

图 3-3-11　多囊肾，左肾血肿形成
CT 检查：A-B. 平扫及冠状位重建双肾体积明显增大，轮廓不规则边缘呈分叶状，密度不均，肾内见多发大小不等的囊状低密度病变，双肾散在点状钙化灶（红箭头）。左肾下极圆形高密度影，为血肿形成（五角星），肾脂肪囊内大量液体为囊肿破裂

重点推荐文献

[1] Gabow PA. Autosomal dominant polycystic kidney disease[J]. New Eng J Med, 1993, 329(5): 332-342.

[2] 梅长林, 李林常. 染色体显性遗传性多囊肾病诊治进展. 诊

断学理论与实践, 2003, 2(4): 265-267.

[3] 范家栋主译.// 费德勒等著；腹部百例疾病影像诊断精粹/ (美)北京: 北京大学医学出版社, 2004: 420-424.

（二）常染色体隐性遗传性多囊性肾病

【概念与概述】

常染色体隐性遗传性多囊肾病（autosomal recessive polycystic kidney disease，ARPKD），是一种以肾集合管和肝内胆管扩张、畸形及肝和肾纤维化为特点的常染色体隐性遗传的致死性肾囊性病

- 围产期型，新生儿期型，婴儿期型，少年期型
- 同义词：婴儿型多囊性肾病（infantile polycystic kidney disease，IPKD），肝肾多囊性疾病（hepatorenal polycystic disease），（多发错构瘤多囊性肾病

【病理与病因】

一般特征

- 一般发病机制与病因
  - 常染色体隐性遗传
  - 肾集合管上皮环状增殖，分泌上皮因子，使集合管伸长并梭形扩张
- 遗传学
  - 与染色体 6p21 有关
- 流行病学
  - 婴幼儿时期最常见和最早出现临床症状的遗传性疾病
  - 发病率约为 1/55000 ~ 1/6000，平均 1/20000
  - 杂合子携带率约 1/70

大体病理及手术所见

- 肾体积增大，间质纤维化，实质海绵样变，偶见肾钙化

显微镜下特征

- 囊肿内衬单层扁平或立方上皮

【临床表现】

表现

- 最常见体征 / 症状
  - 腹部大包块，少尿和高血压
  - 胎儿肺发育不良，Potter 面容

疾病人群分布

- 年龄
  - 多见于婴儿和儿童，很少见存活的成年个体
- 性别
  - 男女比例为 1 ∶ 1

自然病史与预后

- 临床症状出现越早，预后越差
  - 围产儿组，存活不超过 1 周
- 新生儿组，生后 1 个月内出现临床症状，1 年内死于肾衰竭
- 婴幼儿组，生后 3 ~ 6 个月出现肾衰竭和门静脉高压
- 青少年组，生后 6 个月 ~ 5 年内出现门静脉高压症状
- 渡过新生儿期的患儿，1 年生存率为 86%，15 年生存率为 67%

治疗

- 对症治疗

【影像表现】

概述

- 最佳诊断依据：双肾增大，形态不变，皮髓质分界消失，大量扩张伸长的管状结构从髓质至皮质向肾门集中，常合并肝病损，Caroli 病
- 部位
  - 双侧
- 大小
  - 受累肾约增大 1.5 倍
- 形态
  - 切面上囊腔为放射状排列并向肾包膜下扩展的圆柱状或梭形扩张的间隙

X 线表现

- X 线摄片
  - 肾轮廓均匀增大
- 排泄性尿路道影
  - 扩张集合管内造影剂聚集呈条纹状改变
  - 肾盏、肾盂及输尿管显影迟缓或不显影

CT 表现

- 平扫 CT
  - 肾增大，可不规则，密度减低
  - 多囊、结石或钙化
  - 肝内胆管可轻度扩张，结石 -Caroli 病
  - 肝纤维化表现
  - 门脉高压
- 增强 CT
  - 排泄期或延迟期扩张的集合管内造影剂积聚

MR 表现

- T1 加权
  - 双肾增大、呈分叶状、皮髓质分界不清，呈低信号
- T2 加权

○ 肾实质高信号，结石或钙化低信号
- T1 增强
    ○ 双肾乳头至皮质呈放射状或车轮状排列的条状高信号

核医学表现

- $^{99m-}$ 锝标记的双硫代琥珀酸放射性核素扫描
    ○ 双肾呈广泛对称性放射性浓集

超声表现

- 实时动态超声
    ○ 肾均匀增大，实质回声弥漫性增强，皮髓质分界不清

推荐影像学检查

- 最佳检查方法：增强 CT
- 检查建议

○ 同时行肝及肺部的影像学检查

【鉴别诊断】

- 肝疾患，如 Budd-Chiari 综合征、肝硬化等
    ○ 以肝损害为主，影像上往往没有肾异常
    ○ 发病较 ARPKD 晚，可为后天获得
- 多发单纯性肾囊肿
    ○ 囊肿多为圆形或椭圆形，肾大小无改变
    ○ 无肝异常
- 髓质海绵肾
    ○ 青中年发病
    ○ 肾体积可不大
    ○ 扩张的集合管主要位于肾髓质锥体顶部靠近肾小盏周围，"笔刷样"，其内多见结石
    ○ 无肝病损

诊断与鉴别诊断精要

- 婴幼儿发病，家族史
- 双肾弥漫增大，但形态无明显异常
- 肾正常皮髓质分界不清，增强扫描可见条状或管状影从肾盏区向锥体呈放射状排列，甚至一直伸延达肾皮质
- 合并肝内胆管扩张、畸形、肝纤维化等肝疾患

重点推荐文献

[1] Lonergan GJ, Suarez ES. Autosomal recessive polycystic kidney disease: radiologic-pathologic correlation[J]. Radio Graphics, 2000, 20: 837-855.

[2] 王青, 李笃民, 李传福. 常染色体隐性遗传性多囊肾病: 临床、病理与影像学表现. 医学影像学杂志, 2003, 13(9): 679-681.

[3] 范家栋主译.//费德勒等著; 腹部百例疾病影像诊断精粹/(美)北京: 北京大学医学出版社, 2004: 420-424.

[4] 夏黎明, 王承缘, 邵剑波. 婴儿型多囊肾的影像学诊断. 中国医学影像技术, 2000, 16(8): 674-675.

四、全身疾病的肾囊性病变

（一）von Hippel-Lindau 病

【概念与概述】

　　von Hippel-Lindau 病（von Hippel-Lindau disease，VHD），罕见的以全身多系统肿瘤为特征的常染色体显性遗传疾病，特征为中枢神经系统和视网膜发生血管网状细胞瘤，出现率 60%~80%

- 同义词：Von Hippel-Lindau 综合征（von Hippel-Lindau syndrome，VHL）

- 多系统病变出现率
    ○ 中枢神经系统血管网状细胞瘤 60%~80%
    ○ 视网膜发生血管网状细胞瘤 25%~60%
    ○ 肾细胞癌和肾囊肿 60%
    ○ 胰腺神经内分泌肿瘤、囊腺瘤和囊肿 35%~70%
    ○ 附睾囊腺瘤 25%~60%
    ○ 嗜铬细胞瘤 10%~20%

【病理与病因】

一般特征

- 一般发病机制与病因

○ 常染色体显性遗传
- 遗传学
  ○ 抑癌基因 3 号染色体短臂（3p25–26）突变
  ○ 流行病学
- 发病率为 1/36000
  ○ 家族史
  ○ 65 岁时有 90% 的外显率

肾大体病理及手术所见
- 多脏器病变，不同个体而表现不同
- 双肾表现为增大，多发囊肿
- 多发大小不等透明细胞癌

显微镜下肾病变特征
- 囊肿内衬单层偏平或立方上皮
- 肾细胞癌组组织学分级低

【临床表现】
表现
- 最常见体征 / 症状
  ○ 无症状
  ○ 基于不同发病部位的表现
  ○ 胁腹痛、血尿、高血压
- 并发症
  ○ 出血、感染、破裂、恶性变、肾衰竭

疾病人群分布
- 年龄
  ○ 婴儿 ~ 70 岁多中青年

自然病史与预后
- 根据不同病变不同
- 肾癌是主要致死因素
- 中枢神经系统血管母细胞瘤其次

治疗
- 系统治疗
- 肿瘤切除术

【影像表现】
概述
- 诊断标准

○ 中枢神经系统及视网膜多个血管母细胞瘤
○ 中枢神经系统及视网膜一个血管母细胞瘤 + 内脏表现
○ 明确家族史 + 内脏表现

CT 表现
- 平扫 CT
  ○ 多个大小不等软组织影
- 增强 CT
  ○ 表现同肾透明细胞癌
  ○ 多发囊肿（图 3-3-12）

MR 表现
- 多发肾癌表现及多发囊肿表现

超声表现
- 实时动态超声
  ○ 双侧肾内多发边界清晰的圆形无回声区

推荐影像学检查
- 最佳检查方法：增强 CT/MR
- 检查建议
  ○ 发现肾多发肿瘤，胰腺或肾上腺病变时，加扫颅脑 MRI

【鉴别诊断】
- 透析继发性囊性疾病
  ○ 双侧小肾内可见多发囊肿
  ○ 多发单纯性肾囊肿
  ○ 囊肿数量较少
  ○ 肾功能正常
- 常染色体显性遗传性肾多囊性病变（ADPKD）
  ○ 肝多发囊肿
  ○ 无多发肾癌
- 肾髓质囊性疾病
  ○ 囊肿很小，或不见
  ○ 仅存在于肾髓质
  ○ 青年人进行性肾衰竭

诊断与鉴别诊断精要

- 家族遗传史
- 中枢神经系统及视网膜血管母细胞瘤
- 双肾无数大小不一囊肿、多发肾细胞癌
- 胰腺肿瘤及囊性病变
- 嗜铬细胞瘤

典型病例

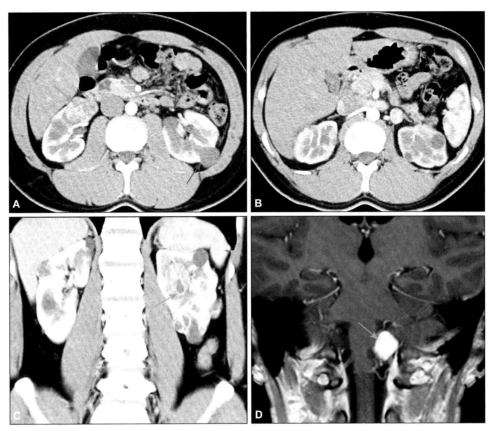

图 3-3-12　von Hippel-Lindau 病

增强 CT A. 右肾上极不规则强化肿块影（绿箭头，透明细胞癌），左肾多个不强化囊性影（红箭头，多发肾囊肿），胰头部不均匀低强化肿物（黄箭头，囊腺瘤）；B. 左肾上腺强化结节（绿箭头，嗜铬细胞瘤）；C. 冠状位重建左肾门处见不均匀强化肿块影（绿箭头，透明细胞癌）；D. 增强 MR T1WI 左侧延髓旁见15mm×14mm 类圆形明显强化病灶（绿箭头，血管网状细胞瘤）

重点推荐文献

[1] Gabow PA. Autosomal dominant polycystic kidney disease[J]. New Eng J Med, 1993, 329(5): 332-342.

[2] 梅长林, 李林常. 染色体显性遗传性多囊肾病诊治进展. 诊

断学理论与实践, 2003, 2(4): 265-267.

[3] 范家栋主译.//费德勒等著: 腹部百例疾病影像诊断精粹/ (美)北京: 北京大学医学出版社, 2004: 420-424.

（二）获得性囊性肾病

【概念与概述】

　　获得性囊性肾病（acquired cystic renal disease, ACRD），是指由肾的非囊性病变导致的尿毒症患者中出现的双侧多发肾囊肿

- 同义词：尿毒症性获得性囊性肾病（acquired cystic disease of uremia，ACDU）

【病理与病因】

一般特征

- 一般发病机制与病因

○ 原发病

■ 原发性肾小球疾患、肾小动脉硬化症、淀粉样变、紫癜性肾炎、遗传性肾炎、糖尿病肾病等

○ 继发因素

■ 肾小管阻塞因素

■ 透析相关因素

■ 肾小管上皮增生

■ 肾缺血

■ 肾的自然演变过程

- 流行病学

○ 维持血透患者 ACRD 的发生率为 40% ~ 50%
○ 血透少于 3 年者发生率为 44%，超过 10 年者达 90%

大体病理及手术所见

- 肾常呈固缩状
- 囊肿数个，或占据整个肾实质，呈单房或多房性
- 囊液可呈浆液性、黏液性、凝胶状或血性

显微镜下特征

- 囊肿内衬单层柱状上皮，可呈现乳头样增生

【临床表现】

表现

- 最常见体征 / 症状
  ○ 肾衰竭

疾病人群分布

- 年龄
  ○ 任何年龄
- 性别
  ○ 男性较女性发病率高

自然病史与预后

- 预后差，肾衰竭或肾细胞癌

治疗

- 保守治疗
  ○ 无症状者及少量出血者
- 对症治疗
  ○ 并发感染者
- 肾动脉栓塞术
  ○ 顽固性出血者
- 手术肾切除
  ○ 伴有持续性腰痛、严重顽固性血尿、并发结石反复感染或有脓肿形成者
  ○ 合并肾细胞癌者

【影像表现】

概述

- 最佳诊断依据：肾衰竭、透析史；双侧小肾，合并多发小的肾囊肿
- 部位
  ○ 多为双侧

○ 可同时累及肾皮质及肾髓质

- 大小
  ○ 0.5 ~ 3cm，多小于 1cm
- 形态
  ○ 多发小囊肿，可占据整个肾实质

CT 表现

- 平扫 CT
  ○ 双侧小肾
  ○ 多发肾囊肿，可类似多囊肾
  ○ 常见出血，囊壁可钙化
- 增强 CT
  ○ 无强化
  ○ 合并感染时囊壁轻或中度强化
  ○ 局限性强化肿块提示并发的肾细胞癌

MR 表现

- T1 加权
  ○ 多发均匀类圆形低信号
  ○ 可因感染或出血而使信号不均匀增高
- T2 加权
  ○ 囊肿呈高信号
- T1 增强
  ○ 无强化

超声表现

- 实时动态超声
  ○ 囊肿均较小，双肾回声增强
  ○ 并发肾细胞癌表现为实性结节或者壁结节

推荐影像学检查

- 最佳检查方法：CT
- 检查建议
  ○ 增强 CT 或者 MR 检查有助于肾细胞癌的检出

【鉴别诊断】

- 多发单纯性肾囊肿
  ○ 无透析病史
  ○ 肾大小正常
- 结节性硬化
  ○ 肾内可看见实性含脂肪富血供肿物
- 成人型多囊肾
  ○ 肾增大，囊肿均较大，多囊肝

> **诊断与鉴别诊断精要**
>
> - 尿毒症、肾透析病史
> - 双侧小肾，合并多发小的囊肿
> - 囊肿可继发出血、感染甚至肾细胞癌

重点推荐文献

[1] 范家栋主译.//费德勒等著; 腹部百例疾病影像诊断精粹/(美)北京: 北京大学医学出版社, 2004: 355-358.
[2] 宋尚明, 硕勇, 周生芬. 获得性囊性肾病. 医学综述, 1997,

3(9): 403-405.
[3] 施伯, 华王森. 末期肾衰竭患者获得性囊性肾病及其临床意义. 天津医药, 1992, 6(): 382-384.

（三）其他囊性肾病

肾淋巴管瘤病

【概念与概述】

　　肾淋巴管瘤病（renal lymphangioma disease），发生在肾由扩张的及内皮细胞增生的淋巴管和结缔组织所共同构成的肿瘤和畸形之间交界性病变

- 同义词：肾囊性淋巴管瘤，肾淋巴囊肿，肾囊肿水瘤

【病理与病因】

一般特征

- 一般发病机制及病因
  - 不完全清楚
    - 胚胎期静脉丛中的中胚层错构
    - 胚胎发育过程中淋巴组织瘤样增生
- 遗传学
  - 有 45XX 染色体长臂缺陷和缺损
  - 可能同 VHL（von-Hippel-Lindau）基因突变相关

大体病理及手术所见

- 多房性囊肿，少数为单房，质地柔软，有波动感
- 囊壁半透明
- 囊液清亮淡黄，可含乳糜液

显微镜下特征

- 囊壁存在平滑肌及淋巴细胞浸润，内衬扁平内皮细胞
- 囊间纤维结缔组织

【临床表现】

表现

- 最常见体征 / 症状
  - 无症状
  - 血尿、腰部钝痛、肾绞痛、肾性高血压和腰部肿块

疾病人群分布

- 年龄
  - 各个年龄段，多在儿童或 40 岁之后起病
- 性别
  - 男女发病率无明显差异

自然病史与预后

- 预后良好
- 潜在恶性可能

治疗

- 保守治疗：囊肿小，无症状
- 外科干预：症状明显或并发症者
  - 囊内硬化剂注射治疗
  - 囊肿切除、肾部分切除、肾切除等

【影像表现】

概述

- 最佳诊断依据：肾被膜或实质内囊性包块，分隔薄厚不匀
- 部位
  - 多双侧，肾实质、包膜下、肾盂旁及肾周
- 大小
  - 5 ~ 20cm
- 形态
  - 类圆形，单房或多房

CT 表现

- 平扫 CT
  - 单发或多发类圆形低密度病灶，边界清楚
  - 弥漫分布于肾周围呈环形有分隔的低密度带
  - 密度根据内容物的成分不同差别很大

- ○ 偶见钙化灶
- 增强 CT
  - ○ 无强化

MR 表现

- T1 加权
  - ○ 较均匀的低信号，出血时高信号
- T2 加权
  - ○ 均质高信号，亦可信号不均
  - ○ 低信号分隔
- T1 增强
  - ○ 无强化

超声表现

- 实时动态超声
  - ○ 肾旁或肾周围有分隔的液性暗区

- ○ 肾受压或肾积水

推荐影像学检查

- 最佳检查方法：平扫及增强 MR

【鉴别诊断】

- 单纯性肾囊肿
  - ○ 内部均匀水样密度
  - ○ 无分隔
- 肾脓肿
  - ○ 平扫密度多高于水
  - ○ 囊壁及周围炎性反应
- 囊性肿瘤
  - ○ 分隔较多，壁厚
  - ○ 可见增强的壁结节

诊断与鉴别诊断精要

- 双侧肾实质、包膜下或者肾周多发囊性占位，多房样，可弥漫环绕肾周
- 增强扫描无强化

重点推荐文献

[1] Daniel M, Zapzalka ILL, Carlos M, et al. Lymphangioma of the renal capsule[J]. J Urol, 2002, 168(1): 220.
[2] 常喜华, 那万里, 杨海山, 等. 肾囊性淋巴管瘤3例影像学诊断. 中华放射学杂志, 1998, 32: 786.

[3] Honma I, Takagi Y, Shigyo M, et al. Lymphangioma of the kidney. Int J.Urol,2002, 9(3): 178-182.
[4] 朱选文.肾囊性淋巴管瘤(附1例报告及文献复习).中华泌尿外科杂志, 1993, 14: 454-455.

第 4 节　肾肿瘤

一、肾原发性肿瘤

（一）肾良性肿瘤

1. 嗜酸细胞腺瘤

【概念与概述】

- 嗜酸细胞腺瘤（oncocytoma）是起源于肾集合管的少见良性肿瘤

【病理与病因】

一般特征

- 一般发病机制与病因
  - ○ 病因不清

- ■ 合并存在异常
- ■ 与肾细胞癌共存
- ■ Birt-Hogg-Dube 综合征：（少见的多系统上皮性肿瘤）
- 遗传学
  - ○ 1 号染色体和性染色体缺失
  - ○ 染色体 11q13 异位
- 流行病学
  - ○ 常偶然发现（50%～90%）或尸检发现

大体病理及手术所见

- 肾实质内，向肾表面突出，部分可突向肾盂，大多有完整纤维包膜

- 切面：红褐色，中央瘢痕；坏死、囊变及出血少见

显微镜下特征

- 嗜酸性大细胞，胞浆嗜酸性粉红色颗粒
- 细胞呈巢状、小管、乳头排列
- 核仁可轻度异型性

【临床表现】

表现

- 最常见体征 / 症状
  - 无症状
  - 少数腹痛、血尿

疾病人群分布

- 年龄
  - 中、老年多见
- 性别
  - 男：女 = 2 ~ 3：1

自然病史与预后

- 良性
- 合并症少，少见血尿、泌尿系梗阻等
- 手术后预后很好

治疗

- 肾部分切除术或全肾切除术

【影像表现】

概述

- 最佳诊断依据：肾皮质实性肿块，有包膜；分界清楚，边缘光滑；中央瘢痕，少出血、坏死、钙化；增强扫描明显强化
- 部位
  - 多单侧单发，2% ~ 12% 多灶性，4% ~ 14% 双侧肾
  - 靠近肾包膜
- 大小
  - 直径 2 ~ 10cm
- 形态
  - 圆形或椭圆形，包膜完整
  - 中央星形瘢痕

CT 表现

- 平扫 CT
  - 突向肾皮质外的实性肿块，等或略低密度

- 中央瘢痕低密度
- 出血，坏死，钙化少见
- 增强 CT
  - 皮髓期明显强化，实质期低于肾实质
  - 延迟扫描中央瘢痕渐进性强化（图 3-4-1）

MR 表现

- T1 加权
  - 均匀等或略低信号
  - 中央纤维瘢痕更低信号
- T2 加权
  - 均质略高信号
  - 中央瘢痕为高信号
- T1 增强
  - 皮髓期明显强化，实质期低于肾实质
  - 中央瘢痕延迟强化（图 3-4-2）

超声表现

- 实时动态超声
  - 强回声肿块，回声均匀，边界清楚

核医学表现

- ^{123}I 核素扫描
  - 肾实质异常放射性浓聚灶

推荐影像学检查

- 最佳检查方法：增强 CT
- 检查建议
  - 采用多层面重建进行观察

【鉴别诊断】

- 肾细胞癌
  - 常很难鉴别
  - 出血、坏死、囊变、钙化多见
  - 中央瘢痕与中央坏死鉴别：延迟扫描渐进强化
  - 周围浸润及转移征象
- 血管平滑肌脂肪瘤
  - 密度多不均匀，可见脂肪
  - 无包膜，境界清楚
  - 延迟强化
  - MR 化学位移成像，正反相位可显示少量的脂肪

诊断与鉴别诊断精要

● 偶然发现，边界清楚的实性肾肿块
● 增强扫描明显强化
● 中央星芒状瘢痕为特征性表现

典型病例

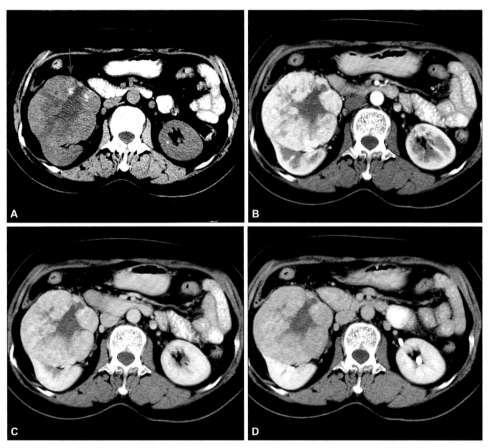

图 3-4-1　右肾嗜酸细胞腺瘤
CT A. 右肾下极见巨大类团组织团块向前突出（红箭头），边界较清，密度不均匀，内见不规则钙化，中央星芒状低密度瘢痕；B. 皮质期肿块强化明显，中央瘢痕无强化（五角星）；C-D. 实质期及排泌期肿瘤密度较肾减低，中央瘢痕密度略有增高

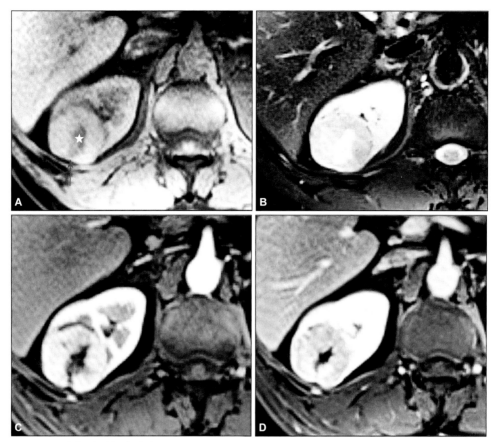

图 3-4-2 右肾嗜酸细胞腺瘤
A. 脂肪抑制 T1WI 右肾上极类圆形软组织肿块（红箭头），边缘光滑，可见低信号包膜及中央瘢痕（五角星）；B. 脂肪抑制 T2WI 病灶信号较肾实质减低，中心瘢痕为高信号；C. 增强 T1WI 皮髓期病灶明显强化，但低于肾皮质，中心瘢痕低信号；D. 实质期中心瘢痕范围缩小

重点推荐文献

[1] Mostofi FK, Davis CJ, Sobin LH. Histological typing of kidney tumors[M]. 2nd. New York: Spinger, 1998: 7-8.

[2] Liu LN, Zhang CH, Huang SF. Clinicopathological observation of renal adenomas[J]. Chin J Pathol, 2002, 31(3): 204-207.

[3] 戴宇平, 孙祥宙, 王飞, 等. 肾腺瘤的临床诊断与治疗. 中华泌尿外科杂志, 2007, 28 (2): 91-94.

[4] 祝兴旺, 殷小明, 宋永胜. 肾腺瘤的临床诊治分析(附9例报告并文献复习). 现代肿瘤学. 2009, 17(3): 531-533.

2. 血管平滑肌脂肪瘤（结节性硬化）

【概念与概述】

　　肾血管平滑肌脂肪瘤（Renal angiomyolipoma, RAML），是肾最常见的良性肿瘤，由不同比例的成熟平滑肌、脂肪及血管构成

- 同义词：肾错构瘤

【病理与病因】

一般特征

- 一般发病机制与病因
  - 来源于血管周上皮样细胞（perivascular epithelioid cell，PEC）
  - 20%AML 合并结节硬化症
  - 80% 的结节硬化症患者合并肾的血管平滑

肌脂肪瘤
- 依脂肪含量的病理学分型
  - Ⅰ 型脂肪为主
  - Ⅱ 型脂肪与血管、平滑肌混杂
  - Ⅲ 型少脂肪或无脂肪，大多为平滑肌和血管组织

大体病理及手术所见
- 外表光滑，圆形、卵圆形或分叶状肿块，境界清楚，无包膜，压迫肾盂肾盏
- 可向外生长，穿破肾包膜进入肾周间隙，可见瘤内和肾周出血

显微镜下特征
- 不同比例的畸形血管、脂肪、平滑肌样细胞

- 肌样细胞又分为上皮样、中间型及梭形免疫组织化学染色
- 上皮样细胞 HMB45 强阳性，梭形细胞 SMA 阳性

【临床表现】

表现

- 最常见体征 / 症状
  - 第 I 类合并结节性硬化症，多无泌尿系统症状，可智力低下、癫痫和皮脂腺瘤
  - 第 II 类不合并结节性硬化症，无症状或轻微腰部不适，血尿、腹部包块

疾病人群分布

- 年龄及性别
  - 第 I 类发病年龄小，无明显性别差异
  - 第 II 类 30 ~ 70 岁女性居多

自然病史与预后

- 预后良好
- 术后无复发

治疗

- 保守治疗
  - 肿瘤直径 < 4cm
- 肾动脉栓塞
  - 肿瘤直径 > 4cm，且肿瘤生长比较快
  - 已经发生肿瘤破裂出血者
- 保留肾单位的肾部分切除术
  - 肿瘤直径 < 5cm
- 肾切除术
  - 单侧巨大

【影像表现】

概述

- 最佳诊断依据：肾实质内或突向肾外境界清楚，无包膜，含脂软组织肿块
- 部位
  - 单侧单发多见，也可单侧多发，或双侧多发
- 大小
  - 数毫米到数十厘米
- 形态
  - 圆形或不规则，分叶，与肾实质分界清晰

CT 表现

- 平扫 CT
  - 肾实质境界清楚密度不均匀肿块
  - 不同程度脂肪性低密度
  - 肿块内或包膜下高密度出血征象

- 增强 CT
  - 根据成分不同不均匀强化
    - 脂肪区无强化，
    - 血管区明显强化（图 3-4-5）
    - 平滑肌区中等强化（图 3-4-3）

MR 表现

- T1 加权
  - 混杂信号：高信号区抑脂序列变为低信号 - 脂肪；不变区域：出血可能（图 3-4-4）
- T2 加权
  - 混杂信号
- T1 增强
  - 不均匀强化（图 3-4-6）

超声表现

- 实时动态超声
  - 强回声光团，不均匀，边界清楚
  - CDFI 示肿瘤内血流信号少，PWI 测及其动脉血流为低速高阻型改变

核医学表现

- ^{99m}Tc-DMSA 静态显像和 ^{99m}Tc-DTPA 动态显像
  - 肿块表现为缺损相
- ^{99m}Tc-DTPA 动态灌注相
  - 灌注阴性，动脉灌注水平明显低于正常肾组织

推荐影像学检查

- 最佳检查方法：增强 CT
- 检查建议
  - 诊断困难者可行 MRI 化学位移成像有助于显示少量脂肪

【鉴别诊断】

- 肾细胞癌
  - 一般不见脂肪成分
  - 肿物大部分位于肾轮廓线之内，无杯口征及劈裂征
  - 可有囊变坏死、钙化
  - 富动脉血供
  - 浸润及转移征象
  - 乏脂 AML 与肾细胞癌很难鉴别
- 脂肪肉瘤
  - 边缘不清和浸润性改变
  - 多位于肾周，压迫肾移位
- 畸胎瘤
  - 钙化或骨化影像组织

- 肾嗜酸细胞腺瘤
  - 边缘光滑，密度均匀肿块
- 无脂肪
- 中心瘢痕

> **诊断与鉴别诊断精要**
>
> - 边界清楚、含脂肪的肾肿块
> - 软组织密度区明显强化，延迟强化

典型病例

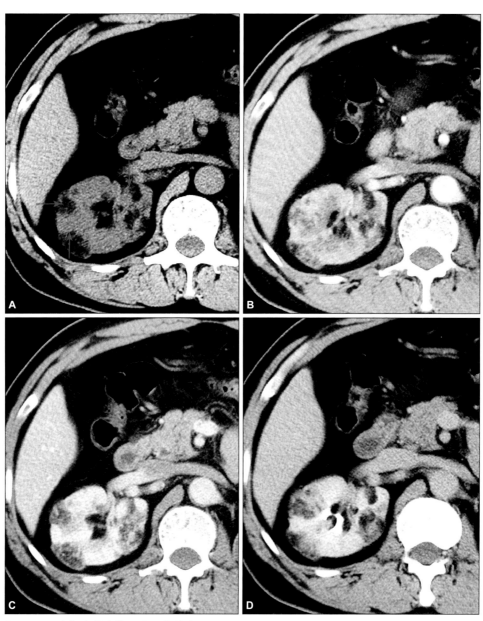

图 3-4-3　右肾多发血管平滑肌脂肪瘤

CT 检查：A. 平扫右肾实质内可见多发大小不等不规则形混杂密度影，其内可见脂肪密度，病灶边界较清；B-D. 增强扫描，病灶不均匀强化，低于肾实质

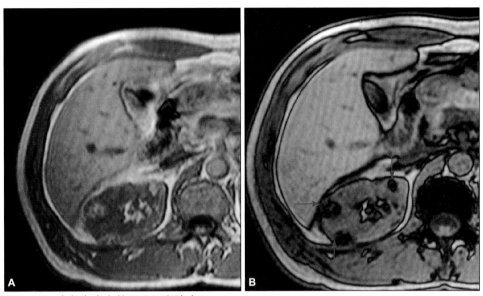

图 3-4-4　右肾多发血管平滑肌脂肪瘤
与图 3-4-3 为同一患者的 MRI：A. 正相位 T1WI 右肾多发不均匀高信号结节影，境界尚清楚；B. 反相位图像可见结节中 T1WI 高信号变为低信号，提示为脂肪组织

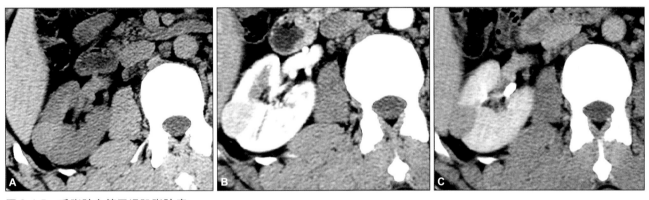

图 3-4-5　乏脂肪血管平滑肌脂肪瘤
CT A. 平扫右肾中极类圆形略高密度影，内部未见脂肪样低密度影，边缘光滑规则；B. 皮髓期病灶中度强化；C. 排泄期病灶密度低于肾实质

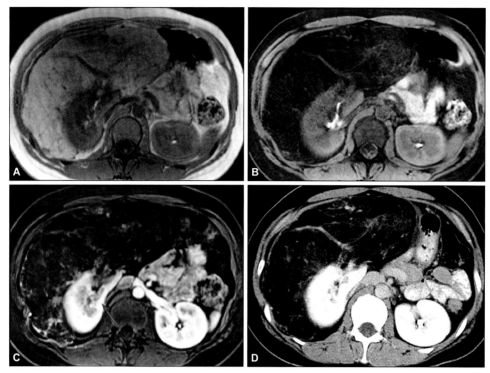

图 3-4-6　巨大血管平滑肌脂肪瘤
A. MRI T1WI 右肾区巨大软组织肿块，占据近全部右侧腹腔，其内见条片状低信号；B. 脂肪抑制 T1WI 肿块信号明显下降；C. 增强 MR T1WI 肿块内可见片絮状轻中度强化，右肾前部正常组织缺如，呈"劈裂征"（红箭头）；D. 增强 CT 实质期，肿块边界清楚，周围脏器受压移位

重点推荐文献

[1] Sant GR, Heaney JA, Ucci AA Jr, et al. Computed tomographic finding in renal angiomyolipoma: an histologic correlation[J]. Urology, 1984, 24(3): 293-296.

[2] 赵锡立. 肾血管平滑肌脂肪瘤的CT诊断. 中国临床医学影像杂志, 1999, 10(6): 445.

[3] 唐光健, 许燕. 肾血管平滑肌脂肪瘤与肾癌的CT鉴别诊断. 中华放射学杂志, 2004, 38(10): 1090-1093.

3. 纤维瘤

【概念与概述】

　　肾纤维瘤（fibroma of the kidney；renal fibroma）主要发生于肾髓质的由胶原纤维和纤维细胞构成的良性肿瘤

- 同义词：肾髓质纤维瘤（renal medullary fibroma）

【病理与病因】

一般特征

- 一般发病机制
  - 来源于肾髓质中的间质细胞
- 病因
  - 病因不清
- 流行病学
  - 尸解发生率为 26% ~ 42%

大体病理及手术所见

- 椭圆、分叶或不规则形态
- 光滑完整包膜
- 质硬，切面呈灰白色
- 可压迫肾组织，但一般不引起肾积水

显微镜下特征

- 梭形细胞及大量纵横交错的纤维结缔组织组成
- 纤维或致密纤维基质分隔
- 无病理性核分裂象
- 可有炎性细胞和异物巨细胞，钙化及骨化

【临床表现】

表现

- 最常见体征/症状
  - 多无症状，少数腰痛

疾病人群分布

- 年龄
  - 多见于 50 岁以上
- 性别
  - 无明显性别差异

自然病史与预后

- 预后良好，无复发和转移
- 终身带瘤生存

治疗

- 保守治疗
  - 较小且无症状或症状轻的肿瘤者

【影像表现】

概述

- 最佳诊断依据：肾实质密度均匀实性肿块，边界清晰。无明显坏死囊变，可钙化；渐进性强化
- 部位
  - 肾髓质，偶在肾实质及肾包膜
  - 单发多见，偶为多发或双肾
- 大小
  - 数毫米～数厘米
- 形态
  - 规整，类圆形、哑铃形或不规则形

CT 表现

- 平扫 CT
  - 均匀高密度，边界清晰，包膜完整
  - 无明显坏死囊变
  - 斑块状钙化
- 增强 CT
  - 渐进性强化

MR 表现

- T1 加权及 T2 加权
  - 明显低信号肿块（细胞数较少，胶原成分较多）轮廓光整
- T1 增强
  - 渐进性强化

超声表现

- 实时动态超声
  - 低回声光团，边界清楚
  - 少量血流信号，少数血流可较丰富

推荐影像学检查

- 最佳检查方法：增强 CT 或 MRI

【鉴别诊断】

- 肾细胞癌
  - 平扫 CT 常呈等或低密度
  - T2WI 不均匀高信号
  - 出血、坏死、囊变明显
  - 富动脉血供
  - 周围浸润或转移征象

诊断与鉴别诊断精要

- 边界清楚、包膜完整的肾肿块
- CT 平扫均匀高密度；T2WI 均匀低信号
- 无明显坏死囊变
- 渐进性强化

重点推荐文献

[1] 丛振杰, 丁建国, 于卫中. 肾纤维瘤的CT、MRI诊断(附五例报告). 中华泌尿外科杂志, 2004, 25(11): 777.

[2] Lopes M, Raciti G, Maira A, et al. Cortical benign fibromatous tumor (fibroma) of the kidney[J]. Urol Int, 1999, 62(1): 34-36.

[3] Dall'Era M, Das S. Benign medullary fibroma of the kidney[J]. J Urol, 2000, 164(6): 2018.

4. 平滑肌瘤

【概念与概述】

肾平滑肌瘤（Renal leiomyoma），起源于肾平滑肌细胞的良性肿瘤

【病理与病因】

一般特征

- 一般发病机制
  - 起源于富含平滑肌细胞的组织（肾包膜、肾盂、肾皮质血管）
  - 个别来源于肾囊肿或脓肿壁内
- 流行病学
  - 肾良性肿瘤的 2.9%
  - 尸检发生率约为 5%

大体病理及手术所见

- 球形或不规则，无真性包膜，分界清楚
- 发生于肾包膜者有细蒂与肾相连

显微镜下特征

- 肿瘤细胞呈梭形漩涡状排列
- 胞浆红，细胞核亦呈梭形，少分裂象
- 免疫组化波形蛋白阳性，肌细胞肌动蛋白阳性，平滑肌抗体阳性

【临床表现】

表现

- 最常见体征 / 症状
  - 无或周围压迫症状

疾病人群分布

- 年龄
  - 中老年人，少数小儿，可为先天性疾病
- 性别
  - 女性多于男性

自然病史与预后

- 预后良好，无复发和转移
- 部分可终身带瘤
- 肿瘤较大时，可恶变

治疗

- 保肾手术
  - 体积较小、界限清楚者
- 根治性肾切除术
  - 瘤体大，不能排除恶性变者

【影像表现】

概述

- 无特异性
- 部位
  - 于肾皮质，也可在肾包膜、肾盂，肾囊肿或脓肿壁内
  - 单发多见
- 大小
  - 10 ~ 20cm，最大者可超过 50cm
- 形态
  - 形态规整，类圆形，少数不规则形

DSA 表现

- 瘤体内为低血流信号，周围血管包绕

CT 表现

- 平扫 CT
  - 等密度软组织实性肿瘤，包膜完整（图 3-4-7）
  - 合并囊肿、脓肿，呈液性密度或混合密度，钙化
  - 可出现脂肪密度
- 增强 CT
  - 无或轻度强化
  - 周围血管迂曲、包绕肿瘤

MR 表现

- T1 加权
  - 均匀低信号
- T2 加权
  - 信号可不均匀
- T1 增强
  - 无或轻度强化

推荐影像学检查

- 最佳检查方法：增强 CT

【鉴别诊断】

- 肾细胞癌
  - 坏死囊变明显
  - 动脉血供丰富
  - 浸润及转移等恶性征象
- 肾平滑肌肉瘤
  - 形态多不规则
  - 出血及坏死囊变多见
  - 强化明显
- 肾血管平滑肌脂肪瘤 / 脂肪瘤
  - 可见脂肪
- 肾纤维瘤
  - 坏死囊变少见
  - 渐进性强化

诊断与鉴别诊断精要

● 肾包膜、包膜下或肾盂内边界清楚实性肿块
● 瘤体巨大且密度／信号不均时，要警惕肿瘤恶变
● 肿块血供不丰富

典型病例

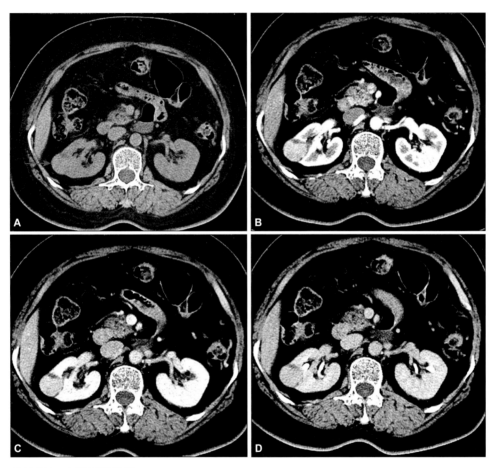

图 3-4-7　右肾平滑肌瘤
CT 检查：平扫 A. 右肾实质内可见一类圆形软组织密度影，边缘突出于肾轮廓之外，边界较清，前缘可见弧形低密度区；增强 B-D. 示：病变强化、弧形低密度区无强化

重点推荐文献

[1] Steiner M, Quinlan D, Goldman SM, et al. Leiomyoma of the kidney: presentation of 4 new cases and the role of computerized tomography[J]. J Urol, 1990, 143(5): 994-998.

[2] 李学松, 白龙伟, 陈捷, 等. 肾平滑肌瘤三例报告. 中华泌尿外科杂志, 2004, 35(10): 675.

[3] 张显军, 郑海红, 陈国荣. 肾平滑肌瘤一例报告. 中华泌尿外科杂志, 2008, 29(9): 616.

[4] 王振祥, 王东, 杨红杰, 等. 肾平滑肌瘤合并肾脓肿一例. 临床放射学杂志, 2000, 19(2): 122.

5. 血管瘤

【概念与概述】

　　肾血管瘤（renal hemangioma）是一种起源于肾

的血管内皮细胞、累及血管及淋巴管的少见的先天性肿瘤样病变

● 肾海绵状血管瘤（renal cavernous hemangioma），

肾毛细血管状血管瘤

【病理与病因】

一般特征

- 一般发病机制
  - 多起自于肾胚胎发育期未能发育成正常血管的残余成血管细胞
  - 以出芽和推挤的方式生长，不与周围血管相通
  - 组织学分型
    - 海绵状血管瘤绝大多数
    - 毛细血管状血管瘤少数
- 病因学
  - 先天性疾病
- 流行病学
  - 尸体解剖中肾血管瘤的发生病率小于 0.1%，其中单侧发病者占 92%

大体病理及手术所见

- 发生在肾盂黏膜下层（48.7%）、肾盏（42.1%）或肾皮质（9.2%）
- 形态规则，球形为主，有假包膜
- 肾海绵状血管瘤切开后为暗红色海绵状质软内容物
- 毛细血管状血管瘤多相对质硬，呈暗红色

显微镜下特征

- 由上皮细胞组成的各种形状的空腔
- 腔隙内充满红细胞和小栓子

【临床表现】

表现

- 最常见体征 / 症状
  - 无症状
  - 大者常有间歇性血尿，亦可为持续性血尿，伴患侧腰痛，个别可突发大量血尿

疾病人群分布

- 年龄
  - 可发生于任何年龄，但多见于 40 岁以下
- 性别
  - 无明显性别差异

自然病史与预后

- 预后良好，转移，可见复发
- 肿瘤较大，发生破裂，常较凶险，可危及生命

治疗

- 肾切除术
  - 病变较大而对侧肾功能正常者

- 切开肾盂电凝术，也可行激光治疗或肾部分切除术
  - 体积较小、仅累及肾一极或一个肾盏的血管瘤患者
- 姑息性或根治性介入治疗

【影像表现】

概述

- 最佳诊断依据：肾内单发实性肿块，均质或不均质，边缘光整，呈团块状或结节状强化
- 部位
  - 好发于肾髓质，少数发生在肾实质及肾包膜
  - 通常单发，偶为多发或双肾发病
- 大小
  - 差异很大，小者只有显微镜才能发现，大者占据整个肾
- 形态
  - 病灶多呈球形，少数可见浅分叶，边缘光滑

DSA 表现

- 动脉期充盈迅速，血管迂曲成团，占位效应不明显，静脉期病变染色深，且造影剂排泄缓慢，静脉后期病灶更易见
- 肾上腺素血管加压试验阴性

CT 表现

- 平扫 CT
  - 瘤体呈等密度，平扫 CT 常常难以发现病灶
  - 瘤体可有出血，有时周边或肾盂内可见血肿
- 增强 CT
  - 呈结节状、团块状强化，部分内部可见无强化低密度区
- CTA
  - 肾窦脂肪内可见迂曲走行的血管

MR 表现

- T1 加权
  - 等或稍低信号
- T2 加权
  - 不均匀高信号
- T1 增强
  - 与 CT 强化表现相似，为结节状、团块状强化

超声表现

- 实时动态检查
  - 边界不清、回声不均的团块，个别可无阳

性发现

- 扩张的瘤血管或血窦可形成低回声小暗区

推荐影像学检查

- 最佳检查方法：增强 CT 扫描或肾动脉造影
- 检查建议
  - 采用多层面重建进行观察
  - 肿瘤无出血的情况下，可行 CTA 观察

【鉴别诊断】

- 肾癌

- 平扫 CT 常呈等或低密度
- 肿瘤较大时，边界不清楚，内部密度 / 信号不均匀，坏死囊变明显
- 增强扫描皮质期强化十分明显，实质期肿瘤强化程度开始下降
- 有时可发现肾静脉或下腔静脉瘤栓
- 肾血管平滑肌脂肪瘤 / 脂肪瘤
  - 肿块内多可见到脂肪密度影

诊断与鉴别诊断精要

- 肾占位，增强 CT 检查呈结节状、团块状强化，境界清楚
- DSA 示动脉期充盈迅速，血管迂曲成团，占位效应不明显，静脉期病变染色深，且造影剂排泄缓慢，静脉后期病灶更明显

重点推荐文献

[1] 金鹏, 杨罗艳, 王荫槐, 等. 肾海绵状血管瘤的诊断和治疗(附3例报告). 临床泌尿外科杂志, 2009, 24(4): 278-280.
[2] 翁明高, 陈仕平, 李启镛, 等. 肾血管瘤4例报告并文献复习. 临床泌尿外科杂志, 2008, 15(8): 349-350.
[3] 吴用样, 伊岱旭. 肾血管瘤3例报告并文献复习. 现代泌尿

外科杂志, 2005, 10(6): 326-237.
[4] Geenen RW, Den Bakker MA, Bangma CH, et al. Sonography, CT, and MRI of giant cavernous hemangioma of the kidney: correlation with pathologic findings[J]. AJR Am J Roentgenol, 2004, 182(2): 411-414.

6. 肾小球旁器细胞瘤（肾素瘤）

【概念与概述】

肾小球旁细胞瘤（juxtaglomerular cell tumor, JGCT），以分泌大量肾素引起继发性高血压为特点的罕见肾实质良性肿瘤

- 同义词：肾素瘤，原发性肾素增多症（primary reninism），肾小球旁器的血管外皮细胞瘤（hemangiopericytoma），Robertson-Kihara 综合征、球旁细胞瘤、肾素分泌瘤、肾素分泌球旁细胞瘤、肾血管周围细胞瘤、原发性肾素症、近球装置细胞瘤

【病理与病因】

一般特征

- 一般发病机制与病因
  - 来源于变更的肾小球入球微动脉的血管平滑肌细胞

大体病理及手术所见

- 类圆形，完整的纤维包膜，切面灰白、灰黄

- 灶性出血和小囊腔形成
- 不侵犯邻近脏器

显微镜下特征

- 瘤组织实性片状及巢状，似血管球瘤或血管外皮瘤样结构

【临床表现】

表现

- 最常见体征 / 症状
  - "良性三高一低"（高肾素、高血压、高醛固酮、低血钾）
  - 视力模糊

疾病人群分布

- 年龄
  - 青年
- 性别
  - 男：女 =1：2

自然病史与预后

- 潜在恶性，少数转移

- 及时治疗，可痊愈
- 肿瘤性高血压可危及生命

治疗

- 对症治疗，控制血压
- 肿瘤剜出术或肾部分切除术
  - 诊断明确、肿瘤体积不大、包膜完整者

【影像表现】

概述

- 最佳诊断依据：肾盂旁包膜完整的软组织占位，血供少，临床肾素-血管紧张素-醛固酮系统功能亢进
- 部位
  - 单侧、单发
  - 多位于肾周缘皮质
- 大小
  - 0.2～8.0cm
- 形态
  - 类圆形

CT 表现

- 平扫 CT
  - 盂旁等或低密度肿物，边界清晰光整
- 增强 CT
  - 轻到中度均匀强化

MR 表现

- T1 加权及 T2 加权
  - 均匀低信号
- T1 增强
  - 轻到中度均匀强化

超声表现

- 实时动态超声
  - 肾实质内较均匀低回声团块，界清
  - CDFI 示肿瘤内血流信号少

推荐影像学检查

- 最佳检查方法：增强 CT

【鉴别诊断】

- 原发性醛固酮增多症
  - 肾素活性检测低于正常
  - 肾上腺区占位性病变
- 肾细胞癌
  - 中老年，腰痛、肿块和血尿
  - 增强扫描"快进快出"
  - 出血、坏死、囊变或钙化
  - 恶性肿瘤征象
- 肾母细胞瘤
  - 幼儿及青少年
  - 巨大肿块
  - 坏死囊变明显

诊断与鉴别诊断精要

- 肾盂旁肿块，包膜完整
- 血供不丰富
- "良性三高一低"

重点推荐文献

[1] 涂响安, 赵亮, 梁辉, 等. 肾素瘤的诊断和治疗(附3例报告). 现代泌尿外科杂志, 2010, 15(2): 93-95.

[2] 徐维锋, 李汉忠, 肖河, 等. 肾素瘤的诊断及外科处理. 中华泌尿外科杂志, 2008, 29(7): 450-454.

[3] 宋宁宏, 吴宏飞, 张炜, 等. 肾球旁细胞瘤二例报告并文献复习. 中华泌尿外科杂志, 2006, 27(10): 660-663.

[4] 徐怡, 王小宁, 王德杭, 等. 肾素瘤二例. 临床放射学杂志, 2005, 24(9): 835-836.

[5] Hasegawa A. Juxtaglomerular cells tumor of the kidney: a case report with electron microscopic and flow cytometric investigationl[J]. Ultrastruct Pathol, 1997, 21(2): 201.

7. 囊性肾瘤

【概念与概述】

　　囊性肾瘤（cystic nephroma，CN）是一种罕见的由上皮和间质构成的良性囊性肾肿瘤

- 同义词：局灶性多囊肾、囊性错构瘤、多房囊性肾瘤

【病理与病因】

一般特征

- 一般发病机制与病因

- 病因不明
  - 肾发育畸形，先天性的肾集合小管发育不全，肾小管囊性扩张
  - 肾多囊性疾病发生的中间阶段
  - 肾母细胞瘤的变异或一种亚型

大体病理及手术所见

- 边界清楚的多房囊性肿物
- 完整的纤维包膜
- 囊内增厚的纤维间隔，大小不等的囊腔

显微镜下特征

- 囊壁内衬扁平、立方或靴钉状上皮
- 纤维间隔成分类似于卵巢间质
- 可出现岛状透明细胞

【临床表现】

表现

- 最常见体征 / 症状
  - 无症状
  - 腰痛
  - 腹部肿块

疾病人群分布

- 年龄
  - 多见于 30 岁以上
- 性别
  - 男：女 =1：8

自然病史与预后

- 预后良好
- 可复发

治疗

- 手术切除

【影像表现】

概述

- 最佳诊断依据：单侧孤立性、多房囊性肿块，囊壁及分隔完整且呈渐进性轻、中度强化
- 部位
  - 单侧、单发
  - 肾实质内，少数位于肾门
- 大小
  - 直径多 >5cm
- 形态
  - 多房囊样，边界清楚

CT 表现

- 平扫 CT

- 多房囊状，囊壁及分隔光整，无结节
- 囊液水样密度，少数等或略低密度（含蛋白或出血）
- 增强 CT
  - 囊壁及分隔呈轻、中度的渐进性强化（图 3-4-8）

MR 表现

- T1 加权
  - 多房性低信号肿块，偶见出血信号
  - 囊壁及间隔等或略低信号
- T2 加权
  - 多房高信号肿块
  - 间隔低信号
- T1 增强
  - 囊壁及间隔渐进性强化

超声表现

- 实时动态超声
  - 肾区边界清楚的囊性肿物，多数大小不等的囊腔
  - 囊腔之间网络样强回声条状分隔光带
  - CDFI 肿瘤周稀疏的点状血流信号

推荐影像学检查

- 最佳检查方法：增强 CT 及 MRI

【鉴别诊断】

- 肿瘤
  - 多房性透明细胞性肾癌：影像鉴别较难
    - 囊壁和分隔较厚、不均匀，部分模糊且连续性中断
    - 突出的壁结节
    - 钙化多见
    - 强化较明显
  - 囊性部分分化性肾母细胞瘤（CPDN）
    - 多见于小儿
- 其他
  - 局限性囊性肾病
    - 多个囊肿紧密相邻，边缘分叶更明显
    - 增强后囊壁无强化
  - 肾皮质单纯性囊肿
    - 孤立或多发
    - 单房
    - 肾皮质发生
    - 不显示囊壁

诊断与鉴别诊断精要

- 单侧单发多房囊性病灶，较大
- 诸小囊间互不相通
- 囊壁及分隔渐进性轻、中度强化

典型病例

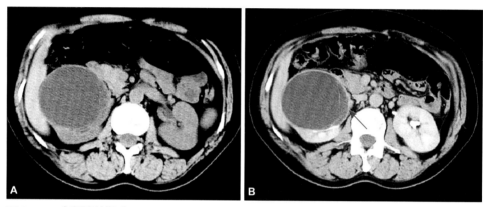

图 3-4-8　右肾囊性肾瘤
A. CT 平扫；B. CT 增强示：右肾见囊性成分为主的占位性病变，边界清楚、内见纤细分隔（红箭头），囊壁轻度强化

重点推荐文献

[1] 王英伟, 张兴华, 肖越勇, 等. 囊性肾瘤的CT、MRI表现. 中国医学影像技术, 2009, 25(7): 1242-1244.

[2] 梁月有, 梅骅, 黄正宇, 等. 多房性囊性肾瘤的诊断与治疗. 中华泌尿外科杂志, 2005, 26 (7): 443-445.

[3] 郎宁, 刘剑羽, 杨郁, 肾混合性上皮和间质性肿瘤与成人囊性肾瘤的CT鉴别诊断. 中国医学影像技术 2010, 26, (3)546-548.

8. 肾混合性上皮和间质肿瘤

【概念与概述】

　　肾混合性上皮和间质肿瘤（Mixed epithelial and stromal tumor of the kidney，MESTK）是罕见的肾良性肿瘤，具有上皮和肉眼可见间质两种成分

【病理与病因】

一般特征

- 一般发病机制与病因
  - 不清
  - 与女性激素有关

大体病理及手术所见

- 不规则囊实性成分混杂，边界清楚肿块

显微镜下特征

- 梭形细胞与上皮成分混合形成腺体和囊肿

- 上皮立方状、黏液柱状、靴钉样细胞
- 卵巢样间质

【临床表现】

表现

- 最常见体征 / 症状
  - 腰部不适、疼痛、血尿泌尿系感染
  - 无症状
- 临床病史：长期使用女性激素史

疾病人群分布

- 年龄
  - 24 ~ 75 岁
- 性别
  - 男：女 =1 ：（4 ~ 5）

自然病史与预后

- 预后良好
- 术后无复发和转移

治疗

- 手术治疗
  ○ 部分肾切除或全肾切除术

【影像表现】

概述

- 最佳诊断依据：单发囊实性肿块，实性部分延迟强化
- 部位
  ○ 单侧单发
- 大小
  ○ 从数毫米到十数厘米
- 形态
  ○ 类圆形，少数呈规则形
  ○ 囊实性，多房
  ○ 囊壁均匀光滑，无壁结节

CT 表现（图 3-4-9）

- 平扫 CT
  ○ 类圆形或不规则形低密度灶
  ○ 多为囊实性，少数实性为主
  ○ 囊壁较均匀光滑，未见壁结节，低密度囊液
- 增强 CT
  ○ 实性部分呈轻度到中度延迟强化

MR 表现

- T1 加权及 T2 加权
  ○ 实性部分为低信号
  ○ 囊性部分 T1WI 低信号，T2WI 高信号，部分可见出血信号
- T1 增强
  ○ 实性部分呈轻度到中度延迟强化

超声表现

- 实时动态超声
  ○ 多房、有分隔的囊实性肿物，内有无回声区域

推荐影像学检查

- 最佳检查方法：增强 CT

【鉴别诊断】

- 多房性透明细胞性肾细胞癌
  ○ 单房或多房囊实性占位性病变
  ○ 囊壁薄厚不均，边界毛糙不规整
  ○ 皮髓期囊壁及分隔明显强化，"快进快出"
- 囊性肾瘤
  ○ 完全由囊腔构成，无实性区域和坏死区
  ○ 囊腔大小不一，囊壁菲薄
  ○ 增强扫描囊液无强化，囊壁呈轻度强化

诊断与鉴别诊断精要

- 边界清楚的单发实性或囊实性肾肿块
- 轻或中度延迟强化
- 女性为主，男性常有服女性激素史

典型病例

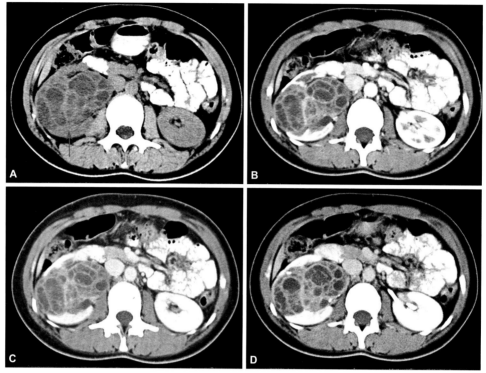

图 3-4-9　混合性上皮和间质肿瘤
CT：A. 平扫，右肾见一囊实性肿块影，边界清楚，大小约 7cm×8cm×10cm，实性部分平扫 CT 值 28Hu；B. 增强扫描皮髓期，肿块囊性部分不强化，实性部分明显强化，CT 值约 53Hu，低于肾皮质（198Hu）。C. 实质期，肿块实性部分未见造影剂退出，CT 值约 53Hu；D. 排泄期，肿块实性部分密度 CT 值约 71Hu

重点推荐文献

[1] Park HS, Kim SH, Kim SH, et al. Benign mixed epithelial and stromal tumor of the kidney: imaging findings[J]. J Comput Assist Tomogr, 2005, 29(6): 786-789.

[2] Turbiner J, Amin MB, Humphrey PA, et al. Cystic nephroma and mixed epithelial and stromal tumor of kidney: a detailed clinicopathologic analysis of 34 cases and proposal for renal epithelial and stromal tumor(REST) as a unifying term[J]. Am J Surg Pathol, 2007, 31(4): 489-500.

[3] Lang N, Li J, Liu JY, et al. Mixed epithelial and stromal tumor of the kidney: an analysis of multidetector computed tomography manifestations and clinicopathologic findings[J]. J Comput Assist Tomogr, 2010, 34(2): 177-181.

（二）肾恶性肿瘤（成人）

1. 肾细胞癌

【概念与概述】

肾细胞癌（renal cell carcinoma，RCC）是发生于肾小管上皮的恶性肿瘤

- 2004 年 WHO 肾细胞癌亚型分类
  - 透明细胞癌（clear cell renal cell carcinoma）
  - 多房性透明性肾细胞癌（multilocular cystic renal cell carcinoma）
  - 乳头状肾细胞癌（papillary renal cell carcinoma）
  - 嫌色细胞癌（chromophobe renal cell carcinoma）
  - Bellini 肾集合管癌（carcinoma of the collecting ducts of Bellini）
  - 肾髓质癌（renal medullary carcinoma）
  - Xp11.2 易位性 /TFE3 基因融合相关性肾癌（renal carcinoma associated with Xp 11.2 translocations/TFE3 gene fusions）
  - 神经母细胞瘤相关性肾细胞癌（renal cell carcinoma associated with neuroblastoma）
  - 黏液样小管状和梭形细胞癌（mucinous tubular and spindle cell carcinoma）

　　○ 未归类肾癌

【病理与病因】

一般特征

- 一般发病机制
  - 均起源于肾实质
    - 透明细胞癌和乳头状肾细胞癌起源于肾小管上皮细胞
    - 嫌色细胞癌起源于肾集合管上皮的 B 型插入细胞
    - Bellini 集合管癌起源于肾髓质集合管
    - 多房性透明细胞性肾细胞癌起源于远端肾单位
- 遗传学
  - Xp11.2 易位性 /TFE3 基因融合相关性肾癌
    - 染色体 Xp11.2 的不同易位，TFE3 基因融合
  - 肾透明细胞癌
    - 3 号染色体短臂（p）缺失，其范围从 3p11.2 到 3p14.2，最易发生的位点是 FRA 3B；3p 与其他染色体之间的不平衡交换，主要是 5 号染色体长臂
  - 遗传性乳头状肾细胞癌
    - 数目异常、性染色体缺失、7、17 号染色体三倍体或四倍体的出现
  - Von Hippel-Lindau 综合征：3p25 基因异常，显性遗传
- 病因学
  - 病因不明
    - 乳头状肾细胞癌可能与长期血液透析和获得性肾囊性疾病有关
    - 肾髓质癌可能与镰状细胞性血液病有关
    - 神经母细胞瘤相关性肾细胞癌可能与肾母细胞瘤或神经母细胞瘤有关
- 流行病学
  - 不同亚型的肾细胞癌有不同的流行病学特点
    - 透明细胞癌，发病率最高，约占 RCC 的 60%～85%
    - 乳头状肾细胞癌，约占 RCC 的 10%～15%
    - 嫌色细胞癌，约占 RCC 的 4%～10%
    - 多房性透明细胞性肾细胞癌 1%～4%
    - Bellini 集合管癌，约占 RCC 的 1%～2%
    - 其他亚型均罕见

大体病理及手术所见

- 无包膜实性肿块
- 出血、坏死、囊变常见
- 多房性透明细胞性肾细胞癌为多囊性肿物，分隔薄，偶见钙化
- 可侵犯肾盂及周围组织
- 下腔静脉及肾静脉瘤栓
- 局部淋巴结及远处脏器转移

显微镜下特征

- 透明细胞性肾癌
  - 癌细胞胞浆透明空亮，肿瘤丰富的血管网
- 乳头状肾细胞癌
  - 以乳头状或小管乳头状结构为特点，乳头核心可见泡沫状巨噬细胞和胆固醇结晶
    - Ⅰ型：肿瘤细胞较小，胞浆稀少，细胞呈单层排列
    - Ⅱ型：肿瘤细胞胞浆丰富嗜酸性，瘤细胞核分级高，细胞核呈假复层排列
- 嫌色细胞癌
  - 癌细胞大而浅染，细胞膜非常清楚，胞浆呈颗粒状，核周有空晕
- 多房性透明细胞性肾细胞癌
  - 肿瘤呈多房囊性，囊壁及间隔衬覆透明细胞
- Bellini 集合管癌
  - 癌细胞具有腺癌和移行细胞癌的特点，不规则成角的腺管或乳头状腺管结构，被覆细胞呈平头鞋钉状
- 肾髓质癌
  - 低分化瘤细胞排列呈腺样囊性结构，较多的中性粒细胞浸润，可见镰状红细胞
- 黏液样小管状和梭形细胞癌
  - 具有黏液样小管状和梭形细胞
- Xp11.2 易位性 /TFE3 基因融合相关性肾癌
  - 透明细胞构成的乳头状结构，瘤内血管网丰富，瘤体坏死、囊变少见

分期

- Ⅰ期：肿瘤局限于肾内
- Ⅱ期：肿瘤进入肾周脂肪，但局限于肾脂肪囊内
- Ⅲa 期：肿瘤侵犯肾静脉和（或）下腔静脉
- Ⅲb 期：肿瘤侵犯局部淋巴结
- Ⅲc 期：肿瘤侵犯局部血管和淋巴结

- Ⅳa 期：肿瘤侵犯邻近器官
- Ⅳb 期：远隔器官转移

【临床表现】

表现

- 最常见体征 / 症状
  - 多无症状
  - 少数腹部或季肋部包块、血尿、腹痛或腰痛
  - 副瘤综合征
  - 远处转移表现

疾病人群分布

- 年龄
  - 高发年龄是 50～70 岁
  - 肾髓质癌 发病年龄 10～40 岁，平均 22 岁
  - Xp11.2 易位性 /TFE3 基因融合相关性肾癌和神经母细胞瘤相关性肾细胞癌主要见于儿童
- 性别
  - 男女比例约为 2：1

自然病史与预后

- 5 年生存率
  - Ⅰ期：67%
  - Ⅱ期：51%
  - Ⅲ期：33.5%
  - Ⅳ期：13.5%
  - 多房性囊性透明细胞肾癌预后较一般肾细胞癌好，5 年生存率接近 100%

治疗

- 根治性肾切除术，腹腔镜下肾部分切除术、肿瘤剜除术；可辅以化疗、放疗、免疫治疗等

【影像表现】

概述

- 最佳诊断依据：肾实质内肿块，可出血、囊变及坏死，多数富动脉血供，明显不均匀强化
- 部位
  - 多数单侧单病灶，2% 为双侧；16%～25% 多中心病灶
  - 位于肾实质内，可突出于肾轮廓
  - 嫌色细胞癌、Bellini 肾集合管癌和肾髓质癌位于髓质，可突向肾窦
- 大小
  - 数毫米到十数厘米
- 形态

  - 球形，可见分叶
  - 多房性透明细胞肾细胞癌为多房囊结构

CT 表现（图 3-4-10～图 3-4-16）

- 平扫 CT
  - 等、稍低或稍高密度肿块，密度均匀或不均匀
  - 肿瘤直径大于 4cm 时，坏死、囊变及出血多见
  - 偶可见少量脂肪
  - 多房性透明细胞性肾细胞癌：多房囊性肿块，囊壁薄而规则，间隔可不规则
- 增强 CT
  - 皮 - 髓质交界期显著强化，均匀或不均匀，接近或超过肾皮质
  - 肿瘤较小强化均匀，较大则不均匀
  - 部分病灶轻度或中度强化（乳头状肾癌、嫌色细胞肾癌
  - 多房性透明细胞性肾癌：囊壁及间隔渐进性强化

MR 表现（图 3-4-13）

- T1 加权
  - 等、略低或略高信号，直径 <4.0cm 的肿块多为均匀等信号
  - 直径 >4.0cm，多为混杂信号（出血高信号）
  - 如肿瘤内含少量脂肪，同相位高或等信号，反相位低信号
  - 多房性透明细胞性肾细胞癌：多房囊性肿块，囊液低信号；囊壁规则，间隔可不规则
- T2 加权
  - 均匀略高或略低信号，混杂略高信号（囊变区高信号，出血区低信号）
  - 假包膜，肿瘤边缘锐利低信号带
  - 多房性透明细胞性肾细胞癌：多房囊性肿块，囊液高信号；囊壁及间隔低信号
- T1 增强
  - 皮 - 质交界期显著强化，均匀或不均匀，接近或超过肾皮质
  - 肿瘤较小强化均匀，较大则不均匀
  - 部分病灶轻度或中度强化（乳头状肾癌、嫌色细胞肾癌）
  - 多房性透明细胞性肾癌：囊壁及间隔渐进性强化

超声表现

- 实时动态超声
  - 低回声、高或等回声光团，内部回声多不均匀，边界不清楚
  - CDFI 多数血供丰富

推荐影像学检查

- 最佳检查方法：多期增强 CT
- 定性诊断
  - 最佳扫描期相：平扫、皮 - 髓期；实质期
- 分期诊断
  - 最佳扫描期相：动脉期、静脉期、排泄期

【鉴别诊断】

- 肾嗜酸细胞腺瘤，鉴别困难
  - 中央特征性的纤维星形瘢痕：CT 平扫低密度，T2WI 高信号；增强扫描延迟强化
  - 边缘规则，光滑
  - 出血坏死罕见
- 肾血管平滑肌脂肪瘤
  - 含脂肪组织，CT 值为负值，MRI，T1WI 有时可发现少量脂肪
  - 脂肪未显示者难以定性
  - 钙化罕见
- 淋巴瘤
  - 双侧、多发，无包膜
  - 淋巴结增大

- 肿瘤轻度强化，坏死罕见
- 出血性肾囊肿
  - 不强化
- 囊性肾瘤
  - 多见于 40 ~ 60 岁成年女性
  - 膨胀性生长、囊壁光整，囊壁和分隔薄而均匀（1 ~ 2mm）
  - 囊内出血及钙化少见
- 肾混合性上皮和间质肿瘤
  - 增强扫描呈轻到中等程度延迟强化
  - 实性成分较多，分隔薄厚均匀且光滑
- 肾结核性囊肿
  - 形态不规则，囊壁较厚，囊液密度不均匀，多高于水
  - 囊壁钙化常见
  - 环壁均匀强化
  - 患者多伴有肾功能障碍，临床有结核史
- 肾脓肿
  - 患侧肾肿大
  - CT 平扫呈低密度区，增强后呈圆形或椭圆形环形强化，脓肿壁厚薄不均
  - 内壁光滑无结节
  - 病灶周边多有水肿带，肾周围多伴有感染，肾轮廓模糊不清

诊断与鉴别诊断精要

- 肾实质肿块，20% 多发，2% 双肾发病；不同亚型表现有差异
- 少数病灶内可见细胞内液性脂
- 少数多房囊样，境界清楚
- 增强扫描多数富动脉血供，少数少血供；囊性肾癌囊壁及间隔延迟强化
- 根据肿瘤分期不同可见肾窦及肾周侵犯，肾门淋巴结转移，肾静脉或下腔静脉瘤栓
- 部分病例与遗传综合征有关，如 VHL、遗传性乳头状肾癌综合征等

典型病例

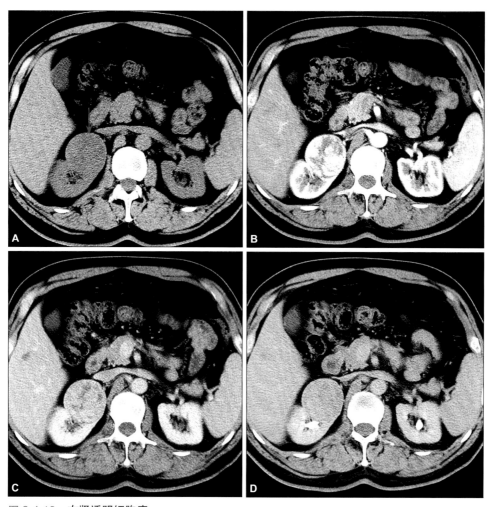

图 3-4-10　右肾透明细胞癌

CT 检查：A. 平扫，右肾上极球形软组织肿块（红箭头），边界光整，内部密度不均，可见低密度坏死区；B. 皮髓期肿块明显不均匀强化；C. 实质期肿块密度低于肾实质；D. 排泄期临近肾盂受压

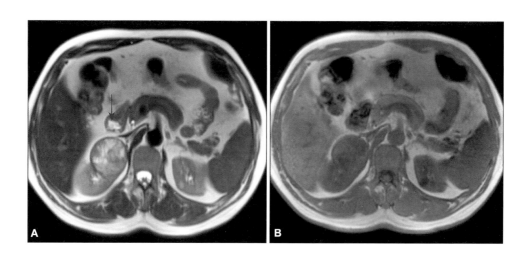

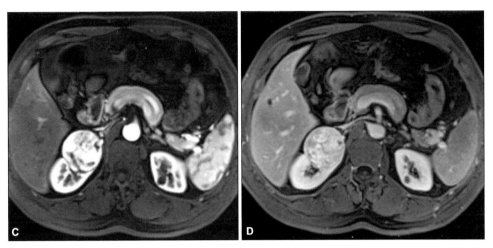

图 3-4-11　右肾透明细胞癌

与图 3-4-10 同一患者的 MRI：A. T2WI 右肾上极类圆形混杂的高和等信号，可见低信号包膜（箭）；B. T1WI 病变呈混杂的低和等信号，边界清楚；C-D 增强扫描表现类似于 CT 图像

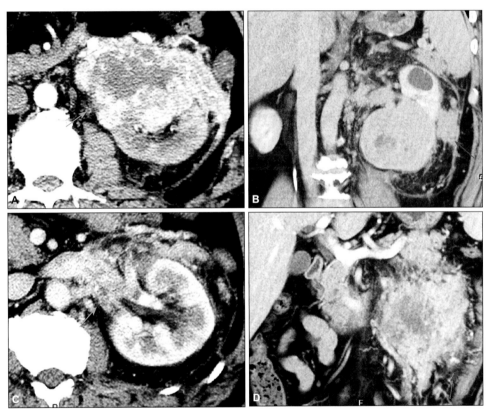

图 3-4-12　肾透明细胞癌（Ⅲ期）

CT 检查：A. 左肾中极向肾外突出不规则肿块富动脉血供（绿箭头）；B. 实质期冠状位重建肿块位于左肾下极，肾脂肪囊内多发软组织影为肿瘤侵犯（红箭头）；C. 左肾静脉充盈缺损为肾静脉瘤栓（绿箭头）；D. 左肾肿块侵犯降结肠（红箭头）

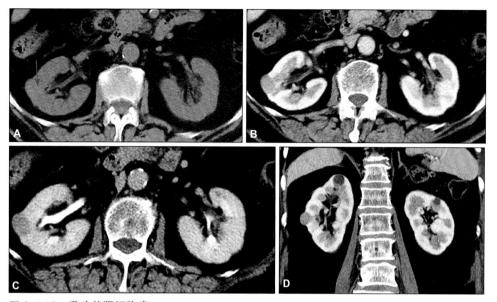

图 3-4-13　乳头状肾细胞癌
CT 检查：A. 平扫右肾中极类圆形略高密度影（红箭头），向肾轮廓外突出；B. 皮髓期病灶均匀强化，密度低于肾皮质；C. 实质期病灶仍低于肾实质；D. 冠状位重建（双肾上极病灶为囊肿）

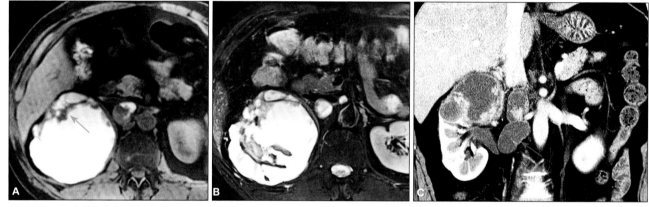

图 3-4-14　乳头状肾细胞癌
A. T2WI 示：右肾上极巨大囊实性肿块，呈混杂高信号，囊壁可见软组织结节（绿箭头）；B. 脂肪抑制 T1WI 示：病灶大部分仍为高信号，提示病灶出血；C. 增强 CT 示：病灶实性部分中等强化；右肾静脉扩张，其内见充盈缺损，为静脉瘤栓（红箭头）

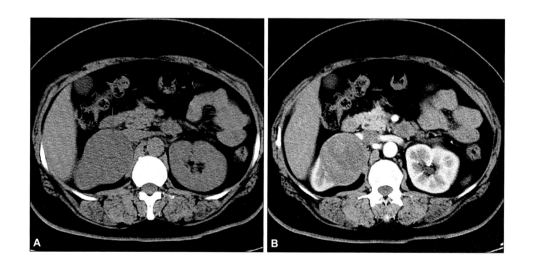

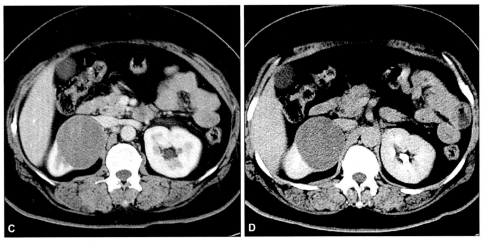

图 3-4-15　右肾嫌色细胞癌

CT 检查：A. 平扫右肾上极见一类球形均匀等密度肿块（红箭头），部分突出于肾轮廓之外，与相邻肾实质分界欠清；B-D. 增强扫描，肿瘤呈轻度略不均匀强化，与肾分界明确

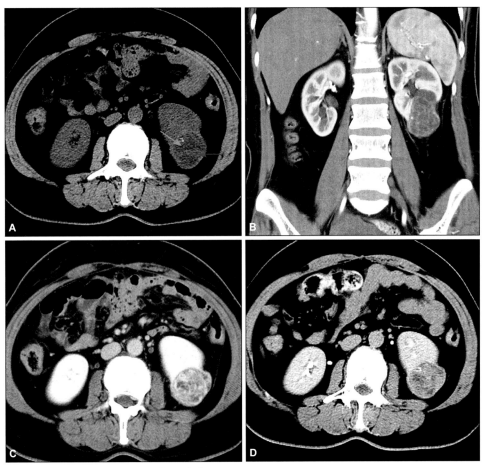

图 3-4-16　多房性透明细胞性肾细胞癌

CT 检查：A. 平扫左肾下极可见椭圆形低密度占位（红箭头），病变突出于肾轮廓，边缘见小点状高密度（绿箭头）；B. 皮髓期，肿块内部见分隔轻度强化；C-D. 实质期及延迟期肿块实性成分延迟强化

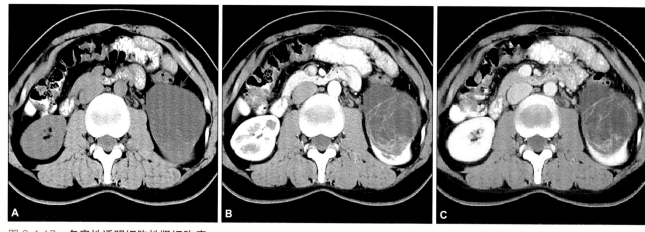

图 3-4-17　多房性透明细胞性肾细胞癌
CT 检查 A. 平扫示：左肾实质内囊实性肿块（红箭头），与正常肾实质界限不清；B. 增强扫描皮髓期病灶内可见不规则条状（肿瘤分隔）及小片状强化；C. 实质期分隔持续性强化，厚薄不均

重点推荐文献

[1] Prasad SR, Humphrey PA, Catena JR, et al. Common and uncommon histologic subtypes of renal cell carcinoma: imaging spectrum with pathologic correlation[J]. Radiographics, 2006, 26(6): 1795-1806.

[2] Lopez-Beltran A, Scarpelli M, Montironi R, et al. 2004

WHO classification of the renal tumors of the adults[J]. Eur Urol, 2006, 49(5): 798-805.

[3] 何为，刘剑羽. 肾嗜酸细胞腺瘤与透明细胞癌的多期螺旋CT增强特征对比研究. 中华放射学杂志,2011,45(12):1203-1206.

2. 类癌

【概念与概述】

　　肾类癌（renal carcinoid）是肾的一种分化较好的神经内分泌肿瘤

- 2004 年 WHO 肾神经内分泌肿瘤分类
  - 类癌（carcinoid）
  - 神经内分泌癌（neuroendocrine carcinoma）
  - 神经母细胞瘤（neuroblastoma）
  - 嗜铬细胞瘤（phaeochromocytoma）
  - 原始神经内分泌肿瘤（primitive neuroectodermal tumor）

【病理与病因】

一般特征

- 一般发病机制与病因
  - 一部分来自神经外胚层 - 神经嵴细胞，另一部分来自神经内分泌的原始外胚层细胞
  - 病因不明，5 种假说
    - 慢性感染引起泌尿上皮肠上皮化生
    - 肾外的原发性肿瘤转移到肾
    - 胚胎发育时期神经嵴或胰腺组织的错位
    - 多潜能干细胞向神经内分泌细胞分化
- 遗传学
  - 原发性类癌存在 D3F15S2 基因的缺失

- 常合并马蹄肾、畸胎瘤、乳头状肾细胞癌、多房性囊性肾细胞癌、常染色体显性遗传多囊肾
- 马蹄肾发生类癌的相关危险性是正常肾的62 倍或 82 倍

大体病理及手术所见

- 大部分为实性，少数可见囊性变区，边界清楚，膨胀性生长
- 切面多数呈均质灰白色或灰褐色，出血、坏死少见

显微镜下特征

- 典型的"器官样"结构，即瘤细胞巢由血窦围绕
- 肿瘤细胞的形态差异较大，与肿瘤的分化有关，核分裂少见
- 肿瘤特征性表达神经内分泌标记物 Syn、CgA 和 NSE 等

【临床表现】

表现

- 最常见体征 / 症状
  - 腹部肿块
  - 腰部疼痛
  - 血尿等症状
  - 类癌综合征（10% ~ 18%）

自然病史与预后

- 生物学行为相对惰性
- 预后和肿瘤大小、细胞异型性及核分裂数有关
- 平均转移率约为50%

治疗

- 手术治疗
- 化疗效果较差
- 放射治疗为姑息性治疗

【影像表现】

概述

- 最佳诊断依据：肾实质内实性肿块，血供较丰富；可合并马蹄肾；类癌综合征
- 部位
  - 单侧、单发
  - 多位于肾实质内，肾盂也可发生
- 大小
  - 瘤体直径5.0cm左右
- 形态
  - 多数形态规则，可见分叶状或哑铃状

CT 表现

- 平扫CT
  - 肾实质性肿块，合并马蹄肾者为囊实性
  - 肿块分界多清楚，少数不清
  - 瘤内钙化（26%）
- 增强CT
  - 实性成分明显强化

MR 表现

- T1 加权
  - 等或低信号肿块
  - 可见出血信号
- T2 加权
  - 略高信号，肿瘤囊变为高信号
- T1 增强
  - 实性成分明显强化

超声表现

- 实时动态超声
  - 低回声光团，内部回声均匀，边界清楚
  - CDFI 可探及少量血流信号

核医学表现

- 放射性核素标记奥曲肽（octreotide）显像
  - 放射性浓聚

推荐影像学检查

- 最佳检查方法：放射性核素显像
- 检查建议
  - B超和CT初查并结合临床后，建议行放射性核素显像提高诊断的准确性

【鉴别诊断】

- 肾癌
  - 一般影像学检查无法鉴别，有时类癌可表现出特有的类癌综合征，以及对放射性核素标记的奥曲肽的特异性摄取，从而提示病变倾向

诊断与鉴别诊断精要

- 肾实质内实性肿块，或合并马蹄肾者表现为囊实性
- 肿瘤血供较丰富
- 特异性诊断：放射性核素标记奥曲肽
- 临床可有类癌综合征表现

重点推荐文献

[1] Romero FR, Rais-Bahrami S, Permpongkosol S, et al. Primary carcinoid tumors of the kidney[J]. J Urol, 2006, 176(6 Pt 1): 2359-2366.

[2] Hansel DE, Epstein JI, Berbescu E, et al. Renal carcinoid tumor: a clinicopathologic study of 21 cases[J]. Am J Surg Pathol, 2007, 31(10): 1539-1544.

3. 间叶细胞肿瘤（肉瘤）

【概念与概述】

　　肾肉瘤（renal sarcoma），起自肾实质、被膜及肾盂内的间叶组织及神经组织的罕见的恶性肿瘤

【病理与病因】

一般特征

- 一般发病机制与病因
  - 来源于肾的间质细胞，可以是肾实质、被膜及肾盂内的间叶组织，也可以是神经组织
  - 相对常见的组织学类型
    - 平滑肌肉瘤（leiomyosarcoma）最常见约50%
    - 脂肪肉瘤（liposarcoma）
    - 纤维肉瘤（fibrosarcoma）
    - 恶性纤维组织细胞瘤（malignant fibrous histiocytoma）
  - 相对罕见的组织学类型
    - 横纹肌肉瘤（rhabdomyosarcoma）
    - 恶性神经鞘瘤（malignant Schwannoma）
    - 骨肉瘤
    - 软骨肉瘤
    - 血管外皮瘤
    - 滑膜肉瘤
- 流行病学
  - 非常罕见，约占肾肿瘤的 0.5%～3%

大体病理及手术所见

- 不同病理类型肉瘤大体表现有所不同
  - 平滑肌肉瘤
    - 肿瘤体积大，可呈分叶状，界限清楚，鱼肉样，灰白色，常见坏死
  - 脂肪肉瘤
    - 外观似脂肪瘤样，质地细腻，无明显包膜，一般可见脂肪组织

显微镜下特征

- 不同病理类型肉瘤镜下表现有所不同
  - 肾平滑肌肉瘤
    - 梭形细胞成束状编织排列，可见核分裂
    - 免疫组织化学染色间叶性及平滑肌源性标记阳性
  - 脂肪肉瘤
    - 细胞核大、深染、不规则、胞质内有空泡

【临床表现】

表现

- 最常见体征 / 症状
  - 常无特异性的表现
  - 可腰腹痛、血尿及腹部包块

疾病人群分布

- 年龄
  - 多见于 50～60 岁
- 性别
  - 女性较男性多见

自然病史与预后

- 肿瘤恶性程度高，平均生存期平滑肌肉瘤和脂肪肉瘤分别为 3.5 年和 10.2 年，肾恶性纤维组织细胞瘤为 6 个月

治疗

- 根治性肾切除术
  - 术前肾动脉栓塞能提高根治性切除的成功率，减少出血
  - 术后联合应用天然 α- 干扰素和肿瘤坏死因子能提高抗肿瘤的效果

【影像表现】

概述

- 肾实质巨大，有恶性征象的肿瘤，根据不同组织学类型表现不同
- 最佳诊断依据
  - 体积较大的高血供肿瘤，坏死囊变明显
  - 发生于肾被膜或肾窦者包膜完整且少或无血管的肿瘤
  - 较少伴有肾静脉和下腔静脉的侵犯
  - 脂肪肉瘤可发现内部的脂肪成分
- 部位
  - 单侧多见
  - 多位于肾实质内，也可位于肾窦、肾包膜或者肾盂
- 大小
  - 直径多 >5cm
- 形态
  - 肿瘤形态多不规则或分叶状
  - 与周围组织一般分界不清

CT 表现

- 平扫 CT
  - 混杂密度肿块，压迫肾实质
  - 肿瘤内出血、坏死、囊变多见

○ 脂肪肉瘤内部可见脂肪密度成分

- 增强 CT
  ○ 多富血供，皮髓期病灶明显强化，不均匀（图 3-4-18）
  ○ 平滑肌肉瘤可延迟强化
  ○ 恶性纤维组织细胞瘤一般强化不明显

MR 表现

- T1 加权
  ○ 信号混杂，以略高或等信号为主信号（图 3-4-19）
  ○ 脂肪肉瘤瘤内可见脂肪高信号，脂肪抑制序列信号减低
- T2 加权
  ○ 略高信号
- T1 增强
  ○ 肿瘤不同程度不均匀强化

超声表现

- 实时动态超声
  ○ 肾混合回声团块，一般以低回声为主，内透声差
  ○ CDFI 示肿瘤内血流丰富，PWI 测量其动脉血流为高速高阻型改变

推荐影像学检查

- 最佳检查方法：增强 CT
- 检查建议
  ○ 增强 CT 及 MRI 联合诊断可提高诊断的准确性

【鉴别诊断】

- 肾细胞癌
  ○ 平均直径小于肉瘤，内部坏死囊变较肉瘤少见
- 淋巴瘤
  ○ 无包膜，肿瘤境界不清楚
  ○ 伴有非引流区淋巴结增大
  ○ 多仅轻度强化

诊断与鉴别诊断精要

- 肾实质实性或囊实性肿块
- 肾周组织多受压
- 实性成分多明显强化
- 脂肪肉瘤内部可见脂肪成分

典型病例

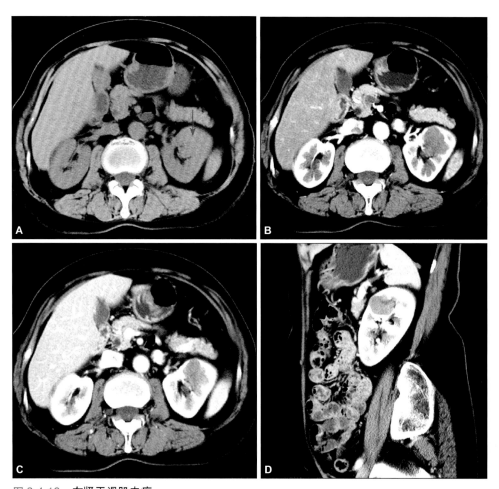

图 3-4-18　左肾平滑肌肉瘤
CT 检查：A. 平扫左肾上极实质内见软组织密度肿块（红箭头），密度较均匀，边缘浅分叶，与肾实质分界不清；B-D. 增强扫描，肿块强化程度低于肾实质，周围肾皮质部分变薄

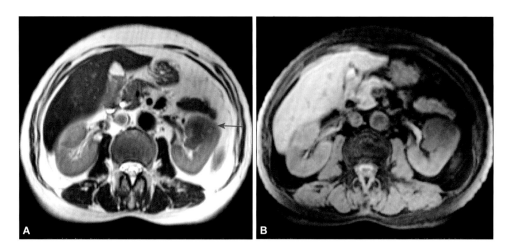

图 3-4-19　左肾平滑肌肉瘤
与图 3-4-18 为同一患者的 MRI A. T2WI 上肿块呈等或低信号（红箭头），境界欠清；B. 脂肪抑制 T1WI 肿瘤呈略低信号，边界不清楚

重点推荐文献

[1] Lane RH, Stephens DH, Reiman HM. Primary retroperitoneal neoplasms: CT findings in 90 cases with clinical and pathologic correlation[J]. Am J Roentgenol, 1989, 152(1): 83-89.

[2] Huang ZM, Li HZ, Ji ZG, et al. Diagnosis and treatment of primary adult renal sarcoma[J]. Chin Med Sci J, 2011, 26(3): 172-174.

[3] Cong ZJ, Gong JS, Yin WW. Spiral CT imaging findings and their diagnostic value in unusual renal tumors of mesenchymal origin[J]. Zhonghua Zhong Liu Za Zhi, 2008, 30(7): 554-555.

4. 肾母细胞瘤

【概念与概述】

- 肾母细胞瘤（nephroblastoma，NB），婴儿、儿童期最常见的一种复杂的胚胎性恶性混合性肿瘤，发生于 15 岁以上者称为成人肾母细胞瘤，罕见
- 同义词：Wilm's 瘤（Wilm's tumor），胚胎性腺肌肉瘤，肾胚胎瘤

【病理与病因】

一般特征

- 一般发病机制
  - 起源于后肾胚基，由肾源性胚基细胞演化而来
  - 按组织分化程度分
    - 预后良好组织型（FH）
    - 预后不良组织型（UH）
  - 病理学分型
    - 上皮型 NB
    - 肉瘤型 NB
    - 胎儿型横纹肌 NB
- 病因学
  - 一个多基因、多因素参与的过程
- 流行病学
  - 欧洲发病率在 0.19/ 百万人，占成人肾肿瘤的 0.33%
  - 散发，家族性发病者占 1.5%

大体病理及手术所见

- 瘤块常巨大，可呈囊性、囊实性或实性
- 常见出血及坏死囊变
- 肿瘤有包膜，但易破裂，侵及邻近器官
- 周围脏器及血管均有不同程度的受压移位，静脉可见瘤栓形成

显微镜下特征

- 3 种基本成分
  - 未分化的胚芽组织
  - 间胚叶间质
  - 上皮成分

【临床表现】

表现

- 最常见体征 / 症状
  - 疼痛、血尿
  - 腰腹部巨大肿块
  - 可发热、消瘦、贫血和高血压

疾病人群分布

- 年龄
  - 各年龄段均可发病，但以 30 岁以前居多，约 75%
- 性别
  - 男女发病比率无明显差异

自然病史与预后

- 总体预后差，但与多种因素有关
  - Ⅰ期和Ⅱ期以及Ⅲ期的 3 年生存率分别为 48%、11%
  - 上皮型 NB 预后较好，肉瘤型 NB 预后较差
  - 大量横纹肌分化时，预后好
  - 产生黏液，预后不好

治疗

- 手术治疗
- 适当的术后放化疗

【影像表现】

概述

- 最佳诊断依据：青年或幼儿，迅速生长的肾包块，B 超及 CT 显示混合性或囊性肿块，肾动脉造影见肿瘤为少血管性分布，并有波浪状新生肿瘤血管形成
- 部位
  - 主要发生于肾，罕见于肾外组织
  - 多单侧，双侧占约 5%，多同时性发生
- 大小
  - 多在 4cm 以上
- 形态
  - 类圆形或分叶状，有包膜

DSA 表现

- 少血性肿瘤，滋养血管纤细，排列整齐，呈

"蔓藤状"

CT 表现

- 平扫 CT
  - 巨大、密度不均，实性或囊实性（图 3-4-20）
  - 有包膜，境界清晰
  - 出血、坏死、囊变较常见
  - 不规则钙化影（15%）
  - 肾盂肾盏受压移位、积水
- 增强 CT
  - 不均匀强化（图 3-4-20，21）
  - 线状强化的假包膜

MR 表现

- T1 加权
  - 信号不均，等或稍低信号（图 3-4-22）
  - 坏死液化区低信号
  - 可见高信号的出血
- T2 加权
  - 不均匀高信号
- T1 增强
  - 轻度不均匀强化

超声表现

- 实时动态超声
  - 类圆形中低回声团块，有包膜，坏死囊变区无回声；钙化区可见条带状及点状略强回声
  - CDFI 示肿瘤内血流信号少

推荐影像学检查

- 最佳检查方法：增强 CT
- 检查建议
  - 行 CTA 观察特征性的"蔓藤状血管"

【鉴别诊断】

- 肾细胞癌
  - 发病年龄较大，肿瘤体积较小，生长速度相对较慢
  - 多血供丰富
- 横纹肌肉瘤
  - 罕见，发病年龄较小，平均 11 个月，瘤体钙化呈线状，包膜下积液
- 神经母细胞瘤、畸胎瘤
  - 钙化多，常位于肾外，推移肾为主

诊断与鉴别诊断精要

- 青年及儿童肾迅速生长的实性或囊实性较大肿块
- 内部出血、坏死、囊变常见
- 肿瘤境界清楚
- 少血供，特征性蔓藤状血管

典型病例

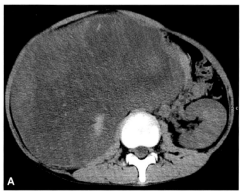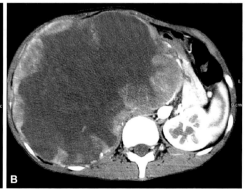

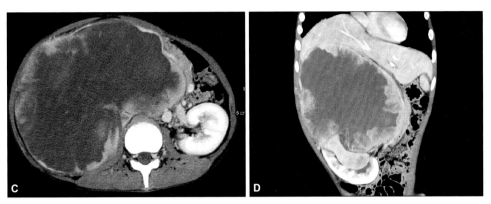

图 3-4-20　右肾肾母细胞瘤

CT 检查：A. 平扫右肾区巨大肿块，几乎占据整个腹腔，正常组织器官受压移位，病灶内密度不均匀，可见多发片状低密度影及条点状高密度影（出血）（红箭头）；B-D. 增强扫描皮髓期及实质期，病灶大部分无明显强化（坏死区），仅周边不均匀强化

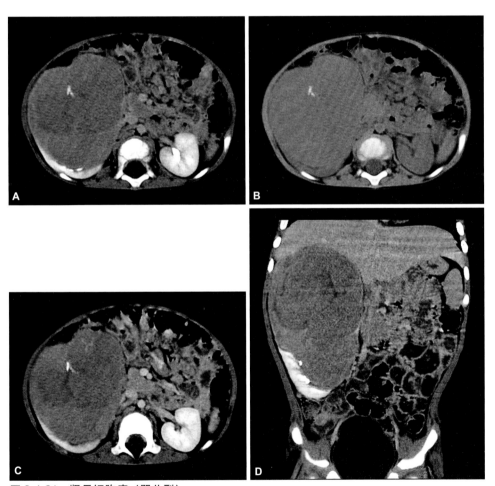

图 3-4-21　肾母细胞瘤（婴儿型）

CT 检查：A. 平扫右肾一实性分叶状肿块，与肾实质分界清晰，肾盂压迫，内部可见不规则形钙化；B. 实质期示：肿块呈轻度不均匀强化，内部可见分隔及短线样血管影；C. 延迟期示：肿块包膜延迟强化；D. 冠状位重建示：病灶与正常肾实质分界清晰，可见分隔

（图片提供：福建省妇幼保健院影像科周作福、林开武）

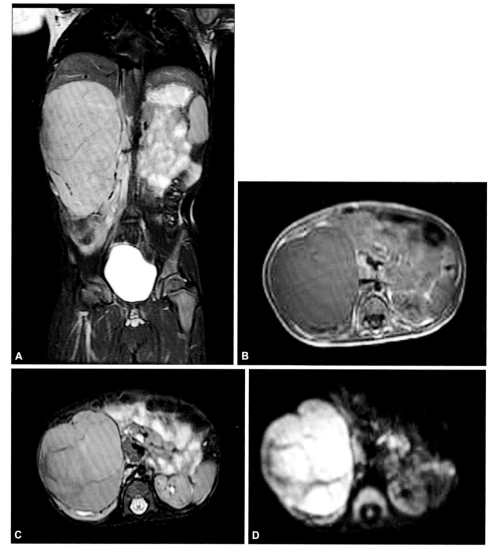

图 3-4-22　肾母细胞瘤

MR 检查：A. DWI 示：病变呈明显高信号，内部可见低信号分隔；B. T2WI 脂肪抑制示：肿块与脾信号相似，内可见多个线样低信号分隔，可见包膜，肾实质受压变薄；C. 冠状位 T2WI 脂肪抑制示：病灶与肾实质分界清晰；D. T1WI 示右肾一实性肿块，内信号均匀，呈等信号
（图片提供：福建省妇幼保健院影像科周作福、林开武）

重点推荐文献

[1] Kioumehr F, Cochran ST, Layfield L, et al. Wilms tumor (nephroblastoma) in the adult patient: clinical and radiologic manifestations[J]. Am J Roentgenol, 1989, 152(2): 299-302.

[2] Karim ME, Momen MA, Akhter S, et al. Wilms tumor in adult[J]. Mymensingh Med J, 2010, 19(2): 299-302.

[3] 寿建忠, 许秉贵, 马建辉, 等. 成人肾母细胞瘤(附12例报告). 中华泌尿外科杂志, 1996, 17(10): 589.

5. 肾尿路上皮癌

【概念与概述】

肾尿路上皮癌（renal urothelial cancers）发生于肾盂或肾盏尿路上皮的恶性肿瘤，占泌尿系尿路上皮癌的 8%

分类

　○ 移形细胞癌：占肾盂癌 90%

　○ 鳞状上皮癌：占肾盂癌 5%～10%

　○ 腺癌：极少见

【病理与病因】

一般特征

● 一般发病机制

　○ 起源于尿路上皮

　○ 多中心性

- 2% 尿路上皮癌同时发生双侧肾盂肿瘤
- 肾肿瘤的 7% ~ 10%
- 24% 尿路上皮癌同时发生膀胱及肾盂肿瘤
- 肾盂尿路上皮癌患者 5 年及 10 年后有 10%、34% 发生膀胱癌
- 病因学
  - 环境因素：吸烟、巴尔干半岛人群
  - 职业因素：长期大量接触染料、橡胶、塑料
  - 感染因素：泌尿系慢性细菌性炎症
  - 医源性：止痛剂、环磷酰胺、氧化钍胶体
- 流行病学
  - 大多数尿路上皮癌发生在膀胱
  - 输尿管癌为肾盂癌的 1/4

大体病理及手术所见

- 85% 为乳头状，少数浸润型
- 4 种类型
  - 原位癌：无乳头状及浸润表现
  - 乳头型：数毫米到数厘米长的乳头状结节
  - 乳头 - 浸润型：宽基底及较大的浸润性结节
  - 浸润型：肾盂壁增厚

显微镜下特征

- 肾盂尿路上皮异型性或发育不良
- 固有层异常的纤维血管核心

【临床表现】

表现

- 最常见体征 / 症状
  - 肉眼血尿（70% ~ 80%），腰腹痛
  - 实验室检查：血尿、细胞学检查阳性

疾病人群分布

- 年龄及性别
  - 中老年男性多见，男：女 = 3：1

自然病史与预后

- 5 年生存率
  - ≤ T1 期：80%
  - T2 期：44%
  - ≥ T3 期：0 ~ 25%

治疗

- 根治性肾输尿管切除术
- 化疗和（或）放疗

【影像表现】

概述

- 最佳诊断依据：肾盂内不规则充盈缺损，可合

并肾实质受侵

- 部位
  - 肾盂的肾外部分较肾内部分好发
  - 可同时有输尿管及膀胱病灶
- 形态
  - 多数为肾盂上皮突向腔内的低级别乳头状结节或肿块
  - 15% 具有浸润性，侵犯肾实质、肾窦等

CT 表现

- 平扫 CT
  - 较肾盂等或略高密度肿块
  - 息肉状、扁平状
  - 少见钙化
  - 局部肾盂壁增厚
- 增强 CT
  - 轻或中度强化（图 3-4-23）
  - 肿瘤近端肾盂或肾盏扩张
  - 排泄期（CTU）：肾盂肾盏不规则扩张，内见乳头状充盈缺损（图 3-4-25）

MR 表现

- MRU（图 3-4-24）
  - 肾盂肾盏不规则扩张，内见乳头状充盈缺损
- T1 加权
  - 扩张的肾盂内结节状软组织影，可呈菜花状
- T2 加权
  - 高信号扩张的肾盂、肾盏内不规则软组织信号结节
- T1 增强
  - 实质期：病灶轻或中度强化
  - 排泄期：所见同 CT 排泄期

推荐影像学检查

- 最佳检查方法：逆行性泌尿系造影、CT 泌尿系造影（CTU）
- 检查建议
  - 应采用薄层扫描，并行冠状位及矢状位 MPR 及 MIP 重建
  - 应进行全泌尿系检查

【鉴别诊断】

- 肾细胞癌
  - 病灶主要位于肾实质，球形
  - 可侵犯肾盂肾盏
- 肾结石
  - IVP 所见充盈缺损在 KUB 平片为高密度

- CT 平扫病变呈高密度
  - 无强化
- 炎症
  - 肾结核
  - 黄色肉芽肿性肾盂肾炎
    - 泌尿系感染症状及实验室检查

- 肾盂肾盏增厚范围大，边界模糊，肾及肾周炎性反应
- 肾结石或钙化多见
- 凝血块
  - CT：密度高于肾实质，不强化

诊断与鉴别诊断精要

- 肾盂肾盏限局性或普遍扩张，内见单发或多发息肉状，结节状软组织影
- 肾盂壁限局性增厚
- 可同时合并输尿管及膀胱病变

典型病例

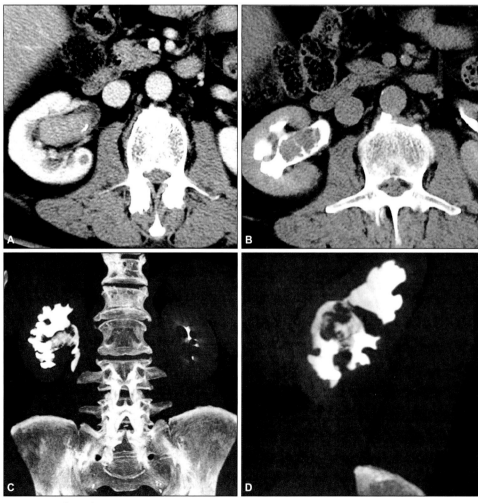

图 3-4-23　肾盂癌
增强 CT A. 实质期肾盂扩张，其内见茄形软组织影（红箭头），并轻度强化；B. 排泄期肾盂肾盏内造影剂充盈、扩张，其内可见茄形充盈缺损；C-D. 冠状位及矢状位 CTU 右肾盏明显扩张，肾盂内不规则充盈缺损

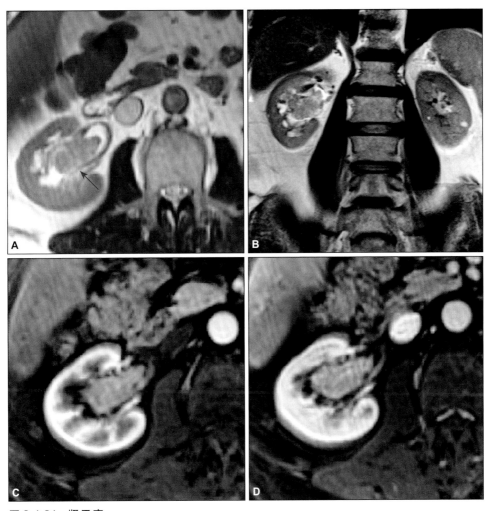

图 3-4-24　肾盂癌

与图 3-4-23 同一患者 MRI A-B. 轴位及冠状位 T2WI 扩张的肾盂肾盏呈高信号，其内见茄形软组织信号影（红箭头）；C-D. 增强 T1WI 皮髓期及实质期肾盂内肿块轻到中度渐进性强化

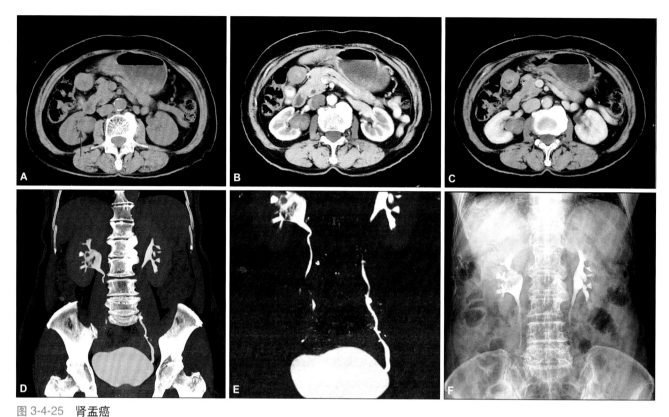

图 3-4-25　肾盂癌

A. 平扫 CT 右肾门处软组织肿块影（红箭头）；B-C. 增强 CT 皮髓期及实质期，肿块轻中度强化；D-E. CTU 有肾盂肾盏扩张，其内可见不规则充盈缺损；F. IVP 所见同 CTU

重点推荐文献

[1] Federle MP, Jeffrey RB, Woodward PJ, et al. Diagnostic imaging: abdomen[M]. 2nd. Salt Lake City: Amirsys, 2010: 136-139.

[2] Tsili AC, Efremidis SC, Kalef-Ezra J, et al. Multi-detector row CT urography on a 16-row CT scanner in the evaluation of urothelial tumors. Eur Radiol, 2007, 17(4): 1046-1054.

[3] 杨文增, 张晶, 崔振宇, 等. 64层CT成像对肾盂移行细胞癌的诊断价值分析. 中国全科医学, 2011, 14(21): 2471-2472.

（三）淋巴或造血细胞肿瘤

淋巴瘤

【概念与概述】

　　肾淋巴瘤（renal Lymphoma），发生于肾的淋巴造血组织的实体肿瘤

- 分类
  - 病理组织学分型
    - 非霍奇金淋巴瘤（Non-Hodgkin's Lymphoma, NHL）
    - 霍奇金淋巴瘤（Hodgkin's lymphoma, HL）
  - 肾原发性淋巴瘤（primary renal lymphoma, PRL）
  - 继发性肾淋巴瘤（secondary renal lymphoma, SRL）全身系统性淋巴瘤的一部分，多伴有淋巴结肿大、脾大等多脏器受累的表现

【病理与病因】

一般特征

- 一般发病机制
  - 起源于人类免疫系统细胞及前体细胞
  - 肾原发性淋巴瘤
    - 炎性反应，淋巴细胞浸润，加之某些致癌因素存在，发生淋巴瘤
    - 肾包膜富含淋巴管，此处淋巴细胞过度增生产生肿瘤，并向肾实质浸润
  - 肾继发性淋巴瘤
    - 血行播散或腹膜后病灶侵犯
    - 后腹膜淋巴结肿物直接侵犯肾门（25%）
- 病因学
  - 不清楚
  - 与病毒感染，接触放射线及免疫缺陷相关

- 遗传学
  - 90% 的非霍奇金淋巴瘤存在非随机性染色体核型异常
- 流行病学
  - 尸检中淋巴瘤累及肾的病例可高达 30%～60%

大体病理及手术所见

- 结节型：肾内单发或多发实性结节
- 弥漫型：双肾增大，皮髓质界限不清
- 部分肾周或腹膜后淋巴结融合成块，包绕血管

显微镜下特征

- 非霍奇金淋巴瘤（Non-Hodgkin's Lymphoma，NHL）
  - B 细胞型
  - T 细胞型
- 霍奇金淋巴瘤（Hodgkin's lymphoma，HL）

【临床表现】

表现

- 最常见体征 / 症状
  - 大多缺乏肾病变的临床表现
  - 局部肿块压迫症状、腰腹痛、血尿
  - 晚期或病变较弥散者，出现发热、消瘦、盗汗等

疾病人群分布

- 年龄及性别
  - 以中老年多见，性别差异不明显

自然病史与预后

- 治疗后完全缓解 57%
- 5 年存活率：40%

治疗

- 化疗
  - 继发性或双侧 PRL
- 根治性肾切除后辅以化疗、放疗
  - 单侧 PRL，病灶小
- 干细胞移植、免疫治疗等

【影像表现】

概述

- 最佳诊断依据：肾及肾周单发或多发肿块或结节，密度均一、轻度强化；或肾弥漫增大，淋巴结、肝、脾大
- 部位
  单侧或双侧，单发或多发
  - 分型
    - 结节型：双肾或单肾单或多发结节或肿块

- 弥漫型（10%）：单或双肾增大
- 肾周型：肾周不规则或多结节病灶，侵犯肾实质

CT 表现

- 平扫 CT
  - 肾内结节型：等或略低密度（图 3-4-26）
  - 弥漫型：双肾增大，肾轮廓保留
  - 肾周型：肾周脂肪内不规则或多结节病灶（图 3-4-28）
- 增强 CT
  - 轻度强化，无坏死；与肾实质分界模糊（图 3-4-27）
  - 位于肾门肿物常包绕肾血管，"三明治"征

MR 表现

- T1 加权
  - 呈低到中等信号
- T2 加权
  - 与肾皮质相比呈低信号或等信号
- T1 增强
  - 不均匀弱强化

超声表现

- 实时动态超声
  - 呈低回声且缺乏血液供应肿块

核医学

- PET/CT
  - 显像剂：^{18}F-FDG
  - 病灶部位放射性核素浓聚

推荐影像学检查

- 最佳检查方法：增强 CT 肾实质期扫描，观察病灶形态
- PET/CT 显示全身病灶

【鉴别诊断】

- 肿瘤
  - 肾细胞癌
    - 膨胀性生长，增强后呈持续性早期强化和周边分布，癌灶与肾实质分界清楚
    - 中央易见坏死
    - 癌栓多见
  - 肾尿路上皮癌
    - 尿路梗阻、出血、感染
    - 双侧起病罕见
  - 后腹膜及肾周恶性肿瘤
    - 肾外占位性病变，较大，密度及强化不

　　　　　均匀
- 肾形态、密度发生改变
- 血管受推挤或侵犯，癌栓或血栓形成
- 炎症
  - 急性肾盂肾炎和黄色肉芽肿性肾盂肾炎
    - 泌尿系感染症状及实验室检查

- 病变边界模糊，增强明显，肾周筋膜增厚
- 外伤
  - 肾周血肿
    - 明确外伤史
    - 密度较高，增强扫描无强化

诊断与鉴别诊断精要

- 双肾或单肾单发或多发匀质肿物，肾周肿物，可包绕肾血管
- 血供不丰富
- 淋巴结肿大，肝、脾肿大

典型病例

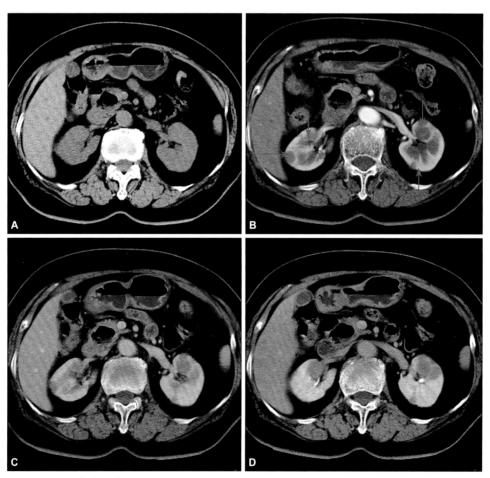

图 3-4-26　双肾淋巴瘤
CT 检查：A. 平扫仅见右肾轮廓欠光整；B-D. 增强扫描，双肾多发不规则低密度影（红箭头），无包膜，轻中度强化，肾周脂肪间隙清晰

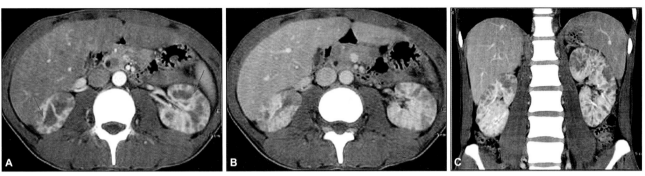

图 3-4-27　Burkitt 淋巴瘤
增强 CT：A-C. 双肾密集大小不等、形态不一低密度灶（红箭头）

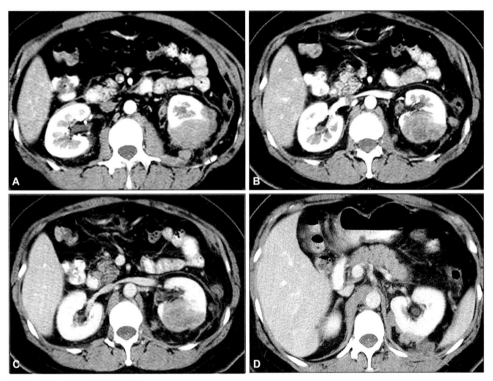

图 3-4-28　肾周型淋巴瘤
增强 CT：A-D. 左肾不规则软组织密度影（红箭头），轻度不均匀强化，正常肾实质形态不规则，肾周脂肪间隙内可见多数软组织结节（绿箭头），肾周筋膜受侵增厚

重点推荐文献

[1] Sheeran SR, Sussman SK. Renal lymphoma: spectrum of CT findings and potential mimics[J]. Am J Roentgenol, 1998, 171(4): 1067-1072.

[2] Semelka RC, Kelekis NL, Burdeny DA, et al. Renal lymphoma: demonstration by MR imaging[J]. Am J Roentgenol, 1996, 166(4): 823-827.

[3] Dimopoulos MA, Moulopoulos LA, Costantinides C, et al. Primary renal lymphoma: a clinical and radiological study[J]. J Urol, 1996, 155(6): 1865-1867.

二、肾转移瘤

【概念与概述】

　　肾转移瘤（renal metastases），原发于肾外的恶性肿瘤通过血循环转移于肾

【病理与病因】

一般特征

● 一般发病机制与病因

　○ 血行转移

病因学

- 多部位恶性肿瘤可转移于肾，常见有
  - 支气管肺癌（20%～23%）
  - 乳腺癌（12%）
  - 胃癌（11%～15%）
  - 黑色素瘤、宫颈癌、卵巢癌等
- 流行病学
  - 第5常见的恶性肿瘤转移器官
  - 通常发现较晚，患者存活时间短

病理所见

- 根据不同的原发瘤表现不同

【临床表现】

- 最常见体征/症状
  - 多缺乏肾病变的临床表现
  - 血尿，腰腹痛
  - 原发瘤表现

疾病人群分布

- 年龄及性别
  - 任何年龄，中老年较多

自然病史与预后

- 预后极差
- 合并症：肾及肾周出血、尿路梗阻

治疗

- 系统性肿瘤治疗
- 晚期姑息治疗

【影像表现】

概述

- 最佳诊断依据：双肾多发肿块，可合并肾周及后腹膜受侵

CT 表现

- 平扫CT（图3-4-30）
  - 肾实质多发小低密度肿块，偶为单发大肿块
  - 等或稍低密度

- 增强CT（图3-4-29）
  - 依据原发肿瘤性质不同程度强化，多轻度强化
  - 肾外广泛播散灶

MR 表现

- T1 加权
  - 呈低到中等信号
- T2 加权
  - 与肾皮质此略高信号
- T1 增强
  - 多为轻度强化

超声表现

- 实时动态超声
  - 多发呈低回声且不同程度血供肿块

推荐影像学检查

- 最佳检查方法
  - PET/CT，明确肿瘤转移所有部位
  - 增强CT，最佳期相为肾实质期

【鉴别诊断】

- 肿瘤
  - 肾细胞癌
    - 膨胀性生长，多富动脉血供，癌灶与肾实质分界多清楚
    - 中央易见坏死
    - 癌栓多见
  - 肾尿路上皮癌
    - 尿路梗阻、出血、感染
    - 肾盂充盈缺损
- 炎症
  - 肾盂肾炎和黄色肉芽肿性肾盂肾炎
    - 泌尿系感染症状及实验室检查
    - 病变边界模糊，增强明显，肾周筋膜增厚

诊断与鉴别诊断精要

- 肾内或肾周匀质肿物，与肾关系密切，分界不清
- 血供依原发肿瘤而不同
- 原发肿瘤表现

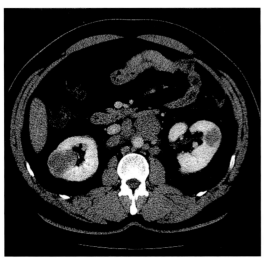

图 3-4-29　肾转移（肺腺癌）
CT 增强实质期示：双侧肾实质内肿块影，边界清晰，内部密度不均，周边强化程度高于中心，但仍低于正常肾实质强化程度
（图片提供：北京医院）

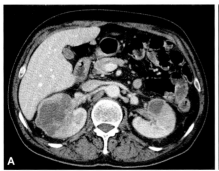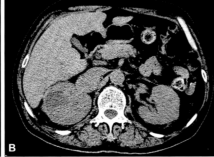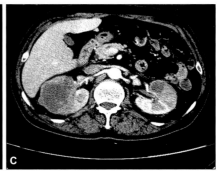

图 3-4-30　肾转移（肺低分化鳞癌）
CT 检查：A. 延迟示：病变与周围正常肾实质分界不清；B. 平扫示：双肾实质可见低密度影，边界模糊；C. 增强皮髓期示：病灶呈混合密度，呈轻 - 中度强化，部分低密度未见强化
（图片提供：中国医科大学附属盛京医院）

（王宏磊　刘剑羽）

重点推荐文献

[1] Federle MP, Jeffrey RB, Woodward PJ, et al. Diagnostic imaging: abdomen[M]. 2nd. Salt Lake City: Amirsys, 2010: 140-143.

[2] Mitnick JS, Bosniak MA, Rothberg M, et al. Metastatic neoplasm to the kidney studied by computed tomography and sonography[J]. J Comput Assist Tomogr, 1985, 9(1): 43-49.

第 5 节　肾感染性和肉芽肿性疾病

一、肾细菌性感染

（一）急性肾盂肾炎

【概念与概述】

- 急性肾盂肾炎（acute pyelonephritis，APN）是指急性上尿路感染，病原菌感染累及肾集合系统（肾盂、肾盏及肾小管）和肾间质

【病因和病理】

一般特征

- 病因学及机制

- 上行感染：约占 70%，源于下尿路感染，病原菌为革兰阴性杆菌
  - 大肠埃希菌，最多见
  - 其他：变形杆菌、克雷白杆菌、产气杆菌
- 血行播散：约 30%，细菌经过血液从肾小管蔓延至肾盂
  - 病原菌：多为金黄色葡萄球菌
- 易感因素
  - 膀胱输尿管反流、尿道功能紊乱
  - 结石、尿路梗阻
  - 先天性泌尿系统畸形

■ 机体抵抗力下降

■ 妊娠及前列腺增生症等

大体病理及手术所见

● 轻者肾乳头表面黏膜充血、溃疡

● 重者肾肿大,肾盂狭窄,可见小脓肿形成,脓肿主要位于肾上盏或下盏

显微镜下特征

● 肾小管或间质坏死

● 单核细胞浸润及纤维化

【临床表现】

表现

● 常见症状和体征

○ 起病急,以(尿频、尿急、尿痛)尿路刺激症状为主,可伴脓尿

○ 腰痛(多为钝痛或酸痛),可沿输尿管向膀胱方向放射

○ 上输尿管点压疼,肾区叩痛

○ 全身症状包括发热、寒战、恶心、乏力等

● 以40岁以下育龄妇女最多见,男性好发年龄为65岁以上

● 实验室检查

○ 血白细胞总数增高,中性粒细胞比例升高;红细胞沉降率升高;尿少时血钾可增高;部分患者血培养可阳性

○ 蛋白尿,尿蛋白 > 3.0g/24h;可见白细胞尿和白细胞管型;可有尿钠、尿钾排出增多;中段尿培养及尿涂片镜检查细菌可阳性

○ 肾小管功能减退(尿浓缩功能减退,酚红排泄率降低等)

自然病史与预后

● 并发症

○ 肾脓肿、脓肾及肾周脓肿

○ 肾乳头坏死

○ 肾萎缩(可为局灶性),甚至肾衰竭

● 预后:良好

治疗

● 抗生素治疗

【影像学表现】

一般特征

● 最佳诊断线索

○ 肾肿大,增强 CT 显示楔形或条纹状低强化区

● 上尿路急性肾小管、间质性感染性疾病,感染途径上行性为主

X 线表现

● KUB

○ 约 75% 无异常,部分可见肾影弥漫性肿胀、增大或肾内见高密度结石

● IVP

○ 肾影弥漫性肿胀、增大,周围轮廓光滑

○ 分泌障碍:肾影变淡;肾盏显影延迟,且变小、变淡

○ 肾内见条纹状或片状密度减低区(灌注下降)

○ 肾盏受压,肾盂肾盏或尿路扩张,可见结石

● 逆行性尿路造影

○ 禁忌

CT 表现

● 肾外形增大,病灶区肿胀、肾窦消失(图 3-5-1)

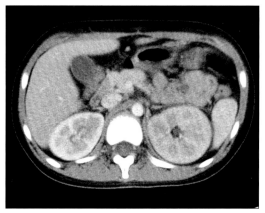

图 3-5-1 急性肾盂肾炎
CT 增强皮髓期示:左侧肾明显肿大,肾窦消失,皮髓质分界模糊。(图片提供:四川大学华西第二医院)

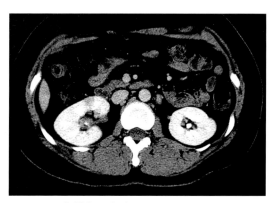

图 3-5-2 急性肾盂肾炎
CT 增强实质期示:右侧肾体积增大,其前唇可见一楔形低密度区,边界模糊(图片提供:北京医院)

- 肾周 Gerota 筋膜增厚，肾周间隙模糊
- 出血性细菌性肾盂肾炎病灶 CT 值增高
- 肾皮质期（图 3-5-2）
  - 肾皮质楔形或不规则低密度区（低灌注、水肿、浓缩能力下降）
  - 肾皮髓质分界模糊；重者可出现肾小管坏死
- 排泄期
  - 条带征：肾内见条纹状强化区，呈由集合系统向肾包膜方向扩散低、高相间的肾影
  - 原因：缺血导致肾小管造影剂浓度减低、炎症细胞堵塞肾小管及碎片
  - 肾盏消失，肾盂及尿道扩张
  - 肾盂、肾盏及尿道壁增厚
- 延迟期（3~4 小时）
  - 前期楔形低密度区强化增加
  - 原因：因周围肾间质炎性水肿部分狭窄的肾小管最终充盈

超声表现

- 无异常发现，或肾肿大，边缘光滑，肾实质回声减弱，肾窦回声缺失
- 楔形低或高回声区，高回声（出血）
- 肾皮髓质分界模糊，可见无回声区（脓肿）

核医学表现

- Tc^{99m}-DMSA
  - 有较高的敏感性
  - 肾图特点：炎症区摄入减少，且高峰后移，分泌段出现较正常延缓 0.5~1.0 分钟，排泄段下降缓慢

MRI 表现

- 肾肿大，肾盏变小，肾盂轻度非梗阻性积水、扩张
- T1 加权：皮髓质分界不清，信号较对侧稍减低，肾周高信号脂肪中可见炎性增厚的肾周 Gerota 筋膜
- T2 加权：肾周积液为明显高信号，增强扫描时无强化

推荐影像学检查

- 最佳检查法：CT 平扫及增强扫描
  - CT 是评价 APN 严重程度和病变范围以及脓肿和尿路梗阻等并发症最常用的影像学检查
  - 超声波检查由于方法简便，亦广泛应用于 APN 的诊断

【鉴别诊断】

- 肾梗死
  - 局灶节段性梗死：边缘锐利、无强化的楔形区
  - 全肾梗死：全肾无强化，无分泌；髓质可呈"辐轮状"条状强化（侧支循环所致）
  - 急性梗死：肾增大或正常，轮廓光滑；肾影减低或缺如，皮质强化
  - 在梗死 6~8 小时后，增强 CT 可见"皮质边缘征"（包囊和包囊下强化）
- 肾积脓
  - 全身感染中毒症状重，可出现高热、贫血、消瘦等
  - 腰部可出现疼痛和肿块
- 慢性肾盂肾炎
  - 反复发作的尿路感染病史半年以上
  - 肾外形及肾盂肾盏形态改变
- 肾外伤
  - 最佳影像特征：不规则线样或节段性不强化区，常伴包膜下或肾周血肿
  - 包膜下血肿：圆形或卵圆形液性占位（血凝块 CT 值 4~70Hu）
  - 撕裂伤：不规则线样或节段性低密度区
  - 节段性梗死：楔形无强化区
  - 肾碎裂：肾动脉撕裂（全肾梗死及肾周血肿）；肾动脉血栓（全肾梗死及无肾周血肿）
- 肾血管炎
  - 如结节性多发性动脉炎、系统性红斑狼疮、硬皮病、药物滥用
  - 楔形或条带样肾影
  - 主要鉴别：血管炎（损伤肾实质部包膜收缩），而肾盂肾炎（受累肾实质部包膜鼓出）
  - 小血管的微小动脉瘤通常不可见
- 肾结核
  - 多有肺外结核病病史或症状
  - 尿检可发现结核杆菌，PPD 实验阳性，血清结核抗体测定阳性
  - 肾实质破坏，结核性肉芽肿，干酪样变
- 淋巴瘤或转移瘤
  - 多发转移瘤与多灶肾盂肾炎类似
  - 单发转移瘤与重度肾盂肾炎类似
  - 临床表现常有助鉴别

- 慢性肾小球肾炎
  - 若尿蛋白量 > 3g/d，多属肾小球病变
  - 肾盂肾炎尿检查以白细胞为主，且尿蛋白

量一般在 1 ~ 2g/d 以下
- 膀胱炎：为下尿路感染，全身症状轻，肾功能正常，尿检中无白细胞管型

诊断与鉴别诊断精要

- 诊断要点
  - 临床表现：起病急，以尿路刺激症状为主
  - 实验室检查：血白细胞总数增高，中性粒细胞比例升高；红细胞沉降率升高；尿蛋白 > 3.0g/24 小时
  - 最佳检查法：CT 平扫及增强扫描
    - CT 皮质期肾皮质内楔形或不规则低密度区，肾皮髓质分界模糊；排泄期可见"条带征"（肾内见条纹状强化区）
- 主要鉴别诊断
  - 肾梗死
  - 肾外伤
  - 肾结核
  - 肾血管炎
  - 淋巴瘤或转移瘤

（江新青　赖丽莎　夏建东）

重点推荐文献

[1] Stunell H, Buckley O, Feeney J, et al. Imaging of acute pyelonephritis in the adult[J]. Eur Radiol, 2007, 17(7): 1820-1828.

[2] Majd M, Nussbaum Blask AR, Markle BM, et al. Acute pyelonephritis: comparison of diagnosis with 99mTc-DMSA, SPECT, spiral CT, MR imaging, and power Doppler US in an experimental pig model[J]. Radiology, 2001, 218(1): 101-108.

[3] 陈信坚, 曾晓华, 刘忠, 等. 急性肾盂肾炎的CT表现及诊断价值. 中国临床医学影像杂志, 2006, 17(12): 710-711.

（二）气肿性肾盂肾炎或产气性肾感染

【概念与概述】

- 气肿性肾盂肾炎（emphysematous pyelonephritis, EPN）是一种肾实质及其周围组织爆发性、坏死性、可致命性上尿路化脓性感染，表现为肾实质、集合系统或肾周积气，包括气肿性肾盂肾炎和气肿性肾盂炎，临床上罕见

【病因和病理】

一般特征

- 病因
  - 单一或混合性细菌感染
    - 大肠埃希菌：最常见致病菌，约占 69%
    - 克雷白杆菌：约占 29%
    - 其他：变形杆菌属、假单胞菌属和链球菌及其他厌氧菌
    - 混合感染约占 10%
  - 危险因素
    - 糖尿病（87% ~ 97%）
    - 免疫功能异常
    - 尿路梗阻：钙石、狭窄
    - 尿路反流或慢性尿路感染
    - 肾衰竭：多囊肾

大体病理及手术所见

- 化脓性、坏死性肾乳头及肾周组织感染，并多发皮质脓肿
- 细菌分解集合系统内的葡萄糖及坏死物质，如葡萄糖发酵可产生 CO_2 和 H_2，肾实质内及其

周围组织坏死组织中气体蓄积，形成气肿

【临床表现】

表现

- 常见症状和体征
  - 寒战、高热
  - 腹痛、腰背痛
  - 恶心、呕吐、呼吸困难
- 实验室检查
  - 白细胞增多、脓尿，血、尿及吸出物培养阳性
  - 高血糖、酸中毒、电解质紊乱、血小板减少

自然病史与预后

- 并发症：脓毒败血症
- 预后：发展迅速，预后差
- 死亡率
  - Ⅰ型66%，Ⅱ型18%
  - 抗生素治疗：60%～75%
  - 抗生素治疗后肾切除：21%～29%
  - 如果扩展至肾周：80%

治疗

- Ⅰ型：抗生素治疗、肾切除术
- Ⅱ型：经皮导管引流治疗

【影像学表现】

一般特征

- 最佳诊断线索：CT提示肾实质内气体与低密度软组织影并存
- 部位：左肾多见（67%）

X线表现

- KUB
  - 肾实质内可见条纹或气泡，由髓质向皮质呈放射性分布
  - 被膜下、肾周、膈下及/或腰大肌周围也可见积气
- IVP（一般为禁忌）
  - 肾增大，分泌延迟或缺如
  - 肾实质破坏、水肿

超声检查

- 肾窦和（或）肾周强回声气体的干扰性声影
- 肾实质回声混乱，具有模糊声影的强回声区、显示不清

CT表现（图3-5-3）

- 分两型
  - Ⅰ型：即经典型，占33%
    - 肾实质内气体弥漫性分布，肾实质破坏大于三分之一，伴髓质至皮质条纹状或斑点状气体
    - 但无液体积聚
  - Ⅱ型：肾脓肿或肾周脓肿的一个类型，占66%
    - 肾实质破坏小于三分之一，肾实质或集合系统有较大量气泡或气腔状（图3-5-3）
    - 肾或肾周有积液
- 条纹状低密度区由髓质向皮质呈放射性分布肾实质内、肾盂及肾盏内气体与低密度软组织影并存
- 气体常扩展至被膜下、肾周、膈下及腰大肌周围，甚至进入肾静脉和下腔静脉
- 肾功能减退或丧失，肾前及肾后筋膜增厚

MRI

- 少用，对本病诊断价值有限

推荐影像学检查

- 最佳检查法：CT平扫及增强扫描
  - CT扫描可显示气肿性肾盂肾炎的部位、程度、范围、邻近解剖关系及对侧肾的情况

【鉴别诊断】

- 医源性
  - 逆行肾盂造影、肾造瘘术、肾肿瘤化疗栓塞或消融术后
- 气肿性肾盂炎
  - 气体局限于肾盂肾盏；50%伴糖尿病，预后较EPN好
- 十二指肠溃疡穿孔
  - 偶然表现为肾周积气
- 尿路结石或梗阻合并感染
  - 肾实质一般无坏死，无气体和脓肿存在

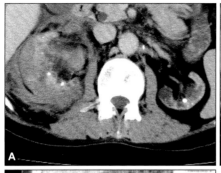 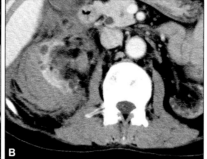 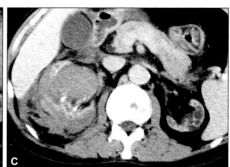

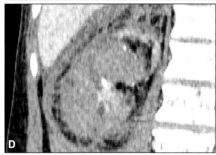

图 3-5-3　右肾气肿性肾盂肾炎
CT 检查：A. 平扫示：右肾正常结构消失，肾盂内见不规则肿块，密度不均，内可见小点状致密影，肾盂内及肾周围见积气征象；B-D. 为增强皮髓期、实质期和冠状重建示：肿块见不均匀强化；右肾周间隙模糊、不清，肾周筋膜不规则增厚，呈大片状混杂密度向下累及中下腹腔；右侧腰大肌外缘欠清晰

诊断与鉴别诊断精要

- 诊断要点
  - 最佳影像诊断方法：CT
  - 特性表现：CT 显示肾实质气体、坏死和脓肿并存，无伴液体积聚（Ⅰ型），伴液体积聚（Ⅱ型）
- 主要鉴别诊断
  - 医源性
  - 气肿性肾盂炎
  - 尿路结石或梗阻合并感染

（江新青　夏建东）

重点推荐文献

[1] Huang JJ, Tseng CC. Emphysematous pyelonephritis: clinicoradiological classification, management, prognosis, and pathogenesis[J]. Arch Intern Med, 2000, 160(6): 797-805.

[2] 李云祥, 王安果, 张宗平, 等. 气肿性肾盂肾炎3例报告并文献复习. 现代泌尿外科杂志, 2010, 15(1): 25-27.

（三）慢性肾盂肾炎

【概念与概述】

- 慢性肾盂肾炎（chronic pyelonephritis）是肾盂肾炎多次发作或病情迁延不愈，病程达半年以上的肾盂肾炎，常伴双肾大小不等、表面凹凸不平、肾盂肾盏变形、缩窄或肾小管功能持续减退

【病理与病因】

一般特征

- 发病机制
  - 肾盂肾炎反复感染
  - 肾盂尿液反流肾内（含有细菌的尿液）
  - 肾实质瘢痕形成
    - 典型瘢痕累及肾皮、髓质全层，邻近肾盏呈杵状指样改变

- 病因学
  - 类似急性肾盂肾炎，病原菌一般源于消化道
  - 危险因素
    - 结石
    - 尿路梗阻
    - 神经源性膀胱
    - 尿路改道等泌尿系统手术

【临床表现】

表现

- 不典型：无明显全身或局部临床症状
- 急性发作时症状类似急性肾盂肾炎
- 病程长者可伴有慢性肾功能不全表现
  - 夜尿增多，血压升高
- 特征性线索：肾盂肾炎多次发作或病情迁延不愈，达半年以上

【影像学表现】

概述

- 最佳诊断依据：小肾，伴皮质瘢痕及肾盏扩张

X 线表现

- KUB
  - 肾萎缩变小，形态不规则，表面凹凸不平
- IVP
  - 肾萎缩变小，肾轮廓不规则，分泌下降和延迟
  - 一个或多个肾小盏顶端杵状变形（肾乳头瘢痕挛缩）
  - 肾盏周围肾皮质瘢痕形成，尿路不均匀扩张、扭曲变形
  - 对侧肾弥漫性或局限性代偿性肥大

超声检查

- 肾萎缩变小，形态不规则，表面凹凸不平

CT 表现

- 肾萎缩：局灶性（常位于上极）或弥漫性（图 3-5-4）
- 肾皮质凹入性瘢痕：单侧或双侧，局灶性、节段性或弥漫性（图 3-5-5）
- 皮髓质分界不清，肾盏扩张
- 对侧正常肾代偿性肥大

MRI 表现

- 类似 CT，肾外形变小，形态不规则

推荐影像学检查

- 最佳检查法：CT 平扫 / 或增强扫描
  - CT 可显示 IVP 不能显示的肾前缘和后缘的缺失

【鉴别诊断】

- 慢性尿路梗阻性肾萎缩
  - 肾实质弥漫性、均匀性萎缩，所有肾盏扩张程度相近
- 陈旧性肾梗死伴瘢痕形成
  - 类似局限性肾实质缺失
  - 但一般肾盏的形态正常，无肾盏杵状变形的改变
- 慢性膀胱炎
  - 反复出现膀胱刺激症状
  - 无肾功能、肾形态改变
- 尿路综合征
  - 反复的尿路刺激症状为主
  - 尿路病原学检查阴性，无肾病变
- 肾结核
  - 病史较长，反复出现尿路刺激症状

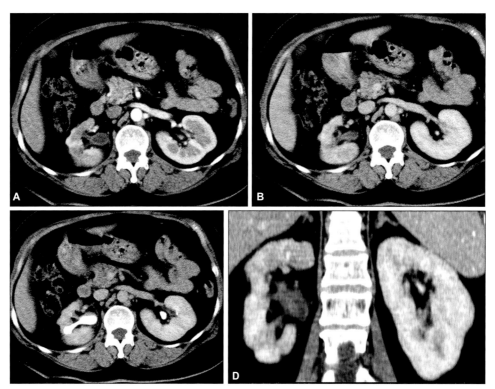

图 3-5-4 　右侧慢性肾盂肾炎

女性，59 岁。尿频、腹痛月余。CT 增强扫描：A-D. 分别为皮质期、实质期、排泄期和冠状 CT 重建：右肾形态不规则，部分肾小叶萎缩，皮质厚薄不均，未见明显结节、团块影，未见异常对比强化灶；右肾盂、肾盏宽窄不一，所见输尿管粗细不均，管壁不均匀增厚，增强扫描管腔内壁不均匀环形强化

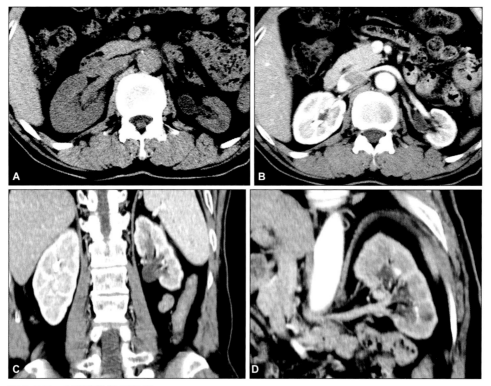

图 3-5-5 　左肾慢性肾盂肾炎

男性，61 岁。尿频、尿痛、腰痛 1 年余。A-D. 分别为 CT 平扫、皮髓期和冠状位重建：左肾体积缩小，皮质变薄，增强扫描强化程度较对侧略低，肾实质层次未见异常

诊断与鉴别诊断精要

- 诊断要点
  - 临床有急性肾盂肾炎病史，迁延半年以上
  - 有危险因素
  - 最佳检查法：CT 平扫 / 或增强扫描
    - 肾体积缩小，肾实质不均匀变薄、凹入性瘢痕及正常肾代偿性增大并存
- 主要鉴别诊断
  - 慢性尿路梗阻性肾萎缩
  - 陈旧性肾梗死伴瘢痕形成
  - 慢性膀胱炎
  - 肾结核

（江新青　夏建东）

重点推荐文献

[1] Craig WD, Wagner BJ, Travis MD. Pyelonephritis: radiologic-pathologic[J]. Radiographics, 2008, 28 (1): 255-276.

[2] 周海鹰，尚兰，邓开鸿，等. 多层螺旋CT增强扫描对慢性肾盂肾炎的诊断价值. 华西医学, 2009, 24(7): 1788-1791.

（四）黄色肉芽肿样肾盂肾炎

【概念与概述】

- 黄色肉芽肿性肾盂肾炎（xanthogranulomatous pyelonephritis，XGPN）是一种特殊的慢性肾盂肾炎，周围肾实质进行性破坏，代之为充满（类）脂质的巨噬细胞（泡沫细胞）的肿块
- 曾名：泡沫细胞肉芽肿、肾盂肾炎黄色瘤、肾性黄色瘤病及肿瘤样黄色肉芽肿肾盂肾炎

【病因及病理】

一般特征

- 好发于慢性梗阻部，如结石、狭窄或肿瘤；通常肾盂扩张不明显
- 病因
  - 局部免疫功能低下伴非特异性细菌感染（大肠埃希菌、变形杆菌、金黄色葡萄球菌、克雷伯菌属）
- 危险因素
  - 无特异性危险因素
  - 可能与慢性或复发性尿路感染、糖尿病有关
- 发病机制
  - 慢性尿路梗阻、慢性感染，伴自身代谢障碍和免疫功能低下
- 相关异常：尿路结石

大体病理和手术所见

- 弥漫型
  - 肾明显增大，多数肾实质破坏，肾周脂肪间隙模糊
  - 肾盂肾盏表面或肾实质内可见大小不等的黄色瘤样肿物
  - 扩张肾盂内可见鹿角状结石
- 局灶型
  - 肾局部肿物，切面呈黄白色固体或半固体状结构

显微镜下特征

- 浆细胞、组织细胞、载脂泡沫细胞弥漫性浸润，聚集形成黄色肉芽肿
- 泡沫细胞包含中性脂肪和胆固醇酯，对氨基水杨酸染色阳性

【临床表现】

一般特征

- 常见症状和体征
  - 反复泌尿系感染，反复发热、排尿困难
  - 长期腰部胀痛或腰部肿块

- 实验室检查
  - 尿液检查：显微镜性血尿、蛋白尿和脓尿；晨尿离心沉渣涂片找到泡沫细胞，具有确诊价值
  - 尿培养：特殊细菌种属阳性，以大肠埃希菌和变形杆菌为多
  - 血白细胞增高、红细胞沉降率增高
- 好发中年妇女，男：女 = 1：3 ~ 4，最常见年龄 45 ~ 65 岁

自然病史和预后

- 病程缓慢，起病隐匿
- 并发症：肝功能障碍（可复性），累及肾周组织，瘘管形成，出血
- 预后：良好

治疗

- 抗生素：外科治疗前
- 肾切除术：常用
  - 根治性肾切除术：复杂性 XGP（Ⅲ期）
  - 部分性肾切除术：局限性 XGP（Ⅰ期、Ⅱ期）

【影像学表现】

一般特征

- 最佳诊断线索：阻塞性结石伴肾萎缩或无功能，并肾周纤维脂肪增殖
- 部位
  - 绝大部分为单侧发病
  - 黄色肉芽肿性肾盂肾炎分两型
    - 弥漫型（83% ~ 90%）：累及全肾，多数肾实质严重破坏
    - 局灶型（10% ~ 17%）：肿块位于肾局部，未侵犯肾集合系统和整个肾，主要表现为肾内黄色瘤样肿物
- 形态：边缘清晰肿块累及全肾或部分增大肾
- 临床分 3 期
  - Ⅰ期为肾内期，病变局限于肾实质
  - Ⅱ期为肾周期，病变累及肾和肾周筋膜
  - Ⅲ期为肾旁期，病变累及大部分或全部肾，并累及肾周脂肪、腹膜后及周围器官

X 线表现

- KUB
  - 弥漫型病肾肾影可见增大，常伴结石，肾轮廓模糊不清
  - 局限型肾外形可无变化，也可并发结石

- IVP
  - 弥漫型可见肾盂肾盏变形，或因功能受损显影不良或不显影
  - 局限型肾盂肾盏不同程度受压改变
- 逆行肾盂造影
  - 肾盂输尿管移行部或近段输尿管完全梗阻、漏斗状
  - 肾盂缩小，变形扩张的肾盏伴结节样充盈缺损
  - 不规则伴空洞的实性肿块

超声检查

- 弥漫型
  - 肾弥漫性增大，形态异常，轮廓模糊不规则，活动度明显减弱
  - 肾实质正常结构破坏，回声不均匀，可探及大小不等、境界欠清的肿块
  - 可探及结石强回声、尿路梗阻（集合系统扩张）
  - 肾周受累征象，如腰大肌肿胀
- 局限型
  - 肾内中强回声或高回声结节性病变，与肾肿瘤类似

CT 表现

- 弥漫型（图 3-5-6）
  - 肾影弥漫性增大，边缘毛糙
  - 肾实质多发囊实性占位病灶（以肾盂肾盏为中心）
  - CT 值 -10 ~ +30Hu（取决于脓液与脂质成分），增强后病灶可不强化或轻度强化，囊壁可以呈均匀强化
  - 肾皮质变薄，肾功能减退或消失，强化程度降低，仅肾盏周围肾实质及增厚的肾筋膜轻度强化，分泌延迟
  - 肾窦脂肪减少（被慢性炎性纤维组织所代替）
  - 集合系统结石，肾收集系统可扩张、积液
  - 肾周筋膜增厚粘连，肾周、肾旁间隙模糊，密度增高；重者累及腰大肌，形成腹膜后脓肿，甚至皮肤瘘管形成
- 局限型（图 3-5-7 ~ 图 3-5-9）
  - 肾实质内局限性实性或囊实性肿块，边缘清，增强扫描后实性部分（如脓肿壁）可轻度强化，坏死区无强化
  - 可见结石（毗邻病灶）

　　　○ 病灶较少也常有肾周受累（肾筋膜炎症性粘连增厚等）

DSA *表现*

- 节段性或叶间肾动脉变细、拉长包绕肿块，肿块中心血管稀疏，无动静脉短路
- 动脉晚期肿块周围明显强化（肉芽组织）
- 静脉闭塞，显示不清

MRI *表现*

- 肾增大，轮廓不规则，肾皮质萎缩，皮髓质分

界不清

- 肾内单房或多房囊状信号，T1WI 为中等信号、T2WI 为高信号，增强后周围壁强化
- 肾周模糊（炎症）

推荐影像学检查

- 最佳检查法：CT 平扫及增强扫描
  - ○ CT 检查能显示肾内病灶部位、范围，显示肾周组织受累程度和范围

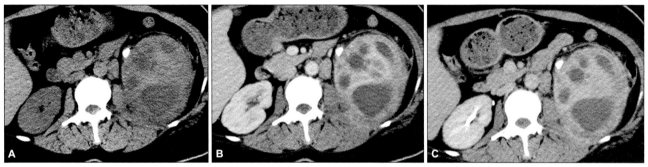

图 3-5-6　**左肾黄色肉芽肿（弥漫性）并左肾结石**
女性，38 岁，A. CT 平扫示：左肾增大，左侧肾盂出口即左输尿管上端见结节状高密度结石影；左侧肾盂肾盏扩张；B-C. 增强扫描实质期和排泄期示：双肾实质强化程度同步减低，左肾实质强化程度较右肾低；左肾边缘毛糙，肾周筋膜增厚，与左侧腰大肌分界不清

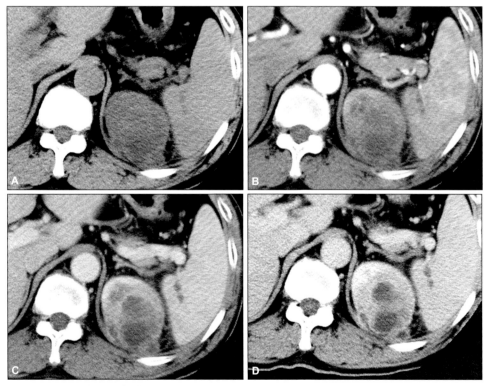

图 3-5-7　**左肾黄色肉芽肿性肾盂肾炎（局限型）**
男性，57 岁。突然咽痛、高热 4 天入院，抗感染治疗后好转、出院。A-D. 分别为 CT 平扫、动脉早期、晚期和实质期示：左肾体积增大，左肾上极见囊实性肿块，囊性成分为主，呈多囊改变，边界清楚，增强扫描实性成分轻度强化，囊壁环状强化，病灶后缘模糊，肾周脂肪间隙不清，累及左膈腹膜面，左肾门水平肾实质内见小囊状低密影，边界清楚，增强扫描无明显强化，左肾周少许积液

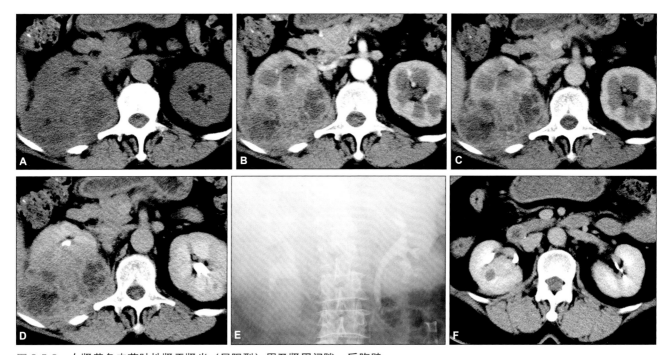

图 3-5-8 右肾黄色肉芽肿性肾盂肾炎（局限型）累及肾周间隙、后腹壁

A-D. 分别为治疗前平扫、皮质期、实质期和排泄期，E-F. 为治疗 1 年后 IVP 7 分钟和 CT 排泄期。示：A-D. 右肾增大，见多个不规则低密度影，累及肾周间隙，与后腹壁粘连，最大为 5.5cm×2.7cm，肾盂未见扩张积水；右肾周脂肪间隙模糊，后腹壁层次不清，内可见囊状或不规则低密度灶；E-F 显示病灶治疗后好转，肾功能可

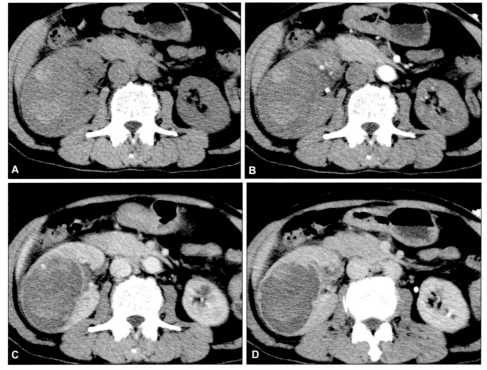

图 3-5-9 右肾黄色肉芽肿性肾盂肾炎（局限型）

男性，60 岁。发热、面色苍白 20 余天，血 HB 迅速减低一天。A-D. 分别为 CT 平扫、动脉早期、晚期和实质期示：右肾增大，右肾内见一混杂密度影，病灶边缘欠清，大小约 8.4cm×6.2cm×6.3cm，平扫内见云雾、斑片状稍高密度影，CT 值约 65Hu，增强病灶强化不明显，内见一小结节样轻度强化异常强化灶

【鉴别诊断】

肾细胞癌

- 肾内实性软组织密度肿块，CT值约30～50Hu，中心可见坏死灶
- 增强扫描表现为"快进快出"的特点
  - 即动脉期明显强化，静脉期或排泄期肿瘤密度迅速下降
- 临床：常有无痛性血尿，常无合并结石

肾盂移行细胞癌

- 肾盂肿块（充盈缺损），收集系统不规则变窄
- 肾盏及肾实质侵犯，肾影增大，但很少引起肾实质变薄，且肾外形无改变
- 低血供肿瘤

肾结核

- 肾髓质、肾乳头旁或肾实质内单个或多发的大小、形态不同囊状低密度影，常与肾盏相通
- 晚期：局部肾皮质萎缩，周围有点状或壳状钙化，肾盏积水
- 临床：肺结核病史，结核中毒症状

肾脓肿

- 单发或多发肾内圆形低密度肿块，边缘清晰
- 不规则的厚壁有强化，囊腔无强化，可见液平
- 肾周模糊

肾转移瘤和淋巴瘤

- 转移瘤
  - 原发灶：如肺癌、乳腺癌、结肠癌
  - 通常为低血供、侵袭性生长肿块
- 淋巴瘤
  - 多发、或双侧性侵袭性生长
  - 低血供、实性、肾内肿块

肾盂积水／积脓

- 肾盂积水
  - 肾盂肾盏扩张，囊腔分叶状、相互沟通，囊腔内密度均匀，无结节
  - 囊腔外有一层薄而强化的皮质构成边缘，肾周筋膜无增厚，肾周组织无炎性改变
- 肾盂积脓：可与XGP类似

诊断与鉴别诊断精要

诊断要点

- 最佳影像检查CT
  - 肾内囊状或结节状低密度肿块（CT值可为负值），增强扫描中心无明显强化或轻度边缘强化，常伴肾周筋膜增厚者
  - 肾盂变小，肾盏不规则扩张；肾功能减低
  - 尿路感染、肾铸型结石病史

主要鉴别诊断

- 肾肿瘤：肾细胞癌、移行细胞癌、淋巴瘤及转移瘤
- 肾结核伴脓肿形成
- 肾脓肿

（夏建东　江新青）

重点推荐文献

[1] Gupta S, Araya CE, Dharnidharka VR, et al. Xanthogranulomatous pyelonephritis in pediatric patients: case report and review of literature[J]. J Pediatr Urol, 2010, 6(4): 355-358.

[2] Alan C, Ataus S, Tunc B. Xanthogranulamatous pyelonephritis with psoas abscess: 2 cases and review of the literature[J]. Int Urol Nephrol, 2004, 36(4): 489-493.

[3] 苑任，韩萍，史河水，等. 黄色肉芽肿性肾盂肾炎的诊断和鉴别诊断. 临床放射学杂志，2001, 20(9): 681-683.

（五）肾脓肿与肾周脓肿

【概念与概述】

- 肾脓肿（renal abscess）是化脓性坏死导致脓液聚集在肾
- 肾周脓肿（paranephric abscess）为脓液积聚在Gerotu筋膜与肾包膜之间的间隙（即肾周脂肪囊）而形成的脓肿，分为原发性和继发性
  - 原发性指身体其他部位的病灶，如皮肤、扁桃体、前列腺等部位炎症经血液或淋巴扩散而来
  - 继发性又分为肾型和肾周围型，前者多继发于肾结核、肾脓肿、肾盂肾炎，后者则多为肾区外伤、肾手术、肝脓肿等疾病的并发症

【病理与病因】

一般特征

- 约占肾占位2%
- 继发于肾急性感染
  - 急性肾盂肾炎或局限性细菌性感染
  - 发生在感染1~2周后
- 病因学
  - 尿路逆行感染：80%
    - 结石、梗阻、肾功能异常或尿道反流（糖尿病或孕期）
    - 医源性失误（导管术后）
    - 革兰阴性细菌，如大肠埃希菌、变形杆菌、克雷白杆菌
    - 脓肿通常局限在皮髓质交界区
  - 血行性感染：20%
    - 皮肤感染及静脉用药
    - 医源性失误（肾血管栓塞导管术后）
    - 革兰阳性或阴性细菌，如金黄色葡萄球菌、链球菌及肠杆菌属
    - 源于身体其他部分感染（如心脏瓣膜病、假体）引起
    - 脓肿通常形成于皮质区
  - 危险因素：糖尿病、尿道异常（结石、膀胱输尿管反流、神经源性膀胱）慢性肾衰竭、免疫功能下降
- 发病机制
  - 尿路感染→上行至肾→急性肾盂肾炎或局

限性细菌性肾炎→液化、聚集→肾脓肿
  - 相关肾病：20%~60%伴尿路结石

大体病理及手术所见

- 边缘清晰的圆形厚壁囊性肿块，内壁光滑

显微镜特征

- 感染性坏死组织

【临床表现】

一般特征

- 最常见症状和体征
  - 寒战、发热、腰腹痛
  - 症状持续超过2周
  - 腰部紧张、可触及肿块
- 实验室检查
  - 尿液白细胞升高，细菌培养阳性
  - 红细胞沉降率升高，细菌培养阳性

自然病史和预后

- 并发症
  - 脓肿可穿破肾包膜，形成肾周脓肿→穿破Gerota筋膜，引起肾旁脓肿→穿破腰大肌进入腹膜腔，形成膈下或盆腔脓肿
  - 穿破肾集合系统，引起肾盂肾炎
  - 梗阻引起肾积水，肾萎缩
- 预后
  - 早期诊断和治疗：好
  - 延迟诊断和治疗：差

治疗

- 抗生素治疗（大小 < 2cm）
  - 已知致病菌，应用特异抗生素
  - 未知致病菌，广谱抗生素
- 如果采用抗生素治疗后脓肿无好转：B超或CT引导下经皮导管穿刺引流
- 如果效果仍不好：外科手术开放引流或肾切除

【影像学表现】

概述

- 最佳诊断线索：CT上无强化的球形肿块，并肾周模糊
- 进展穿破肾包膜引起肾周脓肿

X线表现

- KUB
  - 肾增大、密度增加，肾轮廓模糊
  - 腰大肌显示不清，腰椎侧弯凹向患侧
  - 肾区可见软组织肿块影，患侧膈肌抬高，

部分可见气体

- IVP
  - 分泌功能受损
    - 分泌延迟、肾部分或整体密度减低
    - 肾盂受压、移位，肾盏显影减少
  - 肾移位，边缘模糊（肾周脓肿）
  - 单发或多发边缘清晰肿块，圆形或形态不规则
  - 肾盏或肾盂变小、消失，或扩张

超声检查

- 肾脓肿：肾内圆形厚壁囊性占位，囊液（坏死组织及黏稠脓液）低或无回声，囊壁较厚，形态不规则
- 肾周脓肿：肾周不同回声的囊性肿块，脓肿内气体可产生干扰性声影

CT 表现（图 3-5-10）

- 平扫 CT
  - 多为单发，可多发；单侧或双侧
  - 圆形、边缘清晰、低密度肿块，可见气体
- 增强
  - 肾增大，内见一个或多个局限性低密度区

（急性期）
  - 边缘环形征：环形强化的厚壁（亚急性期或慢性期）
  - 脓肿中央无强化，CT 值低于正常强化肾实质
  - 肾盏、肾盂变小或消失
  - 肾盂肾盏轻度积水，黏膜增厚
- 肾周脓肿
  - 肾周囊性低密度影，肾轮廓改变，边界不清或受压移位
  - Gerota 筋膜增厚，肾周模糊，肾周脂肪间隙密度增高出现混杂密度的条纹影；腰大肌增宽，密度减低

MRI 表现

- T1 加权：脓液低信号，脓肿壁稍高信号
- T2 加权：脓液明显高信号，脓肿壁为低信号
- T1+C：边缘环形强化，< 1cm 时小结节样强化
- DWI：明显高信号

DSA 表现

- 少用，肾周分布的乏血管肿块

最佳影像学推荐

- CT 平扫及增强

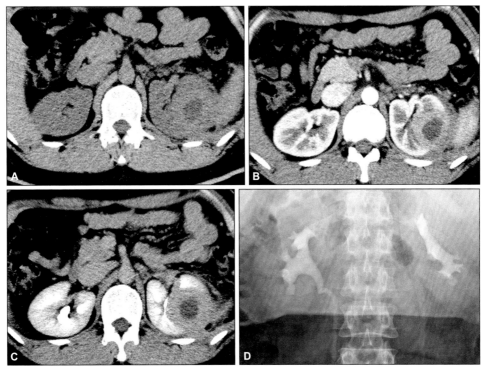

图 3-5-10　左肾脓肿
男性，28 岁。左侧腰疼 1 周。A-D. 分别为 CT 平扫、皮质期、排泄期和 7 分钟 IVP 示：左肾见团块状稍低、较低密度影，边界模糊，增强扫描皮质期病灶厚壁环形均匀较明显强化，中央低密度区无明显强化，髓质期病灶强化稍减低，排泄期病灶强化进一步减退。该团块形态不规则，突破肾包膜、侵犯肾周脂肪间隙，并部分侵犯肾后筋膜，局部筋膜增厚；部分肾盏侵犯。手术病理（左肾）肾脓肿，伴大量炎性肉芽组织增生，肾周脂肪纤维组织明显增生伴较多慢性炎细胞浸润，未见肿瘤及结核改变

- ○ 可与肾肿瘤鉴别

【鉴别诊断】
- ● 肾细胞癌
  - ○ 富血供、实性强化肿块
  - ○ 临床一般无症状
- ● 肾转移瘤或淋巴瘤
  - ○ 转移瘤
    - ■ 原发灶：肺癌、乳腺癌、胃肠道肿瘤
    - ■ 多通过血源性转移
    - ■ 肾内多发、小结节，有轻度强化

- ○ 淋巴瘤
  - ■ 一般无临床症状，或体重减轻、发热、腹痛、血尿和肾衰竭
  - ■ 多发独立肿块，直接侵犯腹膜后淋巴结
- ● 肾囊肿伴感染或出血
  - ○ 独立无强化囊性病灶：影像学上可难以鉴别
  - ○ 肾周清晰，囊壁不规则，高密度肿块
  - ○ 伴肾周脓肿时需与肾恶性肿瘤累及肾周、肾周血肿和尿性囊肿鉴别

诊断与鉴别诊断精要

- ● 诊断要点
  - ○ 最佳影像学检查：CT 平扫及增强
    - ■ CT 上无强化的球形肿块，并肾周模糊
    - ■ 边缘环形征：环形强化的厚壁（亚急性期或慢性期）
    - ■ 病灶中心无强化，CT 值低于正常强化肾实质
    - ■ 临床有肾或肾外感染病史，全身感染症状
- ● 鉴别诊断
  - ○ 肾肿瘤：肾细胞癌、肾转移瘤和淋巴瘤
  - ○ 肾囊肿伴感染或出血

重点推荐文献

[1] Angel C, Shu T, Green J, et al. Renal and peri-renal abscesses in children: proposed physio-pathologic mechanisms and treatment algorithm [J]. Pediatr Surg Int, 2003, 19(1-2): 35-39.

[2] Deyoe LA, Cronan JJ, Lambiase RE, et al. Percutaneous drainage of renal and perirenal abscesses: results in 30 patients[J]. Am J Roentgenol, 1990, 155(1): 81-83.

（六）肾盂积脓和脓肾

【概念与概述】
- ● 肾盂积脓（pyonephrosis）为脓液积聚于肾盂、肾盏系统，常继发于尿路梗阻合并肾感染，是少见的泌尿系统急症之一

【病理与病因】
一般特征
- ● 病因学
  - ○ 尿路梗阻
    - ■ 肾结石：最常见
    - ■ 医源性：如手术后狭窄
    - ■ 其他：泌尿系先天性畸形、肿瘤、腹膜

后纤维化、神经源性膀胱

大体病理及手术所见
- ● 扩张的集合系统内充满黏稠的脓液

显微镜表现
- ● 微脓肿和肾乳头坏死（早期）
- ● 肾实质坏死

【临床表现】
表现
- ● 长期低热、腰部钝痛和体重降低
- ● 亦可表现为急性感染：寒战、高热

治疗
- ● 抗感染及经皮肾造瘘手术

【影像学表现】

X 线表现

- IVP
  - 肾影增大，肾影不显影或显影淡
  - 肾盂积水，肾盂、肾盏和（或）输尿管扩张和皮质变薄
- 逆性肾盂造影
  - 输尿管近端梗阻显影不良，肾盂扩大，肾盏不规则变钝
  - 集合系统内可见充盈缺损（坏死组织和脓性成分）
  - 输尿管导管内有脓液引出

超声检查

- 肾盂肾盏系统扩张，单纯的肾盂积水，回声良好
- 尿沉渣可随患者体位改变而移动

- 集合系统内可有气体强回声

CT 表现

- 肾盂壁增厚，肾密度不均匀
- 肾周或肾窦脂肪内条纹状软组织密度影以及肾筋膜增厚
- 集合系统扩张
- 单纯肾盂积水，或积液密度增高，CT 值可达 30Hu（图 3-5-11），可见尿沉渣平面或气液平面

最佳影像学推荐

- CT 为本病最优影像学检查

【鉴别诊断】

- 单纯肾盂积水
- 肾脓肿

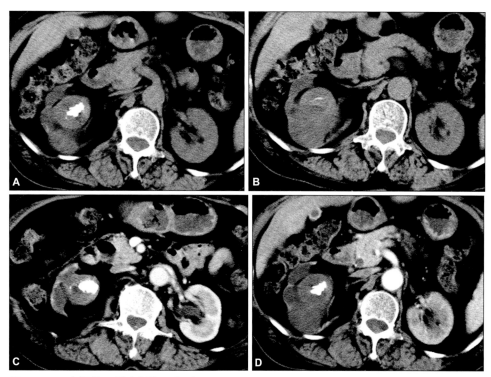

图 3-5-11　右肾结石并右侧肾盂积脓

女性，70 岁。A-D. 分别为 CT 平扫、平扫、皮质期、实质期示：右肾体积增大，右侧肾盂、肾盏及输尿管上段见大小不一颗粒状、结节状高密度影；右肾实质变薄，肾盂肾盏内见稍高于水样密度影，CT 值 25Hu 左右，增强扫描肾实质强化，肾盂期扫描肾盂、肾盏、输尿管内未见造影剂影。左肾边缘尚光滑，肾周间隙清晰

诊断与鉴别诊断精要

- 诊断要点
  - 最佳影像学检查：CT 检查
    - 集合系统扩张：单纯肾盂积水，或积液密度增高，CT 值可达 30Hu，可见尿沉渣平面或气液平面
    - 肾盂壁增厚，肾密度不均匀
- 鉴别诊断
  - 肾积水
  - 肾脓肿

重点推荐文献

[1] Haddad MC, Hawary MM, Khoury NJ, et al. Radiology of perinephric fluid collections[J]. Clin Radiol, 2002, 57(5): 339-346.

[2] 王固新, 夏利萍, 夏昕晖, 等. 上尿路结石合并脓肾的诊断与治疗. 现代泌尿外科杂志, 2008, 13(4): 306-307.

（七）肾软化斑或软斑症

【概念与概述】

- 软化斑（malacoplakia）是一种罕见具有组织学上独特表现的肉芽肿性炎症

【病理与病因】

- 病因学
  - 大肠埃希菌
  - 危险因素
    - 糖尿病
    - 免疫反应缺陷、体内吞噬细胞功能异常相关
- 部位
  - 身体任何部位，最好发部位为泌尿道，最常见为膀胱
  - 肾软化斑：约占泌尿道 15%，双侧性 50%，多灶性 75%

显微镜特征

- 光镜
  - 斑块：含大量巨噬细胞（内有细菌和吞噬溶酶体）、少量淋巴细胞和多核巨细胞
  - Michaelis-Gutmann（MG）小体：位于巨噬细胞内和间质组织中，泡沫状，其直径 4 ~ 20μm，PAS 染色阳性，含有钙盐
    - 上述包涵体提示细菌在细胞内消化不完全
- 电镜

  - 典型的晶状结构：中心为高密度的核，中间有一光圈，周围为薄片状的圈

【临床表现】

- 反复出现尿频、尿疼、血尿和排尿困难等症状
- 可有发热、腰痛和腰部肿块
- 女性发病率比男性高 4 倍，好发年龄大于 50 岁
- 尿细菌培养检查可阳性

【影像学表现】

IVP 表现

- 肾影增大
- 皮质多灶型：肾功能减低或无功能
- 髓质型：梗阻性肾积水

CT 表现

- 肾皮质或髓质内可见孤立性或多发性肿块肉芽肿结节，可伴坏死或囊性变，偶尔有钙化，增强实性部分可有轻度强化
- 可向肾周、腹膜后扩散
- 可伴发的肾静脉和下腔静脉血栓

超声检查

- 肾内孤立或多发性、边界不清的不同回声（多为强回声）肿块

DSA 表现

- 少用，病灶为少血供性

最佳影像检查方法

- CT 检查

【鉴别诊断】

黄色肉芽肿性肾盂肾炎

- 影像学上常难以鉴别
  - 两者均发生在肾慢性感染并发梗阻的情况下

- 大体组织学特征类似
- 鉴别依赖病理：软化斑的特征性 MG 小体

肾肿瘤

- 可与孤立的肾软化斑类似，影像学上常难以鉴别

诊断与鉴别诊断精要

- 诊断要点
  - 最佳影像诊断方法：CT 检查
  - 肾皮质或髓质内可见孤立性或多发性肿块肉芽肿结节，可伴坏死或囊性变，偶尔有钙化，增强实性部分可有轻度强化
  - 确诊主要依赖显微镜下找到 Michaelis-Gutmann 小体和组织细胞
- 主要鉴别诊断
  - 黄色肉芽肿性肾盂肾炎
  - 肾肿瘤

重点推荐文献

[1] Wielenberg AJ, Demos TC, Rangachari B, et al. Malacoplakia presenting as a solitary renal mass[J]. Am J Roentgenol, 2004, 183(6): 1703-1705.

[2] Arnesen E, Halvorsen S, Skjorten F. Malacoplakia in a renal transplant. Report of a case studied by light and electron microscopy[J]. Scand J Urol Nephrol, 1977, 11(1): 93-96.

二、肾结核

【概念与概述】

- 肾结核（renal tuberculosis）指结核细菌侵犯肾，是泌尿系结核最常见的部位，多为继发性结核，而输尿管和膀胱结核均是肾结核的继发性病变

【病因与病理】

- 病因
  - 致病细菌：结核分枝杆菌，又称抗酸杆菌
  - 细胞壁富含脂质，可对抗染色后酸性溶剂而不褪色
- 流行病学
  - 世界范围的最主要传染病
  - 肺结核主要传播途径：空气
  - 近年肺外、不典型结核明显增加，原因
    - 人口流动日益频繁
    - 常用抗结核药物耐药株的不断增加
  - 泌尿系结核：占全身结核约 35%

- 约 10% 的肺结核患者合并泌尿系结核
- 10% ~ 15% 的肾结核伴活动性肺结核
- 发病机制
  - 血行播散途径：最主要
    - 病理型肾结核：人体免疫力正常，结核杆菌数量较少、毒性较低
    - 肾结核：人体免疫力降低，结核分枝杆菌数量增加或毒性增大
  - 尿路上行途径：结核分枝杆菌由下尿路回流上传感染对侧输尿管、肾
  - 淋巴感染途径：少见
  - 直接蔓延途径：肾附近的器官（如脊柱、肠）的结核病灶直接扩散蔓延

大体病理

- 典型病理过程
  - 与肺结核类似
  - 常多形性、多种病变共存：如增殖性病灶、干酪样肉芽肿、空洞、纤维化、钙化等
- 分期

- 病理性肾结核：无泌尿系统症状，多数自愈
- 早期肾结核：无痛性血尿
- 中晚期肾结核：累及肾盂、输尿管和膀胱
  - "肾自截"或"自截肾"：晚期
    - 全肾纤维萎缩、干酪空洞、硬结及钙化混合存在
    - 肾功能几乎完全丧失
    - 干酪样物质中还有活结核分枝杆菌

【临床表现】

一般特征

- 好发 20～40 岁中青年，男女比例为 2：1
- 70% 的病例累及单侧肾

表现

- 20%～30% 无症状
- 全身症状：无特异性，包括食欲缺乏、低热、盗汗、贫血、体重减轻、乏力和腰痛等
- 泌尿系统系症状
  - 无症状性尿异常：25%
  - 膀胱刺激征（尿频、尿急、尿痛）：约 2/3 患者最早表现
  - 血尿和脓尿：无痛性肉眼血尿（＞75%），脓尿少见
  - 蛋白尿：＞50%
  - 晚期
    - 伴输尿管、膀胱等泌尿系结核
    - 伴有尿路梗阻、肾性高血压及肾功能不全
- 实验室检查
  - 尿结核分枝杆菌聚合酶链反应（PCR）：主要方法
    - 速度快、灵敏度高，阳性率 50%～90%
  - 结核分枝杆菌素试验（PPD）：约 90% 阳性
  - 尿液结核分枝杆菌培养：太费时（至少 4 周）
- 自然病史与预后
  - 病理型肾结核：可自愈，病灶局限于肾皮质内，无临床症状
  - 局限性肾萎缩：肾内干酪样物质浓缩，局部纤维组织增生和钙化
  - "肾自截"：全肾纤维组织增生和钙化，肾功能减低或丧失
- 治疗
  - 抗结核药物治疗：主要治疗方法
  - 手术治疗
    - 解除尿路狭窄，引流脓液

- 切除感染和（或）坏死的组织
- 单侧肾切除：有以下情况，而对侧肾功能正常者
  - 一侧肾功能严重受损或无功能
  - 广泛的肾盂肾盏破坏或肾积脓
  - 合并严重的继发感染、高血压、大出血或肾恶性肿瘤

【影像学表现】

概述

- 最佳早期诊断依据：IVP 和逆性尿路造影显示肾盏边缘"虫蚀征"，肾盏边缘不规则鼠咬状

X 线表现

- KUB
  - 早期肾影增大，中晚期可见肾缩小、形态不规则
  - 肾内区小斑点、片状或大块状钙化灶（干酪样坏死病灶钙化）
  - "肾自截"：全肾钙化，典型的晚期肾结核表现
- IVP 及逆性尿路造影
  - 早期 10%～15% 阴性
  - "虫蚀征"：肾盏边缘不规则鼠咬状（肾乳头溃疡），肾小盏显影浅淡、杯口模糊
    - 早期肾结核特征表现，仅 IVP 和逆性尿路造影才能显示
  - "打尖征"：一个或一组肾盏明显变形、积水或消失，肾盏杯口变形消失
  - 软组织肿块影：结核性肉芽肿伴或不伴斑点、斑块状钙化
  - 干酪性空洞：干酪性坏死破入集合系统
    - 肾乳头小干酪性空洞，肾乳头边缘不规则或羽毛状改变
    - 较大髓质空洞延迟显影良好
  - 晚期
    - 肾盂肾盏扩张、变形（瘢痕挛缩），多发狭窄，肾积水、显影浅淡，或完全不显影
    - "菊花样"征象：漏斗部狭窄引起局部肾盏积水，多发性假性空洞形成
    - 患侧输尿管不显影，或显影僵硬、变形或呈"串珠样"
    - 对侧肾积水：膀胱受累
    - 逆性尿路造影：肾盂明显瘢痕收缩狭窄，远端肾小盏积水、扩张

超声表现

- 肾变形、萎缩
- 肾实质内回声不均
  - 结核性肉芽肿或结核球高回声
  - 钙化强回声
  - 空洞低回声或无回声

CT 表现

- CT 显示早期肾结核不如 IVP
- 中晚期肾结核表现为
  - 肾影：轮廓不规则，进展期常增大；晚期缩小，肾皮质变薄
  - 典型表现
    - 肾内多发空洞或囊状低密度影，多发、大小不等的囊状扩张肾盏常围绕相对窄小的肾盂形成"花瓣状"（图 3-5-12）
    - 结核性肉芽肿内见不规则状或弥漫性高密度钙化（图 3-5-13）
    - 空洞壁可强化，可见斑点、弧形或"油灰样"钙化，延迟增强可见对比剂进入（图 3-5-14）
    - 肾周筋膜增厚、输尿管增粗、管壁增厚、管腔狭窄或扩张
    - 可导致对侧肾积水（图 3-5-15）
  - 晚期结核钙化表现为大块状、结节状、小点状，甚至全肾不规则钙化，即"肾自截"（图 3-5-16、17、18）

MRI 表现

- MRI
  - 肾轮廓：早期肾结核一般正常或稍增大，晚期则增大或缩小，轮廓变形
  - 肾内多发空洞或囊状异常信号，呈长 T1 长 T2 信号，无明显强化；肾窦移位或消失
  - 空洞壁不规则，可见轻度强化
  - 肾皮髓质分界不清，肾周筋膜增厚，肾周脂肪层信号异常
  - 钙化：无信号
  - 肾自截：花瓣状，T1WI 呈低信号或等信号，T2WI 呈低、高混杂信号
- MRU
  - 肾盏不规则破坏，呈杵状扩张，大小不等的囊腔和空洞形成
  - 扩张的肾盏信号不均匀（积脓），可与肾实质内干酪空洞坏死腔沟通
  - 肾盂不规则收缩、变形

DSA 表现

- 少用，术前评估肾血管情况

推荐影像学检查

- 早期首选检查方法：IVP 和逆性尿路造影
  - 可显示早期肾结核特征表现："虫蚀征"，即肾盏边缘不规则鼠咬状（肾乳头溃疡）
- 中晚期首选检查方法：CT 检查
  - CT 对细小的病灶及小空洞及肾内钙化的检出率明显高于其他检查方法，可同时对肾实质、集合系统、肾功能均有较好的判定
- MRU 可作为补充检查方法

【鉴别诊断】

- 肾囊肿
  - 边缘清楚的圆形或类圆形囊性占位，水样

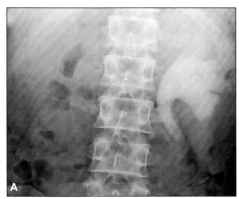
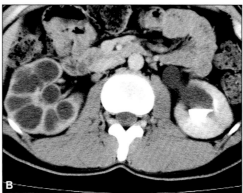

图 3-5-12　右侧肾结核

男性，40。因右侧腰疼、尿频、尿急 2 年，伴肉眼血尿 2 个月。两次胸片正常，右肾切除后病理确诊干酪型结核。A、B. 分别为 IVP 30 分钟时解压片及 CT 分泌期，示：右侧泌尿系全程一直未见显影，左侧肾盏肾盂及左输尿管上段扩张积液，排空延迟。CT 分泌期显示右肾内多发囊状扩张肾盏形成的多发低密度区，围绕相对窄小的肾盂形成类"花瓣状"，肾盂缩小，肾功能差

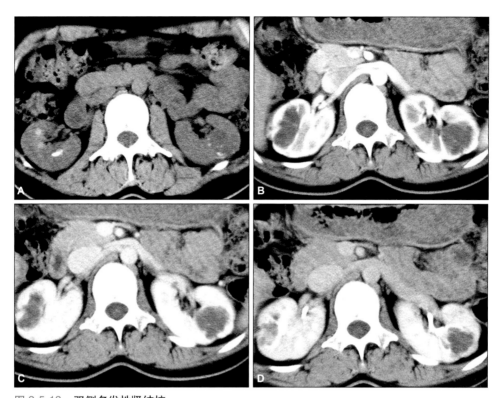

图 3-5-13　双侧多发性肾结核

女性，32 岁。A-D. 分别为 CT 平扫、动脉期、实质期及排泄期。示：双肾实质内见不规则斑片状低密度
影，CT 值 20 ~ 22Hu，密度不均匀，边界模糊不清，其内可见斑点状、斑块状钙化影，增强扫描病变边
缘轻度环形强化，内部见间隔，呈多发不规则多房空腔改变，局部皮质变薄。双侧肾盂、肾盏未见扩张
积水

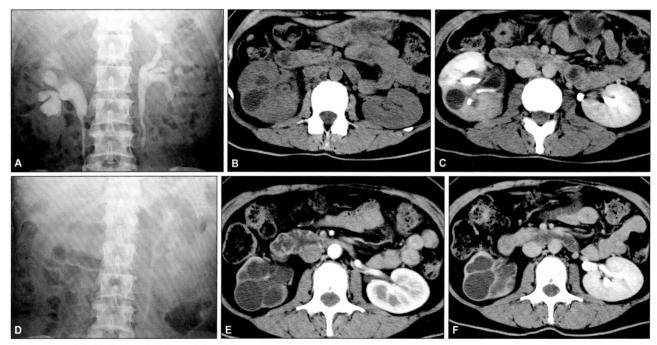

图 3-5-14　右肾结核伴干酪样空洞形成及转归

女性，47 岁。A-C. 分别为 IVP15 分钟片、CT 平扫及排泄期。示：右肾显影稍延迟，轻度积水改变；CT 见右肾体积增大，平扫上极密度不
均，肾盂及肾盂旁实质内见多发囊状低密度区，边界较清，增强后肾上极强化不均，低密度病灶无强化，见对比剂进入，形成液液平。D-F. 为
同一患者 2 年半以后复查片，分别为 IVP30 分钟片、CT 增强动脉期和排泄期。示：IVP 片显示右肾及右输尿管始终未见显影，左侧肾盏肾盂
未见异常。CT 则可见右肾实质明显变薄，肾盂、肾盏扩张，内未见明显钙化征象，增强扫描见变薄皮质明显强化，至肾盂期未见肾盂输尿管
内有对比剂通过

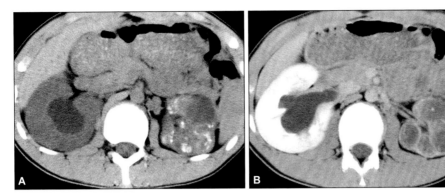

图 3-5-15　左肾结核并右肾积水

男性，16 岁。无痛性血尿伴尿频、尿急、尿痛 4 年余。A、B. 分别为 CT 平扫及排泄期，示：左肾密度不均匀，内见多发大小不等、形态不规则的囊状低密度影，CT 值约 18～38Hu，边缘模糊，其周边及囊内见点状、壳状高密度钙化影，增强后囊腔边缘呈环形轻度强化，囊内低密度影未见明显强化，残余肾皮质轻度延迟强化。左肾周间隙尚清晰。右肾体积增大，肾实质未见明显异常密度影，肾盂、局部肾盏明显扩张、积水

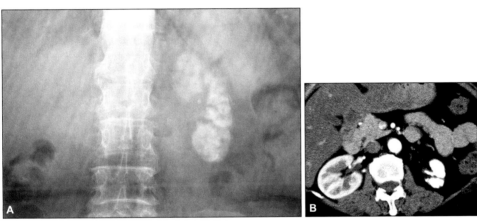

图 3-5-16　左侧 "肾自截"

女性，56 岁。A、B. 分别为腹部平片（KUB）、增强 CT 动脉期，示：左肾萎缩，伴弥漫性钙化

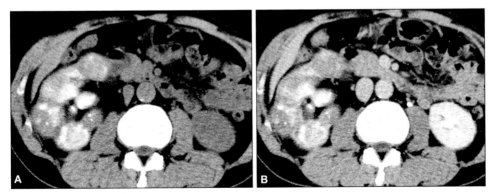

图 3-5-17　右侧 "肾自截"

男性，53 岁。有双上肺陈旧性结核 20 余年。A、B. 分别为平扫和增强 CT 排泄期。示：右肾增大，伴弥漫性不均匀斑点、小片钙化，右肾功能丧失

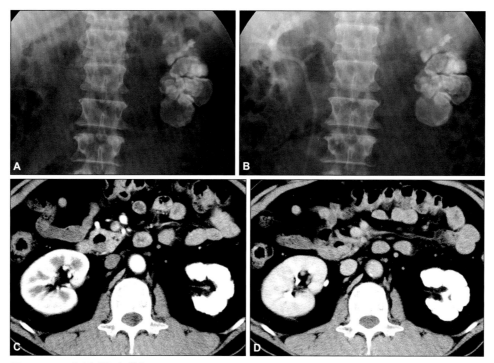

图 3-5-18　**左侧"肾自截"**
男性，51 岁。A、B. 分别为 KUB、10 分钟 IVP，C、D 分别为 CT 动脉期和排泄期。示：左肾轻度萎缩，伴弥漫性钙化，左输尿管中下段亦见条索样钙化，左肾功能丧失

均匀密度
- ○ 壁薄、多无钙化或囊壁边缘细线样钙化，增强无强化
- 肾脓肿
  - ○ 囊性低密度灶，密度高于水，低于肾实质，壁厚呈环状强化，无钙化，可见气体
  - ○ 临床多有高热症状
- 肾结石
  - ○ 肾盂肾盏内，边缘清晰，密度较高
- 肾细胞癌
  - ○ 单发、实性可强化肿块
  - ○ 无痛性血尿
- 非结核性肾积水
  - ○ 肾盂扩张明显于肾盏，扩张的肾盏大小相等、对称，密度或信号均匀，肾实质无破

坏，并均匀性变薄
- 先天性小肾即肾发育不全
  - ○ 边缘光滑而规则，无肾盂肾盏的瘢痕性牵拉、变形，肾功能明显降低
- 肾血管性狭窄引起的肾萎缩
  - ○ 与狭窄程度有关，CTA、MRA 及 DSA 检查可明确诊断
- 非结核性肾盂肾炎
  - ○ 肾实质内一般无空洞及斑点状钙化
- 慢性非特异性膀胱炎
  - ○ 膀胱刺激症状反复，以脓尿为主，无全身中毒症状
  - ○ 普通尿培养阳性，尿中无结核分枝杆菌
- 肾乳头坏死
  - ○ 常继发于糖尿病等患者，多为双侧、多发性

诊断与鉴别诊断精要

- 诊断要点
  - 早期肾结核：IVP
    - 可发现最早改变即肾小盏轮廓改变，"虫蚀征"，即肾盏边缘不规则鼠咬状（肾乳头溃疡）
  - 中晚期肾结核：CT 为主要和首选影像检查方法
    - 肾内多发空洞及囊状低密度病灶，多发、大小不等的囊状扩张肾盏常围绕相对窄小的肾盂形成"花瓣状"
    - 不对称性肾积水、钙化
    - 增强后延迟扫描见对比剂进入空洞
  - 临床：肺结核，泌尿系感染一般抗生素疗效不佳者，应考虑肾结核的可能
  - 实验室检查
    - 尿结核分枝杆菌聚合酶链反应（PCR）阳性，PPD 皮试验阳性
    - 无菌性脓尿和镜下血尿，尿液结核分枝杆菌检查及尿结核分枝杆菌培养阳性
- 主要鉴别诊断
  - 肾囊肿
  - 肾脓肿
  - 肾结石
  - 肾肿瘤
  - 非结核肾积水
  - 肾盂肾炎

（江新青　夏建东）

重点推荐文献

[1] 丁建国,杨军,周康荣. 肾结核的CT征象和病理关系. 中国临床医学, 2002, 9(6): 674-676.

[2] 姚金龙,董江宁,胡兴平. 肾结核的CT诊断. 医学影像学杂志, 2006, 16(7): 738-740.

三、少见的肾感染

（一）真菌感染

【概念与概述】

- 真菌感染（fungal infection）：真菌广泛存在于自然界，为人类的正常共生菌，属于条件致病菌；肾真菌感染发病率低，常为继发性感染，即为全身性真菌感染的一部分，单发少见

【病理与病因】

一般特征

- 病因学
  - 白假丝酵母菌（白念珠菌）：最常见
  - 其他：烟曲霉菌、新型隐球菌等
- 感染途径
  - 血源性播散：最多见
  - 尿路上行途径：经膀胱输尿管上行，如继发于真菌性阴道炎
  - 肾伤口直接感染：少见

- 危险因素
  - 长期的应用广谱抗生素、皮质类固醇激素、免疫抑制剂和化疗药
  - 糖尿病、血液病（如白血病）、恶性肿瘤
  - 严重感染、大面积烧伤、器官移植、肾造口留置管
  - 吸毒、严重营养不良，免疫功能低下者（如 AIDS）
- 发病机制
  - 真菌进入肾小管内→繁殖形成真菌球→肾盂肾炎→肾皮质或髓质多发性微脓肿及肾乳头坏死→坏死组织及真菌脱落→肾盂及输尿管阻塞、肾积水
  - 可累及肾周间隙，肾周脓肿

【临床表现】

- 常见症状和体征：无特征性
  - 全身症状：低热、乏力
  - 膀胱刺激症状：尿频、尿急、尿疼

【影像学表现】

X 线表现

- KUB
  - 可显示一侧或两侧肾外形在短期内增大
- IVP
  - 肾肿大，有或无梗阻
  - 肾盂内充盈缺损（坏死脱落的乳头或真菌球）：较特征性表现
  - 分泌延迟、功能减退或无功能

超声检查

- 肾增大、肾功能减弱或丧失、肾盂积水
- 真菌球：集合系统内有回声但无声影肿块

CT 表现

- 肾短期内逐渐增大，外形光整
- 肾实质密度不均匀，广泛分布斑片状低密度灶（感染区，CT 值 20～30Hu），及长条形或不规则形的略高密度影（残留的肾实质，CT 值 50～60Hu）
- 不均匀的强化或无强化
- 真菌性脓肿：类圆形低密度灶，壁较厚而不规则，增强时囊壁可强化，而脓腔不强化，可合并肾周筋膜增厚和肾周脓肿
- 部分肾小盏、肾盂受压变窄甚至消失；扩张的集合系统内见坏死脱落的乳头或真菌球、积气（偶尔）
- 肾功能减弱或丧失、肾盂积水

MRI 表现

- 报道较少

最佳影像学推荐

- 首选检查方法：CT 平扫及增强
  - CT 主要表现——肾体积、密度的改变
- US、IVP 及 MRI 可作为辅助检查方法

【鉴别诊断】

- 普通细菌性泌尿系感染（如急性肾盂肾炎、慢性肾盂肾炎、肾乳头坏死、肾脓肿、黄色肉芽肿性肾盂肾炎等）
  - 尿路刺激症状明显，中段尿培养可见阳性致病菌而无真菌，普通抗生素治疗有效
  - XGP 常伴肾盂肾盏内大片钙化（铸型结石）
- 肾结核
  - 肾内病灶常伴不规则空洞、钙化
  - 肾皮质变薄，肾体积减小、变形

诊断与鉴别诊断精要

- 诊断要点
  - 肾真菌感染发病率低，临床及影像学检查均无特异性表现
- 若有长期应用广谱抗生素、皮质类固醇激素、免疫抑制剂和化疗药等高危因素基础上出现肾异常征象
- 经积极治疗无效或恶化时，应进行真菌相关进一步实验室检查
  - 尿液中找到白色假丝酵母菌等真菌可确诊
- 鉴别诊断
  - 普通细菌性泌尿系感染
  - 肾结核

（夏建东 江新青）

重点推荐文献

[1] Kabaalioglu A, Bahat E, and Boneval C. Renal candidiasis in a 2-month-old infant: treatment of fungus balls with streptokinase[J]. Am J Roentgenol, 2001, 176(2): 511-512.

[2] 江婷、王劲、杨扬，等. 肝移植术后肾曲霉菌性脓肿的CT及MRI影像表现二例. 中华医学杂志, 2009, 89(45): 3239-3240.

（二）肾包虫病

【概念与概述】

肾包虫病（renal echinococcosis）是由于细粒棘球绦虫的幼虫（棘球幼）寄生在人体肾所致的一种慢性寄生虫病。是人体吞食细粒棘球犬绦虫的虫卵经消化道传染而致病，可累及全身各系统，以肝最多见（占包虫病 70% ~ 75%），其次为肺部（占包虫病 12% ~ 29%），寄生于肾少见，仅占 1% ~ 5%

- 同义词：肾棘球蚴病，包虫囊肿

【病理与病因】

- 病因学
  - 感染了细粒棘球绦虫
- 流行病学
  - 包虫病全球性分布，我国多发生于新疆及内蒙古等牧区地区，分两型
    - 细粒棘球蚴病（包虫囊肿）：由细粒棘球绦虫的幼虫（棘球蚴）侵入人体所致
    - 泡状棘球蚴病：罕见，由泡状棘球绦虫的幼虫引起
- 发病机制
  - 细粒棘球犬绦虫卵进入消化道→在肠管内孵化成为幼虫→肠系膜血管→门静脉→肝→经肺循环→肺部→体循环→肾（极少）
  - 棘球蚴囊的自然发生、退行性病变及转归分五个阶段
    - 单纯性棘球蚴：有完整内、外囊，内囊为棘球幼虫囊，由角质层和生发层构成，外囊为宿主形成的密实的反应性纤维组织
    - 含子囊型棘球蚴：棘球蚴囊内出现子囊是母囊发生退行性变的早期表现，但此期非必经阶段
    - 棘球蚴囊发生内囊剥脱、破裂，剥脱的内囊膜漂浮于棘球蚴囊液中，为棘球蚴囊明显退行性变征象
    - 棘球蚴囊及外囊破裂，囊液流入宿主的脏器内，甚至脏器外
    - 棘球蚴钙化：此期棘球蚴囊壁及内容物可发生部分或全部钙化；部分囊壁钙化的棘球蚴可是尚存活者，也可是死亡的棘球蚴囊

大体病理及手术所见

- 肾色泽红润、血供好、质韧、有弹性
- 囊性球形肿物：表面呈乳白色，穿刺抽出囊液为清亮透明或乳白色，内容物呈粉皮样乳液

显微镜下特征

- 多个生发囊及子囊头节，部分可见和小钩，囊壁为纤维组织变性

【临床表现】

一般特征

- 生活在牧区，或有牛、羊、狗密切接触史
- "囊内子囊"征象：囊内可见大小不等的车轮状圆形更低密度影

表现

- 常见症状和体征
  - 早期多数无明显不适，常由体检时发现
  - 就诊高峰年龄 20 ~ 40 岁，无性别差异
  - 可出现患侧肾区不适，上腹部包块、腰痛

实验室检查

- 血嗜酸性粒细胞增多
- 尿检：常无异常
  - 如囊肿破入集合系统后，常导致肾绞痛
  - 棘球囊尿（尿内见粉皮碎屑，如子囊、头节）
  - 脓尿、血尿、蛋白尿
- 对流免疫电泳试验检测弧 5 抗原：目前最可靠的实验室检查
- 包虫囊液皮内过敏实验（Casoni 试验）：阳性率 90%
- 血清免疫补体结合实验（IHA，ELISA）：阳性率约 80%

治疗

- 手术治疗：主要治疗方法
  - 解除包虫囊肿对肾组织的压迫和破坏
  - 防止包虫产生的过敏反应和种植播散
- 药物保守治疗
  - 驱虫药阿苯达唑系统性治疗总有效率可

达 25%

【影像学表现】

影像学特征性表现

- "囊内子囊"征象，或"双壁征"

X 线表现

- KUB
  ○ 肾增大，突于肾轮廓外的圆形或椭圆形肿块
  ○ 可见弧形或环形钙化的囊壁及葡萄串样钙化多子囊
- IVP
  ○ 晚期，肾皮质变薄，肾功能减退或消失，而显影不佳
- 逆行尿路造影
  ○ 肾盂肾盏受压向内侧移位，肾盏伸长变细，肾盏间呈弧形分离（未破裂的包虫囊肿）
  ○ 对比剂漏入囊内，见球形包囊及囊内充盈缺损（提示包虫囊肿破裂）

超声表现

- 类圆形液性暗区，边缘光滑，界限清晰
- 外囊壁肥厚钙化时呈弧形回声伴声影
- 有时暗区内可见漂浮光点反射
- "双壁征"：内、外囊壁间潜在间隙界面（特征性）

CT 表现

- 肾体积增大
- 肾内见圆形或类圆形囊肿，多单发，亦可多发
- 囊肿呈膨胀性生长，边缘光滑，囊液密度稍高，CT 值 15～25Hu
- "囊内子囊"征象（特征性表现）：母囊内存在着多个子囊，即囊内可见大小不等的车轮状圆形更低密度影
- 囊壁弧线状钙化：较特征性表现
- 增强后可见厚薄不均囊壁轻度环形强化，而囊液一般无强化

MRI 表现

- 可三维显示囊性病灶的征象

最佳影像检查

- 首选检查方法：超声检查
  ○ 超声简便、实用
  ○ 肾内有边缘光滑类圆形液性暗区，可发现特征性"双壁征"：内、外囊壁间潜在间隙界面
- CT、MRI 检查：进一步检查手段，鉴别多子囊病灶、囊壁细小钙化及显示钙化的囊腔、头节以及破裂感染等情况具有优越性

【鉴别诊断】

- 其他肾囊性占位：单纯肾囊肿、多囊肾
- 肾积水
  ○ 注意：肾包虫病禁止穿刺活检，以免包虫病种植转移

诊断与鉴别诊断精要

- 诊断要点
  ○ 流行病学资料及临床表现：多见于畜牧区，大多与狗、羊等有密切接触史，有肝包虫病病史
  ○ 影像学检查：超声及 CT 发现肾囊肿具有典型的"双壁征"、"囊内子囊"征象，包虫囊壁的弧线状钙化为特征性表现
  ○ 实验室检查：尿中出现子囊、头节对本病有确诊价值。Casoni 试验阳性率为 90% 左右
- 主要鉴别诊断
  ○ 其他肾囊性占位

（夏建东 桂 思 江新青）

重点推荐文献

[1] 张林川, 刘惠萍, 张伟. 肾包虫病的影像学诊断. 实用医学影像杂志, 2003, 4(6): 310-312.

[2] 郭驹, 王玉杰. 肾包虫病诊治进展. 中华实用诊断与治疗杂志, 2009, 23(8): 735-736.

[3] 盛新福, 王玉杰, 安尼瓦尔, 等. 泌尿系包虫囊肿的诊断及外科治疗. 中华泌尿外科杂志, 2007, 28(8): 562-564.

（三）艾滋病的肾表现

- 艾滋病, 是由人体免疫缺陷病毒 (human immunodeficiency virus, HIV) 引起的性传染病。它引起人体获得性免疫缺陷, 导致各种机会性感染和恶性肿瘤, 可伴全身各种疾病
- 又称: 获得性免疫缺陷综合征 (acquired immune deficiency syndrome, AIDS)

1. 艾滋病相关肾病

【概念与概述】

- 艾滋病相关肾病 (HIV-associated nephropathy, HIVAN) 指人类免疫缺陷病毒 I 型感染所导致的局限性、节段性肾小球硬化, 是 HIV 肾损害的主要表现之一

【病理与病因】

一般特征

- 病因学
  - 人类免疫缺陷病毒 I 型感染
  - 局限性、节段性肾小球硬化, 并间质浸润
  - 肾小管变形, 间质小管微囊样扩张, 并蛋白管型
- 发病机制
  - 直接损害肾实质 ±HIV 介导的免疫损害
- 流行病学
  - 多发于非洲人种和西班牙人, 少见于高加索人

显微镜特征

- 光镜
  - 塌陷性的局限性、节段性肾小球硬化 (FSGS), 肾小球簇萎缩
  - 扩张的肾小球微囊样扩张呈空泡样改变
  - 间质淋巴细胞的浸润以及间质弥漫性水肿和纤维化
- 电镜: 在多种细胞的核内及胞浆内可见复合性的管状网状包涵体

【临床表现】

表现

- 最常见症状体征
  - 蛋白尿、氮质血症、低白蛋白血症
  - 血压正常, 水肿少见
- HIV 阳性患者, 并肾小球滤过率进行性的下降、肾功能衰减

自然病史和预后

- 2 年成活率 36%

治疗

- 三联高效抗逆转录病毒治疗: 减少发病率, 稳定患者
- 血管紧张素转化酶抑制剂 (ACEI): 减少蛋白尿, 稳定肾功能
- 糖皮质激素
- 透析: 终末期肾病

【影像学表现】

一般特征

- 最佳诊断线索
  - 超声显示肾增大、回声增强
  - 肾长径 > 11cm, 可呈球形 (53%)

CT 表现

- 平扫肾髓质密度明显减低 (14%), 增强扫描呈条纹状肾图

MRI 表现

- T2 加权: 肾皮髓质分界不清

超声检查

- 肾回声异常增加, 球形肾, 皮髓质分界不清
  - 实质回声高于肝, 等于或接近肾窦的回声强度
- 肾实质密度不均, 肾增大, 肾盂肾盏增厚
- 无肾积水

最佳影像学推荐

- 超声检查

【鉴别诊断】

- 医源性肾疾病
- 急性肾小管坏死
- 肾卡氏囊肿
- 急性阻塞性尿路病变

诊断与鉴别诊断精要

诊断要点

- 临床表现：蛋白尿、氮质血症、低白蛋白血症
- 肾活检是诊断 HIVAN 的金指标
  - 典型表现：局限性、节段性肾小球硬化（FSGS）
- 推荐影像学检查：超声检查
  - 超声显示肾增大、回声增强
  - 肾长径＞11cm，可呈球形（53%）

鉴别诊断

- 医源性肾疾病
- 急性肾小管坏死
- 肾卡氏囊肿
- 急性阻塞性尿路病变

重点推荐文献

[1] Symeonidou C, Standish R, Sahdev A, et al. Imaging and histopathologic features of HIV-related renal disease[J]. Radiographics, 2008, 28(5): 1339-1354.

[2] Atta MG, Lucas GM, Fine DM. HIV-associated nephropathy: epidemiology, pathogenesis, diagnosis and management[J]. Expert Rev Anti Infect Ther, 2008, 6(3): 365-371.

2. 机会性感染

【概念与概述】

- 获得性免疫缺陷综合征（acquired immune deficiency syndrome，AIDS）是由人体免疫缺陷病毒（human immunodeficiency virus，HIV）引起的性传染病。AIDS 引起人体获得性免疫缺陷，机会性感染是 HIV 最主要并发症之一，也是引起肾损伤的主要原因

【病理与病因】

病因

- 主要原因：AIDS 所致全身免疫功能缺陷
- 常见的继发机会性肾感染细菌
  - 假丝酵母菌属、卡氏肺孢子菌、隐球菌、曲霉菌、分枝杆菌（结核）、巨细胞病毒、EB 病毒、毛霉菌及铜绿假单胞菌

病理

- 机会感染可引起免疫复合物肾炎
  - 局灶性或弥漫性系膜增殖性肾小球肾炎、急性肾小管坏死、肾小管萎缩及局灶性间质性肾炎

【临床表现】

- 无特异表现
  - 大量蛋白尿及肾病综合征

【影像学表现】

卡氏肺孢子菌病

- 超声表现：皮髓质回声增强，肾钙化或肾钙质沉着

真菌感染

- 共同征象：肾增大，微脓肿，真菌球，阻塞排泄系统引起肾积水
- CT 表现：多发低密度区，肾积水
- MRI 表现
  - T1 加权：肾增大并肾积水
  - T2 加权：表现为肾皮质弥漫性信号明显异常
  - 增强扫描为低强化区，提示低灌注或坏死

分枝杆菌感染

- 播散型肺结核可以表现为肾脓肿
  - 超声、CT 或 MRI 表现：低回声区、低密度区或低信号区
  - 急性期：肾皮质厚壁脓肿病变

○ 慢性期：肾表现为体积小，萎缩，形态不规则，无功能

【鉴别诊断】
- 医源性肾病
  ○ 伴回声增大的急性间质性肾炎

- 急性肾小管坏死
  ○ 可逆性急性肾衰竭最常见原因
  ○ 低血压为最常见原因，其他包括药物、重金属或溶剂接触

诊断与鉴别诊断精要

- 诊断要点：临床表现及影像学表现均无特征性，确诊依赖实验室检查即血清 HIV 抗体阳性
- 鉴别诊断
  ○ 医源性肾病
  ○ 急性肾小管坏死

---

3. 合并肾肿瘤

【概念与概述】
- AIDS 所致免疫功能低下常见合并肾肿瘤，包括 Kaposi 肉瘤、淋巴瘤、肾腺癌等，直接损害肾

【病理与病因】
- 主要原因：AIDS 所致全身免疫功能缺陷
- 常见的 AIDS 继发肿瘤
  ○ Kaposi 肉瘤
    - 最常见的 HIV 继发肿瘤
    - 可影响任何器官，主要为肺、消化道等，肾少见
  ○ HIV 继发淋巴瘤
    - 多为非霍奇金淋巴瘤
    - EB 病毒感染的 B 淋巴细胞增殖所致
    - 孤立或多器官型，多伴肾淋巴瘤

【影像学表现】

Kaposi 肉瘤
- 没有特异性放射学表现
- CT 表现

○ 肾增大，肾皮质不规则低密度区
○ 伴有或不伴有肾积水或输尿管积液

肾淋巴瘤
- 典型影像学表现：双肾肿大，肾内多发低强化区，肾及肾周软组织肿块
- CT 表现
  ○ 淋巴瘤强化不明显（少血供）
- MR 表现
  ○ T1WI 低信号
  ○ T2 加权稍微低信号或等信号（相对正常肾皮质）
  ○ 增强扫描淋巴瘤的强化低于周围的正常实质，部分病灶显示延迟渐进增强强化
- 超声表现
  ○ 肾内多发乏血供低回声区

【鉴别诊断】
- 少血供肾细胞癌
- 肾转移瘤
- 移行上皮细胞癌
- 肾非典型感染

诊断与鉴别诊断精要

- AIDS 所致免疫功能低下常见合并肾肿瘤，包括 Kaposi 肉瘤、淋巴瘤、肾腺癌
- 临床、放射学表现无有特异性
- 确诊及鉴别诊断依赖
  - 实验室检查血清 HIV 抗体阳性及肾病理活检
- 鉴别诊断
  - 少血供肾细胞癌
  - 肾转移瘤
  - 移行上皮细胞癌
  - 肾非典型感染

重点推荐文献

[1] Symeonidou C, Standish R, Sahdev A, et al. Imaging and histopathologic features of HIV-related renal disease[J]. Radiographics, 2008, 28(5): 1339-1354.

[2] Sheth S, Ali S, Fishman E. Imaging of renal lymphoma: patterns of disease with pathologic correlation[J]. Radiographics, 2006, 26(4): 1151-1168.

（四）Wegener's 病

【概念与概述】

- Wegener 肉芽肿（Wegener's granulomatosis, WG）是一种以系统性肉芽肿性血管炎为主要特征的特发性疾病，典型临床表现为上、下呼吸道炎症和肾小球肾炎的"三联症"；局限性仅表现为上、下呼吸道炎症而无肾损害
  - 同义词：韦格纳肉芽肿病

【病理与病因】

- 多种炎细胞浸润的非特异性炎症，伴肉芽肿、多核巨细胞、实质性坏死和血管炎

【临床表现】

表现

- 除局限性 WG 患者外，几乎所有的患者均可出现肾的损害

- 常见临床表现：血尿、蛋白尿、管型尿、高血压，伴有或不伴有肾衰竭
- 一般抗中性粒细胞胞浆抗体（antineutrophil cytoplasmic antibody，ANCA）阳性
  - 大约有接近 20% 的未经治疗的 WG 患者 ANCA 为阴性
  - 在局限性 WG 患者中，30% 为 ANCA 阴性。
- 联合免疫荧光和酶联免疫吸附两种方法测定 ANCA，敏感性和特异性分别可达到 90% 和 98%

治疗

- 糖皮质激素：治疗 WG 的基本药物，单用疗效较差
- 免疫抑制剂：与糖皮质激素联合应用

【影像学表现】

- 影像表现无特殊
- 肾小球肾炎表现（参见第七节）

诊断与鉴别诊断精要

- WG 的诊断现主要靠临床表现、血清学检查和组织病理学检查
- 影像学检查无特征性
- 检测 ANCA 滴度可以预测疾病的活动性和复发

（夏建东　陈　婧　江新青）

重点推荐文献

孙常领, 舒畅, 陈建超. 韦格纳肉芽肿病. 国际耳鼻咽喉头颈外科杂志, 2009, 33(2): 101-103.

第 6 节　肾血管性疾病和肾性高血压

一、肾动脉疾病

（一）肾动脉狭窄

【概念及概述】

- 肾动脉狭窄（renal artery stenosis，RAS）是指各种原因引起的肾动脉起始部、肾动脉主干或其分支的狭窄程度 >50%
- 肾动脉狭窄分级标准
  - 0 级：无狭窄
  - Ⅰ级：狭窄 <50%
  - Ⅱ级：狭窄 50%～75%
  - Ⅲ级：狭窄 76%～99%
  - Ⅳ级：管腔闭塞（100%）

【病理与病因】

一般特征

- 病因
  - 肾动脉动脉粥样硬化（约占 90%）：好发肾动脉起始部，随年龄增长而发生率增高
  - 肾动脉纤维肌肉（发育）结构不良（约占 10%）：好发肾动脉中远端，多见于年轻女性
  - 其他
    - 大动脉炎又称 Takayasu 综合征，结节性多发性动脉炎
    - 肾动脉先天性发育不良（狭窄）
    - 血栓形成、肾动脉瘤或夹层动脉瘤、动静脉瘘
    - 外伤、肾移植术后、放疗后

大体病理及手术所见

- 肾大小：正常（轻度 RAS），萎缩（中～重度 RAS）
- 动脉粥样硬化性 RAS
  - 偏心性斑块，肾动脉主干开口处及近端 1/3 处（即 2cm 内）
- 纤维肌肉（发育）结构不良性 RAS：中层纤维组织

- 肾动脉中段或远端光滑的线样狭窄
- 主要肾动脉窄后扩张，可见侧支循环形成

显微镜下特征

- 动脉粥样硬化性 RAS
  - 动脉内膜黄白色斑块沉积
  - 斑块由富含胆固醇脂质、纤维和钙盐混合而成
- 纤维肌肉（发育）结构不良性 RAS
  - 动脉中层肌纤维局限性变薄，可伴纤维增生

【临床表现】

表现

- 30 岁以前或 50 以后发现高血压，无明显家族史
  - 动脉粥样硬化性 RAS：好发年龄 50～70 岁
  - 纤维肌肉（发育）结构不良性 RAS：中青年女性
- 不明原因肾衰竭，而尿常规正常
- 顽固性高血压，反复发作性高血压
- 腹部、腰部听到高频、连续性血管杂音

实验室检查

- 蛋白尿，可低钾血症
- 血浆肾素活性测定：Captopril 试验（+）
  - 血浆肾素活性明显增高
- 可伴肾功能损伤

自然病史和预后

- 并发症
  - 严重高血压、氮质血症、闭塞、脑血管意外
  - 梗死、血栓形成、动脉夹层
- 预后
  - 经腔血管成形术
    - 成功率：非动脉口部狭窄明显高于口部狭窄
  - 外科手术血管成形术
    - 成功率高达 80%～90%
    - 纤维肌肉结构不良性 RAS：可降低复发率

治疗

- 肾素转化酶抑制剂
- 经腔血管成形术
- 外科手术血管成形术

【影像表现】

概述

- 肾动脉中层局限性或节段性狭窄
- 部位
  - 动脉粥样硬化性RAS：肾动脉主干开口处及近端1/3处（即2cm内）
  - 纤维肌肉（发育）结构不良性RAS：右侧>左侧；中段或远段肾动脉，可伴肾内动脉狭窄
- 其他特征
  - 常导致继发性高血压
  - 肾血管性高血压：占所有高血压1%~4%
  - 动脉粥样硬化性RAS
    - 国外肾动脉狭窄的最常见原因，国内近年有增加趋势
    - 随年龄增长而发生，多见于50~70岁中老年男性及绝经期女性，男性多于女性
    - 全身动脉粥样硬化的一部分，病变弥漫，双侧肾动脉受累多见（约30%），单侧病变中左侧较右侧多见
    - 好发于肾动脉主干开口处及近端1/3处（即2cm内），偶尔累及动脉远端或其分支，多为偏向性狭窄
    - 可伴高血压病、糖尿病
  - 纤维肌肉（发育）结构不良性RAS
    - 占RAS的30%~40%
    - 好发年轻或中年女性
    - 好发部位为肾动脉远2/3段，常双侧受累
    - 中层血管纤维组织形成多见
    - 极少进展为动脉闭塞，常伴有受累肾萎缩
    - 纤维肌肉（发育）结构不良性分类：中层纤维组织增生：最常见，占70%~80%；中层外周纤维组织增生：占15%~25%；内膜过度增生：10%~15%；中层或纤维肌层过度增生，少见，2%~3%

X线表现

- KUB
  - 早期可无异常
  - 中晚期：肾体积缩小（一侧肾长轴较对侧缩短15mm以上），形态不规则或旋转，肾脊角变小
  - 可见血管钙化影
- IVP
  - 常规IVP：无特殊价值
  - 快速IVP
    - 即每分钟连续摄片法，检查前不加压，注射对比剂后分别于1、2、3、5分钟摄片，然后加腹压，于7、15、30分钟摄片
    - 肾较小，肾实质显影淡且延迟，肾盂肾盏细小
    - 肾盂与上输尿管上段边缘可见不规则波浪状细小压迹密度较对侧浓

超声检查

- 超声检查优势
  - 方便、无创
  - 对RAS的敏感性和特异性98%，阳性和阴性预期值分别为0.99和0.97
- 一般超声：肾体积缩小，纵径小于9cm，形态不规则
- 彩色多普勒超声检查：RAS诊断标准
  - 收缩期肾动脉的最大血流速度加快
    - 100~200cm/s：<50%的轻度狭窄
    - >200cm/s：50%~99%的中、重度狭窄
  - 肾动脉（R）与临近腹主动脉（A）最大血流速度之比（R/A）
    - 如R/A>1，存在肾动脉狭窄
    - 如R/A>1~3.5，狭窄程度<59%
    - 如R/A>3.5，狭窄程度60%~99%
    - 阻塞远侧无血流信号，肾动脉完全阻塞
  - RAS狭窄段亮度增加，狭窄后血流紊乱（狭窄后湍流）

CT和MRI表现

- CTA、MRA：外周静脉团注射对比剂
  - 动脉粥样硬化性RAS（图3-6-1）
    - 单侧或双侧肾动脉、局限性或节段性、偏心性或中心性狭窄
    - 部位：肾动脉开口或近段2cm内
    - 直接征象：肾动脉钙化斑块：点状或条、片状沿血管壁走行高密度影，CT值>80Hu
  - 肾动脉中层纤维组织增生（图3-6-2）

- ■ 单侧或双侧"串珠样"狭窄；局限性微小动脉瘤
- ■ 肾动脉中远 2/3 段，可累及肾内
- ○ 中层外周纤维组织增生或内膜过度增生
  - ■ 局限性、中心性远段肾动脉狭窄，可累及肾内分支
- ○ RAS 的间接征象
  - ■ 狭窄后扩张，可见增粗侧支循环血管
  - ■ "皮质边缘征"：增强后肾皮质边缘密度

增高（肾缺血后肾包膜血管侧支供血）
- ■ 肾影延迟、变淡、甚至消失
- ■ 肾萎缩（缺血性）

最佳影像学
- ● CTA：首选检查方法
  - ○ 优点：微创或无创血管检查技术，操作简便、时间短；评估血管狭窄及血管壁钙化和软斑块
  - ○ 最大密度投影（MIP）、容积重建技术

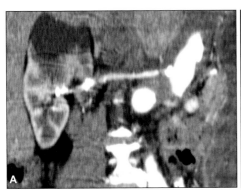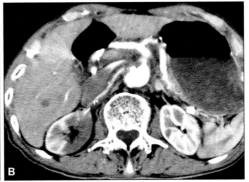

图 3-6-1　**动脉粥样硬化性 RAS，并右肾梗死**
男性，77 岁。A、B. 分别为 CT 冠状面 MPR、轴位增强 CT 皮质期，示：右肾动脉管壁钙化明显，右肾动脉起始端狭窄。右肾部分实质部分未见明确强化，皮髓质分界不清

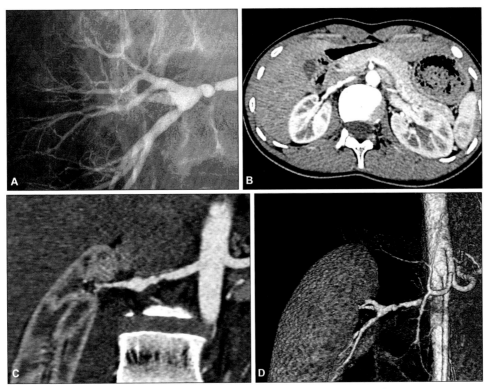

图 3-6-2　**肾动脉纤维肌肉（发育）结构不良性 RAS，伴窄后肾动脉瘤形成**
女性，17 岁。A-D. 分别为 DSA、轴位增强 CT 皮质期、CT 冠状及 VR 重建，示：右侧肾动脉开口如常，起始段未见狭窄。右侧肾动脉肾门分叉处可见管腔明显狭窄，狭窄度测量为 57%，分叉处管腔球样扩张，管腔为同水平正常血管管腔的 2 倍，以远分支血管未见异常

（VR）和多平面重建（MPR）技术结合
- DSA：仍为诊断肾动脉狭窄的金标准
  - 优点：高空间、时间分辨率，功能性血流动力学评价，可同时进行介入治疗
  - 缺点：创伤性检查，无法评价管腔结构
- 彩色多普勒超声
- MRA
  - 多平面、大剂量增强 3D 快速梯度回波扫描序列

【鉴别诊断】
- 动脉夹层累及肾动脉
  - Ⅲ型主动脉夹层，老年男性多见
  - DSA 或 CTA
    - 主动脉管腔增厚、多发钙斑
    - 真、假管腔及内膜瓣
    - 夹层动脉假腔导致肾动脉狭窄或闭塞
- 血管炎
  - 如结节性多发性动脉炎、Takayasu 综合征
  - Takayasu 综合征
    - 病理：大、中血管的慢性炎症，引起管壁增厚、纤维化狭窄及血栓形成，早期动脉管壁轻度增厚，管腔无明显狭窄，晚期动脉狭窄及阻塞
    - 最常见亚裔 15～45 岁妇女

- 临床表现：与累及的大动脉部位有关，如肾动脉（高血压等）
- 外压性肾动脉狭窄：原因
  - 腹膜后肿瘤
  - 腹膜后纤维化
  - 主动脉瘤
- 其他原因导致肾萎缩
  - 高血压性肾萎缩
    - 多为双侧性，萎缩程度可不对称
  - 慢性肾炎性肾萎缩
    - 多为双侧性，肾炎病史
    - 皮髓质分界不清，肾窦脂肪较多，肾血管轻度变细
  - 尿路梗阻性肾萎缩
    - 多为单侧，肾影增大，肾盂肾扩张
    - 肾实质萎缩，皮髓质分界不清。对侧肾代偿性增大
  - 痛风性肾萎缩
    - 双侧性轻度萎缩，皮、髓质尚可分辨，肾盂、肾盏多量脂肪充填
    - 痛风石：多发小点状（5mm 以下）钙化灶
  - 肾先天发育不良
    - 多单侧，皮、髓质分界较好

诊断与鉴别诊断精要

诊断要点

- 多普勒超声：为原因不明高血压和肾萎缩的有效筛选手段
  - 收缩期肾动脉的最大血流速度加快：100cm/s ~ 200cm/s 为 < 50% 的轻度狭窄，> 200cm/s 为 50% ~ 99% 的中、重度狭窄
  - R/A > 3.5，狭窄程度 60% ~ 99%
  - RAS 狭窄段亮度增加，狭窄后湍流
- CTA：最佳影像检查方法
  - 动脉粥样硬化性 RAS
    - 单侧或双侧肾动脉、局限性或节段性、偏心性或中心性狭窄
    - 肾动脉钙化斑块位于肾动脉开口或近段 2cm 内
    - 点状或条、片状沿血管壁走行高密度影，CT 值 > 80Hu
  - 中层纤维组织增生
    - 单侧或双侧"串珠样"狭窄；局限性微小动脉瘤
    - 肾动脉中、远 2/3 段，可累及肾内
- 增强 MRA 为补充检查方法
- DSA 既是一种诊断方法，又可进行治疗

鉴别诊断

- 主动脉夹层累及肾动脉
- 血管炎
- 外压性
- 其他原因所致肾萎缩

（江新青　夏建东）

重点推荐文献

[1] Wang Y, Ho DS, Chen WH, et al. Prevalence and predictors of renal artery stenosis in Chinese patients with coronary artery disease[J]. Intern Med J, 2003, 33(7): 280-285.

[2] 王建军, 马大庆. MSCTA与DSA对动脉粥样硬化性肾动脉狭窄的临床应用. 放射学实践, 2008, 23(9): 1049-1051.

[3] 尹彦玲, 常毅祖, 刘梅玲, 等. 肾动脉狭窄的彩色多普勒超声诊断及量化分析. 中华超声影像学杂志, 2003, 12(8): 489-491.

（二）肾梗死（与肾缺血）

【概念与概述】

- 肾梗死（renal infarction）指肾局限性或全部缺血性坏死，最常见原因为肾动脉主干和（或）分支栓塞或血栓形成

【病理与病因】

病因学

- 血管内栓子：最常见原因
  - 心血管病（常见）
    - 风湿性心脏病（如二尖瓣闭塞不全）
    - 心律不齐（如心房纤颤）
    - 瓣膜修补术后
    - 细菌性心内膜炎
    - 心肌梗死
    - 心功能不全
    - 心房黏液瘤
  - 其他：癌栓

- 血栓形成
  - 主动脉粥样硬化
  - 结节性多发性动脉炎
  - 先天性肾动脉发育不良
  - 动脉瘤或动脉夹层（主动脉或肾）
- 创伤
  - 腹部外伤（钝性或开放性）
  - 经导管栓塞、手术误扎

大体病理及手术所见

- 楔形梗死（白色或苍白色）
- 肾动脉栓子或外伤性撕裂
- 体积：进展期增大，晚期体积减小

显微镜下特征

- 局限性或全肾性缺血改变
- 肾坏死、纤维化、瘢痕

【临床表现】

表现

- 最常见体征/症状
  - 无临床症状：小梗死灶
  - 急性发作性腹痛、腰部疼痛、恶心、呕吐、发热、血尿：较大梗死灶
  - 高血压：晚期
  - 肾衰竭：孤立肾、移植肾及双侧肾梗死
- 实验室检查
  - 血清 LDH24 小时即升高，持续 2 周

自然病史与预后

- 并发症
  - 坏死、感染和脓肿形成
- 预后
  - 局限性梗死：好
  - 全肾梗死：差

治疗

- 药物治疗
  - 抗血栓形成、抗凝血药及抗高血压
  - DSA 局部溶栓
- 手术治疗
  - 切开取栓、脾肾动脉搭桥
  - 血管成形术

【影像学表现】

概述

- 最佳诊断线索
  - 无强化的楔形区及皮质边缘强化
- 其他特征
  - 最常见原因：栓子、血栓形成和肿瘤
  - 按起病分：急性、亚急性和慢性梗死
  - 按解剖及分布分
    - 节段性：段或亚段梗死
    - 全肾梗死

X 线表现

- KUB 表现
  - 肾外形正常或减小（慢性期）
- IVP 表现
  - 节段性或亚节段性梗死：梗死部肾盏不显影或显影浅淡
  - 全肾梗死：肾功能减低或无功能
  - 肾梗死晚期：皮质瘢痕形成、肾轮廓不规则
- 逆行肾盂造影
  - 对本病无价值

超声表现

- 一般超声：无特异性
- 彩色多普勒超声
  - 节段性或全肾实质灌注缺损，无肾动脉分支回声
  - 急性期：肾大小、回声可正常，或肾轻微增大，实质内见低回声区
  - 梗死后期，瘢痕形成高回声，梗死区肾组织萎缩、集合系统无扩张

CT 表现

- CT 表现与梗死原因相关
  - 栓子性梗死：多发、双侧
  - 血栓形成和外伤：节段性或全肾、单侧
- 局灶性亚节段肾梗死
  - 楔形低密度区：小、边界清晰、尖端指向肾门
- 局灶性节段性肾梗死
  - 三角形或楔形无强化的低密度区，延迟扫描对比剂在梗死区滞留、排空延迟（图 3-6-3）
  - 正常与异常肾实质直线分界（强烈提示肾梗死）
- 全肾梗死
  - 完全无强化、无分泌、无肾周血肿（肾动脉血栓形成）
  - 完全无强化、巨大肾周血肿（肾动脉撕裂）
- 急性肾梗死
  - 肾梗死区稍肿胀，轮廓正常或稍变形，可伴少量包膜下稍高密度出血灶或稍低密度

积液征象

○ 肾影变淡或缺如

○ "包膜下皮质环征"：亚急性梗死可靠征象

　■ 即肾实质期梗死区外层 2~3mm 的高灌注致密带，原因

　　□ 肾皮质外层 2~3mm 厚的组织由肾动脉和肾囊动脉穿支双重供血

　　□ 约 50% 的肾梗死可见，通常发生梗死后 6~8 小时

　　□ 亦见于肾静脉血栓、急性肾小管坏死和急性肾盂肾炎

● 慢性肾梗死

○ 肾实质变薄、瘢痕形成、肾轮廓不规则、肾萎缩

○ 强化减弱或无强化，无"包膜下皮质环征"

MR 表现

● T1 加权

○ 低信号或等信号，皮髓质分界模糊

○ 伴出血时，与出血时间有关

● T2 加权

○ 低信号

○ 伴出血时，与出血时间有关

● T1 增强扫描

○ 肾实质（尤其是肾皮质）节段性或全肾低灌注区，与 CT 类似；残留肾实质常较对侧正常肾实质强化明显（图 3-6-4）

○ "包膜下皮质环征"：显示不如 CT

DSA 表现

● 直接征象

○ 肾动脉或分支内充盈缺损、血管连续性中断和狭窄

● 间接征象

○ 局灶节段性梗死

　■ 肾实质内楔形无血管区，对比剂灌注缺乏或延迟

　■ 邻近梗死区的肾囊动脉代偿性扩张、充血

○ 全肾梗死：无强化

○ 晚期梗死：肾全部或部分局限性萎缩、皮质瘢痕形成

核素检查

　○ 放射性示踪剂缺损或减低

推荐影像学检查

● CT 增强，彩色多普勒超

● DSA：选择性肾动脉造影

典型病例

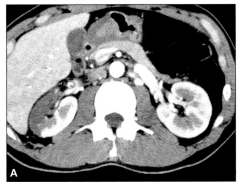 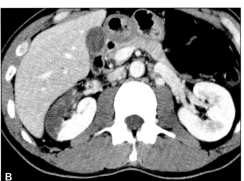

图 3-6-3　右肾节段性梗死
男性，40。突发右侧肾区疼痛、叩击痛 4 天，伴呕吐。A、B. 分别为 CT 皮质期和实质期，示：右肾前外实质见大片稍低密度影，增强后少许肾柱强化

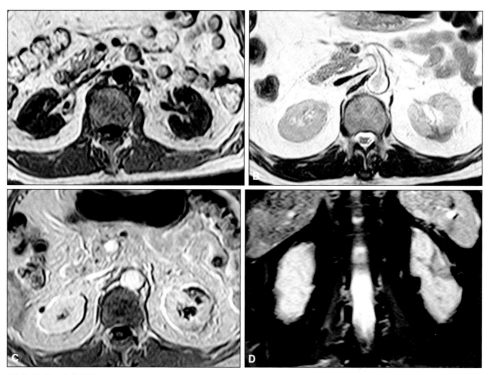

图 3-6-4　左肾梗死

男性，77 岁。A-D. 分别为 MRI T1WI、T2WI、T1WI+C、冠状位脂肪抑制成像，示：左肾中上极后部见类似楔形不规则异常信号区，尖端指向肾门，呈 T1W 等低信号，T2W 稍低信号，边界较清，增强扫描呈边界不清的三角形低强化区

【鉴别诊断】

肾感染

- 急性肾盂肾炎
  - 楔形皮质或条带样肾影
    - 可与节段性或亚节段性梗死类似
    - "包膜下皮质环征"提示梗死
  - 皮髓质分界模糊
    - 全肾梗死皮髓质分界模糊，而局灶节段性梗死正常
  - 肾周 Gerota 筋膜增厚，肾周脂肪间隙模糊
  - 肾盏水肿，肾盂和尿路可扩张
- 慢性肾盂肾炎
  - 可类似慢性全肾梗死
  - 节段性皮质瘢痕
  - 单侧肾萎缩，并对侧肾偿性肥大
- 血管炎
  - 如：结节性多发性动脉炎，系统性红斑狼疮，硬皮病，药物滥用
  - 双侧弥漫性、楔形或条带样低密度肾影

  - 肾实质瘢痕及囊状萎缩：血管炎和梗死均可引起
  - 小血管扩张形成微小动脉瘤

肾外伤

- 最佳影像表现
  - 不规则线样或节段性不强化肾实质，包膜下或肾周血肿
- 挫裂伤：线样或不规则形低密度区
- 节段性梗死：无强化的楔形区
- 肾破裂
  - 肾动脉撕裂：全肾梗死及肾周血肿
  - 肾动脉血栓形成：无肾周血肿

肾肿瘤

- 肾癌
  - 肾内占位性病变，可部分突出肾轮廓之外
  - 增强后不均匀强化
- 肾血管平滑肌脂肪瘤（错构瘤）
  - 良性占位性病变，常含脂肪成分

诊断与鉴别诊断精要

诊断要点

- 最佳诊断线索：边缘锐利的楔形或半球形强化差区和边缘皮质高密度强化环
- 常有心血管病、外伤病史
- 局灶性节段性肾梗死：三角形或楔形无强化的低密度区，与正常肾实质直线分界（强烈提示肾梗死）
- 全肾梗死
  - 完全无强化、无分泌、无肾周血肿（肾动脉血栓形成）
  - 完全无强化、巨大肾周血肿（肾动脉撕裂）
- "包膜下皮质环征"：亚急性肾梗死
- 慢性期：肾实质变薄、瘢痕形成、肾轮廓不规则、肾萎缩

主要鉴别诊断

- 肾感染（肾盂肾炎）：肾周脂肪间隙模糊
- 血管炎
- 肾外伤
- 肾肿瘤

（夏建东　江新青）

重点推荐文献

[1] Federle MP, Jeffrey RB, Desser TS, et al. Diagnostic Imaging: Abdomen[M]. 1st. Salt Lake City: Amirsys, 2004: (Part III-3) 68-71.

[2] 王立非, 董道先, 梁益贞, 等. 多层螺旋CT对肾梗塞的诊断价值. 中国CT和MRI杂志, 2009, 7(4): 75-77

（三）肾动脉瘤

【概念及概述】

- 肾动脉瘤（renal artery aneurysm，RAA）是由于不同原因引起肾动脉壁损伤、狭窄而造成的结合处肾动脉扩张的血管性疾病
- RAA少见，在进行血管造影的患者中，RAA的检出率为0.7%～0.9%，其中70%位于肾前，30%位于肾实质内

【病理与病因】

病因学

- 动脉粥样硬化性
  - 最常见，位于肾动脉开口及近段1/3
- 先天性狭窄
  - 多位于肾动脉主干及其较大分支
- 肾动脉纤维肌性发育不良
  - 多位于肾窦内
- 感染性
  - 多位于较小的肾动脉分支
- 创伤性获得性动脉瘤，又称假性动脉瘤
  - 常见于肾外伤、肾活检
  - 常发生于较小的动脉
- 其他：多发性结节性动脉炎、Wegner肉芽肿、神经纤维瘤病、肾移植、动脉夹层及炎性动脉性疾病

大体病理及手术所见

- 瘤体大小：数毫米至100mm以上，可合并肾动静脉瘘

显微镜下特征

- 肾动脉的中层或弹力层缺陷，分为真性和假性两种
  - 真性动脉瘤：有一层或多层动脉壁
  - 假性动脉瘤：无动脉壁，其"动脉壁"由动脉周围组织与机化的血块形成

【临床表现】

表现

- 多数无症状，好发年龄在 30～50 岁
- 伴并发症时，可出现
  ○ 上腹部剧烈疼痛、压痛、腹肌紧张
  ○ 血尿、腹膜后出血、甚至出血性休克
  ○ 高血压

常见并发症（较大动脉瘤）

- 肾动脉栓塞
- 附壁血栓形成，肾缺血、节段性梗死
- 动脉瘤破裂

治疗

- 保守治疗：无症状的小动脉瘤（直径小于20mm）、钙化良好
- 肾动脉瘤修补术（线圈栓塞以及覆膜支架）：动脉粥样硬化性
- 手术切除
  ○ 动脉瘤增大、附壁血栓造成肾栓塞、肾功能降低，肾缺血性高血压或动脉夹层
  ○ 有破裂危险（直径大于 20mm 的囊性 RAA且无钙化或长径大于 2.5cm 的梭形 RAA）或有动脉瘤相关性高血压时
  ○ 怀孕：血压和血流量高于正常的生理状况

【影像学表现】

概述

- 按形态分类
  ○ 囊状动脉瘤：主要在肾动脉主干近一级分支处，常与内膜增生和动脉硬化有关
  ○ 梭形动脉瘤：内膜纤维增生，无钙化
  ○ 腹主动脉夹层动脉瘤：肾动脉主干及分支
- 按病因分类
  ○ 动脉粥样硬化性动脉瘤：一般较大，边缘钙化，多位于肾动脉主干及其较大分支
  ○ 肾动脉纤维肌发育不良动脉瘤：多位于肾窦内
  ○ 感染性和创伤性动脉瘤较小，常发生于肾动脉远端分支和叶间动脉

X 线表现

- KUB
  ○ 动脉粥样硬化性 RAA：动脉壁的不完整的环形钙化斑，呈断续状（图 3-6-5）
- IVP
  ○ 较大 RAA 有时可见肾盂肾盏受压、变形

超声检查

- 彩色多普勒超声
  ○ 低回声肿块伴沿肾动脉走行的血流信号及湍流

CT 表现

- 最佳诊断线索
  ○ 肾动脉主干及较大分支区类圆形占位
  ○ 薄层（0.5～2mm）CTA 后处理技术（如MIP 和 VR）重建对小 RAA 检出很重要
  ○ 横断面 CT 易漏诊：与迂曲血管相混淆
- 动脉粥样硬化性动脉瘤（图 3-6-5）
  ○ 平扫 CT
    ■ 部位：多位于肾动脉主干开口部、近段2cm 及其较大分支
    ■ 一般较大，动脉瘤周围常见环形、条形钙化
  ○ 增强及 CTA 后处理技术
    ■ 明显强化，其内附壁血栓呈低密度充盈缺损改变
    ■ 伴肾梗死：肾实质内三角形无强化区，或典型的"包膜下皮质环征"
- 肾动脉纤维肌性发育不良
  ○ 增强横断面可显示肾窦内类圆形占位，强化明显
- 结节性动脉炎
  ○ 动脉瘤无钙化，且易破裂
  ○ 多位于远端肾动脉或叶间动脉、体积较小，CTA 常显示不佳

MRI 表现

- 常规 MRI：可见的较大动脉瘤，所有序列均表现
  ○ 肾动脉主干囊状或梭状的流空信号或混杂信号区
- 三维动态对比增强 MRA
  ○ 供血动脉增粗、迂曲
  ○ 动脉瘤体呈囊样或梭状膨出于肾动脉管壁之外

DSA 表现

- 仍是最准确的方法
  ○ 供血动脉代偿性增粗、迂曲
  ○ 瘤体呈囊样或梭状膨出于肾动脉管壁之外
  ○ 合并动静脉瘘时
    ■ 肾静脉提前显影，可显示较粗大的引流

静脉

- 可见病变远端肾实质缺血性萎缩

推荐影像学检查

- 最佳影像学检查和诊断的金标准：DSA

○ 优点：不但可以诊断，且可同时进行介入治疗

○ 缺点：属于有创性检查，偶有并发症

- 其次 CTA、CE-MRA 及彩色多普勒超声

典型病例

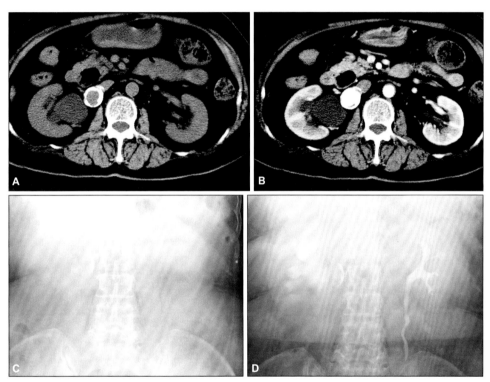

图 3-6-5　**右肾动脉主干肾动脉瘤**
女性，73 岁。A-D. 分别为 CT 平扫、皮质期、KUB 及 15 分钟 IVP，示：右肾动脉分支处见一圆形结节影，增强明显强化，与肾动脉强化同步，与肾动脉及分支相连。KUB 示右肾盂与脊柱间见一圆形结节状阴影，大小约 2cm×2.5cm，周边呈蛋壳样钙化。IVP 显示右输尿管上端与肾盂移行部受压变形，右肾盂肾盏明显扩张积液

【鉴别诊断】

- 肾盂源性囊肿

  ○ 肾盂内囊性占位：均匀低密度，囊壁多薄且

无钙化，增强扫描无强化

- 其他肾占位

诊断与鉴别诊断精要

诊断要点

- DSA：最佳诊断影像学检查及治疗方法之一
  - 诊断
    - 供血动脉代偿性增粗、迂曲
    - 瘤体呈囊样或梭状膨出于肾动脉管壁之外
    - 肾静脉可提前显影，可见较粗大的引流静脉
  - RAA介入或手术治疗前
- CT及CTA后处理（尤其是VR及MIP），可显示动脉瘤的大小、部位、形态、有无血栓形成及钙化等
- 彩色多普勒超声、CE-MRI可对较大RAA作出诊断

主要鉴别诊断

- 肾盂源性囊肿

重点推荐文献

[1] Urban BA, Ratner LE, Fishman EK. Three-dimensional volume-tendered CT angiography of the renal arteries and veins: normal anatomy, variants, and clinical applications[J]. Radiographies, 2001, 21(2): 373-386.

[2] Browne RF, Riordan EO, Roberts JA, et al. Renal artery aneurysms: diagnosis and surveillance with 3D contrast-enhanced magnetic resonance angiosraphy[J]. Eur Radiol, 2004, 14(10): 1807-1812.

[3] 梁春香, 牟楠楠, 曲歌, 等. 肾动脉瘤的彩色多普勒超声评价. 中国超声医学杂志, 2000, 16(1): 22-25.

（四）肾动静脉畸形

【概念及概述】

- 肾动静脉畸形（arteriovenous malformation, AVM）包括：先天性肾AVM和后天获得性肾动静脉瘘（renal arteriovenous fistula, RAF），两者是两种不同类型的病理性动静脉交通
  - 先天性肾AVM：指先天性肾血管系统异常，肾动脉与肾静脉之间常存在复杂的异常血管网通道
  - 后天获得性RAF：指在动脉和静脉之间存在单一的交通，多为继发于创伤、活组织检查后或肿瘤引起的获得性病变；分为肾外型和肾内型，肾外型是指发生于肾动脉主干或较大分支的动静脉瘘

【病理与病因】

病因学

- 先天性AVM：少见
  - 多由于肾静脉发育异常所致，如静脉曲张、静脉海绵样变，或继发于动静畸形、动脉纤维肌肉发育不良等，常有明显的血管迂曲、扩张和血管的螺旋状排列
  - 曲张型动静脉畸形：多个动静脉交通导致动静脉血管结构扭曲成簇
  - 动脉瘤型
- 后天获得性RAF：多见（75%），创伤最常见，包括
  - 经皮肾穿刺活检所致的穿刺伤，瘘管多可自行闭合
  - 肾手术（如肾切除术、经皮肾造瘘术）
  - 肾外伤：造成的动静脉之间的直接短路
  - 女性多见，分两型：静脉曲张型或动脉瘤型，前者多见于年轻人，后者多见于老年人

病理生理

- 肾动脉血大量流入静脉，使病变远端的收缩压、舒张压及脉压均降低，而导致病变远处肾组织节段性缺血，引起肾素过量分泌，产生继发性高血压

【临床表现】

表现

- 主要表现为血尿，可误为特发性血尿（无原因）
- 继发性高血压
- 肾肿块
- 充血性心力衰竭：较大 AVM—血循环高流量

【影像学表现】

X 线表现

- KUB
  - 无异常
  - 部分可见肾外形改变或体积缩小
- IVP
  - 无异常发现，肾功能多正常
  - 部分肾盂肾盏可出现圆形或不规则的外压性充盈缺损（扩张增粗的血管）

超声检查

- 频谱多普勒
  - 血流速度增加，阻力指数下降和静脉波形动脉化
- 彩色多普勒
  - 肾盂肾盏或输尿管上段显示混杂血管团和不同流速的异常血管

CT 表现

- 常规 CT
  - 多数无异常发现，部分患者因肾盂积血而扩张
  - 后天性 AVF：可发现肿块（恶性肿瘤）征象

- CTA
  - 迂曲、扩张的血管及粗大的引流静脉（图 3-6-6）

MRI 表现

- 与 CT 类似，多数无异常发现
- MRA：迂曲、扩张的肾动脉及粗大的引流静脉进入下腔静脉

DSA 表现

- 先天性肾 AVM
  - 供血肾动脉：明显增粗、迂曲
  - 病变局部迂曲、延长、环圈状的异常血管团
  - 引流静脉：明显扩张，并早期显影（动脉晚期可见）
  - 而病变远侧的肾实质对比剂染色相对较淡
- 后天性 RVF
  - 常供血动脉增粗不明显，仅见肾静脉早期显影和静脉迂曲扩张，部分可呈囊状
  - 肾肿瘤所致的动静脉间的异常沟通
    - 恶性肿瘤征象：增粗肿瘤血管和肿瘤染色

推荐影像学检查

- 首选彩色多普勒和 DSA 血管造影
- CT、MRI 检查可发现肾恶性肿瘤所致后天性 AVF

【鉴别诊断】

- 肾静脉血栓：肾周围侧支循环静脉呈"蜘蛛网状"
- 膀胱癌：膀胱肿块

诊断与鉴别诊断精要

诊断要点

- 最佳影像检查：DSA 检查
  - 诊断
    - 先天性 AVM：供血肾动脉明显增粗、迂曲，病变局部迂曲、延长、环圈状的异常血管团，引流静脉明显扩张，并早期显影（动脉晚期可见）
    - 后天性 RAF：供血动脉增粗不明显，肾静脉早期显影和静脉迂曲扩张
  - 治疗：导管治疗或手术切除前
- 彩色多普勒检查：肾盂肾盏或输尿管上段显示混杂血管团和不同流速的异常血管
- CT、MRI 检查发现肾恶性肿瘤所致后天性 RAF

鉴别诊断

- 肾静脉血栓

典型病例

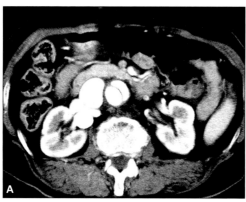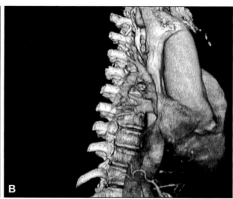

图 3-6-6　右肾动静脉畸形
女性，77 岁。A、B. 分别为 CT 皮质期和 CTA，示：右肾上极及肾门区可见数个小结节状稍高影，增强可见明显强化，强化程度与血管显示，并可见供血动脉及引流静脉

（江新青　夏建东）

重点推荐文献

[1] Naganuma H, lshida H, Konno K, et a1. Renal arteriovenous malformation: sonographic findings[J]. Abom Imaging, 2001, 26(6): 661-663.

[2] 朱康顺, 单鸿, 胡道予, 等. 经导管肾动脉节段性栓塞治疗肾动静脉畸形. 中华放射学杂志, 2002, 36(11): 1001-l004.

二、肾静脉疾病

（一）肾静脉狭窄——左肾静脉狭窄综合征

【概念及概述】

- 肾静脉狭窄：主要指左肾静脉狭窄综合征
  - 左肾静脉行程长，亦受压、狭窄
  - 右肾静脉短、粗，狭窄罕见
- 左肾静脉狭窄综合征（left renal vein entrapment syndrome），又称胡桃夹综合征（nutcracker syndrome，NCS），分前 NCS 和后 NCS
  - 前 NCS：多见，因肠系膜上动脉（SMA）与腹主动脉（AA）之间的夹角过小，使穿行于内的左肾静脉（LRV）受到钳夹，导致血液回流下腔静脉受阻，左肾静脉压力增高，输尿管周围静脉及性腺静脉侧支循环形成，而引起相应临床症状
  - 后 NCS：极少见，LRV 从 AA 后汇入下腔静脉，受到 AA 与脊柱的钳夹

【病理与病因】

一般发病机制

- 与左肾静脉受压程度相关解剖因素
  - 肠系膜上动脉与腹主动脉之间夹角的大小（最重要）
    - 正常肠系膜上动脉几成直角从腹主动脉分出，与腹主动脉之间正常夹角为 $45° \sim 60°$
    - 若肠系膜上动脉与腹主动脉二者之间交角 $< 45°$，可认为夹角过小；$< 30°$ 有诊断价值
  - 体位
  - 脊柱前突的程度
  - 肾窝的深度
- 左肾静脉受压引起静脉淤血、压力升高
  - 血尿：左肾微小静脉压增高致肾穹窿部位的静脉系统与集合系统之间的薄壁隔膜微小破裂，非肾小球性血尿
  - 直立性蛋白尿：机制不明
  - 高血压：少见，可能与左肾静脉淤血反射性引起肾素、血管紧张素分泌增高有关

【临床表现】

表现

- 最常见体征 / 症状
  - 反复发作的肉眼或镜下单侧（左侧）血尿
  - 左腰部疼痛，伴或不伴左侧精索静脉曲张

- 高血压：少见
- 实验室检查
  - 镜下血尿、肉眼血尿
  - 蛋白尿（直立性）

疾病人群分布

- 好发年龄
  - 小儿：多为形体较瘦长型学龄期男性
  - 成人：$30 \sim 40$ 岁瘦长女性

【影像学检查】

X 线表现

- 下腔静脉、左肾静脉造影
  - 肾静脉造影 + 静脉压力测定：诊断金标准
    - 下腔静脉、左肾静脉近侧端和远侧端之间的压力差 $> 6.0cm$ 水柱
  - 有创性检查，常在手术前或选择内置支架治疗时应用

超声表现

- 一般超声检查
  - 能测量左肾静脉的宽度、前后径的变化，和左肾静脉狭窄前后峰值血流变化
  - 易受肠气、患者腹壁厚度和操作者经验的影响，不能准确测量肠系膜上动脉与腹主动脉的夹角，也不能显示曲张的侧支静脉
- 彩色多普勒超声
  - 血流测量：主动脉和肠系膜上动脉夹角部的左肾静脉血流速度增加（局部左肾静脉受压变窄），血流速度峰值常 $> 80cm/s$

CT 表现

- 首选 NCS 诊断方法：多层螺旋 CT 及 CTA
  - LRV 受压与远段扩张征象（图 3-6-7）
  - 显示 SMA 与 AA 间的夹角变小，通常 $< 30°$
  - 显示扩张的侧支静脉：如生殖（精索）静脉
  - CTA 需要进行 MPR、CPR、MIP 及 VR 等后处理，显示左肾静脉与腹主动脉、肠系膜上动脉及其周围结构的三维立体关系

MR 表现

- 与 CT 及 CTA 类似（图 3-6-8）

DSA 表现

- 主动脉血管造影延迟像上可见性腺静脉逆流

推荐影像学检查

- 首选无创检查方法：多层螺旋 CT 及 CTA，其次多普勒超声
- 诊断金标准：肾静脉造影 + 静脉压力测定

典型病例

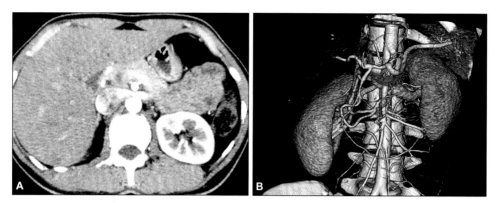

图 3-6-7 左肾静脉胡桃夹综合征
女性，28 岁。A、B. 分别为 CT 皮质期和 CTA。示：肠系膜上动脉与主动脉夹角明显变小，左侧肾静脉穿行于夹角内受压变扁，左侧肾静脉稍扩张，双侧肾动脉未见异常征象

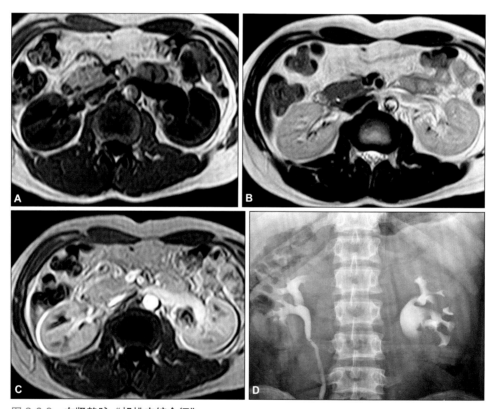

图 3-6-8 左肾静脉 "胡桃夹综合征"
男性，21 岁。左侧腰部间歇性疼痛、血尿。A-D. 分别为 T1WI、T2WI、T1WI+ C、15 分钟 IVP。示：左肾体积稍增大，左侧肾盂输尿管移行部较对侧明显增宽，管壁稍增厚，未见异常强化，其远端输尿管未见明显扩张及占位征象。左肾静脉显著增粗，在穿过肠系膜上动脉下方时骤然变细，注入下腔静脉

【鉴别诊断】
● 排除引起血尿和蛋白尿的其他肾病变

○ 影像学检查有并助鉴别诊断

诊断与鉴别诊断精要

诊断要点

- 临床表现
  - 好发年龄：30～40 岁瘦长女性或学龄前瘦长男性儿童
  - 以反复发作的单侧肉眼或镜下血尿，无其他肾疾病表现
  - 症状及体征不典型，可能延误治疗
- 多层螺旋 CT 及 CTA：首选无创检查方法
  - 显示腹主动脉与肠系膜上动脉间的夹角变小，通常＜30°
  - 左肾静脉受压与远段扩张征象
  - 显示扩张的侧支静脉：如生殖（精索）静脉
- 肾静脉造影＋静脉压力测定：诊断金标准
  - 下腔静脉、左肾静脉近侧端和远侧端之间的压力差＞6.0cm 水柱
- 注意：不能单凭 CTA、MRA 及多普超声勒发现左肾静脉受压，即作出 NCS 诊断

鉴别要点

- 排除引起血尿和蛋白尿的其他肾病变

（夏建东　江新青）

重点推荐文献

[1] 史河水, 樊艳青, 韩萍, 等. 多层螺旋CT诊断胡桃夹综合征的价值. 中华放射学杂志, 2007, 41(10): 1082-1084.

[2] 陆蓬, 胡燕. 3D-DCE MRA 在左肾静脉压迫综合征的临床应用. 放射学实践, 2008, 23(3): 301-303.

（二）肾静脉血栓（形成）

【概念与概述】

- 肾静脉血栓（形成）（renal vein thrombosis, RVT）即肾静脉主干或其分支内的血液凝固形成血栓，造成肾静脉的狭窄或阻塞。肾静脉完全阻塞时，可导致肾静脉性梗死

【病理与病因】

一般特征

- 常见途径
  - 成人：慢性，多伴肾病综合征
  - 儿童：急性，多因严重腹泻、重度感染（如败血症）引起发热
    - 重度脱水、血液浓缩
- 遗传学：遗传性高凝状态（如抗凝血酶Ⅲ、蛋白质 S 和蛋白质 C 缺乏）
- 病因学
  - 肾原发病继发
    - 原发性肾病综合征；肾病综合征，如膜性肾小球肾炎、膜性增生性肾小球肾炎、脂性肾病、淀粉样变性、多发性硬化
    - 其他基础肾病：其他肾小球肾炎、肾盂肾炎、血管炎
  - 全身性疾病或心血管疾病继发
    - 肾低灌注（低血容量或心血管因素）：脱水、败血症、腹泻导致胃肠道液体丢失、出血、充血性心衰
    - 血凝障碍性疾病（其他高血凝状态）：遗传性、妊娠、恶性肿瘤转移、感染性流产、产后下腔静脉血栓性静脉炎
    - 其他系统疾病：结节性多发性动脉炎、糖尿病（如母源性糖尿病、肾小球硬化症）、镰刀形贫血、系统性红斑狼疮
  - 血栓扩展：左卵巢静脉血栓、深静脉血栓

（如下肢、盆腔）、下腔静脉血栓逆行累及
- 肿瘤扩散：肾细胞癌、移行细胞癌、转移瘤、肾母细胞瘤
- 腹部外伤
- 肾静脉机械性压迫：妊娠、腹膜后纤维化、肿瘤（淋巴瘤、转移瘤）、脓肿、血肿、尿性囊肿、囊状淋巴管瘤、异常走行的动脉、动脉瘤
- 医源性：药物（如口服避孕药、雌激素类）、腹部外科手术、肾移植排斥反应

大体病理及手术所见
- 早期，肾体积增大，间质水肿、出血、坏死
- 后期（2～3个月后），肾小管和间质纤维化，甚至钙化，肾体积缩小

【临床表现】
表现
- 最常见症状和体征
  - 急性（多见于儿童）
    - 恶心、呕吐、腹痛、腹泻、脱水
    - 腰腹部疼痛、肉眼血尿、少尿或无尿
    - 肾肿大，高血压，甚至急性肾衰竭
  - 慢性（多见于成人）
    - 无明显症状，即亚临床状态（肾静脉管腔部分阻塞），或栓塞性疾病
    - 发热、水肿、腰腹部胀痛、高血压
    - 肾轻度至中度增大，腹壁静脉曲张和左侧精索静脉曲张（左肾静脉血栓形成时），进行性肾功能损害
  - 实验室检查
    - 急性：尿常规可见肉眼血尿或镜下血尿
    - 慢性：尿常规可见蛋白尿

自然病史及预后
- RVT疗效与以下多种因素相关：原发部位、闭塞时间、侧支静脉及再通范围
- 并发症：肺动脉栓塞（最常见）、血栓广泛扩散、肾出血，肾萎缩或衰竭
- 预后
  - 好，常可自愈
  - 右肾静脉急性栓塞后，侧支循环无法短期建立，右肾功能可严重受损

治疗
- 抗凝治疗
  - 静脉注射肝素，口服华法林

- 溶栓治疗：双侧肾静脉血栓、RVT累及下腔静脉、肺动脉栓塞、剧烈腹痛或抗凝治疗失败
- 激素或其他免疫抑制的药物：自身免疫性疾病
- 下腔静脉过滤网：血栓扩展至下腔静脉
- 手术血栓剥离术或肾切除术：药物治疗失败，肿瘤性栓子

【影像学表现】
一般特征
- 最佳诊断线索：肾静脉内肿块并肾增大和肾显影延迟
- 儿童好发，单侧（左侧）多见，慢性、肾增大多见
- 肿块位于肾静脉，可扩展至下腔静脉，甚至右心房
- RVT特征表现与梗阻类型相关：如急性或慢性，部分或全部

X线表现
- KUB
  - 急性期：肾影增大，伴密度下降
  - 后期：肾影可缩小
- IVP
  - 肾影增浓、延迟（部分性）
  - 肾影不显影或显影不良（完全性）
  - 集合系统显影延迟、浅淡，肾盏漏斗部拉长呈"蜘蛛"样改变
  - 肾盂肾盏周围可见扭曲的侧支静脉循环引起的压迹
- 逆行肾盂造影
  - 肾盏漏斗部伸长，肾盏间距离增大，并可见造影剂弥散至肾实质内呈云雾样
  - 输尿管边缘呈锯齿状改变（扩张的侧支静脉压迫）：少见

超声检查
- 灰阶超声
  - 肾水肿：强回声的叶间条纹，可伴皮髓质分界不清
  - 急性期肾静脉内实性结节呈低回声影，边缘不规则
  - 较陈旧（10～14天后）的机化性血栓和较大的瘤栓回声增强
  - 下腔静脉内血栓或瘤栓（≤20%）
  - 阻塞近段管腔增宽（左侧多见）
- 彩色多普勒超声

- 肾动脉和近段分支呈高阻力型
  - 收缩期血流达到峰值
  - 舒张末期血流缺失或逆转
- 肾静脉血栓无血流信号，狭窄段血流速度成倍增加，狭窄远端血流紊乱（管腔部分阻塞）
- 管腔内无血流信号（管腔完全阻塞）

CT 表现

- 增强 CT
  - 扩张的肾静脉和（或）下腔静脉内低密度充盈缺损（左侧多见图 3-6-9）
  - 肾体积增大，肾实质期密度减低
  - 皮髓质界限不清楚
  - 集合系统内对比剂分泌延迟、减少
  - Gerota 筋膜增厚及肾周脂肪间隙模糊（水肿或血肿）
  - 肾周和输尿管周围间隙："蜘蛛网"样的静脉扩张（侧支循环）
- CTA
  - 肾周和输尿管周围扭曲、扩张的静脉性侧支循环
  - 扩张的上腹表浅静脉反流

MRI 表现

- 肾体积增大：T1WI 低信号，T2WI 高信号
- 肾静脉或下腔静脉内见充盈缺损：T1WI 等或高信号，T2WI 等或高信号
- T1WI 皮髓质分界不清，肾窦脂肪消失和集合系统受压
- 肾静脉或下腔静脉管腔增粗，形态固定，流空信号消失（管腔完全阻塞）
- 多发肾周代偿性扩张静脉（侧支循环）

DSA 表现

- 肾动脉血流缓慢，实质期染色较淡，静脉期可见回流受阻或反流
- 静脉性侧支循环

选择性肾静脉造影

- 曾是诊断金标准，有创性检查，现少用
  - 下腔静脉、肾静脉及 / 或分支内充盈缺损（血栓），管腔部分狭窄
  - 阻塞部远侧的肾静脉不显影（血栓完全阻塞）

推荐影像学检查

- 最佳检查方法：首选超声，其次 CT 或 MR
- CTA 检查以皮髓质期显示最佳，其次为 90 ~ 120s 的延迟期螺旋扫描

【鉴别诊断】

输尿管梗阻

- 充盈缺损和尿道不规则变窄
- 集合系统对比剂浓度下降
- 肾盂积水、尿路积液、肾周和输尿管周围模糊

浸润性生长的肿瘤

- 如：移行细胞癌、肾淋巴瘤或转移瘤
- 边缘不清、形态不规则、强化的软组织密度肿块
- 原发病（外在肿块），可伴钙化

肾盂肾炎

- 肾影增大并多发坏死性肿块
- 结合临床和尿液检查可鉴别

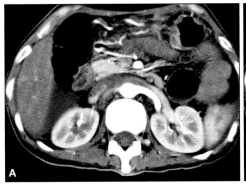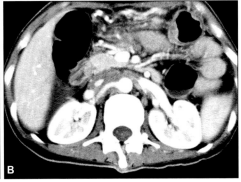

图 3-6-9　**左肾静脉血栓形成**
女性，29 岁。肠病型 T 细胞淋巴瘤。A、B. 分别为 CT 皮质期和实质期。示：左肾静脉见长条状充盈缺损

诊断与鉴别诊断精要

诊断要点

- 最佳诊断线索：肾静脉内肿块并肾增大和肾显影延迟
- 最佳影像学检测：首选超声，其次 CT 或 MR
- 临床：肾病综合征伴以下情况之一，应疑有此病
  - 有上腹部或腰背部疼痛、肉眼或镜下血尿，尤其伴肺静脉栓塞者
  - 肾功能不全
  - 腹壁静脉曲张
  - 肾穿刺活检呈膜性或膜 - 增殖型肾炎，小静脉内血栓形成
- 影像学表现
  - 肾体积增大，肾实质期密度减低
  - 皮髓质界限不清楚
  - 扩张的肾静脉和（或）下腔静脉内低密度充盈缺损（左侧多见）
  - 集合系统内造影剂分泌延迟、减少
  - Gerota 筋膜增厚及肾周脂肪间隙模糊（水肿或血肿）
  - 肾周和输尿管周围侧支循环

主要鉴别诊断

- 尿路梗阻
- 浸润性生长的肿瘤
- 肾盂肾炎

重点推荐文献

[1] Wei LQ, Rong ZK, Gui L, et al. CT diagnosis of renal vein thrombosis in nephritic syndrome[J]. J Comput Asisst Tomogr, 1991, 15(3): 454-455.

[2] 刘伟庆, 周康荣, 林贵, 等. 肾静脉血栓的CT诊断. 中华放射学杂志, 1991, 25(5): 297-298.

三、肾性高血压

【概念和概述】

- 肾性高血压（renal hypertension）为一种常见的继发性高血压，包括肾实质性高血压和肾血管性高血压
  - 肾实质性高血压：肾实质病变导致的高血压
    - 特点：肾实质病变减轻时，高血压也缓解
  - 肾血管性高血压
    - 单侧或双侧肾动脉入口、主干和（或）肾动脉主要分支的病变引起的肾动脉管腔狭窄或完全闭塞
    - 肾血液灌注量降低（栓塞或创伤），肾实质缺血导致继发性高血压

【病理与病因】

病因学

- 肾实质性高血压，病因包括：
  - 慢性肾盂肾炎：高血压多为特发性，患肾切除后血压可正常
  - 单侧输尿管梗阻引起肾积水、肾素分泌增加
  - 肾肿块性病变（如肾癌、肾囊肿）压迫主肾动脉或分支
  - 肾创伤导致肾动脉损伤或包膜下血肿压迫，创伤后几个月或几年后发生

- 肾血管性高血压：一侧或两侧肾动脉狭窄或闭塞，常见原因
  - 动脉粥样硬化
    - 老年男性多见
    - 病变由腹主动脉硬化延伸而来，常双侧
    - 部位：肾动脉开口部或起始部 2cm 以内，环形或偏心性，多见钙斑
  - 大动脉炎
    - 原因不明的非特异性肉芽肿性动脉炎
    - 多见于 35 岁以下女性
    - 常累及大动脉及其主要分支
    - 中层的弹力纤维和平滑肌广泛断裂、破坏和纤维化——致血管腔狭窄、闭塞
  - 纤维肌结构发育不良（FMD）
    - 可累及肾动脉任何层
    - 以中膜纤维增生伴管壁动脉瘤多见
  - 先天性肾动脉发育不良
  - 神经纤维瘤病
  - 肾动脉周围病变压迫
  - 其他肾血管病变：中层主动脉综合征、肾动脉瘤、肾动静脉瘘、肾动脉血栓、肾移植

一般发病机制

- 主要机制：肾缺血导致肾素的分泌增加，如下图

肾动脉狭窄——肾缺血——肾素分泌增加——血管紧张素 I 、 II ——小血管收缩引起血管外周阻力增高，同时醛固酮分泌增加，引起钠水潴留，血容量增加——高血压

- 其他，肾缺血还可导致正常肾抗压功能抑制，引起高血压

【临床表现】

表现

- 一般无高血压家族史
- 常见于两端年龄组，即小于 20 ~ 30 岁或大于 50 岁
- 恶性高血压症状
  - 突发性高血压且进展迅速
  - 原有高血压突然加剧
- 上腹部、肾区或背部高调、连续性收缩期杂音（2/3）

治疗

- 肾性高血压是可治愈的继发性高血压：去除病因

【影像学表现】

X 线表现

- KUB
  - 肾缩小：横径缩小，长径相差 15mm 以上，或右肾长径大于左肾 10mm 以上（左肾恒大于右肾）
  - 皮质萎缩，外形不规则，边缘波浪状
  - 可见血管钙化影
- IVP
  - 弥漫性或局限性缩小
  - 肾实质萎缩、变薄，显影淡
  - 肾盂肾盏细小，类蜘蛛腿或痉挛状，显影延迟、浅淡甚至不显影
  - 可见血管钙化影

超声表现

- 彩色多普勒超声
  - 优点
    - 简单易行、无创伤
    - 可观察到腹主动脉与双侧肾动脉远端的狭窄程度与肾形态
  - 缺点
    - 易受到肥胖、仪器及操作技术等影响，诊断 RAS 的成功率偏低

CT 表现

- 最佳检查方法：发现导致肾性高血压的病因及表现
- 常规 CT
  - 因导致肾实质性高血压的病因不同，表现不同
    - 慢性肾盂肾炎
    - 输尿管梗阻
    - 肾肿块性病变（如肾癌、肾囊肿）压迫主肾动脉或分支
    - 肾创伤导致肾动脉损伤或包膜下血肿压迫，导致肾局部缺血
- CTA 可发现导致肾血管性高血压的原因
  - 动脉粥样硬化
    - 双侧，肾动脉开口部或起始部 2cm 以内，环形或偏心性，多见钙斑
  - 大动脉炎

- ○ 纤维肌结构发育不良（FMD）
- ○ 先天性肾动脉发育不良
- ○ 神经纤维瘤病
- ○ 肾动脉周围病变压迫

MR 表现

- MR 表现与 CT 类似
- MRA
  - ○ 多平面、大剂量对比剂增强 3D 快速梯度回波扫描序列，可作为补充检查
  - ○ 目前对肾动脉分支、副肾动脉评价不如 CTA

DSA 表现

- 导管注射对比剂 +DSA
  - ○ 主要检查方法之一，诊断肾动脉狭窄（RAS）的金标准
    - 优点：可显示肾动脉狭窄部位、程度、侧支循环；且可进行介入治疗
    - 缺点：需要动脉插管，术后并发症多
  - ○ RAS 表现
    - 肾动脉狭窄：因病因可有所不同

- 窄后扩张：多见于明显的局限性狭窄后，可形成动脉瘤
- 侧支循环形成：如肾包膜动脉等
- 肾实质萎缩、显影延迟和浅淡

推荐影像学检查

- CT 及 CTA：首选检查方法
  - ○ CT 及 CTA 两者结合，可发现肾性高血压的病因
    - 肾实质的病变
    - 肾动脉管腔、管壁和腔外组织
  - ○ 可替代 DSA 作为肾血管性高血压的筛查
- DSA
  - ○ 仍为诊断肾动脉狭窄的金标准
  - ○ 多用于需介入治疗者

【鉴别诊断】

- 原发性高血压：占所有高血压 90% 以上
- 其他继发性高血压
  - ○ 内分泌性
  - ○ 神经源性

诊断与鉴别诊断精要

诊断要点

- 临床表现
  - ○ 难治性、恶性高血压，可伴肾功能不全
  - ○ 腹部多能听到收缩期血管杂音
- CT 及 CTA：首选检查方法
  - ○ 可发现肾性高血压的病因
    - 肾实质的病变
    - 肾动脉管腔、管壁和腔外组织
  - ○ 可替代 DSA 作为肾血管性高血压的筛查
- DSA
  - ○ 仍为诊断肾动脉狭窄的金标准
  - ○ 多用于需介入治疗者

鉴别诊断

- 原发性高血压：占所高血压 90% 以上
- 其他继发性高血压
  - ○ 内分泌性
  - ○ 神经源性

（江新青　夏建东）

重点推荐文献

[1] Soulez G, Oliva VL, Turpin S, et al. Imaging of renovascular hypertension: respective values of renal scintigraphy, renal doppler US, and MR angiography[J]. Radiographics, 2000, 20(5): 1355-1368.

[2] Taylor AT, Fletcher JW, Nally JV, et al. Procedure guidelines for diagnosis of renovascular hypertension[J]. J Nucl Med, 1998, 39(7): 1297-1302.

第7节　肾衰竭和内科肾病

一、肾衰竭

（一）急性肾衰竭

【概念及概述】

- 急性肾衰竭（acute renal failure，ARF）是指由于多种病因引起肾排泄功能（肾小球滤过率）在短时间内（数小时至数周）急剧下降而出现的一组临床综合征
- 狭义 ARF 仅指由缺血或中毒所致的急性肾小管坏死

【病理与病因】

病因学

- 肾前性 ARF：占 20%～50%，初期肾实质的结构无异常，若时间持续长，可进展为肾性 ARF
  - 有效循环血量下降：功能性肾小球灌注下降
    - 胃肠道体液丢失，使用利尿剂，大面积烧伤，低蛋白血症
  - 心功能衰竭
    - 心肌病、心瓣膜功能异常、心包填塞
  - 全身血管扩张
    - 败血症、过敏反应、麻醉意外
  - 肾动脉收缩：肾缺血
- 肾性 ARF：占 5%～50%
  - 各种肾疾病（大部分）
    - 肾血管疾病：肾动脉栓塞、血栓形成，肾静脉血栓形成
    - 肾小球疾病：原发性肾小球疾病有急进型肾炎、感染后肾炎、IgA 肾病、膜增殖性肾炎等；继发性肾病如狼疮性肾炎、紫癜性肾炎
    - 急性肾小管坏死：急性肾缺血、肾毒性药物、重金属中毒
    - 肾皮质坏死：胎盘早期剥离、严重休克

- 肾间质疾病：药物介导的急性过敏反应、感染和全身性疾病
  - 肾前性 ARF 进展（部分）
- 肾后性 ARF
  - 急性尿路梗阻
    - 输尿管结石嵌顿、前列腺肥大、肿瘤压迫
    - 尿路损伤及尿路手术后

大体病理及手术所见

- 肉眼：肾充血、水肿、增大，质软
- 剖面：髓质呈暗红色，皮质肿胀、苍白色（缺血）

显微镜下特征

- 缺血性
  - 肾小管上皮细胞片状和灶性坏死，从基膜上脱落，小管腔管型堵塞
  - 管型由未受损或变性上皮细胞 + 细胞碎片 + 粘蛋白 + 色素组成
- 肾毒性
  - 近端肾小管的曲部和直部的肾小管细胞坏死，但不如缺血性明显
- 急性间质性肾炎
  - 间质存在炎症细胞（T 淋巴细胞、单核细胞为主，偶尔有浆细胞及嗜酸性粒细胞）的浸润

【临床表现】

表现

- 少尿或无尿期
  - 常见症状
    - 恶心、呕吐、头痛、头晕、烦躁、乏力、嗜睡以及昏迷
    - 高血压、肺水肿和心力衰竭
    - 尿量减少：少尿：小于 400ml/24h 或 17ml/h；无尿：小于 100ml/24h
  - 实验室检查
    - 氮代谢废物（如尿素氮 BUN、血清 Cr）

潴留、水平增高

- 水、电解质紊乱及酸碱失衡：高钾血症，低钠血症，高磷血症，低钙血症，代谢性酸中毒
- 多尿期
  - 体质虚弱、全身乏力、心悸、气促、消瘦、贫血
- 恢复期
  - 可无症状，或体质虚弱、乏力、消瘦

自然病史与预后
- ARF 平均持续时间为 2 周，90% 的可在 4 周后缓解、恢复
  - 死亡者中有 78% 死于 2 周内
  - 存活者中 60% 肾功能可在 2 周内恢复
- 肾衰竭：需长期透析治疗

治疗
- 治疗原则
  - 避免任何可能加重肾损害因素
- 病因治疗：首要环节
- 代谢紊乱处理及营养治疗
- 血液净化
  - 早期、充分透析，个体化、处方化选择血液净化方式

（二）慢性肾衰竭

【概念与概述】
- 慢性肾衰竭（chronic renal failure，CRF）是指各种肾病导致肾功能渐进性、不可逆性减退，肾小球滤过率下降（GFR < 90ml/min）和肾其他功能损害、丧失所出现的一系列症状和代谢紊乱所组成的临床综合征
- CRF 是多种肾疾病晚期的最终结局

【病理与病因】
病因学
- 慢性肾小球肾炎
  - 中国首要病因
- 糖尿病肾病
  - 西方发达国家最常见原因
- 高血压肾损害

显微镜下所见
- 肾小球硬化、肾小管萎缩、间质纤维化及血管硬化

【临床表现】
表现
- 一期：肾功能代偿期
  - 临床上无特殊表现
  - 血肌酶及血尿素氮通常正常或有时轻度升高
- 二期：氮质血症期
  - 夜尿或多尿，不同程度的贫血，乏力、食欲减退、恶心及全身轻度不适
  - 常有氮质血症，血肌酐、尿素氮增高
- 三期：肾衰竭期（尿毒症前期）
  - 贫血及胃肠道症状，如恶心、呕吐、食欲下降；可有神经精神症状，如乏力、注意力不集中、精神不振
  - 血肌酐、尿素氮显著升高，酸中毒，水钠潴留，低钙、高磷、高钾血症
- 四期：尿毒症期，全身多脏器功能衰竭，需透析维持生命
  - 恶心呕吐、烦躁不安、血压增高、心慌、胸闷、不能平卧、呼吸困难、严重贫血、抽搐，严重者昏迷，可因高血钾、脑水肿、肺水肿、心功能衰竭而突然死亡
  - 常有高血钾、低钠血症、低钙及高磷血症

自然病史与预后
- 与 CRF 原发肾疾病密切相关
  - 各种感染，以呼吸道和泌尿道感染最常见
  - 其他
    - 尿路梗阻、肾毒性类药物、各种原因导致的肾灌注不足
    - 心力衰竭、肾性高血压、水电解质紊乱

治疗
- 治疗原则
  - 任何治疗手段都应注意不要加重肾损害
- 治疗造成 CRF 的原因
- 饮食控制、透析治疗及肾移植

（三）肾衰竭的影像学检查

概述
- 最佳诊断线索
  - B 超提示肾体积增大（急性），体积缩小及肾实质回声增高（慢性）
- 影像学检查主要任务：排除梗阻性所致肾后性肾衰竭

X 线检查

KUB

- 肾后性 ARF：尿路高密度结石部位、数量

CRF 晚期 X 线检查

- 肺部
  - "尿毒症肺水肿"："蝴蝶翼"征（肺泡毛细血管渗透性增加、肺充血）
- 肾性骨病
  - 纤维囊性骨炎，易发生肋骨骨折
  - 骨骼囊样缺损（如指骨、肋骨）及骨质疏松（如脊柱、骨盆、股骨等处）
  - 骨软化症：成人脊柱和骨盆骨骼变形
  - 透析相关性淀粉样变骨病：腕骨和股骨头有囊肿性变，自身性股骨颈骨折

超声表现

- 肾大小
  - ARF：双肾体积正常或增大，肾皮质回声增强、或肾锥体肿大，呈清晰低回声
  - CRF：双肾体积缩小，肾实质回声普遍增强（可靠征象）
- 可见肾盂肾盏及输尿管扩张、积水（肾后性 ARF）

CT 表现

- 确定尿路梗阻部位，对评估尿路梗阻具有较大价值
  - 尿路结石（图 3-7-1）
  - 肾或腹膜后其他炎性或肿瘤性病变

推荐影像学检查

- 最佳检查法：B 超检测肾大小、肾实质回声高低

【鉴别诊断】

急性肾衰竭（ARF）

- 功能性（肾前性）少尿
  - 液体补充或甘露醇、利尿试验
- 双肾体积增大
  - 急进性肾小球肾炎、肿瘤浸润、糖尿病肾病、静脉栓塞、肾淀粉样变性

慢性肾衰竭（CRF）

- 双肾体积缩小
  - 慢性肾病基础上并发肾前性 ARF 和急性肾小管坏死

ARF 与 CRF 的鉴别要点

- ARF 双肾体积增大，而 CRF 体积缩小
- 指甲肌酐检查及头发肌酐检查；肾大小正常

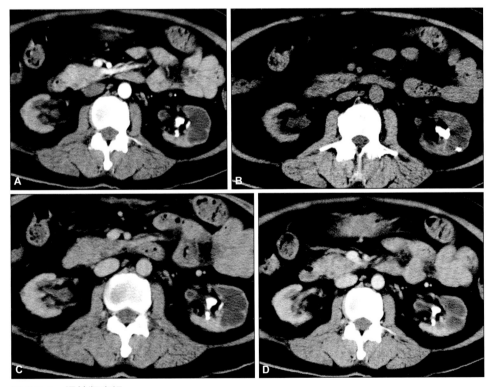

图 3-7-1　慢性肾衰竭
女性，58 岁。A-D. 分别为 CT 平扫及增强皮质期、实质期及排泄期。示：CT 平扫示双侧肾盏内见多发大小不等高密度结石影，双侧肾盂肾盏扩张积液，肾实质变薄；增强扫描示双肾实质强化程度明显减低，皮质变薄且厚薄不均，皮髓质分界不清，排泄期肾盂肾盏内未见对比剂充盈

- 指甲（头发）肌酐正常而 SCr 明显增高者，ARF
- 指甲（头发）肌酐及 SCr 均增高者，提示

CRF
- 肾活检取病理

诊断与鉴别诊断精要

- ARF 及 CRF 的诊断主要依赖临床及检验
  - 典型临床表现：少尿或无尿、氮质血症、高钾血症和代谢酸中毒
  - 实验室检查：血肌酐值绝对或相对值升高
- 最佳推荐检查
  - B 超检查：检测肾大小、肾实质回声高低
  - 鉴别 ARF 与 CRF
    - ARF：双肾体积正常或增大，肾皮质回声增强、或肾锥体肿大，呈清晰低回声
    - CRF：双肾体积缩小，肾实质回声普遍增强（可靠征象）
  - 肾后性梗阻性 ARF：肾盂肾盏及输尿管扩张、积水
- 鉴别诊断
  - ARF
    - 功能性（肾前性）少尿
    - 双肾体积增大
  - CRF
    - 双肾体积缩小
    - 慢性肾病基础上并发肾前性 ARF 和急性肾小管坏死
    - ARF 与 CRF 的鉴别

（夏建东 黄丹苹 江新青）

重点推荐文献

[1] Go AS, Chertow GM, Fan D, et al. Chronic kidney disease and the risks of death, cardiovascular events, and hospitalization[J]. N Engl J Med, 2004, 351(13): 1296-1305.
[2] Sherman DS, Fish DN, Teitelbaum I. Assessing renal function in cirrhotic patients: problems and pitfalls[J]. Am J Kidney Dis, 2003, 41(2): 269-278.
[3] Stevens LA, Levey AS. Measurement of kidney function[J]. Med Clin North Am, 2005, 89(3): 457-473.

二、内科肾病

（一）急性肾小管坏死

【概念与概述】

- 急性肾小管坏死（acute tubular necrosis，ATN）是由多种病因引起的、以急性肾小管坏死为病理特征的疾病，是一种可逆性肾小管损害，以急性肾衰竭（ARF）为临床表现

【病理与病因】

一般特征

- ATN 为引起 ARF 最常见的原因，占 ARF 的 40%~80%

病因学

- 肾缺血性 ATN
  - 外科大手术：术后水、电解质紊乱（肾前性 ATN）
  - 烧伤、失血、腹泻、利尿剂等引起的低血

容量及有效循环血量下降、休克
- 心衰、肝衰及败血症
- 肾中毒性 ATN
  - 药物：肾毒性、过敏性所致肾内血液灌注下降
  - 毒素、横纹肌溶解症

发病机制
- 肾缺血或毒物（内源性或外源性）引起肾小管损伤，引起 GFR 下降

显微镜下表现
- 肾小管上皮细胞坏死、脱落，细胞碎片和管型阻塞近端、远端小管和集合管，引起肾小管管腔扩张

【临床表现】
与病因相关
- 缺血性 ATN：多表现为少尿型（尿量通常少于 300ml/24h）
- 肾中毒性 ATN：以非少尿型为主

与临床所处时期相关
- 初始期：原发病的（严重）临床表现
- 肾衰竭期：通常持续 1~2 周
  - 起病急骤，全身症状明显
  - 肾功能可在数小时至几天内进行性下降，出现急性尿毒症综合征
    - 肾小球滤过率较基础下降 50%；或血清肌酐值较基础上升 50%；或肾功能急剧减退到需要透析
  - 伴水、电解质及酸碱平衡失调
- 肾功能恢复期：多尿

实验室检查
- 蛋白尿、管型尿

治疗及预后
- 去除病因，及时治疗，可无后遗症

【影像学表现】
- 无特征性影像学表现
  - 急性期肾增大，慢性期缩小
- 最佳影像学推荐
  - 超声检查

【鉴别诊断】
其他原因所致急性肾衰竭
- 肾前性氮质血症（假性氮质血症）
  - 尿常规检查正常
  - 若肾前性氮质血症的病因持续，则可进展为 ARF
- 肾后性 ARF：肾结石、尿路梗阻
- 其他肾实质性 ARF：急性间质性肾炎、肾小球肾炎和血管炎

慢性肾衰竭

诊断与鉴别诊断精要

诊断要点：
- 肾前性为肾实质性急性肾衰竭最常见病因
- 最佳影像学推荐：超声检查
  - 急性期肾增大，慢性期缩小
- 实验室检查急性肾小管坏死可见蛋白尿、管型尿

主要鉴别诊断
- 其他原因所致急性肾衰竭
  - 肾前性氮质血症（假性氮质血症）
  - 肾后性急性肾衰竭
  - 其他肾实质性急性肾衰竭
- 慢性肾衰竭

（夏建东　江新青）

（二）急性肾皮质坏死

【概念与概述】

- 急性肾皮质坏死（acute cortical necrosis of kidney, ACN）主要特征为肾皮质坏死，而肾髓质及肾包膜下皮质无坏死，是一种少见的肾组织死亡形式

【病理与病因】

病因学

- 好发于妊娠妇女及新生儿
  - 妊娠并发症：前置胎盘，胎盘早剥，子宫出血，产褥期脓毒症，羊水栓塞，宫内死亡，先兆子痫
  - 新生儿中 50% 以上是由胎盘早剥引起
- 其他：溶血性 - 尿毒症综合征、移植肾超急排斥、烧伤、胰腺炎、蛇咬和中毒（如磷、砷）

发病机制

- 血管痉挛与弥散性血管内凝血
- 肾髓质无损伤的机制仍不明确，可能为
  - 肾皮质血流量远大于肾髓质，在急性缺血情况下，肾皮质血流量下降比例比肾髓质大
  - 肾皮质可能对缺血更敏感

显微镜下特征

- ACN 分为完全性和不完全性两种类型（表 3-7-1）

表 3-7-1 肾皮质坏死的组织学分类

不完全型（部分肾功能恢复）

局灶：坏死性病变累及部分肾小球至直径 <0.5mm 区域

轻度：坏死性病变直径 <3mm，散在分布

斑片状：坏死性病变区域占皮质的 1/3 ~ 1/2

完全型（基本不可逆的肾衰竭）

坏死性病变融合成片状分布于皮质并向肾柱延伸

包膜下带状及近髓组织尚可见少量正常组织

【临床表现】

表现

- 严重的少尿、无尿或肉眼血尿，可伴发热

自然病史与预后

- 预后差，病死率高
- 肾功能恢复时间长且缓慢，肌酐下降缓慢，多年后常转为 CRF

治疗

- 按急性肾衰竭处理
  - 早期预防性透析
  - 早期加强病因治疗：强力抗生素、病理产科的处理
  - 早期加强扩张肾血管治疗、抗凝治疗

【影像表现】

概述

- ACN 确诊依赖肾穿刺活检

X 线表现

- KUB
  - 肾皮质双轨状及蛋壳状钙化（发病 1 个月后）

CT 表现

- CT 扫描的价值
  - CT 平扫诊断价值不大，主要依赖增强扫描，其表现具有一定的特异性
- CT 扫描表现
  - 肾形态：正常、肿胀或萎缩
  - 肾皮质带状无强化区，肾包膜下皮质及肾髓质明显强化，延迟期肾盂、肾盏无对比剂填充

MR 表现

- MR 扫描的价值
  - ACN 首选的、最重要的影像检查方法
  - 能发现早期的肾皮质坏死，其 MRI 表现具有一定的特征性
- MR 表现
  - 肾形态：先增大，后逐渐萎缩
  - T1 加权
    - 沿内层肾皮质分布的线状低信号带，可延伸至肾柱
  - T2 加权
    - 上述低信号（钙化或纤维化）带更明显；肾皮髓分界不清，肾皮质内可高信号灶
  - T1 增强
    - 包膜下肾皮质（双重血供）及肾髓质明显强化，而内层皮质及肾柱的低信号带无强化，低信号带显示更突出

推荐影像学检查

- MRI 平扫及增强，可评估病变累及范围

【鉴别诊断】

急性肾小管坏死（ATN）

- ATN 在 18～20 天后表现为多尿

阵发性睡眠性血红蛋白尿

- 影像表现类似，鉴别诊断主要依据临床表现

出血热所致的肾病综合征

- 影像表现类似，鉴别诊断主要依据临床表现

诊断与鉴别诊断精要

- ACN 指肾皮质坏死，而肾髓质及肾包膜下皮质无坏死
- 临床表现：类似急性肾衰竭
- 首选影像学检查方法：MRI 平扫及增强
  ○ T2WI 上皮髓分界不清
  ○ T1W、T2W 肾皮质及肾柱均可见低信号带
  ○ T1W 增强肾皮质（双重血供）及肾髓质明显强化，而内层皮质及肾柱的低信号带无强化，低信号带显示更突出
- 鉴别诊断
  ○ 阵发性睡眠性血红蛋白尿
  ○ 出血热所致的肾病综合征

（夏建东　刘灶松　江新青）

重点推荐文献

[1] Kim HJ. Bilateral renal cortical necrosis with the changes in clinical features over the past 15 years (1980-1995)[J]. J Korean Med Sci, 1995, 10(2): 132-141.

[2] Jeong JY, Kim SH, Sim JS, et al. MR findings of renal cortical necrosis[J]. J Comput Assist Tomogr, 2002, 26(2): 232-236.

[3] Catalano OA, Napolitano M, Leni D, et al. Contrast enhanced computer tomography of two cases of bilateral acute cortical necrosis, one of which related to amphetamine abuse[J]. Emerg Radiol, 2005, 11(5): 306-308.

（三）急性间质性肾炎

【概念与概述】

- 急性间质性肾炎（acute interstitial nephrities，AIN）是急性肾间质炎症，为导致急性肾衰竭（ANF）的主要原因之一，约占 ANF 病因的 10%～15%

【病理与病因】

病因学

- 常见的原因：感染、药物
  ○ 感染：大多数
    ■ 败血症、流行性出血热、钩端螺旋体病
  ○ 药物性：过敏反应（与药物剂量无关），近年发病率升高
    ■ 抗生素、非激素类解热镇痛药
  ○ 其他
    ■ 系统性红斑狼疮、结节病、韦格纳肉芽肿、肾移植排斥反应

发病机制

- 直接损伤
  ○ 病毒、细菌及其毒素直接侵袭肾引起肾间质损伤
  ○ 一些药物、毒物、物理因素以及代谢紊乱亦可直接导致 AIN
- 免疫反应
  ○ 抗原特异性和非抗原特异性所致的肾间质损伤
    ■ 主要途径：细胞介导的免疫反应

显微镜下表现

- 肾间质水肿、炎症细胞浸润，常伴小管上皮受

损及细胞坏死

【临床表现】

表现

- 急性肾衰竭：无特异性
  - 尿量和血压多正常，仅20%以下患者出现少尿，或少量蛋白尿
  - 肾小球滤过率下降，血清BUN、Cr进行性升高
  - 类肾病综合征表现：少见

治疗

- 去除或治疗原发病因

○ 药物过敏或免疫反应所致的AIN可用肾上腺糖皮质激素治疗

- 支持治疗

【影像学表现】

- 无特征性影像学表现
  - 急性期肾增大，慢性期缩小
- 最佳影像学推荐
  - 超声检查

【鉴别诊断】

- 糖尿病肾病
- 急性肾小管坏死、肾小球肾炎、肾血管炎

诊断与鉴别诊断精要

- 临床表现为急性肾衰竭
- 无特征性影像学表现
- AIN确诊及鉴别依赖临床、活检及病理
- 主要鉴别诊断
  - 急性肾小管坏死、肾小球肾炎、血管炎
  - 糖尿病等肾病

（夏建东 江新青）

（四）肾小球肾炎

【概念与概述】

- 肾小球肾炎（glomerulonephritis，GN）为最常见肾疾病，属原发性肾小球疾病，是以肾小球损害为主的变态反应性疾病，以肾小球组织的炎症和增生为特征，是导致急性肾衰竭严重的真正原因之一
- 同义词：肾炎（nephritis）

【病理与病因】

病因学

- 自身因素：具体不明
- 可能为肾小球基膜合成的遗传性缺陷，产生内源性抗原，如肾小球本身的成分、非肾小球抗原
- 危险因素
  - 感染的产物：细菌、病毒、真菌和寄生虫感染
  - 药物：如青霉胺，金和汞制剂
  - 异种血清，类毒素

大体病理和手术所见

- 肾大小正常或增大，可见肾苍白或斑点样出血

显微镜下表现

- 细胞增多
- 玻璃变性：无定形的蛋白质样物质沉积导致肾小球基底膜增厚
- 硬化：肾小球大量萎缩
- 病理分型
  - 膜性肾病及膜增生：最多见
  - 局灶节段性肾小球硬化：较多见
  - 微小病变性肾病
  - 肾小球肾炎

【临床表现】

表现

- 临床分类
  - 原发性GN：局限于肾
    - 多在急性链球菌感染（如咽炎、皮肤感染等）后10~14天发病
    - 大部分为免疫介导，全身症状继发于肾功能障碍
  - 继发性GN：多系统紊乱的一部分，多为免疫介导的自体免疫性疾病

- 常见肾小球疾病症状和体征
  - 无症状性尿液检查异常
  - 急性肾炎或肾病综合征表现：少尿、蛋白尿、血尿、红细胞管型、水肿、高血压
  - 病情变化：急性 GN 较快（按天计），而快速进展性 GN（数周至数月），慢性 GN（数月至数年）
- 流行病学
  - 好发年龄 15～24 岁，男略多于女

自然病史与预后

- 急性 GN 良好；慢性 GN 可进展至终末性肾疾病

治疗

- 治疗原则
  - 本病为自限性疾病，以对症治疗为主
- 一般治疗
  - 饮食：低盐、高维生素、高热量饮食为主
  - 感染灶治疗
  - 对症处理：利尿、降压、透析治疗
- 免疫抑制治疗：糖皮质激素 ± 细胞毒药物

【影像学表现】

概述

- 无特征性影像学表现
- 急性期肾增大，慢性期缩小；肾轮廓光滑

CT 表现

- 增强 CT：双侧肾正常或增大（急性），慢性 GN 可见皮质钙化（图 3-7-2）

超声表现

- 急性 GN
  - 双侧肾正常或增大，回声正常或增加
  - 肾衰竭（不伴肾积水）
- 慢性 GN
  - 肾缩小，回声增加，边缘光滑，肾窦脂肪增多

推荐影像学检查

- 最佳检查法：超声
  - 评估肾大小、形态学改变
  - 可筛查、排除其他原因所致的肾损害（如尿路梗阻及肾肿瘤）

典型病例

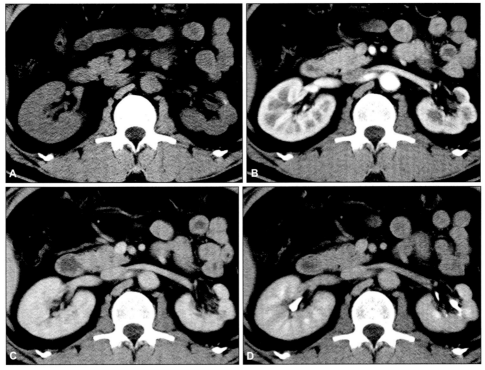

图 3-7-2　左侧慢性肾小球肾炎
男性，53 岁。反复低热、排蛋白尿 3 年多，加重 4 天，尿蛋白（+++）。A-D. 分别为 CT 平扫及增强皮质期、实质期及排泄期。示：左肾缩小，轮廓形态不规则，左肾实质萎缩，皮质内见点状钙化灶，肾窦脂肪增生；增强扫描示左肾实质强化尚可，皮质厚薄不均匀，部分皮质变薄，排泄功能可

【鉴别诊断】

其他导致双侧光滑性肾增大的疾病

- 急性肾小管坏死、急性间质性肾炎
- 肾淀粉样变性、多发性骨髓瘤

其他导致双侧边缘光滑性小肾的疾病

- 肾先天发育不全、肾动脉粥样硬化、肾栓塞性疾病

诊断与鉴别诊断精要

- GN 是以肾小球损害为主的变态反应性疾病，以肾小球组织的炎症和增生为特征，属于原发性肾小球疾病
  - 原发性 GN：局限于肾
    - 多在急性链球菌感染后 10～14 天发病
  - 继发性 GN：多系统紊乱的一部分，多由免疫介导
- 典型临床表现为：蛋白尿、血尿、水肿和高血压
- 推荐影像检查方法：超声检查
  - 无特征性影像学表现
  - 急性期肾增大，慢性期缩小；肾轮廓光滑
- 鉴别诊断
  - 其他导致双侧光滑性肾增大的疾病
    - 淀粉样变性、多发性骨髓瘤、急性肾小管坏死、急性间质性肾炎
  - 其他导致双侧边缘光滑性小肾的疾病
    - 肾先天发育不全肾动脉粥样硬化、肾栓塞性疾病

（五）糖尿病肾病

【概念与概述】

- 糖尿病肾病（diabetic nephropathy，DN）指糖尿病性肾小球硬化症，是一种以血管损害为主的肾小球病变，是糖尿病主要的微血管并发症，多见于病程 10 年以上的糖尿病患者
- 属于继发性肾小球病，也是终末期肾病、成人肾衰竭和死亡的主要原因之一

【病理与病因】

病因学

- 糖尿病

发病机制

- 肾小球高灌注、高压力和高滤过
- 10%～17% 糖尿病患者早期即可出现肾小球滤过率（GRF）增加
- 肾小管、肾间质和血管损害

流行病学

- 在美国，糖尿病肾病占终末期肾衰竭的首位（35%～38%）
- 发生率：Ⅰ型＞Ⅱ型；40%～50% 的 Ⅰ 型糖尿病、20% 的 Ⅱ 型糖尿病患者将发展为 DN
- 死亡率：男性＞女性
- 糖尿病肾衰竭透析：Ⅱ型占 70%～80%（Ⅱ型发病率远超过 Ⅰ 型）

显微镜下特征

- Ⅰ型：肾小球系膜区无细胞性增宽，光镜下，活检组织仅有孤立的肾小球基膜增厚和轻度非特异性增生
- Ⅱ型：肾小球毛细胞基底膜增厚
- Ⅲ型：结节性硬化（Kimmelstiel-Wilson 病变）
- Ⅳ型：晚期糖尿病性肾病肾小球硬化

【临床表现】

表现

- 糖尿病表现：多饮、多尿、多食、消瘦
  - Ⅰ期糖尿病症状明显；Ⅱ型糖尿病起病隐匿，早期可无明显症状
- DN 表现

- ○ 蛋白尿：可为早期的唯一表现
- ○ 其他：水肿、高血压、贫血、肾功能异常
- 临床 DN 分期：以持续的蛋白尿为主要标志
  - ○ Ⅰ期：无白蛋白尿期
  - ○ Ⅱ期：微量白蛋白尿期
  - ○ Ⅲ期：早期糖尿病肾病，临床糖尿病肾病（尿白蛋白持续大于 200μg/ml，或尿蛋白定量大于 0.5g/24h）
  - ○ Ⅳ期：晚期糖尿病肾病，大量白蛋白尿（每日 >3.5g），水肿和高血压
  - ○ Ⅴ期：终末期肾衰竭
- Ⅰ、Ⅱ期为糖尿病肾病前期

自然病史与预后

- 糖尿病一旦出现肾功能损害，其进展速度常快于非糖尿病肾病患者

治疗

- 治疗原则
  - ○ 规范化、人性化和个体化的统一
- 严格控制血糖水平：饮食疗法、降糖药物
- 积极治疗糖尿病并发症：如抗氧化治疗、抗高血压治疗

【影像表现】

概述

- 早期：双肾增大，肾实质回声正常
- 晚期：双肾皱缩，伴回声增强和皮髓质分界不清

CT 表现

- 早期肾体积轻度增大（图 3-7-3）
- 晚期可见肾体积缩小，皮髓质分界不清，肾实质密度不均匀

超声表现

- 彩色多普勒血流显像（CDFI）

- ○ Ⅰ型：肾无萎缩，肾皮质回声正常，皮髓质分界清晰
- ○ Ⅱ型：肾略有萎缩，肾皮质变薄
- ○ Ⅲ型：肾萎缩，肾皮质变薄，皮髓分界不清，肾实质厚 <0.8cm
- ○ Ⅳ型：肾萎缩明显，肾实质与集合系统分界不清
- ○ Ⅰ、Ⅱ型见于隐匿型、大部分症状型 DN 患者；Ⅲ、Ⅳ型肾实质改变以肾衰竭型患者为主

推荐影像学检查

- 超声检查
- 注意：糖尿病肾病不可以进行 CT 与 MR 增强扫描

【鉴别诊断】

肾小球肾炎

- 糖尿病史，尿常规检查

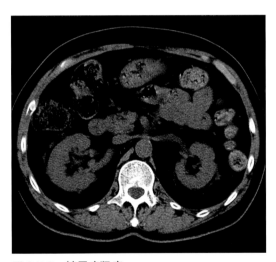

图 3-7-3　糖尿病肾病
CT 平扫。示：右肾体积增大，形态饱满。（图片提供：北京医院）

（夏建东　张鼎旋　江新青）

重点推荐文献

陈文卫, 周立明, 郝力丹, 等. 糖尿病肾病肾实质改变与彩色多普勒血流指数间关系探讨. 中国医学影像技术, 1997, 13(3): 241-242.

（六）其他系统疾病累及肾

1. 贫血

【概念与概述】

- 贫血（anemia）是指外周血中血红蛋白浓度、红细胞计数和（或）血细胞比容低于同年龄和同性别正常人的最低值
- 一般认为，成年男性的血红蛋白低于 12.5g/dl，成年女性的血红蛋白低于 11.5g/dl，即可考虑贫血

【病理与病因】

病因学

- 缺铁性贫血、巨幼细胞贫血、再生障碍性贫血
- 溶血性贫血
  - 遗传性球细胞增多症
  - 葡萄糖 6-磷酸脱氢酶缺乏症
  - 血红蛋白病（异常血红蛋白、海洋性贫血）
  - 自身免疫溶血性贫血
  - 阵发性睡眠性血红蛋白尿——是一种获得性红细胞内在缺陷所引起的慢性溶血性贫血，临床特点为特别好发于睡眠时的间歇性血红蛋白尿和持续的含铁血黄素尿

【临床表现】

表现

- 疲倦、乏力：最常见和最早出现的症状
- 皮肤、黏膜苍白：最突出的体征

- 其他症状
  - 活动后心悸、气促
  - 头晕、嗜睡、食欲减退
  - 年轻女性可出现月经过多或闭经
- 实验室检查：轻度蛋白尿和尿浓缩功能减退（严重贫血）

【影像表现】

- 无特异性

2. 血友病

【概念与概述】

- 血友病（hemophilia）是一种先天性凝血因子Ⅷ缺乏（血友病甲）或因子Ⅸ缺乏（血友病乙）所引起的出血性疾病，以前者多见
- 属于性染色体隐性遗传，男性发病，女性传递

【临床表现】

- 两种血友病的临床表现相同
- 自幼即有出血倾向，且出血症状出现越早、病情越重
  - 最常见出血部位：四肢易受伤部位
  - 慢性血友病关节炎（膝关节多见）：关节内反复出血

【影像表现】

慢性血友病膝关节关节炎

- 股骨、胫骨骨骺生长过度、切迹宽（图 3-7-4）
- 方形髌骨

典型病例

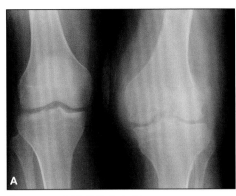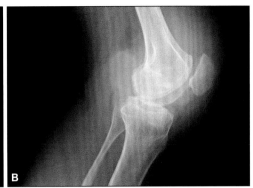

图 3-7-4　左膝关节血友病

男性，20 岁。左膝关节肿痛 19 年，有血友病史。A、B. 分别为双膝关节正位及左膝侧位片，示：左侧股骨、胫骨骨骺生长过度、切迹宽，左侧髌骨类方形

（夏建东　江新青）

3. 多发骨髓瘤

【概念与概述】

- 多发骨髓瘤（multiple myeloma，MM）是骨髓中的浆细胞异常增生并产生单克隆免疫球蛋白的恶性疾病，主要浸润骨髓和软组织，能产生异常的单克隆免疫球蛋白，引起骨骼破坏、贫血、肾功能损害和免疫功能异常，MM 发生肾功能不全者达 25%

- 多发性骨髓瘤肾病（multiple myeloma nephropathy，MMN），系指骨髓瘤细胞浸润肾，并产生的大量异常免疫球蛋自从尿排出而引起的肾病变，是多发性骨髓瘤最常见和严重的并发症

- 同义词："骨髓瘤肾"或管型肾病（cast nephropathy）；轻链（AL）淀粉样变；单克隆免疫球蛋白沉积病；冷球蛋白血性肾小球肾炎和增生性肾小球肾炎

【病理与病因】

发病机制

- 轻链蛋白的肾毒性，免疫球蛋白轻链合成＞重链，游离轻链蛋白由尿排出，即本周（Bence-Jones）蛋白尿

- 高钙血症、高尿酸血症、肾淀粉样变及高黏滞综合征引起肾小管损害

显微镜下特征

- 双肾肿大，间质水肿

- 病理性蛋白管型形成：管型多位于远曲小管及集合管内，大小不一

【临床表现】

表现

- 好发中、老年，常多系统损害
- 肾表现
  - 慢性肾小管功能不全，蛋白尿（约 50%），尿本周蛋白常阳性
  - 慢性肾衰竭、急性肾衰竭
  - 泌尿系结石并尿路感染
  - 代谢紊乱：高钙血症、高尿酸血症
- 其他：贫血、骨骼损害

实验室检查

- 蛋白尿：以低分子蛋白尿为主
- 中重度贫血、红细胞沉降率明显增快
- 血清肌酐（Cr）＜ 1768mol/L，高球蛋白血症、高钙血症或高尿酸血症

治疗

- 去除诱因，充分饮水、碱化尿液
- 防治高血钙、降低高尿酸血症

【影像表现】

- 无特征性影像学表现
  - 急性期肾增大，慢性期缩小

推荐影像学检查

- 最佳检查法：B 超

诊断与鉴别诊断精要

诊断要点

- MMN 是多发性骨髓瘤最常见和严重的并发症
- 临床表现
  - 好发中、老年，常多系统损害，如肾病、贫血、骨骼损害
  - 蛋白尿以低分子蛋白尿为主，尿本周蛋白常阳性
  - 常伴显著贫血、红细胞沉降率明显增快、高球蛋白血症、高钙血症、高尿酸血症者、慢性或急性肾衰竭
- 典型病理改变：远曲小管及集合管内巨大管型形成
- 影像表现：无特异性
  - 急性期肾增大，慢性期缩小

鉴别诊断

- 原发性肾小球疾病
- 慢性肾小球肾炎

（夏建东　熊炜峰　江新青）

重点推荐文献

[1] 陈楠. 多发性骨髓瘤肾损害诊断和治疗. 内科理论与实践, 2007, 2(6): 373-375.

[2] 王学文. 多发性骨髓瘤肾病变的研究进展. 白血病·淋巴瘤, 2009, 18(4): 243-246.

4. 淀粉样变性

【概念与概述】

- 淀粉样变性（amyloidosis）是一种全身性疾病，其临床和病理表现主要是淀粉样物质沉积于各器官组织引起的
- 肾淀粉样变性（renal amyloidosis）指淀粉样物质沉积于肾引起的病变，肾病综合征是肾淀粉样变性的主要临床表现，后期可导致肾衰竭
- 同义词：类淀粉沉积症

【病理与病因】

一般特征

- 慢性细胞外不溶性纤维丝蛋白沉积，以均匀、无定形物质为特征

病因

- 原发性：单独发生
- 继发性：伴多种慢性疾病
  - 慢性炎症或感染性疾病：结核、慢性骨髓炎、支气管扩张、肺脓肿、类风湿性关节
  - 各种恶性肿瘤：多发性骨髓瘤、霍奇金病
  - 遗传性家族性疾病（如家族性地中海热），

少见

发病机制

- 淀粉样物质沉积
  - 主要成分：淀粉样纤维蛋白，以 AL 蛋白及 AA 蛋白为主
  - 其他：氨基聚糖、脂类、纤维蛋白原和补体

大体病理及手术所见

- 肾体积增大，色苍白，部分可见肾静脉血栓

显微镜下特征

- 光镜
  - 细胞外无定性的淀粉样物质沉积为特征，H-E 染色呈均质浅红色，刚果红染色呈砖红色
    - 肾小球：最常见，肾小球基底膜增厚，无结构的淀粉样物质团块
    - 肾血管：弓状动脉和叶间动脉血管腔闭塞
- 电镜
  - 细纤维样结构，不分支，排列无规律，直径 8～10nm

○ 银标记呈钉突样突出于基膜表面

【临床表现】

一般特征

- 肾淀粉样变性相对少见，以继发性多见，肾小球受累（75%～90%）；好发年龄＞50岁，男性多于女性
- 分2种类型：淀粉样轻链型（amyloid light chain，AL）；淀粉样蛋白A型（amyloid A，AA）

表现

- 临床分4期
  ○ 临床前期（Ⅰ期）：无任何自觉症状及体征
  ○ 蛋白尿期（Ⅱ期）
    ■ 最早表现：无症状性蛋白尿，大分子量、低选择性蛋白尿（＞50%）
    ■ 镜下血尿和细胞管型：少见
    ■ 20%～50%伴高血压者
  ○ 肾病综合征期（Ⅲ期）
    ■ 大量蛋白尿、低白蛋白血症及水肿，高脂血症较少见
    ■ 最常见并发症：肾静脉血栓
  ○ 尿毒症期（Ⅳ期）
    ■ 进行性肾减退，氮质血症
- 肾外表现：其他器官组织受累时可出现相应症状

自然病史与预后

- 预后差

治疗

- 一般治疗原则：规范化、人性化和个体化的统一
  ○ 卧床休息，补充足够的热卡和维生素；肾功能不全患者限制蛋白质的摄入；肾病综合征患者限盐和利尿治疗
- 特殊治疗
  ○ AL蛋白相关淀粉样变：抑制单克隆浆细胞的增殖

○ AA蛋白相关淀粉样变：控制基础疾病
- 肾替代疗法：透析疗法和肾移植术

【影像表现】

一般特征

- 肾大小正常或仅轻度增大
- 可伴肾梗死、肾周围病变和肾钙化

IVP

- 双肾轻度增大，表面光滑，且显影浅淡

超声表现

- 早期：可无阳性发现
- 后期：双肾轻度增大，皮髓界限不清，实质略增厚、回声增强；集合系统扩大

CT表现

- 双肾体积增大，弥漫性密度减低，皮髓界限不清；增强后，强化程度较正常肾减低，部分可见深静脉血栓
- 可为局灶性病变，低密度，边缘较清，增强后轻度强化

MR表现

- 双肾体积增大，皮髓界限不清；增强后，强化程度较正常肾减低，部分可见深静脉血栓
- 可为局灶性病变，边缘较清，T1WI呈等低信号，T2WI呈稍高信号，增强后轻度强化

推荐影像学检查

- 首选超声检查，其次CT、MRI
- 影像学检查显示肾增大，有鉴别诊断及辅助诊断意义，确诊有赖于肾活检

【鉴别诊断】

肾积水

- 肾体积增大，肾皮质变薄，实质内大小不等液性暗区

肾盂肾炎

- 肾体积增大，肾实质局部肿胀，呈楔形，从集合系统向肾包膜发散
- 肾盂壁增厚、肾盂内少量液体

> **诊断与鉴别诊断精要**
>
> - 肾淀粉样变性：淀粉样纤维蛋白沉积于肾引起的病变，是一种全身性疾病
> - 临床分期及表现
>   - 临床前期（Ⅰ期）：无任何自觉症状及体征
>   - 蛋白尿期（Ⅱ期）：无症状性蛋白尿（最早表现）
>   - 肾病综合征期（Ⅲ期）：大量蛋白尿、低白蛋白血症及水肿
>   - 尿毒症期（Ⅳ期）
> - 影像学检查（B超、CT、MRI）显示肾增大，有鉴别诊断及辅助诊断意义；确诊有赖于肾活检，电镜检查可早期诊断
> - 主要鉴别诊断
>   - 肾积水、肾盂肾炎

（夏建东 陈立鹏 江新青）

重点推荐文献

[1] 曲贞, 郑欣, 鄂洁, 等. 肾淀粉样变性病32例临床病理特点及误漏诊分析. 中国实用内科杂志, 2009, 29 (1): 75-77.

[2] 陈雪兰, 陈燕萍. 肝、脾、肾淀粉样变性CT分析. 影像诊断与介入放射学, 1999, 8(4): 217.

（七）透析及并发症

【概念与概述】

- 透析包括血液透析（hemodialysis，HD）和腹膜透析（Peritoneal dialysis，PD）
  - PD 是慢性肾衰竭早期患者的最佳选择；HD 是主要救治急性、慢性肾衰竭有效的方法之一
- HD 并发症包括急性并发症和远期并发症
  - 急性并发症：透析过程中发生的并发症，发生快、病情重，需急诊处理
  - 远期并发症
    - 透析相关性淀粉样变性（多发生在透析 7 年后）：无症状性溶骨损害、腕管综合征、肌腱滑膜炎、肩周关节炎和破坏性骨关节病变伴囊肿
    - 获得性肾囊肿：指没有肾囊肿的终末期肾衰竭或长期透析患者发生在双侧肾的囊性病变
    - 其他：贫血、心血管并发症、营养不良、继发性高草酸血症、透析性脑病、透析相关腹水、消化系统并发症、免疫缺陷、钙磷代谢紊乱与肾性骨病

【影像表现】

可发现透析相关远期并发症

- 钙磷代谢紊乱与肾性骨病：X 线检查
  - 骨质疏松、甲状旁腺功能亢进
- 透析相关性淀粉样变性：X 线检查、CT、MRI
  - 无症状性溶骨损害、腕管综合征、肌腱滑膜炎、肩周关节炎
  - 破坏性骨关节病变伴囊肿，如腕、肩、股骨和颈椎僵直以及病理性骨折
- 透析相关肾淀粉样变性：CT、MRI
  - 肾损害部位、程度及范围大小
- 获得性肾囊肿：B 超、CT、MRI
  - 双肾多发囊肿超过 10 个（图 3-7-5）
  - 40% 以上肾实质为囊肿占据

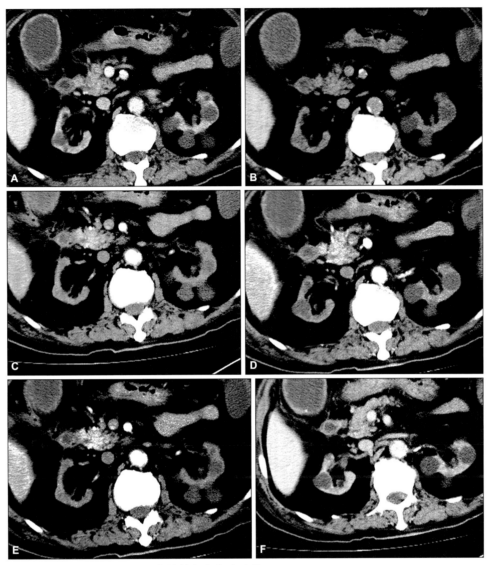

图 3-7-5　慢性肾衰竭，双肾萎缩并多发囊肿形成

男性，77 岁。尿毒症维持性血液透析 4 年。A. 为 CT 平扫；B-D. 为增强皮质期；E-F. 为实质期。示：双肾体积缩小，肾窦脂肪增生，肾实质变薄，双侧肾实质内可见多发囊状低密度影，部分突向包膜外；增强扫描示双肾实质强化程度减低，囊状低密度影无强化。双侧肾盂、肾盏未见扩张

（夏建东　江新青）

第 8 节　肾移植

一、移植前评价

（一）活体供肾评价

【概述】

- 一般为亲属供肾，经过血型和 HLA 配型合适的健康志愿者
- 活体肾动脉及肾静脉血管的准确评估对移植手术及预后有重要意义

【临床评价】

- 血常规、尿常规、电解质、肝功能、肾功能、

肾动脉等检查

【影像评价】

X 线检查

- 静脉肾盂造影（intravenous pyelography，IVP），又称排泄性尿路造影（excretory urography）：显示肾盂肾盏、输尿管和膀胱的形态，并能反映肾的排泄功能

CT

- CT 平扫和增强：有助于显示肾的形态、结构、先天变异及病变等
- CTA：可以直观的评估肾动脉、肾静脉有无变

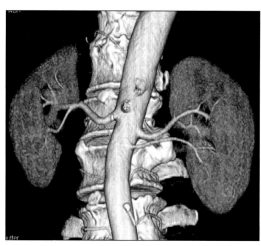

图 3-8-1　供体肾评价
CTA 显示供者正常双侧肾动脉，左肾下极由副肾动脉供血

异、狭窄等（图 3-8-1）

MRI

- MR 平扫：评价肾的形态、结构有无变异、病变等
- 磁共振尿路造影（MR urography，MRU）：利用重 T2 加权成像，进行泌尿道显像
- 常规 MRA：包括时间飞跃法和相对对比法两种检查技术，常用 3D 相位对比法进行肾动脉显像
- 动态增强 MRA：经静脉注顺磁性造影剂（Gd-DTPA），利用梯度回波快速扫描序列，进行肾动脉显像

超声

- 灰阶超声和彩色多普勒超声对肾、肾动脉和静脉进行评估

放射性核素检查

- 肾动态显像、肾静态断层显像、排异显像等，能够反映肾的功能

DSA

- 评价肾动脉和肾静脉的金标准

（二）受体评价

【概述】

- 肾移植是治疗终末期肾病的有效手段
- 活体肾移植受者年龄最佳 2～60 岁
- 肾移植受者常见的原发病是肾小球肾炎、慢性肾盂肾炎、间质性肾炎和囊性肾病等

【临床评价】

- 对受者基础疾病、主要器官功能、组织配型等

进行全面评估

【影像评价】

常用检查手段

- 超声、CT（CT 增强、CTA）、MR（MRA、MRU）等

二、肾移植技术

【肾移植方法】

- 原位移植：移植肾植入到原来的解剖部位，一般采取左肾，术后并发症的观察及处理困难
- 移植于右髂窝：常规首选的肾移植方法，术后并发症的观察及处理方便
- 移植于左髂窝：多用于右髂窝移植失败的情况，由于解剖因素，操作技术较右侧复杂

【肾移植步骤】

- 切口及血管分离
  - 右下腹斜行切口：由右髂前上棘内上方，斜行至耻骨结节右上方
  - 分离显露右侧髂外动脉，并分离髂外静脉及髂总动脉，最后分离髂内动脉
- 血管吻合准备
  - 将右髂内动脉远端结扎后切断
  - 右下腹切口用左侧供肾，并把左肾翻转使前方朝向后方，保持血管吻合后肾盂输尿管在前方
  - 若采用右侧供肾，需肾上下极位置倒置，保持血管吻合后肾盂输尿管在前方
- 血管吻合
  - 首先吻合静脉血管
  - 将肾静脉与髂外静脉（或髂总静脉、下腔静脉）端侧吻合
  - 将肾动脉与髂内动脉端端吻合（图 3-8-2）
  - 如髂内动脉细小或粥样硬化明显，则采用肾动脉与髂外动脉或髂总动脉端侧吻合
  - 恢复移植肾的血流供应
- 尿路重建
  - 移植肾输尿管与受者膀胱吻合：是最常用的手术方法，具有抗尿液逆流的作用
  - 移植肾输尿管与受者输尿管端端吻合：不受尿液逆流的影响，感染的危险性较低，但需要切除同侧肾保留输尿管

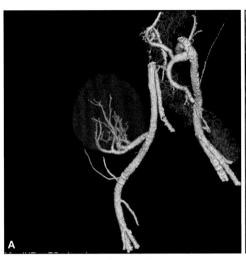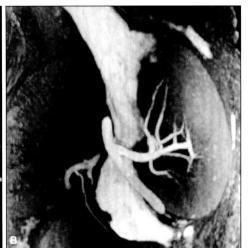

图 3-8-2　**肾移植于右侧髂窝**
A. CTA　B. MRA 示：右肾动脉与右侧髂内动脉吻合

三、肾移植并发症

（一）肾并发症

1. 急性排斥反应（acute rejection，AR）

【概念与概述】

- 急性排斥反应是临床上最多见的一种排斥反应
- 好发于移植后 3 个月内
- 发生率在各移植中心有较大幅度不同，可高达 30% ~ 50%
- 经皮移植肾穿刺活检，是诊断和鉴别 AR 的重要手段

【病理与病因】

发病机制

- 大多数急性排斥反应是细胞免疫应答
- 少部分急性排斥反应有体液免疫共同参与

显微镜下特征

- 病理分类
  ○ 急性排斥的 Banff 分类和 CCTT 分类

Banff 分类

- Ⅰ级　间质炎症大于 25% 的肾实质
  ○ A：每条小管横切面 > 4 个单核细胞
  ○ B：每条小管横切面 > 10 个单核细胞
- Ⅱ级
  ○ A：显著的间质炎症和（或）轻至中度的动脉炎
  ○ B：中到重度的动脉内膜炎，> 25% 的网眼区域
- Ⅲ级　全层动脉炎或中层平滑肌细胞纤维蛋白

样坏死

CCTT 分类

单核细胞浸润 > 5% 的皮质，在 10 个连续高倍视野中至少有 3 处小血管炎，其特征是水肿、活化的淋巴细胞或小管损害

动脉或微小动脉内膜炎伴有或不伴有以下特征：动脉纤维蛋白样坏死、全层炎症、血栓形成、实质坏死或出血

- 典型病理组织学表现：间质内多形性单核细胞浸润、肾小管炎和动脉炎

【临床表现】

表现

- 尿量减少，急性排斥反应的主要指标
- 发热，早期最常见的症状，低热或高热
- 移植肾区胀痛、压痛
- 血压升高

实验室检查

- 血肌酐水平或比值升高
- CD4/CD8 比值升高
- 白介素 2（IL-2）和白介素 2 受体（IL-2R）升高

治疗

- 早期诊断，及时处理
- 应用免疫抑制剂治疗，并及时调整剂量
- 治疗后可发生逆转

【影像表现】

概述

- 肾体积增大
- 皮髓质分界不清
- 强化减弱

- 灌注异常

超声表现

- 灰阶超声
  - 肾皮质增厚及集合系统壁增厚
  - 肾皮质、肾髓质及肾锥体混合性回声
  - 肾皮髓质分界不清
  - 肾窦回声减少
- 彩色多普勒超声
  - 收缩期血流频谱上升，舒张期血流降低
  - 阻力指数（RI）≥ 0.85 具有诊断相对特异性
  - 多普勒诊断排斥反应的敏感性达 40%，特异性达 100%

CT 表现

- 平扫：体积增大，肾窦受压，密度减低
- 增强扫描：强化减弱

MRI 表现（图 3-8-3）

- T1 加权：肾肿大，皮质信号减低，皮髓质分界不清
- T2 加权：肾实质信号增高，皮髓质对比度模糊，肾窦变窄或消失
- 肾实质内血管能见度减低
- 增强扫描：强化减弱，灌注异常
- 动态 MRI：皮髓质时间 - 信号强度曲线峰值减低，峰时延长

放射性核素检查

- 早期摄取功能损伤轻，以排泄功能障碍为主
- 灌注减少，廓清减慢，显影延长，随时间延长肾显像逐渐恢复至正常
- 肾图呈低水平递降型或低水平延长型

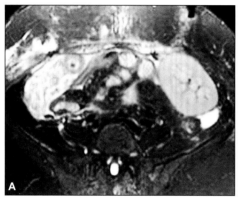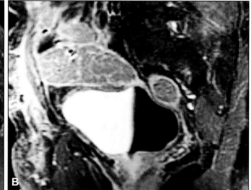

图 3-8-3　右侧肾移植，急性排斥反应

A-B. T2WI 脂肪抑制示：右侧移植肾肾体积肿大，皮髓质分界模糊，正常肾结构分辨不清

2. 急性肾小管坏死（acute tubular necrosis，ATN）

【概念与概述】

- 常见的肾移植术后并发症，导致肾功能减退
- 发生在术后数周至数个月
- 与热缺血和冷缺血时间过长有关
- 经皮移植肾穿刺活检，是诊断和鉴别 ATN 的重要手段

【病理与病因】

病因学

- 缺血再灌注损伤
- 冷缺血时间是影响 ATN 发展的重要因素

显微镜下特征

- 小管空泡形成、钙化、小管上皮细胞坏死

【临床表现】

表现

- 尿量减少，血肌酐升高，血压升高

自然病史与预后

- 第一阶段：缺血再灌注损伤期，肾小管细胞凋亡或坏死
- 第二阶段：维持期，内部损伤处于稳定状态，并损伤的肾小管细胞修复和增殖
- 第三阶段：恢复期，肾小管功能恢复正常

治疗

- 无需特殊治疗，于 1 ~ 2 周内逐渐好转

【影像表现】

- 无明显特异性，与急性排斥和环孢素 A 毒性鉴别困难

3. 环孢素毒性（cyclosporine nephrotoxicity）

【概念与概述】

- 环孢素具有肾毒性，引起剂量依赖性的肾功能减退
- 起病可以是急性、亚急性或慢性
- 最终诊断标准：血环孢素水平测定和移植肾穿刺活检

【病理与病因】

病因学

- 免疫抑制剂环孢素 A（CsA）对肾的毒性副作用

发病机制

- 钙调蛋白的效应被 CsA 阻断所致

显微镜下特征

- 急性肾毒性：血管收缩，肾小管功能损伤，无组织形态学的病理改变
- 慢性肾毒性：不可逆的间质纤维化，肾小管萎缩，入球动脉玻璃体样变

【临床表现】

表现

- 尿量减少，血肌酐升高，血压升高，无移植肾区压痛，无发热

【影像表现】

- 与急性排斥和急性肾小管坏死鉴别困难

（二）血管并发症

【概念与概述】

　　血管并发症是肾移植术后严重并发症，需要紧急处理，处理不及时常造成移植肾功能丧失或患者死亡。发生率为 6%～30%，动脉并发症较静脉并发症多见

1. 肾动脉狭窄（renal artery stenosis）

【概念与概述】

- 最常见的血管并发症，发生率为 2%～10%
- 表现为严重的难治性高血压和进行性肾功能障碍
- 常发生于供肾动脉近端的吻合口处

【病理与病因】

病因学

- 早期闭塞：多由于外科技术、缝合材料、动脉的灌注损伤等
- 后期闭塞：多由于排斥反应、肾周积液的压

迫、或异常的血细胞比容变化

【临床表现】

表现

- 不易控制的高血压
- 移植肾区听到血管杂音
- 肾功能减退

实验室检查

- 血小板减少，高血钾，乳酸脱氢酶升高，血肌酐升高等

治疗

- 经皮球囊扩张及支架置入术：适用于狭窄相对较轻者
- 移植肾切除术：适用于严重狭窄，肾功能严重受损者

【影像表现】

超声表现

- 频谱变宽
- 狭窄处收缩期和舒张期流速增加
- 狭窄 >80% 会产生图像变形，信号伪影
- 狭窄处近端血管阻力指数（RI）和搏动指数（PI）增高
- 狭窄处远端血管阻力指数（RI）和搏动指数（PI）降低

CT 表现

- 肾动脉起始处、主干或远端狭窄

MR 表现

- 肾动脉起始处、主干或远端狭窄（图 3-8-4）

DSA 表现

- 诊断金标准，肾动脉狭窄

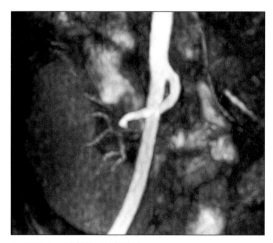

图 3-8-4　移植肾动脉狭窄
MRA 示：移植肾动脉主干远端狭窄，远端二级分支可见

2. 肾动脉闭塞（renal arterial occlusion）

【概念与概述】

- 急性排斥反应的常见并发症
- 发生在移植术后的早期阶段
- 常累及多支肾动脉

【影像表现】

超声表现

- 彩色多普勒超声
  ○ 肾内无动脉血流或波动性的静脉血流
  ○ 栓塞部位近端的移植肾动脉内有血流，远端动脉内无血流

CT 表现

- CTA：肾动脉血管闭塞

推荐影像学检查

- 最佳检查法：彩色多普勒超声、CTA、MRA、DSA（金标准）

3. 肾静脉狭窄（renal vein stenosis）和肾静脉血栓（renal vein thrombosis）

【概念与概述】

- 少见的移植肾并发症
- 常发生在移植术后的早期阶段

【影像表现】

超声表现

- 移植肾肿胀、回声减低
- 无静脉血流
- 收缩期波锐利
- 舒张期波反向
- 血管阻力指数（RI）明显升高

CT 表现

- 静脉壁增厚或充盈缺损、静脉腔狭窄或闭塞

DSA 表现

- 金标准，静脉狭窄或闭塞

4. 肾动静脉瘘（arteriovenous fistula）

【概念与概述】

- 发生率为 1%～18%
- 相邻动、静脉同时损伤并相互沟通
- 多数情况下瘘小，无临床意义，几周后可消失
- 少数为大而持续性的瘘（1%～2%），引起血尿、移植肾功能障碍、盗血现象导致肾缺血

【病理与病因】

病因学

- 常见介入操作造成的并发症
  ○ 穿刺活检
  ○ 肾造口术
  ○ 顺行性肾盂造影术等

【临床表现】

表现

- 高血压、移植肾功能减退、血肌酐升高、蛋白尿等

治疗

- 动静脉瘘手术结扎或移植肾部分切除术
- 经导管栓塞术
- 移植肾切除术

【影像表现】

概述

- 动脉和静脉异常交通
- 瘘口位置的显示可以明确诊断

超声表现

- 血管周围显示彩色镶嵌样血流，由于湍流和组织震动引起
- 供血动脉低阻抗、高流速
- 引流静脉波形动脉化

CT 表现

- 显示供血动脉及引流静脉异常交通
- 肾静脉早显影

DSA 表现

- 金标准，直观显示动静脉瘘口位置（图 3-8-5）

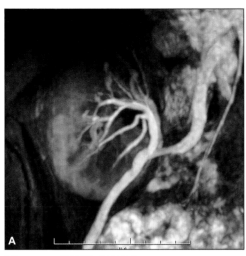
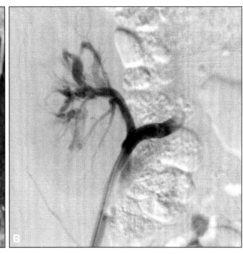

图 3-8-5　**移植肾动静脉瘘**

A. 为 MRA ; B. 为 DSA。示：移植肾静脉增粗，早期显影

（三）泌尿系统并发症

1. 输尿管梗阻（ureteral obstruction）

【概念与概述】

- 发生率占 2% ~ 10%
- 常发生在输尿管下 1/3 段

【病理与病因】

病因学

- 管外因素
  - 移植肾周围血肿压迫
  - 淋巴囊肿压迫
  - 输尿管周围纤维化等
- 管壁因素
  - 组织水肿
  - 输尿管扭曲
  - 输尿管缺血坏死纤维化
  - 吻合口狭窄等
- 管内因素
  - 血凝块堵塞
  - 支架管移位
  - 结石等
- 其他因素
  - 病毒感染
  - 排斥反应等

【临床表现】

表现

- 急性梗阻
  - 疼痛、肾区肿胀、无尿或少尿、血肌酐升高

治疗

- 开放性手术

- 经皮肾穿刺造瘘
- 输尿管镜下冷刀切开加球囊扩张等

【影像检查】

X 线表现（IVP）

- 确立诊断并明确梗阻部位

超声表现

- 集合系统扩张
- 梗阻处高阻抗指数（RI）> 0.75

放射性核素表现

- 可确立诊断，肾图呈梗阻型

MR 表现

- 明确梗阻部位及梗阻原因

推荐影像学检查

- MRU：无创、无对比剂，三维成像，充分显示梗阻部位

2. 尿漏（urinary leak）

【概念与概述】

- 发生率为 3% ~ 10%，常发生于术后 3 个月内
- 处理不当可导致严重感染、移植肾切除甚至威胁生命
- 移植肾周形成积液，检测引流液的肌酐水平同尿液

【病理与病因】

病因学

- 输尿管血供受损：输尿管动脉损伤所致
- 伤口感染
- 输尿管膀胱吻合口张力过大：导致输尿管扭曲成角
- 排斥反应

【临床表现】

表现

- 移植肾区漏尿、低热
- 移植肾区压痛
- 血肌酐正常或轻度升高、白细胞（中性粒细胞）升高

治疗

- 保守治疗
  ○ 伤口引流、尿管充分引流膀胱内尿液
  ○ 使膀胱保持空虚状态，延长输尿管支架放置时间
- 手术治疗
  ○ 移植肾输尿管再次膀胱再植
  ○ 移植肾输尿管 - 自体输尿管吻合
  ○ 移植肾肾盂 - 自体输尿管吻合
  ○ 移植肾肾盂或输尿管 -Boari 肌瓣吻合等

【影像表现】

概述

- 大漏形成尿性囊肿
- 增强扫描可见排泄期造影剂外漏

推荐影像学检查

- 超声、CT、MRU、膀胱造影、IVP 等

（四）肾扭转（torsion）

【概念与概述】

- 少见的外科并发症
- 移植肾沿肾水平轴，在肾门血管蒂处发生扭转，伴有血管梗阻和肾实质缺血
- 肾扭转，可以累及肾动脉、肾静脉和输尿管
- 儿童肾扭转多见于杏梅腹患者，与前腹壁肌肉薄弱，移植肾活动度大有关

【病理与病因】

病因学

- 移植输尿管过长
- 前腹壁肌肉薄弱
- 腹水等导致移植肾活动度增大的因素

【临床表现】

表现

- 临床症状无特异性
- 与急性排斥反应、输尿管梗阻和血管血栓导致的移植肾功能障碍鉴别困难

治疗

- 早期诊断，采取移植肾扭转矫正法

【影像表现】

概述

- 移植肾位置旋转
- 肾门处肾动、肾静脉扭转、狭窄或血栓形成
- 肾盂积水

推荐影像学检查

- 超声和多普勒
- CT 和 MR

（五）移植肾周积液（peritransplant fluid collections）

【概念与概述】

- 肾移植术后常见的并发症
- 多数肾周积液无症状
- 少数肾周积液可压迫输尿管、髂静脉引起症状，需要治疗

【病理与病因】

病因学

- 淋巴囊肿：多见于术后 4～8 周，多由输尿管膀胱吻合口处输尿管坏死引起
- 尿性囊肿：多见于术后 2 周
- 血肿：多见于术后 1 周或肾组织活检后
- 脓肿：见于肾周积液合并感染

【临床表现】

表现

- 移植肾区胀痛、感觉过敏、下肢水肿等，合并感染时伴有发热

治疗

- 针刺抽吸和引流积液，并治疗感染

【影像表现】

概述

- 移植肾周积液
- 肾周血肿 T1WI 呈高信号，T2WI 呈低或高信号
- 肾周脓肿或积液合并感染，可见增厚的囊壁，伴周围脂肪浸润等炎性反应
- 尿瘘口的发现，有助于尿性囊肿的诊断

淋巴囊肿（lymphocele）

- 超声表现：无回声区、分叶状、内无碎屑、CDFI 可见压迫导致血管狭窄改变
- CT 表现：囊性占位，液性密度，无强化
- MRI 表现：T1WI 低信号，T2WI 高信号，无强化

尿性囊肿（urinoma）

- 超声表现：无回声区、圆形或轻度分叶、内部

大量碎屑

- CT 表现：囊性占位，液性密度，无强化，排泄期可见造影剂外漏
- MRI 表现：T1WI 低信号，T2WI 高信号，无强化，排泄期可见造影剂外漏
- 放射性核素检查：尿外漏时肾周、输尿管或膀胱周围有局限性放射性核素增高区

肾周血肿（hematomas）

- 超声表现：无回声或低回声区、无定形、活动性出血时 CDFI 可见彩色血流信号
- CT 表现：早期出血呈高密度，反复出血密度不均匀，晚期出血呈似液性低密度，无强化
- MRI 表现：亚急性期出血 T1WI 呈高信号，T2WI 早期呈低信号、晚期呈高信号

肾周脓肿（Perirenal abscess）

- 超声表现：无回声区、圆形、内部有大量碎屑
- CT 表现：囊性占位，液性密度，可见增厚强化的脓肿壁，伴周围炎性改变，气体存在多提示脓肿
- MRI 表现：长 T1 长 T2 信号，可见增厚强化的脓肿壁，伴周围炎性改变
- DWI 脓肿呈明亮高信号

（六）长期并发症

慢性排斥反应（chronic rejection）

【概念与概述】

- 起病隐匿，一般发生在肾移植 3～6 个月后
- 患者多伴有急性排斥反应的病史
- 肾功能呈进行性减退，是影响肾移植患者长期存活的主要因素
- 存活 5 年以上慢性排斥发生率约 13%～43%
- 慢性排斥每年导致 5%～7% 的移植肾丧失功能

【病理与病因】

病因学

- 主要病因

  - 受者对移植物异体抗原免疫反应的亚临床反应
  - 缺血再灌注损伤
  - 巨细胞病毒感染

显微镜下特征

- 组织学改变包括间质纤维化
- 动脉硬化（动脉和小动脉纤维样内膜增厚）
- 肾小管萎缩
- 肾小球和血管损伤

【临床表现】

表现

- 一般在肾移植 3 个月后发生
- 肾功能进行性减退，蛋白尿、高血压，尿量减少，水肿等

【影像表现】

超声表现

- 肾体积缩小或正常，肾轮廓不光整，肾实质回声增强
- 皮质变薄，皮髓质分界模糊
- 彩色多普勒超声显示肾内血流减少

CT/MRI 表现

- 肾体积缩小或正常，肾轮廓不光整
- 增强扫描肾皮质强化不明显，皮髓质分界模糊

放射性核素检查

- 肾体积缩小，肾皮质变薄
- 核素摄取减少，灌注减少，显影延迟
- 肾图呈梗阻型或功能损伤型

DSA

- 肾血管减少
- 肾动脉狭窄
- 肾血流减慢

【鉴别诊断】

- 慢性排斥反应需要除外慢性环孢素 A 中毒、血管性肾病、梗阻型肾病、慢性肾炎等相鉴别
- 肾组织活检可以鉴别并评估病理严重程度

（李建军　裴贻刚　夏黎明）

重点推荐文献

[1] Rajiah P, Lim YY, Taylor P. Renal transplant imaging and complications[J]. Abdom Imaging, 2006, 31(6): 735-746.

[2] 马穗红, 龚渭冰, Suihong M, 等. 影像检查在肾移植术后并发症诊断中的应用. 临床超声医学杂志, 2006, 8(8): 486-489.

[3] Akbar SA, Jafri SZ, Amendola MA, et al. Complications of renal transplantation[J]. Radiographics, 2005, 25(5): 1335-1356.

[4] Dodd GD, Tublin ME, Shah A, et al. Imaging of vascular complications associated with renal transplants [J]. Am J Roentgenol, 1991, 157(3): 449-459.

第 9 节　肾钙化和结石

一、肾钙质沉着症

【概念与概述】

- 肾钙质沉着症（nephrocalcinosis）指肾实质内出现放射线可检测到的弥漫性钙化，按发生部位分皮质肾钙化沉着症和髓质肾钙化沉着症，其中 10% 仅能镜下观察到微细的钙化影，无临床症状
- 肾皮质钙沉着症：指钙化局限于或主要发生在肾皮质，相对少见，占 5%
- 髓质钙质沉着：指钙盐主要沉积在髓质间质或小管内，而肾皮质无受累，常为双侧性，偶单侧，占 95%
- 联合皮质和髓质肾钙化沉着症：指钙盐同时沉积于肾皮质和髓质，引起全肾钙化，罕见
- 病因：不明，可能与以下因素有关
  - 局部因素：肾小管扩张、肾小球肾炎、肾皮质坏死等
  - 全身性因素：钙磷代谢异常、任何可引起高血钙与高尿钙的因素，包括甲状旁腺功能亢进、肾小管酸中毒、特色性尿钙增多、结核病、结节病、痛风、长期卧床及维生素 D 中毒等

（一）皮质肾钙质沉着症

【病理与病因】

一般特征

- 病因学
  - 急性肾皮质坏死
    - 肾毒性药物（如乙二醇、甲氧氟烷、两性霉素 B）
    - 任何可引起急性或长时间休克的病因，如休克、脱水、输液反应、败血症、急性血管损伤及胎盘早脱或坏死

  - 慢性肾小球肾炎
  - 其他：移植肾排异（慢性排斥反应）、重症原发性高草酸盐症、慢性类癌高钙血症及获得性免疫缺陷所致的感染

大体病理及手术所见

- 肾实质萎缩、变薄
- 钙化位于肾实质的外周边缘，呈条线状，有时呈波浪状弧形

【临床表现】

- 与病因相关

【影像表现】

超声表现

- 皮质回声增强，伴回声影

X 线表现

- KUB 及 IVP 表现
  - 典型表现：肾皮质斑点或连续性类"轨道状"样钙化带

CT 表现

- 价值：检出率及敏感性远高于普通平片
- 表现
  - 肾皮质 CT 值增高，可见斑点状、薄的外周条状或"轨道状"钙化带
  - 常伴肾实质萎缩、变薄

MRI 表现

- 钙化在 T1W、T2W 上均显示为低信号

推荐影像学检查

- 最佳检查法：CT 平扫

【鉴别诊断】

- 肾囊肿并囊壁钙化
  - 斑点样或弧线状，少数为结节状高密度灶
  - 增强扫描无强化，肾盂期囊内无对比剂充盈
- 肾结核并钙化
  - 横断面"花瓣"状低密度区、"肾自截"等
- 肾癌并钙化

○ 见于约 10% 肾癌：病灶的中心或周边的斑点状、弧状高密度钙化灶

○ 增强扫描：肾癌实质部分仍具有"快进快出"的强化特点

● 肾乳头坏死并钙化

○ 肾乳头坏死排出后形成空洞，可见对比剂填充

○ 坏死组织可钙化，表现为沿肾盏分布的斑点状钙化

（二）髓质肾钙质沉着

【病理与病因】

一般特征

● 在肾乳头部生成的钙石大部脱落进入集合系统形成肾结石，而部分滞留乳头部，则为髓质肾钙沉着症

● 病因学

○ 甲状旁腺功能亢进症：最常见

○ 其他

■ Ⅰ型肾小管酸中毒（大部分为常染色体显性遗传）

■ 肾小管扩张症（髓质海绵肾）

■ 恶性肿瘤、骨转移瘤、Cushing 综合征、结节病、高维生素 D 血症、两性霉素 B 中毒等

● 一般发病机制

○ 新陈代谢异常导致钙沉积于正常肾髓质

○ 钙沉积于破坏的肾组织

○ 尿路淤滞，导致钙盐在扩张的集合系统内静止的尿液中发生沉淀

大体病理及手术所见

● 甲状旁腺功能亢进和肾小管酸中毒：弥漫或均匀性钙化

● 髓质海绵肾：常为双侧发病，亦可呈节段性或单侧性，钙化常不对称

显微镜下特征

● 肾髓质小管扩张，钙沿基底膜沉着于小管远端

和细管袢区

【临床表现】

表现

● 多数无症状，部分伴腹痛，发生尿石症时可有血尿

● 其他与病因相关临床表现

○ 全身骨质溶解：见于原发或继发甲状旁腺功能亢进

○ Ⅰ型肾小管酸中毒（即远曲小管功能障碍）：代谢性酸中毒使尿 pH 值 > 5.5

○ 高草酸尿症：遗传型或继发于小肠疾病或肥胖症外科治疗

○ 肠道吸收钙增加：如结节病

【影像学表现】

概述

● 肾大小、轮廓多正常

● 典型影像表现：肾实质中央区、肾小盏外带肾锥体区有许多散在粗颗粒钙化，可不对称性（图 3-9-1）

X 线表现

● KUB 及 IVP：小条纹状钙化位于肾髓质锥体内（图 3-9-2）

CT 表现

● CT 平扫

○ 肾实质钙化影对着肾盏穹窿部，使穹窿部凹迹增宽，小盏分开，形态仍保持完整，呈条带样或连续性钙化带，亦可呈轮状（图 3-9-3）

○ 肾髓质钙化大面积融合（肾小管酸中毒）

超声表现

● 髓质锥体回声较相邻的皮质回声强，其中锥体顶部小的强回声灶为肾结石的前体

MR 表现

● 少用，肾实质钙化表现为无信号影

推荐影像学检查

● 最佳检查方法：CT 平扫

典型病例

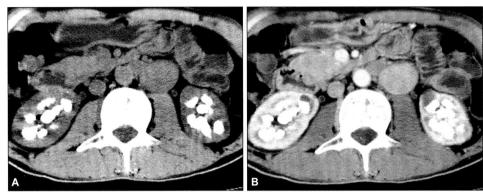

图 3-9-1　双肾髓质钙质沉着症
男性，37 岁肝癌化疗后。A-B. 分别为 CT 平扫及增强皮质期。示：双肾髓质乳头部见多发斑片状高密影，双肾盂见多发、大小不等高密结石影

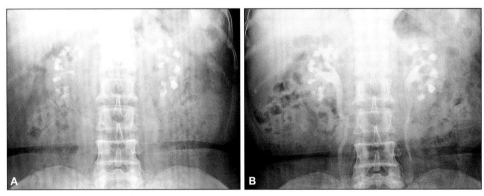

图 3-9-2　双肾髓质钙质沉着症
女性，66 岁。A-B. 分别为 KUB 及 IVP 12 分钟片。示：KUB 肾影不大，双肾区见多发簇状致密影，沿肾实质区分布。IVP 12 分钟片双肾显影良好，平片所见致密影位于肾盏外带肾锥体区，双侧肾盂形态、大小属正常，肾盏杯口稍变钝，肾盏边缘欠光整，部分可见少量索条状造影剂影突出

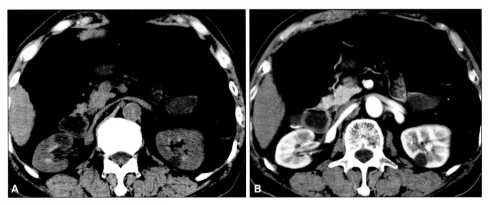

图 3-9-3　双肾髓质钙质沉着症
男性，79 岁。A-B. 分别为 CT 平扫及增强皮质期。示：双肾髓质内见多发斑点、小斑片状稍高密影，主要位于双肾锥体；双肾实质内见多发囊样低密度影，边界清晰，增强扫描无强化

【鉴别诊断】

- 髓质海绵肾
  - 为不对称或节段性髓质钙化沉着症，以肾锥体的集合管和乳头管的囊样扩张为特征
  - CT表现：肾髓质内多发细小结石（多＜5mm），扩张的集合管和乳头管呈小囊状低密度影，增强肾盂期可充盈造影剂
- 肾结石：高密度结节位于肾盏或肾盂内

（三）联合皮质和髓质肾钙质沉着

【病理与病因】

- 原发性或继发性草酸盐沉积症
- 继发于非典型分枝杆菌（如禽细胞内分枝杆菌）、卡氏肺孢子菌虫或组织胞浆菌属或其他微生物感染引起的获得性免疫缺陷和营养不良

钙化

【影像学表现】

X线表现

- 特征表现：双侧肾皮质和髓质弥漫性钙化
  - 草酸盐沉积症
    - 钙化弥漫性、规则的沉积
  - 继发于非典型分枝杆菌或其他微生物感染
    - 肾钙质沉着不对称累及皮质和髓质

超声表现

- 早期肾皮质回声增强
- 晚期肾弥漫性回声增强，皮质髓质分界不清

CT表现

- 部分锥体髓质和皮质不同程度钙化，密度增加，甚至全肾钙化

诊断与鉴别诊断精要

- 最佳影像检查方法及表现：CT平扫
- 髓质肾钙化沉着症，占95%
  - 常见病因：甲状旁腺功能亢进、肾小管酸中毒
  - 表现：肾实质钙化影对着肾盏穹窿部，使穹窿部凹迹增宽，小盏分开，形态仍保持完整，呈条带样或连续性钙化带，亦可呈轮状
- 皮质肾钙化沉着症占5%
  - 常见病因：肾皮质坏死及慢性肾小球肾炎
  - 表现：肾实质外周斑点状、条状或环形"轨道状"钙化带
- 主要鉴别诊断
  - 肾乳头坏死
  - 肾结核

重点推荐文献

[1] Boonen S, Bouillon R, Fagard K, et al. Primary hyperparathyroidism: pathophysiology, diagnosis and indications for surgery[J]. Acta Otorhinolaryngol belg, 2001, 55(2): 119-127.

[2] 郭天畅, 杨泽年, 林建勤. 肾实质钙质样密度病变的螺旋CT诊断与鉴别诊断. 中国CT和MRI杂志, 2009, 7(3): 61-63.

二、肾结石

【概念和概述】

- 肾结石（renal stone）为泌尿系常见病，指结石聚集于肾集合系统内，肾是泌尿系结石主要形成部位，输尿管、膀胱等部位尿路结石多源于肾结石的下降
- 同义词：肾石

【病理与病因】

发病机制

- 结石形成的确切机制不详，有以下几种学说
  - 沉淀结晶学说：尿液过饱和，如高钙尿症、高尿酸尿症、高草酸尿症、低柠檬酸盐尿症
  - 抑制因素缺乏学说：尿液中有机或无机结晶抑制因素减少
  - 结石基质学说：特殊的大分子存在，如Randall斑块为钙盐结石"核"的来源

流行病学

- 尿路阻塞最常见原因，发病率约为10～20人/万，两侧发生率相似
- 发病率随年龄增长而增加，好发年龄20～40岁
- 男性的发病率约为女性的4倍
- 南方地区发病率高于北方

危险因素

- 环境因素
  - 天气炎热或夏季，尿浓缩，内源性维生素D产生增加
- 遗传及饮食因素
  - 与家族特异遗传基因和类似的饮食相关
    - 有家族史者，发病率为正常的2.5倍
  - 低钙饮食：如素食，导致草酸盐吸收增加
  - 高动物蛋白饮食：可导致尿钙和尿酸的增加，尿柠檬酸盐减少
- 系统代谢紊乱
  - 甲状旁腺功能亢进、肾小球性酸中毒、Crohn's病
  - 痛风、糖尿病及体重指数（BMI）增加
- 生活方式和职业
  - 水的摄入少，尿量小于1.0L/d
  - 在热环境下工作的工人
- 其他
  - 泌尿系解剖变异：如马蹄肾和异位肾
  - 药物治疗：如乙酰唑胺等

大体病理和手术所见

- 结石通常为混合性，90%含钙盐，包括中心"核"、周围沉积的矿物质和有机物质
  - 中心"核"
    - Randall斑块：即乳头钙化，分集合管基质膜钙盐沉积及集合管或乳头管钙盐沉积两种类型
    - 脱落的尿路上皮细胞团、坏死脱落的肾乳头、肾小管铸形等
  - 周围：沉积的晶状体及黏聚晶体的相关有机物质

显微镜下特征

- 结晶表现：与结石类型相关

【临床表现】

表现

- 常见症状和体征
  - 无症状：透视和摄片时偶然发现
  - 血尿：常见症状之一，但约15%患者无此症状
  - 腹痛：多为单侧腰区钝痛，部分伴典型肾绞痛（疼痛起自腰背部，向侧肋部、下腹部、腹股沟和（或）会阴部放射），常伴恶心、呕吐
  - 发热：继发感染
- 尿常规：血尿、脓尿、晶体尿等

自然病史与预后

- 常见合并症
  - 肾盂肾盏损伤、肾盂肾炎、肾盂积脓
  - 梗阻性肾积水、肾功能不全和尿毒症
- 预后：一般良好，小于4mm结石自发通过输尿管率约80%

治疗

- 保守治疗：水化治疗（每日尿量大于2L）、饮食控制及药物治疗等
- 手术治疗：内镜取石术、体外冲击波碎石术及经皮肾取石术等

【影像学表现】

概述

- 结石部位：肾上、中、下盏结石和肾盂结石
- 铸型结石：充满肾盂和肾盏的分枝状结石，又称鹿角形结石

分类

- 按在尿路X平片能否显示分类

- 阳性结石：约占 92%，多为含有钙、磷的不透光混合结石
- 阴性结石：占 8%，主要成分为尿酸和（或）胱氨酸的透光结石
- 按结石成分分类
  - 钙盐结石
    - 最常见（> 75%），阳性结石，多为草酸钙构成，少数为磷酸钙构成，或由两者共同构成
    - 病因及机制：多为特发性高血钙症（> 85%），余约 15% 为继发性高钙血症（如甲状旁腺功能亢进、维生素 D 增多症、结节病、Cushing 综合征及尿路梗阻）
  - 感染性结石（鸟粪石）
    - 较常见（约 15%），阳性结石，主要成分为三磷酸盐
    - 病因及机制：尿道感染（细菌包括变形杆菌属、克雷伯菌属及假单胞菌属），细菌产生尿素分解酶，尿 pH 值升高，尿中胺及碳酸盐浓度增高，形成磷酸盐和磷酸铵结石
  - 尿酸结石
    - 约 8%，阴性结石，主要成分为尿酸
    - 约 40% 痛风合并的尿酸结石
    - 病因及机制：高尿酸血症（25% 伴痛风）；回肠造口术后、化疗后等患者，尿 pH 值下降，尿酸溶解度下降，形成尿酸结石
  - 胱氨酸结石
    - 少见（1%），阴性结石，主要由胱氨酸构成
    - 病因及机制：胱氨酸尿，多伴先天性遗传性肾小管病变（常染色体隐性遗传）
  - 其他
    - 混合性结石：慢性尿路淤滞、梗阻
    - 黄嘌呤结石：黄嘌呤磷酸酶缺乏
    - 肾钙乳（钙乳石）：多见于慢性肾盂梗阻，肾盂内含不同性质钙盐形成混悬液，可见小圆形细小结石悬浮在液体之上

X 线表现

- KUB
  - 假阴性（与 CT 对照）：小结石、摄影条件不当、骨质或肠内容物重叠
  - 阳性结石
    - 肾盂肾盏区内圆形、椭圆形或不规则形高

密度影，部分与肾盂肾盏形态类似，充填于肾盂肾盏，称为铸形结石（图 3-9-4）
- 肾钙乳
  - 肾区内半月状分层中度不透光阴影（多继发于上尿路梗阻）
- X 线尿路造影（包括静脉肾盂造影、逆行性或顺行性穿刺尿路造影检查）
  - 肾盂肾盏内充盈缺损（典型表现）
    - 圆形或椭圆形，边界光滑、整齐
    - 任何体位均与肾盂肾盏完全重叠
    - 部分阳性结石，可因高密度对比剂而显示不清
  - 尿路梗阻表现
    - 不同程度的肾盂肾盏积水、扩张，可见穹窿肾窦反流
  - 肾功能改变
    - 早期：对比剂分泌延迟，肾盂肾盏显影淡，而肾实质内对比剂浓度升高
    - 晚期：肾功能丧失，肾实质、肾盂肾盏和输尿管均不显影

超声表现

- 伴远侧声影的强回声光团（不透光和透光结石），肾盂肾盏扩张、积水
  - 假阴性（对小于 3mm 的肾结石）
  - 假阳性：肠气、肾动脉钙化、肾窦脂肪、大网膜脂肪、结肠和手术金属夹、引流管等干扰
- 彩色多普勒超声：闪烁伪影

CT 表现

- 不透光和透光结石
  - 斑点、圆形或不规则形结节样高密度影（图 3-9-5 ~ 图 3-9-6），透光结石（图 3-9-7）和不透光细小的泥沙样结石（图 3-9-8）
  - 结石 CT 值 100 ~ 1000Hu，平均 300Hu
    - 钙盐结石：400 ~ 1000Hu
    - 尿酸结石和胱氨酸结石 100 ~ 300Hu
- 合并症
  - 伴肾盂肾炎：肾盂肾盏黏膜壁增厚
  - 伴肾积水：肾盂肾盏不同程度扩张、积液

MRI 表现

- 不如 CT，不能显示肾盏小结石
- 较大肾结石（图 3-9-9）
  - T1 加权：低或等信号，与水的信号类似

○ T2WI 及压脂成像：在周围高信号尿液形成的对比下，结石常呈明显低信号的充盈缺损影

● 肾积水：肾盂肾盏扩张增大，内呈长 T1 长 T2 信号（图 3-9-10）

● MR 尿路水成像（magnetic resonance urography, MRU）价值

　○ 与 IVP 和 CTU 比较：非侵袭性、无需对比剂，显示肾盂肾盏的扩张和狭窄部更清楚、快捷和方便

　○ 对于体质较差或对碘过敏者只能实施磁共振的尿路水成像

DSA 表现

● 需了解肾动脉及肾功能情况：长期肾盂输尿管结石或铸形结石，并严重肾盂积水

放射性核素表现

● 梗阻性或痉挛性排空肾图

推荐影像学检查

● 首选检查方法：CT 平扫、增强及延迟检查

● 其他

　○ X 线检查：仍为常规检查方法之一
　　■ KUB：发现较大的钙盐结石
　　■ IVP 检查：可了解尿路的全程图像及肾功能情况

　○ 超声检查：常用筛选检查方法，对阴性（透光）结石诊断价值更高

　○ MRU 检查：补充检查方法之一

典型病例

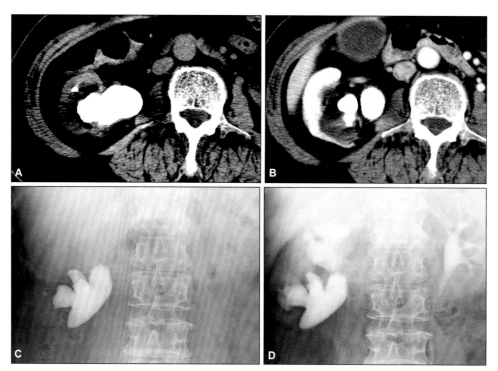

图 3-9-4　右肾铸形结石
女性，69 岁。反复右侧腰痛 3 年，加重伴呕吐 4 天。A-D. 分别为 CT 平扫及增强实质期、KUB 及 IVP25 分钟造影片。示：右肾盂、肾盏内见不规则高密影，增强扫描变薄的右肾皮质仍可明显强化（肾功能尚存），而积液扩张的右肾盂肾盏无强化。KUB 片示 L3 水平右肾区见巨大鹿角形致密影，IVP25 分钟片显示平片所见高密度影位于右肾盂肾盏内，右肾盂肾盏饱满，呈积水状态，右输尿管未见明确显影

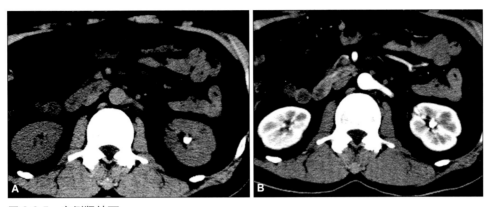

图 3-9-5 左侧肾结石
男性，50 岁。左侧腰部隐痛 1 个月，伴肉眼血尿 3 天。A-B. 分别为 CT 平扫、增强皮质期。示：左肾盂见结节状致密影，直径约 1.3cm，左肾盂肾盏未见明显扩张

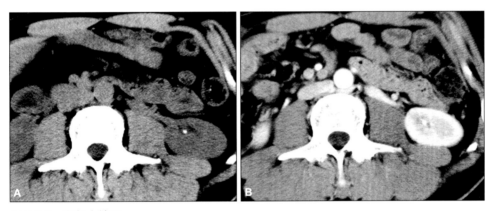

图 3-9-6 左肾小结石
男性，31 岁。间歇性下腹部疼痛 3 年，尿频、血尿 3 天。A-B. 分别为 CT 平扫、增强实质期。示：左侧下组肾盏内见一点状高密影，增强扫描左肾皮质强化未见异常，左肾盂肾盏无扩张积液

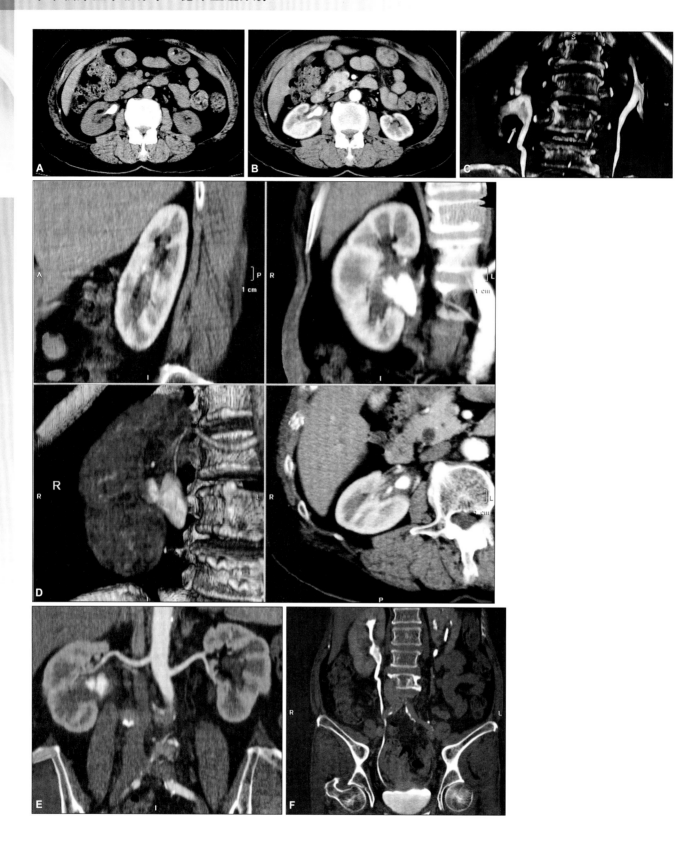

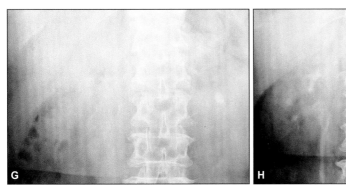
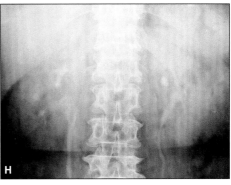

图 3-9-7　右侧肾盂阴性结石，左侧肾结石

女性，70。双侧腰痛 2 周。A-F. 分别为 CT 平扫、增强皮质期及三维 CT 重建；G-H. 分别为 KUB 及 IVP25 分钟造影片。示：右肾盂内见不规则高密影，增强扫描肾皮质强化未见异常，右肾盂肾盏轻度积液、扩张，CT 重建图显示更清楚。KUB 片左肾区见小斑块样致密影，右肾区未见明显阳性结石影；IVP25 分钟片显示平片所示致密影位于左侧肾实质内；右侧肾盏肾盂较饱满，肾盂内见一边缘光滑的铸形充盈缺损影

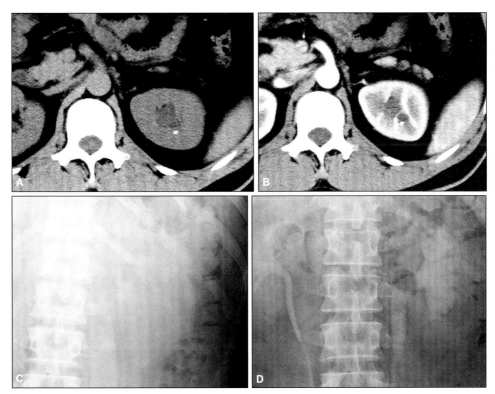

图 3-9-8　左肾小结石，左侧输尿管下段结石并左肾积水

男性，31 岁。A-D. 分别为 CT 平扫及增强皮质期、KUB 及 IVP25 分钟造影片。示：左侧肾盏内见一斑点样高密影，左侧肾盂肾盏轻度积液扩张，增强扫描肾实质未见异常强化。KUB 片双侧肾区未见明显阳性结石影，IVP 25 分钟片显示左侧输尿管及肾盂肾盏轻度积水、扩张

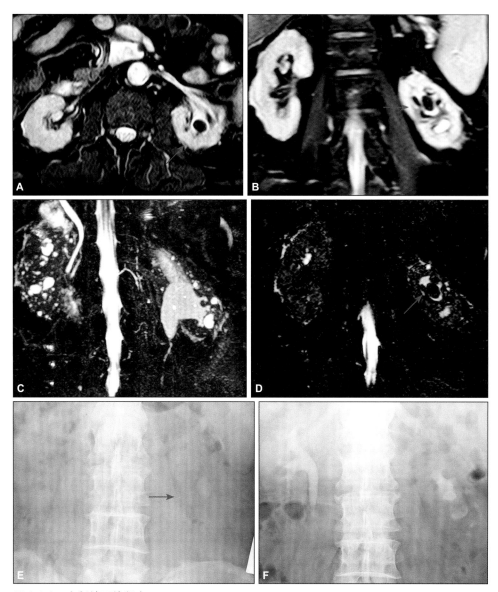

图 3-9-9　左肾结石伴积水

男性，81 岁。左侧腰痛 6 个月。A-D. 分别为磁共振 T2WI 轴位、冠状、MRU 及脂肪抑制成像；E-F. 为 KUB 和 15 分钟 IVP。示：左肾上盏内见结节样低信号灶。KUB 为小结节样高密度灶，IVP 示左肾上盏充盈缺损，左肾盂肾盏轻度积液、扩张

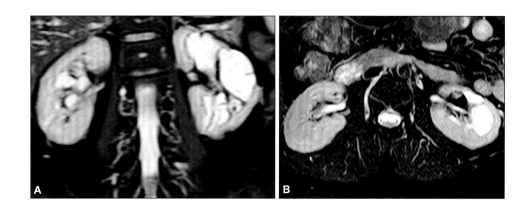

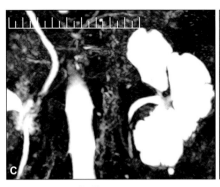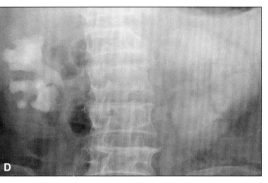

图 3-9-10 双肾结石
男性，50 岁。A-C. 分别为 T2WI 冠状、轴位和 MRU，D. 为 30 分钟 IVP。示：双肾积液，以左肾为著，左肾皮质不同程度萎缩

【鉴别诊断】

肾盂占位

- 肾盂癌或血块：两者平扫 CT 值 20 ~ 75Hu，增强后扫描前者可见轻度强化，后者无强化

其他疾病所致的肾结石和钙化

- 肾结核
  - 钙化主要在肾实质内，并有肾实质的瘢痕化
- 髓质海绵肾的小结石
  - 位于肾小盏的周围并可见扩张的集合管
- 肾钙质沉着症
  - 多为双侧性，肾钙质沉着于肾实质内，主要累及肾的锥体

肾外钙化

- 包括：胆道结石、肠道结石、胰腺结石或钙化；肺底部或脾的钙化肉芽肿；肾上腺钙化，肠系膜淋巴结钙化，肋软骨钙化，血管钙化
- 鉴别要点
  - 多体位摄片：肾外钙化一般随体位及呼吸运动改变而移动
  - CT 检查

其他原因所致肾积水

- 先天泌尿系发育异常
- 外压病变

诊断与鉴别诊断精要

- 诊断要点
  - 泌尿系常见疾病
  - 典型肾绞痛：疼痛起自腰背部，向下腹部放射，多伴血尿
  - CT 为首选检查方法，可发现各种类型结石及并发症
    - 与 CT 对照：KUB "遗漏" 大部分结石
    - 最佳诊断线索：肾区高密度灶伴肾积水
  - KUB、IVP 及超声仍是临床常规检查方法之一，MRI（包括 MRU）为补充检查方法
- 主要鉴别诊断
  - 其他肾盂占位：肾盂癌或血块
  - 其他原因所致的肾结石和钙化
  - 肾外钙化

重点推荐文献

[1] Curhan GC. Epidemiology of stone disease[J]. Urol Clin N Am, 2007, 34(3): 287-293.

[2] Miller NL, Evan AP, Lingeman JE. Pathogenesis of Renal Calculi[J]. Urol Clin N Am, 2007, 34(3): 295-313.

[3] Park S, Pearle MS. Imaging for percutaneous renal access and management of renal calculi[J]. Urol Clin N Am, 2006, 33(3): 353-364.

第 10 节　肾损伤

【病理与病因】

正常解剖结构

- 肾位置
  - 腹膜后间隙肾筋膜囊内、腰椎两旁
  - 正常左肾平 T11～L2 水平，右肾低于左肾 1 个椎体
- 肾结构
  - 肾实质：分皮质和髓质，皮质由肾小体和肾小管组成；髓质由肾锥体组成，血液灌注丰富
  - 肾窦：即肾内腔隙，由肾盂、肾盏、血管、淋巴管及脂肪组成
  - 肾门（即肾蒂）：是肾盂、血管、神经的进出部；肾动脉和肾静脉于肾门处分支，腹背两侧包绕收集系统
- 肾周间隙
  - 肾实质外被膜：由里至外分别为肾包膜、包膜外脂肪和肾筋膜，肾前后筋膜将肾周间隙分为肾前间隙、肾周间隙和肾后间隙
    - 肾前间隙内有胰腺、肝、脾、腹主动脉、十二指肠降段、升结肠和降结肠
    - 肾周间隙内有肾上腺、肾血管和收集系统
    - 肾后间隙有脂肪、血管和淋巴组织
  - 肾前后间隙在肾四周融合，向上附于膈肌韧带，向下与髂椎膜相连，前筋膜与主动脉、下腔静脉和肠系膜根汇合，后筋膜与腰大肌相融合

发病机制

- 临床损伤分类
  - 开放性损伤：与外界相通
    - 直接暴力（多数）：如火器伤、刃器伤、穿刺伤；和平年代，以穿刺伤最多见
  - 闭合性损伤：外界不相通
    - 间接暴力（多数）：如交通伤、坠落伤、挤压伤
  - 医源性损伤：肾的穿刺活检、内镜检查、腹腔手术误操作等
- 病因及机制
  - 肾重而脆（质量较大、质地松脆），遭受直接或间接暴力均可导致肾损伤
    - 高空坠落、暴力挤压、车祸及相邻肌群的猛烈收缩牵拉等，可导致相邻脊柱或肋弓的骨折、强烈撞击震荡均可导致肾损伤
    - 减速运动可引起肾血管内膜的撕裂（内膜的弹性不如中层和外膜）
  - 肾损伤分级见表 3-10-1

表 3-10-1　肾创伤的分级

分级	损伤表现
Ⅰ级（肾挫伤及轻微肾皮质裂伤）	肾包膜完整，未与集合系统相通，表现为小的肾实质内或包膜下小血肿形成，节段皮质梗死
Ⅱ级（较大撕裂伤）	累及肾髓质，亦可累及收集系统，可伴有肾包膜破裂，但肾周血肿限于肾区腹膜后
Ⅲ级（碎裂伤和（或）损伤肾血管）	肾多发裂伤，可累及肾蒂血管，一个或多个肾节段功能丧失，肾盂及收集系统受损，大量肾内出血或活动性出血灶；肾血管内膜损伤可导致肾血管血栓形成、肾梗死
Ⅳ级（累及肾盂输尿管交界部）	输尿管肾盂交界部的断裂和肾盂输尿管撕裂，肾周尿性囊肿形成

【临床表现】

一般特征

- 常见的腹部损伤，占所有腹部闭合性损伤的10%，80%为钝性创伤，而病肾更容易受伤破裂
- 75%以上合并胸、腹脏器及脊柱损伤，如肝、脾及中枢神经损伤
- Ⅰ型（肾挫裂伤）占80%，Ⅱ型（肾破裂）占15%，Ⅲ型（肾碎裂伤）占5%，Ⅳ型（涉及肾盂输尿管交界部的损伤）少见

表现

- 肉眼血尿或镜下血尿（＞5个RBC/高倍镜下）
  - 最常见和最重要症状
  - 肉眼血尿通常提示肾损伤，但应注意
    - 约20%患者无血尿表现
    - 血尿程度与肾损伤分期无密切关系，如Ⅳ级可无血尿
- 血压下降、休克，甚至昏迷
  - 与肾外伤程度、有无合并症关系密切
  - 闭合性损伤休克发生率约20%，开放性损伤高达50%
- 肾区及腰腹部疼痛、肿块：疼痛可向下腹、腹股沟区或同侧肩胸部放射；腹部及肾区创伤淤斑或肿块
- 其他
  - 肠梗阻症状：较少见，如呕吐、腹肌紧张等
  - 发热：多为低热
  - 肾性高血压：晚期，肾实质受压等可导致肾素分泌增多

治疗

- 非手术的保守治疗
  - Ⅰ型、Ⅱ型肾损伤
  - Ⅲ型无合并伤时，仍以保守治疗为主
- 肾介入治疗
  - 动脉栓塞治疗：肾损伤伴活动性出血
  - 动脉溶栓治疗或支架：肾损伤伴肾动脉血栓形成
  - 尿路支架或导管排尿：肾损伤伴急性尿潴留
- 紧急手术治疗（包括肾摘除）
  - Ⅲ型肾损伤经保守治疗有恶化趋势，或伴有合并伤
  - Ⅳ类肾损伤
  - 开放性肾损伤
  - 有其他脏器并发伤、血压不稳等

自然病史与预后

- 早期并发症
  - 肾梗死，肾血管损伤或创伤后期肾内纤维化叶间动脉血栓闭塞
  - 肾动脉瘤或肾动静脉瘘
  - 肾旁脓肿：肾旁血肿或尿瘤感染
- 晚期并发症
  - 肾萎缩：肾内或肾周纤维化，肾缩小变形、皮质变薄、肾功能减退及高肾素血症性高血压
  - 肾周假囊肿：肾周血肿液化
  - 血肿钙化：斑片状或团状的钙化影
  - 肾积水：肾创伤后纤维化引起集合系统、输尿管狭窄
- 预后
  - 良好：Ⅰ型、Ⅱ型肾损伤；单侧Ⅲ型、Ⅳ型肾损伤及时治疗后
  - 差：双肾Ⅲ型、Ⅳ型损伤

【影像表现】

X线表现

- KUB
  - 一般脊柱侧弯：凹向患肾
  - 肾轮廓及密度改变
    - 肾内或肾周少量出血：无异常
    - 肾周血肿或尿瘤：肾软组织肿块影，上1/3腰大肌阴影边缘模糊或消失，同侧横膈运动受限、膈肌升高，肾周脂肪可呈条纹状改变
    - 钙化：陈旧性肾损伤
  - 可见并发腰椎横突、肋骨骨折、肾区金属或非金属异物及碎片
  - 可伴相邻的结肠积气及肠道气液平面
- IVP
  - 应采用免压法进行，用于可疑或轻度肾损伤
  - 轻微肾损伤：正常显影，或肾体积增大，对比剂分泌减少，廓清延迟，肾功能减退或丧失
  - 肾内出血：肾实质内无血管区，肾盏受压、移位，斑片状对比剂外渗，肾盂肾盏边缘模糊，或小池状凸入肾实质中
  - 肾周包膜下血肿：肾轮廓内的无血管区，肾

实质弧形受压

- ○ 集合系统（主要是肾盂肾盏）内出血：对比剂呈斑片状渗漏至肾盂，或肾盂肾盏内充盈缺损
- ○ 肾蒂损伤及肾破裂：患肾无功能，而健肾亦可显影不良（反射性抑制所致）

超声表现

- ● 价值
  - ○ 常用的筛查方法之一：方便（可床旁检查）、快捷、组织分辨率较强
  - ○ 对轻度、中度创伤和创伤后追踪复查具有重要价值
- ● 超声表现
  - ○ 肾实质破裂：肾实质回声连续性中断
  - ○ 肾实质、包膜下或肾周间隙内血肿：早期出血表现为无回声区，血块形成后可出现回声，晚期血肿液化后又为无回声区
  - ○ 包膜下血肿：邻近肾实质明显受压、变形
  - ○ 肾周间隙血肿：邻近肾实质受压、变形轻

CT 表现

- ● 价值
  - ○ 首选检查方法
    - 肾创伤分级的金标准，可鉴别肾挫伤、挫裂伤、撕裂伤、梗死及肾内或肾周血肿等
    - 动态扫描及 CTA，可显示肾血管损伤时灌注异常和活动性出血
    - CT 增强延迟（8～10 分钟）扫描，可显示收集系统损伤，如尿外渗，具有重要临床价值
- ● CT 表现
  - ○ I 级肾损伤
    - 浅表撕裂：仅限于皮质，表现为线样低密度区（图 3-10-1）
    - 包膜下血肿：新鲜包膜下血肿表现为环绕肾周的弧形或新月形高密度占位，数天至一周后密度逐渐减低，邻近肾实质受压、变形或移位
    - 肾内血肿：肾增大，肾实质内边缘不清、淡薄高密度区（渗血所致），或肾实质不规则高密度血肿，密度与出血时间有关（急性期为高密度，亚急性期为稍高 / 等密度，慢性期则为低密度），增强扫描呈

肾实质内周边无强化区
- 亚节段性肾皮质梗死：小的、边缘清晰的低密度区
  - ○ II 级肾损伤
    - 肾裂伤累及髓质：肾局部性或弥漫性肿胀，肾内线样或不规则裂隙样低密度区；增强扫描肾实质灌注减少，实质内斑片状或条纹状无强化区（类似急性肾盂肾炎）（图 3-10-2）
    - 裂伤累及集合系统：增强扫描实质期可见大的、不规则肾实质内低密度区，排泄期在肾间质内可见高密度对比剂漏出
    - 肾内血肿：类似 I 级
    - 包膜下血肿：类似 I 级
    - 节段性肾皮质梗死：较大，典型表现为楔形基底朝向肾包膜、尖端指向肾门的低密度区
  - ○ III 型肾损伤
    - 多发肾撕裂伤：肾体积增大，肾轮廓连续性中断，肾实质内可见不规则血肿或低密度区，增强扫描肾实质内可见不规则斑片、线样无强化区（图 3-10-3）
    - 尿外渗（尿瘘）：深部髓质破裂累及集合系统时，增强延迟扫描可见对比剂外溢
    - 主肾动脉创伤性闭塞：肾大小正常，无强化，通常伴有少量的肾周出血，或肾门周围血肿，皮质外缘可由包膜侧支血管灌注；动态增强可见肾动脉破裂、中断以及肾静脉逆行充盈
    - 肾周血肿：肾包膜外、吉氏筋膜内新月形稍高密度影，多位于后外侧，可环绕患肾，但不超过中线（图 3-10-4）
    - 严重损伤导致肾旁间隙血肿：吉氏筋膜破裂，血肿较大（图 3-10-5）
    - 创伤性肾梗死：与受累血管大小有关，局灶性（节段性）或全肾弥漫性不强化的低密度区
  - ○ IV 型肾损伤
    - 多见于减速性损伤，或原有肾积水或有其他肾梗阻性疾病患者，而多伴肾实质轻度裂伤
    - 肾盂输尿管交界处破裂：肾盂输尿管交界处连接中断，尿液大量外渗

- 尿瘤：肾周围间隙的后外侧低密度囊性占位，无强化

MRI 表现

- 表现与 CT 类似，对肾内出血及肾周积液的分期好于 CT
  - Ⅰ级
    - 肾体积增大，皮髓质分界不清
    - T1WI 低信号、高信号或混杂信号
    - T2WI 不均匀高信号
  - Ⅱ级
    - 肾实质连续性中断
    - 肾内或肾周血肿，血肿的信号与出血时间长短有关：急性期 T1WI 上与肾实质等信号或混杂信号，T2WI 呈低或等信号；亚急性期 T1WI、T2WI 均为高信号；慢性期则与液体信号类似，呈长 T1 长 T2 信号

DSA 表现

- 少用，主要适应证
  - CT 疑肾血管病变，如肾动脉损伤、肾动脉移位、狭窄或阻塞，以及假性动脉瘤、动静脉瘘
  - CT 诊断有不清，并持续或继发出血，需进行出血动脉的栓塞治疗

- **DSA 表现**
  - 肾挫伤、水肿：对比剂通过肾的时间延长，斑片状对比剂外渗（急性出血）
  - 肾内血肿：肾内无血管区及周围血管受压、移位
  - 肾包膜下血肿：肾囊动脉抬高
  - 肾旁血肿：肾旁对比剂外渗，肾囊动脉正常
  - 创伤性动脉血栓形成：肾动脉主干、肾段动脉或上下极动脉闭塞

放射性核素表现

- 少用
- 创伤后期可观察肾灌注和功能情况

推荐影像学检查

- 最佳检查方法：螺旋 CT 增强扫描，优点
  - 无创、快速、安全、特异性高
  - 对肾损伤的程度判断准确，可确定血肿范围及（或）尿外渗
- 其他检查
  - IVP：诊断价值有限，少用
  - 超声检查：适合外伤者的筛选检查
  - DSA：主要应用于持续性肾出血止血或肾血管损伤的诊断和治疗

典型病例

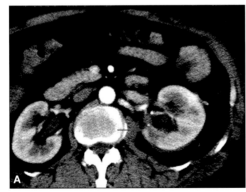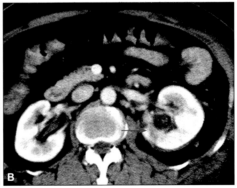

图 3-10-1 左肾挫裂伤伴肾周少量积液

女性，61 岁。高空坠落 5 天。A、B. 分别为 CT 增强皮质期及实质期。示：左肾中部内侧实质光整，增强扫描见多发不规则线样、斑片样低密度无强化区，左侧肾周见少量液性密度影

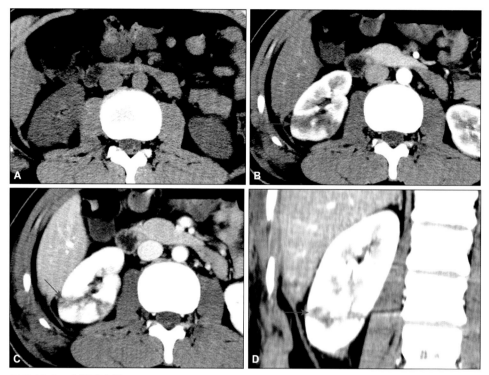

图 3-10-2 **右肾穿刺伤**
男性，24岁。腰背部刀刺伤 5 小时。A-D. 分别为 CT 平扫、动脉期、实质期横断面及冠状重建图。示：右肾后下部稍显肿胀，增强扫描示右肾下极见条片样低密影，包膜欠完整，肾后筋膜增厚，但肾周尚未见明显积液征。右侧背阔肌、下后锯肌明显肿胀，并见少许液性密度影

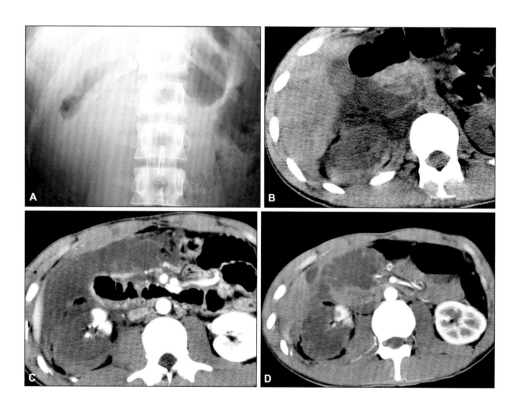

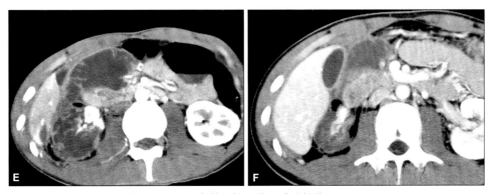

图 3-10-3　右肾挫裂伤并肾周积液，合并肝挫裂伤、胰头挫伤

男性，21 岁。胸腹部挤压伤后 12 小时入院。A. 为当天 KUB；B、C. 为伤后 3 天的 CT 平扫和增强实质期。D、E. 为伤后 2 周复查的 CT 增强皮质期和实质期，F. 为伤后 1 个半月再次复查的 CT 增强实质期。A.示右侧肾影增大、边缘不清，右侧腰大肌肿胀、边缘模糊。B、C.示右肾稍肿大，肾轮廓不完整，肾包膜连续性中断，见团块状、斑片状异常密度影，平扫密度不均匀减低，肾周见半环形稍高密度影，右肾门血管受压变窄，增强扫描示右肾中上极见大片无强化区，周围见大量水样密度及稍高密度影，右肾周筋膜增厚。D、E.示右肾影仍轻度增大，平扫呈低密度影，增强扫描未见明显强化，右肾周脂肪间隙见条斑片状类似密度影，与肾实质内病灶分界不清。F.示右肾萎缩，肾功能受损，肾周积液大部分吸收

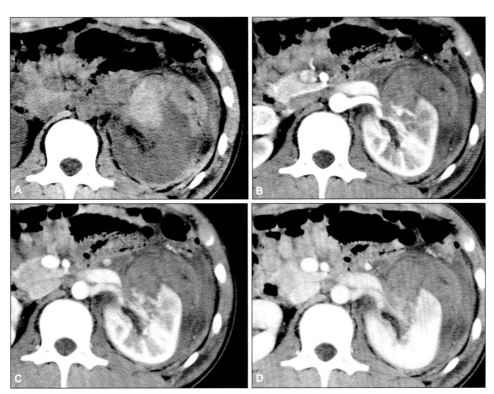

图 3-10-4　左肾挫裂伤伴肾周血肿

男性，14 岁。被人打伤左腰部 2 天。A-D. 分别为 CT 平扫、增强皮质期早期和晚期、实质期。示：左肾稍增大，轮廓不规则，左肾门前方肾实质撕裂，局部见斑片状高密度影，向外延伸在肾周形成半月状高密度影，增强扫描见肾门前方肾实质不完整，呈斑片状低密度改变。左肾周脂肪囊模糊，肾前筋膜增厚，胰腺体尾受推前移

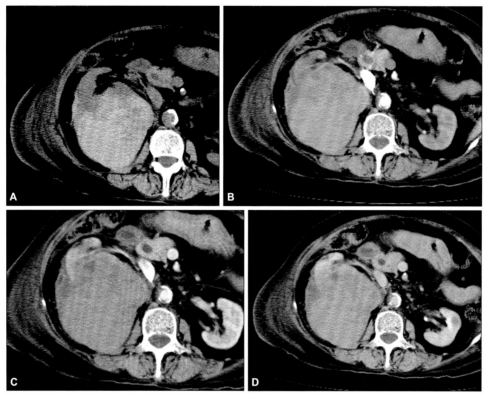

图 3-10-5　右肾挫裂伤伴肾周血肿

女性，70 岁。右侧腰部摔伤 2 天。A-D. 分别为 CT 平扫、增强皮质期、实质期和排泄期。示：右肾周筋膜内、右肾后方见不规则团状高密度影，CT 值约 65Hu，边界较清；右肾、下腔静脉受压前移；肝右叶后缘受压，肝肾分界较清；右肾实质密度不均，见片状低密度影；增强后病灶未见明显强化，与周围组织结构分界清

【鉴别诊断】

● 自发性肾破裂（又称病理性肾破裂）：最主要鉴别诊断

　○ 肾肿瘤：约占 50% 以上

　　■ 肾癌：多为富血供实性肿块，强化具有"快进快出"特点

　　■ 肾错构瘤：肿块内见脂肪密度或信号，具有诊断价值

　○ 肾血管性病变

　　■ 肾梗死、肾动脉瘤、肾动静脉畸形、多发性结节性动脉炎

　○ 其他：较少见

　　■ 肾积水、肾结石、肾感染、肾炎、肾囊性病变、肾脓肿等

● 慢性肾病：如反流性肾病及慢性肾盂肾炎等

　○ 主要与轻度肾外伤慢性期、瘢痕形成鉴别

　　■ 肾外伤慢性期时，肾实质变薄、变形；而反流性肾病，则可见肾小盏积水、扩张

诊断与鉴别诊断精要

- 诊断要点
  - 临床：下胸及腹部外伤史，并伴肉眼或镜下血尿、腰腹痛
  - 首选检查方法：CT 增强 + 延时（8～10 分钟）扫描
  - 肾损伤分型
    - Ⅰ型：肾挫伤及轻微肾皮质裂伤
    - Ⅱ型：累及髓质的撕裂伤
    - Ⅲ型：多发肾碎裂伤，伴或不伴肾血管损伤
    - Ⅳ型：涉及肾盂输尿管移行部的损伤
- 主要鉴别诊断
  - 自发性肾破裂
    - 多有原发肾疾病，如肾肿瘤、肾血管疾病等
    - CT 等影像学检查有助发现原发病

（江新青　夏建东）

重点推荐文献

[1] Kawashima A, Sandler SM, Corl FM, et al. Imaging of renal trauma: a comprehensive review[J]. Radiographics, 2001, 21(3): 557-574.

[2] 龚洪翰, 王敏, 王永正, 等. CT增强延时扫描在肾损伤诊断中的价值. 中华放射学杂志, 2003, 37(2): 147-149.

[3] 梁东炎, 邹光成, 梁海斯, 等. 肾损伤的MRI诊断及其临床价值. 中国医学影像学杂志, 2006, 14(6): 433-436.

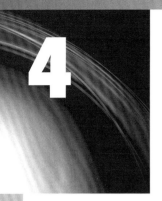

4 集合系统和输尿管疾病的影像诊断

第1节 集合系统和输尿管的影像检查技术

一、X线

（一）腹部平片

- 腹部平片又称 KUB，应用价值有限，主要作为泌尿系统结石的首选检查
- 检查时患者常规摄取立位或仰卧前后位和水平侧位片
- 摆位时，胶片上缘应超过胸骨剑突约 3cm，下缘尽量包括全部外生殖器

（二）静脉肾盂造影

- 静脉肾盂造影（intravenous pyelography，IVP）亦称静脉尿路造影，是临床最常用的泌尿系 X 线检查方法，主要用于观察肾盏、肾盂和输尿管
- IVP 简单易行，痛苦小，危险性小
- 碘过敏、严重的甲状腺功能亢进和重度肾功能不全为禁忌证
- 检查前一晚服轻泻剂，检查前 12 小时内禁食、禁水，造影前排尿
- 在静脉注射对比剂前，在下腹部应用一压迫带暂时阻断输尿管
- 注射完毕后 1~2 分钟、5~7 分钟、15 分钟和 30 分钟分别摄片

（三）逆行尿路造影

- 逆行尿路造影是将导尿管插入膀胱或借助膀胱镜将导管插入输尿管并注入对比剂，使膀胱、输尿管、肾盂和肾盏显影，前者称逆行膀胱造影，后者称逆行肾盂造影
- 本检查适合不能进行静脉肾盂造影患者，如心、肾功能不全者
- 造影前准备同静脉肾盂造影，但不禁水

二、CT

- CT 平扫
  - CT 检查是最主要的泌尿系统影像学检查方法，亦是最常用的方法之一
  - 检查输尿管，自输尿管与肾盂结合部向下直至输尿管的膀胱入口
- CT 增强扫描
  - 增强扫描经肘静脉手推或高压注射器团注非离子型对比剂，开始注射后 30 秒行输尿管扫描
- CT 尿路造影
  - 注入对比剂后 30 分钟行全尿路扫描，其后应用最大强度投影技术行尿路系统 3D 重建

三、MRI

- MRI 平扫
  - 成像序列：通常采用 SE、FSE 和（或）GRE 序列的 T1WI 和 T2WI 成像，采用或不采用脂肪抑制技术，使用呼吸门控和呼吸补偿，可减少呼吸运动伪影
- MR 增强扫描
  - 手或肘静脉内快速注入顺磁性对比剂 Gd-

DTPA，注射后 20～25 秒进行扫描
- MR 尿路成像
  - 主要用于尿路梗阻病变，该方法为采用重 T2WI 成像，无需使用对比剂

四、超声

- 冠状断面扫查
  - 输尿管超声检查前要饮水憋尿，患者取仰卧位或左、右侧卧位，探头位于胁腹部，先找到肾盂，然后沿肾盂向下追踪扫查，显示自肾盂输尿管连接部至肾下极水平的

输尿管
- 纵断面扫查
  - 患者取仰卧位，经肾找到肾盂，然后向下追踪输尿管，可显示上段输尿管，直到髂嵴
- 下腹部扫查
  - 患者取仰卧位，先找到髂动脉长轴，然后再髂动脉前方寻找输尿管横断面，然后转动探头显示输尿管长轴
- 下腹部经膀胱扫查
  - 患者取仰卧位，探头置于耻骨上作横向扫查，借助充盈的膀胱作为透声窗，在膀胱后方两侧可显示输尿管

重点推荐文献

郭启勇. 实用放射学. 北京: 人民卫生出版社, 2007: 909-911.

第 2 节　集合系统疾病

一、肾乳头坏死

【概念与概述】

　　肾乳头坏死（renal papillary necrosis，RPN）是一种严重的肾间质性疾病，是许多可引起肾小管间质性肾病的伴发性病变，病变主要位于肾髓质锥体和乳头部
- 同义词：坏死性肾乳头炎、肾髓质坏死

【病理与病因】

一般特征
- 一般发病机制
  - 越靠近肾乳头血供越少，其血源几乎皆由近髓肾单位的出球小动脉经直小血管而来，且受髓质中浓度梯度的影响，黏稠度逐渐增高，血流缓慢
  - 分型
    - 肾髓质型
    - 肾乳头型
    - 原位型
- 遗传学
  - 无明显遗传征象
- 病因学
  - 本病的发生与肾缺血、髓质乳头血管病变及感染有关

- 除了与止痛剂的滥用有关外，本病亦见于镰状红细胞白血病、肾移植、糖尿病、过敏反应、高尿酸血症，偶见慢性肝病

流行病学
- 美国发生率 0.16%～0.25%

大体病理及手术所见
- 肾乳头散在坏死灶，边界清楚，晚期髓质内可出现多发坏死腔，最后肾实质萎缩、瘢痕形成

显微镜下特征
- 肾乳头脱落处镜下可见分叶核粒细胞，小圆形细胞和浆细胞浸润

【临床表现】

表现
- 最常见的症状 / 体征
  - 暴发型病情迅速恶化出现中毒性休克、少尿和尿毒症，少数患者表现高热、寒战、肾区疼痛
  - 慢性型表现反复发作肾绞痛
- 临床病史
  - 有止痛药物滥用、糖尿病、镰状细胞贫血等病史

疾病人群分布
- 年龄
  - 40 岁以上

- 性别
  - 女性多于男性

自然病史与预后

- 少数急性暴发型患者，病情发展迅速可引起死亡
- 多数慢性型患者，虽然肾功能有所下降，可经长期治疗后，预后尚好

治疗

- 主要是控制病因，积极治疗原发病，及时防治感染

【影像表现】

X 线表现

- 静脉肾盂造影
  - 肾乳头尖部坏死时，肾乳头的齿状轮廓常常显示不清，或乳头边缘不规则破坏，呈鼠咬状改变
  - 髓质型坏死的特征性表现为乳头内多发、米粒大小的含对比剂的空洞

CT 表现

- 平扫 CT
  - 病变早期不易显示，发展到一定程度可显

示坏死、脱落乳头内的钙化

- 增强 CT
  - 乳头坏死、形成腔洞后，增强扫描可在乳头内见到含对比剂的坏死区
  - 乳头脱落后，集合系统内可见充盈缺损影

MR 表现

- 本病应用报道较少

超声表现

- 实时动态检查
  - 病变早期，超声不能显示
  - 病变后期只能显示一些非特异征象，如杵状肾盏、尿路梗阻、脱落的乳头钙化等

推荐影像学检查

- CT 或静脉肾盂造影

【鉴别诊断】

- 肾盂结石
  - 结石在 CT 上较高密度、无强化，超声上为强回声伴声影
- 血块
  - 血块在超声检查时回声较均匀，有漂浮感，短期复查位置及形态可变化

重点推荐文献

[1] 郭启勇. 实用放射学. 北京: 人民卫生出版社, 2007: 985.
[2] 吴阶平. 吴阶平泌尿外科学. 济南: 山东科学技术出版社, 2004: 567.

[3] 赵彤. 肾乳头坏死的多层螺旋CT表现及其临床意义. 山西医科大学学报, 2007, 41(7): 644-647.

二、髓质海绵肾

【概念与概述】

　　髓质海绵肾（medullary sponge kidney, MSK）是肾先天发育异常性疾病，其特征是肾锥体部乳头管和集合管呈梭形或小囊状扩张，致肾似海绵状，故称为海绵肾

【病理与病因】

一般特征

- 一般发病机制
  - 肾先天发育异常
  - 肾锥体部乳头管和集合管呈梭形或小囊状扩张
- 遗传学
  - 本病无明显遗传倾向
- 病因学

  - 先天发育学说，可能是由于肾源性胚基与输尿管芽胚异常连接所致
  - 尿酸盐沉淀学说，在胎儿期尿酸盐沉积在肾小管引起集合管扩张
- 流行病学
  - 国外报道本病的发生率 1/5000 ~ 1/20000

显微镜下特征

- 病理特征为肾集合管柱状和小囊状扩张

【临床表现】

表现

- 最常见的症状 / 体征
  - 本病早期无症状，肾功能正常
  - 进展到晚期可出现血尿和肾功能损害

疾病人群分布

- 年龄
  - 好发于中青年，30 ~ 45 岁

- 性别
  - 男性患者稍多于女性患者

自然病史与预后

- 本病预后良好,很少有新的病变出现

治疗

- 无症状和合并症不需治疗,但需随访观察,及时发现并发症及时处理

【影像表现】

X线表现

- 静脉肾盂造影
  - 可见造影剂早期充盈扩张的肾集合管,在锥体内表现为粗条纹影向外放射,或肾锥体、肾小盏周围可见被造影剂充盈的梭形小囊,呈蒲扇状、葡萄串样或花蕾状改变,肾小盏增宽,杯口扩大

CT表现

- 平扫CT
  - 双肾多个锥体内多发小斑点状高密度影,呈花瓣样、扇形或散在斑点状分布,肾锥体并见多发大小不等圆形低密度影,边界清楚
- 增强CT
  - 扩张肾集合管内可见对比剂充盈,肾锥体内可见条纹状或小囊状对比剂聚集,伴有结石时可同时清晰显示

MRI表现

- T1加权
  - 双侧肾实质内多发大小不等小囊状的低信号
- T2加权
  - 双侧肾实质内多发大小不等小囊状的高信号,其内见斑点状低信号

超声表现

- 实时动态检查
  - 双肾集合管呈棉花团样改变,排列呈花瓣样强光团回声,沿肾锥体排列,伴有声影及花瓣样大小不等的无回声区

推荐影像学检查

- 最佳检查法:静脉肾盂造影

【鉴别诊断】

- 肾结核
  - 肾结核的坏死空洞和钙化,不局限于乳头部,其边缘不规则,并多为一侧肾盏局限性虫蚀样破坏,而且有肾盏颈部狭窄和不规则点状、壳状钙化等其他结核征象
- 肾盏源性囊肿
  - 一般一个肾一个囊肿,并且一般不位于锥体,而在相当于肾柱的部位,有时可见一细管与肾小盏穹窿部或颈部相通

典型病例

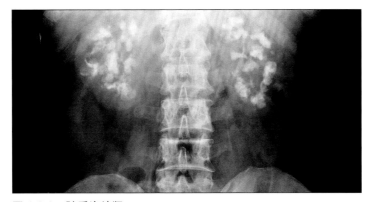

图 4-2-1　髓质海绵肾
IVP 示:双肾多发高密度影,高密度影与肾盂杯口分布一致,致杯口显示不清

重点推荐文献

[1] 郭启勇. 实用放射学. 北京: 人民卫生出版社, 2007: 963.

[2] 何明基, 李扬彬. 髓质海绵肾X线诊断12例. 广州医学院学报, 1999, 27(3): 23.

[3] 季洪兵, 董其龙, 王锦良, 等. 髓质海绵肾的影像学诊断. 罕少疾病杂志, 2002, 9(5): 14-16.

三、肾窦脂肪增多

【概念与概述】

肾窦脂肪增多（renal sinus lipotrophy）亦称肾窦脂肪异常增多，正常人肾窦内脂肪少到中等量，可将肾盂、肾盏和肾门周围的纤维组织衬托出来

- 同义词：肾窦脂肪增多症

【病理与病因】

一般特征

- 一般发病机制
  - 当肥胖、衰老、肾萎缩时，肾窦内脂肪量可增加
  - 肾盂肾炎、肾结核、动脉粥样硬化、缺血等病变也可造成肾窦脂肪量增加
- 遗传学
  - 不明确
- 病因学
  - 其发生与肾结石、肾盂肾炎、肾结核等疾病造成的慢性肾感染有关

大体病理及手术所见

- 增生的脂肪组织

显微镜下特征

- 增生肥大的脂肪细胞，未见异型脂肪细胞浸润生长

【临床表现】

表现

- 最主要的症状 / 体征
  - 腰痛、肉眼血尿等症状
- 临床病史
  - 既往有泌尿系感染病史

【影像表现】

概述

- 最佳诊断依据：肾实质萎缩，部分肾盏扩张，肾皮质变薄，伴发肾结石，肾门、肾周可见脂肪组织

X 线表现

- 平片无特异性表现

CT 表现

- 平扫 CT
  - 表现为肾窦内脂肪量明显增加，肾盂、肾盏有变形

MR 表现

- T2 加权
  - 患侧肾影增大，肾盏扩张，肾窦及上段输尿管周围可见混杂高信号的脂肪组织，脂肪抑制病变呈低信号

超声表现

- 实时动态检查
  - 肾窦内呈高回声

推荐影像学检查

- 最佳检查法：CT，MR

【鉴别诊断】

- 肿瘤
  - 主要与含脂肪组织的肿瘤相鉴别

典型病例

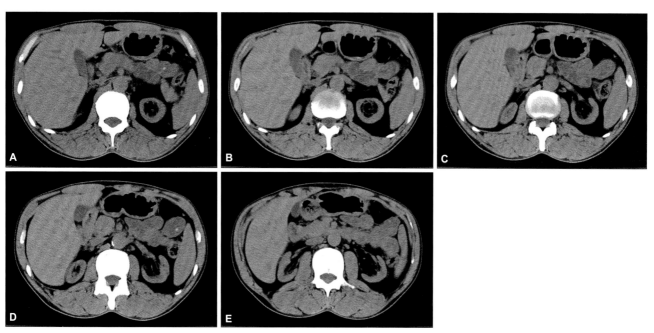

图 4-2-2　**肾窦脂肪增多**
A-E. 为 CT 平扫示：肾窦、肾门区脂肪组织增多，CT 值为负值，肾实质略萎缩

重点推荐文献

叶雄俊, 李建兴, 黄晓波, 等. 肾窦脂肪瘤病的临床诊断特点及肾镜处理其合并铸型结石的初步探讨. 中国微创外科杂志, 2008, 8(3): 255-257.

四、肾盂输尿管结合部狭窄

【概念与概述】

　　肾盂输尿管结合部（ureteropelvic junction，UPJ）狭窄是引起肾积水、肾功能障碍、输尿管梗阻的常见病因

【病理与病因】

一般特征

- 一般发病机制
  - 先天性狭窄
  - 机械性炎性所致的狭窄
- 遗传学
  - 无遗传学特点
- 病因学
  - 肾盂输尿管移行处平滑肌细胞失去正常的排列
  - 输尿管近端神经支配异常，类似巨结肠，在肾盂输尿管交界部有横位的血管或纤维

增生形成瘢痕

显微镜下特征

- 纤维肥厚增生，结构紊乱，发育不良
- 乳头样增生、水肿、炎性细胞浸润

【临床表现】

表现

- 最常见的症状 / 体征
  - 腰、腹部酸痛或胀痛

治疗

- 手术治疗

【影像表现】

X 线表现

- 静脉肾盂造影
  - 肾均有不同程度积水、扩大，皮质变薄，肾盏扩大分辨不清，杯口变钝，输尿管全段未见造影剂充盈显影

CT 表现

- 尿路造影

○ 患侧肾盂、肾盏扩张，内充满高密度对比剂，肾盂输尿管结合部变尖（见图 4-2-3）

MR 表现

● MRV

○ 患侧肾盂、肾盏扩张，小盏杯口消失、变平，肾盂输尿管连接部变尖呈典型"鸟嘴"样改变（图 4-2-4）

推荐影像学检查

● 最佳检查法：静脉肾盂造影，MRU（MR 尿路成像）

【鉴别诊断】

● 下腔静脉后输尿管

○ 下腔静脉压迫输尿管，非输尿管本身病变

○ 多为右侧

典型病例

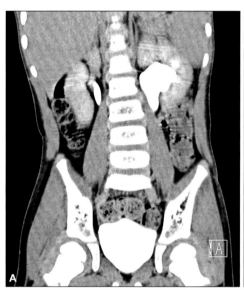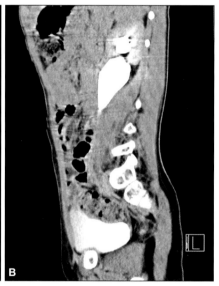

图 4-2-3　肾盂输尿管连接部狭窄

CT 尿路造影 A. 冠状位 B. 矢状位。示：左侧肾盂、肾盏扩张，内充满高密度对比剂，其肾盂输尿管连接部变尖

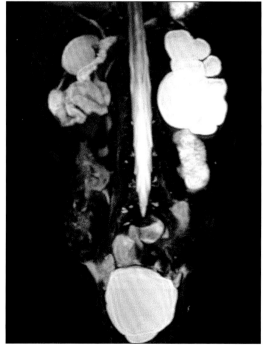

图 4-2-4　肾盂输尿管连接部狭窄

MR 尿路成像示：左侧肾盂肾盏扩张积水明显

重点推荐文献

[1] 李亮, 白玫, 韩悦. IVU与MRU在泌尿系统先天畸形疾病中的诊断价值比较. 天津医科大学学报, 2010, 16(4): 633-636.

[2] 林天才, 钟云培. 静脉尿路造影诊断肾盂输尿管连接部狭窄的X线表现(附23例报告). 实用放射学杂志, 2006, 22(5): 629-630.

第3节 输尿管畸形

一、肾盂输尿管结合部梗阻

【概念与概述】

肾盂输尿管结合部梗阻（ureteropelvic junction obstruction，UPJO）是常见的输尿管先天性疾病，可累及双侧，但一侧较严重

【病理与病因】

一般特征

- 一般发病机制
  - 发病原因复杂
  - 常分为内源性和外压性
- 遗传学
  - 遗传学不明
- 病因学
  - 内源性主要由于先天性纤维肌发育异常
  - 外压性主要为迷走血管压迫

显微镜下特征

- 肾盂输尿管连接部及输尿管上端肌层增厚和纤维组织增生

【临床表现】

表现

- 最常见的体征 / 症状
  - 大部分患者无明显临床症状
  - 合并感染者可出现尿急、尿频、发热、血尿等

疾病人群分布

- 年龄
  - 25% 在 1 岁内诊断，50% 在 5 岁内诊断
- 性别
  - 男性明显多于女性

治疗

- 手术
  - 离断性肾盂成形术

【影像表现】

概述

- 最佳诊断依据：肾盂积水严重，肾盏光滑、肾实质变薄、肾外形仍存在

CT 表现

- 平扫 CT
  - 可显示肾盂极度扩大

MR 表现

- MRV
  - 输尿管全程和囊袋样扩大的肾盂，显示狭窄端的形态（图 4-3-1）

超声表现

- 实时动态检查
  - 超声特异度较低，难以准确发现肾盏改变，不能反映肾功能

推荐影像学检查

- 最佳检查方法：MRU 和 CTU

【鉴别诊断】

- 肿瘤
  - 良性或恶性腹膜后肿瘤可引起输尿管梗阻，MR 或 CT 检查有助于排除
  - 临近肾盂输尿管结合部的原发性移行细胞瘤也可引起梗阻
- 结石
  - 大多数结石 CT 上表现为高密度（>200Hu）
  - 多为急性发作，很少引起慢性肾盂及肾盏增宽
- 下腔静脉后输尿管
  - 输尿管走行于下腔静脉后或临近下腔静脉
  - 梗阻水平多在中段，其近中段输尿管扩张

典型病例

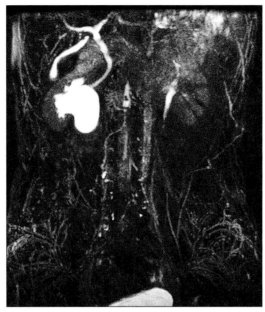

图 4-3-1 肾盂输尿管结合部梗阻
MR 尿路成像示：右侧输尿管、肾盂扩张积水

重点推荐文献

[1] 郭启勇. 实用放射学. 北京：人民卫生出版社, 2007: 934.
[2] 关礼贤, 徐勋, 张湛英, 等. 肾盂输尿管连接部梗阻72例手术治疗. 实用医学杂志, 2007, 23(4): 550-551.

二、下腔静脉后输尿管

【概念与概述】

　　下腔静脉后输尿管（retrocaval ureter）是腔静脉发育异常所致，临床罕见

- 同义词：环绕腔静脉输尿管

【病理与病因】

一般特征

- 一般发病机制
  - 先天性畸形
  - 分低襻型和高襻型
- 遗传学
  - 是否遗传不明
- 病因学
  - 本病并非输尿管发育畸形，是后主静脉不退化所致
- 流行病学
  - 一般人群发生率为 0.067%

【临床表现】

表现

- 最常见的体征 / 症状
  - 主要症状为腰部胀感或阵发性绞痛
  - 如发生梗阻可引起血尿、腹痛、尿路感染

疾病人群分布

- 年龄
  - 无明确发病年龄
- 性别
  - 男性多于女性，约 3 : 1

治疗

- 输尿管复位术
  - 即切断输尿管做肾盂输尿管再吻合术或输尿管与输尿管再吻合术

【影像表现】

概述

- 最佳诊断依据：在静脉肾盂造影和输尿管逆行造影上，输尿管移位，向正中线越过第 3、4

节腰椎而形成镰刀状或"S"形异常，致使受压近侧段输尿管扩张和肾盂积水

X线表现

- 静脉肾盂造影
  - 右侧输尿管自肾盂下行，近下腔静脉分叉处时，输尿管弯曲内移，近中线后再转向外下进入膀胱
  - 在肾盂水平段可见上段输尿管向中线移位，形成S形弯曲后又恢复到脊柱外侧缘下降，弯曲段以上尿路扩张积水，而弯曲段以下输尿管正常

CT表现

- 平扫CT
  - 弯曲段以上肾盂及输尿管扩张，并且能排除输尿管周围是否有肿瘤性病变压迫输尿管移位（图4-3-2）
- 增强CT
  - 可清晰的显示输尿管与下腔静脉的关系

MR表现

- T2加权
  - 显示弯曲段以上肾盂及输尿管扩张

超声表现

- 实时动态检查
  - 可显示梗阻近段输尿管扩张情况，以及输尿管与下腔静脉的关系

推荐影像学检查

- 最佳检查方法
  - IVP是诊断本病有效的方法
  - MR和MRU是最好的检查手段

【鉴别诊断】

- 肿瘤
  - 腹膜后肿瘤或腹膜后纤维化可引起输尿管移位，MR或CT检查有助于鉴别
- 髂动脉后输尿管
  - 位于髂血管后的输尿管受压迫，压迫段以上输尿管、肾盂、肾盏扩张
  - 梗阻部位较低，且偏向外侧，常位于第5腰椎外侧

典型病例

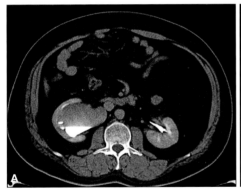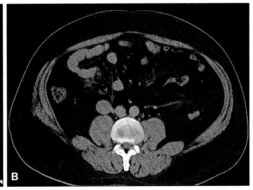

图4-3-2　下腔静脉后输尿管
CT扫描 A：右肾体积增大，右肾盂、肾盏、输尿管近段明显扩张
B：于腰4椎体水平输尿管突然变细并走行于下腔静脉后方（红箭头所示）

重点推荐文献

[1] 郭启勇. 实用放射学. 北京：人民卫生出版社, 2007: 925.
[2] 吴涛, 王宝鑫, 沈洪, 等. 下腔静脉后输尿管的诊断和治疗. 安徽医学, 2003, 24(6): 29-30.

三、输尿管异位开口

【概念与概述】

　　输尿管异位开口（ectopic ureteral orifice）是指输尿管异位开口于膀胱以外器官的一种先天性发育异常

【病理与病因】

一般特征

- 一般发病机制
  - 属于胚胎发育异常
  - 男性可异位开口于膀胱颈、后尿道、精囊、直肠
  - 女性可开口于阴道、尿道外口、子宫及直肠
- 遗传学
  - 不明确是否有遗传倾向
- 病因学
  - 发病机制是由于胚胎在发育过程中，输尿管芽发出位置高于正常，导致输尿管口向正常位置远端迁移变异
  - 70%～80%的输尿管开口异位是并发于重复肾和双肾输尿管病例

【临床表现】

表现

- 最常见的体征和症状
  - 女性患者可出现持续滴尿、湿裤、尿路感染，尿失禁在坐位时较平卧时更甚
  - 男性患者可出现附睾炎、前列腺炎，甚至不育，男性异位输尿管开口仍受外括约肌控制，故无滴尿症状

疾病人群分布

- 年龄
  - 小儿多见
- 性别
  - 女性较男性多见，约 4：1

治疗

- 选用适合的外科手术

【影像表现】

X 线表现

- 静脉肾盂造影检查
  - 开口异位的输尿管所连接的肾常有发育不良或畸形，由于异位开口多有狭窄，输尿管可有不同程度的扩张及肾盂积水
  - 输尿管下段走行可越过膀胱底部向下，有时可观察到与输尿管相连，但大多数不易发现开口位置
  - 双侧异位开口时膀胱较小，造影时膀胱可不显影

CT 表现

- CT 尿路造影
  - 可发现异位输尿管开口位置

MR 表现

- T2 加权
  - 可显示肾输尿管异位开口处，异位输尿管可能极度扩大
- MRU
  - 可发现各种异位输尿管进入膀胱后壁三角区（图 4-3-3，图 4-3-4）

超声表现

- 实时动态检查
  - 显示扩张的收集系统、输尿管形态，连续追踪检查可显示扩张输尿管的全程走行情况和异常的开口

推荐影像学检查

- 最佳检查方法：MRU

【鉴别诊断】

- 精囊腺囊肿
  - 多合并肾发育畸形
- Gartner 管囊肿
  - 主要位于阴道一侧壁，是中肾管的残余部分

典型病例

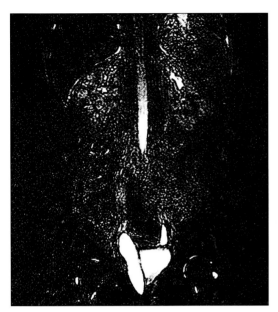

图 4-3-3　输尿管异位开口
MR 尿路成像示：右侧输尿管下段扩张至膀胱下缘，末端未进入膀胱

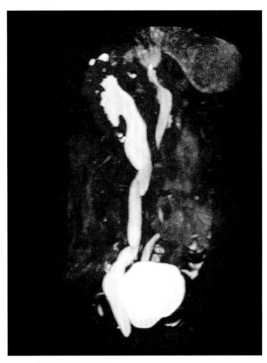

图 4-3-4　输尿管异位开口
MR 尿路成像三维重建示：右侧输尿管右肾见扩张积水，管壁光整，腔内未见充盈缺损。右侧输尿管至膀胱下缘约 10mm，末端未进入膀胱

重点推荐文献

[1] 陈敏, 欧阳汉. 体部磁共振诊断学. 福州: 福建科学出版社, 2010: 239.

[2] 郭启勇. 实用放射学. 北京: 人民卫生出版社, 2007: 927.

[3] 罗庆华, 张云枢, 陈学强, 等. 输尿管异位开口的磁共振尿路成像检查. 实用医学杂志, 2007, 23(8): 1218-1219.

四、输尿管憩室

【概念与概述】

输尿管憩室（ureteral diverticula）是指输尿管壁局部较薄弱并向外突出

【病理与病因】

一般特征

- 一般发病机制
  - 真性先天性输尿管憩室是一种先天性输尿管疾病，是由于输尿管芽过早分裂
  - 后天获得性输尿管憩室常是继发于输尿管某段的梗阻、结石或损伤
- 遗传学
  - 是否遗传不明确

- 病因学
  - 先天性输尿管憩室：输尿管芽过早分裂导致
  - 后天性继发性输尿管憩室：继发于输尿管某段的梗阻、结石或损伤，非先天性因素导致

【临床表现】

表现

- 最常见的症状 / 体征
  - 先天性的输尿管憩室一般无任何特殊症状，但憩室内有尿液潴溜，易于引起感染和结石形成
  - 主要症状是腰痛和尿路感染

治疗

- 由于一般患者症状较轻，常可以用有效抗菌药物控制感染，而不用手术治疗

【影像表现】

X 线表现

- 静脉肾盂造影
  - 输尿管下段有囊性肿块膨出，其近端输尿管扩张

CT 表现

- 平扫 CT
  - 上端输尿管扩张，输尿管下段周围低密度肿块与扩张的输尿管相通
- 增强 CT
  - 延迟期显示充盈对比剂的憩室和完整的输尿管

MR 表现

- 尿路成像

- 当憩室内充满尿液时，可显示起自输尿管的囊袋状影

超声表现

- 实时动态检查
  - 患侧输尿管有不同程度的轻度扩张的肾积水，追踪扫描可见输尿管下段局部圆形或椭圆形肿块，其内为透声稍差的无回声区与输尿管相通

推荐影像学检查

- 最佳检查方法：MR 尿路成像

【鉴别诊断】

- 输尿管囊肿
  - 可伴有不同程度的输尿管扩张和肾积水

重点推荐文献

[1] 郭启勇. 实用放射学. 北京: 人民卫生出版社, 2007: 926.
[2] 权昌益、陈靖、等. 双侧输尿管伴右输尿管结石1例报告.

山东医药, 2010, 26(1). 36-37.

第 4 节　输尿管病变

一、输尿管良性肿瘤

（一）乳头状瘤

【概念与概述】

　　输尿管乳头状瘤（papilloma of ureter）是原发于输尿管的良性肿瘤

【病理与病因】

一般特征

- 一般发病机制
  - 原发于输尿管的良性肿瘤
  - 输尿管上皮组织长期受慢性刺激而引起的
- 遗传学
  - 遗传学不明
- 病因学
  - 输尿管上皮组织长期受慢性刺激而引起的
- 流行病学
  - 无明显流行病学特征

大体病理及手术所见

- 肿物突入腔内，呈分叶状，占据管腔大部分，输尿管明显狭窄

【临床表现】

表现

- 最主要的症状 / 体征
  - 无痛性血尿

疾病人群分布

- 发病年龄与性别特点不明

自然病史与预后

- 预后良好

【影像表现】

X 线表现

- 静脉肾盂造影
  - 显示单个类圆形充盈缺损，边缘光整锐利，可伴有输尿管局限性狭窄和扭曲

CT 及 MR 表现

- 本病应用报道较少

超声表现

- 实时动态检查
  - 病变处输尿管呈低回声，管壁规则、无增厚，当病变位于输尿管下段时，部分肿物突入膀胱内，呈条索状回声均匀的实性肿物，边缘光滑，外缘呈增强带状回声，内

呈低弱回声

推荐影像学检查

- 最佳影像学检查：静脉肾盂造影

【鉴别诊断】

- 输尿管囊肿
  - 伴有不同程度的输尿管扩张和肾积水
- 输尿管内凝血块
  - 严重血尿有时可在输尿管内形成凝血块，甚至造成尿路梗阻

- 超声显示输尿管腔内充填均匀性团状等回声或团状高回声，呈柱状，输尿管壁正常，多数同时有膀胱内凝血块
- 输尿管息肉
  - 病史较长，多发生于 40 岁以下
  - 临床表现为血尿伴不同程度腰背胀痛
- 输尿管结核
  - 继发于肾结核，有尿急、尿频、脓尿史

重点推荐文献

彭鹏星, 廖小梅, 杨琪. 输尿管乳头状瘤超声表现一例. 中华医学超声杂志, 2006, 3(2): 209-216.

（二）纤维上皮息肉

【概念与概述】

输尿管纤维上皮息肉（ureter fibroepithelial polyps）是输尿管组织错构性增生，而非真正肿瘤

- 同义词：息肉、良性息肉、间质性息肉、良性纤维性息肉等

【病理与病因】

一般特征

- 一般发病机制
  - 多见于输尿管近端的 1/3 段
  - 息肉细长，常有一细长蒂部，表面光滑
  - 发病部位常在左侧输尿管，大约 60% 在输尿管与肾盂交界处，20% 在输尿管远端
- 遗传学
  - 遗传学不明
- 病因学
  - 其发生原因目前尚未明确
  - 发生可能与梗阻、感染、慢性刺激、激素失衡、发育异常等有关

大体病理及手术所见

- 原发性息肉，有很长的蒂
- 炎性息肉，蒂短，个数多，黏膜脆，易出血

显微镜下特征

- 中央轴索部分为纤维血管组成，有少量平滑肌纤维

【临床表现】

表现

- 主要症状 / 体征
  - 主要表现为侧腹部疼痛与血尿

疾病人群分布

- 年龄
  - 20 ~ 40 岁青壮年
- 性别
  - 男女比例约为 3：2

自然病史与预后

- 预后良好

治疗

- 手术治疗
  - 开放手术治疗
  - 输尿管镜下电灼治疗

【影像表现】

X 线表现

- 静脉肾盂造影
  - 输尿管全程显影，能显示输尿管的不完全梗阻及管腔内外形光滑的索条状充盈缺损

CT 表现

- 无特异性，可用于良恶性鉴别及肿瘤分期

MR 表现

- T2 加权
  - 输尿管高信号管腔内低信号结节，连续多个层面均可见
  - 输尿管壁光滑、完整
- T1 增强
  - 病变轻度强化

推荐影像学检查

- 最佳检查法：MR 尿路成像

【鉴别诊断】

- 输尿管结石

- 结石腹痛多剧烈
- 腹部 X 线平片、超声及 CT 扫描一般能较易区分结石及软组织肿块
- 恶性肿瘤
  - 恶性肿瘤进展快，短期内可致输尿管完全

梗阻
- 血尿发生前多无症状
- IVP 可见肿瘤不规则，管壁僵硬，几乎全部发生于成人

重点推荐文献

[1] 徐丽莹, 刘骏方, 胡金香, 等. 输尿管息肉的影像学诊断. 临床放射学杂志, 2005, 24(9): 801-803.

[2] 夏同礼. 现代泌尿病理学. 北京: 人民卫生出版社, 2002: 212.

二、输尿管恶性肿瘤

（一）移行上皮癌

【概念与概述】

移行上皮癌（transitional epithelium carcinoma）是指原发于输尿管的恶性肿瘤

【病理与病因】

一般特征

- 一般发病机制
  - 原发于输尿管的恶性肿瘤
  - 与输尿管局部炎症、结石和化学致癌物质长期的刺激有关
- 遗传学
  - 原因不明
- 流行病学
  - 占原发输尿管癌的 70% ~ 75%

大体病理及手术所见

- 肿瘤常沿着输尿管腔生长呈圆形或椭圆形

显微镜下特征

- 有不同分化程度的移行细胞组成

【临床表现】

表现

- 最主要的症状 / 体征
  - 血尿和腰背痛

疾病人群分布

- 年龄
  - 29 ~ 93 岁，高发年龄 60 ~ 70 岁
- 性别
  - 患者大多数是男性，约占 70%

自然病史与预后

- 肿瘤的分期是输尿管移行细胞癌预后的主要因素，肿瘤的分级越高，预后越差

- 外科切除术后的 5 年生存率约为 50%

治疗

- 经典的治疗方法是肾、输尿管切除

【影像表现】

X 线表现

- 静脉肾盂造影
  - 可见输尿管充盈缺损区

CT 表现

- 平扫 CT
  - 输尿管软组织肿块，密度均匀，管腔消失
- 增强 CT
  - 病变明显强化

MRI 表现

- T2 加权
  - 病变于管腔内呈结节状、分叶状、不规则充盈缺损
  - 病变沿输尿管壁向内、外浸润性生长，管壁增厚、输尿管周围组织水肿、输尿管与周围组织界线不清、呈团块状（图 4-4-1）
- 尿路成像
  - 输尿管梗阻，梗阻以上输尿管、肾盂均有不同程度扩张

超声表现

- 实时动态检查
  - 不同程度肾盂积水，等回声实性肿块充填，肿块形态不规则，输尿管局部变窄后壁显示不清晰

推荐影像学检查

- 最佳影像学检查：MR

【鉴别诊断】

- 输尿管息肉
  - 表现多为边缘光滑的长条形，形如蚯蚓状的充盈缺损，充盈缺损的一侧或两侧显影，

　　　管壁柔软
- 输尿管结核
  - 一般由肾结核下行播散而来，故有肾结核，甚至一侧尿路结核的典型征象，就受累输

尿管本身而言，病变范围一般较长，表现为输尿管粗细不均、局限性扩张、输尿管僵直

典型病例

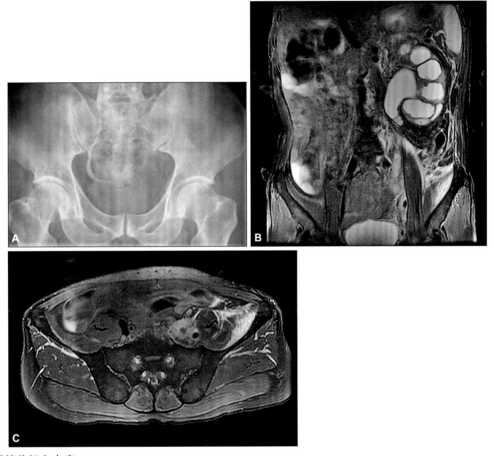

图 4-4-1　输尿管移行上皮癌
A. 为 IVP 示：左肾未见显影。
B-C. T2WI 脂肪抑制示：左侧肾盂、肾盏、输尿管上段扩张，肾皮质变薄，皮髓分界不清。左侧输尿管下段管壁明显增厚，腔内可见弥漫规则高信号

重点推荐文献

[1] 夏同礼. 现代泌尿病理学. 北京：人民卫生出版社, 2002: 219.

[2] 郝建成, 袁曙光, 孙丽娟, 等. 磁共振成像对尿路原发性输尿管移行细胞癌的诊断价值. 昆明医学院学报, 2009, 30(10): 73-76.

（二）腺癌

【概念与概述】

　　腺癌（adenocarcinoma）是起源于尿路上皮的恶性肿瘤，组织学为单一腺性表现

【病理与病因】

一般特征

- 一般发病机制
  - 发生在肾盂的原发恶性上皮肿瘤最少的，

在输尿管更少见
- 遗传学
  - 不明
- 病因学
  - 可能是上皮细胞受慢性炎症刺激而发生腺样细胞化生，由此产生癌变
- 流行病学
  - 72% 是男性，67% 发生在左侧
  - 45% 发生在输尿管远端
  - 40% 有结石

大体病理及手术所见
- 肿瘤切面多呈胶冻状

显微镜下特征
- 癌细胞呈腺管状排列，可伴有黏液分泌

【临床表现】

表现
- 最主要的症状 / 体征
  - 腰痛和肿块

疾病人群分布
- 年龄
  - 发病年龄 29～73 岁，最多见 60～70 岁

自然病史与预后
- 其预后可能与病理亚型有关，其中管状绒毛状腺癌恶性程度最高，黏液腺癌其次，乳头状腺癌预后相对较好
- 有研究报道随访患者存活最长的是 4 年

治疗
- 应采取包括手术、化疗、放疗等在内的综合治疗

- 手术同移行上皮癌，采取患侧肾、输尿管全切及膀胱袖状切除术
- 化疗目前尚无统一方案，多采取氨甲蝶呤、长春碱、阿霉素、顺铂方案，该方案无效者可改用紫杉醇联合卡铂进行化疗

【影像表现】

X 线表现
- 静脉肾盂造影
  - 患侧肾及输尿管造影较淡或不显影

CT 表现
- 平扫 CT
  - 输尿管管壁不规则增厚，腔内肿块，输尿管增粗及管腔狭窄或腔内充盈缺损
  - 以输尿管为中心，包绕输尿管生长的软组织肿块，管腔消失，病变以上输尿管、肾盂不同程度积水扩张
- 增强 CT
  - 较小肿瘤轻、中度强化，较大肿瘤由于部分组织坏死液化，呈不均匀强化

MR 表现
- 表现与 CT 相似

超声表现
- 输尿管内病变呈稍高回声光团

推荐影像学检查
- 最佳影像学检查：CT 或 MRI 平扫及增强

【鉴别诊断】
- 输尿管移行细胞癌
  - 影像鉴别较困难

重点推荐文献

[1] 夏同礼. 现代泌尿病理学. 北京：人民卫生出版社，2002: 220.

[2] 於志华，陶行军，许竞雄. 多层螺旋CT在原发性输尿管癌中的应用. 医学影像学杂志，2006, 16(7): 741-743.

（三）淋巴瘤

【概念与概述】

　　淋巴瘤（lymphomas）发生于膀胱的原发性或来自系统性病变的恶性淋巴系统肿瘤

【病理与病因】

一般特征
- 遗传学
  - 在尿路淋巴瘤中，未见特异性的遗传学报道

- 病因学
  - 尿路淋巴瘤发病原因不清楚，慢性膀胱炎常与 MALT 淋巴瘤共存，但不常见于其他类型淋巴瘤中
- 流行病学
  - 淋巴瘤占尿道非尿路上皮肿瘤的 5%，大于 90% 的肿瘤累及膀胱
  - 非霍奇金淋巴瘤比霍奇金淋巴瘤常见，临

床检出的病例是 8.8% ： 5.5%

- 临床输尿管淋巴瘤发生率是 0.86% ~ 8.8%，尸检的发生率是 9% ~ 16%

【临床表现】

表现

- 最常见的症状 / 体征
  - 最常见的是肉眼血尿
  - 排尿困难、尿频、夜尿和腹部或背部疼痛

疾病人群分布

- 年龄
  - 发病年龄 12 ~ 85 岁，平均 60 岁
- 性别
  - 主要发生于女性

自然病史与预后

- 原发性尿路 MALT 淋巴瘤经局部治疗后，预后好

【影像表现】

CT 表现

- 平扫 CT
  - 输尿管内软组织肿块，输尿管增粗及管腔狭窄或腔内充盈缺损，病变以上输尿管、肾盂不同程度积水扩张
- 增强 CT
  - 病变强化

MR 表现

- 本应用报道较少

推荐影像学检查

- 最佳影像学检查：CT 平扫及增强

【鉴别诊断】

- 原发性输尿管癌
  - 影像上很难鉴别

重点推荐文献

[1] 梁宇霆, 耿景峰, 靳二虎, 等. 泌尿系统淋巴瘤的影像学诊断. 中国医学影像技术, 2009, 25(8): 1454-1457.

[2] 夏同礼. 现代泌尿病理学. 北京: 人民卫生出版社, 2002: 223.

（四）转移瘤

【概念与概述】

输尿管转移瘤（ureter matastatic tumor）是输尿管以外器官的肿瘤转移到输尿管

【病理与病因】

一般特征

- 一般发病机制
  - 输尿管的转移瘤很少，尸检时较常见，远高于临床所见
  - 常见原发部位的顺序：乳腺、胃、膀胱、结肠、宫颈和前列腺，要区别是直接浸润还是真正的转移，判断输尿管转移瘤要有明确的标准，必须证明输尿管壁的肿瘤细胞不是邻近组织的肿瘤
- 遗传学
  - 无遗传学特点
- 流行病学
  - 双侧者为 25% ~ 60%
  - 约 90% 同时合并其他器官转移

【临床表现】

疾病人群分布

- 发病年龄与性别无特征性

自然病史与预后

- 预后差

【影像表现】

CT 表现

- 平扫 CT
  - 输尿管内软组织肿块，肿块以上肾盂输尿管积水
- 增强 CT
  - 病灶有强化

MR 表现

- T1 加权
  - 90% 为分散、分叶软组织肿物，类似沿输尿管肿大的淋巴结
- T2 加权
  - 部分呈浸润性生长，狭窄段较长，有时可见弧形压迹，输尿管受牵拉
- T1 增强
  - 病变有强化
- 尿路成像
  - 清楚显示梗阻的部位及不同程度的肾盂、输尿管扩张

超声表现

- 本应用报道较少

推荐影像学检查

- 最佳影像学检查：MRI 平扫及增强和 MR 尿路成像

路成像

【鉴别诊断】

- 原发输尿管肿瘤
  - 鉴别困难

重点推荐文献

[1] 陈敏, 欧阳汉. 体部磁共振诊断学. 福州: 福建科学出版社, 2010: 246.

[2] 夏同礼. 现代泌尿病理学. 北京: 人民卫生出版社, 2002: 222.

三、输尿管炎性病变

（一）黏膜白斑

【概念与概述】

　　黏膜白斑（leukoplasia）是指以角化过度和上皮增生为特点的一种疾病

【病理与病因】

一般特征

- 一般发病机制
  - 发病机制尚不明确
- 病因学
  - 病因学不明，可能与慢性感染，结石和维生素 A 缺乏有关

大体病理及手术所见

- 病灶呈淡白色小点或细条状

显微镜下特征

- 镜下见扁平上皮细胞

【临床表现】

表现

- 可出现尿频、尿急、尿痛

疾病人群分布

- 镜下见扁平上皮细胞

自然病史与预后

- 癌前病变，18%～28% 进展为鳞癌

治疗

- 可根据临床情况进行密切随访或输尿管切除术

【影像表现】

概述

- IVP 可显示充盈缺损影

（二）软化斑

【概念与概述】

　　输尿管软斑症（wreter malacoplakia）常伴有肾、肾盂、膀胱的软化斑。仅在中老年妇女中发现，未见男性输尿管软化斑，其特征是输尿管阻塞，只有通过组织学检查才能明确诊断

【病理与病因】

一般特征

- 一般发病机制
  - 一种少见的炎性肉芽肿
- 遗传学
  - 遗传学不明
- 病因学
  - 病因不明，可能与 E.Coli 感染及获得性免疫缺陷有关

大体病理及手术所见

- 大体改变是黄色细胞组织肉芽肿

显微镜下特征

- 包涵体内含有不全破坏的细菌残片及环绕其周围的脂蛋白膜和磷酸盐结晶，组织学上分别称为 Hansemann 细胞和 Michaelis-Gutmann 小体

【临床表现】

表现

- 最主要的症状／体征
  - 主要引起反复发作的泌尿系感染等症状，无特异性

疾病人群分布

- 年龄
  - 好发 40～50 岁
- 性别
  - 女性多见，发病率约为男性的 4 倍

【影像表现】

X 线表现

- 静脉或逆行尿路造影
  - 管壁可见类似肉芽肿病变甚至可引起肾盂、输尿管交界部的梗阻

CT 及 MRI 表现

- 本应用报道较少

推荐影像学检查

- 最佳检查方法：无特异性，诊断依靠穿刺活检

【鉴别诊断】

- 腹膜后纤维化
  - 男性多见
  - 主要以腹主动脉为中心，从肾门延伸至髂总动脉，很少侵及主动脉后方
  - 肿块包绕下腔静脉及输尿管使输尿管向正中移位

重点推荐文献

郭启勇. 实用放射学. 北京: 人民卫生出版社, 2007: 955.

（三）囊性肾盂炎及输尿管炎

【概念与概述】

囊性肾盂炎及输尿管炎（ureteritis cystica）是一种极少见的病变

【病理与病因】

一般特征

- 一般发病机制
  - 慢性炎症刺激输尿管内膜上皮细胞或细胞芽向输尿管壁的下层生长，然后中心退化形成囊肿，囊内有黏液或其他渗出液
  - 在输尿管内形成 3 ~ 8mm 大小的多发囊肿
  - 囊肿不破裂时，在输尿管内形成多发性小圆形充盈缺损，边缘清晰
  - 囊肿破裂时，则形成多个齿状改变的大小不等龛影
- 遗传学
  - 遗传学不明
- 病因学
  - 主要是由慢性炎症引起

大体病理及手术所见

- 囊性及息肉样肿物

显微镜下特征

- 腺体增生和黏膜面小囊肿形成为主要特征

【临床表现】

表现

- 最主要的症状 / 体征
  - 临床上多有反复尿路感染，时有血尿

疾病人群分布

- 年龄
  - 主要见老年人
- 性别
  - 无性别差异

自然病史与预后

- 良性病变，预后较好

治疗

- 治疗上应以保守治疗为主

【影像表现】

X 线表现

- 静脉肾盂造影
  - 上尿路多发小、圆、光滑的充盈缺损的圆齿状外观

CT 表现

- 平扫 CT
  - 输尿管内见大小囊性低密度影，其远侧肾盂中度扩张
- 增强 CT
  - 增强后病变不强化

MR 表现

- 本病应用报道较少

推荐影像学检查

- 最佳影像学检查：静脉肾盂造影或 CT

【鉴别诊断】

- 输尿管息肉
  - 尿路造影多显示为边缘光滑、长条状充盈缺损
- 输尿管癌
  - 输尿管内不规则形充盈缺损，病变处输尿管边缘消失
  - 肿瘤以上输尿管扩张，呈杯口状或新月形表现

重点推荐文献

李智, 孔垂泽, 王侠, 等. 囊性(腺性)肾盂输尿管炎1例报告. 中国医科大学学报, 2004, 33(4): 376-377.

（四）结核

【概念与概述】

　　输尿管结核（ureteral tuberculosis）多继发于肾结核

【病理与病因】

一般特征

- 一般发病机制
  - 结核分枝杆菌进入输尿管后出现的早期病变多发生在输尿管下端而非上端，后期可累及输尿管各段
  - 结核分枝杆菌经尿流或淋巴道到达输尿管
- 遗传学
  - 无遗传学特征
- 病因学
  - 多数是继发于肾结核

大体病理及手术所见

- 溃疡面为干酪样坏死物和结核性肉芽组织所覆盖
- 管壁纤维组织大量增生，使管壁增厚僵硬

【临床表现】

表现

- 最典型的症状/体征
  - 典型症状是尿频、尿痛、米汤样尿及脓尿和血尿

疾病人群分布

- 年龄
  - 20~40岁
- 性别
  - 男性多于女性

【影像表现】

概述

- 最佳诊断依据：输尿管多发性狭窄和扩张共存

X线表现

- 静脉肾盂造影
  - 其所见往往由多种病理改变组合而成

CT表现

- 平扫CT
  - 输尿管多处扩张和钙化

MR表现

- T1加权
  - 输尿管外轮廓尚光整，管壁增厚较均匀，呈等信号
- T2加权
  - 增厚的管壁呈等信号
- T1增强
  - 管壁呈环状强化
- MR尿路成像
  - 输尿管粗细不均、局限性扩张和输尿管僵直

超声表现

- 实时动态检查
  - 当肾显影功能丧失又非逆行尿路造影适应证时，对显著肾盂、肾盏、输尿管扩张的输尿管结核，超声的检查效果较佳

推荐影像学检查

- 最佳影像学检查：MR尿路成像

【鉴别诊断】

- 血吸虫病
  - 典型表现为膀胱壁和输尿管远端管壁呈蛋壳样或轨道样钙化
- 肾盂输尿管炎性囊肿
  - 肾盂、输尿管、膀胱壁多发性、边缘清楚的小充盈缺损
  - 输尿管边缘呈多发、浅切迹样改变

典型病例

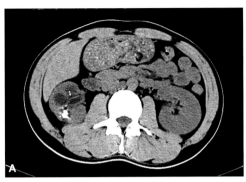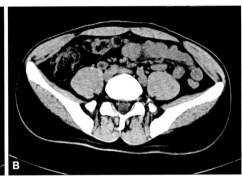

图 4-4-2　肾及输尿管结核
A-B. CT 平扫示：右侧肾体积缩小，肾实质见钙化灶和多发囊性低密度灶，囊内和囊壁见点状钙化；右侧输尿管轻度扩张，输尿管壁增厚

重点推荐文献

[1] 郭启勇. 实用放射学. 北京：人民卫生出版社, 2007: 951.
[2] 胡学梅, 胡道予, 夏黎明, 等. 磁共振成像对输尿管病变的
诊断价值. 放射学实践, 2006, 21(8): 801-804.

四、输尿管其他病变

（一）输尿管囊肿

【概念与概述】

输尿管囊肿（ureterocele）是指输尿管末端的囊性扩张

- 同义词：输尿管膨出、膀胱内输尿管囊肿、输尿管终末端囊肿

【病理与病因】

一般特征

- 一般发病机制
  - 分类
    - 原位输尿管囊肿或单纯性囊肿
    - 异位输尿管囊肿
    - 输尿管囊肿脱出
    - 输尿管盲端囊肿
- 病因学
  - 病因和发病机制至今还未能肯定
  - 可能与胚胎期梗阻、输尿管进入尿生殖窦的延迟吸收、输尿管芽分化异常以及膨出部的肌纤维缺乏有关

【临床表现】

表现

- 最常见症状 / 体征

- 主要表现为尿路梗阻和反复发作的尿路感染
- 其他有排尿障碍、尿流中断、血尿和并发结石

疾病人群分布

- 年龄
  - 多见于小儿，1 岁以下占 30%，5 岁以下占 60%
- 性别
  - 发病率女性较高，男女比例 1 : 2 ～ 1 : 3

【影像表现】

概述

- 囊肿的大小变化很大
- 梗阻可引起输尿管及肾盂的积水、感染及结石

X 线表现

- 静脉肾盂造影
  - 显示与输尿管囊肿相连的肾盂和输尿管 85% 有扩张积水，肾盂显影延迟成大小不等的囊状改变，输尿管迂曲扩张
  - 充盈对比剂扩张的输尿管及与其相连的囊肿在整体上如一条蛇，其头部即囊肿突入膀胱内，称"蛇头征"

CT 表现

- 平扫 CT
  - 输尿管末端显示壁薄而且光滑的囊性肿物，

水样密度，病变上游输尿管扩张和肾积水

MR 表现

- T1 加权 /T2 加权
  - 附着于膀胱底部后外壁的大小不等的水样信号的薄壁的囊肿，构成囊内囊征象
- 尿路成像
  - 膀胱三角区边缘光滑的充盈缺损，呈"蛇头征"

超声表现

- 实时动态检查
  - 可用于检出输尿管囊肿、囊肿合并结石及

上尿路梗阻
  - 观察到囊肿随尿液充盈、排出所发生的大小变化

【鉴别诊断】

- 输尿管脱垂
  - 为输尿管入膀胱处有突出物体，但不形成囊状环形结构
- 输尿管憩室
  - 最明显的特点是不突入膀胱腔，而位于膀胱外并突向输尿管的

典型病例

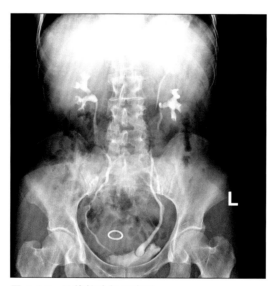

图 4-4-3　X 线静脉肾盂造影
显示：左肾双肾盂、双输尿管，左侧输尿管末端见"蛇头征"

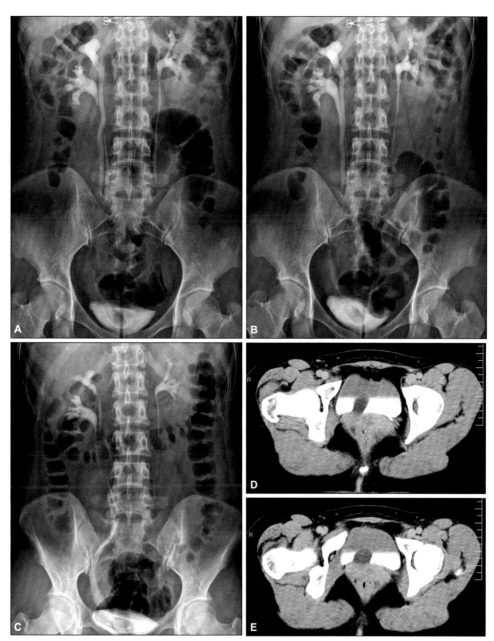

图 4-4-4　右肾盂、输尿管重复畸形，右输尿管下段囊肿
A-C. 为 IVP 示：右侧肾盂、输尿管重复畸形，膀胱内见类圆形充盈缺损，呈 "海蛇头" 状改变。右侧输尿管下段扩张
D-E. 为 CT 示：右侧输尿管下端向膀胱内凸起的类圆形低密影

重点推荐文献

[1] 郭启勇. 实用放射学. 北京：人民卫生出版社，2007: 926.
[2] 刘春梅. B超诊断输尿管囊肿8例. 广州医学院学报，2001，29(2): 81.

（二）输尿管脱垂

【概念与概述】

　　输尿管脱垂（prolapse of ureter）临床罕见

【病理与病因】

一般特征

- 一般发病机制

- 多继发于输尿管膀胱壁内段结石

- 遗传学

　- 遗传学不明

- 病因学

　- 病因迄今尚不清楚

　- 可能由于输尿管发育过长或肌层发育不全，

管壁薄弱和强力收缩，导致管口部脱入膀胱

大体病理及手术所见

- 脱出的输尿管黏膜呈红色

【临床表现】

表现

- 最主要的症状 / 体征
  - 若无引发尿路感染或继发输尿管结石，一般无明显临床症状

疾病人群分布

- 好发年龄与性别不明确

自然病史与预后

- 预后良好

【影像表现】

X 线表现

- 静脉肾盂造影
  - 若合并有膀胱壁内段结石，可显示患侧肾

与输尿管轻度扩张积水和管口部结石阴影

MR 表现

- 本应用报道较少

超声表现

- 实时动态检查
  - 一侧输尿管开口处可见一长带状回声，在膀胱内呈漂浮状
  - 多普勒检查：在带状回声内可见五彩喷尿现象，同侧肾盂及输尿管无积液、扩张

推荐影像学检查

- 最佳影像学检查：超声

【鉴别诊断】

- 输尿管囊肿
  - 输尿管末端在膀胱内呈囊肿样膨出，囊壁菲薄光滑，形态规则，囊内透声好，囊肿随尿液的进出，形成有节律的膨大和缩小

重点推荐文献

王正滨. 泌尿生殖系统疾病超声诊断与鉴别诊断学. 北京: 人民卫生出版社, 2010: 219.

（三）子宫内膜异位

【概念与概述】

子宫内膜异位症（endometriosis uterina）（内异症）是生育年龄妇女的常见病，可以侵犯输尿管而造成梗阻引起肾积水、肾衰竭

【病理与病因】

一般特征

- 一般发病机制
  - 分外生性和内生性
    - 外生性是指输尿管周围组织的子宫内膜异位症
    - 内生性是由于子宫内膜直接异位于输尿管壁本身所致，较外生性少见
- 遗传学
  - 是否遗传不明
- 病因学
  - 苗勒管化生学说（胚胎细胞种植学说），指种植在阴道直肠隔和阴道膀胱隔的腺肌病样结节，输尿管内异症可以是位于阴道直肠隔或者子宫直肠窝的深部内异症的延伸，压迫或者侵犯输尿管形成病变
  - 经血逆流学说，随经血逆流的具有生长功

能的子宫内膜细胞种植于输尿管腹膜表面，浸润、刺激平滑肌及上皮组织增生形成结节，并保留对雌激素刺激的反应作用，反复出血，导致粘连形成和纤维化

- 流行病学
  - 育龄期女性子宫内膜异位症的发病率为 15% ~ 20%，泌尿系受累的比例 1% ~ 2%，而输尿管内异症更为少见

大体病理及手术所见

- 病变以浆膜处最严重，其次为肌层，黏膜层累及少、病变轻

显微镜下特征

- 输尿管浆膜处、肌层内、黏膜下见到典型的子宫内膜腺体和间质，均呈增殖期改变伴间质新鲜出血

【临床表现】

表现

- 最主要的症状 / 体征
  - 腰部不适、腰痛和输尿管梗阻

疾病人群分布

- 年龄
  - 30 ~ 45 岁

- 性别
  - 只发生在女性患者

自然病史与预后

- 输尿管内异症复发率在 5% ~ 15%

治疗

- 药物治疗
  - 输尿管内异症几乎都有严重的纤维增生，对激素药物反应差，单纯药物治疗的价值有限
- 手术治疗
  - 手术以切除病灶、恢复解剖、尽量保留和改善肾功能为主要目的，尽量切除盆腔其他部位内异症病灶以减少复发

【影像表现】

X 线表现

- 静脉肾盂造影
  - 典型病例可见输尿管下段狭窄、迂曲，上段扩张，肾盂积水
  - 对比剂过敏或肾功能不全、不适合 IVP 的患者还可行逆行尿路造影，诊断肾盂输尿管积水敏感度较高、特异度不高，对输尿管狭窄的定位和程度判断比较准确

CT 表现

- 平扫 CT
  - 肿块可为囊实性、实性或囊性，囊内常有分隔，形成多个小囊或实性肿块内常有多个小囊
- 增强 CT
  - 实性部分和分隔可呈轻 - 中度强化，囊性部分不强化

MR 表现

- 本应用报道较少

推荐影像学检查

- 最佳影像学检查：CT

【鉴别诊断】

- 卵巢滤泡囊肿
  - 水样密度，少数出血呈高密度，但其边缘清楚，临床症状和大小不随经期而变化
- 卵巢囊腺瘤和囊腺癌
  - 囊实性肿块，囊壁不规则，常有壁结节，增强扫描实性部分尤其是壁结节明显强化以及腹水、腹膜后淋巴结肿大和肺、肝等转移，肿块进行性增大，其变化和临床症状与经期无相关性

重点推荐文献

张纪军, 马洪顺, 徐子强. 输尿管子宫内膜异位症的诊断与治疗. 实用临床医学, 2006, 7(2): 52-54.

（四）输尿管结石

【概念与概述】

　　输尿管结石（ureteral stone）是尿中晶体沉积所致，绝大多数是由于肾结石落入输尿管后不能继续下行、停留于输尿管

【病理与病因】

一般特征

- 一般发病机制
  - 一般停留于输尿管三处生理狭窄部位：肾盂输尿管连接处、输尿管跨越髂血管处、输尿管进入膀胱处
  - 结石的类型：草酸盐石、尿酸石、磷酸盐石、碳酸盐石、胱氨酸石
  - 15% 的输尿管结石见于输尿管上 1/3 段，约 70% 结石位于输尿管的下段

  - 输尿管结石大多是单侧
- 遗传学
  - 无遗传学特征
- 病因学
  - 主要由于尿液中盐类析出沉淀所致
  - 输尿管 90% 的结石起源于肾

【临床表现】

表现

- 最常见症状 / 体征
  - 临床主要症状是腰痛，约有半数的患者有肾绞痛病史
  - 血尿，80% 患者是镜下血尿

疾病人群分布

- 年龄
  - 主要发生于中年人，儿童、老年不常见，一

般约 70% 发生于 20 ～ 50 岁
- 性别
  - 男性患者比女性患者高，男女比例 4 ∶ 1 ～ 2 ∶ 1

自然病史与预后
- 预后良好

治疗
- ESWL 治疗
- 手术治疗

【影像表现】

X 线表现
- KVB
  - 输尿管结石大多在 X 线平片可显示（图 4-4-5）
- 静脉或逆行尿路造影
  - 可显示结石近端的输尿管扩张和肾积水，并可区别尿路以外的钙化阴影

CT 表现
- 平扫 CT
  - 输尿管结石呈圆形或椭圆形高密度影或软组织密度影，结石以上的输尿管及肾盂扩

张积水（图 4-4-6）

MR 表现
- T2 加权
  - 高信号的尿液中可见低信号的结石影
- 尿路成像
  - 可显示结石梗阻所致的输尿管扩张、积水，结石本身表现的为梗阻端处的低信号影

超声表现
- 实时动态检查
  - 可显示患侧肾窦分离扩张，内为透声好的无回声区，沿扩张的输尿管向下移行扫查，在输尿管无回声区中断的位置，显示伴有声影的强回声团

推荐影像学检查
- 最佳检查法：CT 或超声，KUB 检查作为初查方法

【鉴别诊断】
- 输尿管肿瘤
  - 多见于老年人，增强后强化
- 输尿管纤维化
  - 狭窄范围较长

典型病例

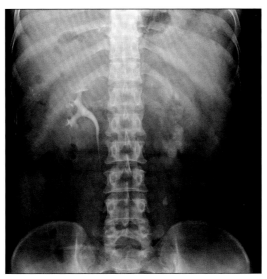

图 4-4-5　输尿管结石
IVP 示：左肾盏扩张，杯口变钝，左肾盂、输尿管未显影。左侧输尿管中段可见高密度影

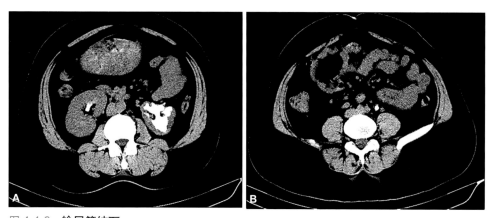

图 4-4-6 输尿管结石
A-B. CT 平扫示：左肾体积变小，肾实质变薄示；左侧输尿管上段可见结石

（王鑫坤　叶慧义）

重点推荐文献

郭启勇. 实用放射学. 北京：人民卫生出版社，2007: 940.

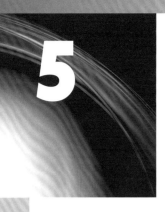

膀胱疾病的影像诊断

第 1 节　膀胱疾病的影像学检查方法

一、X 线平片及造影检查

【检查方法概述】

- 泌尿系统 X 线平片（kidney ureter bladder KUB）
- 静脉尿路造影（intravenous urography/pyelography IVU/IVP）
- 逆行尿路造影（retrograde urography）
  - 逆行肾盂输尿管造影（retrograde pyelography）
  - 逆行膀胱造影（retrograde cystography）
  - 逆行尿道造影（retrograde urethrography）
- 排泄性膀胱、尿道造影（voiding cystourethrography）
- 各种检查方法可单独由于诊断，亦可联合使用

【检查方法操作及应用】

泌尿系统 X 线平片

- 又称为腹平片
- 检查前需服缓泻剂排出肠内气体及粪便
- 检查范围需包括双侧肾区、中下腹部、盆腔
- 患者取仰卧位摄片

静脉尿路造影

- 概念与概述

  静脉尿路造影是指静脉注射对比剂后，对比剂经肾分泌、排泄，使肾实质、集合系统、输尿管、膀胱、尿道依次显影的检查方法
  - 为泌尿系统最基本的检查方法之一
  - 优点：能动态显示全尿路，并粗略反映肾功能
  - 缺点：不能直接显示病变本身
- 适用范围
  - 适应证能引起尿路系统症状和体征的病变

- 禁忌证
  - 对比剂相关禁忌：药物过敏、心肝肾功能不全、甲亢
  - 腹部加压相关禁忌：腹部手术或创伤、腹部较大肿块
  - X 线相关禁忌：妊娠
  - 其他：儿童或老年患者、骨髓瘤、嗜铬细胞瘤等为相对禁忌
- 检查前准备
  - 对比剂
    - 分为离子型和非离子型造影剂
    - 通常成人 60% 泛影葡胺 40 ~ 60ml（1.5 ~ 2ml/kg）
    - 经肘前静脉快速注射
  - 患者
    - 检查前一天清淡饮食，口服缓泻剂
    - 检查前 4 ~ 6 小时空腹
    - 检查前排空膀胱，做药物过敏试验
- 检查技术
  - 压迫双侧输尿管中下 1/3 位置放置压迫带
  - 常规摄片：仰卧位 KUB、注药后 5 分钟片、10 ~ 15 分钟片、20 ~ 30 分钟解除压迫摄片（包括全腹盆腔）
  - 非常规摄片
    - 膀胱透视点片：怀疑膀胱病变，需加照透视下膀胱仰卧、俯卧、左右斜位及病变切线位片
    - 延迟摄片：肾显示不良，根据情况延迟 1 ~ 2 小时摄片

- ■ 排泄性膀胱尿道造影：适于膀胱输尿管反流、膀胱憩室、尿道狭窄、尿道瓣膜等
- 临床应用
  - ○ 肾盂、输尿管、膀胱、尿道病变：结石、感染、肿瘤、先天变异畸形等
  - ○ 腹部其他器官疾病与泌尿系统关系密切者

逆行尿路造影

- 概念与概述

逆行尿路造影是指将导管经膀胱镜逆行插入尿路系统，注入 20%～30% 的泛影葡胺溶液，使得尿路系统显影的技术

- ○ 为泌尿系统最基本的检查技术之一
- ○ 根据临床需要可分为逆行肾盂造影，逆行膀胱造影和逆行尿道造影
- ○ 优点　能在静脉肾盂造影显影不佳的情况下显示尿路病变
- ○ 缺点　具有一定的创伤性
- 适用范围
  - ○ 适应证静脉肾盂造影显影不良或其他检查不能明确诊断的尿路病变
  - ○ 禁忌证
    - ■ 对比剂相关禁忌和 X 线相关禁忌
    - ■ 外伤
    - ■ 感染和（或）窦道瘘管形成者
    - ■ 尿道狭窄
- 检查前准备
  - ○ 对比剂 20%～30% 的泛影葡胺溶液
  - ○ 患者
    - ■ 检查前一天清淡饮食，口服缓泻剂
    - ■ 检查前 4～6 小时空腹
    - ■ 检查前排空膀胱
- 检查技术
  - ○ 逆行肾盂造影
    - ■ 透视下通过膀胱镜将导管插入输尿管口，注入对比剂（每侧 7～10ml）
    - ■ 若集合系统和输尿管显影不良，换用不透光导管插入肾盂，边拔管边注入造影剂
  - ○ 逆行膀胱造影
    - ■ 透视下通过膀胱镜将导管插入膀胱，抽取尿液后注入造影剂充盈膀胱（300～500ml）
  - ○ 逆行尿道造影
    - ■ 通过尿道插入双腔球囊导管，充盈球囊

封闭尿道后向尿道注入造影剂

- 临床应用
  - ○ 膀胱功能评价：膀胱容积测量、膀胱输尿管反流、膀胱残余尿量测量
  - ○ 尿路病变：尿路先天畸形、尿路炎症、结石、肿瘤、梗阻
  - ○ 其他：选择性尿样采集、放置支架、活检、球囊扩张、内镜取石等
- 并发症
  - ○ 逆流
  - ○ 尿路黏膜损伤、穿孔、导管导丝断裂遗留

排泄性膀胱尿道造影

- 概念与概述

进行静脉或逆行尿道造影后，取出导管，嘱患者排尿，排尿过程中多角度对膀胱、尿道或输尿管进行摄片

- 临床应用
  - ○ 膀胱输尿管反流、尿道狭窄、尿道瓣膜和膀胱病变

二、超声检查

【概述】
- 超声检查优点：无创、简便、易行、多角度显示病变，彩色多普勒显示血流
- 膀胱对比良好，结石、积水等征象在超声上典型且易于诊断，适于超声检查

【适应证和禁忌证】
- 各种泌尿系统疾病均为检查适应证
- 超声检查无明确禁忌证

【检查技术】
- 检查前需充盈膀胱
- 以纵向和横向扫查为主
- 部分疾病需配合排尿后检查

三、CT 检查

【概述】
- 泌尿系统较常用的影像学检查方法之一
- 适用于各种膀胱病变
- 有一定 X 射线辐射剂量

【适应证和禁忌证】
- 各种泌尿系统疾病均为检查适应证

- 禁忌证：包括对比剂及 X 线相关禁忌（见静脉尿路造影部分）
- 图像重建及后处理：MPR，CTA，CTU

【检查技术】
- 检查前准备
  - 检查前一天清淡饮食
  - 增强扫描者检查前 4 ~ 6 小时禁食、禁水
  - 检查时膀胱中等程度充盈
- 检查方法
  - 平扫
  - 增强扫描
  - 延迟扫描：注射对比剂后 5 分钟以上，造影剂充盈膀胱

四、MR 检查

【概述】
- MR 通常不作为首选检查
- 相较 CT 优点：软组织分辨力更高且无射线辐射
- MR 多种信号提供更多诊断信息
- 适于其他检查有禁忌（如造影剂过敏）者或不能明确诊断者

重点推荐文献

[1] Kawashima A, Vrtiska T J, LeRoy A J, et al. CT urography[J]. RadioGraphics, 2004, 24(suppl 1): S35-S58.
[2] Leyendecker J R, Barnes C E, Zagoria R J. MR urography: techniques and clinical applications[J]. Radiographics, 2008, 28(1): 23-46.
[3] 徐文坚. 泌尿系统影像诊断学. 北京: 人民卫生出版社, 2003.
[4] 李松年. 中华影像医学泌尿生殖系统卷. 北京: 人民卫生出版社, 2002.
[5] 唐光健. 泌尿生殖系统影像诊断与临床. 北京: 人民军医出版社, 2008.

第 2 节　膀胱畸形

一、膀胱重复畸形

【概念与概述】
　　膀胱重复畸形（bladder duplication）是指具有两个膀胱或膀胱被分隔隔开的先天发育异常

【病理与病因】
一般特征
- 一般发病机制
  - 可分为重复膀胱和膀胱分隔畸形
    - 重复膀胱包括完全重复畸形（complete duplication）和不完全重复畸形（incomplete duplication）
    - 分隔畸形（septal division of bladder）按分隔位置分为矢状位分隔和横行分隔；按分隔长度分为完全分隔和不完全分隔
- 病因学先天发育异常
- 流行病学
  - 较少见
  - 其中完全重复膀胱是最常见的膀胱重复畸形

大体病理及手术所见
- 重复膀胱分隔成分包括黏膜和肌层和（或）腹膜及结缔组织

  - 完全重复膀胱：为两个完全独立的膀胱，拥有各自独立的输尿管和尿道
  - 不完全重复膀胱：两个膀胱室远端部分相连，拥有各自独立的输尿管但仅有一个尿道
- 膀胱分隔畸形分隔成分为黏膜和（或）纤维组织
  - 完全分隔可为矢状位或横行（包括水平位或冠状位），通常每个隔室可有一个输尿管，但仅有一个隔室有一个尿道，因此无尿道的隔室可造成尿液潴留，从而导致同侧尿路积水及肾发育不良
  - 不完全分隔是指黏膜和（或）纤维将膀胱完全分开，两个隔室通常可相通，因此不伴梗阻和肾发育异常
  - "砂钟状"膀胱为膀胱不完全分隔畸形的一致特殊类型，表现为膀胱中部环状收缩，两隔室有交通，输尿管可开口于头侧或尾侧的腔内

【临床表现】
表现
- 完全分隔患者的无尿道隔室侧可见出现尿路积

水及肾发育不良

- 不完全分隔患者通常无症状
- 90% 的完全重复膀胱患者可伴有泌尿系统外畸形，40% 可为胃肠道畸形，另外尚有脊柱畸形，或先天性膀胱 - 直肠瘘、膀胱 - 阴道瘘等，伴有相应畸形者可有相应临床的表现

治疗

- 手术校正畸形是主要的治疗方法

【影像表现】

概述

X 线表现

- X 线平片多无异常发现
- 静脉尿路造影和逆行尿路造影可显示两个相通（不完全重复或分隔）或不相通的膀胱腔；部分无尿道的隔室及其相连输尿管及肾可不显影或显影浅淡

CT 及 MR 表现

- CT 及 MR 尤其是 CTU 和 MRU 技术可清晰显

示膀胱重复畸形的类型及程度

- 可显示相连输尿管、肾盂积水情况
- 通过增强扫描可粗略判定肾功能状况
- CT 和 MR 尚可对腹盆腔有无合并其他畸形作出全面评估

超声表现

- 超声能够从多个切面来确定膀胱重复畸形的程度
- 对腹盆腔其他畸形的显示能力及肾功能的判断能力不及 CT 和 MR

推荐影像学检查

- X 线尿路造影能完整显示尿路系统的连通情况，对畸形的判断有重要的价值
- CT 和 MR 能清晰显示膀胱重复畸形及全面判定肾功能和合并畸形，具有最大的优势
- 超声能够从多个切面来确定重复畸形的程度，但对腹、盆腔其他畸形的显示能力及肾功能的判断能力不及 CT 和 MR

诊断与鉴别诊断精要

- 膀胱重复畸形可分为重复膀胱和膀胱分隔畸形
- 完全分隔患者的无尿道隔室侧可见出现尿路积水及肾发育不良
- 90% 的完全重复膀胱患者可伴有泌尿系统外畸形，40% 可为胃肠道畸形
- 推荐影像学检查包括尿路造影、CT、MR

重点推荐文献

[1] Berrocal T, Loez-Pereira P, Arjonilla A, et al. Anomalies of the Distal Ureter, Bladder, and Urethra in Children: Embryologic, Radiologic, and Pathologic Features[J]. RadioGraphics, 2002, 22 (5): 1139-1164.

[2] 徐文坚. 泌尿系影像诊断学. 北京: 人民卫生出版社, 2003.

[3] 李松年. 中华影像医学泌尿生殖系统卷. 北京: 人民卫生出版社, 2002.

[4] 唐光健. 泌尿生殖系影像诊断与临床. 北京: 人民军医出版社, 2008.

二、膀胱憩室

【概念与概述】

膀胱憩室（bladder diverticula）是膀胱壁局限性薄弱，导致膀胱壁全层或部分层次膨出的一种异常

【病理与病因】

一般特征

- 一般发病机制

- 可分为真性憩室和假性憩室
  - 真性憩室多为先天性，膀胱壁为全层膨出
  - 假性憩室多为膀胱出口持续性梗阻所致，膀胱黏膜自薄弱的肌层间隙膨出所致
- 病因学
  - 先天性或原发性
  - 继发性

- 膀胱出口持续性梗阻
- 手术后憩室
- 特殊综合征（如梅干综合征）的一部分表现
- 流行病学
  - 先天性较少见，在新生儿中发病率 1.7%

大体病理及手术所见

- 与膀胱壁相连的囊袋样突出
- 好发部位：输尿管开口区，膀胱外侧壁及输尿管间嵴
- 大小不等
- 70% 单发，30% 多发

显微镜下所见

- 真性憩室壁包括膀胱黏膜、肌层和浆膜层
- 假性憩室壁包括黏膜和浆膜层

【临床表现】

表现

- 通常无症状
- 合并感染或结石时可表现出相应症状，如尿痛、尿急、血尿、脓尿等
- 部分先天性憩室可合并膀胱输尿管反流

疾病人群分布

- 年龄
  - 先天性憩室多发生于幼儿
  - 继发性憩室可发生于任何年龄
- 性别
  - 先天性憩室男性发病率略高于女性

病程及预后

- 本病大部分良性，预后较好
- 约 2%～10% 膀胱憩室可发生恶性肿瘤

治疗

- 无症状的憩室可无需治疗
- 若憩室造成膀胱输尿管反流则需手术治疗
- 合并感染时需抗感染治疗
- 由于憩室内有发生膀胱癌的潜在风险，部分外

科医生提倡预防性憩室切除

【影像表现】

X 线表现

- 常见检查方法包括静脉尿路造影、逆行尿路造影和排泄性膀胱造影
- 造影片上憩室通常表现为输尿管开口旁单发或多发囊袋样突出（图 5-2-1）
- 排空相憩室内可见造影剂残留
- 部分憩室颈部闭塞，无造影剂填充，造影片不能显示

CT 及 MR 表现

- 可显示为与膀胱相连的囊性病变，通常囊内为水样密度/信号。（图 5-2-2、图 5-2-3）
- 颈部闭塞的憩室，表现为与膀胱相连的边缘清晰的囊性肿物，可见推压周边组织器官
- 憩室内结石在 CT 上为高密度在 MR 上通常 T1WI 和 T2WI 均表现为低信号
- 合并感染时可见壁增厚，模糊，周边条索影，憩室内液体密度/信号亦可见改变
- 憩室内合并肿瘤时可见息肉样软组织结节或壁不均匀增厚等相应征象

超声表现

- 圆形或椭圆形与膀胱相连的无回声囊性病变
- 合并结石、感染、肿瘤亦可有相应表现

推荐影像学检查

- X 线造影为首选检查
- CT、MR 和超声对于颈部狭窄闭塞的憩室或合并感染、结石、肿瘤的憩室能提供更多的诊断信息

【鉴别诊断】

- 膀胱憩室需与"膀胱耳"鉴别
  - 膀胱耳是幼儿时期膀胱向两侧突入发育过大的腹股沟管所形成的一种改变，通常随年龄增大可好转消失

诊断与鉴别诊断精要

- 可分为真性憩室和假性憩室
- 好发部位：输尿管开口区，膀胱外侧壁及输尿管间嵴
- X 线造影为首选检查，表现为输尿管开口旁单发或多发囊袋样突出
- CT、MR 和超声对于颈部狭窄闭塞的憩室或合并感染、结石、肿瘤的憩室能提供更多的诊断信息

典型病例

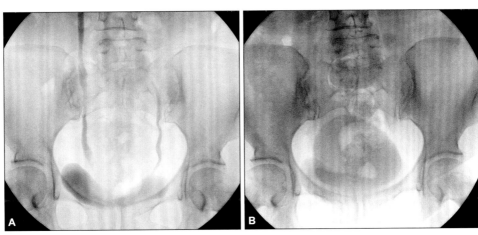

图 5-2-1 膀胱憩室
A-B. 为 IVP 示：输尿管开口旁囊袋状影，与膀胱相通
（图片提供：福建省妇幼保健院影像科周作福、林开武）

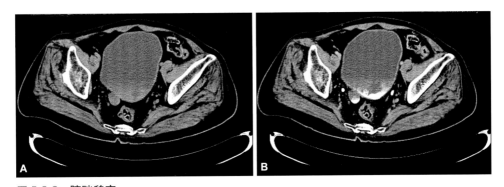

图 5-2-2 膀胱憩室
CT 轴位图像：A. 平扫 B. 延迟期示：膀胱后壁见囊袋状突起，内呈液体样密度，延迟期对比剂逐渐充填
（图片提供：山东省医学影像所）

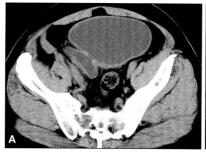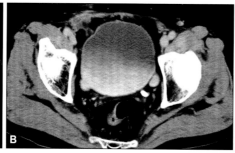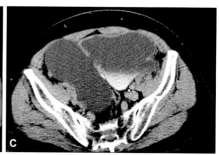

图 5-2-3　膀胱憩室
A-C. CT 轴位图像示不同形态的膀胱憩室（图片提供：广州市第一人民医院）

重点推荐文献

[1] Berrocal T, Loez-Pereira P, Arjonilla A, et al. Anomalies of the Distal Ureter, Bladder, and Urethra in Children: Embryologic, Radiologic, and Pathologic Features[J]. RadioGraphics, 2002, 22 (5): 1139-1164.

[2] 高兴汉. 万敏, 赵春林等. 膀胱憩室CT诊断. 实用放射学杂志, 2002, 18(9): 795-797.

[3] 徐文坚. 泌尿系统影像诊断学. 北京. 人民卫生出版社, 2003.

[4] 李松年. 中华影像医学泌尿生殖系统卷. 北京: 人民卫生出版社, 2002.

[5] 唐光健. 泌尿生殖系统影像诊断与临床. 北京. 人民军医出版社, 2008.

三、脐尿管异常

【概念与概述】

　　脐尿管发育自尿生殖窦的前上部分，是胚胎时期连接膀胱与尿囊的管道，正常情况下出生后应闭锁，部分患者出现脐尿管部分或完全未闭称为脐尿管异常（urachal anomalies）

【病理与病因】

一般特征

- 一般发病机制
  - 可分为脐尿管完全未闭和部分未闭
    - 脐尿管完全未闭指自脐尿管脐部至膀胱全程相通（即脐尿管瘘）约占全部脐尿管异常的 50%
    - 部分未闭又分为脐尿管上段部分未闭（即脐尿管窦道），约占 15%；脐尿管下段未闭（即脐尿管憩室），占 3%～5%；脐尿管中段未闭（即脐尿管囊肿），约占 30%
  - 可合并低位尿道梗阻畸形或腹壁发育畸形
- 病因学
  - 先天发育异常

大体病理及手术所见

- 连接脐与膀胱顶壁的管道样结构
- 可表现为囊状扩张，内含液体
- 合并感染时可见壁增厚、肿胀

【临床表现】

表现

- 脐尿管瘘和脐尿管窦道可表现为
  - 脐部流水、流脓或漏尿
  - 腹部加压时排液量增加
- 脐尿管囊肿
  - 病变小时可无症状
  - 病变大时临床可触及下腹部包块
  - 合并感染时可出现发热、局部疼痛
- 脐尿管憩室通常无症状，合并感染可出现相应症状

疾病人群分布

- 年龄
  - 脐尿管瘘和脐尿管窦道由于症状典型通常发现较早
- 性别
  - 男性发病率约为女性 2 倍

病程及预后

- 本病良性，预后较好

治疗

- 脐尿管瘘和脐尿管窦道常需手术治疗
- 合并感染的脐尿管病变，需进行抗感染治疗
- 由于残留的脐尿管任何部分均可发生癌变，因此，部分外科医生提倡对各类先天性脐尿管异常均应手术切除

【影像表现】

X 线表现

- 膀胱造影通常可逆行显示脐尿管瘘，经脐注射造影剂亦可见脐尿管和膀胱显影，均可明确诊断
- 脐尿管憩室在膀胱造影可显示为膀胱前顶部与膀胱相连的囊袋样突起
- 脐尿管窦道和脐尿管囊肿通常 X 线片及膀胱造影无异常发现

CT 及 MR 表现

- 可清晰显示脐尿管囊肿及脐尿管憩室，脐尿管窦道和脐尿管瘘如未合并感染或未扩张时显示较为困难
- 脐尿管囊肿可表现为脐尿管走行区囊性病变，边界清晰，通常位于脐尿管远侧 1/3，囊肿较大者可压迫周围器官
- 合并感染的脐尿管病变，可见脐尿管走行区病变，边缘模糊不清，可见环形强化

超声表现

- 可多角度显示病变，对脐尿管异常的显示有优势
- 脐尿管自脐部至膀胱走行由浅及深，应注意更换探头以更佳显示病变

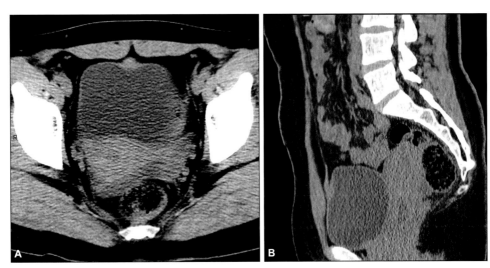

图 5-2-4　脐尿管残留
CT 平扫 A. 轴位 B. 矢状位。示：脐至膀胱前上壁之间可见条索影，至膀胱前上方稍增厚

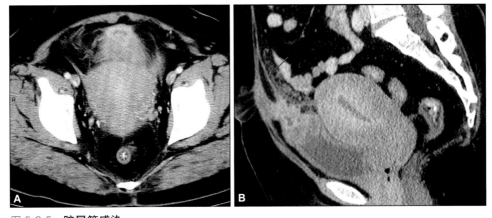

图 5-2-5　脐尿管感染
CT 强化 A. 轴位 B. 矢状位。示：膀胱前上方可见不规则软组织密度影，密度不均匀，边界不清楚，周边见多发斑片条索影，呈中等程度强化，向前侵及腹膜和腹壁，向上可见条索沿前腹壁走行（箭示），为残存脐尿管结构

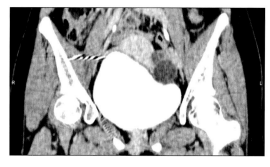

图 5-2-6　脐尿管囊肿
CT 增强延迟期。冠状位重建示：脐尿管走行区一囊性病变，边界清晰

- 脐尿管窦道和脐尿管瘘可表现为与脐部相连沿中线向下走行的管道样结构，部分可见液体回声影
- 脐尿管憩室显示为与膀胱前顶部与之连通的囊性病变

推荐影像学检查

- X 线造影和超声为首选检查
- CT、MR 对于合并感染、肿瘤的病变能提供更多的诊断信息

【鉴别诊断】

- 脐尿管囊肿需与腹腔其他囊性病变如阑尾囊肿、卵巢囊肿、中肾旁管囊肿相鉴别，根据脐尿管囊肿的典型位置可明确诊断
- 脐尿管瘘应与卵黄管未闭鉴别，从腹部瘘口注入造影剂，若膀胱显影提示为脐尿管瘘，若小肠显影则提示卵黄管未闭
- 脐尿管炎症需与脐尿管肿瘤鉴别，根据临床症状发热、疼痛等病史，及肿块周边炎性反应、渗出等影像学表现可大致鉴别

诊断与鉴别诊断精要

- 可分为脐尿管瘘、脐尿管窦道、脐尿管囊肿、脐尿管憩室四种发育异常
- X 线造影和超声为首选检查
- CT、MR 对于合并感染、肿瘤的病变能提供更多的诊断信息

重点推荐文献

[1] 吕信笑, 陈苏兰, 钟小苹等. 彩色多普勒超声在不同类型脐尿管疾病诊断中的价值. 现代泌尿外科杂志, 2009, 14(5): 364-365.

[2] Wong You-Cheong, Paula J W, Maria A M, et al. Inflammatory and Nonneoplastic Bladder Masses: Radiologic-Pathologic Correlation[J]. Radiographics, 2006, 26(6): 1847-1868.

[3] Wong You-Cheong, Paula J W, Maria A M, et al. Neoplasms of the Urinary Bladder: Radiologic-Pathologic Correlation[J]. Radiographics, 2006; 26(2): 553-580.

第 3 节　膀胱炎性病变

【概念与概述】

　　膀胱向上与输尿管、肾相连，下经尿道与体外相通，因此常可受到各种体内外因素导致膀胱炎性病变

- 膀胱炎的诊断主要依据临床表现和膀胱镜
- 影像学作为辅助诊断方法，可显示引起膀胱炎的潜在病因及并发症

- 根据不同的标准，膀胱炎有不同的分类
  - 急性膀胱炎和慢性膀胱炎
  - 感染性膀胱炎和非感染性膀胱炎
  - 原发性膀胱炎和继发性膀胱炎

【病理与病因】

一般特征

- 病因学

○ 感染：细菌性膀胱炎、真菌性膀胱炎、特殊感染（如结核分枝杆菌和血吸虫感染）
○ 化学性膀胱炎（包括环磷酰胺等药物和酸类化学制剂等）
○ 物理性膀胱炎（主要为放射性膀胱炎）
○ 结石
○ 梗阻
○ 其他：外伤，长时间导尿等

大体病理及手术所见
● 急性炎症主要表现为黏膜充血、水肿、出血和浅溃疡
● 慢性炎症主要表现为膀胱壁一致性增厚，容积变小，多发憩室和小梁
● 放射性膀胱炎者溃疡通常较深，部分病例可见膀胱穿孔

【临床表现】
表现
● 急性膀胱炎
○ 尿频、尿急、尿痛
○ 偶可出现血尿、脓尿
○ 偶可出现耻骨上区压痛
○ 全身症状可较轻
○ 尿常规及尿培养阳性
● 慢性膀胱炎
○ 多由急性膀胱炎反复发作而来
○ 病程长，症状时轻、时重
○ 尿常规及尿培养阳性
○ 常伴有结石、梗阻或肾盂输尿管炎症
病程及预后
● 本组疾病为良性病变
● 并发症
○ 膀胱输尿管反流
○ 输尿管、肾盂积水、膀胱挛缩、膀胱窦道、瘘
治疗
● 消除结石、梗阻及慢性刺激因素
● 正规抗感染治疗

【影像表现】
X 线表现
● 急性病例 X 线造影片无异常表现
● 慢性病例造影可见
○ 膀胱体积缩小
○ 多发憩室所致囊袋样改变

○ 小梁增粗所致条状结节状充盈缺损，通常边缘清楚光整
○ 部分血吸虫性膀胱炎膀胱壁弧形钙化
● 部分病例可见膀胱内结石，前列腺增大所致膀胱颈部弧形充盈缺损
● 部分病例可见合并肾盂输尿管反流、输尿管积水等

超声表现
● 急性膀胱炎通常无明显异常，部分病例膀胱层次显示不清楚
● 慢性病例可见膀胱体积缩小，壁增厚，多发憩室和小梁增粗
● 部分病例可见膀胱内结石、前列腺增大

CT 及 MR 表现
● 与超声表现一致
● CT 对钙化的显示更为敏感
● 增强扫描 急性期膀胱壁可见较明显强化，慢性期纤维增生为主，强化程度减低
● 对膀胱炎的潜在病因（结石、梗阻因素）和并发症（输尿管积水、膀胱瘘、窦道）的显示优于 X 线和超声

【特殊类型膀胱炎】
气肿性膀胱炎
● 概念
○ 气肿性膀胱炎（emphysematous cystitis）是由产气菌感染所致的膀胱炎，病原菌包括大肠埃希杆菌、产气杆菌、假丝酵母菌等
● 特点
○ 多见于糖尿病患者
○ 膀胱壁炎症并膀胱壁、膀胱腔内积气，气体偶可进入膀胱周围间隙
● 影像表现
○ X 线平片可见沿膀胱内缘的小圆形低密度气体影，气体较多时可见膀胱腔内液气平面
○ CT 较 X 线平片显示更加清晰，能显示更少量的气体
间质性膀胱炎
● 概念
○ 间质性膀胱炎（interstitial cystitis）是一种慢性进行性加重的膀胱功能紊乱综合征，又称为膀胱间质纤维化或 Hunner 溃疡
● 病因不明，感染、免疫系统及神经内分泌系统功能异常者发病率较高

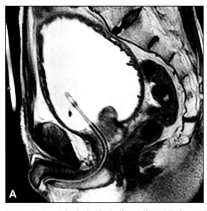 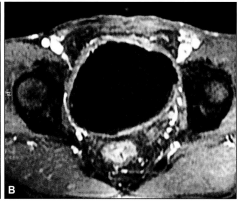 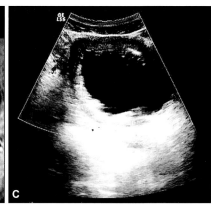

图 5-3-1 膀胱炎伴上皮不典型增生（膀胱置管导尿后）
A. T2WI 脂肪抑制矢状位示：膀胱壁较均匀增厚，壁外光整，前列腺肥大；B. T1WI 增强脂肪抑制轴位示：膀胱壁均匀增厚，强化不明显；
C. 二维灰阶超声示：膀胱壁弥漫较均匀增厚

- 特点
  - 本病以黏膜变薄、小溃疡、瘢痕形成为特征
  - 镜下可见黏膜下层炎性细胞浸润及纤维组织增生
  - 多发生于膀胱前壁和顶部
  - 临床表现为尿频、尿急和盆腔疼痛，与尿

液排空有关的盆腔疼痛为其特征性表现
  - 尿培养和活检无细菌感染证据
- 影像表现
  - 与慢性膀胱炎类似
  - 膀胱壁增厚，容积缩小、黏膜面不规则等

诊断与鉴别诊断精要

- 膀胱炎的诊断主要依据临床表现和膀胱镜
- 影像学作为辅助诊断方法可显示潜在病因和并发症
- 气肿性膀胱炎有特殊表现

重点推荐文献

[1] 何雅琴. 超声诊断霉菌性膀胱炎一例报告. 青海医药杂志 2006, 36(7): 32.

[2] Wong You-Cheong, Paula J W, Maria A M, et al. Inflammatory and Nonneoplastic Bladder Masses: Radiologic-Pathologic Correlation[J]. Radiographics, 2006, 26(6): 1847-1868.

[3] 侯振亚, 宁志远, 朱天照等. 膀胱炎性假瘤的临床与影像学评价. 实用放射学杂志, 2006, 22(11): 1422-1423.

[4] 周成, 谢立平, 秦杰等. 膀胱炎性肌成纤维细胞瘤的诊断与治疗. 中华泌尿外科杂志, 2010, 31(4): 276-278.

第4节 膀胱增生/化生/不典型增生性非肿瘤性病变

【概念与概述】

　　膀胱尿路上皮具有多方向分化的生物学潜能。在炎症、刺激或致癌原作用下尿路上皮细胞可发生增生、化生、不典型增生和肿瘤性增生等多种改变。本节即对包括增生、化生、不典型增生等非肿瘤性改变进行讨论

- 增生（hyperplasia）是指上皮层次增多而无细

胞核或结构异常
  - 包括布朗上皮巢、囊性膀胱炎和内翻性乳头状瘤
    - 布朗上皮巢（nest of von Brunn）为移行细胞上皮基底层细胞向深层增殖形成，约89%的正常膀胱存在布朗上皮巢
    - 囊性膀胱炎（cystitis cystica）为布朗上皮

巢经嗜酸性液化演变而成，约60%正常膀胱可见囊性膀胱炎改变

- 内翻性乳头状瘤（inverted papilloma of bladder）为膀胱炎症或膀胱出口梗阻所致，表现为正常尿路上皮簇状向膀胱纤维血管间质内生长

- 化生（metaplasia）是指组织从一种正常类型向另一种正常类型的转化
  - 包括鳞状化生、腺性化生和肾源性腺瘤
    - 鳞状化生是最常见的化生，尿路上皮被成熟的鳞状上皮取代
    - 腺性化生为尿路上皮转化为腺上皮，这些上皮具有分泌黏液的功能，亦称为腺性膀胱炎
    - 肾源性腺瘤是一种罕见化生，化生的上皮呈立方形或扁平状，形成乳头和管状结构外观酷似原始肾小管，故此得名
- 不典型增生（atypical hyperplasia）是上皮细胞已有异常增生但尚未达到癌的阶段，是一种介于正常上皮和原位癌之间的增生性病变
  - 通常分为轻、中、重度不典型增生
  - 特殊类型的不典型增生：膀胱白斑和腺性膀胱炎伴不典型增生
    - 膀胱白斑：鳞状化生进一步发展细胞呈不典型或异型增生
    - 腺性膀胱炎进一步发生不典型增生时是腺癌的癌前病变

【病理与病因】

一般特征

- 病因学
  - 感染：非特异性病原菌感染，血吸虫感染，结核分枝杆菌感染
  - 结石
  - 外伤，手术，放射治疗
  - 其他
    - 内翻性乳头状瘤常与膀胱出口梗阻有关
    - 腺性膀胱炎常见于膀胱外翻和血吸虫感染的患者

大体病理及手术所见

- 大部分肉眼无明显异常
- 部分可见黏膜局限性隆起，或局部黏膜颜色改变（白斑）
- 部分可表现为膀胱腔内息肉样结节或宽基底膀胱壁增厚，与膀胱肿瘤肉眼无法分辨

【临床表现】

表现

- 无典型临床表现
  - 常表现为排尿刺激症状
  - 偶可出现血尿、排尿困难

病程及预后

- 本组疾病为良性病变
- 部分不典型增生可进展为膀胱原位癌，浸润癌

治疗

- 消除感染、结石、梗阻及慢性刺激因素
- 经膀胱电切＋灌注化疗

【影像表现】

X线表现

- 部分病例X线片无异常
- 部分病例可见膀胱内结石、前列腺增大所致膀胱颈部弧形充盈缺损
- 部分病例造影可见膀胱内乳头状、结节状、肿块状充盈缺损、膀胱壁不规则等，与膀胱肿瘤难以鉴别

超声表现

- 部分病例可无异常表现
- 部分可表现为膀胱腔内乳头状、结节状、肿块或弥漫性病变（图5-4-1A）
- 膀胱肌层多未见受累，膀胱壁外层光整

CT及MR表现

- 与超声表现一致
- 平扫可表现正常，或膀胱腔内乳头状、结节状、肿块或弥漫性病变
- 增强扫描时可呈轻度强化
- MR的软组织分辨率高于CT，对膀胱侵犯深度判断更为准确
- 膀胱肌层多无受累表现，壁周脂肪间隙清晰
- 盆腔无转移肿大淋巴结

【鉴别诊断】

肿瘤

- 膀胱癌
  - 形态：膀胱癌病灶表面更不规则
  - 侵犯深度：膀胱癌可侵达膀胱肌层及膀胱外
  - 强化：膀胱癌强化更明显
  - 转移：膀胱癌可见淋巴结及远处转移

【特殊类型病变】

内翻性乳头状瘤

- 一般特征
  - 病变多为孤立性

- 发病率小于尿路上皮肿瘤的 1%
- 发病年龄范围较广，10～94 岁，60～70 岁高发
- 男女发病比例为 4～5：1
- 临床表现
  - 多数患者有血尿症状
  - 部分患者由于肿瘤位于膀胱颈部可出现尿路梗阻症状
- 病理所见
  - 大体病理：表面光滑、有蒂或无蒂的息肉样病变，多数直径 <3cm
  - 镜下所见
    - 由正常或轻微不典型的细胞组成
    - 内生性生长方式，被覆正常尿路上皮
    - 可达膀胱固有层，不累及膀胱肌层
    - 可伴鳞状化生或神经内分泌分化，核分裂象罕见
- 治疗、病程及预后
  - 良性病变
  - 复发率 <1%
- 影像表现
  - 多为单发病变
  - 静脉尿路造影可表现为边界清晰的结节样充盈缺损
  - CT 及 MR 表现为凸向膀胱腔的单发结节，边界清楚、光整，相连膀胱壁无明显增厚，增强扫描呈中等程度较均匀强化（图 5-4-1B）

腺性膀胱炎
- 一般特征
  - 可发生于任何年龄，甚至是尿路感染的儿童亦可发生
  - 男性发病率稍高
  - 常继发于慢性刺激（如感染、结石、尿道梗阻、肿瘤等）
- 临床表现
  - 常表现为尿路刺激症状（尿频、尿急、排尿困难、血尿）
  - 在极少数情况下尿液中可见黏液
- 病理所见
  - 大体病理
    - 膀胱颈部和三角区多见
    - 通常表现为鹅卵石样凸起，亦可表现为乳头状或息肉样肿物
  - 镜下所见
    - 其上皮为化生的腺上皮，呈立方状或柱状
    - 形成小囊或小肠腺体样结构，可分泌黏液
    - 伴有不典型增生或肌层侵犯时，应警惕恶变
- 治疗、病程及预后
  - 治疗
    - 部分可通过解除刺激因素及抗感染治疗良性病变
    - 部分需行膀胱部分切除手术，严重者需膀胱全切手术治疗

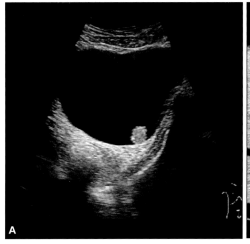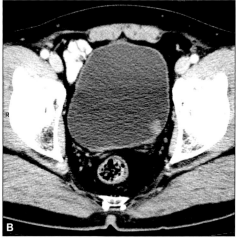

图 5-4-1　内翻性乳头状瘤
A. 灰阶二维超声示：膀胱左后壁结节、边界清楚，凸向膀胱腔内生长、回声均匀，相连膀胱壁未见受侵征象 B. CT 强化轴位示：膀胱左后壁结节，边界清楚，形态规则，呈中等程度较均匀强化

- 因有恶变可能，治疗后应严密监视、随诊
- 影像表现
  - 有多种不同表现（图5-4-2）
    - 膀胱壁局限或弥漫性增厚，最为常见
    - 膀胱肿物
    - 膀胱乳头或息肉样病变

- 静脉尿路造影可见膀胱壁不规则或充盈缺损
- CT和MR表现为膀胱壁局限或弥漫性增厚，亦可表现为凸向膀胱腔的结节或肿物，增强扫描强化程度与正常膀胱壁接近或稍高
- 影像表现与膀胱癌类似，确诊需依靠膀胱镜检

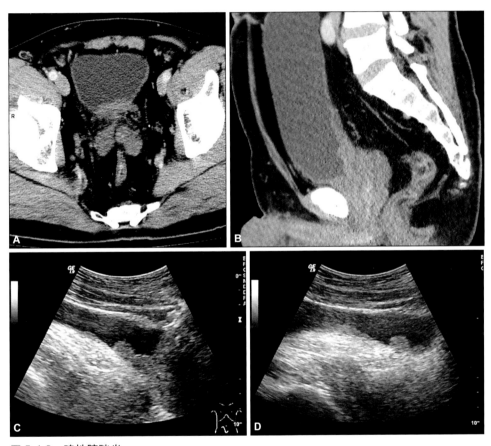

图5-4-2　**腺性膀胱炎**
CT强化。A. 轴位；B. 矢状位示：膀胱三角区局限性不均匀增厚，并形成结节凸向膀胱腔内，病变与相连膀胱壁逐渐移行，增强扫描呈轻-中度欠均匀强化；C-D 二维灰阶超声示：病变区呈稍低回声，形态不规则

诊断与鉴别诊断精要

- 膀胱增生/化生/不典型增生为尿路上皮对炎症、刺激或致癌原的反应性改变
- 部分可进展为癌前病变
- 影像学表现不典型，需病理确诊

重点推荐文献

[1] 董国胜. 膀胱肿瘤. 北京: 人民卫生出版社, 2007.

[2] 徐文坚. 泌尿系统影像诊断学. 北京: 人民卫生出版社, 2003.

[3] 李松年. 中华影像医学泌尿生殖系统卷. 北京: 人民卫生出版社, 2002.

第 5 节　膀胱肿瘤

一、良性肿瘤

（一）平滑肌瘤

【概念与概述】

　　膀胱平滑肌瘤（bladder leiomyoma）是最常见的膀胱良性肿瘤，为膀胱非上皮细胞性肿瘤的一种

【病理与病因】

一般特征

- 一般发病机制
  - 以膀胱三角区及两侧壁为多发
  - 可分为黏膜下型、浆膜下型、壁间型 3 种
    - 黏膜下型占 63%
    - 浆膜下型占 30%
    - 壁间型占 7%
- 流行病学
  - 虽为膀胱最常见的良性肿瘤，仍相对少见，约占全部膀胱肿瘤的 0.4%

大体病理及手术所见

- 膀胱平滑肌瘤的瘤体常呈圆形或椭圆形
- 向腔内、外生长
- 对周围器官仅表现为压迫改变
- 肿瘤表面黏膜光滑

【临床表现】

表现

- 常表现为排尿梗阻、排尿刺激症状，偶可出现血尿、下腹痛及腹部包块，部分患者可无症状
  - 黏膜下型
    - 多位于膀胱颈部
    - 临床症状出现较早，以膀胱刺激症状及排尿梗阻为主要表现
    - 症状严重者可出现压力性尿失禁，甚至因膀胱出口梗阻导致输尿管反流，引起梗阻性肾衰竭
  - 浆膜下型
    - 位于膀胱顶部肿瘤，肿块较大，向盆腔凸出
    - 一般临床症状出现较晚，以下腹痛及腹部包块为主要表现
    - 病变与周围组织关系密切，不易确定肿瘤来源器官

- 壁间型
  - 常出现肉眼血尿

疾病人群分布

- 年龄
  - 可发生于任何年龄，30 ~ 50 岁较常见
- 性别
  - 女性发病率略高于男性

病程及预后

- 手术即可根治肿瘤，愈后良好

治疗

- 手术是治疗膀胱平滑肌瘤的主要手段
- 膀胱部分切除术、肿瘤剜除术及经尿道膀胱肿瘤切除（TURBt）是常用的术式
  - 肿瘤剜除术及膀胱部分切除术适用于较大的广基肿瘤
  - 如果肿块较大，向膀胱外凸出明显，与周围组织粘连严重，必要时也可以一并切除，以根治肿瘤
  - TURBt 一般适合于较小或有蒂的肿瘤
  - 对较小无症状的平滑肌瘤明确诊断后，也可暂不手术，严密随访

【影像表现】

X 线表现

- 静脉尿路造影可见表现为边界清楚的弧形、半圆形或类圆形充盈缺损

超声表现

- 超声能够从多个切面来确定肿块在黏膜下的位置、生长部位以及与周围组织的关系
- 腔内超声诊断膀胱平滑肌瘤更为准确
- 超声常见表现为边界清楚的圆形或椭圆形低回声肿物，有光滑连续的包膜回声（图 5-5-1）
- 彩色多普勒显示肿瘤血流不丰富或有少许血流

CT 表现

- 平扫可见类圆形软组织密度肿块影，膀胱充盈时肿块多突向腔内
- 肿块多数边界均清晰、完整，密度均匀，体积较大时中央可见坏死
- 膀胱壁无浸润表现，膀胱壁走行柔和、自然，且壁周脂肪间隙清晰
- 增强扫描时可呈轻、中等强化或无强化（图 5-5-2）

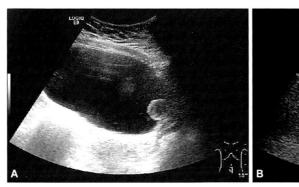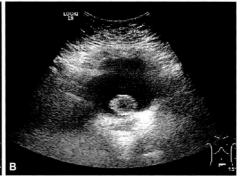

图 5-5-1 **膀胱平滑肌瘤**
A-B.二维灰阶超声示：膀胱尿道口处圆形结节，边界清楚，回声均匀

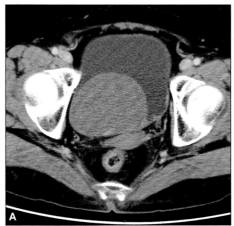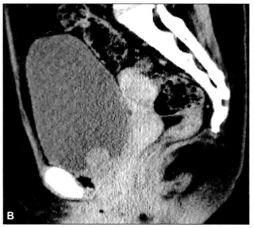

图 5-5-2 **膀胱平滑肌瘤**
A. 为 CT 增强轴位示：膀胱右后壁椭圆形肿物，凸向膀胱腔，边界清楚，密度均匀，呈轻 - 中度强化
B. 为 CT 增强矢状位示：膀胱尿道口处圆形结节，边界清楚，密度均匀，呈中度程度强化

MR 表现

- 肿瘤呈圆形或椭圆形，边界清楚、光滑
- 肿瘤信号与肌肉信号一致，即 T1WI 和 T2WI 均呈较低信号，具有特征性
- 当膀胱平滑肌瘤的瘤体较大时，可因坏死、囊变而导致信号不均匀，但主体信号仍为肌肉信号
- 增强扫描表现与 CT 一致

推荐影像学检查

- CT 对于显示膀胱肿瘤的生长位置及良恶性鉴别有较大的作用，但明确诊断仍有赖于病理检查
- CT 对手术前估计肿瘤的大小、部位及外侵情况有一定的作用
- 超声能够从多个切面来确定肿块在黏膜下的位置、生长部位以及与周围组织的关系，优于 CT，腔内超声诊断膀胱平滑肌瘤更为准确
- 膀胱平滑肌瘤最为特征性的表现是 MRI 检查中 T1WI 和 T2WI 均呈较低信号

【鉴别诊断】

肿瘤

- 膀胱癌
  - 呈带蒂或广基向腔内突入的肿块或膀胱壁呈弥漫性局限性增厚
  - 壁周脂肪间隙受侵犯而变模糊
  - 膀胱癌 T1WI 上的信号往往比肌肉的信号强度高，侵及膀胱壁时 T2W1 上显示正常膀胱壁的低信号带断续，代之以原发肿瘤的高信号
- 膀胱嗜铬细胞瘤
  - 嗜铬细胞瘤在 T2W1 上呈中高信号，与膀胱平滑肌瘤的低信号不同
  - 嗜铬细胞瘤有血压升高等一系列较为特殊的临床症状
- 膀胱横纹肌肉瘤多见于幼儿
- 平滑肌肉瘤形态不规则

诊断与鉴别诊断精要

- 肿瘤边界较其他肿瘤清晰，密度较其他肿瘤均匀
- 强化程度不如其他肿瘤，CT 和 MRI 增强扫描时呈轻、中等强化或无强化，超声检查显示血流不丰富或有少许血流
- 其最为特征性的表现是 MRI 检查中 T1 WI 和 T2 WI 图像均呈较低信号

重点推荐文献

[1] 王磊, 谢进东, 苏劲等. 膀胱良性肿瘤30例的诊断及治疗. 医学信息, 2010, 23(9): 3477-3478.
[2] 张连宇, 戴景蕊. 膀胱非上皮性肿瘤的影像学表现. 中华肿瘤杂志, 2009, 31(5): 384-387.
[3] Wong You-Cheong, Paula J W, Maria A M, et al. Neoplasms of the Urinary Bladder: Radiologic-Pathologic Correlation[J]. RadioGraphics, 2006, 26(2): 553-580.
[4] 卢东霞, 张凤翔, 张芳等. 膀胱巨大平滑肌瘤MRI诊断1例. 实用医学影像杂志, 2007, 8(6): 395.
[5] 李维刚. 膀胱平滑肌瘤的CT诊断(附2例报告). 医学信息, 2010, 5: 1314-1315.
[6] 吴媛媛. 超声诊断膀胱平滑肌瘤1例. 临床超声医学杂志, 2008, 10(3): 177.

（二）嗜铬细胞瘤

【概念与概述】

　　膀胱嗜铬细胞瘤（pheochromocytoma of bladder）是一种相对少见的肿瘤，起自膀胱壁内的副交感神经节细胞

【病理与病因】

一般特征

- 一般发病机制
  - 肿瘤起源于膀胱逼尿肌内副交感神经链
  - 可发生于膀胱的任何部位
- 遗传学
  - 多为散发病例，但可见于一些家族遗传性综合征，如神经纤维瘤病、von Hippel-Lindau 综合征、Sturge-Weber 综合征、结节性硬化和多发性内分泌腺瘤
- 流行病学
  - 嗜铬细胞瘤较少发生于膀胱
  - 约占全部膀胱肿瘤的 0.1%，占全身副神经节细胞瘤的 1%

大体病理及手术所见

- 圆形，有包膜
- 切面棕黄色，实性，细腻均匀

显微镜下所见

- 镜下观察细胞大多边形、胞浆丰富、核圆，瘤细胞呈片状细胞球样排列

【临床表现】

表现

- 部分患者并无典型的临床表现
- 约有 50% 的膀胱嗜铬细胞瘤表现出典型的临床症状
  - 具有嗜铬细胞瘤与膀胱肿瘤的双重症状
  - 排尿过程中或者排尿后几分钟出现心悸、头晕或出汗
  - 有时按压下腹部或行妇科双合诊检查时，亦可诱发类似症状
  - 肿瘤位于三角区时可伴有排尿困难，用力排尿更易诱发高血压
  - 大多数患者可有镜下血尿，极少数可见肉眼血尿

实验室检查

- 尿 24 小时香草扁桃酸、放射免疫法血、尿儿茶酚胺（尤其是去甲肾上腺素）可见异常

疾病人群分布

- 年龄
  - 年龄范围分布较广，可见于 10～78 岁
- 性别
  - 女性发病率高于男性

病程及预后

- 5%～18% 可表现出恶性肿瘤生物学行为

治疗

- 手术切除

【影像表现】

X 线表现

- 静脉尿路造影可见表现为边界清楚的弧形、半圆形或类圆形充盈缺损

CT 表现

- 常表现为密度均匀的实性结节，病变通常位于黏膜下
- 可有分叶，边界清楚
- 可见坏死及出血，但相对少见
- 增强扫描呈明显强化（图 5-5-3）
- 有报道肿物周边环形钙化对膀胱嗜铬细胞瘤有较强的提示意义

MR 表现

- T1 加权像上通常呈低信号
- T2 加权像上呈中高信号
- 增强扫描呈明显强化

超声表现

- 肿瘤形态呈圆形或椭圆形，突向膀胱腔，表面光整
- 回声均匀，低回声
- 血流丰富，呈网状
- 位于膀胱黏膜下，黏膜连续

放射性核素表现

- I^{131}MIBG 是标记有放射性碘的肾上腺能神经

阻滞剂，静脉注射 I^{131}MIBG 后正常肾上腺髓质不显像，而病灶可见明显放射性浓聚

- I^{131}MIBG 可对嗜铬细胞瘤同时作出定性和定位诊断
- 有报道 F^{18}fluorodopamine 可能在转移淋巴结的判断方面优于 I^{131}MIBG

推荐影像学检查

- MR 具有更高的组织分辨力，定位诊断略优于 CT

【鉴别诊断】

肿瘤

- 膀胱癌
  - 多数为移行上皮来源
  - 表现为自膀胱壁突入腔内的软组织密度肿块
  - 常位于膀胱侧壁和三角区
  - 肿块大小不等，呈结节、分叶、不规则或菜花状，可以宽基底也可窄基底与膀胱壁相连
  - 增强后呈现一般尿路上皮癌强化的特点——延迟强化为主，故而于动脉期的强化不如膀胱嗜铬细胞瘤显著
  - 膀胱癌浸润性生长，病变边界不如嗜铬细胞瘤清晰
- 与膀胱平滑肌瘤的鉴别见前文

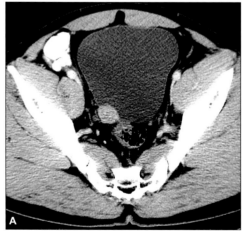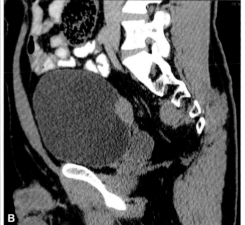

图 5-5-3　嗜铬细胞瘤
CT 增强：A. 轴位；B. 矢状位示：膀胱右后壁可见一结节、边缘清楚、密度均匀，呈明显强化，强化程度接近同层血管

诊断与鉴别诊断精要

- 同时具有嗜铬细胞瘤与膀胱肿瘤的双重症状
- 尿 24 小时香草扁桃酸、放射免疫法血、尿儿茶酚胺（尤其是去甲肾上腺素）异常
- 常见影像学表现为黏膜下的均匀实性结节，边界清楚，血供丰富，增强扫描明显强化
- I^{131}MIBG 或 F^{18}fluorodopamine 扫描呈明显放射性浓聚

重点推荐文献

[1] 王磊, 谢进东, 苏劲等. 膀胱良性肿瘤30例的诊断及治疗. 医学信息, 2010, 23(9): 3477-3478.

[2] Wong You-Cheong, Paula J W, Maria A M, et al. Neoplasms of the Urinary Bladder: Radiologic-Pathologic Correlation[J]. RadioGraphics, 2006, 26(2): 553-580.

[3] 张晶, 王海屹, 赵红等. 膀胱嗜铬细胞瘤的CT诊断. 中国医学影像学杂志, 2010, 18(3): 256-259.

[4] 王勇, 郝玉芝, 张宏图等. 肾上腺外嗜铬细胞瘤的超声诊断及病理对照研究. 中国超声医学杂志, 2006, 22(10): 774-776.

[5] 李永发, 高强利, 张超雄等. 非典型表现膀胱嗜铬细胞瘤1例. 实用医学杂志, 2007, 23(23): 3806.

[6] 虞梅宁, 郑肇巽. 膀胱嗜铬细胞瘤临床病理分析. 临床与实验病理学杂志, 2002, 18(2): 222-223.

二、恶性肿瘤

（一）尿路上皮细胞癌

【概念与概述】

膀胱尿路上皮癌（urothelial carcinoma of the bladder）是最常见的膀胱恶性肿瘤，又称为移行细胞癌（transitional-cell carcinoma）

【病理与病因】

一般特征

- 一般发病机制
  - 以膀胱三角区及膀胱底部多发
  - 可分为浸润性尿路上皮癌和非浸润性尿路上皮癌
  - 30% ~ 40% 为多发病灶
- 病因学
  - 在已知和潜在引发膀胱癌的危险因素中，吸烟和职业接触芳香胺最为重要
  - 有报道止痛剂（包括非那西汀）的滥用可增加尿路上皮癌的患病风险
- 流行病学
  - 膀胱癌是常见的癌症，位居世界肿瘤的第 7 位，其中尿路上皮癌最为常见
  - 发达国家高发，美国、法国、意大利占全部膀胱恶性肿瘤的 90% 以上
  - 东欧、北欧、非洲和亚洲相对低

大体病理及手术所见

- 大体可呈乳头状、息肉样、结节状、实性、溃疡性或弥漫透壁性生长
- 病变为孤立性或多灶性，周围的黏膜可正常或充血

显微镜下所见

- 多数 pT1 期癌是低级别、乳头状的
- 多数 pT2 ~ pT4 期癌为高级别、非乳头状的
- 在组织学上无明确特征，表现为浸润性、有黏聚力的细胞巢
- 肿瘤细胞有中等量至大量的双嗜色性胞质和大的富含染色质的细胞核
- 在组织学上尿路上皮癌有很多不同的变异型
  - 最常见的是鳞状分化
  - 其次是腺性分化

【临床表现】

表现

- 临床表现的类型和严重程度依赖于肿瘤发生的部位和扩散范围
- 绝大多数患者至少存在镜下血尿
  - 最常见的临床表现是无痛性肉眼血尿，占患者总数的 85%。此外还可出现血凝块和

尿痛
- 位于膀胱颈部或累及部位广泛的肿瘤可发生膀胱刺激症状
- 位于输尿管开口处可引起肾盂积水

疾病人群分布
- 年龄
  - 多发生于 50 ~ 70 岁
- 性别
  - 男性患者多于女性，男女比例为 3 ~ 3.5 ∶ 1
  - 女性患者就诊时通常晚于男性患者，预后也相对差

病程及预后
- 多灶性肿瘤、直径大于 3cm、合并原位癌被认为是肿瘤复发和进展的危险因素
- 肿瘤浸润超过浆膜面、浸润输尿道口、淋巴结转移、全身扩散均提示肿瘤预后不佳
- 肿瘤浸润深度是判断 pT 分期最重要的预后指标
- 组织学分级对判断 pT1 期肿瘤预后有重要意义，而 pT2 及更高分期的肿瘤判断指标目前仍不明确

治疗
- 根据肿瘤的分期治疗方法不同
  - 表浅的肿瘤可行膀胱镜下电切手术治疗，术后严密随诊监测肿瘤复发
  - 膀胱根治性切除术伴尿流改道适用于浸润性尿路上皮癌
  - 化疗适用于术后复发或发生转移的患者

【影像表现】

X 线表现
- 尿路顺行和逆行造影，仍是膀胱影像学检查的主要方法之一
- 造影时可显示膀胱内不规则充盈缺损、膀胱壁僵硬、轮廓不规则呈锯齿状等典型征象（图 5-5-4A）
- 部分早期患者由于病变较小，造影可无阳性发现
- 若出现输尿管积水，提示输尿管开口可疑受侵

CT 表现
- 尿路上皮癌可表现为膀胱腔内的乳头状、结节状病变，或表现为膀胱壁不均匀局限性增厚（图 5-5-4A）
- 膀胱充盈欠佳可造成小的扁平病灶漏诊
- 5% 的病灶可伴有钙化，典型的钙化表现为包壳状
- 增强扫描病变表现为早期强化，明显强化时间约为造影剂注入后的 45 ~ 60 秒
- 随着病变进展，膀胱壁不规则增厚的范围增大、弥漫
- 出现尿路梗阻时，提示输尿管开口受累
- 肿瘤侵达浆膜外时，膀胱周围脂肪内可见条索结节及软组织密度肿物影
- CTU 相较于静脉肾盂造影的优势在于可多角度及薄层显示病变，并可同时显示壁内外病变侵犯情况

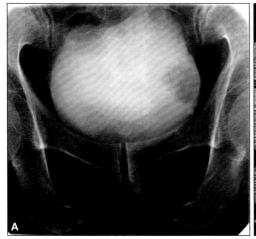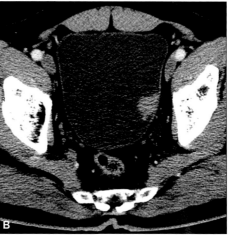

图 5-5-4 高分化尿路上皮癌

A. 静脉尿路造影示：膀胱左侧壁不规则结节状充盈缺损，边界不清；B. CT 增强轴位示：不规则软组织密度结节，凸向膀胱腔内生长，呈较明显强化，相连膀胱壁未见增厚，膀胱壁外缘光整

MR 表现

- 肿瘤在 T1WI 和 T2WI 上均呈中等信号
- 增强扫描可见较明显强化，与 CT 所见大致相仿
- 高场强 MRI 可显示膀胱壁各层次，在肿瘤分期方面更有优势
- MRU 能清晰显示整个尿路系统，有利于多灶病变的显示，并且无射线辐射

超声表现

- 主要表现为乳头状低回声病变，或膀胱壁不均匀增厚
- 彩色多普勒血流图可显示肿瘤内血供情况，可对肿瘤与血凝块进行鉴别

推荐影像学检查

- 传统的静脉肾盂造影检查，已逐渐被超声、CT、MR 取代
- 超声检查的优势在于能灵活多切面检查，但由于检查范围限制，对肿瘤的分期的判断（如淋巴结、骨转移）及伴随疾病的显示能力低于 CT 或 MR
- CT 与 MR 的对肿瘤的显示及分期判断能力大致相当

- MR 对肿瘤侵犯膀胱壁的分期能力优于 CT
- CTU 和 MRU 多角度、薄层及对壁外软组织的显示能力，临床应用日渐广泛

【鉴别诊断】

前列腺增生或前列腺癌

- 前列腺增生与膀胱三角区及颈部的肿瘤鉴别点在于
  ○ 病变呈光滑半球形与前列腺相连
  ○ 前列腺增大
  ○ 超声或 MR 上可见膀胱壁受压移位尚连续
- 前列腺癌体积较大时可侵犯膀胱壁，二者界限消失，膀胱壁可见不规则增厚，但前列腺癌主体位于前列腺，与膀胱癌发生位置不同

腺性膀胱炎

- 二者在影像学上表现较相似，尤其是乳头状瘤型腺性膀胱炎，二者确诊需病理

膀胱内血块

- 膀胱内血块形态多不规则
- 位于坠积部位
- 超声检查时可随体位移动，且无血流信号
- CT 平扫可呈软组织密度，增强扫描无强化
- MR 检查可表现为不同时期出血的特征性信号

诊断与鉴别诊断精要

- 30% ~ 40% 为多发病灶
- 膀胱三角区及膀胱底部多发
- 主要影像学表现为膀胱腔内的乳头状、结节状病变，或膀胱壁不均匀局限性增厚
- 由于多灶常见，检查应包括全部尿路系统；由于复发常见，影像学随诊很重要

重点推荐文献

[1] 黄欣. 膀胱非尿路上皮癌的临床特征和p53表达的意义. [D] 上海: 上海交通大学, 2009.

[2] Wong You-Cheong, Paula J W, Maria A M, et al. Neoplasms of the Urinary Bladder: Radiologic-Pathologic Correlation[J]. RadioGraphics, 2006; 26(2): 553-580.

[3] Wong You-Cheong, Wagner B J, Davis C J, et al. Transitional Cell Carcinoma of the Urinary Tract: Radiologic-Pathologic Correlation[J]. Radiographics, 1998, 18(1): 123-142.

[4] 冯晓莉, 何群, 陆敏等译. 泌尿系统及男性生殖器官肿瘤病理学和遗传学. 北京: 人民卫生出版社, 2006.

（二）鳞状细胞癌

【概念与概述】

　　膀胱鳞状细胞癌（squamous cell carcinoma of the bladder）是起源于尿路上皮，组织学为单一鳞状细胞表型的膀胱恶性肿瘤

【病理与病因】

一般特征

- 一般发病机制
  - 膀胱正常的移行上皮，在较长时间遭受感染或结石等刺激时，移行上皮发生鳞状化生，形成角化的鳞状上皮进而导致鳞状细胞癌
- 病因学
  - 吸烟者的发病率是非吸烟者的 5 倍
  - 职业接触
  - 结石刺激
  - 血吸虫病，发病机制如下：
    - 慢性激惹与炎症
    - 代谢突变的改变
    - 免疫学改变
    - 遗传性的损伤
- 流行病学
  - 膀胱鳞癌在膀胱肿瘤中比例小于 5%
  - 白种人膀胱癌中尿路上皮癌的比例明显高于鳞癌，部分非洲黑人中鳞癌的比例高于尿路上皮癌

大体病理及手术所见

- 多数肿瘤体积较大
- 呈实性伴坏死的肿块充填于膀胱腔内
- 部分呈扁平、浸润状或溃疡状

显微镜下所见

- 可以是具有角化、明显细胞间桥、分化较好的癌巢
- 亦可为分化很差仅有局灶鳞状分化证据的肿瘤
- 如果出现尿路上皮癌成分，应诊断为尿路上皮癌伴鳞状分化

【临床表现】

表现

- 非血吸虫病引起的膀胱鳞癌，血尿和泌尿系统感染是其主要的临床表现
- 血吸虫病引起的膀胱鳞癌的主要症状是尿频、尿痛和血尿
- 膀胱鳞癌肾积水的发生率较高

疾病人群分布

- 年龄
  - 无血吸虫病者多发生于 60 岁以后
  - 有血吸虫病者相对年轻
- 性别
  - 无血吸虫病者男性患者略多于女性
  - 有血吸虫病者，男性发病率约 5 倍于女性

病程及预后

- 预后取决于肿瘤分期，淋巴结受累情况和肿瘤分级
- 患者年龄、性别不能判断膀胱鳞癌的预后
- 根治手术患者较放疗或化疗的预后更好
- 预后较尿路上皮癌差，5 年总生存率为 56%

治疗

- 局部侵犯最佳治疗方式是根治术
- 对高危人群应膀胱镜筛查及细胞学检查

【影像表现】

概述

- 影像学表现无特异性

CT、MR 及超声表现

- 常表现为膀胱壁单发肿块或弥漫增厚（图 5-5-5）
- 与尿路上皮癌相比，鳞癌较少表现为乳头状或息肉状生长方式
- 膀胱壁的增厚、钙化及慢性炎症（如血吸虫）可同时存在
- 80% 可出现肌肉侵犯，膀胱壁外及相邻组织器官侵犯常见
- 憩室内膀胱鳞癌表现为软组织肿物，偶可见表面钙化（图 5-5-6）

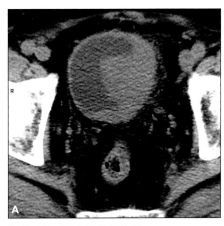
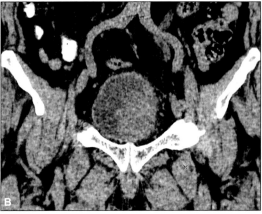

图 5-5-5　膀胱鳞状细胞癌
CT 平扫。A. 轴位；B. 冠状位重建示：膀胱壁明显弥漫不均匀增厚，左侧壁为主，膀胱腔变小，病变与相连膀胱壁逐渐移行，膀胱壁外缘模糊，病变侵及左侧输尿管开口，左侧肾盂及输尿管出现扩张、积水

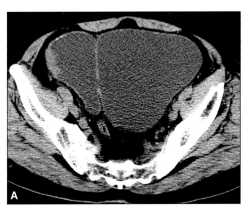
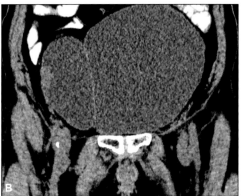

图 5-5-6　膀胱憩室内鳞状细胞癌
CT 平扫。A. 轴位；B. 冠状位重建示：膀胱右侧壁可见一较大憩室与膀胱相连，箭头所示为憩室与膀胱相连通处，憩室壁可见不均匀增厚，边界不清，形态不规则，病变与相连膀胱壁分界尚清，膀胱壁外缘光整

推荐影像学检查

参阅膀胱尿路上皮细胞癌

【鉴别诊断】

参阅膀胱尿路上皮细胞癌

诊断与鉴别诊断精要

- 移行上皮发生鳞状化生进而导致鳞癌，在膀胱肿瘤中比例小于 5%
- 可表现为膀胱壁单发肿块或弥漫增厚，与尿路上皮癌相比，较少表现为乳头状或息肉状生长方式
- 膀胱壁的增厚、钙化及慢性炎症（如血吸虫）可同时存在，肌肉侵犯，膀胱壁外及相邻组织器官侵犯常见

重点推荐文献

[1] 黄欣. 膀胱非尿路上皮癌的临床特征和p53表达的意义. [D] 上海：上海交通大学, 2009.

[2] Wong You-Cheong, Paula J W, Maria A M, et al. Neoplasms of the Urinary Bladder: Radiologic-Pathologic Correlation[J].

RadioGraphics, 2006; 26(2): 553-580.

[3] 冯晓莉，何群，陆敏等译.泌尿系统及男性生殖器官肿瘤病理学和遗传学. 北京，人民卫生出版社, 2006.

（三）腺癌

【概念与概述】

膀胱腺癌（adenocarcinoma）是起源于膀胱尿路上皮且组织学具有单一腺性表型的恶性肿瘤

包括原发性腺癌和脐尿管癌（在本小节中仅讨论前者，后者将另立小节讨论）

【病理与病因】

一般特征

- 病因学
  - 与长期的尿路上皮肠上皮化生有关
  - 常见于无功能膀胱、膀胱梗阻、慢性刺激及膀胱外翻等情况
- 遗传学
  - 相关报道较少，仅有 TP53 位点突变及 18q 缺失
- 流行病学
  - 较少见，发病率在膀胱恶性肿瘤中比例小于 2%
  - 膀胱原发性腺癌占全部膀胱腺癌的 58% ~ 67%，较脐尿管癌多见

大体病理及手术所见

- 肿瘤呈外生性、乳头状、无蒂的溃疡或浸润状
- 常发生于膀胱三角区和膀胱侧壁

显微镜下所见

- 膀胱腺癌在镜下有不同的生长方式
  - 非特殊型（NOS）腺癌
  - 结肠型腺癌
  - 印戒细胞癌
  - 黏液（胶样）腺癌
  - 透明细胞腺癌
  - 肝样腺癌
  - 混合型腺癌

【临床表现】

表现

- 血尿是最常见的临床症状，且多数表现为肉眼血尿
- 膀胱刺激征和排尿困难
- 反复发生腺性膀胱炎
- 尿液中有腐肉样物排出，此征象不常见但有较强的提示意义
- 单侧或双侧肾积水，发生率低于鳞癌

疾病人群分布

- 年龄
  - 发病高峰年龄在 60 岁左右
- 性别
  - 男性发病率 3 倍于女性

病程及预后

- 恶性度高、浸润深、转移早、预后差
- 5 年生存率较低，约为 17% ~ 23%

治疗

- 膀胱手术仍是主要手段
  - 腺癌恶性程度高，发现时常已侵犯肌层，因此手术应采用更为根治的术式，术后辅以放疗
  - 对于进展期和已有转移的腺癌可考虑化疗

【影像表现】

概述

- 影像表现与其他膀胱恶性肿瘤较为类似，难以进行鉴别

X 线表现

- 尿路造影可显示膀胱内不规则充盈缺损、膀胱壁僵硬、轮廓不规则呈锯齿状等典型征象

CT 及 MR 表现

- 恶性程度相对较高，浸润较深
- 病变常以较广泛的膀胱壁不均匀增厚为主要表现
- 部分亦可表现为膀胱腔内的乳头状、结节状病变
- 膀胱周围脂肪内可见条索影，提示壁外受侵
- 约 25% 可见肿大淋巴结
- 25% 可见直肠或相邻器官受侵
- 增强扫描无明显特征性强化，但对病变侵犯范围显示更清晰（图 5-5-7）

超声表现

- 如 CT 及 MR 所见
- 膀胱腔内的乳头状、结节状病变，或膀胱壁不均匀增厚

推荐影像学检查

- 超声能够从多个切面来确定肿块在黏膜下的位置、生长部位，结合腔内超声对局部病变的显示较清晰、准确，但对淋巴结转移及周围器官侵犯的评估能力低于 CT 和 MR
- CT 和 MR 对膀胱腺癌的诊断能力大致相当，可主要应用于良恶性鉴别及手术前估计肿瘤的

大小、部位及外侵情况，但明确诊断仍有赖于
病理检查

【鉴别诊断】
　　参阅尿路上皮细胞癌

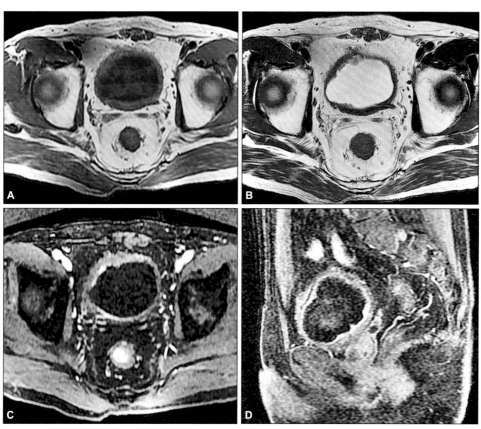

图 5-5-7　膀胱腺癌
A. T1WI；B. T2WI 示：膀胱右前壁及后壁多发不规则片状增厚，T1WI 呈等信号，T2WI 呈稍高信号
T1WI 脂肪抑制增强扫描；C. 轴位；D. 矢状位示：膀胱内多发病变，呈较明显强化

诊断与鉴别诊断精要

- 与长期的尿路上皮肠上皮化生有关
- 常见于无功能膀胱、膀胱梗阻、慢性刺激及膀胱外翻等情况
- 影像表现与其他膀胱恶性肿瘤较为类似，恶性程度相对较高，浸润较深，病变常以较广泛的膀胱壁不均匀增厚为主要表现

重点推荐文献

[1] 黄欣. 膀胱非尿路上皮癌的临床特征和p53表达的意义. [D]
　　上海：上海交通大学，2009.
[2] Wong You-Cheong, Paula J W, Maria A M, et al. Neoplasms
　　of the Urinary Bladder: Radiologic-Pathologic Correlation[J].

RadioGraphics, 2006; 26(2): 553-580.
[3] 冯晓莉，何群，陆敏等译.泌尿系统及男性生殖器官肿瘤
　　病理学和遗传学. 北京，人民卫生出版社，2006.

（四）脐尿管癌

【概念与概述】

脐尿管癌（Urachal adenocarcinoma）是起源于脐尿管残余的原发性肿瘤，多数为腺癌，也可发生尿路上皮细胞癌、鳞状细胞癌和其他类型癌

【病理与病因】

一般特征

- 脐尿管癌的诊断标准
  - 位于膀胱顶部
  - 肿瘤与表层上皮间有明显的分界
  - 需除外扩散至膀胱的继发腺癌
  - 可伴有腺性或囊性膀胱炎，但其腺体需无异型性改变
- 部位
  - 脐尿管癌可位于脐尿管走行的不同位置
    - 脐尿管膀胱交界区占90%，主要位于膀胱尖、顶部或前壁
    - 脐尿管中段占6%
    - 上段占4%
- 病因学
  - 脐尿管肠上皮化生被认为是引发肿瘤的主要因素
- 流行病学
  - 较少见，占所有膀胱肿瘤的0.17%~0.34%
  - 膀胱脐尿管腺癌少于非脐尿管腺癌

大体病理及手术所见

- 因肿瘤常发生于膀胱顶部肌层，故常形成相对巨大的肿块，浸润Retzius间隙至前腹壁
- 膀胱黏膜不破坏或破坏程度较轻，可形成溃疡
- 黏液腺癌易发生钙化
- 肿瘤切面为浅棕黄色有反光，提示有黏液成分

显微镜下所见

- 主要病理学类型是腺癌，可细分为
  - 黏液型腺癌
  - 肠型腺癌
  - 非特殊型（NOS）腺癌
  - 印戒细胞癌
  - 混合型腺癌
- 亦可发生尿路上皮细胞癌、鳞状细胞癌和其他类型癌

【临床表现】

表现

- 最常见的临床症状是血尿，约71%
- 其次为腹痛、刺激症状、耻骨上包块
- 25%的病例可出现黏液

分期

- 由于多数脐尿管癌发生于肌层，因此该肿瘤有其专用分期标准
- Ⅰ期病变局限于脐尿管黏膜
- Ⅱ期病变有浸润但仍局限于脐尿管
- Ⅲ期病变扩散至邻近组织器官
- Ⅳ期有局部淋巴结转移或远隔部位转移

疾病人群分布

- 年龄
  - 多发生于50~60岁患者，平均年龄50.6岁
  - 较非脐尿管腺癌年轻约10岁
- 性别
  - 男性略多于女性

病程及预后

- 预后主要与肿瘤分期有关，总的5年生存率为25%~61%，浸润癌的5年生存率为20%~40%
- 印戒细胞癌的预后较其他病理亚型差，5年生存率约为13%

治疗

- 脐尿管癌的治疗主要为手术治疗
  - 优先选择根治性膀胱全切除术加较大范围的脐尿管和脐切除
  - 膀胱部分切除也是可选手术方案
  - 通常认为化疗无效

【影像表现】

X线表现

- X线平片常可显示肿瘤内的钙化
- 造影可显示膀胱顶部前壁的充盈缺损，更多表现为外压或壁在性病变的性质，膀胱内膜破坏可不明显或仅见小的溃疡龛影

CT表现

- 常发生于Retzius间隙中线（或稍偏离中线）的脐尿管走行区
- 由于出现症状较晚，通常体积较大，且以凸向膀胱外生长为主
- 肿瘤多为囊实混合性（可达84%）或实性，囊性区代表肿瘤内的黏液区

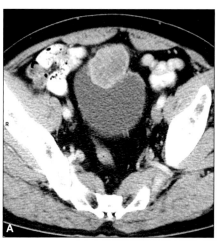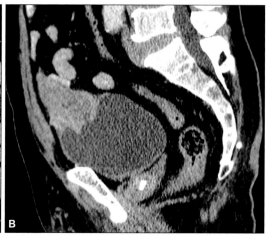

图 5-5-8 脐尿管癌

CT 增强扫描。A. 轴位；B. 矢状位示：膀胱前上壁可见一不规则肿物，主体位于膀胱轮廓外，边界稍欠清，密度不均匀，可见不均匀较明显强化，周围脂肪间隙内可见少许条索影

- 钙化多见（40%~72%），CT 对钙化较为敏感，钙化分布于肿瘤周边多见
- 增强扫描时，肿瘤实性部分及囊壁多呈中度以上强化
- 相较于膀胱其他恶性肿瘤，易发生膀胱外转移

MR 表现
- 肿瘤在矢状位上显示最清楚
- 实性部分在 T1WI 上呈等信号，增强扫描可见强化
- 在 T2WI 上肿块内黏液成分呈明显高信号

超声表现
- 膀胱顶部前壁软组织肿物
- 回声不均匀，部分可见强回声钙化影
- 彩色多普勒超声可见肿瘤血管，但这些血管并没有明确的诊断意义

推荐影像学检查
- X 线平片和膀胱造影仅能对肿瘤的诊断提供辅助诊断价值

- 超声能较容易发现病变，但对淋巴结转移及周围器官侵犯的评估能力低于 CT 和 MR
- CT 和 MR 对膀胱腺癌的诊断能力大致相当，CT 由于对钙化的显示稍占优势

【鉴别诊断】
- 脐尿管其他病变
  - 脐尿管单纯性囊肿的囊液密度较低、均匀，囊壁薄且光整，增强扫描时无强化，与脐尿管癌较易鉴别
  - 脐尿管囊肿合并感染形成厚壁囊肿或软组织肿块后，其 CT 表现与脐尿管癌相似，当病灶周围脂肪组织内出现较多斑片及纤维条索影，并呈明显渗出性改变时，更有利于炎性病变的诊断
- 其他类型膀胱癌
  - 膀胱癌好发于膀胱三角区及侧壁，顶部前壁为少发部位，以腔内肿块为主，且肿块多为实性

诊断与鉴别诊断精要

- 常发生于 Retzius 间隙中线的脐尿管走行区
- 通常体积较大，且以凸向膀胱外生长为主
- 肿瘤多为囊实混合性，钙化多见
- 增强扫描时，肿瘤实性部分及囊壁多呈中度以上强化

重点推荐文献

[1] 吕信笑, 陈苏兰, 钟小苹等.彩色多普勒超声在不同类型脐尿管疾病诊断中的价值. 现代泌尿外科杂志, 2009, 14(5): 364-365.

[2] Wong You-Cheong, Paula J W, Maria A M, et al. Neoplasms of the Urinary Bladder: Radiologic-Pathologic Correlation[J]. RadioGraphics, 2006, 26(2): 553-580.

[3] 冯晓莉, 何群, 陆敏等译.泌尿系统及男性生殖器官肿瘤病理学和遗传学. 北京, 人民卫生出版社, 2006.

[4] 赵世俊, 蒋玲霞, 戴景蕊等.脐尿管癌的CT诊断, 中华肿瘤杂志, 2008, 30(1): 59-62.

（五）其他少见膀胱恶性肿瘤

【概述】

除前述膀胱常见的恶性肿瘤外，膀胱尚可发生多种不同类型的恶性肿瘤，其起源不同，但发病率均较低。这些肿瘤包括神经内分泌肿瘤、间叶组织肿瘤、造血和淋巴系统肿瘤及一些混合发生的肿瘤

1. 小细胞和神经内分泌癌

- 一般特征
  - 在膀胱肿瘤中发病率低于 0.5%
  - 65% 的患者有吸烟史
  - 发病年龄范围较广，20～91 岁
  - 男女发病比例为 3～5 ：1
- 临床表现
  - 最常见症状为肉眼血尿
  - 其他：排尿困难、腹部或盆腔疼痛
  - 约 56% 患者在诊断时已发生转移
  - 可发生副瘤综合征：如电解质异常（高钙血症）、异位 ACTH 分泌等
- 病理所见
  - 大体病理：体积较大的实性、孤立性、息肉样、结节状肿块可伴溃疡，可广泛浸润膀胱壁；常发生于侧壁或顶壁
  - 镜下所见：为形态一致的小细胞组成，有神经内分泌表达电镜及免疫组化可见神经内分泌颗粒，经神经内分泌染色可确诊
- 治疗、病程及预后
  - 通常采用根治性膀胱切除及盆腔淋巴结清扫术，可辅助化疗
  - 小细胞神经内分泌癌恶性程度较高，其生长速度较快，周边组织器官受侵常见，约 56% 的患者在诊断时已发生转移
  - 肿瘤局限于膀胱的患者 5 年生存率仅为 8%～16%
- 影像表现
  - 可表现为膀胱壁单发肿块或弥漫增厚（图 5-5-9）
  - 与尿路上皮癌相比，强化明显不均匀
  - 肿物内可见不规则坏死，钙化少见
  - 膀胱壁外及相邻组织器官侵犯常见
  - 淋巴结转移常见
  - 约 56% 的患者在诊断时已发生转移

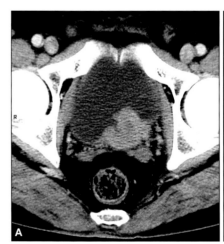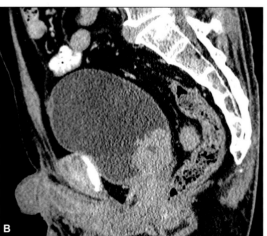

图 5-5-9　膀胱小细胞癌

CT 增强。A. 轴位；B. 矢状位重建示：膀胱三角区可见一不规则肿物，密度不均匀，呈较明显强化，病变向外侵达膀胱壁外

2. 平滑肌肉瘤

- 一般特征
  - 发病率在成人膀胱非上皮性恶性肿瘤中最高
  - 可继发于放疗或环磷酰胺化疗后
  - 发病年龄范围较广，25~88 岁
  - 男女发病比例为 3∶1
- 临床表现
  - 多数患者有血尿症状
  - 部分患者可自行扪及盆腔包块
  - 亦可发生尿痛或尿路梗阻
- 病理所见
  - 大体病理：体积较大的浸润性包块，平均直径 7cm，内部可见坏死
  - 镜下所见：为浸润性、交错排列的梭形细胞束组成，根据细胞异型性可分为高级别（核分裂象 >5 个 /HPF）和低级别平滑肌肉瘤

- 治疗、病程及预后
  - 通常采用部分或根治性膀胱切除术
  - 对有转移者需行化疗
  - 有报道低级别平滑肌肉瘤 5 年生存率可达 62%
  - 高级别者预后较差
- 影像表现
  - 与平滑肌瘤类似，平滑肌肉瘤在 T2WI 上亦表现为稍低信号
  - 平滑肌肉瘤内部可见坏死，因此在超声回声、CT 密度及 MR 信号上表现不均匀（图 5-5-10）
  - 病变边界相对其他恶性肿瘤（鳞癌、小细胞癌）清楚

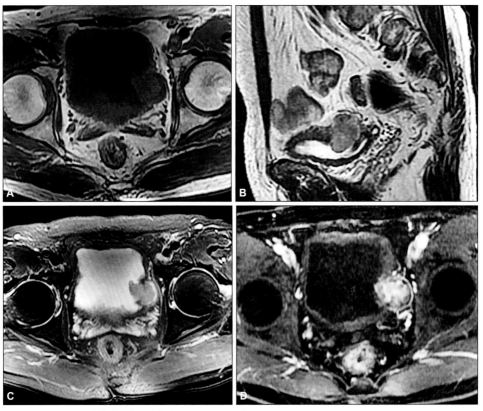

图 5-5-10 膀胱憩室内平滑肌肉瘤
A. T1WI 轴位；B. T2WI 矢状位；C. T2WI 脂肪抑制轴位示：膀胱左上壁可见一憩室，憩室内可见不规则形软组织信号结节，边界尚清楚，结节部分经憩室颈部凸入膀胱腔内，T1WI 呈等信号，T2WI 呈稍高信号 D. T1WI 脂肪抑制增强轴位示：病变呈明显不均匀强化

3. 淋巴瘤
- 一般特征
  - 原发性膀胱淋巴瘤罕见，主要发生于女性，平均 60 岁
  - 继发性膀胱淋巴瘤多见于进展期，男性略多见，亦可见儿童
  - 常见的病理类型包括黏膜相关淋巴瘤（MALT）和弥漫大 B 细胞淋巴瘤
- 临床表现
  - 最常见症状为肉眼血尿
  - 其他：排尿困难、尿频、夜尿和腹部或背部疼痛
- 病理所见
  - 大体病理
    - 可形成孤立性包块占 70%
    - 多发性包块占 20%
    - 壁弥漫增厚，可见溃疡
- 治疗、病程及预后
  - 原发性尿路 MALT 淋巴瘤局部治疗后预后较好
  - 继发性淋巴瘤预后较差
- 影像表现
  - 可表现为膀胱壁单发多发肿块，边界相对较清楚
  - 弥漫增厚者边界不清
  - 回声 / 密度 / 信号较均匀，增强扫描强化不明显
  - 继发性淋巴瘤者可见其他部位淋巴瘤相关表现

4. 混合发生的肿瘤

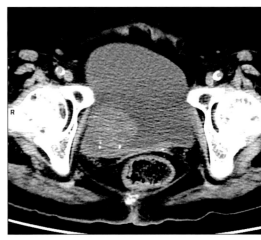

图 5-5-11　膀胱癌肉瘤
CT 平扫轴位示：膀胱右后壁椭圆形肿物，边界尚清楚，肿物内可见不规则钙化，与相连膀胱壁分界尚清楚。本例病理提示肉瘤样成分主要呈梭形细胞肉瘤，少部分区域呈软骨肉瘤样结构

重点推荐文献

[1] 王海燕, 高鹏, 谢毅. 膀胱原发性淋巴瘤五例临床分析. 中华内科杂志, 2007, 46(12): 1034-1035.
[2] 张连宇, 戴景蕊. 膀胱非上皮性肿瘤的影像学表现. 中华肿瘤杂志. 2009, 31(5): 384-387.
[3] Wong You-Cheong, Paula J W, Maria A M, et al. Neoplasms of the Urinary Bladder: Radiologic-Pathologic Correlation[J]. RadioGraphics, 2006, 26(2): 553-580.
[4] 卢东霞, 张凤翔, 张芳等. 膀胱巨大平滑肌瘤MRI诊断1例. 实用医学影像杂志, 2007, 8(6): 395.
[5] 吴媛媛. 超声诊断膀胱平滑肌瘤1例. 临床超声医学杂志, 2008, 10(3): 177.

第 6 节　膀胱其他疾病

一、膀胱结石

【概念与概述】

泌尿系结石的主要成分为矿物质和有机质，位于膀胱者为膀胱结石（bladder calculi）。
- 依据结石成分可分为
  - 钙盐结石
  - 感染结石
  - 尿酸结石
  - 胱氨酸结石
- 依据结石是否透光可分为
  - 不透光结石约占 92%，主要成分为磷酸钙和草酸钙
  - 透光结石约 8%，主要为尿酸结石和胱氨酸结石

【病理与病因】

一般特征
- 病因学
  - 70% ~ 80% 无明确病因
  - 结石的形成可能与全身代谢因素和泌尿系统局部病变均有关
    - 全身代谢因素：高钙血症、高尿酸血症、

草酸病、胱氨酸尿
- 泌尿系统局部病变：感染、尿液淤滞等
○ 形成机制
- 结石"核"形成：脱落的尿路上皮、黏膜下钙化、肾小管管型等
- 尿液过饱和
- 尿液中有机或无机结晶抑制因子减少

【相关临床】

一般特征
- 年龄 20 ~ 40 岁
- 性别男性多发
- 临床表现
  ○ 尿频、尿急、尿痛、排尿困难
  ○ 血尿

【影像表现】

X 线表现
- X 线平片
  ○ 不透光结石可表现为圆形、类圆形或草莓状、桑葚状高密度影
  ○ 可为均匀高密度，亦可呈环形或同心圆状
  ○ 透视下膀胱结石可随体位改变移动，为与

其他盆腔高密度病变鉴别点
  ○ 透光结石 X 线平片无法显示
- 静脉肾盂造影
  ○ 不透光结石可与造影剂重叠显示不清
  ○ 透光结石可呈低密度充盈缺损

CT 表现
- 不论透光或不透光结石 CT 均表现为较高密度影（图 5-6-1）
- CT 值 200 ~ 530Hu
- 除结石外，尚可显示泌尿系统其他病变

MR 表现
- 结石由于含水量低在 T1WI 和 T2WI 均为低信号（图 5-6-2）

超声表现
- 不论透光或不透光结石均可表现为强回声光团伴后方声影
- 除结石外，尚可显示泌尿系统其他病变

推荐影像学检查
- 超声和 X 线平片可明确绝大多数病变
- CT 及 MR 可显示除结石以外的其他信息，可作为复杂病例的补充检查

诊断与鉴别诊断精要

- 在膀胱结石中不透光结石约占 92%，透光结石约 8%
- 膀胱结石常见年龄 20 ~ 40 岁，男性多发
- 临床表现包括：尿频、尿急、尿痛、排尿困难血尿
- 超声和 X 线平片可明确绝大多数病变
- CT 及 MR 可显示除结石以外的其他信息，可作为复杂病例的补充检查

典型病例

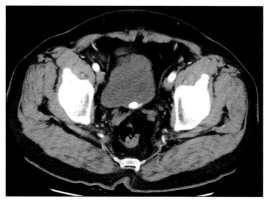

图 5-6-1　**膀胱结石**
CT 增强轴位示：膀胱后壁可见一圆形高密度钙化影，边界清晰（图片提供：北京医院）

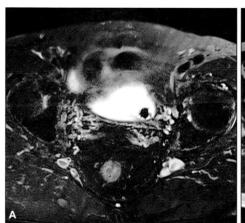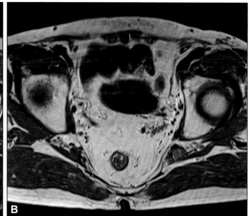

图 5-6-2　**膀胱结石**
A. T2WI 脂肪抑制轴位 B. T1WI 轴位示：膀胱左后部见一类圆形异常信号，T1WI 和 T2WI 均为低信号（图片提供：北京医院）

重点推荐文献

[1] 徐文坚. 泌尿系统影像诊断学. 北京：人民卫生出版社，2003.
[2] 李松年. 中华影像医学泌尿生殖系统卷. 北京：人民卫生出版社，2002.
[3] 唐光健. 泌尿生殖系统影像诊断与临床. 北京：人民军医出版社，2008.

二、膀胱子宫内膜异位症

【概念与概述】

　　发生于膀胱的子宫内膜异位症称为膀胱子宫内膜异位症

- 发生于膀胱的子宫内膜异位症较少
- 约占全部子宫内膜异位症患者的 1%～15%
- 多数合并有盆腔其他部位子宫内膜异位症

【病理与病因】

一般特征

- 病变可随激素水平变化，部分可发生周期性出血
  - 周期性变化不如正常子宫内膜典型
  - 仅约 20% 可发生周期性出血
- 病因学
  - 可能发病机制
    - 经血逆流致子宫内膜种植至腹膜所致

345

■ 盆腔手术种植

■ 膀胱壁残存的中肾旁管细胞化生所致

大体病理及手术所见

● 蓝色或黄褐色结节或肿物

● 侵犯较表浅者可仅位于膀胱子宫陷窝

● 侵犯较深者可深达肌层或黏膜下层

● 部分可凸起于膀胱壁，甚至形成息肉样结节或肿物凸入膀胱腔内

显微镜下特征

● 可见子宫内膜样腺体和间质

● 可见吞噬了含铁血黄素的巨噬细胞

● 周边组织可见纤维化改变

【相关临床】

一般特征

● 年龄育龄期女性多发

● 部位

○ 典型部位为膀胱子宫陷窝

○ 多发生于膀胱三角区上方的后壁和顶壁

● 临床表现

○ 可无症状

○ 可出血尿频、尿急、尿痛、排尿困难

○ 部分患者症状周期性发生

【影像表现】

概述

● 膀胱子宫内膜异位症在常规 X 线片、CT、超声上表现无特异性

● 可表现为膀胱局部增厚或结节状凸起

● 超声和 CT 可同时发现其他部位子宫内膜异位症的病灶

MR 表现

● 由于病变内含有不同时期的出血和纤维组织，信号明显不均匀

○ 病变内出血灶在 T1WI 呈高信号，在 T2WI 呈高信号或低信号

○ 病变内纤维成分在 T1WI 和 T2WI 均呈低信号

● 增强扫描病变呈较均匀强化或环形强化

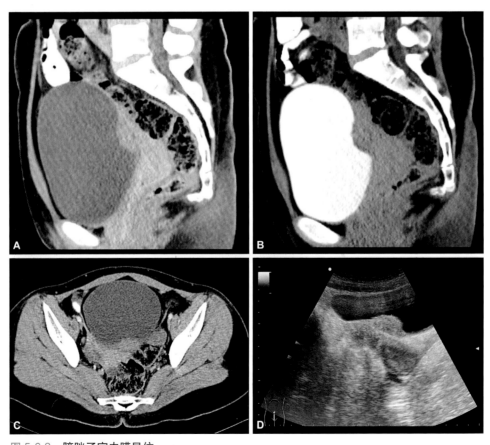

图 5-6-3　膀胱子宫内膜异位
CT 增强。A. 静脉期；B. 延迟期；C. 动脉期轴位；D. 二维灰阶超声图像。示：膀胱后壁见实性结节灶，密度、强化程度及超声回声类似子宫（图片提供：山东省医学影像研究所）

推荐影像学检查

- 超声和CT可较清楚显示病变

- MR典型的信号特征，可提高病变诊断的准确率

诊断与鉴别诊断精要

- 患者的性别、年龄及发病部位可具有提示意义
- 临床症状：周期性发生的血尿频、尿急、尿痛、排尿困难，及同时伴有其他部位子宫内膜异位症
- 在MR上表现出具有特征性的出血及纤维成分的信号

（张　瑾　欧阳汉）

重点推荐文献

[1] 张海民, 郑军华, 巢月根等. 膀胱子宫内膜异位症三例报告. 中华泌尿外科杂志, 2010, 31(2): 91.

[2] 臧光辉, 杜广辉, 郭小林等. 膀胱子宫内膜异位症的诊断和治疗. 现代泌尿外科杂志, 2008, 13(3): 209-210.

主要参考文献

[1] 叶萍, 钱孝纲. CDFI诊断膀胱阴道瘘1例. 中国超声诊断杂志, 2005, 6(9): 712-713.

[2] 郑秀惠, 李力, 郑英如, 等. 膀胱阴道瘘34例病因及处理. 中华内科杂志, 2006, 22(7): 525-527.

[3] 黄银山, 段炼, 龚飞鹏. 膀胱炎性肌成纤维细胞瘤CT报道并文献复习. 中国现代医生, 2009, 47(28): 130-131.

[4] 王学清, 王永昌, 李建良, 等. 膀胱输尿管反流及反流性肾病的CT诊断. 实用医技杂志, 2007, 14(32): 4395-4397.

[5] 王振林, 王新生, 杨继旭, 等. 膀胱憩室癌临床分析(附五例报告). 中华泌尿外科杂志, 2004, 25(1): 33-35.

[6] 廖贵益, 曾甫清, 汪良曾, 等. 膀胱良性上皮性肿瘤27例报告及文献复习. 临床泌尿外科杂志, 2004, 19(6): 344-346.

[7] 王思泉, 朱洪炜, 刘南松. 膀胱肠瘘的诊断与治疗(附4例报告). 临床泌尿外科杂志, 2001, 16(8): 378-379.

[8] Blake MA, Kalra MK, Maher MM, et al. Pheochromocytoma: An Imaging Chameleon[J]. Radiographics, 2004 24(suppl 1): S87-S99.

[9] 杨毅, 王培乐, 魏汉松, 等. 膀胱非上皮性肿瘤. 现代泌尿外科杂志, 2003, 8(3): 149-150.

6 前列腺和精囊疾病影像诊断

第 1 节 前列腺和精囊影像检查技术

【概念与概述】

- 主要影像检查技术是超声、CT 和 MRI
- 输精管精囊造影偶有应用

【CT】

- 扫描范围自髂骨嵴水平至耻骨联合下缘，连续逐层扫描
- 层厚 3~5mm
- 窗宽和窗位：窗宽为 250~400Hu，窗位 25~40Hu

【MR】

- 选用盆腔阵列线圈（pelvic array coil）及直肠内线圈
- 常规扫描方位：轴位、冠状位或根据病情增加其他方位
- 常规平扫序列包括轴位 T1WI、轴位和冠状位 T2WI 脂肪抑制检查，FOV 为 20cm 和 38cm，层厚/层间隔分别为 4mm/1mm，常规使用 SE、FSE 序列，也可选用 GRE、IR 及快速梯度回波序列等

- MR 动态增强（DSC MRI）
  - 增强检查可应用 T1 增强或单次激发梯度回波 - 回波平面成像序列（single shot gradient recalled echo echoplanar imaging, SS-EPI）T2*WI 成像
- MR 功能成像包括 MR 波谱成像（MRS）、MR 扩散加权成像（DWI）
  - MRS 检查前先行轴位脂肪抑制 T2WI 检查，再行 3D MRS 检查，最后将两组图像进行融合处理
  - 前列腺 MRS 所显示最重要的代谢物质为枸橼酸盐（Cit）、胆碱复合物（Cho）和肌酸（Cr），分别位于 2.6~2.7ppm、3.2ppm 和 3.0ppm 处
  - DWI 应用 EPI 序列，b 值宜 ≥ 1000s/mm²
- 建议同时扫描腰椎及骨盆，以发现骨转移瘤

第2节　精囊发育畸形

【概念与概述】

精囊发育畸形（congenital anomalies of the seminal vesicles）

精囊发育不全（agenesis of the seminal vesicles）

精囊先天性囊肿（congenital cysts of the seminal vesicles）

【病理与病因】

一般特征

- 精囊先天异常包括
  - 数目异常
  - 发育不全
  - 位置异常
  - 结构异常
- 临床以先天性精囊发育不全和精囊先天性囊肿多见

大体病理及手术所见

- 单侧先天性精囊发育不全和囊肿常伴发同侧肾发育不全（79%）
- 双侧先天性精囊发育不全常伴发肾囊性纤维化（64%～73%）
- 双侧先天性精囊囊肿可伴发常染色体显性遗传多囊性肾病（44%～60%）

显微镜下所见

- 精囊扩张，被覆柱状上皮或扁平上皮

【临床表现】

- 男性不育
- 血尿、血精

【影像表现】

CT 表现

- 先天性精囊发育不全（图6-2-1）
  - 精囊体积小，分隔少，但缺乏诊断标准
- 精囊先天性囊肿
  - 边界清晰的圆形水样密度肿块，如合并出血和感染，密度增高
  - 囊壁菲薄光滑
  - 增强检查无强化

MRI 表现

- 先天性精囊发育不全
  - 与 CT 表现相似
- 精囊先天性囊肿（图6-2-2）
  - T1WI 呈显著低信号，囊内出血或囊液蛋白含量较高时呈高信号
  - T2WI 高信号
  - T1WI 增强无明显强化

推荐影像学检查

- 最佳检查法：MR 检查

【鉴别诊断】

- 应与前列腺囊肿、射精管囊肿、中肾旁管囊肿等疾病鉴别
- 可通过观察囊性病变位置，内容物密度、信号，是否伴发肾异常等进行鉴别

> **诊断与鉴别诊断精要**
>
> - 精囊囊肿在 T2WI 显示最为清晰
> - 应注意伴发肾等器官先天畸形的检查

典型病例

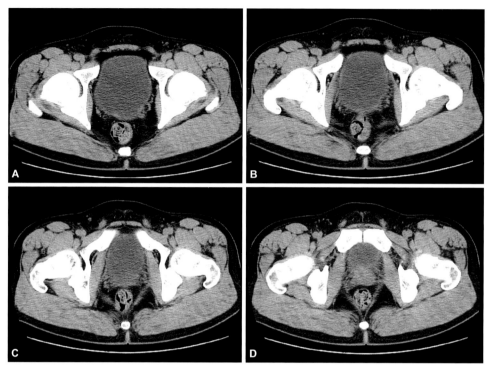

图 6-2-1　先天性精囊发育不全
男性，23 岁。因不育就诊。A-D. 为 CT 平扫连续层面，示：未见精囊影像

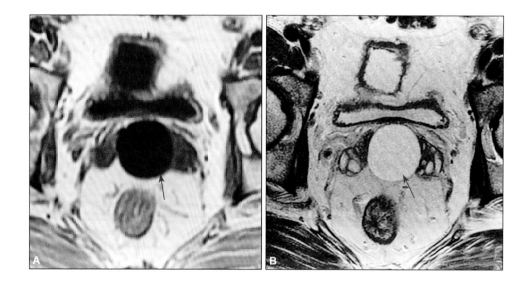

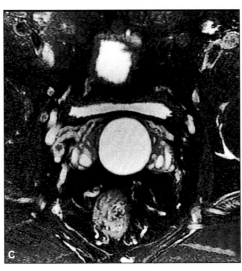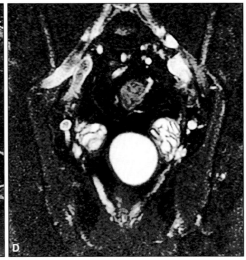

图 6-2-2 **精囊先天性囊肿**
男性，21岁（红箭头）。无症状。A. 为 T1WI；B. 为 T2WI；C-D. 为脂肪抑制 T2WI（横断面及冠状位），示：左侧精囊类圆形异常信号，T1WI 上为低信号，T2WI 上为明显高信号，边界清晰，囊壁菲薄，于脂肪抑制 T2WI 上显示更为清晰

重点推荐文献

[1] Arora SS, Breiman RS, Webb EM, et al. CT and MRI of Congenital Anomalies of the Seminal Vesicles[J]. AJR Am J Roentgenol. 2007, 189(1): 130-135.

[2] Kim B, Kawashima A, Ryu JA, et al. Imaging of the Seminal Vesicle and Vas Deferens[J]. RadioGraphics, 2009, 29(4):

1105-1121.

[3] 李扬，齐琳，鹿正严，等. 精囊囊肿合并同侧肾缺如的CT和MR诊断（附2例报告）. 中华男科学杂志, 2007, 13(3): 263-265.

第 3 节 精囊疾病

一、后天获得性囊性扩张

【概念与概述】

精囊扩张（seminal vesicle enlargement）

精囊扩张是精囊常见的病理变化

诊断标准还存在争议

【病理与病因】

一般特征

- 病因学
  ○ 良性前列腺肥大
  ○ 精囊或者射精管的慢性感染和瘢痕形成
  ○ 既往曾行前列腺手术
- 流行病学
  ○ 较少见
  ○ 发病年龄多为 20～40 岁性活动旺盛期

大体病理及手术所见

- 精囊扩张是射精管或精囊排泄管的狭窄或闭塞，导致精囊内压上升而形成囊肿

- 常合并射精管扩张或射精管囊性病变

显微镜下所见

- 组织学上与先天性囊肿相同
- 囊肿腔内常见精子，可与先天性囊肿鉴别

【临床表现】

表现

- 绝大多数精囊囊肿患者并无特殊临床症状
- 少部分表现为
  ○ 血精、血尿
  ○ 会阴痛、射精痛
  ○ 膀胱刺激征
  ○ 尿潴留、排尿困难、附睾炎、前列腺炎
  ○ 排便困难
  ○ 男性不育
- 直肠指检精囊区可触及囊性包块

治疗

- 囊肿较小且无并发症者随诊观察
- 仅有血精者可经输精管插管注射抗生素

- 手术治疗
  - 囊肿穿刺抽吸术
  - 通过内镜经尿道切开膀胱底部行去顶术
  - 切除囊肿
  - 经尿道射精管切开术

【影像表现】

超声表现

- 经腹或经直肠超声波检查，后者效果更佳
- 精囊前后径 >15mm 者为扩张
- 单房液性暗区
- 可合并射精管扩张

CT 表现

- 精囊局部单腔的薄壁囊肿，较大者可突入膀胱
- 位置偏离中线

- 水样密度，如囊内出血或感染则密度增高
- 囊内可见结石

MR 表现（图 6-3-1）

- 效果优于 CT，清晰显示含水囊肿及并发精囊扩张，射精管扩张

推荐影像学检查

- 最佳检查法：MR 检查
- 检查建议
  - 应用脂肪抑制 T2WI 序列，多方位观察

【鉴别诊断】

先天精囊囊肿

- 先天性囊肿常伴有其他泌尿、生殖系统畸形，继发性囊肿常伴精囊和射精管的扩张

诊断与鉴别诊断精要

- 应用 MRI 检查 T2WI 诊断效能较高
- 注意囊肿及并发精囊扩张，射精管扩张

典型病例

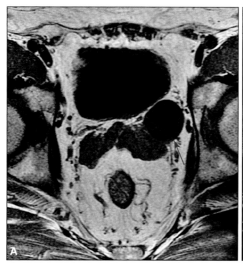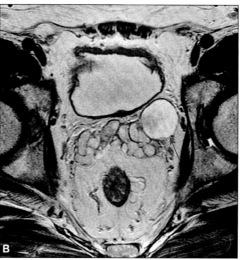

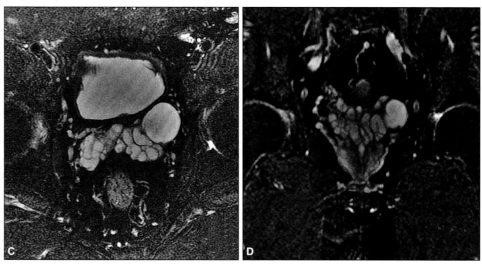

图 6-3-1　**精囊炎合并精囊扩张**
男性，45 岁。无症状。A. 为 T1WI；B. 为 T2WI；C-D. 为脂肪抑制 T2WI，示：精囊增大，T1WI 上左侧精囊低信号影，于 T2WI 上呈明显高信号，边界清晰，囊壁菲薄（红箭头），于脂肪抑制 T2WI 扫描更为清晰显示精囊的增大、扩张和分隔的增厚

重点推荐文献

[1] 俞建军, 徐月敏, 张炯, 等. 精囊扩张的病因及处理. 中华男科学杂志, 2008,14(3): 231-233.
[2] 姚友生, 王涛, 蔡奕川, 等. 经尿道射精管切开术治疗远端射精管梗阻引起的精囊囊肿. 中华男科学杂志, 2008, 14(6): 521-523.
[3] 袁利, 夏黎明, 王承缘. 精囊出血的MRI诊断（附5例报告）. 放射学实践, 2004, 19(4): 267-269.

二、精囊肿瘤

（一）良性肿瘤（间质瘤）

【概念与概述】

　　精囊间质瘤（stromal tumor of seminal vesicle）

　　部分文献报道称精囊上皮样间质瘤（epithelial stromal tumor of seminal vesicle）

【病理与病因】

一般特征

- 病因学
  - 病因不明
- 流行病学
  - 十分罕见，国外报道不足 20 例，国内报道 1 例
  - 发病年龄从 40 岁到 70 岁

大体病理及手术所见

- 常表现为境界清楚圆形或分叶状肿块
- 切面呈灰白色或红棕色
- 较大的肿瘤内可见明显的坏死囊变或出血

显微镜下所见

- 主要由上皮样细胞和梭形细胞构成

- 两种细胞成分常出现在同一肿瘤
- 免疫组化：CD117 和 CD34 表达均呈阳性

【临床表现】

表现

- 无临床表现或缺乏特异性，如：
  - 急性尿潴留
  - 下腹疼痛
- 直肠指检可及肿物
- 血前列腺特异抗原（PSA），癌胚抗原（CEA）均正常

治疗

- 手术治疗

【影像表现】

CT 表现

- 精囊区肿块
  - 多为边界清晰的多房囊性肿块
  - 少数也可为实性
  - 发现时肿块多较大
- 囊壁或实性部分无明显强化或可有轻度强化

MR 表现

- T1 加权
  - 精囊区低信号肿块

- T2 加权
  - 多为高信号的囊性肿块，可见低信号的分隔
- T1 增强
  - 无明显强化或轻度强化

推荐影像学检查

- 最佳检查法：MR 检查
- 检查建议
  - 应用多方位成像

【鉴别诊断】

精囊原发癌

- 囊实性病变，但实性部分强化较明显
- 血 CEA 可升高

继发癌

- 前列腺癌可侵犯精囊，但肿块主要位于前列腺部位，血 PSA 升高有助鉴别
- 鉴别困难者可行穿刺活检检查

诊断与鉴别诊断精要

- 临床罕见，临床表现和影像学表现缺乏特异性，术前诊断困难
- 发现精囊区多房囊性或囊实性肿块，无强化或轻度强化应考虑本病可能性

重点推荐文献

[1] 宋伟、杨金瑞、王荫槐，等. 精囊腺间质瘤1例报告及文献复习. 中华男科学杂志. 2011, 17(1): 76-77.
[2] Monica B, Larosa M, Facchini F et al. Low grade epithelial stromal tumour of the seminal vesicle [J]. World J Surg

Oncol, 2008, 23(6): 101.
[3] 彭亮锋、王逸民、张宇. 精囊间质瘤1例报道. 中华男科学杂志. 2012, 18(12): 1119-1122.

（二）原发精囊癌

【概念与概述】

原发精囊癌（primary carcinoma of the seminal vesicle）

【病理与病因】

一般特征

- 病因学
  - 病因不明
- 流行病学
  - 临床罕见
  - 可发生在青年人，也可发生在老年人

大体病理及手术所见

- 肿瘤常占据整个精囊
- 实性或囊实性肿块
- 可局部侵犯邻近器官
- 经淋巴或血行转移，骨转移为溶骨性

显微镜下所见

- 精囊原发肿瘤中腺癌最多见
  - 组织学表现与前列腺癌很难鉴别
  - 未分化癌伴有黏液生成
  - 免疫组化：前列腺特异性酸性磷酸酶（PSAP）和前列腺特异抗原（PSA）均阴性，而癌胚抗原（CEA）阳性，可资与前列腺癌鉴别

【临床表现】

表现

- 肿瘤位置深，缺乏特异临床表现，很难早期发现
- 可出现以下临床表现
  - 排尿、排便障碍
  - 血尿
  - 血精、不育
- 直肠指检可及肿块
- PSA 正常

治疗

- 尚无统一治疗方案
- 应早期行根治性手术治疗

【影像表现】

CT 表现

- 平扫 CT

- 精囊区类圆形或不规则实性或囊实性肿块
- 肿块直径可从 1.5cm 至 13cm 不等
- 邻近结构受压变形（如膀胱底部受压抬高及前移）或受累
- 累及输尿管下端引起梗阻，致患侧近段输尿管扩张、肾积水
- 增强 CT
  - 肿瘤实性部分明显强化

MRI 表现

- T1 加权
  - 实性部分为稍低信号
  - 囊性成分为均匀的明显低信号
- T2 加权
  - 实性部分为稍高信号
  - 囊性成分为均匀的明显高信号
- T1 增强
  - 强化方式与 CT 相似

推荐影像学检查

- 最佳检查法：MR 检查
- 检查建议
  - 联合应用 MRI 平扫和增强检查

【鉴别诊断】

前列腺癌

- 主要表现为前列腺增大或局部隆起，轮廓不规则，很少有囊性成分，骨转移以成骨转移为主，血 PSA 升高

膀胱癌

- 单发或多发，可与肾盂、输尿管肿瘤同时发生，肿瘤较大时可累及精囊，精囊角变钝或消失，但肿瘤中心多位于膀胱壁

精囊囊肿

- 精囊囊肿表现精囊区典型囊性结构，形态呈圆形，囊壁光滑菲薄，无出血和感染，CT 表现为囊内水样低密度，MRI 检查呈长 T1、长 T2 信号

诊断与鉴别诊断精要

- 临床该肿瘤罕见
- MR 检查 T2WI 有助于确定肿瘤位于精囊，结合肿瘤信号特点及侵袭生长，可提示诊断

重点推荐文献

[1] 全昌斌, 朱月强, 黎晓林, 等. 原发性精囊癌的影像学表现. 中国医学影像学杂志, 2002, 10(4): 297-298.
[2] Kim B, Kawashima A, Ryu JA, et al. Imaging of the Seminal Vesicle and Vas Deferens[J]. RadioGraphics, 2009, 29(4): 1105-1121.
[3] 陈俊星, 邓楠, 陈凌武, 等. 原发性精囊癌1例并文献复习. 现代泌尿生殖肿瘤杂志2012, 4(3): 159-161.

（三）继发精囊癌

【概念与概述】

继发精囊癌（secondary carcinoma of the seminal vesicle）由邻近脏器肿瘤直接侵犯所致或远处肿瘤血行转移至此导致的恶性肿瘤

【病理与病因】

一般特征

- 病因学
  - 较为常见的原发恶性肿瘤为前列腺癌、膀胱癌和直肠癌
  - 也可为远隔部位恶性肿瘤（如肺癌、肝癌等）的转移及腹膜癌侵及
- 流行病学
  - 见相关疾病

大体病理及手术所见

- 见相关疾病

显微镜下所见

- 见相关疾病

【临床表现】

- 原发恶性肿瘤的临床表现

- 治疗以原发部位恶性肿瘤治疗为主，由于常合并其他部位转移瘤，多以非手术治疗为主

【影像表现】

CT 表现

- 平扫 CT
  - 精囊区软组织肿块，并与前列腺、膀胱或直肠较大肿块相连续
  - 常有膀胱精囊角消失
- 增强 CT
  - 精囊肿块及与其相连的前列腺、膀胱或直肠肿块常呈不均一的斑片状强化

MR 表现

- 前列腺癌、膀胱癌和直肠癌侵犯精囊（图 6-3-2）
  - 精囊正常结构消失
  - 精囊增大
  - T2WI 可见低信号团块
- 其他肿瘤的精囊转移
  - T2WI 可见低信号团块

- 也可见到精囊分隔增厚
- DWI 检查肿瘤部分呈明显高信号，ADC 值下降

推荐影像学检查

- 最佳检查法：MR 检查
- 检查建议
  - 应用多方位脂肪抑制 T2WI 检查可清晰显示精囊病变
  - 使用直肠内线圈可提高检出前列腺癌包膜外侵犯及精囊侵犯的敏感度

【鉴别诊断】

精囊原发肿瘤

- 精囊原发肿瘤的发病率远低于继发肿瘤
- 前列腺癌、膀胱癌等对精囊侵犯，肿瘤中心分别位于前列腺、膀胱壁，而原发精囊肿瘤大部分位于精囊内
- 远隔部位肿瘤转移到精囊则同精囊原发肿瘤鉴别困难，但常伴其他部位转移瘤，结合其他部位影像检查及实验室检查有助鉴别诊断

诊断与鉴别诊断精要

- MRI 检查 T2WI 多方位观察的诊断效能较高
- 注意寻找和确定原发肿瘤
- 需参考肿瘤标志物检查结果

典型病例

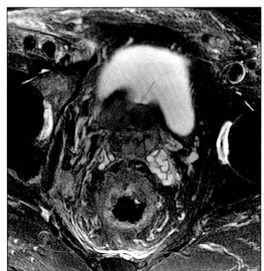

图 6-3-2 前列腺癌累及精囊

脂肪抑制 T2WI 显示：精囊信号减低，分隔增厚（红箭头）与前方来自前列腺的肿块（绿箭头）分界不清

重点推荐文献

[1] Kim B, Kawashima A, Ryu JA, et al. Imaging of the Seminal Vesicle and Vas Deferens[J]. RadioGraphics, 2009, 29(4): 1105-1121.

[2] 王霄英, 孙非, 丁建平, 等. 精囊的磁共振扩散成像初步研究. 中国医学影像技术. 2004, 20(2): 268-271.

[3] 任静, 宦怡, 葛雅丽, 等. 扩散加权成像对前列腺癌侵犯精囊的诊断价值初探. 中国医学影像技术2008, 24(2): 254-256.

三、精囊其他疾病

（一）精囊感染

【概念与概述】

精囊炎（seminal vesiculitis）

较常见，分为急性精囊炎和慢性精囊炎

【病理与病因】

一般特征

- 病因学
  - 多由于精囊邻近器官（如前列腺、尿道、结肠等）发生感染后累及精囊
  - 致病菌常为大肠埃希菌、克雷白产气杆菌、变形杆菌及假单胞菌等
  - 结核和血吸虫病也可引发慢性精囊炎
- 流行病学
  - 多见于中青年人群
  - 常继发于前列腺炎

大体病理及手术所见

- 精囊增大

显微镜下所见

- 急性精囊炎表现为精囊黏膜充血、水肿
- 慢性精囊炎表现为精液滞留，精囊腺管纤维增生，管腔扩大，极少数缩小

【临床表现】

表现

- 急性精囊炎全身症状为周身疼痛，畏寒、发热
- 局部症状包括下腹部和盆腔不适或疼痛
- 尿频、尿急和排尿困难
- 部分病例有血精
- 直肠指检精囊触痛，部分病例可触及精囊增大
- PSA可升高
- 精液镜检可见红细胞和白细胞

治疗

- 抗生素药物治疗

【影像表现】

超声表现

精囊扩张，呈分房性囊性回声

X线表现

- 输精管精囊造影能观察到精囊内部的梗阻

CT表现

- 平扫CT
  - 急性精囊炎
    - 双侧或单侧精囊增大，外形不规整，膀胱精囊角消失
  - 慢性精囊炎
    - 精囊壁增厚，边缘毛糙，精囊内密度不均
    - 精囊邻接部位的膀胱壁增厚
- 增强CT
  - 精囊壁和分隔弥漫性强化

MR表现

- T1加权/T2加权（图6-3-3）
  - 精囊增大，精囊壁和分隔弥漫性增厚
- T1增强
  - 精囊壁和分隔弥漫性强化

推荐影像学检查

- 最佳检查法：MR检查
- 检查建议
  - T2WI可清晰显示增厚的精囊壁和分隔

【鉴别诊断】

精囊囊肿

- 精囊炎症可与精囊囊肿并发，炎症引起射精管或精囊排泄管的狭窄或闭锁，导致精囊内压上升而形成囊肿

前列腺癌精囊侵犯

- 前列腺癌侵犯精囊表现为精囊正常结构消失，T2WI可见低信号团块

诊断与鉴别诊断精要

- 应用 MRI 检查 T2WI 诊断效能较高
- 精囊壁和分隔弥漫性增厚，并可见强化
- 应密切结合临床病史和实验室检查

典型病例

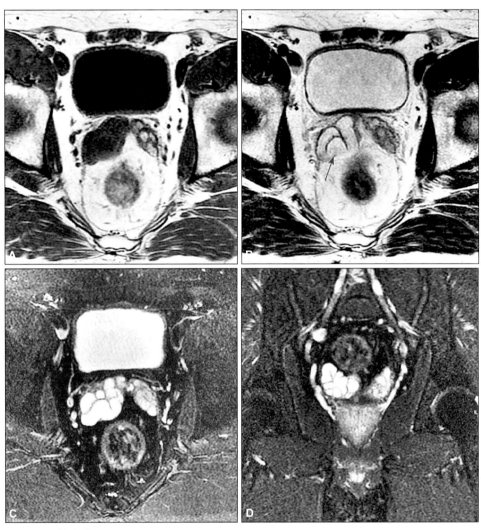

图 6-3-3 精囊炎
A. 为 T1WI；B. 为 T2WI；C-D. 为脂肪抑制 T2WI（横断面及冠状面），示：右侧精囊明显增大，精囊管扩张、迂曲，管壁增厚（红箭头），脂肪抑制 T2WI 显示更加清晰

重点推荐文献

[1] Kim B, Kawashima A, Ryu JA, et al. Imaging of the Seminal Vesicle and Vas Deferens[J]. RadioGraphics, 2009, 29(4): 1105-1121.

[2] 熙静敏, 魏熹元. 精囊炎的CT诊断. 铁道医学, 1995, 23(1): 11-12.

[3] 韩娣, 张锦萍, 舒尊鹏. 经直肠超声检查对精囊炎的诊断价值. 中国实用医药, 2010, 5(25)122-123.

（二）精囊出血

【概念与概述】

精囊出血（seminal vesicle bleeding）

较常见

【病理与病因】

一般特征

- 病因学
  - 多为血精性精囊炎
  - 也可见于前列腺穿刺后
- 流行病学
  - 多见于中青年人群
  - 常继发于前列腺炎

大体病理及手术所见

- 精囊增大，精囊腺管迂曲、扩张、排泄不畅

显微镜下所见

- 与精囊炎表现相似
- 精液镜检可见大量红细胞和少许白细胞

【临床表现】

表现

- 单纯血精或血精伴尿频、尿急、夜尿增多、射精痛及性功能减退
- 直肠指检精囊触痛，部分病例可触及精囊增大

治疗

- 抗生素药物治疗

【影像表现】

概述

- 最佳诊断依据：T1WI 显示高信号

超声表现

- 精囊回声减低，短径较正常显著增大
- 精囊腺管明显扩张，血流增多

CT 表现

- 精囊前后径增宽，密度不均匀

MR 表现（图 6-3-4）

- T1 加权
  - 呈弥漫高信号或多个斑点状、斑片状高信号影
- T2 加权
  - 呈混杂高信号，也可呈稍低或稍高信号
  - 两侧精囊体积增大，腺管增粗、扭曲
- T1 增强
  - 精囊壁和分隔弥漫性强化

推荐影像学检查

- 最佳检查法：MR 检查

【鉴别诊断】

精囊炎

- T1WI 出现典型高信号，即可准确提示精囊出血
- 精囊炎是精囊出血主要原因，故常合并精囊炎表现

诊断与鉴别诊断精要

- T1WI 出现典型高信号，提示精囊出血

典型病例

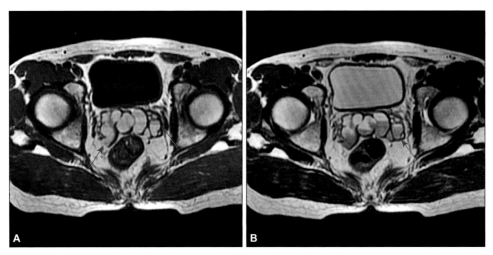

图 6-3-4　**精囊出血**
A. 为 T1WI；B. 为 T2WI 示：精囊增大分隔增厚，T1WI 上精囊内充满高信号影（红箭头），T2WI 示精囊内可见液 - 液平面（红箭头）

重点推荐文献

[1] Kim B, Kawashima A, Ryu JA, et al. Imaging of the Seminal Vesicle and Vas Deferens[J]. RadioGraphics, 2009, 29(4): 1105-1121.
[2] 袁利, 夏黎明, 王承缘. 精囊出血的MR诊断（附5例报告）. 放射学实践, 2004, 19(4):267-269.
[3] 张国良, 徐光炎, 华建民. 血精性精囊炎的MRI诊断和治疗. 医学影像. 2010, 29(10):85-86.

（三）精囊钙化

【概念与概述】

精囊钙化（calcification of the seminal vesicle）

【病理与病因】

一般特征

- 流行病学
  - 比较少见
  - 一般发生在长期、慢性生殖系统疾病的患者

大体病理及手术所见

- 原发性肌性钙化，常见于糖尿病患者
- 继发于慢性非特异性精囊炎或结核性精囊炎的钙化
- 寄生虫性钙化发生在血吸虫的死卵区

显微镜下所见

- 发生在单侧或双侧精囊，可与输精管钙化同时存在

【临床表现】

- 为各自原发疾病的临床表现

【影像表现】

X 线表现

- 平片可见盆腔精囊区致密钙化影

CT 表现（图 6-3-5）

- 糖尿病患者的钙化多为双侧性大片状钙化
- 慢性炎症性钙化常表现为单侧、节段性钙化
- 结核性钙化可伴有盆腔淋巴结钙化
- 可伴输精管钙化

MR 表现

- MR 对钙化检出不敏感，T1WI 和 T2WI 均为低信号

推荐影像学检查

- 最佳检查法：CT 检查
- 检查建议
  - 应用较薄层厚的扫描方式，可发现较少量的钙化及输精管钙化

【鉴别诊断】

精囊结石

- 精囊结石系精囊长期梗阻或慢性炎症造成钙盐沉积所致，故常伴有明显的精囊扩张表现

诊断与鉴别诊断精要

● 应用 CT 诊断效能较高，通过测量 CT 值诊断

● 薄层 CT 可发现较小的钙化灶

典型病例

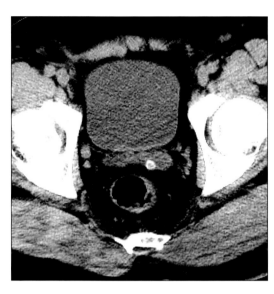

图 6-3-5　**精囊钙化**
CT 扫描示：左侧精囊钙化密度影

重点推荐文献

[1] Kim B, Kawashima A, Ryu JA, et al. Imaging of the Seminal Vesicle and Vas Deferens [J]. RadioGraphics, 2009, 29(4): 1105-1121.

[2] 徐则乔, 王强, 徐单群. 生殖道结核钙化致不射精症一例. 江苏医药. 2011, 37(17):2099.

[3] Hadidi M, Hadidy A, Alrabadi AF, etal. Bilateral very large calcium oxalate stones in the seminal vesicles: case report and literature review. Urol Res. 2011, 39(6): 509-513.

第 4 节　前列腺疾病

一、前列腺炎症

【概念与概述】

前列腺炎（prostatitis）

【病理与病因】

一般特征

● 病因学

○ 前列腺受致病菌感染和（或）非感染因素刺激所致

● 流行病学

○ 成年男性常见病

○ 50 岁以下高发

分型

● 1995 年美国国立卫生研究院（NIH）分型

○ Ⅰ 型：急性细菌性前列腺炎

○ Ⅱ 型：慢性细菌性前列腺炎

○ Ⅲ 型：慢性前列腺炎 / 慢性骨盆疼痛综合征

○ Ⅳ 型：无症状性前列腺炎

显微镜下所见

● 急性细菌性前列腺炎

○ 腺泡大量白细胞浸润

○ 间质水肿及出血

● 慢性前列腺炎

○ 前列腺腺泡和导管扩张，充有白细胞、脱

屑上皮细胞和组织碎屑

- 腺泡和导管破裂，引发局限性慢性炎症和肉芽肿反应，并向周围扩展

【临床表现】

表现

- 急性细菌性前列腺炎
  - 突发高热、寒战
  - 尿频、尿急、尿痛
  - 可有排尿困难
  - 常伴急性膀胱炎
- 慢性前列腺炎
  - 排尿改变和尿道分泌物
  - 合并精囊炎可有血精
  - 盆腔、会阴部疼痛
- 直肠指检可及增大的前列腺，边界清晰，压痛，形成脓肿有波动感，病程长者，前列腺缩小，变硬
- PSA 可轻度升高
- 前列腺液可见大量白细胞，细菌培养可为阳性

治疗

- 抗生素治疗
- 脓肿可手术引流

【影像表现】

CT 表现

- 急性前列腺炎
  - 平扫 CT
    - 前列腺弥漫性增大
    - 如形成脓肿，前列腺内可见低密度灶
    - 部分包膜消失，周围脂肪密度增高
  - 增强 CT
    - 前列腺不均一的斑片状强化

- 前列腺脓肿表现为前列腺内出现边缘明显强化，中央低密度的无强化区
- 慢性前列腺炎缺乏特征性表现

MR 表现

- 急性前列腺炎
  - 前列腺弥漫增大，T2WI 信号混杂，如合并脓肿，则可见局灶性更高信号区（图 6-4-1）
- 慢性前列腺炎
  - 多表现为周围带的局限性或弥漫性信号减低，部分病变呈结节样改变，与周围带前列腺癌鉴别困难（图 6-4-2）
- 功能成像
  - 磁共振波谱成像示 Cho 轻度增高，Cit 峰减低，Cr 无明显变化，(Cho+Cr)/Cit 比值高于正常前列腺周围带，但低于前列腺癌（图 6-4-3）
  - DWI 检查病变稍高信号，ADC 下降程度明显小于前列腺癌（图 6-4-2）

推荐影像学检查

- 最佳检查法：MR 检查
- 检查建议
  - 联合应用 MR 功能成像检查

【鉴别诊断】

前列腺癌

- 常规 T2WI 对慢性前列腺炎和前列腺癌鉴别困难，均表现为周围带内低信号
- 需借助 MR 功能成像检查：前列腺癌组织的 (Cho+Cre)/Cit 比值高于而 ADC 值低于前列腺炎组织
- 鉴别困难者可行穿刺活检检查

诊断与鉴别诊断精要

- 应用 MRI 检查 T2 加权像诊断效能较高
- 应联合应用 MR 功能成像检查，有助于与前列腺癌鉴别

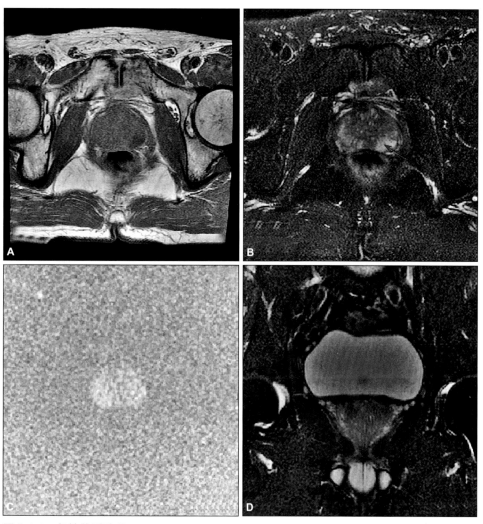

图 6-4-1　急性前列腺炎

男性，57 岁。主因高热，排尿困难，血尿就诊。A. 为 T1WI；B. 为脂肪抑制 T2WI；C. 为 DWI；D. 为脂肪抑制 T2WI（冠状面）示：前列腺增大，脂肪抑制 T2WI 上前列腺信号混杂（红箭头），周围带见多发斑片低信号区，与中央带分界不清，DWI 上信号轻度增高

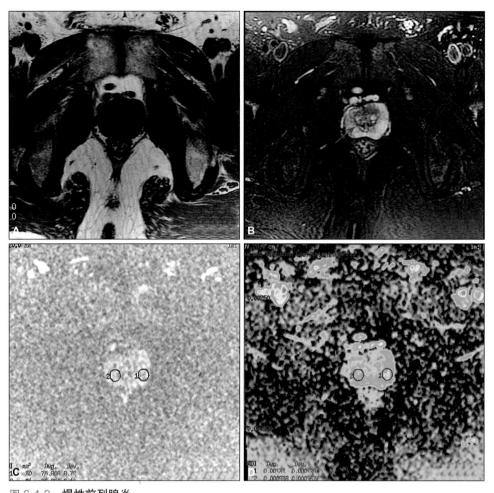

图 6-4-2　**慢性前列腺炎**
男性，56 岁。A. 为 T1WI；B. 为 T2WI 脂肪抑制；C. 为 DWI；D. 为 ADC 图。示：前列腺轻度增大，脂肪抑制 T2WI 上前列腺右侧周围带信号弥漫减低（红箭头），DWI 上信号轻度增高，ADC 值无明显下降

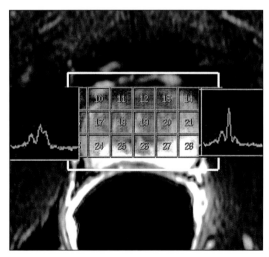

图 6-4-3　**慢性前列腺炎**
与上图为同一病例，MRS 示：右侧周围带低信号区（方格 24）与左侧正常周围带（方格 28）波谱比较，Cho 峰无明显变化，Cit 峰减低，左侧（Cho+Cre）/Cit=0.75，稍高于正常侧（0.52）

重点推荐文献

[1] 李飞宇、王霄英、丁建平，等.MRS在鉴别前列腺外周带T2低信号炎症和肿瘤中的作用. 实用放射学杂志, 2005, 21(11): 1124-1127.

[2] 叶锦棠，王霄英，刘婧等. 扩散加权成像对前列腺外周带炎

症和肿瘤T2低信号的鉴别作用. 中国医学影像技术, 2011, 27(3)581-584.

[3] 周芳，张国华，陈建新，等. 前列腺炎的MRI及MRS初步研究. 临床放射学杂志. 2011, 30(9): 1334-1336.

二、良性前列腺增生

【概念与概述】

良性前列腺增生（benign prostatic hyperplasia，BPH）

同义词：前列腺肥大

【病理与病因】

一般特征

- 病因学
  - 老龄和性激素是两个重要因素
- 流行病学
  - BPH 患病率随年龄增长而升高
  - 亚洲人患病率最低，白种人和黑种人患病率相似
  - 经济发达地区患病率高于经济不发达地区
  - 城市患病率高于农村

大体病理及手术所见

- 前列腺增生主要发生在前列腺移行带
- 增生组织呈多发结节
- 外周腺体受挤压、萎缩

显微镜下所见

- 分为以间质增生为主和以腺体增生为主的 BPH
  - 以间质增生为主的 BPH 主要表现为间质型、腺肌型和纤维腺瘤型结节
  - 以腺体增生为主的 BPH 主要表现为混合型、腺型增生结节

【临床表现】

表现

- 排尿障碍
  - 早期症状：尿频
  - 排尿困难是最重要的临床表现
  - 充盈性尿失禁
- 直肠指检可及增大的前列腺，边界清晰，中央沟变浅或消失
- PSA 可轻度升高

治疗

  - 随诊观察
  - 药物治疗
  - 手术治疗

【影像表现】

超声表现

- 前列腺各径线超过正常值

- 回声均匀、稍强
- 边界清晰，被膜连续

X 线表现

- 泌尿系造影显示膀胱底弧形压迹（图 6-4-4）

CT 表现（图 6-4-5）

- 平扫 CT
  - 前列腺弥漫性、对称性增大
  - 横径超过 5cm
  - 前列腺上缘超过耻骨联合上缘 2cm
- 增强 CT
  - 前列腺不均一的斑片状强化

MRI 表现（图 6-4-6）

- T1 加权
  - 前列腺对称增大
  - 增大的前列腺为均匀低信号，不能区分周围带、中央带和移行带
- T2 加权
  - 前列腺中央带和移行带明显增大，以间质增生为主者表现为不规则的低信号区，以腺体增生为主者可见高信号结节灶（图 6-4-6）
  - 增生的中央带和移行带周围可见假包膜形成
  - 周围带受压变薄，信号正常或稍低
- T1 增强
  - 中央带和移行带明显不均匀强化
- 功能成像（图 6-4-7）
  - 磁共振波谱成像示 Cho 峰无明显增高，腺体增生部分 Cit 峰升高
  - DWI 检查增生的中央带和移行带信号无明显增高，ADC 值无明显下降

推荐影像学检查

- 最佳检查法：MR 检查
- 检查建议
  - 联合应用 MR 功能成像检查

【鉴别诊断】

前列腺癌

- 前列腺癌好发于前列腺周围带；BPH 主要发生在移行带
- 前列腺癌 MRI 检查在 T2WI 表现为低信号，如发生在中央带和移行带，与 BPH 鉴别困难，可借助 MR 功能成像（详见前列腺癌）
- 鉴别困难者可行穿刺活检检查

诊断与鉴别诊断精要

- 应用 MRI 检查 T2WI 诊断效能较高
- 应联合应用 MR 功能成像检查，有助于与发生在中央带和移行带的前列腺癌鉴别

典型病例

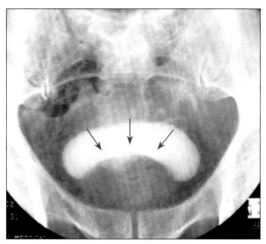

图 6-4-4 前列腺增生
静脉肾盂造影检查，示：膀胱底弧形外压性改变，其下方为增大的前列腺（箭头所示）

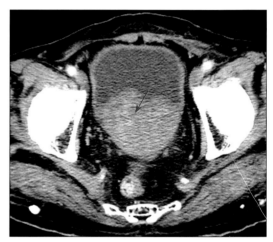

图 6-4-5 前列腺增生
CT 增强检查，示：耻骨联合上缘上方 2cm 层面可见增大的前列腺突入膀胱，前列腺强化不均匀，可见斑片状高密度区（红箭头）。膀胱壁均匀增厚，为慢性尿道梗阻所致

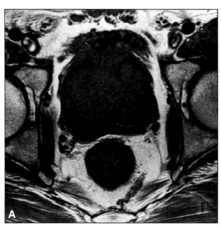
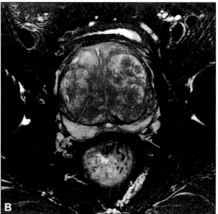
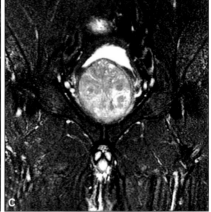

图 6-4-6 前列腺增生
A. 为 T1WI；B-C. 为脂肪抑制 T2WI（横断面和冠状面）。示：前列腺明显增大，T1WI 呈均匀的低信号，T2WI 为以间质增生为主的结节表现为不规则的低信号区，以腺体增生为主者表现为高信号结节灶。增生的腺体周围可见假包膜形成（红箭头）。周围带受压变薄，信号正常（绿箭头）。膀胱受压

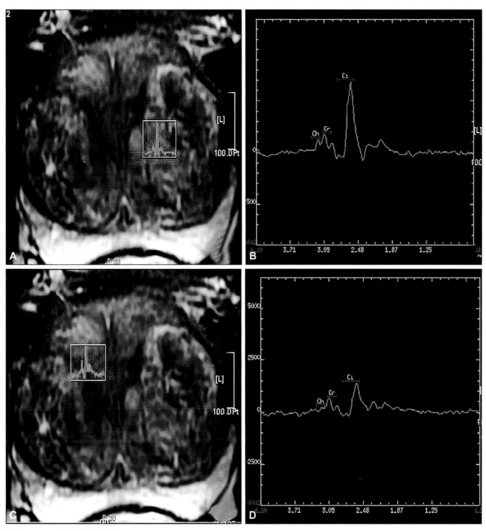

图 6-4-7　前列腺增生

MRS 示：在以腺体增生为主区域选取兴趣区（A），Cho 峰未见明显升高，Cit 峰升高，（Cho+Cre）/ Cit=0.35，波形与正常周围带类似（B）；在以间质增生为主区域选取兴趣区（C），示 Cho 峰与 Cit 峰均未见 明显升高，（Cho+Cre）/Cit=0.56（D）

重点推荐文献

[1] 于普林，钱芸娟. 良性前列腺增生患病情况概述. 中华老 年医学杂志，2006, 25(11): 870-872.

[2] 夏同礼，杨新宇，那彦群. 良性前列腺增生的组织病理及 临床意义. 中华医学杂志，2004, 84(1): 29-31.

[3] 王希明，白人驹，孙浩然，等. 中央腺体内前列腺癌3DH-MRS1的初步研究. 临床放射学杂志，2006, 25(4): 332-336.

三、前列腺肉瘤

【概念与概述】

前列腺肉瘤（prostate sarcoma）

【病理与病因】

一般特征

- 病因学
  - 病因尚不清楚
- 流行病学
  - 不同类型肉瘤发病年龄不同
    - 横纹肌肉瘤常见于儿童
    - 平滑肌肉瘤常见于老人
    - 纤维肉瘤多见于成年人

大体病理及手术所见

- 前列腺体积明显增大，外形不规则，其内正常 结构破坏
- 多占据盆腔大部
- 外周腺体受挤压、萎缩

显微镜下所见

- 分为三类

- 肌肉瘤：包括横纹肌肉瘤和平滑肌肉瘤
- 梭形细胞肉瘤：包括纤维肉瘤和梭形细胞肉瘤
- 其他肉瘤：包括黏液肉瘤、脂肪肉瘤、骨肉瘤、神经源性肉瘤等

【临床表现】

表现

- 进行性排尿排便困难
- 局部疼痛
- 直肠指检多可触及增大的前列腺或肿块
- PSA 多正常

预后

- 横纹肌肉瘤预后不良
- 平滑肌肉瘤预后较好

治疗

- 手术治疗

【影像表现】

CT 表现

- 平扫 CT
  - 前列腺弥漫性增大，形态不规则，局部形成软组织密度肿块
  - 就诊时局部肿块多较大，并可见侵犯周围组织、器官
  - 可见盆腔、盆壁淋巴结增大，骨转移为溶骨性
- 增强 CT
  - 多为不均一的斑片状强化（图 6-4-8）

MR 表现（图 6-4-8）

- T1 加权
  - 多表现为信号不均，内可见斑片状低信号
- T2 加权
  - 多呈中、高混杂信号
- 功能成像
  - DWI 呈高信号

推荐影像学检查

- 最佳检查法：MRI 检查
- 检查建议
  - 联合应用 MR 功能成像检查

【鉴别诊断】

前列腺癌

- 前列腺肉瘤者前列腺体积明显增大，中央带和外周带分界不清，T1WI 信号不均，T2WI 混杂信号，骨骼转移多为溶骨性
- 前列腺癌患者前列腺轻、中度增大，外形规则或有轻度分叶，病变在 T2WI 为低信号区，骨骼转移多为成骨性
- 血 PSA 检查对鉴别有较高价值
- 鉴别困难者可行穿刺活检检查

诊断与鉴别诊断精要

- 与前列腺癌相比，前列腺肉瘤发病年龄多较轻，体积较大，T2WI 信号较高等表现有助鉴别诊断
- 应联合应用 MR 功能成像检查

典型病例

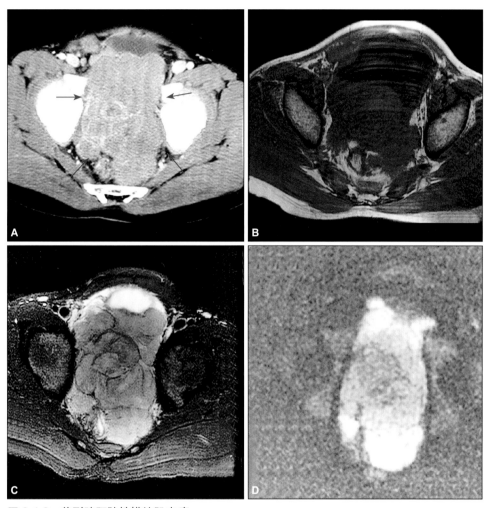

图 6-4-8　前列腺胚胎性横纹肌肉瘤

男性，11 岁。主因排尿不畅伴尿频 2 个月就诊。A. 为 CT 增强检查，示：以前列腺为中心的盆腔巨大肿块，呈明显不均匀强化；B. 为 T1WI，示：肿块呈均匀的低信号，几乎占据全部盆腔，但与盆壁、直肠间仍可见脂肪间隙；C. 为脂肪抑制 T2WI，示：病变呈明显高信号，并见低信号分隔；D. 为 DWI，示：肿块呈明显高信号。病理证实为前列腺胚胎性横纹肌肉瘤

重点推荐文献

[1] 丁建平, 王霄英, 王振忠, 等. 前列腺肉瘤的MRI特征及临床表现: 与前列腺癌的比较. 中华放射学杂志, 2004, 38(5): 505-508.

[2] 薛潋滟, 朱铭, 孙爱敏. 小儿盆腔横纹肌肉瘤的影像学诊断. 中国临床医学影像杂志, 2003, 14(5): 351-353.

[3] 刘文瞻, 赵耀瑞, 徐勇, 等. 前列腺肉瘤的诊治分析（附8例报告）. 临床泌尿外科杂志, 2011, 26(10): 769-771.

四、前列腺癌

（一）前列腺癌的诊断

【概念与概述】

前列腺癌（prostate carcinoma）

【病理与病因】

一般特征

- 病因学
  - 病因尚不清楚，可能与种族、遗传、食品、环境及性激素有关
- 流行病学

○ 欧美国家发病率高

○ 我国发病率迅速增加

大体病理及手术所见

● 癌结节常位于包膜下，质硬，灰白或浅灰色

● 转移以血行转移至脊柱、骨盆最常见

● 骨转移多为成骨性，但也可为溶骨性

显微镜下所见

● 前列腺癌 98% 为腺癌

● 少见肿瘤包括：移行细胞癌、鳞癌、未分化癌

● 主要发生在前列腺外周带（75%），大多数为多病灶

● 前列腺癌的分化程度差异较大

● 前列腺癌分级应用 Gleason 分级系统

○ Gleason2-4 分属于分化良好癌

○ Gleason5-7 分属于中等分化癌

○ Gleason8-10 分属于分化差或未分化癌

● 免疫组化：PSA 和 PAP 抗体阳性

【临床表现】

表现

● 多数无明显临床症状

● 可表现为下尿路梗阻及血尿

● 出现远隔转移

○ 骨痛

○ 脊髓压迫症状

○ 病理性骨折

● 直肠指检可发现前列腺结节，质地坚硬

● PSA 升高，游离 PSA/ 总 PSA < 0.1

治疗

○ 前列腺增生手术标本中偶然发现的局限性癌可不作处理，严密观察

○ 局限在前列腺包膜以内的前列腺癌可采取根治切除术

○ T_3、T_4 期前列腺癌以内分泌治疗为主（前列腺癌的分期详见表 6-4-1）

【影像表现】

超声表现

● 前列腺内低回声病灶

CT 表现

● 局限于前列腺被膜内的肿瘤诊断困难

● 进展期前列腺癌显示腺体呈分叶状增大

● 可发现精囊、膀胱等器官侵犯，盆腔淋巴结转

移及远隔器官或骨的转移

MRI 表现

● T1 加权

○ 难以识别肿瘤

● T2 加权

○ 正常高信号周围带内出现低信号结节，易于发现早期肿瘤（图 6-4-9），发生在中央带和移行带的前列腺癌表现与良性前列腺增生相似

● T1 动态增强

○ 肿瘤早期强化，呈富血供结节

● 功能成像

○ DWI 检查，肿瘤表现为明显高信号结节，ADC 值减低（图 6-4-10）

○ 灌注成像检查，不同灌注参数提示肿瘤区域血容量和血流量增加（图 6-4-11）

○ 磁共振波谱成像示 Cho 明显增高，Cit 峰降低，(Cho+Cr)/Cit 的比值显著增高（图 6-4-12）

○ 各项功能成像检查尚无统一的诊断标准

推荐影像学检查

● 最佳检查法：MR 检查

● 检查建议

○ 联合应用 MR 功能成像检查

【鉴别诊断】

前列腺炎、前列腺癌放疗后或激素治疗后改变及良性前列腺增生

● 前列腺炎、前列腺癌放疗后或激素治疗后，周围带在 T2WI 上亦可呈低信号改变，活检后形成的血肿也会使前列腺周围带信号发生变化，均应与前列腺癌鉴别

● 发生在中央带和移行带的前列腺癌仅通过 T2WI 表现与 BPH 鉴别困难

● 前列腺癌性病变与非癌性病变鉴别主要依靠 MR 功能成像检查（图 6-4-13）

○ DWI 检查癌性病变呈明显高信号，ADC 值显著低于非癌性病变

○ 灌注成像检查不同灌注参数提示癌性病变的血容量和血流量较非癌性病变明显增加

○ MRS 检查癌性病变 Cho 明显增高，(Cho+Cr)/Cit 比值显著高于非癌性病变

● 鉴别困难者可行穿刺活检检查

诊断与鉴别诊断精要

- 应用 MRI 检查 T2WI 发现周围带内出现低信号结节，提示为前列腺癌
- 应联合应用 MR 功能成像检查，有助于与前列腺非癌性病变鉴别

典型病例

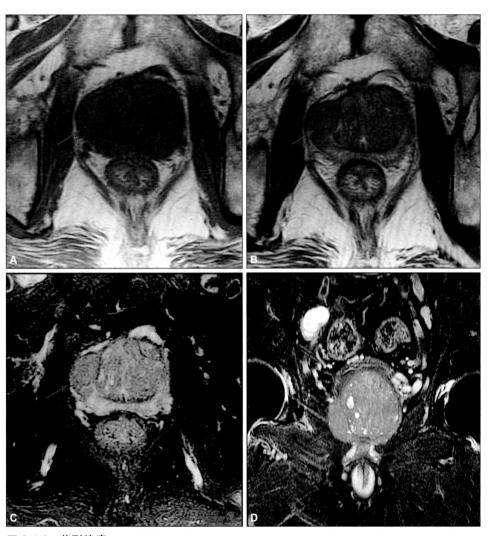

图 6-4-9　前列腺癌
男性，74 岁。排尿困难，tPSA 103.3ng/ml。A. 为 T1WI；B. 为 T2WI；C-D. 为脂肪抑制 T2WI（横断面及冠状面）。示：前列腺增大，右侧缘局限性膨隆（红箭头），T1WI 呈均一低信号；T2WI 上，于右侧周围带内可见边界清楚低信号结节（红箭头），于脂肪抑制 T2WI 上显示更清晰（红箭头），穿刺活检证实右侧外周带前列腺癌，Gleason 分级 7 分

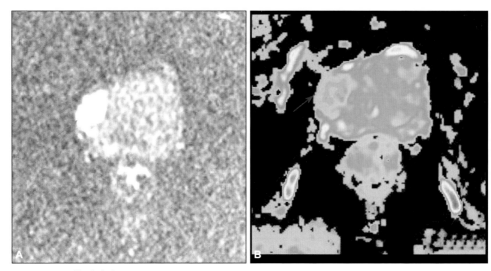

图 6-4-10　前列腺癌

与上图为同一患者。A. 为 DWI；B. 为 ADC 图，示：肿瘤在 DWI 上呈明显高信号（绿箭头），ADC 图为信号明显减低（红箭头），ADC 值为 $0.51 \times 10^{-3}\text{mm}^2/\text{s}$，对侧正常周围带 ADC 值为 $1.24 \pm 0.089 \times 10^{-3}\text{mm}^2/\text{s}$

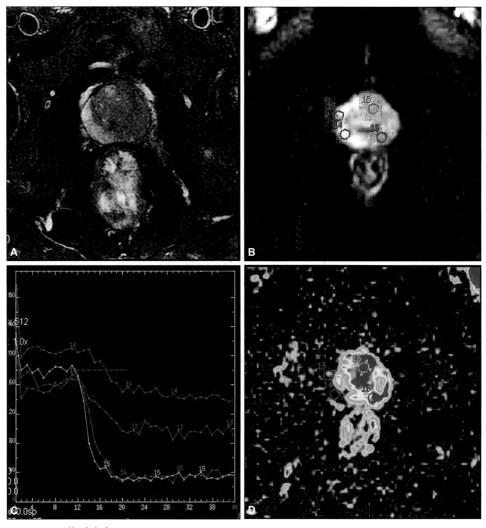

图 6-4-11　前列腺癌

A. 为脂肪抑制 T2WI，示：左侧外周带信号减低，见结节状突出包膜外（红箭头），中央带增大，多发结节，与前列腺增生无法鉴别；B-D. 为 MR 灌注序列，其中 B 为原始图上选择兴趣区（应用 SS-EPI T2*WI 序列成像）；C. 为各兴趣区信号 - 时间曲线，其中肿瘤兴趣区曲线呈快速下降型，为高灌注表现；D. 为灌注参数伪彩图，示肿瘤部分为高信号区，累及中央腺体和左侧周围带。穿刺活检证实左侧前列腺癌

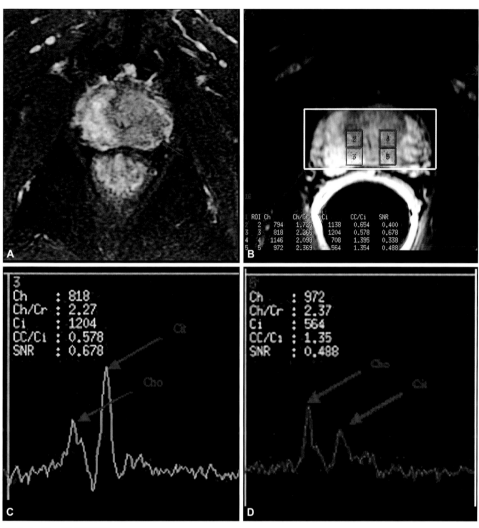

图 6-4-12　**前列腺癌**
A. 为脂肪抑制 T2WI，示：前列腺左侧周围带低信号影，侵犯部分中央腺体及包膜外侵犯（红箭头）；
B-D. 为 MRS，其中 B 为肿瘤部分及对侧正常周围带选取兴趣区（区域 3 正常周围带；区域 5 为肿瘤部
分）；C. 为正常周围带波谱；D. 为肿瘤部分波谱，见肿瘤 Cho 峰升高，Cit 峰减低，（Cho+Cr）/Cit=1.35，
明显高于正常侧（0.578）。穿刺活检证实左侧前列腺癌

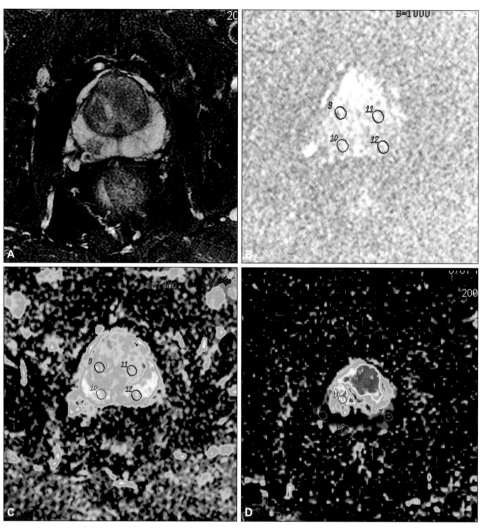

图 6-4-13　前列腺癌
A. 为脂肪抑制 T2WI 示：前列腺右侧周围带低信号影（红箭头），中央带增大，多发结节，与前列腺增生无法鉴别；B. 为 DWI，示：中央带高信号，周围带信号无明显增高；C. 为 ADC 图，示：中央带信号减低明显，而周围带未见明显下降；D. 为灌注参数伪彩图，示：中央带内高灌注区域。手术证实：中央带内前列腺癌，周围带为慢性炎症

重点推荐文献

[1] 李飞宇, 王霄英, 丁建平, 等. MRS在鉴别前列腺外周带T2低信号炎症和肿瘤中的作用. 实用放射学杂志, 2005, 21(11): 1124-1127.

[2] 王希明, 白人驹, 赵新, 等. 扩散加权成像鉴别前列腺癌及良性前列腺增生的价值. 中华放射学杂志, 2006, 40(7): 690-693.

[3] 赵新, 白人驹, 孙浩然, 等. 前列腺癌和良性前列腺增生磁共振灌注成像的应用价值. 中华泌尿外科杂志, 2009, 30(3): 207-209.

（二）前列腺癌的分期

【病理与病因】

前列腺癌分期系统

● 前列腺癌的分期主要应用国际抗癌联合会 TNM 分期和美国泌尿学会 Whitmore-Jewett 分期，与病理对照见下表

表 6-4-1　前列腺癌的临床分期和病理对照

TNM	Whitmore-Jewett 分期	病理表现
T1	A	组织学检查偶尔发现的前列腺癌
T2	B	肿瘤局限在腺体内
T3	C	肿瘤延伸至前列腺被膜外或侵犯精囊
T4	D	肿瘤侵犯膀胱颈、尿道外括约肌、直肠、肛提肌和（或）盆壁，盆腔淋巴结转移及远隔器官或骨转移

【影像表现】

CT 表现

- CT 对 T1 和 T2 期肿瘤诊断价值不大
- T3 期
  - 肿瘤的被膜外侵犯，表现为前列腺增大，呈较大的分叶状肿块
  - 肿瘤侵犯精囊，造成精囊不对称、精囊角消失和精囊增大
- T4 期
  - 膀胱受累时，膀胱底壁增厚及突向膀胱腔内肿块
  - 肛提肌受累时，显示增厚
  - 可见盆腔淋巴结转移及远隔器官或骨转移

MR 表现

- MRI 是前列腺癌分期的最佳影像检查方法
- 判断前列腺包膜是否完整是区别肿瘤为 T2 期（图 6-4-14）或 T3 期的重要征象，包膜受累的征象如下：
  - 病变侧前列腺外缘不规则膨出，边缘不光整
  - 包膜局部表面不光整，连续性中断（图 6-4-15）
  - 两侧神经血管丛不对称（图 6-4-16）
  - 前列腺直肠角消失
- 精囊受侵时，受累侧精囊增大并 T2WI 上信号减低
- 盆腔淋巴结及其他部位淋巴结的增大，其他器官和（或）骨转移（图 6-4-17）

推荐影像学检查

- 最佳检查法：MR 检查
- 检查建议
  - 应用预饱和带技术和（或）直肠内线圈可清晰显示前列腺癌病变、局部解剖、包膜、血管神经丛，提高分期的准确率

诊断与鉴别诊断精要

- MRI 是前列腺癌分期的最佳影像检查方法
- 判断前列腺包膜是否完整十分重要，应用预饱和带技术和（或）直肠内线圈可清晰显示前列腺癌病变、局部解剖、包膜、血管神经丛，提高分期的准确率

典型病例

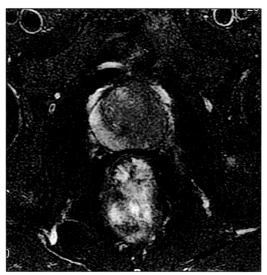

图 6-4-14　前列腺癌
脂肪抑制 T2WI 示：左侧周围带前列腺癌与神经血管丛间可见完整细线样低信号包膜影（红箭头），TNM 分期 T2 期，Whitmore-Jewett 分期 B 期

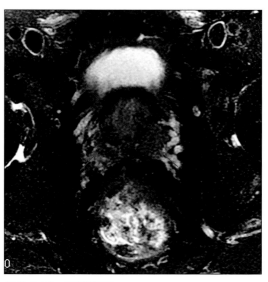

图 6-4-16　前列腺癌
脂肪抑制 T2WI 示：两侧神经血管丛不对称，TNM 分期 T3 期，Whitmore-Jewett 分期 C 期

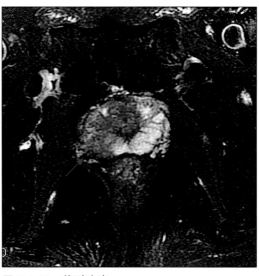

图 6-4-15　前列腺癌
脂肪抑制 T2WI 示：右侧周围带前列腺癌侵犯包膜，局部包膜连续性中断（红箭头），TNM 分期 T3 期，Whitmore-Jewett 分期 C 期

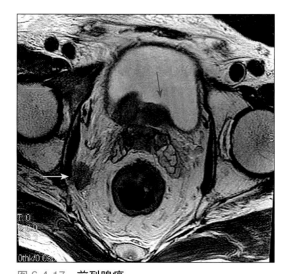

图 6-4-17　前列腺癌
T2WI 示：前列腺癌侵犯膀胱（绿箭头）、精囊（红箭头）、盆腔淋巴结转移（黄箭头）、右侧髋臼转移（绿箭头），TNM 分期 T4 期，Whitmore-Jewett 分期 D 期

（赵　新　白人驹）

重点推荐文献

[1] 朱斌、张冰、李茗，等. 直肠内线圈MR在前列腺癌诊断中作用: 肿瘤位置和分期. 医学影像学杂志, 2010, 20(10): 1496-1499.

[2] J. Ren, Y. Huan, Y. Ge, et al. Seminal vesicle invasion in prostate caucer: predication with combined T2-weighted and diffusion-weighted MR imaging. Eur Radiol, 2009, 19(10): 2481-2486.

[3] 袁小东、田建明、张静，等. MRI对前列腺癌局部分期的系统评价——Meta分析. 临床放射学杂志. 2007, 26(10): 1009-1012.

主要参考文献

[1] 吴在德, 吴肇汉. 外科学. 7版. 北京: 人民卫生出版社, 2008: 659-695.

[2] 白人驹, 张雪林. 医学影像诊断学. 3版. 北京：人民卫生出版社, 2010: 472-474.

[3] 张云亭, 于兹喜. 医学影像检查技术学. 3版. 北京: 人民卫生出版社, 2010: 89-126.

[4] 林天歆, 黄海, 黄健, 等. 原发性精囊恶性肿瘤的诊断及治疗(附3例报告). 现代泌尿外科杂志, 2006, 11(6): 333-335.

[5] 蔡雅富, 方建军, 邬旭明, 等. 精囊囊肿的影像学诊断. 临床泌尿外科杂志, 2004, 11(19): 690-691.

[6] 霍军, 杜强, 吴斌, 等. 原发性精囊癌(1例报告并文献复习). 中国男科学杂志, 2006, 20(2): 51-52.

[7] 薛潋滟, 朱铭, 孙爱敏. 小儿盆腔横纹肌肉瘤的影像学诊断. 中国临床医学影像杂志, 2003, 14(5): 351-353.

男性生殖系统的影像诊断

第1节　男性生殖系统影像检查技术

一、X线检查

- 空虚膀胱尿路造影（VCUG）
  - 近年来作为儿童的首选，其优点主要是可以避免会引起尿道瘢痕狭窄的创伤或者尿道炎症
  - 在电视监控以及数字成像下取直立体位，可以提供排尿以及功能性和器质性改变部位的精确图像
  - 可以和尿动力学研究联合应用
  - 主要适用于检查继发于中枢或者周围神经病变排尿障碍的患者，是评价后尿道最适宜的方法
- 逆行尿道造影
  - 男性尿路和尿道周围首选影像检查方法
  - 适用于评价尿道损伤、狭窄和瘘管形成
  - 是评价前尿道最适宜的方法

二、超声

- 可精确研究男性尿道，较好的显示尿道的结构
- 对尿道结石、肿瘤、脓肿以及阴茎肿瘤，尿道周围组织等均有重要诊断价值
- 探查方向灵活，操作简易，价廉，可多次重复检查
- 彩色多普勒超声还可以显示病变局部血流分布状况

三、MR检查

- 应用不是特别广泛
- 适用于与炎症性尿道狭窄、海绵体纤维化的诊断，评价尿道周围组织

四、CT检查

- 对尿道周围脓肿具有诊断价值，图像分辨率较高

第2节　男性尿道疾病

一、男性获得性尿道狭窄

【概念与概述】
- 尿道狭窄是指由于胶原以及成纤维细胞增殖所引起的尿道纤维瘢痕形成，并且瘢痕可以通过海绵体组织延伸进入邻近的结构，这些瘢痕的收缩使尿道管腔的宽度减小，形成尿道狭窄

- 男性获得性尿道狭窄，指后天性尿道狭窄

【病理与病因】
- 炎症、创伤和医源性损伤是男性获得性尿道狭窄的主要病因
  - 炎症中常见为感染性尿道炎、干燥闭塞性龟头炎和结核等
- 创伤性狭窄

- 最常见的外因是骑跨伤
- 通常产生尿道轴线的移位
- 医源性狭窄通常发生在外伤或手术造成的尿道撕裂或中断之后。其尿道狭窄（膀胱颈挛缩）通常发生在经尿道前列腺切除术后或开腹根治性前列腺切除术后

【影像学表现】

- X 线造影表现
  - 逆行尿道造影是前尿道狭窄显影最主要的方法
  - 确定狭窄的位置、长度、数量、狭窄度以及尿道周围结构的异常
  - 钝性损伤导致的后尿道狭窄中，通常使用同时进行的顺行膀胱尿道造影以及逆行尿道造影来确定狭窄的长度

- 超声表现
  - 尿道周围纤维化在超声上表现为增厚的、不规则的组织侵犯进入到无回声的尿道管腔
  - 多用于指导球尿道狭窄患者的治疗方案的制订，有文献指出超声在评价尿道狭窄长度上比逆行尿道造影更为精确
- MRI 表现
  - 最有价值的影像手段。用于评价创伤后的盆腔解剖，对狭窄长度的评价优于超声和尿道造影
  - 多平面的 T2WI 可以帮助评估前列腺的位置和盆腔纤维化的数量，并且可以通过测量前列腺尖与尿道插入近端尿道海绵体的距离来确定前列腺膜部的损伤

重点推荐文献

[1] Deuk Jae Sung, MD, Yun Hwan Kim, MD, Sung Bum Cho, MD et al. Obliterative Urethral Stricture: MR Urethrography versus Conventional Retrograde Urethrography with Voiding Cystourethrography. Radiology; 2006; 842-848

[2] Gallentine ML, Morey AF. Imaging of the male urethra for stricture disease. Urol Clin North Am 2002; 29: 361-372.

[3] Bircan MK, Sahin H, Korkmaz K. Diagnosis of urethral strictures: is retrograde urethrography still necessary? Int Urol Nephrol 1996; 28: 801-804.

[4] Pansadoro V, Emiliozzi P. Introgenic prostatic urethral strictures: classification and endoscopic treatment. Urology 1999; 53: 784-789.

二、尿道周围脓肿

【概念与概述】

　　尿道周围脓肿是指当 Littré 腺体被浓缩的尿液或纤维化阻塞时发生的脓肿

【病理与病因】

- 病因学
  - 大多有尿道狭窄史，与近期的尿道器械治疗或置管有关
  - 常见的病原体是革兰阴性杆菌、肠球菌和厌氧菌
- 病理生理
  - 尿道周围脓肿发生时，因为白膜阻滞了感染向背侧扩散，所以脓肿就沿着腹侧进入尿道海绵体，在海绵体里被 Buck's 筋膜包裹局限
  - 如果 Buck's 筋膜穿孔，脓肿可能扩散到前腹壁、大腿或臀部

【临床表现】

- 阴囊肿胀和发热是最常见的症状
- 偶尔脓肿会阻塞尿道，导致尿潴留
- 10% 的患者尿道周围脓肿可以自发引流，通常是经会阴途径

【影像表现】

- 尿道造影上可见脓肿引流到尿道
- MRI 或超声可见水肿和液体聚集

三、尖锐湿疣

【病理与病因】

- 病因学
  - 尖锐湿疣是病毒感染引起的，尖锐湿疣是一种性病疣
- 流行病学
  - 尖锐湿疣尿道受侵发生在 0.5% ~ 5% 的男性患者

○ 偶尔会蔓延至前列腺尿道和膀胱

【临床表现】

表现

- 阴茎头、体以及阴茎包皮上长出质软的、无蒂的、带鳞片的乳头状瘤

治疗

- 尿道病变通过尿道内滴注盾叶鬼臼树脂、噻替派或 5- 氟尿嘧啶来治疗

【影像表现】

- 尿道造影特征性的表现是前尿道多发乳头状充盈缺损（图 7-2-1）
- 空虚膀胱尿道造影是常用的检查方法
- 不推荐使用置管、医疗器械操作以及逆行尿道造影，因为会有逆行播散的可能性

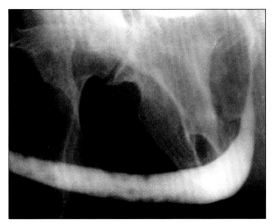

图 7-2-1　**尖锐湿疣**
逆行尿道造影术前尿道多发小的充盈缺损

重点推荐文献

[1] 朱家安, 胡兵, 张炯. 男性尿道内尖锐湿疣的超声评价. 中华医学杂志: 2005, 85(11): 773-776.

[2] Akira Kawashima, MD, Carl M. Sandler, MD, Neil F. Wasserman, MD et al. Imaging of Urethral Disease: A Pictorial Review[J]. RadioGraphics, 2004, 24: S195-S216.

四、男性尿道肿瘤

【概念与概述】

- 很少见，占所有泌尿系统肿瘤的不到 1%，其中恶性肿瘤常见
- 膜部是最常见的发生部位（60%），其次为海绵体部（30%）和前列腺部（10%）
- 传统的逆行尿路造影和排尿造影在尿道肿瘤的诊断价值不大，且无法评价尿道周围组织情况
- MR 在尿道肿瘤的应用逐渐增多，主要用于评估尿道肿瘤的分期，指导临床进一步治疗

（一）良性肿瘤

【病理与病因】

- 病因学
  ○ 起源于上皮或间叶组织，如纤维息肉、平滑肌瘤和血管瘤
- 流行病学
  ○ 非常罕见

【临床表现】

常表现为出生时血尿或排尿困难

【影像表现】

在膀胱尿道造影的空虚相中，纤维上皮息肉特征性表现是一个光滑的充盈缺损延伸至球部尿道中点

（二）恶性肿瘤

【病理与病因】

- 病因学
  ○ 各种原因所致的尿道狭窄。近 1/4 的患者有性传播疾病史
- 流行病学
  ○ 通常发生于 50 岁以后
- 分类
  ○ 根据发病部位
    - 球膜部尿道（60%）
    - 阴茎尿道（30%）
    - 前列腺尿道（10%）
  ○ 根据解剖位置
    - 移行细胞癌（70%）好发于尿道前列腺部
    - 鳞状细胞癌（13%），最常见于尿道膜部和海绵体部
    - 癌肉瘤（12%）
  ○ 根据其发病部位
    - 前列腺尿道癌：90% 发生移行细胞癌，10% 发生鳞状细胞癌
    - 球膜部尿道癌：80% 发生鳞状细胞癌，

10% 发生移行细胞癌，10% 发生腺癌或未分化癌

- 阴茎尿道癌：90% 发生鳞状细胞癌，10% 发生移行细胞癌
- 腺癌来源于 Littré 腺体或 Cowper 腺体

○ 平滑肌肉瘤和恶性黑色素瘤很罕见

- 转移方式
  - 主要通过直接扩散到邻近结构或区域淋巴结转移
  - 血行转移不常见
- 病理分期
  - Ⅰ期尿道癌局限于上皮下结缔组织
  - Ⅱ期肿瘤侵犯尿道海绵体、前列腺或尿道周围肌肉
  - Ⅲ期肿瘤侵犯阴茎海绵体和膀胱颈或超过前列腺被膜
  - Ⅳ期肿瘤侵犯其他邻近器官
    - 前尿道的淋巴引流到浅表和深部腹股沟淋巴结，偶尔也引流到髂外淋巴结
    - 后尿道的肿瘤最常见是播散到盆腔淋巴结。球膜部尿道的肿瘤可能侵犯尿生殖膈、前列腺、会阴和阴囊皮肤

【临床表现】

表现

- 最常见症状
  - 会阴内或沿着尿道体可触及的肿块伴或不伴排尿困难，并可见尿道狭窄或出血
- 其他症状
  - 浆液血性分泌物、尿道瘘、尿道周围脓肿

或会阴疼痛

治疗

- 手术切除是原发肿瘤的治疗选择
- 前尿道的恶性肿瘤能够通过手术治疗并且预后较好
- 后尿道的肿瘤经常发生局部浸润或远处转移而预后不好

【影像表现】

尿道造影

- 显示尿道的局部不规则狭窄，可能合并瘘管的形成

MRI 表现

- T1WI、T2WI 显示为一个肿块，相对于正常尿道体组织呈减低信号
- 可以反映出阴茎海绵体的侵犯并且对于确定肿瘤的位置、大小和分期都有重要意义

（三）转移瘤

【病理与病因】

- 男性尿道的继发肿瘤不常见
- 常见原因为手术种植或局部浸润或播散
- 血行转移罕见

【临床表现】

- 根据受累的程度及范围可出现尿道狭窄及梗阻的表现，部分可见血尿及瘘

【影像表现】

尿道造影

- 当临近播散累及尿道海绵体，表现为多发小的黏膜结节及广泛的尿道狭窄和不规则

重点推荐文献

[1] Pietro Pavlica, Libero Barozzi, Ilario Menchi. Imaging of male urethra[J]. Eur Radiol, 2003, 13: 1583-1596.

[2] Akira Kawashima, MD, Carl M. Sandler, MD, Neil F. Wasserman, MD et al. Imaging of Urethral Disease: A Pictorial Review[J]. RadioGraphics, 2004, 24: S195-S216.

[3] Donat SM, Cozzi PJ, Herr HW. Surgery of penile and urethral carcinoma. In: Walsh PC, Reitik AB, Vaughan ED Jr, Wein AJ, eds. Campbell's urology. 8th ed. Philadelphia, Pa: Saunders, 2002, 2983-2999.

五、尿道结石

【概念与概述】

尿道结石是指发生于尿道内的结石

【病理与病因】

- 移动性结石常见

大多来自上尿路或膀胱。停留在尿道狭窄处比

如膜部尿道

- 原发结石很罕见

常由于尿道狭窄或憩室伴有尿液淤滞或盐沉积，局部可能发生原发结石

【临床表现】

- 尿线无力
- 排尿困难

- 血尿

【影像表现】

X 线

- 通常表现为高密度影
- 后尿道结石：在平片上可见结石位于耻骨联合后方，常表现为沿着尿道突出于耻骨联合下方（图 7-2-2）
- 阴茎尿道内的结石：CT 可清晰显示尿道内高密度影，可见其位置以及滞留于尿道的原因

（图 7-2-3）

超声

- 是很有用的检查方法，通常是高超声束吸收和特征性的高回声

【鉴别诊断】

主要与前列腺钙化鉴别

- 前列腺内的钙化：前列腺钙化时尿道周围是正常的，或者钙化是位于假包膜里，与后尿道的结石鉴别

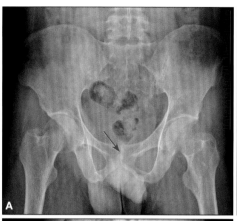
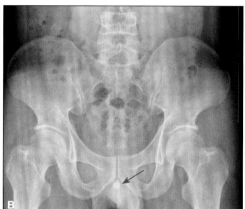
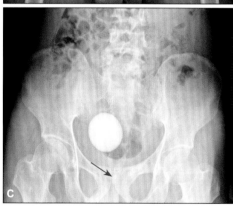

图 7-2-2 后尿道结石

A-B. 箭头指示后尿道结石
C. 盆腔区类圆形密影为膀胱结石，箭头所指为后尿道结石（图片提供广州市第一人民医院）

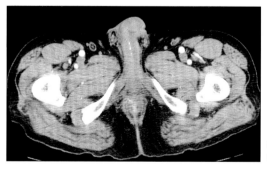

图 7-2-3 阴茎尿道结石

CT 示：阴茎尿道内数个斑点状高密度影（图片提供北京医院）

重点推荐文献

[1] Pietro Pavlica, Libero Barozzi, Ilario Menchi. Imaging of male urethra[J]. Eur Radiol, 2003, 13: 1583-1596.

[2] Akira Kawashima, MD, Carl M. Sandler, MD, Neil F. Wasserman, MD et al. Imaging of Urethral Disease: A Pictorial Review[J]. RadioGraphics, 2004, 24: S195-S216.

六、尿道术后改变

（一）尿道成形术

【概念与概述】

- 尿道成形术，特别是两阶段成形术是治疗前尿道狭窄一个的有效方法（图7-2-4）

【病理与病因】

- 在修复位置的近端和远端附近可能会造成尿道的囊状扩张，故可在排尿中收集部分尿液，从而造成排尿后尿漏

【临床表现】

- 排尿后尿漏

【影像表现】

- 逆行尿道造影可见扩张的囊或者获得性的憩室

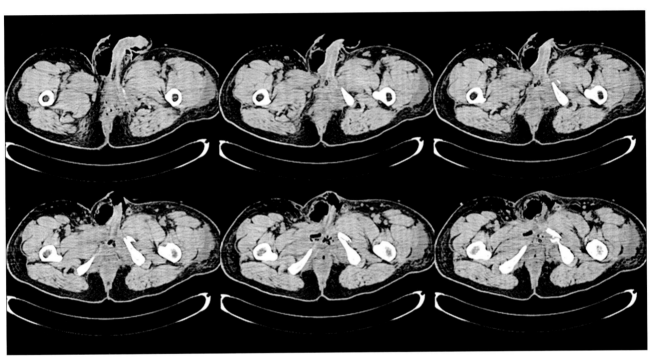

图7-2-4　尿道成形术后
CT示尿道周围血肿基本吸收，尿道恢复连续，形态未见异常（图片提供：中国医科大学盛京医院）

（二）前列腺切除术

【病理与病因】

- TURP术后良性前列腺增生
  - 极少见
  - 表现为被切除的尿道里再次形成光滑、圆形或类椭圆形的结节
  - 常见的发生部位是切除的远端边缘
- TURP术后膀胱颈收缩
  - 很少见，但也是TURP或膀胱区域介入性治疗的一个并发症
  - 在良性疾病的开腹前列腺切除术后，近端前列腺尿道会扩张、不规则

【影像表现】

- 在尿道造影、CT、MRI或超声上都显示近端前列腺尿道扩张、不规则

七、尿道创伤

（一）钝性外伤

【概念与概述】

- 最常见，多发生于青壮年男性

【病理与病因】

- 前尿道损伤
  - 常由于骑跨伤造成的
  - 多单独发生
- 后尿道损伤
  - 常是由于骨盆受到一个冲击力（例如高速

车祸）造成的，并且和骨盆骨折有关

- 约 4% ~ 14% 骨盆骨折的患者同时存在后尿道损伤
- 在骨盆骨折中，多达 20% 的合并尿道损伤的男性患者存在膀胱破口

【临床表现】

- 尿道出血、尿液外渗
- 疼痛、排尿困难
- 血肿和淤斑，以及合并骨盆骨折时会发生休克

【影像表现】

逆行尿道造影

- 按逆行尿道造影的发现分为五型，是由 1997 年 Goldman 等完善的解剖分型
  - Ⅰ型
    - 耻骨前列腺韧带断裂
    - 前列腺尿道延长
    - 尿道仍保持完整性
  - Ⅱ型发生率仅 15%
    - 膜部尿道裂伤
    - 尿生殖膈完整
    - 对比剂外渗延伸到会阴部
  - Ⅲ型最常见
    - 膜部尿道完全性断裂
    - 损伤扩展到近端球部尿道
    - 对比剂外渗入盆腔的会阴外间隙和会阴
    - 膀胱移位出盆腔，在排泄尿路造影时表现为"天空中的馅饼"
  - Ⅳ型
    - 膀胱基底的损伤
    - 不累及膀胱颈
  - Ⅴ型
    - 常指前尿道骑跨伤，发生于球部尿道
    - 如 Buck 筋膜完整，外渗对比剂就局限于 Buck 筋膜和尿道海绵体白膜的间隙
    - 如 Buck 筋膜破裂了，外渗对比剂就会出现在 Colle 筋膜的区域内

（二）穿通伤

【病理与病因】

由于枪击或刀伤导致的穿通伤，常累及前尿道

【临床表现】

治疗

- 尿道穿通伤需要急诊手术并且用抗生素治疗以

防止双重感染

- 尿道组织破坏，需要补片和阴茎修复
- 大块组织损伤最适于手术
- 会阴部的刀伤可以在原位修补撕裂的球部尿道

【影像表现】

尿道造影

- 表现为对比剂由损伤局部外溢

（三）阴茎骨折中的尿道损伤

【概念与概述】

阴茎骨折是阴茎勃起时受到创伤从而导致阴茎海绵体的断裂

【病理与病因】

- 通常发生在暴力的性行为中

【临床表现】

- 剧烈的疼痛
- 阴茎变形
- 38% 合并尿道损伤
- 不常见

【影像表现】

X 线造影

- 逆行尿道造影经常用来排除是否存在伴随的尿道损伤
- 海绵体造影，向阴茎海绵体内注射 30% 的碘对比剂，接着进行透视法和点照相可以显示白膜断裂准确的位置

超声表现

- 用于发现阴茎骨折中的尿道海绵体瘘

MRI 表现

- 精确的定位损伤，并且评价阴茎海绵体

（四）辐射后的损伤

【概念与概述】

放射治疗（外放射和放射性粒子植入短程治疗）后辐射损伤导致的尿道并发症

【病理与病因】

外放射、放射性粒子植入短程治疗

【临床表现】

- 尿道炎
- 尿道狭窄
- 尿道瘘是放射治疗的一种严重的并发症，发生率不到 1%

【影像表现】

- 放射治疗后尿道改变表现为多种多样的病变局

部对比剂的溢出

- 逆行尿道造影、CT 以及 MRI 都可以显示

重点推荐文献

Akira Kawashima, MD, Carl M. Sandler, MD, Neil F. Wasserman, MD et al. Imaging of Urethral Disease: A Pictorial Review[J]. RadioGraphics, 2004, 24: S195-S216.

第 3 节 阴茎疾病

一、阴茎恶性肿瘤

（一）阴茎鳞状细胞癌

【病理与病因】

一般特征

- 病因学
  - 最重要的致病因素是阴茎包皮导致的包皮垢堆积
  - 卫生条件不良，也促进了阴茎癌的发生
  - 包茎或包皮过长，25% 的阴茎癌患者都有包茎或包皮过长
  - 其他危险因素：慢性炎症（例如阴茎头包皮炎、萎缩硬化性苔藓）、吸烟、补骨脂素或紫外线 A 光化学治疗、人乳头瘤病毒 16 和人乳头瘤病毒 18
- 流行病学
  - 常见于 60～70 岁的老年男性，只有不到 1/4 的患者在 40 岁以下
  - 鳞状细胞癌是亚洲和非洲男性最常见的恶性肿瘤之一，美国少见，非裔美国男性的发病率是高加索人的两倍

病理分型

- 鳞状细胞癌
  - 占所有阴茎原发肿瘤的 95% 以上
  - 最常见位于龟头（48%），其他部位包括阴茎包皮（21%）、龟头和包皮（9%）、冠状沟（6%）以及阴茎体（2%）
  - 主要是通过淋巴管转移，因为 Buck 筋膜作为一道屏障阻止了肿瘤的直接浸润和血行转移
- 其他
  - 黑色素瘤
  - 基底细胞癌

  - 淋巴瘤
- 继发或转移瘤
  - 约 70% 的原发肿瘤都位于泌尿生殖道
  - 常见原发肿瘤包括结肠癌、直肠癌、胃癌、支气管癌和甲状腺癌

【临床表现】

表现

- 阴茎出现多发可触及的无痛性结节
- 常始于龟头，表现为局灶上皮的增厚伴或不伴溃疡
- 无诱因的阴茎持续勃起

治疗与预后

- 行阴茎切除术，在肿瘤周围切 2cm 的正常组织，如果没有侵犯阴茎海绵体，患者的 3 年生存率超过 95%
- 有海绵体侵犯或区域淋巴结转移的患者生存率降低

【影像表现】

CT 表现（图 7-3-1、图 7-3-2、图 7-3-3）

- 阴茎头分叶状或菜花状无痛性软组织肿块
- 增强后呈中度强化
- MPR 可显示阴茎海绵体受累情况

MRI 表现

- 鳞状细胞癌在 T1、T2WI 上相对于阴茎体都呈低信号。对比增强后，病灶信号绝对增高但是仍低于正常阴茎体的信号
- MRI 分期，使用 Jackson 分期系统：
  - Ⅰ 期病灶局限于阴茎头或包皮
  - Ⅱ 期病灶累及阴茎体
  - Ⅲ 期病灶扩散至腹股沟淋巴结
  - Ⅳ 期累及深部盆腔淋巴结或发生远处转移

【推荐影像学检查】

- CT 和 MRI 都可以显示盆腔淋巴结的情况，但是 MRI 对原发病灶的评价要优于 CT

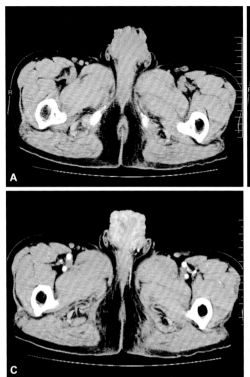
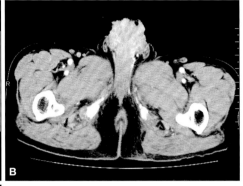
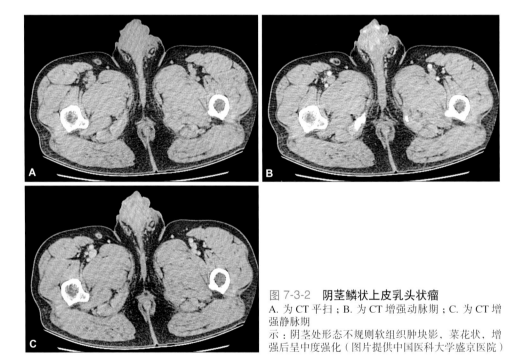

图 7-3-1　阴茎高分化鳞状上皮癌

A. 为 CT 平扫 B、C. 为 CT 增强。示 CT 平扫见阴茎处形态不规则软组织肿块影、菜花状，增强后呈明显不均匀强化，其周围可见增粗肿瘤血管影（图片提供广州市第一人民医院）

图 7-3-2　阴茎鳞状上皮乳头状瘤

A. 为 CT 平扫；B. 为 CT 增强动脉期；C. 为 CT 增强静脉期

示：阴茎处形态不规则软组织肿块影，菜花状，增强后呈中度强化（图片提供中国医科大学盛京医院）

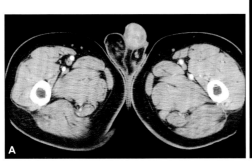

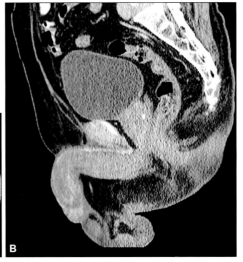

图 7-3-3 **阴茎高分化鳞状上皮癌**
A. 为 CT 增强轴位；B. 为 MPR 图像。示：阴茎头不规则软组织肿块、中度强化。MPR 显示病变局限在阴茎头（图片提供北京医院）

（二）阴茎肉瘤

【病理与病因】

一般特征

- 很罕见，占所有阴茎恶性肿瘤的不到 5%
- 横纹肌肉瘤是 20 多岁男性最常见的下泌尿生殖道的恶性肿瘤

病理

- 上皮样肉瘤，表现为局灶硬化并类似 Peyronie 病
- Kaposi 肉瘤
- 平滑肌肉瘤，可能来源于龟头或阴茎海绵体的平滑肌

- 横纹肌肉瘤，起源于原始细胞

CT 表现

- 表现无特异性，为不规则形软组织肿块（图 7-3-4）

MRI 表现

- 上皮样肉瘤：表现无特异性
  ○ T1WI 呈等信号，T2WI 低信号
  ○ 注射对比剂之后病灶增强弱于正常阴茎体
- 横纹肌肉瘤：表现无特异性
  ○ T1WI 通常相对于骨骼肌呈等信号，T2WI 上相对肌肉呈高信号
  ○ 注射对比剂后不均质增强

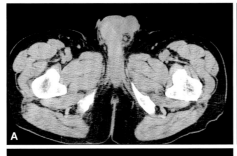

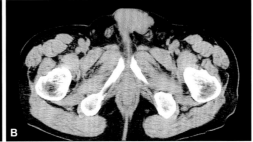

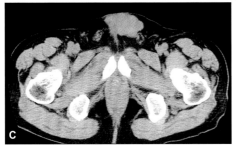

图 7-3-4 **阴茎上皮样肉瘤**
A-C. 为 CT 平扫。示：阴茎根部不规则等密度肿块，略呈分叶状，CT 值平均为 42Hu（图片提供北京医院）

（三）前尿道癌

【病理与病因】

- 病因学
  - 慢性炎症
  - 慢性尿道狭窄性疾病
- 病理
  - 男性尿道的恶性肿瘤大多数发生在尿道球部和膜部，其次为舟状窝
  - 鳞状上皮细胞癌，最常见的恶性肿瘤
  - 移行细胞癌
  - 腺癌

【影像表现】

MRI 表现

- T1、T2WI 上尿道癌相对于正常海绵体都呈低

信号

（四）阴茎转移

【病理与病因】

- 70% 源于泌尿生殖道其他部位的原发恶性肿瘤，比如前列腺或膀胱（图 7-3-5）
- 来自结肠、胃、食管以及胰腺的转移相对较少

【临床表现】

- 很罕见
- 多发结节
- 恶性的阴茎持续性勃起
- 转移到阴茎的恶性病都已经进入进展阶段，预后一般很差

【影像表现】

多种多样，根据原发癌的不同各异（图 7-3-5）

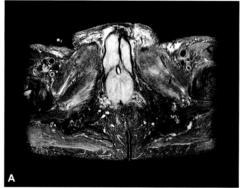
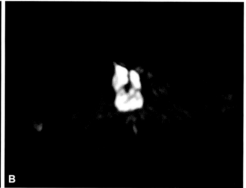
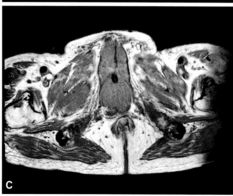

图 7-3-5　前列腺癌阴茎转移
A. 为 T2WI 脂肪抑制；B. 为 DWI；C. 为 T1WI。
示：阴茎海绵体近 1/2 被肿瘤侵及，呈结节状增粗，DWI 表现为高信号（图片提供北京医院）

重点推荐文献

[1] E. Scott Pretorius, MD, Evan S. Siegelman, MD, Parvati Ramchandani, MD et al. MR Imaging of the Penis[J]. RadioGraphics, 2001, 21: S283-S299.

[2] Pow-Sang MR, Benavente V, Pow-Sang JE, et al. Cancer of the penis[J]. Cancer Control, 2002, 9: 305-314.

[3] Culkin DJ, Beer TM. Advanced penile carcinoma[J]. J Urol, 2003, 170: 359-365.

[4] Burgers JK, Badalament RA, Drago JR. Penile cancer. Clinical presentation, diagnosis, and staging[J]. Urol Clin North Am, 1992, 19: 247-256.

二、阴茎良性肿瘤

（一）Cowper 管腺体扩张

【概念与概述】

Cowper 管腺体扩张（Cowper Duct Syringocele），是球尿道（Cowper）腺体主要管道的囊性扩张

【临床表现】

表现

- 排尿后的尿漏
- 尿频
- 尿线无力或血尿

治疗

- 手术切除梗阻的腺管，一般可以治愈

【影像表现】

MRI 表现

- Cowper 管腺体扩张表现为邻近球尿道近端腹侧的阴茎基底部中线处的一个椭圆形结构，在 T2WI 上呈高信号

（二）部分阴茎海绵体血栓形成

【临床表现】

- 部分阴茎持续性勃起
- 阴茎海绵体的一部分硬化

【影像表现】

MRI 表现

- 受累的阴茎海绵体节段扩张，并可能压迫对侧的阴茎海绵体
- 受累节段的信号强度取决于血栓形成的时间。一般而言，T1WI 上相对正常海绵体呈高信号，T2WI 上相对正常海绵体呈低信号

（三）Peyronie 病

【概念与概述】

Peyronie 病是慢性炎症导致的纤维化和局部白膜的增厚

【临床表现】

表现

- 病变的硬化区域有可能疼痛
- 导致阴茎勃起时不同程度的畸形是阴茎勃起障碍的原因之一
- 典型的背侧位置和色斑里纤维蛋白的存在与异常愈合反应是一致的，异常愈合反应是阴茎对

剪切应力导致的阴茎微小创伤的反应

疾病人群分布

- Peyronie 病较为常见，发病率大约是 3%

分期

Peyronie 病分两期

- 急性期
  - 常伴有疼痛
  - 性交时无力，持续时间各异，典型的是持续约 12 ~ 18 个月
- 慢性期
  - 疼痛较轻
  - 阴茎畸形明显，典型的背侧成角，但是有时候也可以腹侧或侧方成角
  - 通常伴随阴茎短缩

【病理与病因】

- 病因尚未明确
- 是一种获得性的疾病
- 主要病理改变是阴茎弯曲以及白膜和邻近阴茎海绵体里可触及的色斑，色斑可以钙化或不钙化

【影像表现】

- 如有钙化，在平片，CT 和超声中都可以看到
- MRI
  - 表现为白膜的局部增厚，T1、T2WI 上都呈低信号，并且在 T2WI 上显示的最好
  - 注射钆对比剂后色斑增强，这与活动性炎症的存在有关

（四）阴茎纤维化

【病理与病因】

- 最常见的一个是 Peyronie 病
- 其他病因包括
  - 延长的阴茎持续勃起症
  - 创伤后（特别是没有治疗的骨折）
  - 阴茎假体移除后
  - 阴茎勃起障碍时海绵体内药剂的使用（特别是罂粟碱）

【影像表现】

超声

- 低回声的正常均质海绵体及高回声的纤维化结构（图 7-3-6）

MRI 表现

- T2WI 白膜内纤维化的区域较正常阴茎海绵体呈低信号

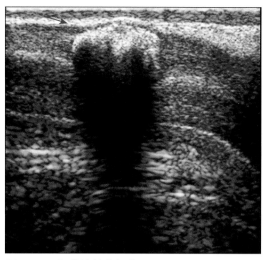

图 7-3-6　阴茎海绵体钙化
箭头所示为高回声钙化，周围可见低回声正常均质海绵
体（图片提供北京医院）

重点推荐文献

[1] Alexander P. S. Kirkham, FRCR, Rowland O. Illing, MRCS, SuksMinhas, FRCS. MR Imaging of Nonmalignant Penile Lesions[J]. RadioGraphics, 2008, 28: 837-853.

[2] Bevers RFM, Abbekerk EM, Boon TA. Cowper's syringocele: symptoms, classification and treatment of an underappreciated problem[J]. J Urol, 2000, 163: 782-784.

三、阴茎勃起障碍

【病理与病因】

- 血管源性：可能是动脉血流障碍或静脉阻塞造成的
- 动脉源性：继发于连接腹主动脉与髂动脉的阻塞性疾病或者小血管疾病

【影像表现】

血管造影

- 可以发现动脉源性勃起障碍的原因，并可以血管成形或放置支架改善血流

超声表现

- 对动脉源性的勃起障碍既特异又敏感
- 对静脉阻塞性的欠佳
- 海绵体灌流试验，向海绵体内注射前列腺素E1，这是诊断静脉阻塞性疾病的标准

CT 表现

- 平扫无价值
- 增强可见动脉期异常强化（图 7-3-7）

MR 表现

- 作用很有限
- 动态增强 MR 血管造影能够可靠的评价主动脉、髂内动脉和阴部内动脉的情况

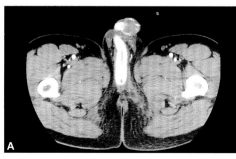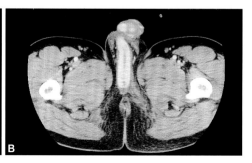

图 7-3-7　阴茎海绵体动静脉瘘
A-B 为 CT 增强，示：阴茎海绵体异常强化

四、阴茎假体

【概念与概述】

阴茎假体，用于治疗阴茎勃起障碍

【病理与病因】

- 大多是由植入成对的阴茎海绵体内的圆柱体组成
- 圆柱体的膨胀程度决定了阴茎无力或勃起的状态
- 成对的海绵体圆柱体和腹部内用来充盈圆柱体的蓄水囊中都含有液体

【影像表现】

MRI 表现

- 表现多种多样，一般而言是一个膨胀的圆柱体
- 成对的海绵体圆柱体和腹部内用来充盈圆柱体的蓄水囊中都含有液体，所以在 T2WI 上它们呈高信号，并且容易区别
- 可评价阴茎假体的并发症，如感染等

五、阴茎创伤

（一）阴茎骨折

【概述】

- 很少见
- 创伤性的、通常单侧的白膜断裂

【病理与病因】

- 病因学
  - 最常发生在性交过程中，或者坠落在勃起的阴茎上之后
- 病理生理
  - 阴茎勃起时，白膜从 2mm 变薄为 0.5 ~ 0.25mm，很薄的白膜容易断裂，作用在阴茎背部的一个突然的、直接的力量常会导致阴茎骨折
  - 血肿通常局限于阴茎内，也可以扩展至阴囊、会阴和大腿

【临床表现】

- 一般表现
  - 通常单侧发生
  - 位于阴茎的远端 2/3 处
  - 只累及不到一半的海绵体圆周

- 特征性表现
  - 可听到的断裂声
  - 突发的疼痛
  - 突然勃起消失
  - 阴茎偏向损伤的对侧
  - 合并尿道损伤的患者可能表现为血尿和排尿困难

【影像表现】

MRI 表现

- 需要阴茎处于勃起位，以防止阴茎在下垂部和固定点之间扭结，以便使阴茎和表面线圈贴紧
- 关键的发现是低信号白膜的断裂，T1、T2WI 都可以显示，T2WI 对比更好一些
- 观察要点
  - 白膜的完整性
  - 断裂的位置和范围
  - 是否有尿道和海绵体的累及

（二）悬韧带断裂

【概念与概述】

悬韧带在阴茎无力和勃起时都起到支持作用，悬韧带的断裂会导致阴茎长度增加

【病理与病因】

- 病因学
  - 最常发生在性交过程中，向下的压力过大所致
- 病理
  - 悬韧带由三部分组成
    - 基底韧带：位于前端，较长，包绕阴茎海绵体和白膜
    - 悬韧带：位于中线，然后分开包绕背侧静脉，并和阴茎海绵体白膜混合
    - 耻骨下韧带：后端，呈弓形，从最靠近阴茎的耻骨联合后方走行
  - 不同位置的悬韧带损伤，可导致不同的症状

【临床表现】

损伤可能导致阴茎畸形或不稳定

【影像表现】

MRI 表现

- 悬韧带在 T2WI 上表现为一个正常边界清楚的低信号带，出现中断则代表其局部断裂

重点推荐文献

[1] Moon-Hae Choi, MD, Bohyun Kim, MD, Jeong-Ah Ryu, MD et al. MR Imaging of Acute Penile Fracture[J]. RadioGraphics, 2000, 20: 1397-1405.

[2] E. Scott Pretorius, MD, Evan S. Siegelman, MD, Parvati Ramchandani, MD et al. MR Imaging of the Penis[J]. RadioGraphics, 2001, 21: S283-S299.

第 4 节　阴囊疾病

一、阴囊影像检查技术

【概念与概述】
- 主要影像检查技术是超声、CT 和 MRI
- 超声是首选的影像检查方法

【超声】
- 对睾丸局部病变显示较好
- 对恶性肿瘤的分期效果不佳
- 对于儿童的睾丸扭转特别有帮助，可以检测到睾丸的小血管
- 但也存在很多的争议

【CT】
- 显示肿瘤性病变的分期优势
- 睾丸良性病变不宜采用 CT 诊断
- 高度怀疑恶性肿瘤需确定分期者则可进行 CT 检查

【MRI】
- 是对睾丸和附睾病变影像学检查的重要手段
- 软组织分辨率高，可更清楚地显示病变的细节
- 对恶性病变的分期更准确
- 当超声不能确定诊断时，可作为补充方法

【比较影像】
- 超声应用最广泛
- MR 在阴囊病变的诊断方面应用较少，主要是因为 MR 对钙化不敏感
- 多种检查手段需要结合应用

二、睾丸内病变

（一）睾丸肿瘤

1.精原细胞瘤
【概念与概述】
　　精原细胞瘤是最常见的生殖细胞肿瘤，95% 的睾丸恶性肿瘤是精原细胞瘤

【病理与病因】
　　类似于原始的生殖细胞是相对一致的，均有着清澈的胞浆和相关的淋巴浸润

【临床表现】
表现
- 大约 75% 的患者病变局限于睾丸，形态为
  ○ 单发边界清楚的小病变
  ○ 巨大的肿块，甚至取代整个睾丸
- 20% 的患者有腹膜后淋巴结病变
- 5% 的患者有结节外的转移

疾病人群分布
- 年龄大约是 30～50 岁，平均发病年龄是 40 岁

治疗
- 放疗和化疗
- 对治疗敏感，所以预后良好

【影像表现】
超声表现
- 睾丸内的低回声、均匀的肿块（图 7-4-1）
- 边缘通常是分叶的

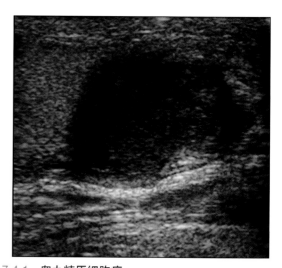

图 7-4-1　睾丸精原细胞瘤
灰阶超声示睾丸内低回声肿块，回声均匀（图片提供北京医院）

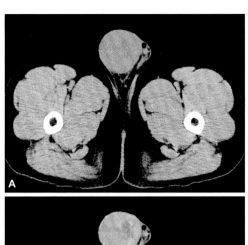

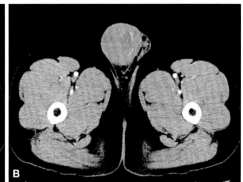

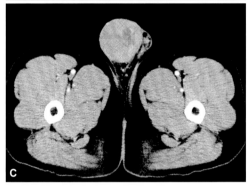

图 7-4-2　睾丸精原细胞瘤

A. 为 CT 平扫；B-C. 为 CT 增强示：右侧睾丸内类圆形肿块影，平扫呈较均匀等密度影，增强后肿块呈轻度欠均匀强化，内可见肿瘤血管影（图片提供广州市第一人民医院）

- 回声相对均匀，很少有钙化或者囊性区域，除非它们非常大

CT 表现

- 一侧睾丸边缘光滑的均质性肿块
- 增强后轻度强化（图 7-4-2）

MRI 表现

- 信号均匀，T1WI 显示为和正常睾丸实质等信号强度，在 T2WI 上表现为稍高信号（图 7-4-4）
- 可见腹膜返折或腹股沟淋巴结的转移，表现为增大的结节（图 7-4-3）
- 不能准确地鉴别睾丸肿瘤的不同亚型

FDG-PFT 表现

- 评价转移方面较为可靠
- 还可以检测到一些假阴性的病例

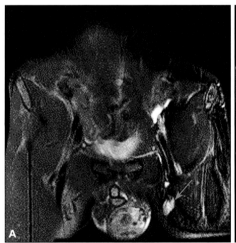

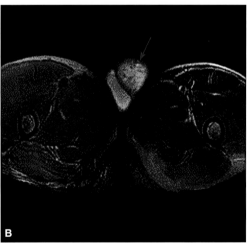

图 7-4-3　睾丸精原细胞瘤

A. 冠状；B. 轴位。T2 脂肪抑制像可见左侧睾丸占位（红箭头），并左腹沟淋巴结肿大（绿箭头）

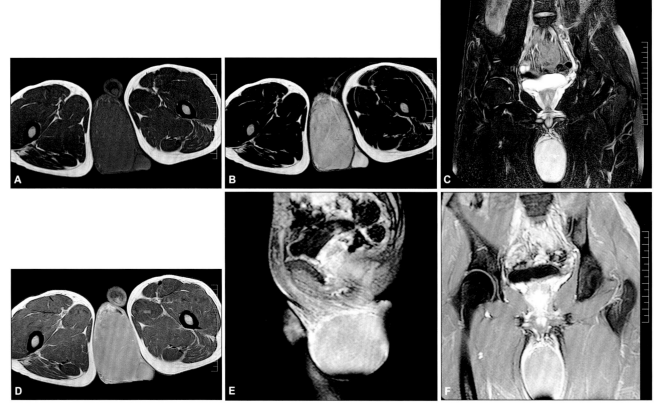

图 7-4-4　睾丸精原细胞瘤
A. 为 T1WI；B. 为 T2WI；C. 为 T2WI 压脂；D. 为 T1WI 增强；E-F. 为 T1WI 压脂增强。示：右侧睾丸明显增大，内见团块状异常信号影，边缘较清晰，T1W 呈等信号，T2W 呈较高信号，周围见包膜，增强扫描病灶呈轻度均匀强化，包膜强化较明显（图片提供广州市第一人民医院）

2. 非精原细胞瘤

【概念与概述】

- 较精原细胞瘤少见
- 胚胎癌和畸胎癌常见于 20 ～ 35 岁
- 左右侧发病率无明显差异

【病理与病因】

胚胎癌

- 原始的退行性上皮细胞组成，类似于早期的胚胎细胞
- 通常比精原细胞瘤小，但是侵袭性强，它可以侵犯白膜
- 肿瘤的边界也不清楚，经常侵犯到邻近的实质中

畸胎癌、畸胎瘤

- 是一种复杂的肿瘤
- 其内含有三个胚层（内胚层、中胚层、外胚层）来源的成分
- 畸胎瘤又分为成熟的、不成熟的和含有恶性区域的三个亚型

绒毛膜上皮细胞癌

- 一种高度恶性的肿瘤

- 由细胞滋养层细胞和合体滋养层细胞混合组成

卵黄囊肿瘤

全能生殖细胞向胚胎外的胎膜分化所致，也叫做内胚窦肿瘤

【临床表现】

胚胎癌

- 睾丸肿瘤第二常见的组织学类型，占混合性生殖细胞肿瘤的 87%
  - 绒毛膜上皮细胞癌
    - 好发于青少年
    - 很罕见的生殖细胞肿瘤，发病率不到 1%
    - 好发于 20 ～ 30 岁的人群
    - 转移发生较早，通常表现为转移症状，转移部位包括肺、肝、消化道以及脑，原发灶以及转移灶都容易出血
    - 约 10% 的病例出现女性型乳房（HCG 水平增高）
    - 是生殖细胞肿瘤中预后最差的
  - 卵黄囊肿瘤
    - 婴幼儿易发生的睾丸肿瘤，占儿童睾丸

肿瘤的 80%

- 大多数发生于 2 岁以下的婴幼儿
- 44% 的成人的混合性生殖细胞肿瘤是属于卵黄囊肿瘤

畸胎瘤

- 儿童中第二常见的睾丸肿瘤
  - 发生在 4 岁以下的儿童
  - 成人发病罕见
  - 但畸胎瘤的成分也可在半数的成人混合型生殖细胞肿瘤中发现

【影像表现】

超声表现

- 回声较不均匀
- 边缘模糊且不规则
- 有囊区和回声源聚焦区，可能是由于钙化、出血或纤维化导致的

MRI 表现

- T1WI 上显示为等信号或高信号，在 T2WI 上显示为低信号
- 整体表现为不均质主要是因为肿瘤混合的细胞类型、出血以及坏死

特殊类型

- 卵黄囊肿瘤
  - 无特异性
  - 可以仅仅表现为睾丸的增大，而看不到有明显边界的占位（图 7-4-5）
- 畸胎瘤
  - 超声上表现为一个边界清楚的复杂占位
  - 囊肿是一个常见特征，可以是无回声的也可以是复杂回声的
  - 软骨、钙化、纤维化以及瘢痕形成都是回声源，可以伴或不伴声影

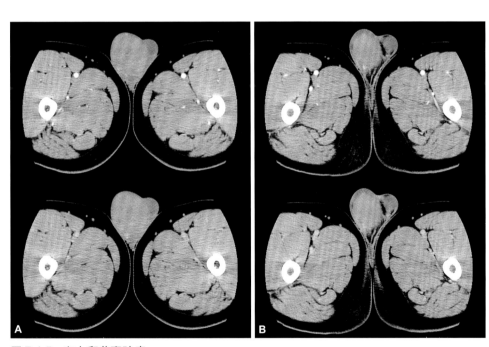

图 7-4-5 睾丸卵黄囊肿瘤
A、B. 均为 CT 增强。示：右侧睾丸结构消失，为类圆形肿块，强化欠均匀，CT 值为 40～53Hu。右侧鞘膜及鞘韧带增厚（图片提供北京医院）

3. 混合性生殖细胞瘤

【概念与概述】

- 包括多种生殖细胞肿瘤的成分
- 比其他单纯的组织学类型要常见的多
- 占所有生殖细胞肿瘤的 32%～60%

【病理与病因】

- 胚胎癌最常见的组分
- 常与一种或者多种成分的畸胎瘤、精原细胞瘤

以及卵黄囊肿瘤联合

- 任何的细胞类型的组合都可以发生

【临床表现】

疾病人群分布

- 平均发病年龄是 30 岁

治疗

- 对放疗不如生殖细胞瘤敏感
- 化疗为治疗方案的一部分

【影像表现】

CT 表现

- 实性或囊实性肿块，形态不规则，密度不均匀
- 增强
  - 动脉期出现明显强化结节或斑片状强化区（图 7-4-6，图 7-4-7）
  - 坏死、囊变区呈低密度，增强后无强化
- 同侧睾丸动脉因供应肿瘤血运而明显增粗

MRI 表现

- 睾丸混合性生殖细胞瘤
  - T1WI 上呈等或混杂信号
  - T2WI 上呈不均匀的低信号
  - DWI 上呈不均匀的高信号
  - 白膜被肿瘤侵及，均不完整
  - 增强扫描病变呈明显强化，但不均匀

- 精原细胞瘤为主，合并胚胎性癌
  - T1WI 呈比较均一的等信号
  - T2WI 较肌肉信号稍高，但明显低于正常睾丸信号，且不均匀
  - 增强边缘呈明显的环状强化，肿瘤内部呈散在的片状强化
- 胚胎性癌为主，伴畸胎瘤（图 7-4-8）
  - 患侧睾丸明显肿大，失去正常的形态
  - 与附睾结构分界不清
  - T1WI 主要呈等信号，其中混杂斑片状脂肪成分的高信号
  - T2WI 压脂可见不均匀的高信号内混杂有点片状低信号
  - 增强扫描呈轻度不均匀强化，并可见髂血管旁强化的淋巴结

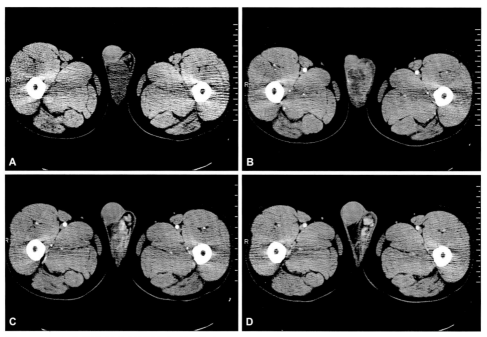

图 7-4-6 睾丸混合性非精原性生殖细胞瘤

A. 为 CT 平扫 B-D. 为 CT 增强。示：平扫阴囊左侧睾丸区见形态不规则囊实性肿块影，囊实性成分分界不清，增强后肿块呈明显不均匀强化，其内可见明显斑片及小结节样强化区域（图片提供广州市第一人民医院）

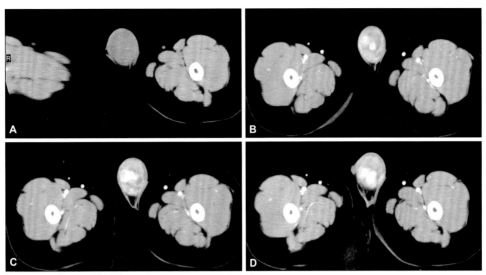

图 7-4-7 睾丸胚胎性癌
A. 为 CT 平扫；B-D. 为 CT 增强示：左侧睾丸体积增大，内见类圆形肿块，平扫密度较均匀，增强后病灶内见明显斑片、结节状强化区域（图片提供广州市第一人民医院）

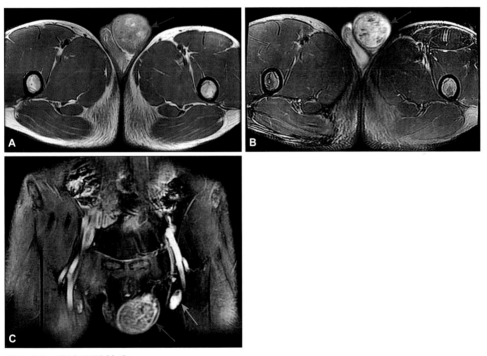

图 7-4-8 睾丸胚胎性癌
A. 为 T1WI；B. 为 T2WI 压脂；C 为 T1WI 增强。示：左睾丸明显增大（红箭头），T1WI 上为等信号，内混杂有不同程度的高信号，病理证实为脂肪成分；T2WI 上为呈不均匀的高信号，脂肪于压脂序列呈低信号；增强肿瘤呈不均匀强化，左侧髂血管旁见一明显强化的淋巴结（绿箭头）

4. 退变的生殖细胞肿瘤

【概念与概述】

- 原发的睾丸肿瘤可能会发生自发的退变，通常叫做"退变坏死的"（burnt-out）生殖细胞肿瘤
- 自发退变的睾丸肿瘤通常只剩下很少的或者无存活的肿瘤

【病理与病因】

- 大多来源于睾丸的畸胎癌或绒毛膜上皮细胞癌
- 通常因血供不足继而发生退变、坏死并形成瘢痕
- 大部分肿瘤组织被瘢痕和纤维组织替代
- "原发"腹膜后的生殖细胞肿瘤目前也被认为是发生了退变的原发睾丸生殖细胞肿瘤转移而来

【影像表现】

超声表现

- 睾丸内的一个低回声占位或边缘模糊的钙化灶

MRI 表现

- T2WI 上显示为一个局灶的低信号，正常睾丸结构变形扭曲，无明显的占位。这种表现类似于节段性梗死

5. 性索、间质以及性索 - 间质生殖细胞肿瘤

【病理与病因】

- 约 90% 是良性
- 尽管通常是良性的，甚至肿瘤无侵袭性，但也可能发生转移

【临床表现】

疾病人群分布

- 大约占睾丸肿瘤的 4%
- 儿童中发病率更高，大约占 10% ~ 30%

间质细胞瘤（Leydig's cell tumors）

- 较常见
- 占睾丸肿瘤的 1% ~ 3%
- 各年龄段都可以发病
- 约 30% 的患者会出现内分泌异常
- 主要是继发于肿瘤分泌的雄激素或者雌激素
- 表现为早熟的女子男性化，男子女性型乳房，或者是性欲降低

支持细胞瘤（Sertoli's cell tumor）

- 不常见
- 约占所有睾丸肿瘤的 1%

- 激素分泌不活跃，但是可以出现男子女性型乳房
- 表现
  - 典型表现是边界清楚、单侧的、圆形伴分叶的肿块
  - 其中一种亚型是大细胞钙化支持细胞瘤
    - 多见于儿童
    - 通常表现为多发双侧的肿块及大范围的钙化
    - 与 Peutz-Jeghers 综合征以及 Carney 综合征有关

其他更少见的肿瘤

- 颗粒细胞瘤
- 纤维瘤 - 泡膜细胞瘤
- 混合性性索间质瘤
- 性腺母细胞瘤
  - 既有性索间质成分也有生殖细胞
  - 肿瘤的发生伴有性腺的发育障碍和两性综合征，大约 80% 的患者表型是女性

治疗

- 所有的病例都采取了睾丸切除术

【影像表现】

CT 表现

- 表现多种多样
- 通常是坚硬的小肿块，也可以是囊性、出血或坏死（图 7-4-9）
- 和生殖细胞肿瘤难以区分

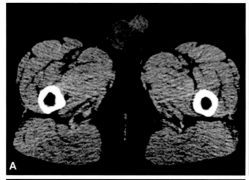
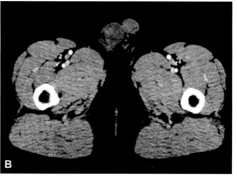
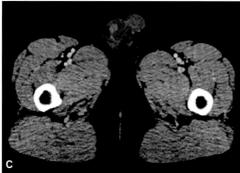

图 7-4-9 睾丸支持细胞瘤
A. 为 CT 平扫；B-C. 为 CT 增强。示：右侧睾丸稍增大，其右上内侧壁见一结节状软组织密度影，平扫显示欠清，增强扫描动脉期呈轻度不均匀强化，静脉期进一步强化，边界变清晰（图片提供广州市第一人民医院）

6. 淋巴瘤和白血病

【病理与病因】

- 几乎所有的都是 B 细胞淋巴瘤
- 最常见的是弥漫大细胞型
- 与皮肤、中枢神经系统以及 Waldeyer 环的结外病变有关

【临床表现】

淋巴瘤

表现

- 常累及双侧睾丸，约占 38%
- 可同时发生，也可非同时发生
- 附睾和精索也常常被累及

疾病人群分布

- 多发生于年龄较大的人群
- 是 60 岁以上男性最常见的睾丸肿瘤
- 没有人种差异
- 患有淋巴瘤的患者其睾丸淋巴瘤的发生率不到 1%

侵犯途径

- 原发病灶
- 临床隐性疾病的首发表现
- 复发疾病的累及病灶

白血病

表现

- 无痛性的睾丸增大最常见
- 有 25% 的患者初发为全身系统症状
  - 体重下降
  - 厌食
  - 发热
  - 乏力

疾病人群分布

- 很罕见
- 在儿童中，睾丸是儿童白血病复发一个常累及的部位

【影像表现】

CT 表现

- 淋巴瘤
  - 表现多种多样（图 7-4-10，图 7-4-11，图 7-4-12）
  - 通常表现为不连续的低密度病灶，可以完全浸润睾丸
- 白血病
  - 表现各式各样
  - 可单侧，或双侧
  - 可弥漫分布，或局部受累
  - 可为低密度，或者高密度
- 诊断要点
  - 患者的年龄
  - 症状
  - 治疗史
  - 病灶的多样性
  - 双侧对称性

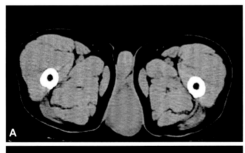
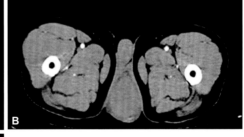
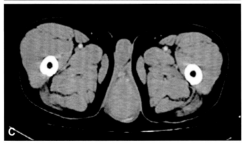

图 7-4-10　**睾丸淋巴瘤**
A. 为 CT 平扫；B-C. 为 CT 增强。示：左侧睾丸增大，见软组织肿块影，边界较清，密度较均匀，增强呈轻度较均匀强化（图片提供广州市第一人民医院）

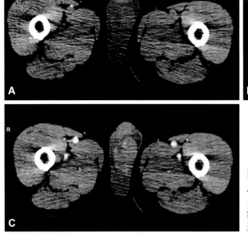

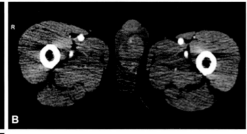

图 7-4-11　睾丸淋巴瘤
A. 为 CT 平扫；B-C. 为 CT 增强。示：左侧睾丸明显增大，平扫可见一椭圆形软组织密度影，边缘欠清，病灶密度欠均匀，增强扫描呈中等不均匀强化，边缘较平扫稍清晰（图片提供广州市第一人民医院）

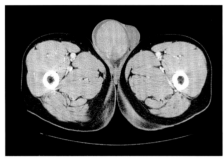

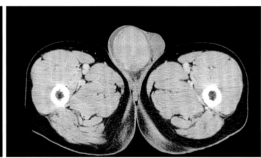

图 7-4-12　睾丸淋巴瘤
CT 增强双期扫描示：右侧睾丸增大，内见类圆形软组织肿块，边界清晰，轻度不均一强化，CT 值为 65Hu，病灶内部可见斑片状低密度影，CT 值为 37Hu

重点推荐文献

[1] Woodward PJ, Sohaey R, O'Donoghue MJ, Green DE. Tumors and tumor like lesions of the testis: radiologic-pathologic correlation[J]. RadioGraphics, 2002, 22: 189-216.

[2] Woojin Kim MD, Mark A. Rosen MD, PhD, Fill E Langer MD et al. US–MR Imaging Correlation in Pathologic Conditions of the Scrotum[J]. RadioGraphics, 2007, 27; 1239-1253.

[3] Ulbright TM, Amin MB, Young RH. Tumors of the testis, adnexa, spermatic cord, and scrotum[M]. In: Atlas of tumor pathology, fasc 25, ser 3. Washington, DC: Armed Forces Institute of Pathology, 1999; 1-290.

[4] Pretorius E. MRI of the male pelvis and bladder[M]. In: Siegelman ES, ed. Body MRI. Philadelphia, Pa: Elsevier Saunders, 2005; 372-386.

（二）睾丸良性病变

1. 白膜囊肿

【病理与病因】

　　来源不清，一般被认为是起源于间皮细胞

【临床表现】

表现

- 特征性表现就是通常沿睾丸的上前方或侧方可触及到 2～5mm 的小结节
- 单发或多发

疾病人群分布

- 发病年龄平均是 40 岁，也可见于 50 或 60 岁

左右

【影像表现】

超声表现

- 被膜层内分布于外周的无回声区（图 7-4-13）
- 较大病灶可能压迫睾丸实质，类似睾丸内的占位
- 少见情况下，这些病灶内部有回声，误诊为肿瘤

MRI 表现

- 病变区域液性信号
- 多平面图像可以显示出睾丸水平周围组织的情况

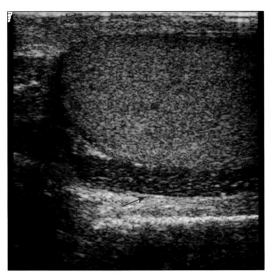

图 7-4-13　睾丸白膜囊肿
灰阶超声示被膜层内分布于外周的条带状无回声区，后方回声增强（图片提供北京医院）

2. 睾丸囊肿

【病理与病因】

- 可能的病因包括创伤、手术和感染
- 大小各异，直径可以从 2mm～2cm 不等

【临床表现】

表现

- 可发生于睾丸内的任何部位
- 好发于睾丸纵隔附近，与睾丸外的精液囊肿相关联
- 通常单发，也可多发
- 单纯的睾丸囊肿通常不可触及，甚至当它增大时，质地也不坚硬

疾病人群分布

- 多见于 40 岁以上的男性

治疗

- 可不治疗

【影像表现】

超声表现

- 单纯睾丸囊肿通常边界清楚，无回声并伴有后方回声增强，还有一个不易察觉的囊壁

MRI 表现

- 病变与所有序列的液体的信号特征一致（图 7-4-14）

【鉴别诊断】

白膜囊肿

- 白膜囊肿在体积很小的时候质地就非常坚硬，而睾丸囊肿质地软

囊性睾丸肿瘤

- 囊性畸胎瘤
    - 一般是成分不均质的囊性占位
    - 内含实性成分

3. 睾丸网扩张

【病理与病因】

- 病理表现为扩张的睾丸纵隔小管
- 良性病变，是由于输出管的部分或全部梗阻导致的
- 睾丸小管的扩张，最终会转变为囊肿

【临床表现】

- 病变位于睾丸纵隔内或睾丸纵隔附近，典型的伴有附睾囊肿
- 大多发生在 55 岁以上的男性
- 经常双侧发病，但是常常不对称

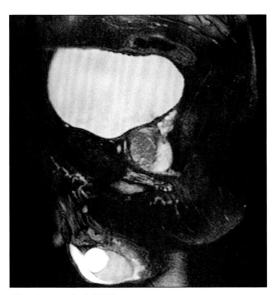

图 7-4-14　睾丸囊肿
T2WI 压脂序列示睾丸内类圆形水样信号影，边界清。（图片提供北京医院）

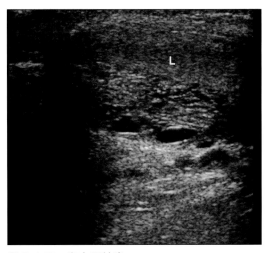

图 7-4-15　睾丸网扩张
灰阶超声示：左侧睾丸内多发的小囊状或管状无回声结构（图片提供北京医院）

【影像表现】

超声表现

- 多发的小囊状或管状无回声结构，将睾丸纵隔扩大并取代（图7-4-15）

MRI 表现

- T2WI 上呈现高信号
- 增强后无强化

诊断要点

- 地图样形状
- 缺乏占位效应
- 缺乏内部血流的特征

4. 皮样囊肿

【病理与病因】

- 生殖细胞来源的，但只含外胚层的组织
- 由角化的、分层的鳞状上皮以及一层边界清楚的纤维壁组成，其内充满干酪样层状物质

【临床表现】

表现

- 典型表现是发生于年轻人和青少年的无痛性、可触及的肿块
- 发现时大小通常为 1~3cm

疾病人群分布

- 最常见的良性睾丸内肿瘤，大约占1%

治疗

- 无潜在恶性，可行摘除术治疗而无需行睾丸切除术

【影像表现】

超声表现

- "洋葱皮"征象：低回声与高回声交替的同心

环状病变区，是皮样囊肿的经典影像

- 边界清楚，圆形或轻度椭圆形肿块伴高回声的壁，壁有时钙化
- 彩色多普勒中显示无血流，也为诊断提供了一条线索

MRI 表现

- T2WI 高低信号强度的交替带，呈现靶征，并见一低信号的被膜

5. 间质细胞增生

【病理与病因】

- 是一种良性病变
- 多方面的因素
  - 隐睾
  - 先天性肾上腺增生
  - 产生 HCG 的生殖细胞肿瘤，以及外源性的 HCG 治疗
  - Klinefelter 综合征等

【临床表现】

- 多发小的睾丸结节，通常是双侧性的
- 很少见

【影像表现】

超声表现

- 表现可以各不相同，即可以呈现低回声也可以呈现高回声

MRI 表现

- 多发小结节（1~6mm），在 T2WI 上呈低信号
- 可轻度增强

重点推荐文献

[1] Martinez-Berganza MT, Sarria L, Cozcolluela R, Cabada T, Escolar F, Ripa L. Cysts of the tunica albuginea: sonographic appearance[J]. AJR Am J Roentgenol, 1998, 170: 183-185.

[2] Dogra VS, Gottlieb RH, Rubens DJ, Liao L. Benign intratesticular cystic lesions: US features[J]. RadioGraphics, 2001, 21(spec issue): S273-S281.

三、睾丸扭转

（一）精索扭转

【病理与病因】

- 正常的鞘膜小叶汇聚于睾丸后部，固定睾丸，防止它在精索上扭转，"铃舌状"畸形发生时，此固定缺失

- 叶鞘内扭转：阴囊内扭转和"铃舌状"畸形有关
- 叶鞘外扭转：精索扭转在阴囊上方

【临床表现】

表现

- 睾丸急性严重缺血并伴随阴囊疼痛
- 附睾的扩大
- 阴囊皮肤的增厚

- 阴囊积液以及精索的扭转
- 偶尔合并血肿

疾病人群分布

- 任何年龄均可发生
- 通常是自发，也可能是创伤后

治疗

- 急诊手术

预后

- 症状发生的几个小时内，睾丸保存率几乎是100%
- 在 12 ~ 24 小时内保存率快速下降至大约 20%
- 完全性睾丸缺血如果发生超过 24 小时，会导致不可逆的梗死

【影像表现】

放射性核素扫描

- 一过性的单纯扭转在其恢复之后可以显示为正常
- 动态扫描显示扭转睾丸的灌注减少
- 静态影像显示了阴囊内一个低活动性的"冷"区域，这代表无灌注的睾丸
- 晕轮效应：睾丸周围血流的增加可在睾丸周围形成环状密度增强的放射性浓聚区

超声表现

- 急性扭转的睾丸为不均质的低回声区，在最初几小时内也可以正常
- 彩色多普勒显示睾丸内血流的减少或消失

MRI 表现

- 睾丸扭转精索扩大，可呈结型或扭转的"漩涡"型（图 7-4-16）
- 增强和动态成像在识别睾丸缺血上很准确

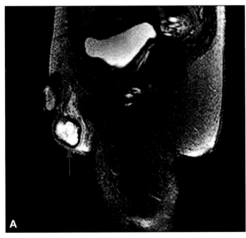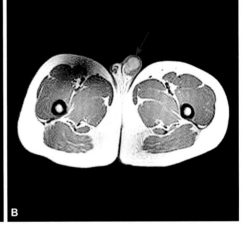

图 7-4-16　阴囊外伤
左侧睾丸陈旧外伤，睾丸扭转

（二）附属物扭转

【临床表现】

- 少见
- 自限性
- 通常不需要手术

【影像表现】

超声表现

- 邻近睾丸上极以及附睾头的扩大的低回声结构
- 彩色多普勒显示为一个无血流的肿块

放射性核素扫描

- 显示局部睾丸旁充血，类似在附睾炎中的表现

四、睾丸未降（隐睾）

【概念与概述】

　　隐睾亦称未降睾丸，是指睾丸未能按照正常发育过程从腹膜后下降达阴囊底部有增加恶变的危险，其中精原细胞瘤较为常见

【病理与病因】

　　根据未降睾丸所处的位置分类

- 腹内型
  - 腹腔内
  - 腹膜后
- 腹股沟型

○ 腹股沟内环口
○ 腹股沟管
○ 腹股沟外环口

【影像表现】

超声表现

- 沿着睾丸预期下降的路径，显示为一个低回声、圆形的或类椭圆形结构

MRI表现

- 表现为常见部位的圆形或类椭圆形软组织信号
- T1WI其信号类似腹壁肌肉，T2WI呈高信号

（图7-4-17）

- 冠状面能清晰地显示隐睾长轴，但显示率与切层密切相关
- 退化隐睾（隐睾萎缩）不具有典型信号改变，T1WI、T2WI均表现为等、低信号，这与隐睾间质细胞的萎缩、精原细胞的减少、曲细精管的萎缩以及水分减少或丢失有关
- 增强可以通过确认精索静脉丛的位置帮助探测到未降的萎缩的睾丸
- 两侧结构局限性不对称，略具占位效应则高度怀疑为退化隐睾

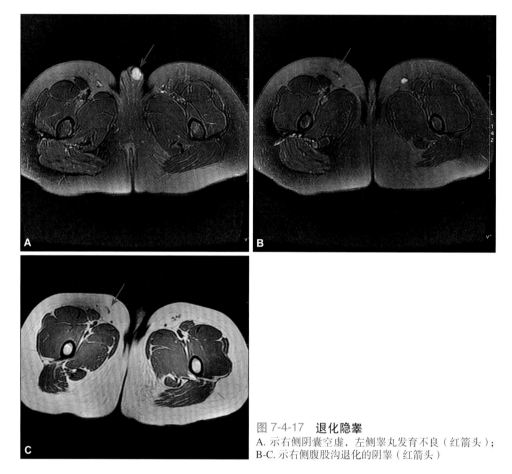

图 7-4-17 退化隐睾
A. 示右侧阴囊空虚，左侧睾丸发育不良（红箭头）；
B-C. 示右侧腹股沟退化的阴睾（红箭头）

重点推荐文献

[1] 任彦, 周云, 丁粤粤. 睾丸扭转术中应用彩色多普勒评价睾丸活力的实验研究. 中华小儿外科杂志2010, 31(4): 289-293.

[2] 陈忠, 练旭辉, 梁长松. 小儿未降睾丸的磁共振表现及其评价(附36例报告). 中国CT和MRI杂志. 2008, 6(4): 61-64.

五、睾丸外阴囊疾病

（一）疝

【概念与概述】

腹股沟疝，一种常见的睾丸旁肿物

【病理与病因】

- 斜疝离开腹腔，通过腹股沟管内环，穿过腹股沟管进入阴囊
- 直疝是从 Hesselbach 三角突出

【分类】

【临床表现】

- 大多数疝在临床上是明显的，影像学诊断通常不是必需的
- 少见情况下表现为一个硬的不可复性肿物，需和原发阴囊肿物鉴别
- 直疝，多见于成人；斜疝，多见于儿童

【影像表现】

CT 表现

- 腹股沟疝的表现取决于其内容物
- 包含肠管的疝通常内含液性密度及肠壁周围脂肪密度（图 7-4-18）

MR 表现

- 腹股沟疝的表现取决于其内容物
- 包含肠管的疝通常内含水样液体信号及肠壁周围或网膜脂肪信号（图 7-3-19）

【鉴别诊断】

脓肿

- 鉴别点在于肠管壁的识别，如果看到蠕动，诊断就更加明确

脂肪瘤

- 倾向于一个边界更为清楚的肿块，而疝出的网膜表现更加狭长，并且可以追溯回腹股沟区域

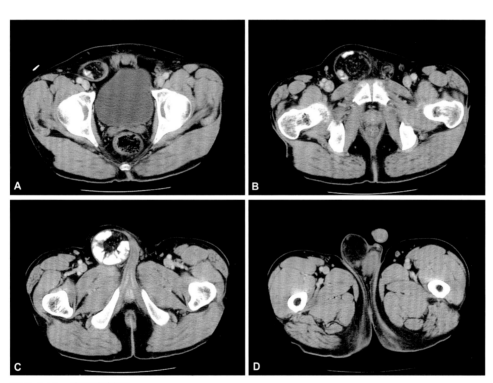

图 7-4-18 腹股沟斜疝
A-D. 为 CT 增强。示：盆腔部分肠管及网膜结构经右侧腹股沟管进入右侧阴囊。疝入肠管内见对比剂（图片提供：北京医院）

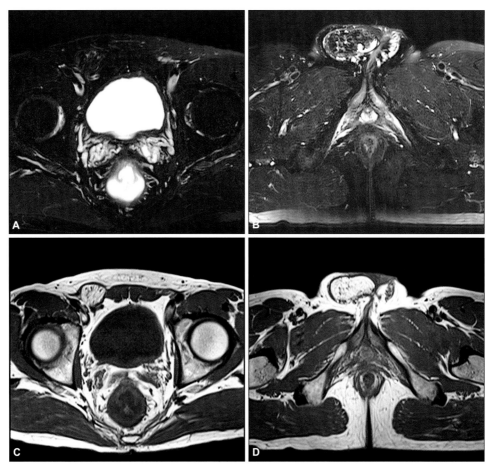

图 7-4-19 腹股沟斜疝
A-B. 为 T2WI 压脂；C-D. 为 T1WI。示：腹腔内容物物经右侧腹股沟管进入右侧阴囊（图片提供：北京医院）

（二）阴囊积液

【概念与概述】

阴囊积液，就是液体在鞘膜睾丸的脏层和壁层间的异常聚集

【病理与病因】

- 先天阴囊积液发生于分娩时的 6% 的男婴，成人不超过 1%，原因与活动鞘膜的不完全关闭有关
- 获得性阴囊积液机制不清楚，可能原因
  - 肿瘤的活动
  - 感染或创伤
  - 特发性
- 浆液聚集在脏壁两层鞘膜睾丸之间

【影像表现】

超声表现

- 阴囊积液通常是无回声，但是偶尔也会有低回声或纤维条带

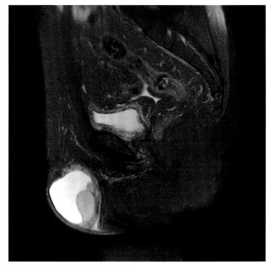

图 7-4-20 睾丸鞘膜积液
T2WI 压脂序列矢状位示睾丸鞘膜内水样高信号影（图片提供：北京医院）

MRI 表现
- 单纯阴囊积液在 T1WI 上是低信号，在 T2WI 上是高信号（图 7-4-20）

（三）附睾囊肿

【概念与概述】
- 最常见的附睾肿物
- 20%~40% 无症状
- 29% 的患者有多发囊肿

【病理与病因】
- 是由于附睾内的小管扩张造成的
- 小而多发，范围直径可达数厘米
- 内包含有浆液
- 可发生在附睾内的任何部位

【影像表现】

超声表现
- 无回声的，边界清楚的肿块
- 较大的囊肿通常有分隔

（四）精索静脉曲张

【概念与概述】
- 精索最常见的肿物，大约占普通人群的 15%，在不育的男性中发病率可高达 40%

【病理与病因】
- 先天性，可能是由于睾丸静脉瓣的无力造成的
- 继发性
  - 常继发于腹部肿块，这种肿块压迫或侵犯了肾静脉或下腔静脉
  - 当老年人表现为新发的精索静脉曲张时，应该要考虑是否有腹部肿块
- 好发于左侧的病理机制
  - 左侧睾丸静脉进入到左肾静脉的路径长
  - 较多的垂直交叉
  - 处于肠系膜上静脉和腹主动脉之间的左肾静脉可能由于压迫产生"胡桃夹"效应
  - 在这个系统中增高的压力可能导致睾丸静脉瓣功能障碍，于是并发精索蔓形静脉丛的伸长和扩张

【临床表现】
- 较多发生于左侧
- 至少半数的病例是双侧精索静脉曲张
- 长期存在的精索静脉曲张会导致睾丸萎缩

【影像表现】

超声表现
- 精索静脉丛的血管直径超过 2mm
- 位于睾丸上后方多发匐行的无回声结构
- 彩色多普勒做 Valsalva 动作的时候，可以看到精索静脉曲张进一步扩大并且出现血流逆转反向（图 7-4-21）
- 直立体位更有助于诊断

MRI 表现
- 少用，必要时也可用于诊断
- 睾丸上后方多发匐行表现
- 随着血流速度的不同，信号强度也不同
- 缓慢血流的精索静脉曲张通常在 T1WI 上显示为中等信号强度，在 T2WI 上显示为高信号强度（图 7-4-22）
- 在更高血流速度的病例中可以看到信号流空

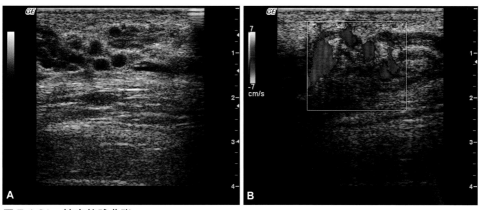

图 7-4-21　**精索静脉曲张**
A. 为超声灰阶；B. 为彩色多普勒。示：精索静脉迂曲扩张，彩色多普勒做 Valsalva 动作时，可见血流逆转反向

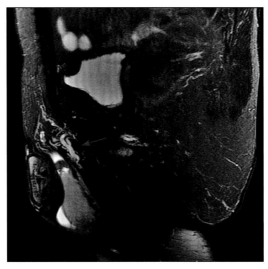

图 7-4-22 **精索静脉曲张**
T2WI 压脂矢状位示：睾丸上后方迂曲扩张精索静脉，呈高信号（图片提供：北京医院）

（五）精液囊肿

【概念与概述】

- 是附睾小的囊性病变

【病理与病因】

- 输出管系统的梗阻和扩张
- 特发性或与手术后输精管的梗阻有关
- 精液囊肿内充满浓稠的、牛奶状液体
- 内含有精子、淋巴细胞和细胞碎片

【临床表现】

- 常见于较年老的男性人群

【影像表现】

超声表现

- 无回声的，边界清楚的肿物
- 后方可见回声增强

（六）肿瘤

1.腺瘤样瘤

【概念与概述】

- 附睾最常见的肿瘤

【病理与病因】

- 一种良性的，实性的睾丸外病变
- 来源于附睾、睾丸鞘膜或精索

【临床表现】

- 主要发生于 20 ~ 50 岁的人群
- 表现为无痛性的阴囊肿物
- 典型特征是发生于单侧，通常左侧更多见
- 常发生于附睾较低的那一极，发生在较低一级

和较高一级的比率是 4：1

【影像表现】

超声表现

- 表现为一个各种质地回声的睾丸外实性肿物

MRI 表现

- T2WI 上表现为相较于睾丸实质低信号的肿物
- 可辅助判断睾丸周围病灶的来源
- 增强后相对于正常睾丸的延迟或低增强也提示可能是良性来源

2.附睾囊腺瘤

【病理与病因】

- 一种良性上皮肿瘤
- 约 60% 的乳头状囊腺瘤见于患 von Hippel-Lindau 病的人
- 散发病例通常见于中年人

【影像表现】

超声表现

- 表现多种多样
- 通常是一个实性组织，几乎不伴有囊性区域
- 也可表现为一个多分隔囊性病灶并伴有小乳头状放射
- 患 von Hippel-Lindau 病的患者诊断附睾囊腺瘤的标准是
  - 一个明显的实性附睾肿物
  - 大于 10mm × 14mm
  - 生长缓慢

MRI 表现

- 可见囊性带分隔的肿物或者壁上的结节

● 病灶内部的结构可以在增强的 T1WI 上显示

3. 脂肪瘤

【临床表现】

● 精索最常见的良性肿瘤
● 可发生在任何年龄

【影像表现】

超声表现

● 边界清楚、均质、高回声大小不等的睾丸周围病变

MRI 表现

● 所有序列上都与脂肪信号一致，包括压脂序列

4. 纤维性假瘤

【病理与病因】

● 来源于睾丸鞘膜
● 是一种良性的、有活跃的纤维增殖的睾丸周围组织
● 能够长大直径达 8cm，所以类似肿瘤

【影像表现】

超声表现

● 表现不特异

● 钙化比较常见
● 病变可以移走，在阴囊中自由的移动，叫做"阴囊珠"（图 7-4-23）

MRI 表现

● 由于纤维化的存在，在 T1 和 T2WI 上病变都表现为低信号，伴不同程度的增强

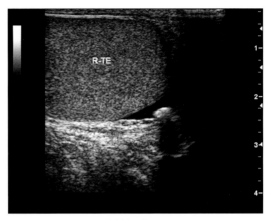

图 7-4-23　阴囊纤维性假瘤
超声灰阶示：阴囊内高回声病灶，后方见声影，可在阴囊内自由移动（图片提供：北京医院）

重点推荐文献

[1] Woojin Kim MD, Mark A. Rosen MD, PhD, Fill E Langer MD, et al. US–MR Imaging Correlation in Pathologic Conditions of the Scrotum[J]. RadioGraphics, 2007, 27: 1239-1253.

[2] Pretorius E. MRI of the male pelvis and bladder. In: Siegelman ES, ed. Body MRI. Philadelphia, Pa: Elsevier Saunders, 2005; 372-386.

[3] Patel MD, Silva AC. MRI of an adenomatoid tumor of the tunica albuginea[J]. AJR Am J Roentgenol, 2004, 182: 415-417.

[4] Woodward PJ, Schwab CM, Sesterhenn IA. Extratesticular scrotal masses: radiologic-pathologic correlation[J]. RadioGraphics, 2003, 23: 215-240.

[5] Akbar SA, Sayyed TA, Jafri SZ, et al. Multimodality imaging of paratesticular neoplasms and their rare mimics. RadioGraphics [J] 2003, 23: 1461-1476.

六、感染性或缺血性病变

（一）附睾炎和睾丸炎

【病理与病因】

● 多数由于性传播疾病或者是膀胱泌尿系的逆行细菌感染播散
● 睾丸炎被认为是感染直接蔓延进入睾丸实质
● 病理改变为一般性的渗出、坏死等炎症反应

【临床表现】

● 多见于青年男性，通常开始于附睾尾，然后再播散到附睾体和头
● 约 20%～40% 的附睾炎病例都伴发睾丸炎

● 附睾病变中最常见的是慢性附睾炎
● 表现为急性阴囊疼痛
● 治疗主要通过抗生素

【影像表现】

超声表现

● 急性附睾炎
　○ 低回声或罕见的高回声（如果存在出血）伴整个附睾或者一个局部区域的扩大和高血管分布
● 弥漫的睾丸炎症
　○ 肿大、不均质的回声和富血管分布
　○ 反应性的阴囊积液或积脓，以及阴囊壁水肿都可以进一步支持诊断

MRI 表现

- 附睾睾丸炎在 T2WI 上通常是低信号强度不均质区域（图 7-4-24）
- 在对比剂增强的 T1WI 上附睾可以肿大和增强，也可以看到睾丸不均质的增强伴低信号强度带

（二）附睾结核和睾丸炎

【病理与病因】

- 病源菌为结核分枝杆菌
- 患者结核病史多不确切
- 特异性的病理改变为结核肉芽肿伴干酪样坏死

【临床表现】

- 是肺外结核最常见的累及的部位，近几年附睾结核的发病率有上升趋势
- 治疗主要通过抗结核药物
- 部分形成冷脓肿时需手术清除

【影像表现】

超声表现

- 附睾扩大，伴不同质地的回声

- 也可见多发的小低回声结节

MRI 表现

- 表现取决于病变的成分
- 以肉芽组织、纤维组织为主，T1WI 多表现为低信号
- 以干酪成分为主，T1WI 表现为略高或高信号。T2WI 病变主体呈低信号，但内部信号不均（图 7-4-25）

（三）Fournier 坏疽

【概念与概述】

　　Fournier 坏疽，是一种罕见的但是爆发性的阴茎、阴囊以及会阴的坏死性筋膜炎，于 1883 年首次被法国性病学家 Jean Alfred Fournier 记述

【病理与病因】

- 病因学
  - 10% 的病例是先天的
  - 大多是由于临近入口的局部感染，包括脓肿（特别是肛门周围、直肠周围以及坐骨直肠区域）、裂缝以及结肠穿孔造成的

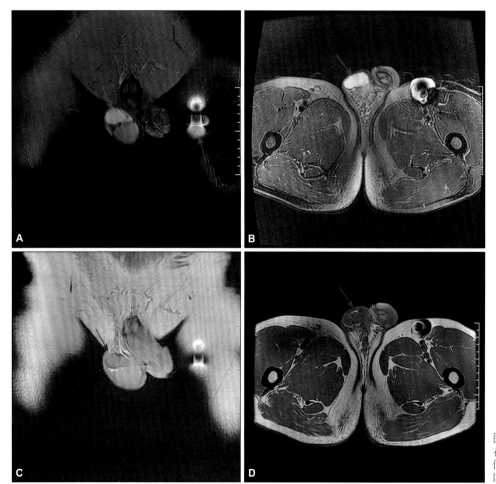

图 7-4-24　**非特异性附睾炎**
右侧附睾正常结构未显示，呈 T1 低、T2 高的囊肿信号。左腹股沟区可见金属伪影

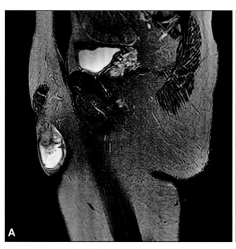

图 7-4-25　**附睾结核**
左侧附睾结核，呈 T2 低信号，可见相邻睾丸的破坏

○ 也可继发于直肠癌和憩室
○ 高危因素包括恶性病、截瘫、酗酒或长时间的住院治疗
○ 约一半的患者患有糖尿病
● 病理表现
○ 局部的蜂窝织炎会导致深筋膜面的弥漫的炎症反应
○ 病变发展得很快，最后成为广泛的坏疽
○ 软组织里含有厌氧菌、氮气、氢、一氧化氮以及硫化氢产生的气体

【临床表现】
表现
● 最常见的临床症状包括阴囊水肿、疼痛、充血、瘙痒、捻发感，发热以及污秽气味的分泌物
疾病人群分布
● 最常见发生于年轻人群
● 如今好发于中年男性（平均年龄 50 ~ 60 岁）
治疗
● 治疗包括敏感抗生素治疗以及外科手术切除

【影像表现】
● 诊断可以不依赖影像学，但是黏膜下气肿可以在平片、超声以及 CT 中看到

（四）节段性梗死

【病理与病因】
● 在具有小血管缺血疾病的危险因素的患者中可见，比如：
○ 潜在的血管炎

○ 镰状细胞性贫血病
○ 高凝状态
● 为附睾睾丸炎、阴囊创伤和腹股沟疝修补术的一个不常见的并发症

【临床表现】
● 相对少见

【影像表现】
超声表现
● 显示为一个楔形或者地图状低回声区域，其尖端指向睾丸纵隔
● 彩色多普勒图像上显示为血流的缺失或减少
MRI 表现
● 在 T1WI 上，梗死可能与睾丸实质呈等信号。出血梗死在 T1WI 上呈局灶高信号
● T2WI 上信号强度各异，但是梗死通常呈一个低信号区域
● 在增强图像上可以出现边缘强化

（五）结节病

【病理与病因】
● 结节病，是一个多系统、慢性肉芽肿性病变
● 很少累及泌尿生殖道，在尸体解剖中，5% 的病例有生殖器的受累
● 一般来说，与睾丸相比更易累及附睾
● 典型表现是多发的小的双侧结节，也可为孤立的
● 组织学上是慢性肉芽肿性病变

【临床表现】
● 睾丸结节病更常见于非裔美国人

【影像表现】

超声表现

- 病灶是低回声的，累及附睾导致附睾增大

MRI 表现

- T2WI 上呈低信号睾丸内病灶，注射对比剂后病灶增强

（六）化脓性汗腺炎

【临床表现】

- 是一种慢性病变

- 特征是躯体含有汗腺的区域出现水肿、发炎和疼痛的病灶，比如腋窝和腹股沟

【影像表现】

超声表现

- 当腹股沟汗腺炎累及阴囊时，显示不特异的阴囊皮肤增厚

MRI 表现

- T2WI 上，可以看到皮肤增厚伴高信号强度，提示存在水肿
- 影像学检查可证明有无合并瘘管或脓肿

重点推荐文献

[1] Woojin Kim MD, Mark A. Rosen MD, PhD, Fill E Langer MD et al. US–MR Imaging Correlation in Pathologic Conditions of the Scrotum[J]. RadioGraphics, 2007, 27: 1239-1253.

[2] Robin B. Levenson, MD, Ajay K. Singh, MD, Robert A. Novelline, MD Fournier Gangrene: Role of Imaging[J]. RadioGraphics, 2008, 28: 519-528.

七、其他病变

（一）阴囊血肿

【概念与概述】

- 急性睾丸内血肿，类似于一个局部肿物，1～2周以后，血肿发生液化，可能表现为囊性

【影像表现】

超声表现

- 表现依赖于血肿时期的不同而不同
- 急性睾丸血肿在超声上显示为高回声

MRI 表现

- 亚急性出血
  - T1WI 是高信号
  - T2WI 上表现各异
- 慢性血肿
  - T2WI 上可见一个低信号边缘，这是继发于含铁血黄素沉积在巨噬细胞内的改变
  - 注射钆对比剂后没有增强

（二）睾丸微小结石症

【概念与概述】

- 是至少在一种影像上可以看到任何一侧或双侧睾丸内存在 5 个或 5 个以上的微小结石

【病理与病因】

- 一种少见的疾病
- 钙质沉积在输精管内

- 临床意义在于可能增加了恶性病变的风险

【影像表现】

超声表现

- 任何一侧或双侧睾丸内存在 5 个或 5 个以上的高回声微小结石（图 7-4-26）
- 其后声影的缺如
- 可为散在的局灶病变
- 也可广泛累及实质

八、阴囊闭合性损伤

【病理与病因】

- 大多由于运动损伤、交通事故和攻击造成
- 通常是由于耻骨或者坐骨和一个外部的物体压迫其间的睾丸
- 睾丸破裂
- 鞘膜破裂
- 阴囊内出血

【临床表现】

- 不常见
- 睾丸大体损伤是急诊手术的指征
- 手术在损伤后 72 小时内进行，则约 90% 的病例可以保留睾丸

【影像表现】

超声表现

- 不均质低回声或高回声的
- 正常睾丸包膜清楚边界的丧失是一个可靠的

证据
- 睾丸损伤可伴随阴囊积液或积血，积血有时候显示为低回声
- 创伤也可能并发局部的睾丸梗死，可能产生不

同的回声

MRI 表现

主要对一些附睾、睾丸挫伤患者及治疗后进行疗效观察（图 7-4-27）

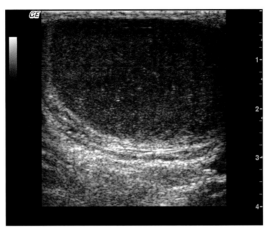

图 7-4-26 睾丸微石症
超声灰阶示：睾丸内见散在分布多个点状高回声结石，后方回声不明显（图片提供：北京医院）

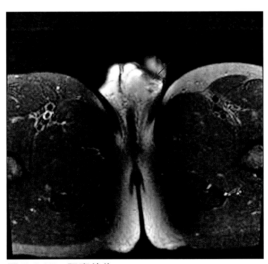

图 7-4-27 阴囊外伤
左侧阴囊结构不清，局部皮肤肿胀

（杨学东 范 兵 谷 涛 王霄英）

重点推荐文献

[1] 战云, 左溢华, 罗辉. 阴囊急症的二维和彩色多普勒超声诊断分析. 当代医学2009, 15(19): 123.

[2] 王微. 彩色多普勒超声在急性阴囊肿痛诊断中的应用. 实用医学影像杂志. 2006, 7(2): 102-104.

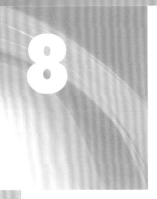

女性生殖系统的影像诊断

第1节　女性生殖系统影像检查技术

一、普通 X 线摄影

（一）子宫输卵管 X 线造影术

子宫输卵管 X 线造影术（hysterosal-pingography，HSG）是将阳性对比剂从子宫内口注入子宫输卵管，应用 X 线照射，使其显影的方法

检查前准备

- 月经干净后 3~7 天，碘过敏试验阴性
- 仰卧取截石位，将消毒子宫造影管插入宫腔

检查方法

- 盆腔透视观察有无钙化
- 注入造影剂，宫腔充盈、输卵管充盈至伞端时拍片
- 20~30 分钟后观察对比剂通过输卵管流入腹腔后的涂抹情况
- 子宫过度屈曲或显示不清的可加拍斜位

优点

- HSG 能准确显示整个宫腔和输卵管情况，直观，侵袭性小
- 显示子宫宫腔形态有无变异
- 观察输卵管是否通畅、有无扩张积水
- 动态观察输卵管的功能，有不可替代的优势

缺点

- 有电离辐射
- 有过敏反应或并发盆腔感染等后遗症
- 无法显示子宫外部形态及肌层情况
- 对部分子宫发育畸形鉴别困难
- 对阴道闭锁者、未婚者及盆腔炎症者禁忌

（二）盆腔充气造影术

盆腔充气造影术（pelvic organography）是一种利用人工气腹使盆腔器官周围充气形成对比而进行 X 线检查的方法，现已很少用

优点

- 可以观察内生殖器官的大小、外部形态及位置的变化

缺点

- 电离辐射
- 有腹胀、腹痛或气体栓塞的并发症

二、超声检查

（一）经腹超声

仪器

可用线阵、扇形及凸阵探头，以凸阵探头最为理想，常用探头频率为 3~3.5MHz

检查前准备

- 受检者应充盈膀胱
- 膀胱充盈程度以清晰显示子宫底为宜
- 急诊或膀胱不易充盈者，可经导尿管向膀胱内注入 0.9% 生理盐水 300~500ml

检查方法

- 受检者取仰卧位，探头置于下腹部，行纵向、横向及斜向等多方位、多角度扫查
- 为避免肠道气体影响，可适度加压扫查

优点

- 能对受检部位进行多切面实时扫查

- 较准确地提供内生殖器官的形态结构、大小和位置等信息
- 经济、方便、快捷

缺点

- 软组织分辨率较低，视野小
- 诊断准确率依赖于检查者的技术和责任心
- 容易受到膀胱充盈不佳或肠道气体的干扰

（二）经阴道超声

经阴道超声（Transvaginal sonography，TVS）是一种将高频阴道探头直接置入阴道内进行扫查的超声检查方法

仪器

阴道探头多为顶端扫查（轴向扫查）式探头，少数是成角扫查式探头或为以上两种扫查方式的组合

检查前准备

- 检查前须排空膀胱
- 消毒外阴
- 用清洁的一次性避孕套或乳胶套罩住阴道探头，套内外均涂以无菌耦合剂或生理盐水

检查方法

- 患者取膀胱截石位
- 检查者将阴道探头缓但轻柔地推入阴道逐次扫查阴道、膀胱和宫颈
- 探头顶端置于阴道穹窿部后，依次扫查子宫、卵巢、输卵管和子宫直肠陷窝部位等

优点

- 无需充盈膀胱，不受肥胖、肠管充气、下腹部瘢痕或引流管等情况的影响，尤其适用于后位子宫的探查
- 阴道探头频率高，紧贴宫颈，对内膜及微小病灶易于显示
- 应用彩色多普勒超声时，对盆腔内器官和病变部位血流信号的辨认和定位能力均较经腹壁超声检查有明显提高

缺点

- 不宜应用于未婚妇女、月经期、阴道畸形、盆腔广泛手术后或绝经后阴道萎缩明显、阴道炎患者
- 因扫查深度及角度受限，较大肿块不能全面观察

（三）子宫、输卵管声学造影

子宫输卵管声学造影（sonohystero-graphy，SHG）向宫腔注入造影剂，增加组织间声阻抗和扩展宫腔而达到在超声下显像和诊断的方法

检查前准备

- 造影时间应选择受检者月经干净后 3～7 天
- 膀胱中度充盈
- 有阴道炎者应治疗后再行检查，带环者造影前先取环

造影剂选择

- 用于鉴别诊断宫腔内占位性病变时，一般用 0.9% 生理盐水 15～30ml
- 诊断输卵管是否通畅时，一般用 3% 过氧化氢加生理盐水

检查方法

- 先常规经腹检查子宫及附件区
- 受检者取截石位，常规消毒外阴部及阴道，宫颈及穹窿部
- 插入子宫造影管至子宫颈内口，球囊内注入空气 1～2ml，回拉双腔管确保堵住宫颈内口，后经双腔管将造影剂注入宫腔内
- 纵、横切扫查观察病灶形态及与子宫内膜、肌层的关系

优点

- 可更清晰的显示宫腔形态，了解宫底、宫角的解剖关系
- 提高对子宫内膜性及肌源性疾病的鉴别能力
- 辅助诊断输卵管是否通畅

缺点

- 有盆腔感染、处于月经期、存在肿瘤、不能耐受膨宫者禁忌
- 是介入性检查方法，存在炎症等并发症

三、CT 检查

检查前准备

- 扫描前 2～3 小时喝 1%～2% 阳性对比剂充盈肠道
- 必要时经直肠注入造影剂或空气充盈直肠及乙状结肠
- 已婚妇女检查前放置阴道栓，可显示阴道和宫颈的界限

检查方法

- 仰卧位
- 于耻骨联合下缘向上至髂前上棘连续扫描

扫描方式

- 平扫大体显示病灶密度、形态及位置
- 增强扫描
  - 显示平扫不能显示的病灶
  - 了解肿瘤供血情况
  - 区分血管和肿大的淋巴结

优点

- 扫描时间短，空间分辨率高
- 解剖图像清晰、恒定、易于比较，能显示完整宫颈、宫体
- 可以评价肿瘤周围组织的侵犯及转移情况

缺点

- 有电离辐射
- 软组织分辨率低，对子宫内膜、肌层不能清晰分辨
- 对子宫内膜病变、子宫发育异常病变的显示作用非常有限

四、磁共振成像（MRI）检查

检查前准备

- MR 检查常规卸下金属性物质
- 有金属避孕环者，须先取环后才能作此项检查
- 膀胱准备：非妊娠者，检查前适度充盈膀胱；过度充盈膀胱，会产生搏动性伪影

线圈及体位

- 采用体部相控阵线圈或体部包绕式柔线圈
- 仰卧位，中心线对准耻骨联合上缘
- 应用呼吸补偿和腹带加压技术减少呼吸运动性伪影

扫描方位及层厚

- 常规轴位、矢状位、冠状位
- 观察子宫病变者采用平行子宫体长轴的斜冠状位
- 垂直子宫体长轴的子宫轴位

- 常规 5～10mm，高场强 MR 信噪比高，可用 3mm

扫描序列

- 自旋回波成像 T1WI、T2WI、质子加权，常规显示盆腔的解剖结构及病变
- 脂肪抑制成像，用于显示病灶，肿大淋巴结及骨质情况
- 弥散加权成像和 ADC 值测量可反映病理进程中内环境的变化，有助于子宫良恶性病变的诊断及鉴别诊断

增强扫描

- 常规增强　注射钆对比剂（DTPA 0.01～0.15 mmol/kg）后，采用常规 SE 序列 T1 加权成像，可显示病变血供情况，分辨术后改变和病变复发
- 动态增强　在 MR 平扫基础上，确定扫描的特定层面，选用快速序列在短期内重复扫描，达到动态观察局部信号变化的目的，更有利于鉴别诊断
- 所有增强扫描均可应用脂肪抑制技术，消除脂肪高信号的影响

优点

- 多方位、多参数成像，具有较高的软组织分辨率
- 对子宫发育异常及盆腔肿瘤性疾病敏感
- 在肿瘤的分期中有较高的价值

缺点

- 检查时间长，费用高
- 对体内植入金属者禁忌

五、推荐检查方法

- 超声是妇科疾病的首选影像筛查方法
- 对子宫发育异常及妇科肿瘤患者推荐行 MRI 检查进一步分型和分期
- T2WI 矢状位及子宫体斜冠状位对于宫体病变的显示更全面、直观
- 评价输卵管功能或通畅程度首选 HSG 检查

（李海鸥　张　琰）

重点推荐文献

[1] 谢红宁.妇产科超声诊断学.北京:人民卫生出版社,2004: 225-229.

[2] 王建萍,张闽光,翁子敬,等.盆腔CT检查前下腹部准备价值的探讨.上海医学影像,2008,17(1):54-62.

第2节 大体解剖与正常影像表现

一、正常月经周期子宫生理状态

【概念与概述】

子宫位置与大体形态

- 子宫位于盆腔的中央，前邻膀胱，后与直肠隔有直肠子宫陷凹，下接阴道，两侧有输卵管和卵巢
- 正常子宫在盆腔内呈轻度前倾、前屈位，可因直肠和膀胱的充盈状态而稍有变化
- 成人未孕时子宫呈倒置的梨形或纺锤形，前后稍扁，重约40~50g，全长约7~8cm，宽约4~5cm，厚约2~3cm
- 子宫从外形上可分为子宫底、子宫颈、子宫体和子宫峡部

子宫内膜周期性变化

- 增殖期：月经周期第5~14天，与卵泡期相对应，在卵泡素的作用下，腺体增长，内膜增厚，达2~3mm
- 分泌期：月经周期第15~28天，与黄体期相对应。此期内膜进一步增厚，功能层肥厚，如妊娠，功能层继续增生以供胎儿发育，反之则内膜退化，转入月经期
- 月经期：月经周期第1~4天。如未受精，则子宫内膜功能层组织崩解脱落。月经期后1~2天，内膜上皮修复完成，并进入增生期

【影像表现】

正常子宫的超声特点

- 纵切面呈梨形，边界清楚，表面光滑，内部呈中等强度回声，分布均匀
- 横切面呈三角形，体部呈椭圆形，中间为一短线状强回声（图8-2-1）
- 宫腔线状回声随月经周期不同而变化
  - 增殖期为线样低回声，厚约1~4mm
  - 分泌期为强回声，厚约5~10mm
  - 月经期内膜破坏，回声模糊不清

正常子宫CT特点

- 横置的梭形或纺锤形软组织密度，CT值40~80Hu
- 宫体中央密度可略低
- 增强扫描后子宫内膜层强化程度高于肌层（图8-2-2）

正常子宫MRI特点

- T1WI
  - 子宫肌层显示为均匀低信号
  - 宫腔呈略低信号，无法分辨子宫内膜层与子宫肌层
- T2WI
  - 子宫肌层信号高于横纹肌，信号均匀，子宫肌层信号强度随月经周期不同有所变化，分泌期，由于血运丰富且血流速度慢，肌

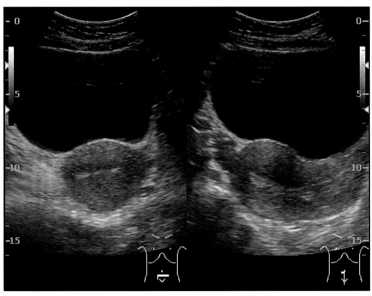

图8-2-1 正常子宫超声图像

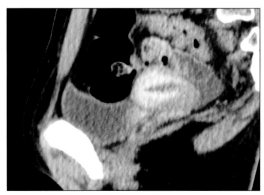

图8-2-2 正常子宫强化CT矢状位

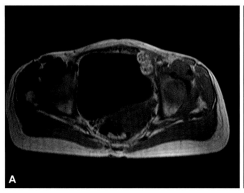
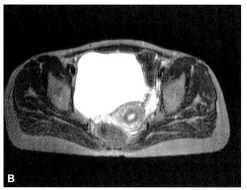

图 8-2-3　正常子宫 MRI

A. T1WI 轴位，子宫呈等信号，宫腔可呈略低信号；B. T2WI，中心高信号为子宫内膜层，外层中等信号为肌层组织，两者之间低信号为结合带，最外层的低信号为浆膜层

层内可见短条状高信号

- 子宫内膜可显示为位于子宫中央的均匀长条状高信号区，增殖期内膜厚约 2～4mm，分泌期可达 4～7mm（图 8-2-3）
  - 子宫肌层与内膜间常可见一低信号带，即结合带，厚约 5～6mm

二、年龄相关性子宫生理变化

子宫的大小、形状及位置，随年龄的变化而异

- 新生儿及胎儿子宫位置较高，子宫底高于骨盆上口，双侧卵巢及输卵管位于双侧髂窝内。宫颈较宫体长且粗大，但宫颈阴道部却很短；子宫体扁而壁薄，子宫底不明显
- 新生儿到 10 岁女童，子宫发育迟缓，变化不大。近性成熟期，子宫迅速发育，呈矮梨形，子宫壁增厚，子宫内腔扩大
- 性成熟期，子宫底凸隆，子宫口呈横椭圆形，子宫颈和子宫体长度几乎相等
- 经产妇子宫各径和内腔都增大，子宫重量可增加一倍，子宫壁肌层显著增厚，子宫口呈横裂状
- 老年妇女子宫萎缩变小，组织致密，壁变薄，子宫颈阴道部先缩小，后逐渐消失，宫颈管内口多闭锁

三、停经后雌激素影响下子宫变化

- 50 岁以后，卵巢功能逐渐衰退，垂体激素分泌发生变化
- 子宫内膜变薄，处于相对静止及萎缩状态，一般经超声测量，正常子宫内膜厚度 <5mm

- 子宫体缩小，宫体与宫颈之比 ≤ 2：1
- 子宫重量减轻，仅为生育年龄的一半
- 宫颈管可发生狭窄，甚至堵塞而引起宫腔积液、积脓及其他绝经期症状

四、输卵管及卵巢解剖

【卵巢的解剖】

卵巢的概念、位置及其解剖学定位

- 卵巢是产生与排出卵子、分泌甾体激素的性腺器官
- 卵巢移动性较大，一般位于卵巢窝内，位于髂内、外动脉起始部之间。新生儿卵巢位置较高，成人卵巢位置较低
- 成人卵巢约 4cm×3cm×1cm 大小，重约 5～6g，主要为卵圆形实性结构。卵巢大小及形态特征可随年龄及激素水平变化而改变
- 卵巢悬韧带是寻找卵巢的标志，卵巢悬韧带是由腹膜形成的皱襞，它起自骨盆下缘，向下至卵巢的输卵管端，又称为骨盆漏斗韧带
- 卵巢动脉多在肾动脉起始稍下方由腹主动脉前方发出，少数发自肾动脉，沿腰大肌前缘斜向下方走行，最后经悬韧带下行入盆腔
- 卵巢静脉在卵巢悬韧带内上行，与输尿管伴行，沿腰大肌前缘向上汇入肾静脉

【影像表现】

卵巢的超声表现

- 卵巢纵切面为长椭圆形，横切面为类圆形
- 正常卵巢周边光滑，内部见多个大小不等的卵泡（图 8-2-4）
- 卵巢动脉较细，不易显示

卵巢的 CT 特征

- 卵巢实质通常表现为均匀软组织密度影，当卵巢含有多发小囊泡或生理性囊肿时，可以表现为囊性低密度影
- 有时与未充盈对比剂的肠管不易区分
- 卵巢静脉管径较粗易于识别。沿着腰大肌前缘追踪卵巢静脉至真骨盆，常常能看到卵巢悬韧带

卵巢的 MRI 表现

- 在排卵前期，卵巢内有较大卵泡时可有较高的显示率，表现为附件区形态规整、信号均匀的一个或多个小卵圆形结构，T1WI 中等或略低信号，T2WI 高信号
- 卵巢周围多见小的流空血管断面

【输卵管的解剖】

- 输卵管是女性生殖系统的主要组成部分之一，为精子与卵子结合的场所，受精卵经此进入宫腔着床
- 输卵管长为 8 ~ 14cm，分为间质部、峡部、壶

腹部和伞部

- 间质部是穿透子宫肌壁的一段输卵管，潜行于子宫壁内，长约 1cm，是管腔最细的一段
- 峡部位于间质部外侧，肌层较厚，管腔狭窄，是精子获能、发生顶体反应和贮存的主要部位
- 壶腹部位于峡部外侧，长约 5 ~ 10cm，壁薄，管腔宽度不一，靠近峡部管腔直径仅 1 ~ 2mm，而靠近伞部直径可达 1cm
- 输卵管伞部为输卵管末端，覆盖于卵巢的表面

【影像表现】

- 输卵管较细，超声、CT、MRI 不易显示，往往在发生局部感染、扩张积液或与其周围结构对比良好时才能显示
- HSG 可以显示输卵管的全程，能动态的观察输卵管通畅程度（图 8-2-5）

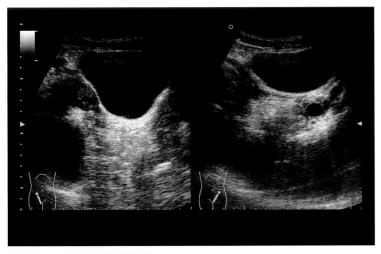

图 8-2-4　正常卵巢超声图像

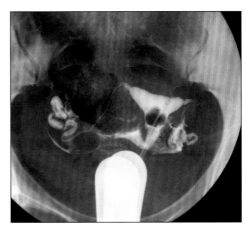

图 8-2-5　正常子宫输卵管造影表现
宫腔呈倒置三角形，宫角可见环状透亮线（宫角括约肌），双侧输卵管通畅

（李海鸥　张　琰）

重点推荐文献

[1] 高元桂, 蔡幼铨, 蔡祖龙. 磁共振成像诊断学. 北京: 人民军医出版社, 1993.

[2] 罗丽兰. 输卵管的解剖和功能. 中国实用妇科与产科杂志, 2004, 16(4): 213-214.

[3] Outwater EK, Talerman A, Duncon C. Normal adnexa uteri specimens: anatomic basis of MR imaging features[J]. Radiology, 1996, 201(3): 751-755.

第3节　先天发育畸形

一、中肾旁管发育畸形

【概念与概述】

中肾旁管发育畸形（paramesonphric duct anomalies），是由中肾旁管发育不全或融合障碍所致子宫及阴道的发育畸形，约90%为子宫发育畸形。根据美国生育协会（American Fertility Society，AFS）的分类标准，把子宫发育异常（congenital uterine anomalies）分为Ⅰ~Ⅶ级

（一）Ⅰ型：子宫不发育或发育不全（uterine agenesis or hypoplasia）

同义词：子宫发育不良、先天性无子宫、始基子宫、痕迹子宫、幼稚子宫

【病理与病因】

- 病因学：两侧苗勒管会合后短时间内停止发育
- 流行病学：苗勒管发育畸形（Müllerian duct anomalies，MDA）。MDA在女性人群中的发病率约为0.1%~1.5%。子宫发育不全是MDA中最严重的一型，约占MDA的5%~10%，约90%合并阴道发育异常

【临床表现】

表现

- 原发性闭经或月经量少，无明显月经周期
- 由于隐性月经或宫腔积血引发的周期性腹痛
- 不孕

治疗

- 抑制月经
- 腹腔镜或外科手术切除发育不良的子宫预防宫角妊娠或宫外孕
- 合并阴道发育畸形患者可行阴道成形术

【影像表现】

超声表现

- 子宫未发育者，各方位扫查未见子宫显像
- 子宫发育不全者，子宫体积明显缩小
- 始基子宫前后径小于1.0cm，无宫腔显示
- 幼稚子宫前后径小于2.0cm，宫颈长，宫体与宫颈比例增大为1：1或2：3（图8-3-1）

MRI表现

- 子宫未发育者，未见子宫显像（图8-3-2）
- 子宫发育不全者，子宫体积缩小，宫体与宫颈比例增大
- T2WI
  - 子宫肌层信号减低，变薄
  - 有/无子宫内膜层
  - 结合带显示不清

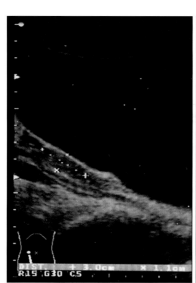
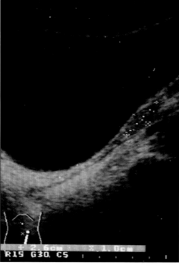

图 8-3-1　幼稚子宫
超声显示：子宫体积缩小呈长条状改变，宫体宫颈比例为1:1

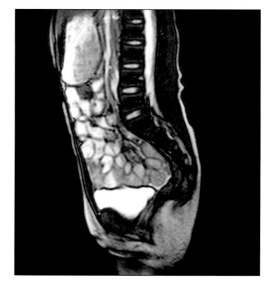

图 8-3-2　先天性无子宫
T2WI 显示盆腔内未见子宫像

（二）Ⅱ型：单角子宫（unicornuate uterus）

同义词：残角子宫

【病理与病因】

- 病因学：一侧苗勒管中、下段发育不全或未发育，发育不全者可形成一小的残角子宫，由纤维带与发育侧子宫相连
- 流行病学：约占 MDA 的 10%～20%。约 65% 单角子宫存在残角

【临床表现】

表现

- 多在月经初潮时发现
- 有痛经或宫腔积血表现
- 可引起宫外孕或子宫内膜异位症等并发症
- 自然流产率高达 50% 以上

治疗

- 无功能性残角可不做任何处理
- 有功能性残角可考虑行腹腔镜或外科手术切除以减少宫外孕及子宫内膜异位症的发生

【影像表现】

HSG 表现

- 显影宫腔偏离中线呈梭形改变（图 8-3-3）
- 仅一侧输卵管显影
- 残角子宫与宫腔相通者，局部表现为充盈缺损

超声表现

- 宫底部横切面显示子宫呈椭圆形，宫腔呈半

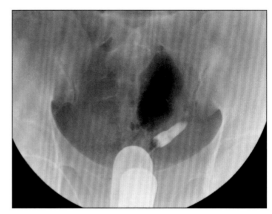

图 8-3-3 **单角子宫**
HSG 显示宫腔偏离中线，呈梭形改变

月形

- 探及单角子宫的同时，在子宫一侧可探及等回声结构
- 残角子宫如合并积血，可显示残角内大量无回声光区

MRI 表现

- 发育侧子宫体呈香蕉形或子弹头形，宫腔线变细、宫角间距变小
- 伴有性腺功能低下的患者子宫肌层 T2 信号减低，结合带显示不清
- T2WI 可显示残角有无内膜
- 如合并宫腔积血，T1WI 及 T2WI 均显示残角腔内及输卵管区高信号，因出血时期不同，可呈不同程度的高信号（图 8-3-4）

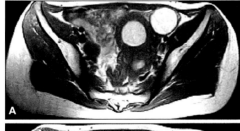
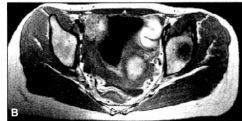
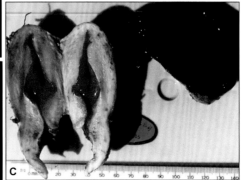

图 8-3-4 **残角子宫**
A. T1WI 示左侧残角子宫及输卵管积血呈短 T1 信号，右发育侧子宫体积较小。B. T2WI 示左侧残角积血呈短、等 T1 信号，右侧盆腔见"香蕉形"宫体，可见结合带。C. 大体标本显示残角宫腔及左侧输卵管明显扩展积血

（三）Ⅲ型：双子宫（uterus didelphys）

【病理与病因】

- 病因学：是因两侧苗勒管完全未融合，各自发育形成两个宫腔宫颈，各有单一的输卵管和卵巢
- 流行病学：约占 MDA 的 5%～20%。约 75% 合并阴道纵隔，美国文献报道约每 80 000 人中有 1 例子合并阴道横隔

【临床表现】

表现

- 可以无症状，在盆腔或其他检查中偶然发现
- 合并阴道横隔的可在妇科检查中发现阴道膨隆
- 合并生殖道梗阻的可并发子宫内膜异位症及盆腔粘连
- 自发性流产或不孕

治疗

- 无须特殊处理

- 反复妊娠失败者可行 Strassman 成形术

【影像表现】

HSG 表现

- 两个独立的宫颈管通向两个对称的锥形宫腔，两者间不通（图 8-3-5）
- 各有独立的输卵管显影

超声表现

- 纵切面观察，可先后发现两个矢状子宫图像
- 横切面扫查从宫底到宫颈，同一切面上可见两个蝶状子宫体、两个宫腔及宫颈管，一般可发现两个阴道

MRI 表现

- T2WI 显示为双宫腔双宫颈，两侧子宫各有完整的解剖信号带（图 8-3-6）
- 宫角间距增宽
- 合并阴道梗阻者阴道，宫腔扩张积液、积血
  - 积液表现为 T1WI 低信号，T2WI 高信号
  - 积血表现为在 T1WI 高信号，T2WI 等低信号

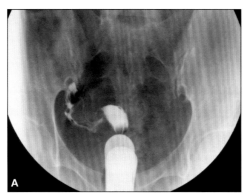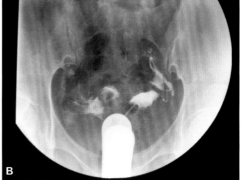

图 8-3-5　双子宫、双阴道
A. HSG 检查分别插管先充盈右侧宫腔；B. 再充盈左侧、宫腔呈对称的锥形

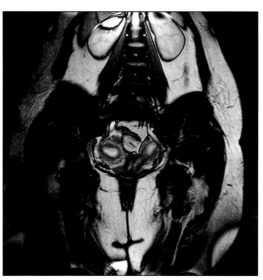

图 8-3-6　双子宫
T2WI 冠状位显示双宫腔、宫颈，各自有完整的解剖信号带

（四）IV 型：双角子宫（bicornuate uterus）

【病理与病因】

- 病因学：因苗勒管未完全融合所致
- 流行病学：约占 MDA 的 10%

【临床表现】

表现

- 多无临床症状
- 妊娠后容易发生流产或早产

治疗

- 子宫畸形修复术，尤其适用于对称性双角子宫

【影像表现】

HSG 表现

- 两宫腔之间的角度大于 105°

- 两宫腔呈锥形，宫角部缩窄，各连一输卵管（图 8-3-7）

超声表现

- 横切面宫底呈羊角形
- 纵切面可见两个宫体，但只有一个宫颈图像（图 8-3-8）

MRI 表现

- T1WI 冠状位显示宫底下陷，宫角分离，宫角间距超过 4cm
- T2WI 可显示宫体内两个分离的高信号内膜，于宫颈水平会合（图 8-3-9）
- 两内膜腔之间的间隔组织呈等 T1、等 T2 信号，类似于子宫肌层的信号

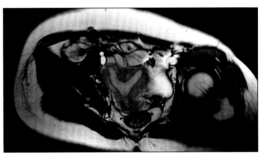

图 8-3-9　双角子宫
T2WI 宫体冠状位显示两个分离的宫腔，其间隔组织呈等信号，宫底下陷，宫角间距增宽

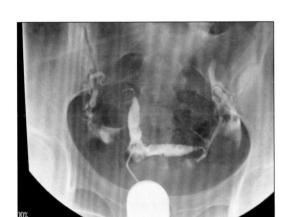

图 8-3-7　双角子宫
HSG 显示两宫腔呈锥形，宫角部缩窄

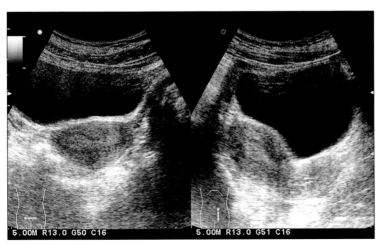

图 8-3-8　双角子宫
超声显示：纵切面观察，可先后发现两个矢状子宫图像，横切面扫查同一切面上可见两个子宫体图像呈蝶状

（五）V 型：纵隔子宫（septate uterus）

同义词：中隔子宫

【病理与病因】

- 病因学：是双侧苗勒管融合后，中隔吸收受阻，形成不同程度的纵隔
- 流行病学：是 MDA 中最常见的一型，约占 MDA 的 55%

【临床表现】

表现

- 不孕
- 反复流产、早产

治疗

- 可行腹腔镜切除未吸收的隔膜，这可以大大的改善生殖结局

【影像表现】

HSG 表现

- 可见两个显影的宫腔，两宫腔间角度小于 75°
- 宫角间距小于 4cm

超声表现

- 子宫横径增宽，宫底中央肌层有一低回声带纵贯宫腔（图 8-3-10）
- 完全性纵隔子宫在任何水平的横切面上均显示为两团子宫内膜
- 不完全性纵隔子宫图像特点为分离的子宫内膜在一定层面汇合

MRI 表现

- T1WI 冠状位显示宫底膨隆、平直或稍有凹陷，两宫角间距正常（2 ~ 4cm）
- T2WI 显示宫腔内见分隔，长短不一，多为低信号纤维间隔（图 8-3-11）

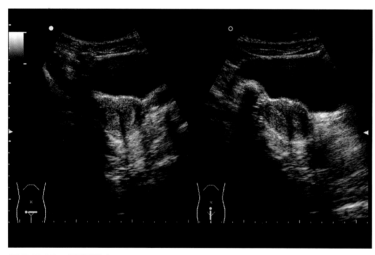

图 8-3-10　纵隔子宫
超声图像显示子宫横径增宽，宫底中央肌层有一低回声带纵冠宫腔子

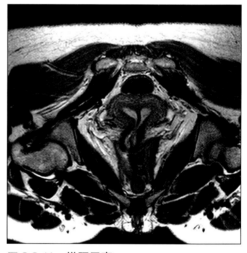

图 8-3-11　纵隔子宫
T2WI 显示宫体内显示两个宫腔线信号，其间隔组织呈低信号，宫底无下陷，宫角间距无增宽

（六）VI 型：弓形子宫（arcuate uterus）

同义词：鞍状子宫

【病理与病因】

- 病因学：子宫底部未完全融合
- 流行病学：因此型发育异常不影响功能及妊娠，无相关流行病学资料

【临床表现】

表现

无明显临床症状

治疗

无须特殊治疗

【影像表现】

HSG 表现

- 一个宫腔显影，宫腔底部呈鞍形凹陷（图 8-3-12）

超声表现

- 横切面见宫底较宽，中央略凹陷
- 中部肌肉向宫腔突入，宫腔为心形

MRI 表现

- 宫底部中央区肌层局限性增厚，向宫腔轻微突出
- T2WI 显示宫腔底部略凹陷，呈心形改变（图 8-3-13）

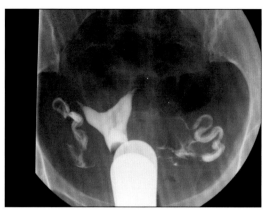

图 8-3-12　鞍形子宫
HSG 显示宫腔底部鞍形凹陷

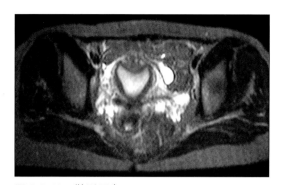

图 8-3-13　鞍形子宫
T2WI 宫体冠状位显示宫底肌层向宫腔侧凹陷，宫腔呈心形改变

（七）VII 型：与己烯雌酚相关的子宫畸形（dES-related uterine anomalies）

【病理与病因】

- 病因学：胎儿期在宫内受己烯雌酚暴露可引起子宫肌层形成收缩带样发育异常或子宫的发育不良
- 流行病学：胎儿期在宫内受己烯雌酚暴露的人群中约 65% 会发生此型畸形
- 但是 20 世纪 70 年代已禁止在孕期使用己烯雌酚，现在非常罕见

【影像表现】

HSG 表现

- 宫腔缩小，上端短缩呈 T 形改变
- 输卵管缩短，形态不规则

超声表现

- 子宫体积缩小，子宫上段比宫颈狭窄，呈 T 形改变

MRI 表现

- T2WI 显示宫腔 T 形改变，宫腔上段缩窄，下 2/3 增宽
- 宫腔缩窄部的子宫连接带明显增厚

诊断与鉴别诊断精要

- 通过超声筛查出来的子宫发育异常可行 MRI 进一步的明确分型
- 因治疗方法的不同，纵隔子宫与双角子宫的鉴别是影像诊断中的一个难点
- T2WI 双角子宫与纵隔子宫两宫腔间的分隔组织信号为等信号时多为双角，而为低信号时多为纵隔
- 双角子宫宫底下陷，宫角间距增宽大于 4cm，宫角夹角大于 105°

重点推荐文献

[1] Troiano RN, McCarthy SM. Müllerian duct anomalies: imaging and clinical issues[J]. Radiology, 233(1): 19-34.

[2] Byrne J, Nussbaum-Blask A, Taylor WS, et al. Prevalence of Mullerian duct anomalies detected at ultrasound[J]. Am J Med Genet, 2000, 94(1): 9-12.

[3] Olpin JD, Heilbrun M. Imaging of Mullerian duct anomalies[J]. Clin Obstet Gynecol, 2009, 52(1): 40-56.

二、阴道隔

（一）Ⅰ型：阴道横隔（transverse vaginal septum）

【病理与病因】

- 病因学：为双侧副中肾管会合后尾端与泌尿生殖窦相接处未贯通或部分贯通所致，可位于阴道内任何部位，以中、上段交界处为多见，横隔位置约46%在上阴道
- 流行病学：Wenof等报道发病率是1:84 000

【临床表现】

表现

- 青春期后可有少量月经
- 横膈较厚造成完全梗阻时表现为原发性闭经，周期性下腹痛
- 多伴有子宫内膜异位症
- 性交困难或性交痛

治疗

- 可行外科手术修复或切除术，手术方法因横隔位置及厚度不同而各异

【影像表现】

超声表现

- 可显示阴道扩张、积血，内呈密集细小光点的液性无回声区
- 经阴道放置球囊后再行经腹超声可更好的观察阴道横隔的位置

MRI 表现

- 有阴道梗阻者 T1WI 及 T2WI 显示阴道上段明显扩张，内见略高信号
- 冠状位及矢状位可见阴道内横行线状等低信号，部分病例可以观察横隔厚度
- T2WI 可见正常形态子宫、宫颈结构

（二）Ⅱ型：阴道纵隔（longitudinal vaginal septum）

【病理与病因】

- 病因学：为双侧副中肾管会合后，其中隔未消失所致，分为完全性纵隔和不完全纵隔。完全性纵隔形成双阴道，常合并双宫颈及双子宫
- 流行病学：75%合并双子宫畸形，25%合并双角子宫，5%合并单角子宫

【临床表现】

表现

- 性交困难
- 有阴道梗阻症状者可表现为月经不畅，周期性下腹痛

治疗

- 常规无需治疗
- 有阴道梗阻症状者可行外科手术切除
- 已怀孕者可通过腹腔镜切除隔膜

【影像表现】

超声表现

- 超声不能单独显示阴道纵隔，但合并双子宫者可通过两个独立宫腔的延续来间接观察阴道纵隔

MRI 表现

- 合并双子宫者 T2WI 能清晰显示两个高信号宫腔衬托下的阴道纵隔，呈线状低信号（图 8-3-14）
- T1WI 阴道纵隔亦表现为线状低信号
- T2WI 轴位及冠状位是最好的显示方法

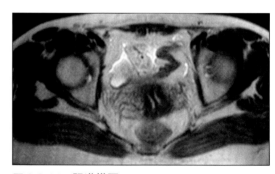

图 8-3-14　阴道纵隔
T2WI 轴位显示宫颈阴道水平线状等低信号间隔

（三）Ⅲ型：阴道闭锁（vaginal atresia）

【病理与病因】

病因学：是泌尿生殖窦未参与形成阴道下段所致。闭锁多位于阴道下段，长约 2～3cm，其上方为正常阴道

【临床表现】

表现

- 原发性闭经
- 腹痛、腹部包块
- 可伴有子宫内膜异位症

治疗

- 进行阴道重建术

- 可根据子宫和子宫内膜的发育情况来判定是否保留子宫

【影像表现】

超声表现

- 宫腔、阴道上段扩张，以阴道膨大为主
- 自宫腔至阴道上段内探及密集细小光点的液性暗区，透声差

MRI 表现

- 子宫及阴道中上段扩张积血，表现为T1WI 等高信号，T2WI 等低信号（图8-3-15）
- 阴道扩张程度明显大于宫腔扩张
- 扩张的阴道位于会阴部上方，阴道下段显示不清，宫颈结构可正常

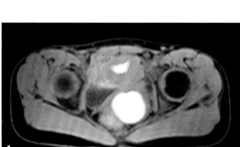

图 8-3-15　**阴道闭锁**
A. T1WI 子宫及阴道中上段扩张积血为等高信号；B. T2WI 积血为等低信号

重点推荐文献

[1] Saleem SN. MR imaging diagnosis of uterovaginal anomalies: current state of the art[J]. Radiographics, 2003, 23(5): e13.

[2] Hampton HL, Meeks GR, Bates GW, et al. Pregnancy after successful vaginoplasty and cervical stenting for partial atresia of the cervix[J]. Obstet Gynecol, 1990, 76(5 Pt 2): 900-901.

[3] 黎介寿, 吴孟超, 傅才英, 等. 手术学全集: 妇产科卷. 北京: 人民军医出版社, 1995: 121-123.

三、先天性处女膜闭锁（congenital hymen atresia）

同义词：无孔处女膜

【病理与病因】

病因学：于胚胎发育过程中阴道板再通的终末阶段失败，泌尿生殖窦上皮增生的下界未向外阴前庭贯穿所致

【临床表现】

表现

- 无月经来潮
- 青春期出现下腹痛
- 腹部包块
- 肛门坠胀、尿频或便秘

治疗

- 手术再通

【影像表现】

超声表现

- 宫腔及宫颈管扩张，内为细小光点液性暗区
- 宫颈下方可见扩张的阴道，内亦为无回声区，与扩张的宫腔相通

MRI 表现

- 宫腔明显扩张，宫壁菲薄、光整，扩张的宫腔向下与扩张的阴道相连续

- 阴道呈长圆形，下端隆凸，阴道下端位于会阴部水平以下
- 宫腔内积液 T1WI 为低信号，T2WI 为高信号
- 宫腔内积血不同时期表现为不同的信号强度

鉴别诊断

阴道闭锁

- 处女膜闭锁所致的阴道积血形成的超声液性暗区下端呈圆隆状，而阴道闭锁下端呈漏斗状
- 妇科检查时，女膜闭锁时处女膜向外膨出，张力高，呈紫蓝色

重点推荐文献

[1] 王淑贞. 实用妇产科学. 北京: 人民卫生出版社, 1987: 861.
[2] Chakravarty B, Konar H, Chowdhury NN. Pregnancies after reconstructive surgery for congenital cervicovaginal atresia[J].

Am J Obstet Gynecol, 2000, 183(2): 421-423.
[3] 黄毅红, 瘳世宏, 刘静. 超声诊断处女膜闭锁致生殖道积血. 临床超声医学杂志, 2006, 8(9): 571.

四、外生殖器两性畸形（female pseudohermaphroditism）

同义词：女性假两性畸形

【病理与病因】

病因学

- 先天性肾上腺皮质增生，21-羟化酶缺乏症
- 胎盘组织芳香化酶缺乏
- 体内雄激素增高或母亲怀孕期间过量使用雄激素

遗传学

- 染色体核型为46，XX，当 SRY 基因易位到其他染色体上，易使得受累女孩男性化，出现男性性腺

流行病学

- 发病率为 1:16,000

【临床表现】

表现

- 第二性征与性腺性别不符合，有正常的卵巢发育和中肾旁管衍化器官（子宫和输卵管）
- 男性化的程度与胎儿接触雄激素时所处的发育阶段有关

- 轻症男性化仅表现为阴蒂肥大
- 阴唇、阴囊皱褶完全融合者表现为尿道阴道共同开口于"肥大阴蒂"根部，阴道和尿道无分隔或分隔不全

治疗

- 先纠正肾上腺皮质功能不全
- 婴幼儿期可施行阴蒂成形术

【影像表现】

超声表现

- 可见子宫、卵巢显像
- 阴蒂肥大
- 有男性性腺者可在腹股沟区探及实性回声结节（隐睾）
- 双侧肾上腺增生

MRI 表现

- 子宫形态及信号正常显示
- 有男性性腺者可在腹股沟区看到等 T1 略长 T2 信号结节（隐睾）
- 双侧肾上腺增生肥大

（张　琰　王翠艳）

重点推荐文献

[1] Chertin B, Hadas-Halpern I, Fridmans A. Transabdominal pelvic sonography in the preoperative evaluation of patients with congenital adrenal hyperplasia[J]. J Clin Ultrasound, 2000, 28(3): 122-124.
[2] Al-Maghribi H. Congenital adrenal hyperplasia: problems

with developmental anomalies of the external genitalia and sex assignment[J]. Saudi J Kidney Dis Transpl, 2007, 18(3): 405-413.
[3] 刘岚, 余红. 假两性畸形病因及临床分析(附四例病例报告). 中国优生与遗传杂志, 2005, 13(3): 93-94.

第 4 节 外阴疾病

一、外阴血管瘤

【概念与概述】
- 外阴血管瘤（vulva hemangioma）是来源于中胚叶的良性肿块，发生于外阴者少见，为外阴处淡蓝色的软组织肿块
- 同义词：外阴海绵状血管瘤

【病理与病因】
一般特征
- 发生于外阴的类似于正常血管的良性肿瘤
- 病因学
  - 生物学因素
    - 血管形态发生形成障碍，血管内皮细胞稳定成熟
- 流行病学

大体病理及手术所见
- 肿瘤组织表现为红蓝相间的海绵状肿块，常累及大阴唇

显微镜下特征
- 扩张的充满血液的囊性结构，周围围绕扁平内皮组织

【临床表现】
表现
- 症状
  - 外阴处淡蓝色的软组织肿块，小的肿块无疼痛等症状
  - 大者会引起外阴肿胀、疼痛、性生活障碍
  - 偶尔会出现溃疡或出血

自然病史与预后
- 部分病灶可自然消退

- 血管瘤会因为感染、外伤或激素（月经、妊娠）刺激下体积增大
- 外阴或阴道巨大的血管瘤在分娩过程中会有破裂、出血的危险

治疗
- 无症状者无需特殊治疗
- 有症状者
  - 激光治疗
  - 介入栓塞治疗
  - 硬化疗法
  - 手术切除

【影像表现】
概述
- 分叶状的强化的软组织肿块，有脂肪沉积及静脉石形成

CT 表现
- CT 扫描的价值
  - CT 的优势发现肿块的明显强化改变
  - 发现静脉石
- CT 表现
  - 明显强化的软组织肿块
  - 伴有静脉石形成

MR 表现
- MR 扫描的价值
  - MRI 凭借出色的软组织分辨率对血管瘤的特点及解剖结构有最佳的显示
- MR 表现（图 8-4-1）
  - T1WI：血管瘤通常表现为介于肌肉和脂肪之间的中等信号，发现肿块的小叶间脂肪性分隔；增强后明确肿块范围

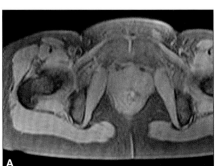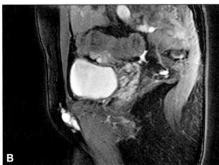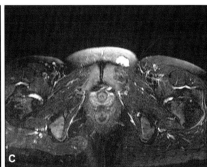

图 8-4-1 外阴血管瘤
A. 脂肪抑制 T1WI 轴位；B. 脂肪抑制 T2WI 矢状位；C. 增强 T1WI 轴位，示：左侧外阴分叶状结节影，呈 T1WI 低信号，T2WI 不均匀高信号，增强后有明显强化（红箭头），边缘清晰

○ T2WI：不均匀信号分叶状肿块，中央低信号为血栓或血流所致

超声表现

- 经会阴超声扫描显示
  ○ 混杂回声肿块
  ○ 静脉石后方声影
- CDFI 显示：收缩及舒张期显示向前血流低阻力动脉血流

推荐影像学检查

- 最佳检查法：MRI 平扫或增强扫描
  ○ MRI 对血管瘤的特点及解剖结构有最佳的

显示
○ CT 的优势在于发现静脉石及明确病灶的增强改变

【鉴别诊断】

- 外阴癌
  ○ 外阴软组织肿块伴有坏死、溃疡或淋巴结转移
- 外阴子宫内膜异位结节
  ○ 黑红、棕色或蓝色丘疹位于阴唇系带后方
  ○ 由于妇产科手术如外阴切开术所致的子宫内膜外科性种植

诊断与鉴别诊断精要

- 发生于外阴的类似于血管结构的良性肿瘤
- 分叶状的红蓝相间的肿块，有脂肪沉积及静脉石
- 一般无症状，大者出现外阴肿胀、疼痛、性生活障碍
- 影像学检查 MRI 为最佳检查方法，不均匀信号分叶状肿块，有明显强化，伴有脂肪性分隔

（曲海波　宁　刚　任　静　罗　红）

重点推荐文献

[1] Kim SW, Lee JH, Han JK, et al. Angiomyofibroblastoma of the vulva: sonographic and computed tomographic findings with pathologic correlation[J]. J Ultrasound Med, 2009,

28(10): 1417-1420.

[2] Haley JC, Mirowski GW, Hood AF. Benign vulvar tumors[J]. Semin Cutan Med Surg, 1998, 17(3): 196-204.

二、外阴癌

【概念与概述】

- 外阴癌（vulva carcinoma）是原发于外阴的恶性肿瘤
- 同义词：外阴恶性肿瘤

【病理与病因】

一般特征

- 好发于大阴唇、小阴唇、阴阜和会阴部
- 病因学
  ○ 生物学因素
    - 人乳头状瘤病毒（HPV）阴性外阴癌与外阴炎或硬化性苔藓有关
    - 人乳头状瘤病毒阳性（HPV）外阴癌可为多发性，与外阴上皮内瘤样变（VIN）

有关
  ○ 非生物学因素
    - 多性伴侣
    - 生殖道疣病史
    - 非侵袭性宫颈癌
    - 吸烟
- 流行病学
  ○ 约占女性全身恶性肿瘤的 1%，占女性外生殖道恶性肿瘤的 3%~5%
  ○ 发生于小于 50 岁以下妇女的 HPV 阳性的外阴癌发病率有所上升，而发生于小于 70 岁以下妇女 HPV 阴性的外阴癌发病率保持稳定
  ○ 人群分布
    - 发病年龄常见于 60 岁以上妇女

■ 性伴侣较多

大体病理及手术所见

- 早期为局部丘疹、结节或小溃疡，晚期见不规则肿块，伴或不伴破溃或呈乳头状
  ○ 外阴结节灶可以表现为多发的白色、红色或灰色的不同形态肿物
    ■ 白色病灶为角化过度
    ■ 红色病灶为反应性血管增生或增加的新生血管
  ○ 非侵袭性外阴癌可以表现为外生性或乳头状或内生溃疡性病变

显微镜下特征

- 病理类型以鳞癌为主，占 80%～90%，其他有恶性黑色素瘤、基底细胞瘤、前庭大腺癌等
  ○ 鳞状细胞癌
    ■ 常分化好，有时呈"相吻病灶"表现
    ■ 内有不典型鳞状细胞，有明显的细胞间桥，胞质内容物为角蛋白

【临床表现】

- 症状
  ○ 不易治愈的外阴瘙痒
  ○ 外阴不同形态肿块，肿物合并感染或较晚期癌可出现疼痛、溃疡或出血
- 临床分期（2009 年 FIGO 分期）
  ○ 不易治愈的外阴瘙痒
  ○ Ⅰ期：肿瘤 2cm 或更小，局限于外阴
    ■ ⅠA：间质浸润 ≤ 1mm
    ■ ⅠB：间质浸润 > 1mm
  ○ Ⅱ期：肿瘤 > 2cm，局限于外阴
  ○ Ⅲ期：肿瘤无论大小，侵入尿道下段、阴

道、会阴或直肠
  ○ ⅣA期：肿瘤侵及膀胱或直肠黏膜，或侵及盆壁骨质
  ○ ⅣB期：远处转移，包括盆腔淋巴转移

自然病史与预后

- 影响预后的因素包括：肿瘤大小、淋巴结有无转移和浸润深度
- 5 年生存率 Ⅰ期 90%，Ⅱ期 80%，Ⅲ期 50%～60%，Ⅳ期 15%

治疗

- 治疗原则：规范化、人性化和个体化的统一
  ○ 早期：外阴切除及双侧淋巴结清扫
  ○ 晚期：盆腔淋巴结清扫及双侧淋巴结切除伴放化疗

【影像表现】

概述

- 外阴实性、强化的肿物

CT 表现

- CT 扫描的价值
  ○ CT 的优势在于发现淋巴结转移，或判断较晚期疾患的侵犯范围
- CT 表现
  ○ 外阴强化肿物（图 8-4-2）
  ○ 淋巴结增大
  ○ 侵犯阴道、尿道或直肠时表现为肿块累及上述部位

MR 表现

- MR 扫描的价值
  ○ MRI 软组织分辨率高，在制订治疗计划方面有应用价值

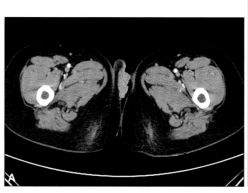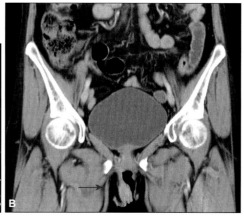

图 8-4-2 **外阴癌**
A. 为增强 CT 轴位；B. 为增强 CT 冠状位。示：右侧外阴不规则形态软组织肿块，外生性，强化明显，边缘清（红箭头）

- 发现腹股沟深淋巴结及盆腔淋巴结受累情况
- MRI 扫描建议
  - T1WI 轴位，T1WI 增强轴位、冠状位
  - T2WI 轴位、矢状位、冠状位
- MR 表现
  - T1WI
    - 平扫为低到中等信号的阴道肿块
    - 增强后信号不均
  - T2WI
    - 中到高信号的阴道肿块
    - 局限的坏死灶可以表现为信号不均
  - 可以发现腹股沟或盆腔内增大淋巴结

超声表现

- 外阴实性肿块

- 腹股沟淋巴结的诊断或淋巴活检的帮助定位

核医学表现

- 正电子发射断层显像术（PET）表现：肿瘤及转移淋巴结的 FDG 摄取量增加

推荐影像学检查

- 最佳检查法：MRI 平扫及增强扫描
  - MRI 是目前子宫颈癌外阴癌最佳影像检查方法；在制订治疗计划方面有应用价值

【鉴别诊断】

- 前庭大腺囊肿
  - 边界清楚的囊性肿物，无强化
- 前庭大腺炎
  - 厚壁的囊性肿物，边缘强化
  - 周围脂肪的模糊改变提示为炎性病变

诊断与鉴别诊断精要

- 最常见外阴恶性肿瘤
- 好发于 65～70 岁妇女，与 HPV 病毒感染相关
- 鳞状细胞癌是最常见的病理类型
- 典型临床表现为外阴实性肿物，外阴瘙痒，或出血溃疡及出血
- 影像学检查 MRI 为最有价值方法，有助于制订治疗方案

（曲海波　宁　刚　罗　红）

重点推荐文献

[1] Griffin N, Grant LA, Sala E. Magnetic resonance imaging of vaginal and vulval pathology[J]. Eur Radiol, 2008, 18(6): 1269-1280.

[2] Bipat S, Fransen GA, Spijkerboer AM, et al. Is there a role for magnetic resonance imaging in the evaluation of inguinal lymph node metastases in patients with vulva carcinoma [J]. Gynecol Oncol, 2006, 103(3): 1001-1006.

[3] Sohaib SA, Richards PS, Ind T, et al. MR imaging of carcinoma of the vulva[J]. Am J Roentgenol, 2002, 178(2): 373-377.

三、外阴恶性黑色素瘤

【概念与概述】

- 外阴恶性黑色素瘤（vulvar melanoma）是高度恶性极具侵袭性的肿瘤，起自外阴表皮基底层的黑色素细胞，可能是黑色素细胞移行畸变、色素痣恶变所致
- 同义词：外阴恶黑

【病理与病因】

一般特征

- 外阴恶性黑色素瘤好发于皮肤，阴道原发恶性

- 黑色素瘤在原发阴道肿瘤中不到 3%
- 外阴最常见的发病部位是小阴唇、阴蒂，阴道部比较少见，复发多见于局部及远处转移，最常见的远处转移部位是肺
- 病因学
  - 生物学因素
    - 黑色素病变如结构不良痣
    - 免疫缺陷、遗传、内分泌等因素
  - 非生物学因素：慢性刺激外伤（电灼腐蚀不完整切除）、化学致癌物刺激
- 流行病学

○ 在美国 2006 年外阴恶性黑色素瘤新发病约 62900 人，在我国发病率不高

○ 人群分布

■ 中位年龄约为 45 ~ 50 岁

■ 种族分布：好发于白种人，澳大利亚昆士兰是高发区

大体病理及手术所见

● 色斑或色素痣发生改变，显著而迅速扩大，表面结痂，颜色加深发亮，患处破溃、出血，灶周卫星灶状损害

○ 大体 Clark 分级

■ Ⅰ级：所有肿瘤均位于基底层以上的表皮内

■ Ⅱ级：真皮乳头浅层，并未充满真皮乳头，偶见肿瘤细胞条索延伸至真皮网状层

■ Ⅲ级：肿瘤充满真皮乳头，直至真皮乳头与网状层分界处，侵入真皮网状层

■ Ⅳ级：明显侵入真皮

■ Ⅴ级：皮下组织受累

显微镜下特征

● 细胞及其各层组织改变

○ 瘤细胞间变，核异形深染，核仁大，不典型核分裂，细胞大小排列不一致，排列紊乱

○ 各层组织改变

■ 基底细胞和棘细胞层均有黑色素沉积，可见挖空细胞，或轻度不典型增生

■ 表层细胞偶见黑色素沉着，部分上皮脚变宽

■ 真皮浅层有噬黑色素细胞，并伴有淋巴细胞浸润

【临床表现】

● 典型症状

○ 阴道流血

○ 阴道异常分泌物

○ 外阴瘙痒，皮肤色素改变

○ 可触及的包块

● 临床分期（2003 年美国癌症学会修订的黑色素瘤 TNM 分期）

自然病史与预后

● 影响预后的主要因素括：浸润深度、有无淋巴结转移，Breskw 厚度系统测量厚度 < 0.75 的预后好，对于术前活检是否影响患者的预后尚有争议

● 5 年生存率 25% ~ 45%，5 年后复发不多见

治疗

● 治疗原则：规范化、人性化和个体化的统一

○ 手术治疗：最有效和首选的治疗方法，早期者以手术为主，外阴局部广泛性切除，有浸润者行腹股沟淋巴结清扫

○ 放射治疗：多认为外阴恶性黑色素瘤对放射治疗不敏感，近期研究发现采用大剂量少分割放疗可以观察到肿瘤消失或缩小

○ 化学治疗结合免疫治疗：为主要的辅助治疗手段，结合手术能明显提高疗效

○ 基因治疗：处于临床试验阶段，有初步疗效

【影像表现】

概述

● 外阴黑色素瘤的影像学检查方法主要在于发现肿瘤的淋巴及远处转移，有助于临床治疗计划的制订

CT 表现

● CT 扫描的价值

○ CT 的优势在于发现淋巴结的转移

○ 多层螺旋 CT 通过多参数扫描及多平面重建可以有助于判断肿瘤的大小及有无强化，但对于较表浅肿瘤准确的侵犯深度有局限

● CT 表现

○ 外阴结节样病灶或局部皮肤增厚（图 8-4-3）

○ 平扫黑色素结节表现为高密度，与周围组织有所区分

○ 可以判断侵犯深度，阴道壁有无增厚

○ 盆腔内器官的改变

○ 淋巴结转移主要发生于腹股沟，表现为淋巴结增大、强化，大者可发生淋巴结的融合或坏死

MR 表现

● MR 扫描的价值

○ 因黑色素缩短 T1、T2 时间，因此黑色素瘤具备特征性的 MRI（T1WI 高信号、T2WI 低信号）表现

○ 直接多断面扫描可以清晰显示子宫体、子宫颈、阴道及其邻近结构，可以发现增大淋巴结

MR 表现

● 根据 MRI 特点将黑色素瘤分为 4 型：

○ 黑色素型：T1WI 高信号、T2WI 低信号，

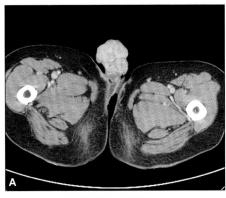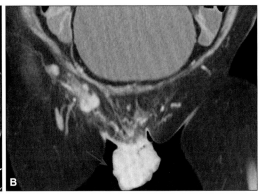

图 8-4-3　外阴恶性黑色素瘤
A. 增强 CT 轴位；B. 增强 CT 冠状位；右侧外阴菜花样软组织肿物（箭头），表面不规则，明显强化，基底部边缘不清，其深部软组织密度增高，右腹股沟淋巴结增大

质子像呈等或高信号
- 非黑色素型：T1WI 呈低或等信号、T2WI 呈高或等信号
- 混合型：T1WI 及 T2WI 均为低信号
- 血肿型：呈血肿的 MRI 表现，MRI 增强表现为环状或不均匀强化

推荐影像学检查
- 最佳检查法：MRI 平扫或增强扫描
  - MRI 是目前黑色素瘤的首选检查方法

- CT 可以帮助判断肿瘤的淋巴及远处转移

【鉴别诊断】
- 良性色斑或黑痣，结构不良痣
  - 外在形态特点改变
  - 病理诊断
- 含色素的皮肤病损：老年性色素性疣、硬化性血管瘤、色素性基底细胞癌
  - 外阴恶性黑色素瘤进展快，多伴有淋巴转移
  - 病理活检或免疫组化

诊断与鉴别诊断精要

- 高度恶性肿瘤，多伴淋巴结转移
- 治疗原则原发病灶切除、淋巴结清扫，辅助以放化疗及生物治疗
- 典型临床表现为：阴道流血、外阴肿物、皮肤色素改变
- 影像学检查有助于分期，发现肿瘤的淋巴及远处转移

（曲海波　宁　刚　罗　红）

重点推荐文献

[1] Irvin WP Jr, Legallo RL, Stoler MH, et al. Vulvar melanoma: a retrospective analysis and literature review[J]. Gynecol Oncol, 2001, 83(3): 457-465.

[2] Sugiyama VE, Chan JK, Shin JY, et al. Vulvar melanoma: a multivariable analysis of 644 patients[J]. Obstet Gynecol, 2007, 110(2 Pt 1): 296-301.

四、外阴肉瘤

【概念与概述】
- 外阴肉瘤（vulvar sarcoma）是来源于外阴软组织间质的恶性肿瘤，较为罕见，最常见的类

型为来源于平滑肌的平滑肌肉瘤
【病理与病因】
一般特征
- 外阴肉瘤发生率约占外阴恶性肿瘤 1% ~ 3%，
- 好发年龄为围绝经期或绝经后妇女

病因学

- 原发于软组织间质，也可以继发于良性纤维组织或肿瘤恶变

流行病学

- 外阴肉瘤较为罕见，发生率约占外阴恶性肿瘤 1%～3%
- 人群分布
  - 发病年龄为围绝经期或绝经后妇女，40 岁为最高发年龄

大体病理及手术所见

- 肿瘤组织表现为 5cm 或更大的软组织肿块，可有假包膜，肿瘤大者可出现破溃、出血

显微镜下特征

- 每 10 个高倍镜视野下多于 5 个有丝分裂，根据其组织来源分型
  - 平滑肌肉瘤：最常见
  - 上皮样平滑肌肉瘤
  - 滑膜肉瘤
  - 横纹肌肉瘤：又分为胚胎型、葡萄簇型、腺泡型
  - 脂肪样脂肪肉瘤
  - 神经上皮瘤

【临床表现】

- 早期宫颈症状
- 实性外阴肿块
- 局部疼痛或溃疡形成
- 其他血行转移所致的症状
- 临床分期（2009 年 FIGO 分期）

自然病史与预后

- 影响预后的因素主要为肿瘤组织分级
- 生存率 35%

治疗

- 治疗原则：规范化、人性化和个体化的统一
- 手术治疗：外阴局部切除或广泛切除，选择性腹股沟淋巴结清扫
- 放射治疗：高分级肿瘤或低分级肿瘤复发时
- 化学治疗：应用于发生血行转移时

【影像表现】

概述

- 表现为外阴部强化不均的肿块，大者直径超过 10cm，可有坏死及溃疡出现

CT 表现

- CT 扫描的价值
  - CT 的优势在于发现肿瘤的不均匀强化形式
  - 多层螺旋 CT 的高密度分辨率有助于发现淋巴结或血行转移灶
- CT 表现
  - 外阴实性肿块，强化不均匀
  - 肿块大者可见低密度坏死区
  - 发现腹股沟及盆腔增大淋巴结
  - 远处转移灶

MR 表现

- MR 扫描的价值
  - MRI 是诊断外阴肉瘤局部分期最准确的影像学方法
  - 直接多断面扫描可以清晰显示子宫体、子宫颈、阴道及其邻近结构
  - 平扫以 T2WI 多断面成像为主，增强以 T1WI 为主
    - T1WI：平扫轴位，增强轴位及冠状位
    - T2WI：平扫轴位、冠状位、矢状位
- MR 表现
  - T1WI 低信号，T2WI 中等信号的阴道肿块
  - 增强后强化不均

超声表现

- 超声检查应用在肿瘤腹股沟淋巴结穿刺活检的定位

推荐影像学检查

- 最佳检查法：MRI 平扫或增强扫描
  - MRI 是目前外阴肉瘤首选的的影像检查方法；是帮助外阴肉瘤局部分期最可靠的检查手段
  - CT 的优势在于发现血行转移灶
- 检查建议
  - 膀胱充盈
  - 直肠充气

【鉴别诊断】

- 其他外阴恶性肿瘤
  - 外阴鳞状细胞癌较难鉴别
  - 影像学检查难以区别不同间叶组织来源的肿瘤
- 外阴良性病变
  - 前庭大腺脓肿：也有不均匀的增强的表现，但为非实性肿块
  - 前庭大腺囊肿：病灶无强化，T2WI 为高信号

（曲海波 宁 刚 罗 红）

重点推荐文献

[1] Kozawa E, Irisawa M, Heshiki A, et al. Magnetic resonance imaging findings of vulvar epithelioid sarcoma[J]. Radiat Med, 2008, 26(6): 376-378.

[2] Dion E, Forest M, Brasseur JL, et al. Epithelioid sarcoma mimicking abscess: review of the MRI appearances[J]. Skeletal Radiol, 2001, 30(3): 173-177.

[3] Tjalma WA, Hauben EI, Deprez SM, et al. Epithelioid sarcoma of the vulva[J]. Gynecol Oncol, 1999, 73(1): 160-164.

第5节 阴道疾病

一、阴道良性疾病

（一）阴道前庭大腺炎（bartholinitis）

【概念与概述】

● 阴道前庭大腺炎（bartholinitis）病原体侵入前庭大腺引起的单侧或双侧前庭大腺或腺体导管的炎症
● 同义词：前庭大腺导管炎

【病理与病因】

一般特征

● 好发于单侧或双侧前庭大腺的炎症性疾病，由多种病原体所致
● 病因学
  ○ 生物学因素
    ■ 解剖因素：前庭大腺位于两侧大阴唇后1/3深部，腺管开口于处女膜与小阴唇之间，易发生炎症
    ■ 性交、分娩或外阴阴道外伤等情况时容易导致炎症发生
  ○ 行为因素
    ■ 性传播疾病
● 流行病学
  ○ 约有2%的妇女在会发生前庭大腺囊肿或脓肿

○ 人群分布
  ■ 多发生于育龄期妇女，幼女或绝经后妇女少见

大体病理及手术所见

● 病原体所致前庭大腺导管炎症，开口处白色小点，腺管开口因肿胀或渗出物阻塞而不能顺畅引流，可出现脓肿

【临床表现】

● 症状及体征
  ○ 局部肿胀、疼痛、灼热感，行走不便，有时会致大小便困难
  ○ 局部皮肤红肿、发热、压痛明显
  ○ 脓肿出现时疼痛加剧，局部触及有波动感的脓肿
  ○ 严重者出现发热等全身症状，腹股沟淋巴结增大

自然病史与预后

● 脓肿形成时自行破溃，引流通畅可自行痊愈，如引流不畅，可反复急性发作

治疗

● 治疗
  ○ 急性发作时局部清洁，卧床休息
  ○ 根据细菌培养确定病原体，口服或肌肉内注射抗生素
  ○ 清热、解毒中药局部热敷或坐浴

○ 脓肿形成后切开引流及造口术，并引流 3～4 周

【影像表现】

概述

● 发生于阴道下段周围的有壁强化的囊性病灶

CT 表现

● CT 扫描的价值
  ○ CT 的优势在发现病灶，与其他病灶相鉴别
● CT 表现（图 8-5-1）
  ○ 阴道下段周围囊性病灶
  ○ 增强后病灶周缘强化

MR 表现

● MR 扫描的价值
  ○ MRI 是最有价值的影像诊断方法

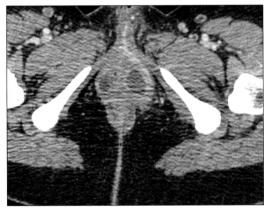

图 8-5-1　阴道前庭大腺炎
增强 CT 轴位：阴道下段多个不规则厚壁囊性病灶（箭头），边缘不规则，壁有强化，周围软组织肿胀

● 当诊断存在疑问时 MRI 可以提供诊断依据
● 发现并发症

● MR 表现
  ○ T1WI：因囊肿内蛋白或出血所致信号不均，增强后边缘不规则强化
  ○ T2WI：阴道下段有清晰的高信号壁的囊性病灶，可出现气液平，周围软组织因肿胀可呈高信号

超声表现

● 经腹部超声扫描显示
  ○ 阴道下段后外侧单房厚壁囊肿
  ○ 周围软组织肿胀等回声改变

推荐影像学检查

● 最佳检查法：MRI 平扫或增强扫描
  ○ MRI 可以明确诊断并发现并发症
  ○ CT 的优势在于发现增强的壁结构
● 检查建议
  ○ 阴道准备：填塞
  ○ 直肠准备：充气

【鉴别诊断】

● 前庭大腺癌
  ○ 有特征性的软组织肿块
● 会阴囊肿
  ○ 前庭大腺囊肿：薄壁，边缘清晰，未见强化
  ○ 炎性包裹性囊肿：活动性的质硬病灶，由于外伤或手术引起

诊断与鉴别诊断精要

● 发生于阴道前庭大腺的炎症
● 多发生于育龄期妇女，有病原体所致
● 临床表现为：局部肿胀、疼痛，严重时脓肿形成可致全身症状
● 影像学检查 MRI 为最佳方法，可以明确厚壁的囊肿及周围软组织的改变

（曲海波　宁　刚　罗　红）

重点推荐文献

[1] Bora SA, Condous G. Bartholin's, vulval and perineal abscesses[J]. Best Pract Res Clin Obstet Gynaecol, 2009, 23(5): 661-666.

[2] Siegelman ES, Outwater EK, Banner MP, et al. High-resolution MR imaging of the vagina[J]. Radiographics, 1997, 17(5): 1183-1203.

（二）前庭大腺囊肿（bartholin cyst）

【概念与概述】

- 前庭大腺囊肿（bartholin cyst）是指前庭大腺的囊性扩张。前庭大腺位于双侧会阴前庭后侧壁，为分泌黏蛋白的腺体
- 同义词：前庭大腺囊肿

【病理与病因】

一般特征

- 前庭大腺囊肿因前庭大腺（前庭大腺）管开口部阻塞，分泌物聚集于腺腔而形成
- 病因学
  - 生物学因素
    - 先天性腺管狭窄或腺腔内黏液浓稠
    - 前庭大腺源于泌尿生殖窦
  - 其他因素
    - 前庭大腺脓肿消退后腺管阻塞，黏液分泌物填充所致
    - 前庭大腺损伤如分娩、手术后损伤腺管
- 流行病学
  - 患病率约为2%

大体病理及手术所见

- 表现为外阴侧方的局限性囊肿

显微镜下特征

- 前庭大腺管系统内层是一个连续性的腺体系统
  - 典型的分泌黏液的柱状上皮
  - 而后移行为假性复层柱状上皮
  - 也可有鳞状上皮，腺体排列为小叶结构，组织学来源为前庭大腺

【临床表现】

- 症状
  - 大多数无症状
  - 性交疼痛，形成脓肿后有压痛及外阴疼痛
  - 囊肿可迅速增大
- 自然病史与预后
  - 一些病例在腺管阻塞解除后能自行恢复
  - 当合并细菌感染时可形成脓肿

- 造口术治疗后复发率低
- 前庭大腺可发生肿瘤：40%为腺癌，40%为鳞状细胞癌
- 治疗

根据患者症状及发病年龄选择

- 小病灶且无症状者无需治疗
- 有症状者治疗选择
  - 囊肿造口术或手术切除，囊肿造口术合并症少
  - 吸引术
  - 切开引流
  - 开窗引流：囊肿侧壁卵圆形切开引流
  - CO_2激光造口术
- 如果绝经后妇女发病应行切除术

【影像表现】

概述

- 阴道口后侧壁的圆形囊肿

CT 表现

- CT 扫描的价值
  - CT 的优势在于如合并感染时发现增强的壁
- CT 表现
  - 阴道口附近孤立的圆形低密度囊肿
  - 增强后无强化，合并感染时边缘强化，壁增厚

MR 表现

- MR 扫描的价值
  - 多断面扫描可以清晰显示囊肿及其邻近结构
- MR 表现
  - T1WI：信号的高低取决于囊内蛋白成分；增强后壁不强化，当感染时壁增厚伴强化
  - T2WI：囊内容物高信号，囊壁光滑，多数为非单囊并可显示分隔（图 8-5-2）

超声表现

- 等回声或低回声囊肿，壁薄
  - 会阴超声可显示囊肿
  - 经腹或经阴道超声不能探测到

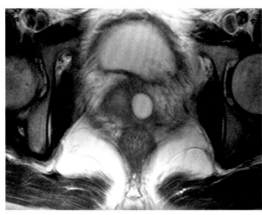

图 8-5-2　前庭大腺囊肿
MRI 轴位 T2WI 示：阴道右侧小囊性病灶，位于右侧前庭大腺管区，呈高信号，边缘清晰

- CDFI 显示无异常血流显示

推荐影像学检查
- 最佳检查法
  - 会阴超声为最有价值的影像学检查方法
  - MRI 多断面扫描可以清晰显示囊肿及其邻近结构

【鉴别诊断】
- Gartner 囊肿
  - 中肾管囊肿
  - 位于盆底上方阴道前壁
- 上皮包涵性囊肿
  - 阴道撕裂后修复过程中形成

诊断与鉴别诊断精要

- 前庭大腺管的囊性扩张
- 临床表现为：大多数无症状，有症状者表现为性交疼痛，形成脓肿后有压痛及外阴疼痛
- 影像学检查经会阴超声为首选方法，MRI 为最优方法，表现为阴道后侧壁的圆形肿物

（曲海波　宁　刚　罗　红）

重点推荐文献

[1] Summers A. Bartholin's abscesses and cysts[J]. Emerg Nurse, 2008, 15(9): 20-21.

[2] Kozawa E, Irisawa M, Heshiki A, et al. MR findings of a giant Bartholin's duct cyst[J]. Magn Reson Med Sci, 2008, 7(2): 101-103.

[3] Eilber KS, Raz S. Benign cystic lesions of the vagina: a literature review[J]. J Urol, 2003, 170(3): 717-722.

（三）阴道直肠瘘（rectovaginal fistula）

【概念与概述】

阴道直肠瘘（rectovaginal fistula）是阴道、直肠之间上皮性的通道，导致器官间的异常交通

【病理与病因】

一般特征
- 阴道和直肠之间的交通，由于手术、创伤或放射治疗等原因所致，可在这些病因下即刻发生，也可于数周或数月发生，有时可累及多器官
- 病因学
  - 生物学危险因素
    - 糖尿病
    - 动脉粥样硬化
    - 高血压
    - 内膜异位症
  - 外部因素
    - 产伤：产程延长
    - 外科创伤：阴道修复、子宫切除术
    - 炎症：如肠道憩室
    - 小肠感染性疾病：克隆病
    - 术后感染
    - 放射治疗
    - 盆腔恶性肿瘤：宫颈癌、内膜癌
    - 异物
- 流行病学
  - 发病较阴道瘘中的阴道膀胱瘘、阴道尿道

瘘、阴道输尿管瘘及阴道结肠瘘少见
- 仅小部分累积整个直肠肛管
- 人群分布
  - 有糖尿病、高血压高危发病因素的发病人群
  - 术后、创伤及放疗后的妇女

大体病理及手术所见
- 阴道直肠瘘瘘管内容物可以为液体、气体、血性成分或粪便
  - 窦道可出现溃疡
  - 急性或慢性炎症
  - 治疗后出现纤维组织
  - 恶性肿瘤时可发现肿瘤细胞
  - 结核时可出现干酪样坏死物
  - 有放疗病史者出现不典型间质细胞，间质内可见纤维化、硬化

显微镜下特征
- 窦道上皮组织在阴道端为腺上皮，然后为移行上皮，在直肠端为直肠黏膜

【临床表现】
- 主要症状

- 阴道流血
- 阴道充气、分泌物
- 阴道持续性排粪
- 其他症状
  - 复发性阴道感染

自然病史与预后
- 如无复发性恶性肿瘤发生预后好

治疗
- 手术修补

【影像表现】

概述
- 阴道直肠之间有强化壁的瘘管，瘘管内可见液体密度

CT表现
- CT扫描的价值
  - 发现较大的瘘管
  - 判断有无感染
- CT表现
  - 较大的阴道直肠间瘘管表现为低密度条状影
  - 感染性改变在低密度脂肪背景下得以显示

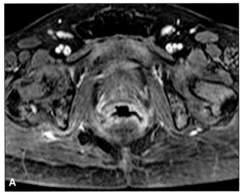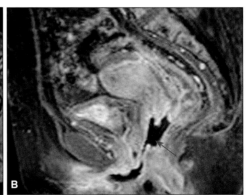

图8-5-3　**阴道直肠瘘**
A. 增强MRI轴位T1WI；B. 增强MRI矢状位T1WI；宫颈癌患者放疗后阴道直肠间低信号瘘管，瘘管壁强化（箭头）

MR表现
- MR扫描的价值
  - MRI可明确的病变信息
    - 阴道瘘管的解剖
    - 病变的周围受累及多发瘘管形成
    - 瘘的合并症，如脓肿形成
    - 肛门括约肌的受累及解剖改变
  - 腔内线圈

- 优势：提供更好的直肠、肛管、阴道直肠隔及阴道的成像，可以发现很小的瘘管，增加信噪比增加分辨率
- 缺点：视野有限，有时难以发现范围较大瘘管的整体情况，对于其他类型的瘘管较难发现，患者对线圈的置入有不适感觉
  - 盆腔线圈
    - 多数大的瘘管都可发现

- 视野大，盆腔整体成像，可以发现其他类型瘘管
- MR 表现：
    - T1WI：低信号瘘管；增强并脂肪抑制成像显示强化的壁之间的低信号通道（图 8-5-3）
    - T2WI
        - 阴道直肠间瘘管的高信号边缘
        - 当瘘管内有高信号液体时少许纤维成分的壁为相对低信号
        - 阴道直肠隔内发现有高信号的水肿或液体信号

超声表现

- 灰阶超声
    - 诊断困难
    - 瘘管可以表现为不均匀线样回声带

透视表现

- 对比剂灌肠
    - 传统的透视方法用于评价结直肠阴道瘘
    - 经直肠插管灌对比剂点片评价对比剂的走行过程
    - 应用水溶性对比剂避免对比剂漏入盆腔
    - 可以观察到对比剂经直肠进入阴道
    - 因为对比剂肠道内的行进和停留短暂致使对比剂不能进入阴道
    - 因为直肠乙状结肠肠袢的重叠使阴道内对比剂显示模糊
    - 肠袢的重叠使瘘管显示模糊

推荐影像学检查

- 最佳检查法：MRI 平扫或增强扫描
    - MRI 是发现瘘管可靠的检查手段
- 检查建议
    - 盆腔线圈应用于其他类型瘘管或形成肛管阴道瘘的患者
    - 腔内线圈应用于怀疑肛管直肠瘘的患者
    - T2WI 脂肪抑制序列应用
    - 脂肪抑制的 T1WI 动态增强扫描使强化的窦道能够显示

诊断与鉴别诊断精要

- 由于炎症、手术、外伤或放疗等原因所致阴道、直肠之间的异常通道
- 临床表现为阴道流血、阴道排粪或阴道充气、扩张
- 影像学检查 MRI 为最有价值的检查方法，在增强的压脂图像中准确地显示瘘管壁强化及瘘管内液体信号

（曲海波 宁 刚 任 静 罗 红）

重点推荐文献

[1] Champagne BJ, McGee MF. Rectovaginal fistula[J]. Surg Clin North Am, 2010, 90(1): 69-82.

[2] Narayanan P, Nobbenhuis M, Reynolds KM, et al. Fistulas in malignant gynecologic disease: etiology, imaging, and management[J]. Radiographics, 2009, 29(4): 1073-1083.

[3] Lang EK, Ordonez A, Sethi E, et al. Urethral rectovaginal fistula assessed by magnetic resonance imaging[J]. J Urol, 2008, 179(3): 1148.

（四）阴道平滑肌瘤（vagina leiomyoma）

【概念与概述】

阴道平滑肌瘤（vagina leiomyoma）是来源于阴道壁平滑肌组织的良性肿瘤

【病理与病因】

一般特征

- 来源于阴道壁的实性软组织肿块，可发生于阴道任意位置，好发于阴道中段前壁
- 病因学
    - 生物学因素

- 由阴道的血管平滑肌、立毛肌、阴道黏膜下平滑肌及圆韧带的平滑肌发生病理性增生后形成
  - 流行病学
    - 人群分布
      - 发病年龄：好发于 35～50 岁女性

大体病理及手术所见

- 肿瘤组织为局限性灰白色质硬的、有弹性的结节或肿块，平均大小为 3cm，大小范围为 1～15cm

显微镜下特征

- 由编织状或栅栏状排列的较成熟的平滑肌细胞构成
- 可出现透明变性、黏液变性和出血等继发改变
- 每高倍镜下有丝分裂数少于 1 个，则为良性平滑肌组织，每高倍镜下有丝分裂数少于 1～4 个，则为不确定潜在恶性；有丝分裂术大于 5 个则为不典型肉瘤改变

【临床表现】

- 最常见症状
  - 肿块较小时无症状
- 其他症状
  - 腰背部疼痛，由于盆腔韧带或腰神经受压所致
  - 排尿困难、性交困难

自然病史与预后

- 绝经后消退
- 可发生肉瘤样变，但极为罕见

治疗

- 手术治疗：切除或局部摘除术
- 富血管成分时术前行栓塞治疗

【影像表现】

概述

- 边界清晰，来源于阴道中段前壁的软组织肿块，影像学表现与子宫平滑肌瘤相同

MR 表现

- MR 扫描的价值
  - MRI 能显示平滑肌瘤典型的特征性表现
- MR 表现
  - 典型的子宫肌瘤表现
    - T1WI 与 T2WI 低信号
    - 与平滑肌组织相同表现为均一的信号
  - 不典型的表现
    - T2WI 高信号
    - 动态增强早期有强化（图 8-5-4）
  - 肌瘤变性时表现
    - 玻璃样变：T2WI 低信号；黏液或囊性变：T2WI 高信号；出血：T1WI 或 T1WI 压脂序列高信号

超声表现

- 经腹部或经阴道二维超声扫描显示
  - 边界清楚的低回声阴道肿块
  - 区别于宫颈肌瘤
    - 易与宫颈肌瘤相混淆
  - 可以显示边界清晰的低回声的囊性变

推荐影像学检查

- 最佳检查法：MRI 平扫或增强扫描
  - MRI 能显示平滑肌瘤典型的特征性表现
  - 注意不典型肌瘤的表现

【鉴别诊断】

- 阴道癌

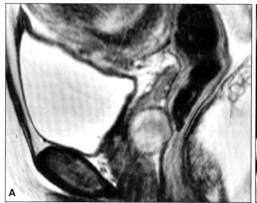
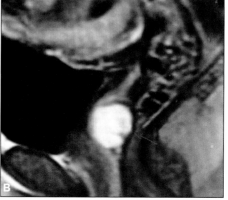

图 8-5-4   阴道平滑肌瘤
A. MRI 矢状位 T2WI；B. 增强 MRI 矢状位 T1WI；阴道壁中等信号的结节影（箭头），内部信号均匀，增强后结节明显强化

○ 实性不均质软组织肿块侵犯周围组织

○ 大的不均质肿块

● 阴道肉瘤

> ### 诊断与鉴别诊断精要
>
> ● 来源于阴道壁平滑肌组织的良性肿瘤，好发于阴道重点前壁
> ● 好发于 35 ~ 50 岁
> ● 肿瘤组织为局限性灰白色质硬的、有弹性的结节或肿块
> ● 临床表现：大多数无症状，有些表现为由于压迫神经及盆腔组织引起疼痛
> ● 影像学检查表现为与子宫体平滑肌瘤相同，也可以发生变性

（曲海波 宁 刚 罗 红）

重点推荐文献

Jiang GH, Zhang LY, Li GY, et al. Atypical magnetic resonance imaging vs pathological findings of leiomyoma in the female reproductive system[J]. Nan Fang Yi Ke Da Xue Xue Bao, 2009, 29(2): 301-304.

二、阴道恶性疾病

（一）阴道癌（vaginal carcinoma）

【概念与概述】

● 阴道癌（vaginal carcinoma）是指发生于阴道的恶性肿瘤

○ 原发性阴道癌比较少见，约占妇科恶性肿瘤的 1% ~ 2%，主要是鳞状上皮癌

○ 继发性阴道癌可自子宫颈癌直接蔓延，或来自子宫内膜癌、卵巢癌及绒毛膜癌，膀胱、尿道或直肠癌亦可转移至阴道

● 同义词：阴道恶性肿瘤

【病理与病因】

一般特征

● 好发于阴道上 1/3，最常见于阴道后壁，通常在穹窿部

● 病因学

○ 原发性阴道癌病因尚不明确

■ 现在多认为年轻妇女阴道癌与人类乳头状瘤病毒感染有关

■ 老年妇女阴道癌与长期黏膜刺激或损伤有关

■ 宫颈或外阴癌病史、放射治疗史也可使阴道癌发病率提高

■ 胎儿在子宫内接触己烯雌酚与年轻妇女发展成阴道透明细胞腺癌有一定关系

● 流行病学

○ 人群分布

■ 发病年龄：好发于 60 ~ 70 岁绝经后妇女

大体病理及手术所见

● 大体病理有三种类型

○ 菜花型

■ 最常见，形如菜花

■ 开始常发生于阴道后壁上 1/3 处

■ 癌细胞多高度分化，属外生型，很少向内浸润

■ 如延误治疗，菜花状肿瘤可充满整个阴道

○ 浸润型或溃疡型

■ 癌肿形成溃疡，主要见于阴道前壁

■ 常迅速向阴道周围浸润

○ 黏膜型

■ 发展慢，可长时间局限于黏膜层，为阴道原位癌

■ 阴道原位癌更多伴发或继发于宫颈原位癌，或宫颈浸润癌的周边改变

显微镜下特征

● 肿瘤细胞呈索状或独立的簇状间质浸润

- 其病理类型以鳞状细胞癌为主，约占 80% ~ 95%
- 5% ~ 10% 为腺癌，其余为混合性中肾旁管肿瘤及恶性黑色素瘤

【临床表现】

表现

- 典型症状
  - 异常阴道出血
    - 阴道不规则出血
    - 性交后出血
    - 绝经后出血
  - 阴道排液
    - 阴道分泌物增多
    - 阴道有水样、血性分泌物伴有恶臭
  - 疼痛
    - 腰、腹痛
    - 大小便改变（包括尿频、尿血、尿痛及便血、便秘等）
  - 严重者可形成膀胱阴道瘘或直肠阴道瘘
  - 晚期患者
    - 可有肾功能障碍、贫血
    - 其他继发症状，如肺转移可出现咳嗽、咯血，表浅淋巴结转移可触及肿大的淋巴结等
    - 阴道局部病灶以乳头状或菜花型最多见，其次为溃疡状或浸润型
- 临床分期（FIGO 分期）
  - 0 期：原位癌、上皮内癌
  - Ⅰ期：肿瘤局限于阴道壁
  - Ⅱ期：肿瘤侵入阴道旁组织，但未侵及盆壁
  - Ⅲ期：肿瘤侵及盆壁
  - Ⅳ期：肿瘤超出真骨盆或侵及膀胱或直肠黏膜，或淋巴结阳性
    - Ⅳ A 期：肿瘤侵及膀胱或直肠黏膜和（或）超出真骨盆
    - Ⅳ B 期：远处转移

自然病史与预后

- 影响预后的因素
  - 临床分期
  - 肿瘤组织学类型及分级
  - 淋巴结有无转移
  - 肿瘤大小
- 5 年生存率与分期有关

- Ⅰ期，65% ~ 76%
- Ⅱ期，44% ~ 47%
- Ⅲ期，30%
- Ⅳ期，5% ~ 20%

治疗

- 治疗原则：提倡个性化治疗
- 阴道癌很容易侵犯邻近器官，多数患者一经发现都已中晚期
- 传统治疗方法为放疗、手术或放疗手术相结合，化疗仅作为一种辅助的治疗手段
  - 放射治疗
    - 腔内照射：主要针对阴道原发病灶及临近浸润灶
    - 体外照射：主要针对肿瘤周围浸润灶及淋巴转移灶
  - 手术治疗
    - 部分早期患者可选择手术
    - 阴道原位癌可行局部切除，部分阴道或全阴道切除，同时行阴道成形术
    - 阴道上段肿瘤浸润不深的早期患者，可行广泛子宫切除及部分阴道切除和盆腔淋巴结清扫术
    - 阴道下段早期病变，可行阴道及外阴切除和腹股沟淋巴结清扫术
    - 阴道中段肿瘤，手术比较困难，除行全子宫、全阴道切除术外，应根据病灶范围及淋巴结转移部位，选择行腹股沟淋巴结或盆腔淋巴结清扫
    - 对病变较广浸润深的病变，需行全阴道包括直肠或膀胱切除，但手术复杂，并发症较高，往往不能被患者接受
  - 化学治疗
    - 阴道癌单纯化疗疗效不佳，多作为辅助治疗手段，与其他方法联合用于治疗晚期患者
    - 常用药物有顺铂（PDD）、平阳霉素（BLM）、丝裂霉素（MMC）、5 氟尿嘧啶（5FU）、环磷酰胺（IFO）等
    - 联合化疗方案有：PVB、PIB、PDD + MMC、PDD + 5FU + CTX 等
    - 除静脉途径全身给药外，股动脉、腹壁下动脉插管区域性化疗也应用于临床
  - 综合治疗：根据患者情况，采取手术、放

疗、化疗等综合治疗

【影像表现】

概述

- 最佳影像学线索：常为外生性结节样实性肿物，改变阴道轮廓或破坏阴道壁，常见于阴道后壁上 1/3

CT 表现

- 发现阴道内软组织密度肿物（图 8-5-5）
- CT 对早期局限性疾病的评估作用有限，可用于发现晚期疾病和淋巴结转移

MR 表现

- T1W1：中等信号强度；增强扫描用于发现膀胱阴道瘘
- T2W1：高至中等信号的阴道壁肿物（图 8-5-6）

推荐影像学检查

- 宜选用 MR，因为其软组织对比显像效果好

- MR 分期有助于治疗方案的确定
- T2W1 上低信号阴道壁的破坏及不规则的肿瘤——脂肪界面提示阴道旁组织浸润
- T2W1 上高信号肿瘤侵及盆腔肌肉提示盆腔受累
- T2W1 上在正常的低信号壁内的高信号肿瘤影提示侵及膀胱和（或）直肠

【鉴别诊断】

- 前庭大腺囊肿
  - 边界清晰的囊性肿物，位于阴道下 1/3 侧后方
  - 由于有含蛋白质的液体，在 T1W1 上为低至高信号影
- 宫颈癌
  - 肿瘤位于宫颈，可侵及阴道

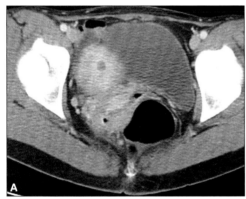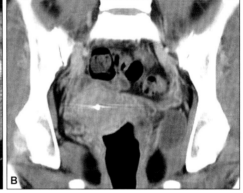

图 8-5-5　**阴道癌**
A. 增强 CT 轴位；B. 增强 CT 冠状位；阴道壁增厚、强化，阴道旁脂肪间隙不清

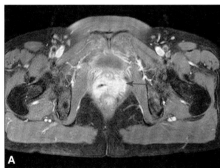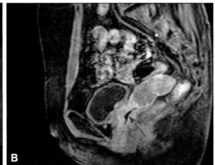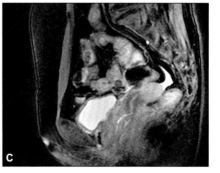

图 8-5-6　**阴道癌**
A. MRI 轴位 T1WI 增强；B. MRI 矢状位 T1WI 增强；C. MRI 矢状位 T2WI。阴道壁广泛不规则增厚（箭头），前壁增厚为主，强化不均，增强后强化明显

诊断与鉴别诊断精要

- 好发于 60～70 岁绝经后妇女，多为鳞癌，多发于阴道后壁上 1/3
- 以异常阴道出血、阴道排液、疼痛为主要临床表现
- 鳞状细胞癌是最常见的类型，治疗以手术和放疗为主
- 影像学检查以 MR 检查为宜，MR 分期有助于治疗方案的确定

（曲海波　宁　刚　任　静　罗　红）

重点推荐文献

[1] Parikh JH, Barton DP, Ind TE, et al. MR imaging features of vaginal malignancies[J]. Radiographics, 2008, 28(1): 49-63.

[2] Griffin N, Grant LA, Sala E. Magnetic resonance imaging of vaginal and vulval pathology[J]. Eur Radiol, 2008, 18(6): 1269-1280.

[3] Elsayes KM, Narra VR, Dillman JR, et al. Vaginal masses: magnetic resonance imaging features with pathologic correlation [J]. Acta Radiol, 2007, 48(8): 921-933.

（二）阴道肉瘤（vagina leiomyosarcoma）

【概念与概述】

- 阴道肉瘤（vagina leiomyosarcoma）是原发于阴道黏膜下间质或黏膜的阴道恶性肿瘤，平滑肌肉瘤为最常见类型，其他类型有胚胎性横纹肌肉瘤（葡萄状肉瘤）、纤维肉瘤、子宫内膜间质肉瘤等

【病理与病因】

一般特征

- 好发于阴道上皮来源的恶性肿瘤，可以侵犯周围组织
  - 平滑肌肉瘤发生于阴道任何部位，但常见于阴道上段后壁
  - 胚胎横纹肌肉瘤则好发于阴道前壁下段
- 病因学
  - 生理性因素
    - 胚胎横纹肌肉瘤源于苗勒管上皮间质中的幼稚原始间叶细胞
  - 其他因素
    - 平滑肌肉瘤与盆腔受到放射性辐射有关
- 流行病学
  - 罕见，仅占阴道恶性肿瘤的 2%
  - 人群分布
    - 不同间质来源好发年龄不同
    - 平滑肌肉瘤好发于 50～55 岁，少见于年轻女性
    - 胚胎性横纹肌肉瘤好发于幼女及青春期

女孩

大体病理及手术所见

- 大体病理
  - 因间质来源不同，有不同的病理表现
  - 常见的肉瘤类型有平滑肌肉瘤、胚胎性横纹肌肉瘤（葡萄状肉瘤）、纤维肉瘤、子宫内膜间质肉瘤等
  - 平滑肌肉瘤
    - 大小不一，直径 3～10cm
    - 瘤体质地较硬，呈乳头状、菜花状
    - 切面呈灰红色，可有出血，也可形成溃疡
  - 胚胎性横纹肌肉瘤
    - 呈淡红色或紫红色，质软
    - 呈有蒂或无蒂的息肉样组织，远端膨大为圆形水泡状物，形如一串葡萄突向阴道，甚至突出于阴道口外
    - 切面呈灰白或半透明黏液状，可有出血及坏死

显微镜下特征

- 病理类型以平滑肌肉瘤居多
  - 平滑肌肉瘤
    - 可见圆形细胞、梭形细胞及混合性 3 种类型，其中以梭形细胞肉瘤最常见
    - 核异型明显，分裂象多，一般认为分裂象大于 5 个 /10 高倍视野，可考虑为平滑肌肉瘤
  - 胚胎性横纹肌肉瘤
    - 可见肿瘤表面被覆正常阴道上皮，肿瘤

由横纹肌细胞、星形或梭形细胞组成，核异型明显

【临床表现】

- 平滑肌肉瘤症状
  - 早期无临床症状
  - 病情发展后出现白带增多、阴道不规则出血、阴道胀痛、阴道下坠感及性生活不适等
  - 肿瘤压迫或侵犯膀胱、直肠可致排尿、排便困难
- 胚胎性横纹肌肉瘤症状
  - 阴道分泌增多和阴道出血，阴道口有软组织物脱出
  - 肿瘤侵犯膀胱或尿道可出现尿急、尿频、排尿困难或血尿

自然病史与预后

- 早期即可发生血行转移
- 5 年生存率为 15%，复发率高，多在 2 年内死亡

治疗

- 治疗原则：肿瘤恶性程度高，提倡放化疗联合应用治疗
  - 手术治疗：子宫及阴道切除术和盆腔淋巴结清扫术
  - 化学治疗：主要的辅助治疗手段，应用于肿块不能切除完全或转移的患者

【影像表现】

概述

- 发生于阴道的较大肿块，增强后不均匀强化，发生坏死时出现低密度，可以侵犯周围组织

CT 表现

- CT 扫描的价值
  - CT 的优势在于明确肿块的强化及周围侵犯
  - 发现血行或淋巴转移，如肝、肺及骨转移灶
- CT 表现
  - 阴道不规则强化的实性肿块
  - 病灶内可见低密度不强化的坏死区
  - 增大淋巴结或有远处转移灶

MR 表现

- MR 扫描的价值
  - MRI 判断肿块局部分期的最佳方法
    - 可以发现肿块侵犯宫颈、膀胱、直肠
    - 评估淋巴结转移情况
- MR 表现
  - 源于阴道壁的不均质实性肿块
  - T1WI：中等信号病灶，增强后明显强化
  - T2WI：中到高信号
    - 可以明确肿瘤侵犯至宫颈及宫颈周围、盆腔、腹股沟淋巴结
    - 如果宫颈受侵，宫颈管阻塞则可见高信号的宫腔积液

超声表现

- 经腹部或经阴道二维超声扫描显示
  - 不均质的实性肿块，内见低回声区为肿瘤坏死区
  - 较难鉴别肿瘤的来源于宫颈还是阴道

推荐影像学检查

- 最佳检查法：MRI 平扫或增强扫描，CT 增强扫描
  - MRI 是目前首选的影像检查方法；是帮助分期最可靠的检查手段
  - CT 的优势在于明确肿瘤的远处转移
- 检查建议
  - 直肠准备：直肠充气

【鉴别诊断】

- 阴道平滑肌瘤
  - 边界清楚的阴道肿块，与宫颈有明确分界
- 阴道癌
  - 囊实性的阴道肿块改变阴道轮廓

```
┌──────────────────────────────────────────┐
│          诊断与鉴别诊断精要                  │
│  ● 来源于阴道壁黏膜下间质或黏膜的恶性肿瘤        │
│  ● 肿瘤早期即可发生血行或淋巴转移              │
│  ● 阴道平滑肌肉瘤是最常见的类型                │
│  ● 临床表现为：阴道出血、阴道分泌物增多、或周围  │
│     组织的侵犯或压迫引起的尿频、尿急或排尿困难、  │
│     血尿等症状                               │
│  ● 影像学检查：MRI 和 CT 为首选的检查方法，肿块 │
│     表现为源于阴道壁的实性肿块、可伴坏死、有周围  │
│     组织的侵犯和远处或淋巴结转移发生            │
└──────────────────────────────────────────┘
```

（曲海波　宁　刚　罗　红）

重点推荐文献

[1] Ahram J, Lemus R, Schiavello HJ. Leiomyosarcoma of the vagina: case report and literature review[J]. Int J Gynecol Cancer, 2006, 16(2): 884-891.

[2] Byrd L, Sikand K, Slade R. Lipoleiomyosarcoma of the vagina[J]. J Obstet Gynaecol, 2007, 27(3): 334-335.

[3] Cantisani V, Mortele KJ, Kalantari BN, et al. Vaginal metastasis from uterine leiomyosarcoma. Magnetic resonance imaging features with pathological correlation[J]. J Comput Assist Tomogr, 2003, 27(5): 805-809.

（三）阴道淋巴瘤（vagina lymphoma）

【概念与概述】

- 阴道淋巴瘤（vagina lymphoma）是原发于或继发于阴道的淋巴瘤
- 同义词：网状细胞肉瘤

【病理与病因】

一般特征

- 原发性阴道淋巴瘤是罕见的生殖道恶性肿瘤，继发性淋巴瘤更为常见，常为 B 细胞非霍奇金淋巴瘤
- 病因学
  - 生物学因素
    - 长期慢性炎性刺激在原发性淋巴瘤的发生中有一定作用
- 流行病学
  - 人群分布
    - 平均发病年龄为 50 岁
    - 大部分患者未绝经

大体病理及手术所见

- 阴道上皮通常完整，常呈浸润或息肉状的肿块，浸润上皮下的结缔组织

- 组织学分类：分为低分化、中分化和高分化

显微镜下特征

- 肿瘤细胞为弥漫的大 B 淋巴细胞，呈巨大的多边形伴巨大的细胞核，其周围由一层薄的胞质围绕

【临床表现】

- 常见症状
  - 阴道流血和（或）阴道排液
  - 性交困难及会阴不适
  - 尿频或绞痛
  - 原发性阴道淋巴瘤罕见全身症状，继发性则常见
- 临床分期：淋巴瘤 Ann Arbor 分期

自然病史与预后

- 预后良好
- 5 年生存率超过 70%

治疗

- 治疗原则：规范化、人性化和个体化的统一
  - 联合化疗：尤其适用于要求保留生育功能的年轻妇女
  - 放射治疗
  - 根治性手术：无明显优势

【影像表现】

概述

- 阴道壁弥漫性增厚或阴道巨大肿块，影像学检查可以帮助确定是原发还是晚期淋巴瘤转移所致

CT 表现

- CT 扫描的价值
  - CT 的优势在于评价病变范围
- CT 表现
  - 阴道壁均匀增厚或中等强化的阴道肿块
  - 确定病变范围

MR 表现

- MR 扫描的价值
  - MRI 有助于确定邻近结构的侵犯
- MR 表现
  - T1WI：接近肌肉信号的均匀信号肿块，增强后中等强化
  - T2WI：均匀的中等信号病灶

超声表现

- 经腹部或经阴道二维超声扫描显示
  - 低回声、均质的实性肿块
- CDFI 显示内部有血流信号

核医学表现

- 正电子发射断层显像术（PET）评估肿瘤的侵犯范围，并对治疗后的改变做评估

推荐影像学检查

- 最佳检查法
  - CT 扫描是最常应用的评价肿瘤侵犯范围的方法
  - PET 评估肿瘤的侵犯范围，并对治疗后的反应做评估
- 检查建议
  - 直肠准备：直肠充气

【鉴别诊断】

- 阴道炎性疾病
  - 急慢性炎症，抗生素治疗有效
- 阴道颈癌
  - 更具侵袭性，肿块往往密度不均

诊断与鉴别诊断精要

- 阴道淋巴瘤为发生于阴道的原发或继发淋巴肿瘤，继发者多见
- 发病年龄多为绝经前，平均年龄为 50 岁
- 继发者以 B 细胞非霍奇金淋巴瘤为主
- 临床表现为：阴道流血、阴道排液、性交困难和会阴不适等症状
- 影像学检查：CT 及 PET 为主要选择的检查方法，主要用于明确肿瘤的侵犯范围，对治疗做评估

（曲海波　宁　刚　罗　红）

重点推荐文献

[1] Tsuda K, Murakami T, Kurachi H, et al. MR imaging of non-squamous vaginal tumors[J]. Eur Radiol, 1999, 9(6): 1214-1218.

[2] Jenkins N, Husband J, Sellars N, et al. MRI in primary non-Hodgkin's lymphoma of the vagina associated with a uterine congenital anomaly[J]. Br J Radiol, 1997, 70: 219-222.

（四）阴道前庭大腺腺癌（bartholin gland cancer）

【概念与概述】

- 阴道前庭大腺腺癌（bartholin gland cancer）是发生于前庭大腺的恶性肿瘤

【病理与病因】

一般特征

- 是发生于前庭大腺的恶性肿瘤，表现为前庭大腺区的肿块，位于阴道后外 1/3，小阴唇内侧，接近阴道及尿道口
- 病因学
  - 生物学因素
    - 人乳头状病毒的亚型（HPV 16）感染是高危因素
  - 其他因素
    - 7% 患者曾有过前庭大腺炎或前庭大腺脓肿
- 流行病学
  - 人群分布
    - 发病年龄平均为 60 岁

病理及手术所见

- 肿瘤以鳞状细胞癌居多
  - 40% 为鳞状细胞癌
  - 黏液癌有 CEA 及 CA19-9 的阳性表达
  - 10%～20% 为囊腺癌
  - 其余为移行细胞腺癌、腺鳞癌及神经内分泌腺癌

【临床表现】

- 常见症状
  - 实性结节，常误诊为前庭大腺囊肿
  - 外阴后方不规则肿块，伴瘙痒及流血
  - 表面皮肤未受损

自然病史与预后

- 影响预后的因素包括
  - 临床分期
  - 肿瘤组织学类型及分级
  - 淋巴结有无转移
  - 肿瘤大小
  - 宫颈间质
- 5 年生存率
  - 腹股沟淋巴结转移阴性为 52%～89%
  - 多处结节性转移为 18%～20%

治疗

- 广泛性外阴清扫及腹股沟、股深淋巴结清扫
  - 肿块 <2cm 并未超过中线，则同侧淋巴结清扫
  - 肿块 >2cm 并超过中线，则双侧腹股沟及股深淋巴结清扫，同时辅助放射治疗

【影像表现】

概述

- 前庭大腺区强化的不均质的软组织肿块

CT 表现

- CT 表现
  - 强化的软组织肿块
  - 盆腔深部淋巴结的转移及远处转移

MR 表现

- MR 扫描的价值
  - MRI 对治疗计划的制订有意义
    - 评价盆腔深部淋巴结转移及远处转移
- MR 表现
  - T1WI：中等信号的肿块，强化后有增强改变（图 8-5-7）
  - T2WI：高信号肿块
  - 可以发现局部淋巴结或肿瘤的侵犯范围

超声表现

- 经会阴超声扫描显示
  - 前庭大腺区软组织肿块
  - 增大的腹股沟淋巴结

推荐影像学检查

- 最佳检查法：MRI 平扫或增强扫描
  - MRI 是有助于治疗计划的制订

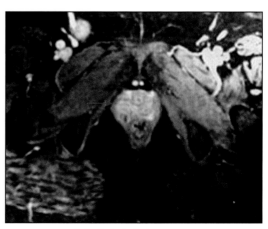

图 8-5-7　阴道前庭大腺腺癌
T1WI 脂肪抑制增强扫描示：阴道右后方前庭大腺区不规则结节状病灶（箭头），增强后明显强化，边缘不清，侵犯周围组织，左侧腹股沟淋巴结转移

○ MRI 或 CT 检查有助于判断盆腔深部淋巴结病灶及远处转移灶

【鉴别诊断】

● 前庭大腺囊肿或脓肿

○ 局限于前庭大腺的囊性肿块

● Gartner 管囊肿

○ 位于阴道周围的囊肿

诊断与鉴别诊断精要

● 发生于前庭大腺区的恶性肿瘤

● 平均发病年龄为 60 岁，HPV 感染为高危因素

● 鳞状细胞癌是最常见的类型；对放疗敏感

● 临床表现为前庭大腺不规则结节或肿块，伴出血及瘙痒

● 影像学检查 MRI 为首选，表现为前庭大腺区不均匀强化的软组织肿块

（曲海波 宁 刚 罗 红）

重点推荐文献

Woida FM, Ribeiro-Silva A. Adenoid cystic carcinoma of the Bartholin gland: an overview[J]. Arch Pathol Lab Med, 2007, 131(5): 796-798.

第 6 节 宫颈疾病

一、宫颈良性病变

（一）宫颈纳氏囊肿（nabothian cysts）

【概念与概述】

● 宫颈纳氏囊肿（Nabothian cysts）是由产生黏液的宫颈内膜腺体上皮在宫颈产生的囊肿

● 同义词：宫颈管串珠、宫颈内腺体囊肿、宫颈潴留囊肿

【病理与病因】

一般特征

● 宫颈纳氏囊肿发生于宫颈的宫颈管部分，与宫颈内膜相关

● 病因学

○ 生物学因素

■ 与鳞状上皮增生堵塞宫颈阴道部的颈管内腺体有关

○ 其他因素

■ 可发生于产后宫颈外翻

■ 慢性宫颈炎治疗后

■ 可发生于应用孕激素药物治疗后

● 流行病学

○ 发病率在成年女性约占 8%，在绝经后妇女占 13%

○ 人群分布

■ 发病年龄随年龄增长而增加

大体病理及手术所见

● 发生于宫颈表面黄色或白色的囊肿

○ 常为多发，阴道镜下测量可达 1.5cm

○ 表现为圆形囊肿，充满清亮液体，宫颈断面上可见颈管内串珠样表现

显微镜下特征

● 囊肿表皮由低柱状上皮细胞组成

【临床表现】

表现

● 大多数没有症状，无特殊临床意义

自然病史与预后

● 生长缓慢

治疗

● 无需特殊治疗

● 有临床症状、慢性宫颈炎做以下治疗
　○ 囊肿引流
　○ 冷冻治疗
　○ 锥形切除术

【影像表现】

概述

● 在宫颈表面、宫颈间质内部或接近宫颈内口的单发或多发的圆形、边界清楚的囊肿

CT 表现

● CT 表现
　○ 平扫如无合并症，与宫颈密度相近或低于宫颈密度
　○ 增强扫描时表现为宫颈圆形的低密度区，无强化（图 8-6-1）
　○ 大的囊肿与宫颈内膜腺体肿瘤相似
　○ 囊肿罕见凸出于宫颈壁外

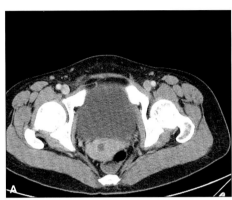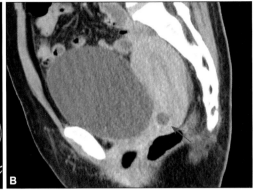

图 8-6-1　**宫颈纳氏囊肿**
A. 增强 CT 轴位；B. 增强 CT 矢状位；示宫颈前唇小囊性灶（箭头），边缘光滑、清晰，未见强化

MR 表现

● MR 表现
　○ 表现为宫颈边界清楚的囊性病灶，单发或多发，单发者多见，通常小于 1cm
　○ T1WI：低信号的囊性病灶，少数有黏液成分表现为高信号；增强后无强化
　○ T2WI：囊肿表现为高信号，如含有黏液蛋白则信号低于单纯囊肿（图 8-6-2）

超声表现

● 经阴道二维超声扫描显示

　○ 宫颈外口或宫颈管内边界清楚的无回声囊肿（图 8-6-3）
　○ 少部分因为有黏液内容物可表现为低回声
● CDFI 显示有助于与肿瘤相鉴别，恶性腺瘤囊壁可以看到血流信号，而纳氏囊肿没有

推荐影像学检查

● 最佳检查法：经阴道超声
　○ 绝大多数不需要进一步评价
　○ 需进一步评价者
　　■ 病灶较大

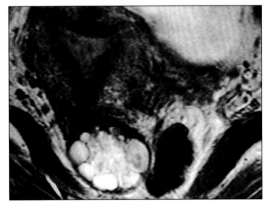

图 8-6-2　**宫颈纳氏囊肿**
MRI 轴位 T2WI 示：宫颈葡萄簇状囊性灶，边缘清晰

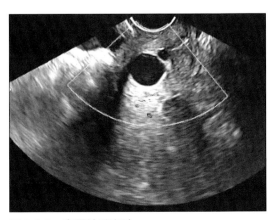

图 8-6-3　**宫颈纳氏囊肿**
经阴道超声示：宫颈区低回声小囊性灶，边缘清晰，后方见声影

- 多房表现
  - 囊内含实性成分
- 【鉴别诊断】
  - 子宫腺肌病
    - 在 T2WI 上宫体肌层有高信号区
    - 纳氏囊肿位于宫颈

- 恶性腺瘤
  - 低分化黏液腺癌会侵犯宫颈内膜腺体
  - 宫颈处形成多房性囊性肿物
  - 宫颈内膜腺体囊肿出现增强、实性成分或体积过大均可提示恶性

诊断与鉴别诊断精要

- 囊肿发生于宫颈的宫颈管部分，与宫颈内膜相关
- 多数没有临床表现
- 影像学检查经阴道超声为首选，表现为发生于宫颈的单发或多发的边界清楚的囊肿

（曲海波　宁　刚　罗　红）

重点推荐文献

[1] Okamoto Y, Tanaka YO, Nishida M, et al. MR imaging of the uterine cervix: imaging-pathologic correlation[J]. Radiographics, 2003, 23(2): 425-445.

[2] Bin Park S, Lee JH, Lee YH, et al. Multilocular cystic lesions in the uterine cervix: broad spectrum of imaging features and pathologic correlation[J]. Am J Roentgenol, 2010, 195(2): 517-523.

（二）宫颈平滑肌瘤（cervical leiomyoma）

【概念与概述】

- 宫颈平滑肌瘤（cervical leiomyoma）是指来源于宫颈间质内肌组织或血管肌组织的良性肿瘤，是子宫肌瘤的一种类型，但由于宫颈部位平滑肌含量极少，所以其发生率低，仅占子宫肌瘤的 8%
- 同义词：宫颈肌瘤、纤维平滑肌瘤、肌瘤

【病理与病因】

一般特征

- 宫颈肌瘤常为单发，可生长于宫颈前壁、后壁或侧壁间质内
- 病因学
  - 宫颈肌瘤的确切病因至今仍不明了
  - 通过流行病学、细胞遗传学、激素与受体、分子生物学等多方面的研究，发现与其发生有关的一些因素
  - 遗传因素
    - 种族差异
    - 家族倾向

- 细胞遗传学改变：25%～50% 子宫肌瘤存在细胞遗传学异常，40%～50% 存在非随机染色体异常
  - 细胞遗传学和分子生物学：是由单克隆平滑肌细胞增殖而成
- 激素和受体因素
  - 子宫肌瘤细胞中雌激素受体和组织中雌二醇含量较正常子宫肌组织高
  - 雌激素可促进子宫肌瘤长大，故子宫肌瘤多发于生育年龄妇女，而绝经后子宫肌瘤停止生长，甚至萎缩
  - 孕激素可刺激子宫肌瘤细胞核分裂，促进肌瘤生长
  - 催乳素（prolactin，PRL）和生长激素（growth hormone，GH）及其受体可能参与子宫肌瘤的形成和生长
  - 生长因子促进作用
- 流行病学
  - 大多数肌瘤患者没有明显自觉症状，体检也很难发现体积小的肌瘤
  - 宫颈部位平滑肌含量极少，宫颈肌瘤发生

率较低

- 人群分布
  - 多见于 30 ~ 50 岁妇女，以 40 ~ 50 岁最多见，20 岁以下少见
  - 种族分布：黑人高

大体病理及手术所见

- 肿瘤多为实质性球形结节，表面光滑，与周围肌组织有明显界限
- 肌瘤呈白色，质硬，切面呈漩涡状结构

显微镜下所见

- 肌瘤来自子宫肌层的平滑肌细胞或肌层血管壁的平滑肌细胞
- 肌瘤由皱纹状排列的平滑肌纤维相互交叉组成
- 漩涡状，其间掺有不等量的纤维结缔组织
- 细胞大小均匀，呈卵圆形或杆状，核染色较深

【临床表现】

表现

- 临床表现不典型，易造成误诊、漏诊
- 其表现主要与肌瘤部位与大小、生长速度和方向等有关
  - 肌瘤在宫颈呈膨胀性生长，亦可向黏膜下生长，突向阴道内或突向盆腔
  - 若肌瘤较小，患者多无自觉不适，不易发现
  - 常因肌瘤增大出现周围组织压迫症状或体检或因其他疾病就诊时才偶然发现
  - 常见症状
    - 月经改变：如周期缩短、经量增多、经期延长、不规则阴道流血等
    - 白带增多以及肌瘤表面发生感染、坏死时出现大量脓血性排液及腐肉样组织排出
    - 腹痛、腰酸、下腹坠胀
    - 压迫症状：肌瘤压迫膀胱时出现尿频、排尿障碍、尿潴留等；压迫直肠至排便困难等；压迫输尿管时出现肾盂积水
    - 不孕：宫颈肌瘤与习惯性流产有一定关系

自然病史与预后

- 为激素依赖性，生育期生长，特别是妊娠期，绝经后多自然萎缩
- 预后好，绝大部分妇女治疗有效，恶变率低

治疗

- 治疗原则：一经确诊，宜及早手术
  - 手术治疗：宜尽早手术，以减少手术并发症
    - 对于黏膜下宫颈肌瘤，可尽量行阴式肌

瘤切除术

- 对生长在宫颈阴道部低位肌瘤亦可经阴道手术
- 对于宫颈肌瘤巨大者，可采用先阻断子宫血管减少术中出血，行宫颈肌瘤挖出，再切除子宫
- 期待疗法：对于肌瘤小且无症状、近绝经年龄患者，可定期随访
- 药物治疗：针对症状不明显或较轻、近绝经年龄及全身情况不能手术者
  - 主要包括：雄激素、促性腺激素释放激素类似物（GnRH-α）、拮抗孕激素药物（如米非司酮）等

【影像表现】

概述

- 宫颈肌瘤的影像表现主要是：均质、圆形、边界清晰的宫颈肿物
- 目前国内超声检查应用较为普遍，鉴别肌瘤准确率可达 90% 以上

超声表现

- 经腹部或经阴道二维超声扫描显示
  - 超声检查既有助于诊断肌瘤，区别肌瘤是否变性或有否恶性变提供参考，又有助于卵巢肿瘤或其他盆腔肿块的鉴别
  - 若无变性，则为均质低回声肿物；如有变性则为不均质的，伴或不伴钙化（图 8-6-4）
  - 彩超示血流信号不丰富
  - 肌瘤愈硬衰减表现愈重，良性衰减比恶性明显
  - 肌瘤变性时，声学穿透性增强
  - 恶变时坏死区增大，其内回声紊乱

CT 价值

- 多用于复杂病例的鉴别诊断
- 可表达特定层面内的详细内容，图像结构互不重叠

CT 表现

- 平扫：与肌层相似的均质密度（图 8-6-5）
- 增强：最初的增强低于肌层

MRI 价值

- 多用于复杂病例的鉴别诊断
- 对肌瘤内部有无变性、种类及其程度呈不同信号
- 肌核无变性或轻度变性，内部信号多均一，反

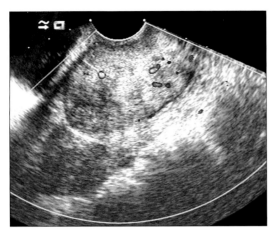

图 8-6-4　宫颈肌瘤
经阴道超声示：宫颈区肿块，回声均匀，可见中等流速血流

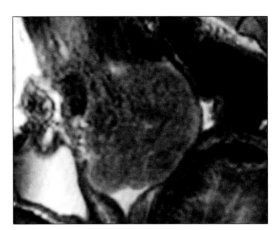

图 8-6-6　宫颈肌瘤
T2WI 矢状位示：宫颈巨大等信号肿块由颈管下垂及凸向宫腔

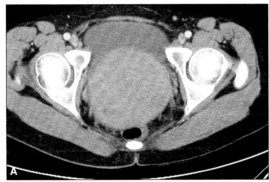

图 8-6-5　宫颈肌瘤
A. CT 增强轴位；B. CT 增强矢状位。示：宫颈巨大实性肿块，增强后强化均匀，与子宫肌层密度接近

之，明显变性者可呈不同信号

MRI 表现

- T1W1：与平滑肌相比为低信号或等信号
- T2W1：与宫颈平滑肌相比为均质的低信号（图 8-6-6）
  - 变性：不均质伴高信号区
  - 压迫正常平滑肌形成假包膜
  - 水肿或扩张的淋巴及静脉形成高信号的边缘
  - 若富含细胞则在 T2W1 上为高信号

推荐影像学检查

- 最佳检查法：超声检查是最主要的诊断和评价方法

- 超声是目前子宫颈肌瘤首选的、最重要的、最常用的影像检查方法；是帮助宫颈肌瘤诊断、区分肌瘤是否变性或恶变较为可靠的检查手段
- MRI 可用于可疑的、诊断困难的病例

【鉴别诊断】

- 宫颈恶性肿瘤
  - 宫颈肿物形状多不规则、边界不清，特别是发生浸润时
  - 影像学检查呈不均质的回声或信号强度
- 宫颈息肉
  - 突入宫颈管，亦可似带蒂的宫颈黏膜下肌瘤
  - 影像学表现常有囊区

诊断与鉴别诊断精要

- 发生于宫颈的良性平滑肌瘤
- 多见于生育年龄妇女
- 鳞状细胞癌是最常见的类型；对放疗敏感
- 大多数患者无症状，若有，主要表现为：月经改变、白带增多、压迫症状、不孕等
- 影像学表现：圆形、边界清晰、均质回声或信号强度的宫颈肿物

（曲海波 宁 刚 罗 红）

重点推荐文献

[1] Murase E, Siegelman ES, Outwater EK, et al. Uterine leiomyomas: histopathologic features, MR imaging findings, differential diagnosis, and treatment[J]. Radiographics, 1999, 19(5): 1179-1197.

[2] Ueda H, Togashi K, Konishi I, et al. Unusual appearances of uterine leiomyomas: MR imaging findings and their histopathologic backgrounds[J]. Radiographics, 1999, 18(3): 31-45.

二、宫颈恶性病变

（一）宫颈癌（cervical carcinoma）

【概念与概述】

- 子宫颈癌（cervical carcinoma）是最常见的妇科恶性肿瘤，占女性生殖器官肿瘤发生的 2/3。在全世界范围内发病率位居第二位的女性恶性肿瘤，仅次于乳腺癌
- 同义词：宫颈浸润癌（invasive carcinoma of cervix）

【病理与病因】

一般特征

- 好发于子宫颈鳞状上皮与柱状上皮移行区，由子宫颈上皮不典型增生发展为原位癌，再进一步发展为宫颈浸润癌
- 病因学
  - 生物学因素
    - 人乳头状瘤病毒（human papilloma virus，HPV）感染是宫颈癌的主要致病因素，主要通过性传播；HPV 导致的宫颈上皮从不典型增生到浸润癌大约需要 8～10 年时间
    - 单纯疱疹病毒、人巨细胞病毒感染与子宫颈癌发病有一定关系
  - 行为因素：子宫颈癌的发病与性行为明显相关，其中性行为过早、多个性伴侣、性伴侣有性病史、性生活频繁或不洁、多孕多产等是危险因素
- 流行病学
  - 全世界每年新发病例约 46.6 万，80% 在发展中国家
  - 我国的发病率位居世界第二（14.6/10 万），日本最低（2.4/10 万）
  - 我国每年子宫颈癌的新发病例数约 13.15 万，约占全世界新发总数的 1/5；死亡率约为 3.25/10 万
  - 在我国中西部地区的甘肃武都和陕西阳城等地死亡率高达 36.0/10 万
  - 人群分布
    - 发病年龄分布呈双峰状，为 35～39 岁和 60～64 岁，平均年龄 52.2 岁；近年来，有明显的年轻化趋势
    - 种族分布：黑人、墨西哥人、哥伦比亚人等发病率较高；我国维吾尔族、蒙古族和回族的发病率偏高
    - 性伴侣较多和流动性较大的城市女性患病的风险偏高

大体病理及手术所见

- 肿瘤组织最初局限于子宫颈的纤维肌间质以

内，浸润破坏间质层后即侵犯子宫旁组织

- 根据宫颈上皮内癌细胞突破基底层向间质浸润的状态，分为微小浸润癌和浸润癌
  - 微小浸润癌肉眼检查无异常，或类似宫颈糜烂
  - 随疾病进展可分为四型
    - 外生型：最常见；向外生长，状如菜花，脆，易出血
    - 内生型：向深部组织浸润，宫颈膨大，扩张变硬，表面光滑或轻度糜烂
    - 溃疡型：癌组织坏死脱落形成凹陷性溃疡，形如火山口
    - 颈管型：癌灶发生于宫颈外口之内，隐蔽于宫颈管内

显微镜下特征

- 病理类型以鳞癌占多数，占 80% ~ 85%，其次为腺癌，约占 15%，腺鳞癌较为少见，约占 3% ~ 5%
  - 鳞状细胞癌
    - 微小浸润癌：在原位癌基础上，癌细胞呈泪滴状、锯齿状穿破基底膜，或出现膨胀性间质浸润
    - 宫颈浸润癌：癌灶浸润间质的范围超过早期浸润癌，呈网状或团块状融合浸润间质
  - 腺癌
    - 子宫颈黏液腺癌：90% 为宫颈内膜型腺癌，来源于宫颈黏膜柱状细胞，可见分支的腺管样结构，腺腔大小不规则，浸润宫颈深层，伴有早期转移
    - 较为少见的是肠型腺癌，类似肠腺癌，有杯状细胞，偶见嗜银细胞和印戒细胞
    - 子宫内膜样癌：组织学外观类似子宫内膜癌，多为腺型和乳头状混合的结构
    - 透明细胞癌：少见，由透明细胞或鞋钉细胞组成，排列可呈实性、管囊性和（或）乳头状
  - 腺鳞癌：指鳞状细胞癌和腺癌按照不同比例混合在一起。对放射治疗不敏感

【临床表现】

表现

- 早期宫颈癌常无明显症状，或有慢性宫颈炎表现
- 进展期主要表现
  - 阴道流血：接触性出血。出血量根据病灶大小及间质血管浸润情况而不同。外生型出血较早，内生型出血较晚
  - 阴道分泌物增多：白色或血性分泌物，呈水样，有腥臭味；若癌肿破溃，坏死伴发细菌感染，呈脓性恶臭阴道分泌物
- 晚期症状：根据病灶侵犯范围出现的继发性症状
  - 尿频、尿急、血尿或尿瘘，肾盂积水
  - 肛门坠胀
  - 下肢肿胀、疼痛
  - 盆腔疼痛
- 临床分期（2009 年 FIGO 分期，见表 8-6-1）

自然病史与预后

- 影响预后的因素
  - 临床分期
  - 肿瘤组织学类型及分级
  - 淋巴结有无转移
  - 肿瘤大小
  - 宫颈间质浸润深度
  - 癌肿的生长方式及非鳞状细胞成分
  - 手术标本切缘癌灶累积情况
  - 年龄
- 5 年生存率
  - Ⅰ 期 > 80%
  - Ⅱ 期 50% ~ 60%
  - Ⅲ 期 25% ~ 40%
  - Ⅳ 期 5% ~ 15%
- 加强公众科普教育、早期筛查和规范治疗，提倡健康的生活方式，随着 HPV 疫苗的研究和应用，宫颈癌有望成为第一个能够有效预防和彻底根治的恶性肿瘤

治疗

- 治疗原则：规范化、人性化和个体化的统一
  - 手术治疗：宫颈浸润癌 Ⅰa ~ Ⅱa 期患者，无手术禁忌证者；且手术治疗优于放射治疗
  - 放射治疗（radiotherapy）：是宫颈癌的基本治疗。Ⅰ ~ Ⅳ 期均可放疗，早期癌可以根治，晚期癌也有较好的姑息效果。鳞癌对放疗敏感，腺癌次之，腺鳞癌对放疗不敏感
  - 化学治疗：单用化疗不能根治，对晚期或复发者有一定的姑息作用
  - 生物治疗：包括肿瘤疫苗、细胞因子等免疫

表 8-6-1　宫颈癌 2009 年 FIGO 分期

I			肿瘤严格局限于子宫（扩展至宫体将被忽略）
	I a		镜下浸润癌。间质浸润 ≤ 5mm，水平扩散 ≤ 7mm
		I a$_1$	间质浸润深度 ≤ 3mm，水平扩散 ≤ 7mm
		I a$_2$	间质浸润 >3mm，且 ≤ 5mm，水平扩展 ≤ 7mm
	I b		肉眼可见病灶局限于宫颈，或临床前病灶 > I a 期 *
		I b$_1$	肉眼可见病灶最大径线 ≤ 4cm
		I b$_2$	肉眼可见病灶最大径线 >4cm
II			肿瘤超越子宫颈，但未达骨盆壁或未达阴道下 1/3
	II a		无宫旁浸润
		II a$_1$	肉眼可见病灶最大径线 ≤ 4cm
		II a$_2$	肉眼可见病灶最大径线 >4cm
	II b		有明显宫旁浸润
III			肿瘤扩展到骨盆壁和（或）累及阴道下 1/3 和（或）引起肾盂积水或肾无功能者△
	III a		肿瘤累及阴道下 1/3，没有扩展到骨盆壁
	III b		肿瘤扩展到骨盆壁和（或）引起肾盂积水或肾无功能
IV			肿瘤播散超出真骨盆或（活检证实）侵犯膀胱或直肠黏膜。泡状水肿不能分为IV期
	IV a		肿瘤播散至邻近器官
	IV b		肿瘤播散至远处器官

注：* 所有肉眼可见病灶甚至于仅仅是浅表浸润也都定为 I b 期。浸润癌局限于可测量的间质浸润，最大深度为 5mm，水平扩散不超过 7mm。无论从腺上皮或者表面上皮起源的病变，从上皮的基底膜量起浸润深度不超过 5mm。浸润深度总是用毫米（mm）来报告，甚至在这些早期（微小）间质浸润（0 ～ 1mm）。无论静脉或淋巴等脉管浸润均不改变分期。
△直肠检查时肿瘤与盆腔间无肿瘤浸润间隙。任何不能找到其他原因的肾盂积水及肾无功能病例都应包括在内

治疗成为辅助治疗手段之一
○ 综合治疗：根据患者及其肿瘤的不同情况，采用手术、放疗与化疗的联合

【影像表现】

概述

● 宫颈癌尤其是早期宫颈癌如原位癌（浸润前癌）和 I a 期（镜下浸润癌）主要依靠临床检查和细胞学检查

● 影像学检查主要用于显示肿瘤浸润的范围和转移情况，适用于进展期子宫颈癌的分期、治疗后复查及疗效判断

CT 表现

● CT 扫描的价值

○ CT 的优势在于对较晚期子宫颈癌的评价
■ 能清楚显示宫颈肿块的大小、范围、密度和轮廓
■ 有无侵犯宫旁、闭孔内肌、梨状肌
■ 是否浸润膀胱、直肠
■ 有无输尿管、肾盂积水
■ 了解盆壁及腹膜后有无淋巴结或其他器官的转移

○ 多层螺旋 CT 多平面重建图像尤其是矢状面重建图像对观察子宫颈前后唇、阴道以及与膀胱和直肠的关系非常重要
■ 可提高病变的检出率
■ 有利于观察病变的范围

- CT 还可以引导肿大淋巴结穿刺，制订放疗计划
- CT 表现
  - 子宫颈增大，轮廓不规则（图 8-6-7）
  - 平扫会丢失许多诊断信息，增强扫描宫颈软组织肿块有明显强化，有坏死或溃疡时表现为低密度区；颈管阻塞时可见宫腔积液
  - 宫颈周围受侵表现为：宫颈轮廓不对称，周围脂肪间隙消失，可见宫旁非血管性不规则条索影或结节影
  - 膀胱或直肠等周围器官受侵，表现为壁不规则，或腔内有软组织密度肿块或结节状病灶
  - 淋巴结增大或中心坏死、融合提示有淋巴结转移
  - CT 动态增强扫描可以观察到早期宫颈癌血流灌注值的异常，帮助早期诊断

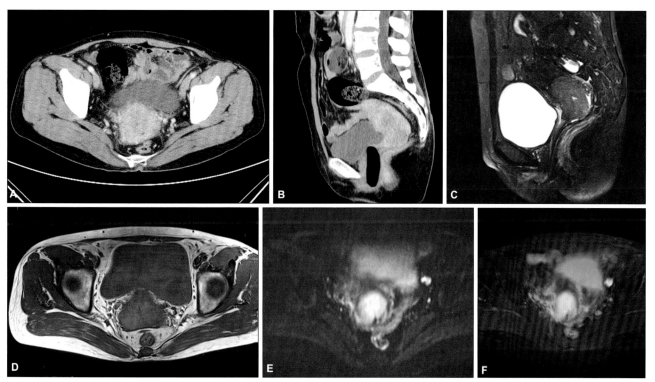

图 8-6-7　宫颈癌 Ib₂ 期

A、B. CT 增强检查，示：宫颈增大，宫颈区见较大的不均匀强化的软组织密度影；C. 为 T2WI 脂肪抑制；D. 为 T1WI；E. 为 DWI。示：肿瘤为等或稍高信号，高于子宫肌层，呈外生性生长生长的软组织肿块并突入阴道内，阴道壁未见增厚，宫颈间质纤维环低信号尚完整，弥散成像融合图（F）清楚显示肿瘤，肿瘤弥散受限，累及宫颈前后唇

MR 表现

- MR 扫描的价值
  - MRI 是目前子宫颈癌首选的、最重要的影像检查方法；是帮助宫颈癌分期最可靠的检查手段
  - 多断面扫描可以清晰显示子宫体、子宫颈、阴道及其邻近结构
  - 以矢状面、横断面扫描为主，冠状面为辅
    - 矢状面成像可以清楚地观察到子宫颈前后唇及阴道上段
    - 横断面成像是观察宫旁组织的最好选择，能清楚显示子宫、子宫颈与相邻器官结构的关系，清楚显示子宫各韧带、卵巢、阴道，以及盆腔脂肪间隙和淋巴结等结构
    - 冠状面成像能显示子宫、子宫颈的侧壁和阴道穹隆部
- MR 表现
  - MR 图像显示宫颈增大，正常解剖层次模糊、中断，常有信号异常
  - 宫颈软组织肿块表现为 T1WI 上呈低信号，T2WI 上呈中、高信号，高于正常宫颈组织而低于正常子宫内膜及宫腔内分泌物，坏死区呈低信号

- 低信号的宫颈间质环是否完整，可以判断肿瘤是否局限于宫颈；周围组织器官的信号变化提示受侵（图 8-6-8）
- 结合肿瘤早期强化、间质缓慢强化的特点，动态增强 MRI 扫描有助于检出大于 5mm 以上的小宫颈癌

- MRI 扩散成像（DWI）有助于发现病变及显示淋巴结（图 8-6-9）

超声表现

- 经腹部或经阴道二维超声扫描显示
  - 外生型：宫颈增大，直径 ＞ 3cm，外口可见实质性肿块回声，造成宫颈形态不规则

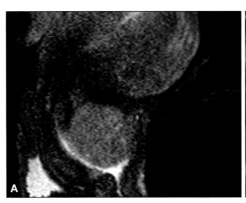
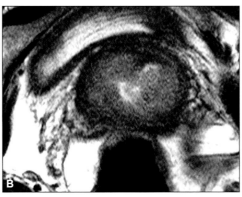

图 8-6-8　宫颈癌Ⅱa期
A. 脂肪抑制 T2WI 示：子宫后倾，宫颈增大，肿瘤位于宫颈后唇，后穹隆消失，阴道直肠隔未见增厚；B. T2WI，示：宫颈增大，低信号的宫颈间质环完整

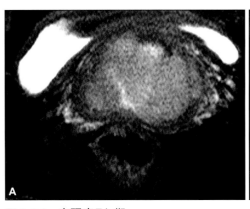
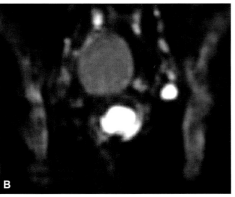

图 8-6-9　宫颈癌Ⅱb期
A. T2WI 脂肪抑制；B. DWI。示：宫颈增大，低信号的宫颈间质环左侧不完整，宫颈部肿块及盆腔淋巴结信号增高，淋巴结转移

- 内生型：宫颈增大，宫颈管结构消失，可见实性肿块，肿块呈高或低的不均质回声，也可因癌肿呈弥漫性生长而表现为宫颈管内膜弥漫性增厚
- 侵犯宫体：宫颈异常回声向宫腔及宫体部延伸，使宫体正常结构难辨
- 侵犯膀胱：膀胱后壁连续性中断，实性低回声肿块突向膀胱肿块增大压迫输尿管时可出现输尿管扩张及肾盂积水；向后或向宫旁生长时，造成相互间结构关系混乱不清
- CDFI 显示：癌灶内有丰富的高速低阻血流，

呈"彩球状"

核医学表现

- 正电子发射断层显像术（PET）对发现淋巴结转移有较高的敏感性及特异性，尤其适于发现远处淋巴结转移，术前 FDG-PET 对腹主动脉旁和盆腔淋巴结转移的敏感度为 85%
- PET-CT 对评估宫颈癌的转移、制订治疗计划及发现术后复发及转移应用前景很大，分期的准确性提高，PET 既可以发现 CT 扫描未发现的盆腔及主动脉旁淋巴结转移

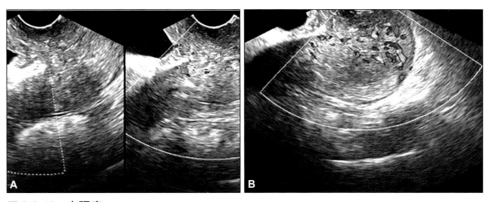

图 8-6-10 宫颈癌

A. 子宫颈直径增大，形态失常；B. 子宫颈长大，颈管回声消失，多普勒血流显示颈管内丰富的血流，呈"彩球状"

推荐影像学检查

- 最佳检查法：MRI 平扫或增强扫描
  - MRI 是目前子宫颈癌首选的、最重要的影像检查方法；是帮助宫颈癌分期最可靠的检查手段
  - CT 的优势在于对中晚期子宫颈癌浸润范围及有无远处转移的评价，及其术后或放疗后复查、随访；观察有否淋巴结肿大或 CT 引导肿大淋巴结穿刺活检，制订定放疗计划
- 检查建议
  - 阴道准备：阴道填塞
  - 直肠准备：直肠充气或充液

【鉴别诊断】

- 子宫内膜癌转移宫颈
  - 宫颈增大，细胞学检查有癌细胞
  - 影像学检查不仅有宫颈异常表现，而且有宫腔占位、子宫内膜增厚
- 宫颈淋巴瘤（lymphoma of cervix）
  - 宫颈弥漫性增大，有阴道不规则流血或流液
  - 影像学表现为弥漫性肿大的宫颈，MR 表现为 T1WI 像低信号、T2WI 像高信号均质肿物，子宫颈管不受浸，T2WI 像可见低信号宫颈间质及高信号宫颈管上皮完好

诊断与鉴别诊断精要

- 最常见的妇科生殖系统恶性肿瘤
- 妇科体检及宫颈细胞、病理学检查可对宫颈癌行早期筛查及早期诊断
- 鳞状细胞癌是最常见的类型；对放疗敏感
- 典型临床表现为：异常阴道流血、流液，晚期盆腔疼痛
- 影像学检查有助于临床分期及治疗方法的选择；典型表现：MRI、CT、US 均表现为宫颈的实性不规则肿块；可见发现 T2WI 高信号、超声显示回声降低、CT 增强显示密度增高不均之肿块，周围组织受侵时回声、密度和信号会产生相应的改变

（宁 刚 曲海波 罗 红）

重点推荐文献

[1] Bell DJ, Pannu HK. Radiological assessment of gynecologic malignancies[J]. Obstet Gynecol Clin North Am, 2011, 38(1): 45-68.

[2] Bhosale P, Peungjesada S, Devine C, et al. Role of magnetic resonance imaging as an adjunct to clinical staging in cervical carcinoma[J]. J Comput Assist Tomogr, 2010, 34(6): 855-864.

[3] Sahdev A. Cervical tumors[J]. Semin Ultrasound CT MR, 2010, 31(5): 399-413.

（二）宫颈淋巴瘤（cervical lymphoma）

【概念与概述】

- 宫颈淋巴瘤（cervical lymphoma）是侵及宫颈的淋巴瘤，常见表现为宫颈弥漫性增大，但宫颈管仍然存在

【病理与病因】

一般特征

- 子宫颈是淋巴瘤的常见部位，原发淋巴瘤罕见，宫颈淋巴瘤常为非霍奇金淋巴瘤，除表现为宫颈弥漫增大外，还可表现为息肉样或结节样病灶，或位于黏膜下
- 病因学
  - 生物学因素
    - 淋巴瘤很少侵及子宫体，宫颈为最常见受累及部位，宫颈浸润是内膜浸润的 3 倍
    - 慢性感染被认为是一种高危因素，但尚未得到证实
- 流行病学
  - 宫颈淋巴瘤占淋巴瘤结外侵犯的 2%
  - 人群分布
    - 常见于 20～80 岁的妇女
    - 中位年龄为 40～59 岁

大体病理及手术所见

- 巨大的肿瘤致使宫颈增大，虽然肿瘤很大，但宫颈管尚存在

显微镜下特征

- 宫颈间质的淋巴瘤细胞弥漫性增生
  - 弥漫型大细胞型
  - 滤泡型小细胞型

【临床表现】

- 症状
  - 阴道不规则流血和（或）排液
  - 盆腔不适或疼痛
  - 泌尿系统症状
  - 盆腔检查时发现巨大的宫颈

- 其他症状
  - 体重减轻
  - 盗汗
  - 发热
- 使用淋巴瘤的 An Arbor 分期系统和世界卫生组织的分期系统

自然病史与预后

- 宫颈淋巴瘤预后好于卵巢淋巴瘤
- 宫颈淋巴瘤预后好于宫颈癌
- 局限性淋巴瘤的生存率为 89%
- 影响宫颈淋巴瘤的预后因素有年龄、分期、累及结外器官的数量、患者自身状态、血清 LDH 水平

治疗

- 治疗原则：尚未规范化
  - 化学治疗联合放疗：有较好的生存率
  - 单纯化疗
  - 单纯放疗
  - 手术治疗

【影像表现】

概述

- 宫颈肿块引起宫颈弥漫增大，但宫颈管仍然存在是宫颈淋巴瘤的特征性表现

CT 表现

- CT 扫描的价值
  - 轴位 CT 图像用于确定肿瘤的侵犯范围
- CT 表现
  - 弥漫增大的子宫颈见稍低密度的肿块
  - 增强扫描后肿块可以均质或不均质

MR 表现

- MR 扫描的价值
  - MRI 多断面扫描可以清晰显示病灶的侵犯范围及局部分期情况
  - 扫描建议
    - 高分辨的 T2WI 轴位、冠状位及矢状位成像

- ■ T1WI 增强扫描可选
- MR 表现
  - ○ T1WI 表现为与宫颈间质信号相同的均一信号肿块，增强后表现为均一或不均一的中等强化病灶
  - ○ T2WI 表现为高信号的均质肿块（图 8-6-11）

超声表现

- 经腹部或经阴道二维超声扫描显示肿瘤的信息有限，但可以发现有着均一回声的导致宫颈增

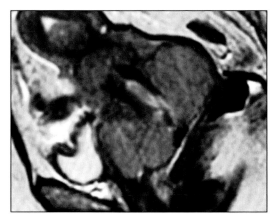

图 8-6-11　宫颈小细胞淋巴瘤
T2WI 矢状位，示：肿块浸润性生长，累及宫颈及宫体，呈不规则分叶状肿块，中等信号

大的肿块

核医学表现

- 正电子发射断层显像术（PET）显示淋巴瘤为 FDG 的高吸收率
- FDG PET 可以准确的判断肿瘤有无其他组织的侵犯

推荐影像学检查

- 最佳检查法：MRI 平扫或增强扫描、PET
  - ○ MRI 是目前子宫颈癌首选的、最重要的影像检查方法；是帮助判断宫颈淋巴瘤侵犯范围最可靠的检查手段
  - ○ MRI 可以发现增大宫颈肿块中央仍然存在的宫颈管，该特点可以用于鉴别诊断
  - ○ PET 应用于肿瘤的分期及治疗的监测

【鉴别诊断】

- 子宫颈癌
  - ○ 源于宫颈管内膜侵犯宫颈基质
  - ○ 弥漫的宫颈基质侵犯，但宫颈管仍存在提示为宫颈淋巴瘤
- 宫颈息肉
  - ○ 良性的宫颈病变位于宫颈内膜并不侵犯宫颈基质

诊断与鉴别诊断精要

- 宫颈的淋巴瘤，常见表现为宫颈弥漫性增大，但宫颈管仍然存在
- 淋巴瘤很少侵及子宫体，宫颈为最常见受累及部位
- 弥漫大细胞型淋巴瘤是最常见的病理类型
- 临床表现为阴道不规则流血和（或）排液
- 影像学检查首选 MRI，可以判断肿瘤的侵犯范围，用于鉴别诊断，PET 检查用于判断肿瘤的分期和治疗的监测

（曲海波　宁　刚　罗　红）

重点推荐文献

[1] Marín C, Seoane JM, Sánchez M, et al. Magnetic resonance imaging of primary lymphoma of the cervix[J]. Eur Radiol, 2002, 12(6): 1541-1545.

[2] Yokoyama Y, Sato S, Xiao YH, et al. Primary non-Hodgkin's lymphoma of the uterine cervix[J]. Arch Gynecol Obstet, 2001, 265(2): 108-111.

（三）宫颈肉瘤（cervical sarcoma）

【概念与概述】

- 宫颈肉瘤（cervical sarcoma）是来源于宫颈间质的一类恶性肿瘤

【病理与病因】

一般特征

- 宫颈肉瘤为中胚叶肿瘤，可来自宫颈肌层、宫颈管内膜间质、结缔组织上皮或血管，也可为多种成分的混合性肿瘤
- 病因学
  - 生物学因素
    - 与体重指数的关系，体重指数高的妇女，肉瘤的发生率增加
    - 长期口服避孕药及长期使用非避孕类雌激素
  - 其他因素
    - 有报道称肉瘤的发生与放疗病史有关
- 流行病学
  - 肉瘤占所有宫颈恶性肿瘤的 0.5%
  - 文献报道的个病理类型比例
    - 胚胎性横纹肌肉瘤：64%
    - 平滑肌肉瘤：13%
    - 宫颈未分化肉瘤：7%
    - 腺泡状软组织肉瘤：5%
    - 尤文肉瘤：4%
    - 恶性外周神经鞘瘤：3%
    - 脂肪肉瘤 2%
    - 其他占 2%，如髓样肉瘤、软骨肉瘤等
  - 人群分布
    - 胚胎性横纹肌肉瘤 1～20 岁
    - 平滑肌肉瘤 40～60 岁
    - 宫颈未分化肉瘤 29～72 岁（平均 51 岁）
    - 腺泡状软组织肉瘤 8～39 岁（平均 29.9 岁）
    - 尤文肉瘤 21～51 岁（平均 38 岁）
    - 恶性外周神经鞘瘤 25～73 岁（平均 50 岁）
    - 脂肪肉瘤 45～62 岁（平均 54 岁）

大体病理及手术所见

- 胚胎性横纹肌肉瘤
  - 浸润或内生性肿瘤，黏液样胶质或出血和坏死
  - 葡萄状肉瘤分型表现为宫颈内葡萄串状肿块
- 平滑肌肉瘤

- 肿块较大（约 10cm），边缘不清突出于宫颈轮廓之外向周围侵犯
- 宫颈未分化肉瘤
  - 肿块多形性，息肉样肿块，溃疡样肿块或宫颈周围生长
  - 出血及坏死常见

显微镜下特征

- 胚胎性横纹肌肉瘤
  - 分为胚胎性（70%）、腺泡性（20%）或未分化（10%）亚型
    - 葡萄状肉瘤亚型占胚胎性亚型的 10%
    - 葡萄状肉瘤生长于黏膜表面
  - 肿瘤细胞类似于胎儿各类胎儿成熟期肌肉细胞
  - 表现为从原始间叶肿瘤伴卫星细胞到分化好有横向条纹的病灶为类肌纤维细胞
- 平滑肌肉瘤
  - 病理学亚型分型同宫体：包括黏液样、上皮样分型伴大量的黄色瘤细胞和类似破骨样细胞

【临床表现】

- 一般症状
  - 不规则阴道流血
  - 腹痛
- 其他症状
  - 阴道分泌物

自然病史与预后

- 对于罕见的肉瘤，长期随访较难，主要发生血行转移，预后主要取决于病理分型而且有不同差异，无病间期 1～8 年
- 10 岁以下胚胎亚型肉瘤的 5 年生存率大于 50%

治疗

- 治疗原则：规范化、人性化和个体化的统一
  - 手术治疗：包括肿瘤切除伴或不伴输卵管卵巢切除，或盆腔淋巴结清扫
  - 放射治疗
  - 化学治疗
  - 综合治疗：降低肿瘤细胞扩散和种植能力，减少局部复发和远处转移，提高患者生存率

【影像表现】

概述

- 宫颈不均匀强化的肿块，大小取决于其具体病

理类型，可以大于 10cm，宫颈广泛受侵或呈息肉样肿块

CT 表现

- CT 扫描的价值

- CT 的优势在远处转移病灶的发现
- CT 表现
  - 宫颈不均匀强化肿块（图 8-6-12，图 8-6-13）
  - 发现血行转移病灶

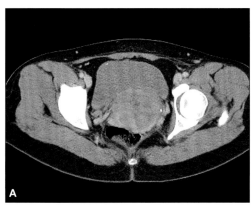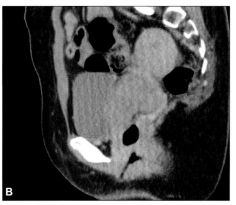

图 8-6-12 宫颈肉瘤
A. CT 增强扫描轴位；B. CT 增强扫描矢状位。示：宫颈不规则肿块，边缘不清晰，强化不均匀，可见低密度坏死区，侵犯阴道上段

MR 表现

- MR 扫描的价值
  - 有利于局部分期及制定治疗计划
  - 扫描建议
    - T1WI：轴位，大 FOV
    - T2WI：轴位、矢状位小 FOV
    - T2WI：轴位及冠状斜位垂直于宫体的长轴
    - T1WI 增强：轴位，小 FOV
- MR 表现（图 8-6-13）
  - 肿块大小不一
    - 可表现为息肉样
    - 不均质的 T1WI 低信号，T2WI 高信号
    - 不均质是由于出血、坏死或脂肪肉瘤内

的脂肪所致
  - 可以侵犯至宫体、阴道及宫颈周围
  - 不均匀强化

超声表现

- 经腹部或经阴道二维超声扫描显示
  - 不均匀回声的息肉样或广泛浸润宫颈的肿块

推荐影像学检查

- 最佳检查法：MRI 平扫或增强扫描
  - 帮助肉瘤分期最可靠的检查手段；帮助制订治疗计划

【鉴别诊断】

- 子宫颈癌
  - 较肉瘤常见

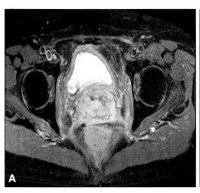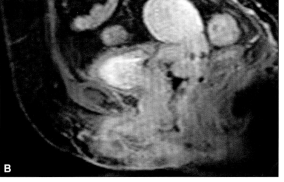

图 8-6-13 宫颈肉瘤
A-B. T2WI 脂肪抑制序列示：宫颈不规则形态肿块，宫颈管消失，T2WI 呈稍高信号，不均匀信号

- 影像学较难区别肉瘤与癌
- 宫颈癌肿块较肉瘤均质
- 宫颈淋巴瘤
- 宫颈巨大肿块 T2WI 高信号
- 继发的淋巴瘤可见增大淋巴结

　　　诊断与鉴别诊断精要
- 源于宫颈间质的罕见恶性肿瘤
- 病理分型较多，胚胎性横纹肌肉瘤是最常见的类型
- 临床表现为：不规则阴道流血，腹痛及阴道分泌物
- 影像学检查 MRI 为最佳检查方法，可以应用为分期及制定治疗计划

（曲海波　宁　刚　任　静　罗　红）

重点推荐文献

Kido A, Togashi K, Koyama T, et al. Diffusely enlarged uterus: evaluation with MR imaging[J]. Radiographics, 2003, 23(6): 1423-1439.

（四）宫颈恶性黑色素瘤（cervix melanoma）

【概念与概述】
- 宫颈恶性黑色素瘤（cervix melanoma）是一种少见的女性生殖道恶性黑色素瘤，少于原发性阴道外阴的黑色素瘤，恶性黑色素瘤是一种起源于表皮基底层细胞黑色素细胞的侵袭性肿瘤

【病理与病因】

一般特征
- 好发于子宫颈的恶性黑色素瘤，来源于宫颈上皮基底层的黑色素细胞或宫颈间质，可以有或无黑色素沉积，肿块的大小多变，呈息肉状，浸润性生长，有溃疡发生
- 病因学
  - 生物学因素
    - 种族因素及遗传因素
    - 变化痣、复合痣、结构不良痣及先天或后天获得数量很多的痣
- 流行病学
  - 发病率低，只有散在病例报道，迄今文献报告的仅有约60例。尚无确切发病率统计
  - 女性生殖道恶性黑色素瘤仅占恶性黑色素瘤的1%～5%，其中有9%～13%侵犯宫颈
  - 人群分布
    - 好发于围绝经期妇女
    - 白色人种较其他有色人种发病率高
    - 内分泌紊乱、免疫缺陷及免疫功能减退者为高危人群

大体病理及手术所见
- 肿瘤组织呈蓝灰色到黑色不等的外生性隆起或结节，数毫米至数厘米不等
  - 分为两型
    - 溃疡型
    - 息肉状

显微镜下特征
- 肿瘤细胞弥漫扩散至整个宫颈，但被覆的鳞状上皮大都保持完整
- 胞质中含有数量不等、微细的黑色素颗粒的瘤细胞构成，瘤细胞呈多形性，圆形或梭形

【临床表现】
- 症状
  - 阴道流血或阴道分泌物
  - 绝经后阴道出血
  - 有些仅在常规筛查中发现
  - 有些以转移灶的症状为首发症状
- 临床分期（2009年FIGO分期）

自然病史与预后
- 50%侵犯阴道（Ⅱ期）
- 治疗后复发早

- 5 年生存率 Ⅰ 期 25%，Ⅱ 期 14%，Ⅲ 期 5% 和 Ⅳ 期 0%
- 平均生存期为 6 月～14 年
- 大多数患者 3 年内死亡

治疗

- 治疗原则：规范化、人性化和个体化的统一
  - 手术治疗：主要治疗手段，子宫广泛切除包括 2cm 以上阴道，根据淋巴结是否增大决定是否应用腹主动脉旁及盆腔淋巴结清扫
  - 放射治疗：不敏感，对于较晚期或不适宜手术者，腔内及体外照射
  - 化学治疗：为主要的治疗手段，达卡巴嗪（DTIC）是单一疗效最好的药物，疗效 15%～20%
  - 免疫 / 生物治疗：大剂量干扰素治疗

【影像表现】

概述

- 典型的宫颈黑色素瘤表现 MRI 图像上宫颈区 T1WI 高信号、T2WI 低信号

CT 表现

- CT 扫描的价值
  - CT 的优势在于对较晚期淋巴结或血行转移灶
- CT 表现
  - 强化不均的宫颈肿块
  - 盆腔或主动脉旁增大淋巴结
  - 血行转移灶

MR 表现

- MR 扫描的价值
  - MRI 可以发现肿块并进行分期

- 直接多断面扫描可以显示子宫颈、阴道及盆腔淋巴结
- 以矢状面、横断面扫描为主，冠状面为辅
  - T1WI：普通扫描轴位，大 FOV；增强扫描轴位，小 FOV
  - T2WI：轴位、矢状位，小 FOV
  - T2WI：轴位和冠状位沿宫颈长轴的成像
- MR 表现
  - T1WI
    - 典型黑色素沉积表现：高信号的宫颈肿块
    - 非黑色素沉积表现：中等或低信号
    - 增强呈不均匀强化（图 8-6-14）
  - T2WI
    - 典型表现：宫颈肿块呈低信号
    - 不典型表现：宫颈肿块呈中等或高信号

超声表现

- 经阴超声
  - 回声不均的宫颈肿块
- CDFI 显示：血供多变的宫颈肿块

核医学表现

- 正电子发射断层显像术（PET）用于于黑色素瘤复发
- 对 CT 及 MRI 的补充检查手段
- 敏感性、特异性及准确性为 70%～100%
- 对软组织及淋巴结转移敏感
- 对于 ≤ 1cm 的肿块存在假阴性

推荐影像学检查

- 最佳检查法
  - MRI 用于发现肿瘤及分期
  - CT 用于发现淋巴结及血行转移灶

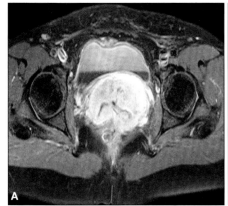
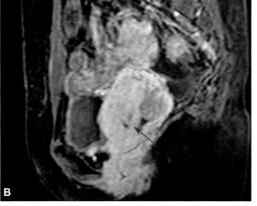

图 8-6-14　宫颈恶性黑色素瘤

A-B. T1WI 脂肪抑制增强。示：宫颈不规则形态肿块（箭头），增强后明显强化，信号不均匀，宫颈管消失

【鉴别诊断】
- 子宫颈癌
  - MRI 表现为 T1WI 低信号及 T2WI 为高信号的肿块
  - 强化不均
- 宫颈转移性黑色素瘤
  - 有皮肤黑色素瘤的病史
  - 其他器官或组织多处转移

（曲海波 宁 刚 任 静 罗 红）

诊断与鉴别诊断精要

- 原发于宫颈上皮基底层的黑色素细胞或宫颈间质的恶性肿瘤
- 好发于围绝近期妇女，与种族、遗传因素、免疫缺陷及皮肤痣有关
- 呈灰蓝色到黑色大小不等的隆起或结节，息肉状或溃疡状
- 典型临床表现为阴道流血或排液
- 影像学检查典型的表现为 MRI 图像 T1WI 呈高信号，T2WI 呈低信号，PET 及 CT 检查用于监测肿瘤复发或转移

重点推荐文献

[1] Mandato VD, Kobal B, Di Stefano A, et al. Amelanotic malignant melanoma of the uterine cervix with ten-year follow-up[J]. Eur J Gynaecol Oncol, 2009, 30(1): 106-109.

[2] Siozos C, Bhat A, Lonsdale R, et al. Malignant melanoma of the uterine cervix[J]. J Obstet Gynaecol, 2005, 25(8): 826-827.

[3] Okamoto Y, Tanaka YO, Nishida M, et al. MR imaging of the uterine cervix: imaging-pathologic correlation[J]. Radiographics, 2003, 23(2): 425-445.

（五）宫颈癌放疗后改变（post-radiation cervix）

【概念与概述】
- 宫颈癌放疗后改变（post-radiation cervix）是宫颈癌外照射后宫颈纤维化或宫颈癌组织由放射性植入物取代等一系列表现

【病理与病因】

一般特征
- 宫颈癌放疗后改变通常发生于宫颈癌患者，宫颈及宫颈周围组织改变，宫颈癌、宫颈及子宫体积减小，宫颈的解剖结构发生重建
- 病因学
  - 生物学因素
    - 放疗宫颈结构的改变
- 流行病学
  - 人群分布
    - 发病者为宫颈癌患者

大体病理及手术所见
- 放疗后宫颈结构发生一系列改变
  - 纤维化
  - 细胞数量减少
  - 坏死组织中有含铁血黄素沉积

显微镜下特征
- 细胞学是明确放疗后宫颈癌有无复发的方法，能发现
  - 放疗后良性改变
  - 放疗后结构异常
  - 发现修复细胞和有活性的间质细胞

【临床表现】
- 常见症状
  - 放疗后继发体征及症状
    - 疲劳
    - 腹泻
    - 尿频或尿痛
    - 阴道分泌物减少

- 放疗后并发症
  - 直肠炎
  - 膀胱阴道瘘
  - 直肠阴道瘘
  - 阴道瘢痕
  - 感染
  - 宫颈管狭窄

自然病史与预后
- 较早或明显的肿瘤体积缩小说明放疗有效
- 如无宫颈癌的复发预后一般良好

治疗
- 肿瘤的复发和放疗并发症的出现是主要面临的问题

【影像表现】

概述
- 宫颈癌肿瘤体积较治疗前缩小，宫颈内及宫颈周围组织的密度或信号发生改变

CT 表现
- CT 扫描的价值
  - CT 的优势发现宫颈的体积改变
  - 对于复发较难判断
- CT 表现
  - CT 平扫
    - 肿瘤残留灶及复发灶与宫颈间质有相同密度
    - 发现宫颈体积缩小
  - CT 增强
    - 宫颈癌残余灶或复发灶密度增强后等于或低于宫颈间质
    - 准确的肿块尺寸测量困难

- 小宫颈、放疗后盆腔内脂肪改变、周围肠管及膀胱的改变（图 8-6-15）

MR 表现
- MR 扫描的价值
  - MRI 可以帮助明确放疗后子宫颈的改变的性质，判断究竟是继发的改变还是病灶的复发
  - T1WI 难以鉴别肿瘤复发，T2WI 成像为主要序列
- MR 表现
  - T1WI
    - 发现小宫颈、放疗后盆腔脂肪、骨髓内脂肪密度改变（图 8-6-16）
    - T1WI 增强后可以观察到放疗后的坏死灶及病灶的复发情况，对评价膀胱阴道瘘及直肠阴道瘘有价值
  - T2WI
    - 放疗后 6～12 个月宫颈由于水肿及炎症呈高信号
    - 放疗后 12 个月宫颈由于纤维化而呈均一的低信号
    - 肿瘤残留或复发表现肿块病灶内结节状强化

超声表现
- 灰阶超声扫描显示
  - 作用有限
  - 观察肿瘤的大小

核医学表现
- 正电子发射断层显像术（PET）通过 FDG 的摄取来判断肿瘤的治疗反应

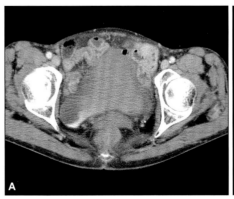
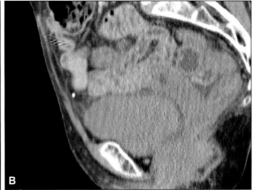

图 8-6-15　宫颈癌放疗后
A-B. CT 增强扫描示：宫颈癌放疗后宫颈不大，未见强化，盆腔内密度增高，肠间隙脂肪密度增高，宫颈体积缩小

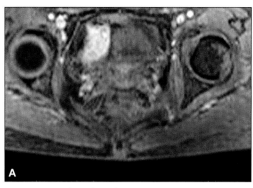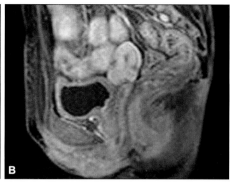

图 8-6-16　宫颈癌放疗后

A-B. T1WI 脂肪抑制增强示：宫颈癌放疗后宫颈肿瘤明显缩小，未见强化，宫颈旁及盆腔内脂肪信号模糊，膀胱壁增厚

- 评价淋巴结及远处转移
- 更早发现复发灶

推荐影像学检查

- 最佳检查法：MRI 平扫或增强扫描 /PET
  - MRI 用于鉴别放疗后反应还是肿瘤复发，有时要考虑到是否由于放疗后水肿、炎症与复发信号有所重叠

- PET 用于评价治疗后监测

【鉴别诊断】

- 子宫颈癌复发
  - 宫颈癌复发表现为肿块病灶内结节状强化
- 宫颈切除术
  - 仅宫颈切除，宫体仍然存在

诊断与鉴别诊断精要

- 宫颈放疗后改变多发生于宫颈癌患者
- 放疗后宫颈及其周围组织有一系列的病理改变，宫颈缩小，有坏死、纤维化或炎症等改变
- 临床表现为：放疗后继发的改变，并发症多为周围器官、组织的功能损伤
- 影像学检查 MRI/PET 首选，主要难点是放疗后炎症、水肿与肿瘤残留或复发的鉴别

（曲海波　宁　刚　任　静　罗　红）

重点推荐文献

[1] Saida T, Tanaka YO, Ohara K, et al. Can MRI predict local control rate of uterine cervical cancer immediately after radiation therapy?[J]. Magn Reson Med Sci, 2010, 9(3): 141-148.

[2] Engin G. Cervical cancer: MR imaging findings before, during, and after radiation therapy[J]. Eur Radiol, 2006, 16(2): 313-324.

[3] Follen M, Levenback CF, Iyer RB, et al. Imaging in cervical cancer[J]. Cancer, 2003, 98(9): 2028-2038.

第 7 节　子宫体病变

一、子宫内膜病变

（一）子宫内膜炎（endometritis）

【概念与概述】

子宫内膜炎是子宫内膜感染性病变，可进一步发展为子宫肌炎、宫旁组织炎及盆腔腹膜炎，可分为急性子宫内膜炎及慢性子宫内膜炎。

【病因与病理】

- 病因学
  - 有流产、宫腔手术史
  - 阴道上行感染
  - 少见的结核分枝杆菌、梅毒、真菌感染等
- 病理学
  - 急性期可见镜下大量散在多核白细胞
  - 慢性期为大量浆细胞和淋巴细胞浸润
  - 轻度感染时仅有内膜充血、水肿
  - 严重感染可致化脓、坏死，并可累及肌层

【临床表现】

- 症状/体征
  - 急性期起病急、寒战发热
  - 宫颈举痛、子宫压痛体征
  - 慢性内膜炎多见于老年患者
  - 子宫颈内口堵塞可进一步发展成宫腔积脓
  - 产褥期感染可致子宫复旧不良

【影像表现】

超声表现

- 子宫饱满或略大，外形规整
- 子宫肌层回声均匀或较低
- 子宫内膜肥厚，边缘毛躁，与肌层界限欠清，其间可有低回声声晕
- 初期内膜回声增强，坏死后回声减低，内见较小无回声区，积脓者回声浑浊
- CDFI 示局部血流丰富
- 可有/无附件脓肿

CT 表现

- 急性期子宫附件体积增大，边界不清
- 宫旁脂肪间隙模糊，子宫骶韧带增厚
- 宫腔周围可见少量气体密度
- 宫腔扩大，内见液体样密度灶
- 盆腔可见液体积聚
- 增强扫描病变区呈相对低密度

MRI 表现

- 子宫体积增大，宫腔扩大
- 子宫内膜 T2WI 信号减低，宫腔内见更低信号
- 侵及肌层者，结合带模糊不清，子宫肌层 T1WI、T2WI 信号均略减低
- 宫腔内合并出血者可见 T1WI 高信号、T2WI 低信号
- 宫腔周围气体表现为无信号区
- 增强扫描病变区强化程度降低

【鉴别诊断】

- 子宫内膜增殖症
  - 子宫饱满，活动无压痛
  - 声像图上子宫内膜回声较强，呈梭形，内可见较小囊泡，与宫肌界限清晰
  - 卵巢可增大或含小囊泡

诊断与鉴别诊断精要

- 子宫内膜炎影像没有特异性表现，但结合临床及相关实验室检查容易诊断
- 由于软组织分辨率高，MR 是盆腔感染的最佳检查方法
- 宫腔内出现气体应首先考虑感染
- 老年萎缩性内膜炎及结核性内膜炎多容易造成子宫内口堵塞，宫腔积脓

重点推荐文献

[1] Mulic-Lutvica A, Axelsson O. Postpartum ultrasound in women with postpartum endometritis, after cesarean section and after manual evacuation of the placenta[J]. Acta Obstet Gynecol Scand, 2007, 86(2): 210-217.

[2] Urban BA, Pankov BL, Fishman EK. Postpartum complications in the abdomen and pelvis: CT evaluation[J]. Crit Rev Diagn Imaging, 1999, 40(1): 1-21.

（二）子宫内膜粘连（intrauterine adhesion，IUA）

【概念与概述】

- 子宫内膜粘连为子宫腔内粘连组织学类型的一种，是各种因素所致子宫内膜基底层损伤后，宫腔肌壁和（或）宫颈管的相互粘连
- 同义词：宫腔粘连，Asherman 综合征

【病理与病因】

一般特征

- 病因学
  ○ 由于人工流产、自然流产或剖宫产等造成的子宫内膜损伤
  ○ 宫腔感染

大体病理及手术所见

- 粘连带与周围内膜组织相似，易于分离
- 离断的粘连带残端可在子宫腔内游离
- 粘连带色白柔软，常无出血

镜下特点

- 粘连带为肉芽组织形成的瘢痕
- 可有炎性细胞浸润

【临床表现】

表现

- 不孕
- 月经减少或闭经
- 宫颈口堵塞者可造成周期性下腹痛
- 妊娠后容易发生习惯性流产、早产、前置胎盘等

治疗

- 宫腔镜下分离或切除粘连带
- 轻度粘连可盲视下机械性钝性 / 锐性分离
- 放置宫内节育器预防粘连
- 用激素疗法促进子宫内膜修复

预后

- 治疗后明显改善妊娠结局，妊娠率可达 53%

【影像表现】

HSG 表现

- 子宫腔及子宫颈管壁毛糙，不光整
- 子宫腔内出现多个大小不等及形态各异的充盈缺损
- 重度粘连者子宫腔体积明显缩小，形态不规则，子宫颈管不规则狭窄

超声表现

- 子宫内膜菲薄（不大于 5mm），内膜显示欠佳
- 宫腔内膜线部分不连续，局部见不规则低回声区，与子宫肌层相连
- 宫腔分离，分离宫腔内见稍高回声带，与宫腔前、后壁相连
- CDFI 示粘连带无血流信号
- 宫颈内口完全性粘连者可造成宫腔积血，宫腔扩大内见液性暗区

MR 表现

- 子宫局部内膜 T2WI 高信号消失或显示不清
- 宫腔内粘连部分在 T1WI 及 T2WI 均呈低信号
- 宫腔扩张、变形、积血者宫腔 T1WI 信号升高
- 增强扫描粘连带无强化

【鉴别诊断】

- 子宫黏膜下肌瘤
  ○ 圆形椭圆形团块
  ○ 有完整包膜
  ○ CDFI 示血流信号丰富，MR 增强扫描有强化
  ○ HSG 中随着注入对比剂的量和压力变化而形态变化
- 子宫内膜息肉
  ○ 宫腔扩张分离，可见带蒂或宽基底的实性团块
  ○ 子宫内膜线弧形偏移
  ○ 强化扫描有强化

诊断与鉴别诊断精要

- 宫腔镜是诊断宫腔粘连的最准确方法
- 特征性影像学表现是分离扩张宫腔内见低回声、低信号条带状物，无血流信号及强化

重点推荐文献

[1] 夏恩兰. 妇科内镜学. 北京: 人民卫生出版社, 2001: 104-107.
[2] 蔡敏, 项涛. 50例宫腔粘连B超改变. 华中医学杂志, 2004, 28(2): 120.
[3] 杨志伟, 周世英, 杨太珠, 等. 经阴道超声诊断子宫腔内粘连的价值. 中华超声影像学杂志, 2001, 10(3): 163-165.

（三）子宫内膜息肉（endometrial polyp）

【概念与概述】

子宫内膜息肉是子宫内膜基底层过度性增生，可有蒂或无蒂

【病因与病理】

一般特征

- 病因学
  - 炎性刺激引起子宫内膜增生
  - 可能与细胞遗传学的变化有关
- 流行病学
  - 发病率约为25%
  - 好发于围绝经期或绝经后妇女

大体病理及手术所见

- 细长的带蒂或不带蒂的肿物，表面光滑

显微镜下特征

- 由子宫内膜腺体和含胶原纤维间质组成
- 表面覆子宫内膜上皮

【临床表现】

表现

- 月经间期出血，月经量增多，经期延长
- 绝经后子宫出血
- 无临床症状

治疗

- 息肉切除
- 有不典型增生者建议子宫切除

预后

- 恶变率小于0.05%

【影像表现】

HSG表现

- 宫腔内见条状或圆形充盈缺损（图8-7-1）

超声表现

- 单发息肉
  - 宫腔内不均匀中等偏强回声团（图8-7-2）
  - 有时可见蒂与内壁相连，呈水滴状
  - 息肉中间囊变时，其内可见液性暗区
- 多发内膜息肉
  - 子宫内膜增厚，回声不均
  - 内膜内见不规则团簇状高回声斑，与正常内膜界限模糊
- 无论单发或多发息肉，其子宫内膜基底层与肌层分界清楚，无变形
- 合并宫腔积液时息肉显示更为清晰

MRI表现

- T1WI呈等信号，或略低信号
- T2WI病变较子宫内膜信号呈略低或等信号
- 较大者，内部信号不均匀，坏死囊变呈T2高信号
- 增强扫描呈中度强化，囊变区无强化
- 动态增强扫描病变动脉期早期强化明显，易于观察
- 动脉早期有时可见病变的蒂状供血血管

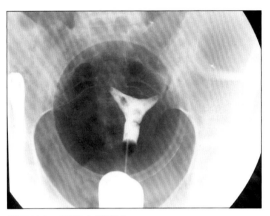

图 8-7-1 子宫内膜息肉
HSG 显示宫腔内多个类圆形充盈缺损，双侧输卵管不通

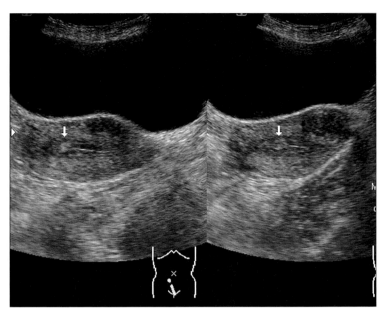

图 8-7-2 子宫内膜息肉
超声图像：宫腔内探及一强回声结节，边界尚清，形态规则

【鉴别诊断】

- 子宫内膜增生过长
  - 内膜均匀增厚，双侧内膜对称，宫腔线居中
- 子宫黏膜下肌瘤
  - 圆形，回声可有衰减
  - 内膜基底层变形或中断
- 子宫内膜癌

- 内膜普遍回声或信号不均
- 结合带可见中断，肌层受累
- 彩色多普勒
  - 癌变内膜及受侵肌层内有丰富的彩色血流信号
  - 可测及阻力指数低于 0.4 的异常低阻力型动脉血流频谱

重点推荐文献

[1] Grasel RP, Outwater EK, Siegelman ES, et al. Endometrial polyps: MR imaging features and distinction from endometrial carcinoma[J]. Radiology, 2000, 214(1): 47-52.
[2] 云英, 冷金花. 子宫内膜息肉的研究进展. 中华超声影像学杂志, 2005, 14(1): 59-61.
[3] 尹晓燕, 王淑玲, 张莹, 等. 经阴道超声宫腔造影诊断宫内病变. 中国医学影像技术, 2010, 26(1): 107-109.

（四）子宫内膜增生过长（endometrial hyperplasia）

【概念与概述】

子宫内膜增生过长是组织病理学的形态诊断名称，指子宫内膜增生超出了正常周期增生的范畴，腺体与间质的比例增加

【病因与病理】

一般特征

- 病因学
  - 雌激素过剩而相对孕激素缺乏
  - 大量雌激素刺激
  - 无排卵、肥胖、多囊卵巢综合征、内分泌

功能性肿瘤、外源性雌激素的应用等

显微镜下特征

- 单纯性增生，腺体增生分布不均，间质致密，可有不规则水肿区
- 复杂性增生，腺体不同程度扩张，呈小囊状或腺体高度增生，向腔内形成芽苞状突起
- 不典型增生，腺体上皮细胞出现特异型改变

【临床表现】

表现

- 不规则子宫出血
- 月经过频或月经周期紊乱，月经量增多
- 贫血
- 基础体温单相型

治疗

- 去除致病因素，减少雌激素刺激，药物治疗
- 对持续出血怀疑不典型增生者行活检或切除

预后

- 单纯性增生、复杂性增生的癌变率仅为 1% ~ 3%
- 不典型增生的癌变率为 8% ~ 29%

【影像表现】

HSG 表现

- 宫腔内可见颗粒状、结节状或不规则充盈缺损
- 内膜明显增厚者，造影显示宫腔呈"菊花样"改变
- 可合并一侧或双侧卵巢显影增大

CT 表现

- 子宫增大，宫腔扩大
- 内膜增厚如息肉样改变，略高于肌层密度
- 双侧卵巢增大

超声表现

- 子宫内膜均匀增厚（图 8-7-3）
- 可表现为均匀回声、多小囊状回声和不均质斑块状回声
- 内膜回声不均，斑块状强回声与低回声区相间者提示不典型性增生

- 病灶区基底层与子宫肌层分界清
- 多伴单侧或双侧卵巢增大、卵巢内储留囊肿

MR 表现

- T1WI：宫腔扩大，内呈低信号（图 8-7-4，A）
- T2WI
  - 与正常内膜信号相同或稍低，无特异性
  - 病变中的囊变区表现为高信号（图 8-7-4，B，C）
- 增强
  - 动脉早期，病灶信号强度低于肌层
  - 延迟期等或高于肌层信号

【鉴别诊断】

- 子宫内膜息肉
  - 呈水滴状或结节状
  - 内膜形态不对称或宫腔线偏移
- 子宫内膜癌
  - 内膜回声或信号不均，形态不规则，轮廓不规整
  - 子宫内膜基底线模糊，内膜周边的结合带中断、消失
  - 彩色多普勒超声可测出 IR<0.4 的低阻力动脉型血流频谱

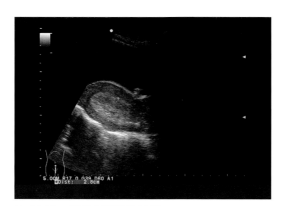

图 8-7-3 **子宫内膜增生过长**
灰阶超声示：子宫内膜明显均匀增厚

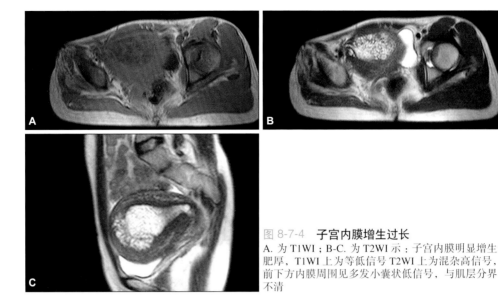

图 8-7-4　子宫内膜增生过长
A. 为 T1WI；B-C. 为 T2WI 示：子宫内膜明显增生肥厚，T1WI 上为等低信号 T2WI 上为混杂高信号，前下方内膜周围见多发小囊状低信号，与肌层分界不清

重点推荐文献

[1] Montgomery BE, Daum GS, Dunton CJ. Endometrial hyperplasia[J]. Obstet Gynecol Surv, 2004, 59(5): 368-378.

[2] 程晓东, 吕卫国, 谢幸. 子宫内膜增生的诊断与治疗现状. 中华妇产科杂志, 2001, 36(8): 508-510.

二、子宫良性肿瘤

（一）子宫肌瘤（uterine leiomyoma）

【概念与概述】

- 子宫肌瘤主要由子宫平滑肌细胞增生而形成的良性肿瘤
- 是女性生殖器官最常见的良性肿瘤
- 因其发病部位不同分为肌壁间、黏膜下及浆膜下三型，也可发生于宫体外阔韧带
- 同义词：子宫平滑肌瘤

【病理与病因】

一般特征

- 病因学
  - 与高雌激素环境有关
- 流行病学
  - 30 岁以上妇女子宫肌瘤的发病率高达 20% ~ 30%
  - 肌壁间最多见，尸检患病率高达 77%

大体病理及手术所见

- 多为球形，色白，有弹性
- 与正常肌层间有假包膜

显微镜下特征

- 均质或相互融合的平滑肌细胞

- 呈漩涡状排列
- 血管细小

【临床表现】

表现

- 不规则阴道流血、经期延长，贫血
- 腹部包块、疼痛、邻近器官的压迫症状
- 部分患者无自觉症状

治疗

- 子宫切除或肌瘤剔除
- 药物治疗，促性腺激素释放激素
- 子宫动脉栓塞

预后

- 预后较好，治疗后多数症状消失

【影像表现】

超声表现

- 子宫体积增大，如为多发子宫肌瘤或肌瘤较大可造成子宫形态改变（图 8-7-5）
- 子宫肌瘤多表现为低回声结节，边界清晰，如合并肌瘤变性或纤维成分较多，可表现为高、等回声或混合回声（图 8-7-6、图 8-7-7）
- 肌瘤内钙化表现为低回声结节中散在的强回声伴声影（图 8-7-8）
- 子宫内膜线移位，受压

CT 表现

- 子宫可呈均匀性增大或偏心性增大，宫腔变形
- 肿块密度与正常宫壁一致或略低，内可见更低密度或钙化
- 增强后扫描实质性肿块轻度强化，坏死区不强化（图 8-7-9）
- 动态增强扫描动脉期可见肌瘤的供血动脉，多为子宫动脉的分支

MRI 表现

- 子宫体积增大，子宫肌壁间、黏膜下及浆膜下见 T1WI、T2WI 呈均匀等、低信号结节，肌瘤变性程度不同，信号强度不同（图 8-7-10）
  - 富于细胞性肌瘤：T1WI 上呈均匀等信号，T2WI 上呈均匀或略不均匀等或稍高信号
  - 囊性变：肌瘤信号明显不均，可见局灶性、片状水样 T1WI 低信号、T2WI 高信号区，边界光整
  - 黏液样变：肌瘤在 T1WI 上呈不均等、低信号，在 T2WI 上肌瘤内可见局灶性不均匀高、稍高信号区，边缘不规则
  - 红色样变：T1WI 上呈高信号，且脂肪抑制成像后信号强度不降低，T2WI 上信号多变，可呈高或低信号
- 动态增强 MR：肌瘤强化程度低于肌层，变性区无强化，延迟扫描假包膜显示更清晰（图 8-7-11）
- 肌瘤恶变：肌瘤内可见大片出血、坏死区，肌瘤形态不规则，边界不清楚，短期增大

推荐影像学检查

- 超声是最基本的影像评价手段
- MR 检查可进一步评价肌瘤变性程度、进行鉴别诊断

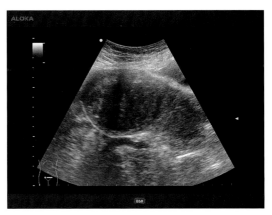

图 8-7-5　**子宫巨大浆膜下肌瘤**
灰阶超声示：肌瘤呈混杂信号，子宫明显变形

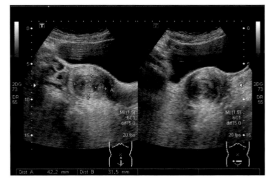

图 8-7-7　**黏膜下子宫肌瘤**
灰阶超声示：肌瘤表现为混杂回声，宫腔扩大

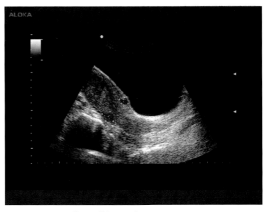

图 8-7-6　**子宫肌壁间肌瘤**
灰阶超声示：子宫体积略增大，宫体内见多个低回声结节，边界清晰

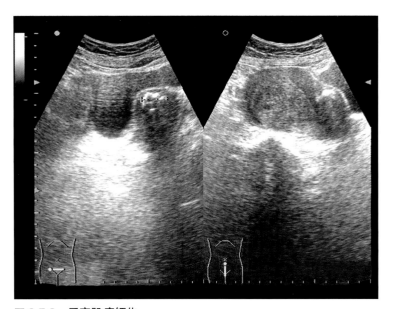

图 8-7-8　**子宫肌瘤钙化**
灰阶超声示：肌瘤钙化，后方可见声影

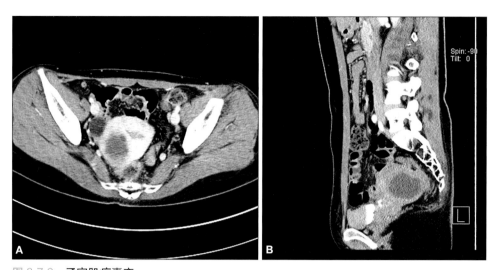

图 8-7-9 子宫肌瘤囊变
A-B. 为 CT 增强示：子宫右后壁见软组织肿块，中心囊变无强化，周围肌层环形受压

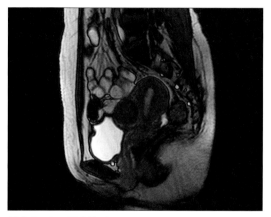

图 8-7-10 子宫肌瘤
T2WI 矢状位示：子宫体部局部变形，前壁浆膜下见均匀低信号结节，边界清晰

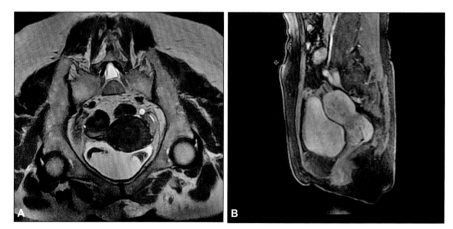

图 8-7-11 黏膜下子宫肌瘤
A. T2WI 示：子宫内膜下见 T2WI 低信号结节，边界清晰，结合带完整；B. T1WI 脂肪抑制增强示：病灶轻度强化，强化程度低于肌层

【鉴别诊断】

- 子宫腺肌症
  - 超声为子宫肌层内弥漫性不均质回声，边界不清
- T2WI 为不均质低信号病灶内散在点状高信号
- 子宫内膜息肉（鉴别子宫内膜下肌瘤）
  - 超声，多带蒂，与子宫肌层基底部无延续
  - T2WI 多为高信号

> **诊断与鉴别诊断精要**
>
> - 典型影像学表现为子宫肌层圆形或椭圆形肿物，边界清晰，周围可见假包膜
> - CT、MR 增强扫描有助于提高肌瘤及肌层的密度及信号差别，可显示供血血管
> - 短期明显增大者考虑恶变可能

重点推荐文献

[1] Kido A, Togashi K, Koyama T, et al. Diffusely enlarged uterus: evaluation with MR imaging[J]. Radiographics, 2003, 23(6): 1423-1439.

[2] Hricak H, Finck S, Honda G, et al. MR imaging in the evaluation of benign uterine masses: value of gadopentetate dimeglumine-enhanced T1-weighted mages[J]. Am J Roentgenol, 1992, 158(5): 1043-1050.

（二）盆腔腹膜平滑肌瘤病（leiomyomatosis peritoneum disseminata，LPD）

【概念与概述】

- 是一种发生在腹膜的非转移性、同源性、多中心的良性平滑肌肿瘤
- 同义词：播撒性腹膜平滑肌瘤病

【病理与病因】

一般特征

- 病因学
  - 与雌激素水平较高有关
- 流行病学
  - 国内外报道仅 100 余例

大体病理及手术所见

- 弥漫分布于腹膜壁层及脏层的灰白色或灰红色小结节
- 结节表面光滑、质硬、边界清楚
- 大小不等，数量可达数百个

显微镜下特征

- 为梭形成熟平滑肌细胞，细胞排列成栅状或漩涡状，在间皮下膨胀性生长，无细胞异型性及核分裂象

- 免疫组化研究发现其内含有波形蛋白、结蛋白和肌动蛋白，雌激素 ER、孕激素 PR 多阳性
- 电镜证实组成肿瘤的细胞有平滑肌细胞的特征

【临床表现】

表现

- 腹胀、腹痛
- 不规则阴道流血
- 多为剖腹探查时偶然发现

治疗

- 有生育要求者可用抗雌激素药物治疗
- 手术治疗，子宫 + 双侧卵巢切除

预后

- 具有良性的生物学行为
- 常因手术去势、分娩或停服避孕药等，使体内雌孕激素水平降低而促其自限
- 文献报道约有 10% 的恶变率

【影像表现】

超声表现

- 盆腔内多发实性低回声结节，边界清晰
- 弥漫分布于腹膜，大小不一
- 可合并子宫肌瘤的相关表现
- 病变较小者不易发现

CT 表现

- 腹盆腔多发实性结节，有沿腹膜分布倾向
- 呈等密度或低密度，边界清晰
- 增强扫描轻度强化（图 8-7-12）

MRI 表现

- 沿腹膜分布的多发实性结节
- T1WI 呈低信号，T2WI 呈等低信号，类似子宫肌层信号
- 结节形态规整，边界清楚，信号均匀，偶见中心坏死
- 增强扫描轻度强化，类似肌层强化方式

【鉴别诊断】

- 恶性肿瘤腹膜转移
  - 肿瘤形态具有原发肿瘤结构
  - 病变位于腹膜表面而不被覆间皮
  - 浸润性生长，边界不清，可广泛粘连
- 平滑肌肉瘤
  - 肿瘤生长快，常有坏死
  - 浸润性生长，与周围组织界限不清
- 转移性子宫平滑肌瘤
  - 多转移到腹盆腔淋巴结
  - 在盆腔多位于圆韧带及髂静脉处

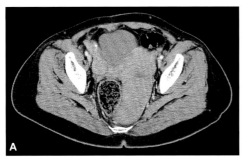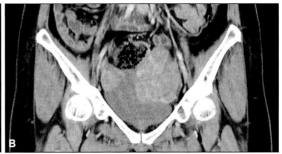

图 8-7-12 盆腔腹膜平滑肌瘤病
A-B. 为 CT 增强示：腹盆腔多发实性结节，沿腹膜分布，呈等密度，增强为轻度强化

诊断与鉴别诊断精要

- LDP 误诊率很高，腹腔镜取活检是确诊的唯一方法
- 排除了肿瘤腹膜转移，有体内雌激素水平升高病史者要考虑到 LDP
- 定期随访，部分病变有恶变倾向

重点推荐文献

[1] Guarch R, Puras A, Ceres R, et a1. Ovarian endometriosis and clear carcinoma, leiomyomatosis peritonealis disseminata, and endometrial adenocarcinoma: an ususual, pathogenetically related association[J]. lnt Gynecol Pathol, 2001, 20(3): 267-270.

[2] 俞颖，金杭美，周坚红，等. 腹膜播散性平滑肌瘤三例报告. 中华妇产科杂志, 2003, 38(4): 245-246.

[3] Sharma P, Chaturvedi KU, Gupta R, et al. Leiomyomatosis peritonealis disseminata with malignant change in a post-menopausal woman[J]. Gynecol Oncol, 2004, 95(3): 742-745.

（三）子宫腺肌瘤（uterine adenomyoma）

【概念与概述】

- 子宫肌层内存在的子宫内膜腺体和间质在激素的影响下发生出血、肌纤维结缔组织增生并形成局限性病变
- 同义词：局灶性子宫腺肌病，内在性子宫内膜异位症

【病理与病因】

一般特征

- 病因学
  - 子宫内膜基底层腺体和间质侵及内肌层或经脉管侵及外肌层所致
  - 多次分娩、流产、慢性子宫内膜炎等造成的子宫内膜基底层损伤等
  - 与雌激素水平有关
- 流行病学
  - 好发于 30～50 岁女性
  - 发病率约 10%～60%

大体病理及手术所见

- 子宫呈均匀性增大，多累及后壁
- 于肌壁中见粗厚肌纤维带和微囊腔，腔内偶有陈旧血液
- 局限性生长形成的结节或团块类似肌壁间肌瘤
- 病灶与周围肌层无明显界限，手术时难以完整剥除

显微镜下特征

- 异位的子宫内膜在子宫肌层内形成局限的岛屿样改变，周围有增生的平滑肌细胞环绕

【临床表现】

表现

- 继发性、周期性痛经，进行性加重
- 月经不规律、不孕
- 部分患者无自觉症状

治疗

- 有生育要求者可药物治疗
- 手术切除

【影像表现】

超声表现

- 子宫体积增大，形态饱满

- 子宫肌壁呈局灶性增厚，以后壁多见（图 8-7-13）
- 回声不均匀，呈粗糙光点回声增强，部分呈局限性低回声或高回声区，边缘不清、欠规则
- 子宫内膜线大部分偏移，可合并子宫肌瘤或盆腔其他部位的子宫内膜异位
- CDFI：病灶区内血流少，见稀疏的短条状血流

MRI 表现

- 子宫体积增大，轮廓局限性隆起
- 结合带局限性增厚
- T2WI 示子宫肌层内类网形低信号肿块影，内见散在或多发的点状高信号，边界多较模糊（图 8-7-14）
- T1WI 表现为低信号，如合并出血表现为高信号
- 增强扫描时病灶强化程度与结合带相似

【鉴别诊断】

- 子宫肌瘤
  - 子宫肌瘤边界光滑清楚，边缘可见高信号假包膜，子宫腺肌瘤边界不清
  - 子宫腺肌瘤为沿子宫肌纤维走行方向的椭圆形病灶，而肌瘤内肌纤维螺旋状排列，可分布在子宫的任何部位
  - T1WI 出血点状高信号，强烈提示子宫腺肌瘤
  - 子宫肌瘤患者内膜多光整；子宫腺肌瘤者内膜多毛糙或呈锯齿状
  - 子宫肌瘤与周围肌层间可见迂曲血管，子宫腺肌瘤少见

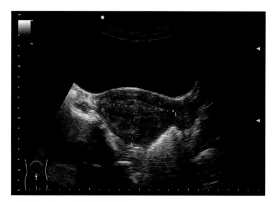

图 8-7-13　**子宫腺肌瘤**
灰阶超声示：子宫体积增大，形态不规则，后壁肌层局限性增厚，内回声增强不均匀

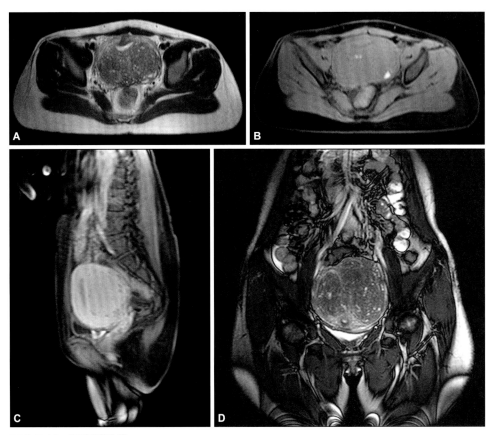

图 8-7-14　**子宫腺肌瘤**
A. T2WI；B. T1WI 脂肪抑制；C.T1WI 增强；D. FIESTA 示：子宫后壁见 T2WI 低信号肿块，内见多发的
点状 T2WI 高信号，周边见点状 T1WI 高信号，内膜线受压移位，增强扫描均质强化

诊断与鉴别诊断精要

● 子宫腺肌瘤患者 30%～50% 有不孕症，对不孕症者子宫肌层
内的病变应慎重鉴别

● 和肌瘤的主要鉴别点是边界、有无包膜、内部回声和信号，
但此病多与子宫肌瘤并存

● 子宫腺肌瘤 CA125 水平多升高

重点推荐文献

[1] Reinhold C, McCarthy S, Bret PM, et al. Diffuse adenomyosis: comparison of endovaginal US and MR imaging with histopathologic correlation[J]. Radiology, 1996, 199(1): 151-158.

[2] Hottat N, Larrousse C, Anaf V, et al. Endometriosis: contribution of 3.0-T pelvic MR imaging in preoperative assessment--initial results[J]. Radiology, 2009, 253(1): 126-134.

[3] Byun JY, Kin SE, Choi BG, et al. Diffuse and focal adenomyosis MR imaging findings[J]. Radiographics, 1999, 19(1): 161-170.

（四）子宫脂肪瘤（uterine lipoma）

【概念与概述】

- 脂肪瘤是子宫罕见的良性肿瘤
- 分为单纯性脂肪瘤、混合性脂肪瘤

【病理与病因】

一般特征

- 病因学
  - 可能与卵巢早衰，低激素状态有关
- 流行病学
  - 多发生于绝经期妇女，发病率约为0.12%~0.3%

大体病理及手术所见

- 子宫肌层内肿物，质软，界限清楚，切面灰黄色，油腻感

显微镜下特征

- 由分化成熟的脂肪细胞构成，细胞排列紧密，其间有少量纤维组织及平滑肌束伸入，在肿瘤边缘可见少量脂肪母细胞

【临床表现】

表现

- 阴道流血
- 下腹坠胀，膀胱压迫症状等

【影像表现】

超声表现

- 子宫体部稍高或高回声光团，边界清楚，有完整包膜，周边无声晕
- 内部及周边彩色血流极少
- 可合并多发子宫肌瘤样实性低回声结节

CT表现

- 子宫内可见边界清楚的低密度肿块，密度均匀，部分瘤体内有少量线状稍高密度纤维分隔
- 病灶局部CT值为负值
- 增强扫描无强化

MRI表现

- T1WI示子宫内脂肪样高信号，边界清楚
- T2WI呈中等高信号，压脂序列呈低信号
- 混合型脂肪瘤可见瘤体内低信号分隔
- 增强扫描无强化

【鉴别诊断】

- 子宫肌瘤
  - 子宫肌瘤为等或低回声，有声晕，周边存在血流信号，但如存在子宫肌瘤脂肪变性或脂肪化生，鉴别困难
- 畸胎瘤
  - 脂肪成分是灶性分布，可见钙化，而脂肪瘤是成片分布的，无钙化

诊断与鉴别诊断精要

- CT、MRI有脂肪的特征性表现，而超声缺乏特异性，容易误诊
- 单纯性脂肪瘤非常少见
- 混合型脂肪瘤不易和子宫肌瘤脂肪变及脂肪肉瘤鉴别

重点推荐文献

[1] Chan HHL, Chau MT, Lam CHL, et al. Uterine lipoleiomyoma: ultrasound and computer tomography findings[J]. J HK Coll Radiol, 2003, 6: 30-32.

[2] Tsushima Y, Kita T, Yamamoto K. Uterine lipoleiomyoma: MRI, CT and ultrasonographic findings[J]. Br J Radiol, 1997, 70(838): 1068-1070.

[3] Prieto A, Crespo C, Pardo A, et al. Uterine lipoleiomyomas: US and CT findings[J]. Abdom Imaging, 2000, 25(6): 655-657.

（五）子宫囊肿（uterine cyst）

【概念与概述】
- 罕见的良性肿瘤
- 同义词：子宫单纯囊肿、先天性子宫囊肿

【病理与病因】

一般特征
- 病因学
  - 双侧副中肾管相互融合时，中段横行部顶壁膨出过程中上皮内陷，不与宫腔相连，日后会形成囊肿
- 流行病学
  - 仅见个案报道

大体病理及手术所见
- 子宫内见充满透明液体囊腔，囊壁光整

显微镜下特征
- 囊壁称有柱形上皮细胞，单层无纤毛，胞浆透亮，核呈圆形

【临床表现】

表现
- 腹部包块
- 疼痛、邻近器官的压迫症状
- 部分患者无自觉症状

治疗
- 手术切除，腹腔镜或剖腹术
- 影像引导下微创性抽吸术

【影像表现】

超声表现
- 宫体或宫角处探及单房无回声包块
- 壁厚光整，透声好
- 无血流信号

MRI 表现
- 宫体或宫角处囊性包块，边界清楚，T1WI 为低信号，T2WI 为高信号
- 无强化

【鉴别诊断】
- 子宫肌瘤囊性变：变性区域不规则，周围可有少量血流信号，其周围多存在子宫肌瘤实性部分
- 子宫腺肌症囊性变：多在子宫腺肌症的影像表现基础上出现小的裂隙样囊变
- 卵巢囊肿：卵巢囊肿与子宫被膜无连续性，宫角部囊肿较大时影像学检查不容易区分囊肿来源，观察到正常的卵巢是鉴别的关键
- 盆腔包裹性积液：形态不规则，多有分隔，与子宫被膜无关系，多有腹痛、发热等临床症状

诊断与鉴别诊断精要

- 排除肿瘤囊性变及其他盆腔来源的囊肿，应该考虑到本病的可能
- 超声、CT、MR 没有特异性，容易误诊

重点推荐文献

[1] Ho ML, Raptis C, Hulett R, et al. Adenomyotic cyst of the uterus in an adolescent[J]. Pediatr Radiol, 2008, 38(11): 1239-1242.

[2] Protopapas A, Milingos S, Markaki S, et al. Cystic uterine tumors[J]. Gynecol Obstet Investig, 2008, 65(4): 275-280.

（六）子宫血管瘤（uterine hemangioma）

【概念与概述】
- 非常罕见的良性肿瘤，在月经期和妊娠期病灶扩大，生长缓慢
- 同义词：子宫海绵状血管瘤，子宫脉管瘤，子宫动静脉畸形，静脉曲张性动脉瘤

【病理与病因】

一般特征
- 病因学
  - 胚胎期一些血管网状细胞瘤与发育中的血管网脱离，并局部增殖并形成内皮条索，

进一步分化形成血管网

- 外伤、手术史
- 流行病学
  - 仅见个案报道

大体病理及手术所见

- 子宫肌层内紫红色或暗红色肿物，有大小不等蜂窝状间隙，无包膜

显微镜下特征

- 病变为管腔不规则扩大的毛细血管组成，管壁内为单层柱状上皮，血管间见数量不等的纤维结缔组织

【临床表现】

表现

- 异常子宫出血
- 痛经
- 腹痛
- 妊娠期血管瘤生长迅速，孕期可发生破裂出血
- 双合诊可触及血管波动性病灶

治疗

- 保守治疗，包括观察、药物治疗和血管栓塞术
- 手术治疗，适于临床症状重、无生育要求或血管栓塞失败者，分为肿瘤摘除术、子宫切除术
- 推荐盆腔动脉栓塞术

【影像表现】

超声表现

- 子宫均匀增大
- 肌层内见圆形或条索状大小不等的蜂窝状无回声，后方有回声增强
- CDFI 呈马赛克样显像
- 血流非常缓慢者内部可无明显血流信号，周围见丰富树枝样血流

CT 表现

- 呈低密度灶，平扫没有特异性
- 动态增强扫描可见子宫体部动脉早期血管样高强化灶，延迟扫描对比剂进一步充填（图 8-7-15）

MRI 表现

- 呈 T1WI 低信号，T2WI 高信号
- 动态增强扫描显示病灶动脉早期有血管样强化，强化方式是快进慢出

鉴别诊断

- 子宫肌瘤变性
  - 为 T2WI 低信号为主的病灶中见点状高信号
  - 动态增强扫描变性部分强化程度低
- 子宫腺肌瘤
  - 动态增强扫描中无明显血管样强化

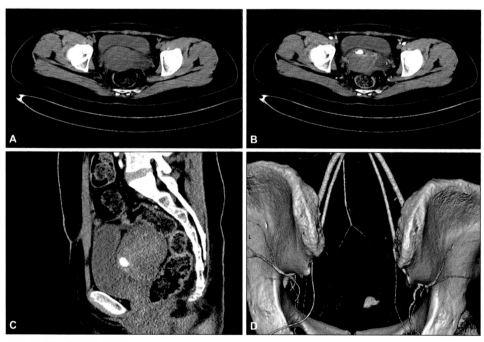

图 8-7-15　子宫血管瘤
A. CT 平扫；B-C. CT 强化；D. VR 示：子宫前壁见动脉期血管样高强化结节灶，VR 重建图像呈病灶位于右侧子宫动脉走行区

> **诊断与鉴别诊断精要**
> - 超声是筛查方法，子宫动脉造影是诊断金标准
> - MR 及 CT 动态增强扫描动脉期血管样强化，可与其他非血管性病变鉴别

重点推荐文献

[1] Clarke MJ, Mitchel PJ. Uterine arteriovenous malformation: a rare cause of uterine bleeding, diagnosis and treatment[J]. Australas Radiol, 2003, 47(3): 302-305.

[2] 颜双鲤, 潘建英, 郭晓俭, 等. 子宫海绵状血管瘤1例. 中华妇产科杂志, 2003, 38(3): 172.

[3] Mungen E, Yergok YZ, Ertekin AA, et al. Color Doppler sonographic features of uterine arteriovenous malformations: report of two cases[J]. Ultrasound Obstet Gynecol, 1997, 10(3): 215-219.

三、子宫恶性肿瘤

（一）子宫内膜癌（uterine endometrial carcinoma）

【概念与概述】
- 来源于子宫内膜的上皮性恶性肿瘤
- 占女性生殖道恶性肿瘤的 20%~30%
- 多发于宫底和宫体后壁
- 同义词：宫体癌（carcinoma of corpus uteri）

【病理与病因】

一般特征
- 一般发病机制
  - 起源于子宫内膜腺体
  - 组织学类型
    - 内膜样腺癌 80%
    - 浆液性、黏液性腺癌 10%
    - 透明细胞癌低于 5%
- 病因学
  - 内源性雌激素刺激增加
  - 外源性雌激素刺激，如雌激素替代治疗、长期服用他莫昔芬等
  - 肥胖、糖尿病、高血压体质的患者患该病的危险性增加
  - 该病有遗传倾向
- 流行病学：美国每年约有近 36 100 子宫内膜癌新发病例，6500 人死于此病

大体病理及手术所见
- 早期病灶范围小且浅，内膜表面粗糙，无明显

肿块形成（图 8-7-18B）
- 局部形成肿块者为突向宫腔内的息肉状或菜花状肿物，质脆，表面常见坏死
- 弥漫型累及范围广，可多灶发生，伴子宫肌层浸润

镜下特征
- 发病与雌激素有关者，组织学类型为子宫内膜样腺癌，DNA 为整倍体，基因改变主要为 K-ras、MLHI、PTEN 基因突变
- 与雌激素刺激无关者，组织学类型为浆液性腺癌，黏液性腺癌和透明细胞癌等，DNA 为非整倍体，基因改变主要为 P53、c-erbB$_2$ 基因突变

【临床表现】

表现
- 症状
  - 不规则阴道流血
  - 阴道脓性及血性分泌物
  - 下腹或腰骶部酸痛，下腹胀痛
  - 晚期可致贫血、消瘦、恶病质
- 体征
  - 早期：妇科检查无明显异常
  - 进展：子宫增大，质软
  - 晚期：癌组织自宫颈口脱出、周围浸润可致子宫固定或宫旁扪及不规则结节样肿块

疾病人群分布
- 多见于老年妇女
- 好发年龄为 50~69 岁

自然病史与预后
- 该病生长缓慢、转移播散时间晚、症状出现

早，易早期发现

- 早期确诊患者（Ⅰ期），预后较好，5年生存率可 >50%
- 晚期或存在高危因素患者预后差

治疗

- 以手术为主，综合治疗
- 临床Ⅰ期患者筋膜外全子宫切除加双侧附件切除为标准术式
- 临床Ⅱ期患者多采用广泛性全子宫加双附件切除、盆腔及腹主动脉旁淋巴结切除术
- 晚期患者可采用放疗、化疗或激素治疗

【影像表现】

超声表现

- 子宫内膜增厚
  - 绝经后妇女子宫内膜厚度 >5mm 或未绝经妇女子宫内膜厚度 >12mm（增生晚期）（图 8-7-16）
  - 子宫内膜可局限性增厚或不规则增厚，也可明显增厚，呈不规则团块状，与子宫肌层分界不清
  - 侵及肌层，内膜与肌层交界面的低回声晕中断或消失
- 子宫体积增大，宫腔内积液、积脓或积血时宫腔内可见不规则弱回声区或无回声区
- 病变内血流信号呈明显的低阻力特征，可见网状或树枝状彩色血流信号（图 8-7-16）
- 伴有周围侵犯可表现为
  - 宫颈内可见不均匀低回声，阴道壁局部增厚
  - 宫旁与子宫分界不清的低回声包块
  - 膀胱壁局部增厚或膀胱壁向腔内突出的实性回声
  - 腹腔和（或）腹股沟淋巴结肿大

CT 表现

- 宫腔扩大，内见软组织密度灶，呈结节状或菜花状，边界不清
- 病灶强化程度多低于正常子宫肌层，病变周围可被更低密度的宫腔积液所环绕（图 8-7-17）
- 病变侵犯肌层时，受侵肌层密度减低，正常宫肌厚度变薄
- 附件受侵表现为附件区与子宫相连的软组织肿块，密度均匀或不均匀，形态不规则
- 盆腔或腹膜后可见明显肿大的淋巴结
- 腹腔内播散表现为腹水、腹膜、肠系膜或网膜肿块

MR 表现

- Ⅰa期：T1WI 子宫形态、大小及信号均正常，T2WI 仅表现内膜局灶性增厚，强化程度略低于肌层（图 8-7-18A）
- Ⅰb期及Ⅰc期：T1WI 病灶呈等信号，T2WI 病灶区结合带完整性明显中断，增强后 T1WI 黏膜下强化带部分或完全中断（图 8-7-19）
- Ⅱ期：子宫体积增大，T1WI 病灶呈等或低信号，T2WI 病灶侵入宫颈管或宫颈基质，增强后见宫颈上皮连续性中断
- Ⅲ期：除以上表现外，可见临近组织受侵（图 8-7-20）
- 病灶在 DWI 上表现为高信号，ADC 减低，低于正常子宫内膜，有助于鉴别子宫内膜肿瘤的良恶性
- 动态增强扫描显示病灶中晚期强化明显，强化曲线是上升 — 平坦 — 下降型（图 8-7-21）
- 子宫内膜癌术后复发表现为手术残端的不规则软组织肿块，T2WI 略高信号，增强扫描不均质强化（图 8-7-22）

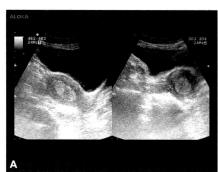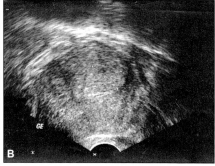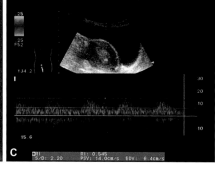

图 8-7-16 **子宫内膜癌**

A. 经腹；B. 经阴道超声；C. CDFI 图显示：子宫腔内不规则实性团块，与肌层交界面部分中断，血流指数低

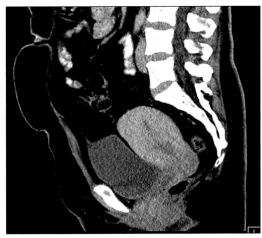

图 8-7-17　子宫内膜癌
CT 增强显示：宫腔扩大，宫腔内见软组织密度灶，强化程度低于子宫肌层

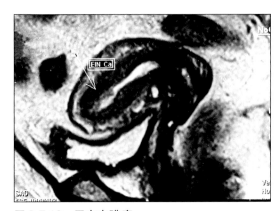

图 8-7-19　子宫内膜癌
T2WI 显示：子宫内膜局灶性增厚后壁结合带中断，后壁肌层受侵犯

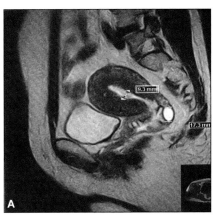

图 8-7-18　子宫内膜癌
A. T2WI 显示：子宫内膜局灶性增厚；B. 大体标本显示：内膜表面粗糙，无明显肿块形成

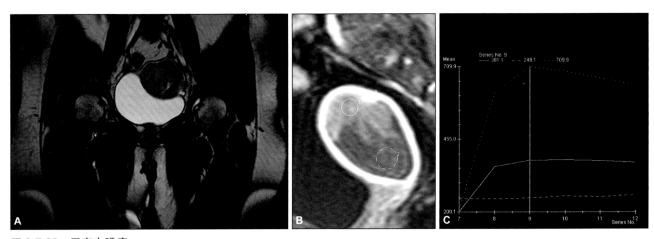

图 8-7-20　子宫内膜癌
A. T2WI 显示：后壁结合带中断，后壁肌层受侵犯；B-C. 强化曲线是上升-平坦-下降型

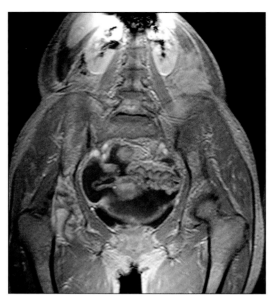

图 8-7-21　子宫内膜癌转移

T1WI 脂肪抑制强化显示：子宫内膜增厚，后壁结合带中断，腹膜增厚，腹腔内见大量液体

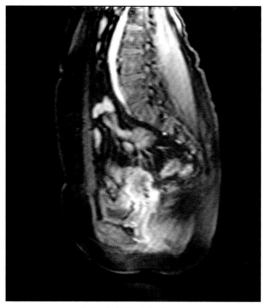

图 8-7-22　子宫内膜癌术后复发

T1WI 脂肪抑制强化显示：宫颈残端见不规则软组织密度肿块，不均质强化

推荐影像学检查

- 最佳检查方法是 MRI 检查
- 可以了解子宫内膜厚度、肌层浸润及其深度等
- MR 有助于鉴别复发性肿块与放疗后的纤维化，纤维化均呈 T1WI、T2WI 低信号

【鉴别诊断】

- 子宫颈管癌
  - 子宫颈管增粗、质硬，呈桶状
  - 宫颈癌向宫腔内突入，结合带多完整
  - 宫颈癌动态强化早期强化明显
- 子宫肉瘤
  - 子宫肿块体积较大，可出现坏死囊变

- 内膜间质肉瘤及癌肉瘤不容易鉴别
- 黏膜下子宫肌瘤
  - T1WI 均呈略低或等信号，T2WI 多为均匀低信号
  - 轮廓规整，边界清楚
  - 变性的黏膜下肌瘤不容易鉴别，但肌瘤 ADC 值高于内膜癌
- 内膜息肉
  - 结合带完整，病灶密度、信号均匀
  - 3.5% 可发展为子宫内膜癌，必要时可行活检以鉴别

重点推荐文献

[1] 谢阳桂, 于秀, 张玉泉, 等. 应用阴道彩色多普勒超声诊断子宫内膜癌并分期. 中国医学影像技术, 2011, 27(1): 21-23.

[2] Ye T, Zeng MS. Comparative study between MRI features and pathology in FIGO stage I and II endometrial carcinoma[J]. The Chinese-German Journal of Clinical Oncology, 2006,

5(3): 607-609.

[3] Shen SH, Chiou YY. Diffusion-weighted single-shot echo-planar imaging with parallel technique in assessment of endometrial cancer[J]. Am J Roentgenol, 2008, 190(2): 481-488.

（二）子宫肉瘤（uterine sarcomas）

【概念与概述】

- 子宫肉瘤是一种组织来源广泛、子宫平滑肌、内膜间质、结缔组织和上皮或非上皮成分混合性的恶性肿瘤，具有多种不同组织学形态和生物学活性

【病理与病因】

一般特征

- 病理组织学类型
  - 子宫平滑肌肉瘤（leiomyosarcoma，LMS）
  - 子宫内膜间质瘤（endometrial stromal sarcoma，ESS）
  - 子宫恶性中胚叶混合瘤（malignant mesodermal

mixed tumer, MMMT), 又称恶性苗勒管混合瘤或癌肉瘤
- 其他类型, 如腺肉瘤、横纹肌肉瘤、骨肉瘤、脂肪肉瘤、淋巴肉瘤等
- 病因学
  - 病因不明
  - 部分病例与盆腔放疗史或雌激素刺激过度有关
- 流行病学
  - 子宫肉瘤人群发病率 1.23 ~ 1.7/10 万
  - 占妇科恶性肿瘤 1% ~ 3%

大体病理及手术所见
- 质软、鱼肉样、可见出血及坏死、可侵犯肌层
- 子宫平滑肌肉瘤
  - 凝固性坏死、侵犯肌层、病理性核分裂象
- 子宫内膜间质瘤
  - 起源于子宫内膜间质细胞
  - 息肉样突入宫腔、蒂宽、质脆
  - 高度恶性者细胞异型性明显, DNA 异倍体, 雌、孕激素受体多为阴性
- 恶性苗勒管混合瘤
  - 源自内膜
  - 肿瘤含癌及肉瘤两种成分

【临床表现】

表现
- 症状 / 体征
  - 阴道异常流血
  - 瘤内出血坏死、子宫穿孔或腹腔内转移时, 可引起腹痛
  - 子宫增大, 较大时腹部可扪及包块
  - 恶病质、消瘦

疾病人群分布
- 多发生于绝经期及绝经后妇女
- 占子宫恶性肿瘤的 2% ~ 6%

预后
- 易复发, 预后差, 5 年生存率为 20% ~ 40%
- 常发生血行转移
- 不同病理类型预后有差异
  - 肌瘤恶变及低度恶性子宫内膜间质肉瘤预后相对较好
  - 葡萄状肉瘤及淋巴肉瘤预后极差

治疗
- 首选手术治疗, 辅以放、化疗

- 内分泌治疗对子宫内膜间质肉瘤及恶性苗勒管混合瘤有一定疗效
- 肿瘤靶向治疗

【影像表现】

概述
- 无特异性

超声表现
- 子宫体积增大, 表面不平, 形态不规则
- 多位于肌壁间, 体积较大, 也可凸向宫腔
- 中、低回声, 与肌层界限不清, 合并钙化者为高回声, 后方伴声影
- 回声不均匀, 多见液化坏死, 可呈蜂窝状回声
- 彩色多普勒血流显像显示子宫肉瘤以血流丰富型多见, RI<0.6

CT 表现
- CT 图像缺乏特异性, 多用于转移的诊断和临床分期
- 表现为子宫体积增大, 盆腔单一病灶, 可有假包膜, 弥漫生长, 与肌层分界不清 (图 8-7-23)
- 可见出血、坏死、钙化
- 增强扫描实性部分不均质强化

MR 表现
- 肿瘤与子宫分界不清
- T2WI 以稍高信号为主, 多发坏死囊变区为高信号
- T1WI 为中等偏低信号, 坏死囊变区为低信号
- 出血灶在 T2WI 及 TIWI 均呈高信号
- 为肌瘤恶变而来者, T2WI 可见肌瘤样低信号
- 增强扫描呈明显不均匀强化
- DWI 图像显示为高信号, ADC 值减低
- 内膜间质瘤、癌肉瘤表现类似子宫内膜癌

【鉴别诊断】
- 子宫平滑肌瘤
  - 好发于生育年龄妇女
  - 多发的圆形、椭圆形病灶, 边界清楚, 有包膜
  - 超声检查内部有典型的漩涡状回声
  - 彩色多普勒血流显像显示平滑肌瘤乏血供, 频谱 RI>0.6
  - T2WI 显示为低信号
  - 肌瘤黏液样变性与黏液性子宫平滑肌肉瘤鉴别困难

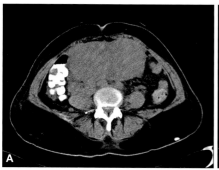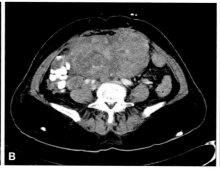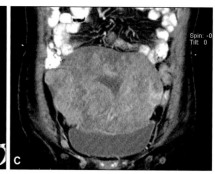

图 8-7-23　**子宫肉瘤**
A. CT 平扫；B-C. CT 增强示：子宫体积弥漫性增大，不均质强化，腹腔及腹膜后淋巴结肿大

- 子宫内膜癌
  - 内膜广泛受累，结合带中断
  - 少有囊变坏死
  - 低分化内膜癌与子宫肉瘤的影像鉴别较为困难，需诊断性刮宫或活检作出明确诊断

- 子宫腺肌症
  - T1WI 等信号，T2WI 低信号
  - 边缘模糊，没有假包膜
  - T1WI、T2WI 均见散在的点状高信号

重点推荐文献

[1] Namimoto T, Yamashita Y, Awai K, et al. Combined use of T2-weighted and diffusion-weighted 3-T MR imaging for differentiating uterine sarcomas from benign leiomyomas[J]. Eur Radiol, 2009, 19(11): 2756-2764.

[2] 张果, 祝洪澜, 魏丽惠. 子宫肉瘤分类、分期及治疗进展. 中国妇产科临床杂志, 2010, 11(5): 397-400.

[3] 冯峰, 陈午才, 夏淦林, 等. 盆腔少见恶性肿瘤的CT诊断. 临床放射学杂志, 2006, 25(2): 150-152.

（三）子宫淋巴瘤（primary uterine lymphoma）

【概念与概述】
- 原发于子宫的淋巴组织免疫细胞肿瘤，罕见疾病

【病理与病因】

一般特征
- 病因学
  - 尚未明确，可能与慢性炎症和自身免疫性疾病有关
- 流行病
  - 西方国家报道原发子宫淋巴瘤占子宫原发肿瘤的 0.008%

大体病理及手术所见
- 子宫体积不规则增大
- 瘤体质地细腻，灰红或淡黄色，剖开可呈鱼肉样

显微镜下特征
- 镜下见异型淋巴细胞增生，弥漫浸润子宫内膜和肌层
- 免疫组化显示淋巴细胞单克隆增生，以 B 细

胞来源多见，其次为 T 细胞
- 霍奇金病罕见

【临床表现】

表现
- 子宫体积增大
- 阴道不规则流血，白带异常
- 腹盆部不适

治疗
- 手术治疗：全子宫 + 双附件切除术 + 阴道断段切除术。适于早期病变，不主张行广泛性手术切除
- 化疗：化疗可消除亚临床病灶，对保留生育要求的年轻患者尤为适用，是该类疾病的基本疗法
- 放疗：淋巴瘤对放疗敏感
- 综合治疗：由于恶性淋巴瘤是一全身性疾病，可以综合以上多种方法进行治疗

【影像表现】

超声表现
- 子宫不规则混合性包块，以低回声为主，可呈

弥漫性网格样改变
- 血供丰富，血流指数较低

CT 表现
- 子宫体积增大，局部见软组织肿块影
- 增强扫描轻或中度强化

MRI 表现
- 子宫体积弥漫性均匀性增大或内膜弥漫性增厚
- 病灶表现为 T1WI 呈均匀等信号，T2WI 呈稍高信号，信号相对均匀
- Gd—DTPA 增强扫描呈中等强化，低于肌层强化程度

- 子宫结合带多完整

鉴别诊断
- 子宫内膜癌
  - 宫腔内不规则肿物，肌层浸润可见局部结合带中断
  - T2WI 高信号的内膜中显示低信号的病灶
- 子宫肌瘤
  - 多发，与子宫肌层边界清晰
  - 可有钙化及脂肪变
  - 增强扫描与肌层同步强化

重点推荐文献

[1] Kawakami S, Togashi K, Kojima N, et al. MR appearance of malignant lymphoma of the uterus[J]. J Comput Assist Tomogr, 1995, 19(2): 238-242.

[2] Yamada I, Suzuki S. Primary uterine lymphoma: MR imaging[J]. Am J Roentgenol, 1993, 160(3): 662-663.

[3] Lien HH, Nome O, Berner A. Lymphoma of the uterus: findings on MR imaging[J]. Am J Roentgenol, 1994, 163(4): 996.

（四）子宫转移瘤（uterine metastasis）

【概念与概述】

肿瘤的子宫转移非常少见，国内外仅见个案报道

【病理与病因】

一般特征
- 病因学
  - 盆腔内外肿瘤的血性/淋巴性转移或盆腔外肿瘤的种植转移
  - 文献报道多为乳腺癌、胃癌、淋巴瘤等
- 流行病学
  - 罕见，未见流行病学资料

显微镜下特征
- 组织类型及显微镜下特征与原发肿瘤相同

【临床表现】

表现
- 多有盆腔内外恶性肿瘤病史
- 子宫不规则增大
- 病变侵及内膜层，会有阴道不规则流血

治疗
- 化疗，不首选手术治疗

【影像表现】

超声表现
- 子宫体积明显增大
- 子宫内见不规则实性低回声软组织肿块
- 盆腔内其他部位有/无类似回声肿块

CT 表现
- 子宫不均质低密度肿块
- 不均质强化
- 有原发肿瘤病史或盆腔其他脏器的肿块

MRI 表现
- 子宫内不规则软组织肿块
- 呈 T1WI 低信号，T2WI 高信号
- 不均质强化，强化特点与原发肿瘤相似

鉴别诊断
- 子宫内膜癌
  - 子宫内膜受累，局部结合带中断
- 子宫肉瘤
  - 不容易鉴别，关键看有无原发肿瘤

（张 琰 王翠艳）

重点推荐文献

[1] Giordano G, Gnetti L, Ricci R, et al. Metastatic extragenital neoplasms to the uterus: a clinicopathologic study of four cases[J]. Int J Gynecol Cancer, 2006, 16 Suppl 1: 433-438.

[2] Minelli L, Romagnolo C, Giambanco L, et al. Uterine leiomyoma metastasis as a first sign of breast cancer[J]. J Am Assoc Gynecol Laparosc, 1998, 5(2): 213-215.

[3] Piura B, Yanai-Inbar I, Rabinovich A, et al. Abnormal uterine bleeding as a presenting sign of metastases to the uterine corpus, cervix and vagina in a breast cancer patient on tamoxifen therapy[J]. Eur J Obstet Gynecol Biol Reprod, 1999, 83(1): 57-61.

第8节　卵巢疾病

一、正常卵巢生理变化

（一）卵巢滤泡囊肿

【概念与概述】

卵巢滤泡囊肿（follicular cyst）由于成熟滤泡不破裂或闭锁卵泡持续增长，使滤泡腔液体潴留而形成囊肿

【病因与病理】

一般特征

- 一般发病机制
  - 发病原因
    - 促卵泡素分泌过多或与黄体生成素比例失衡，导致成熟卵泡不排卵而继续生长或闭锁卵泡退化不全而继续分泌液体
    - 卵泡膜层血管因某种原因破裂出血，血肿逐渐被吸收，血细胞成分被融解消失，液体增多、潴留
- 流行病学
  - 是较为常见的生理改变，发生率2%～4%

大体病理及手术所见

- 多为单发，亦可多发，壁薄而透明，囊腔内充满透明浆液

显微镜下特征

- 囊壁由颗粒细胞及其外周的卵泡膜细胞构成，两者可有黄素化现象，颗粒细胞有时形成Call-Exner小体

【临床表现】

表现

- 最常见体征/症状
  - 因无内分泌功能，故一般不引起临床症状，常不需治疗
  - 多数囊肿在4～6周内自然吸收消退，偶尔囊肿破裂或蒂扭转可引起急腹症其他

- 较大者可出现下腹坠胀不适、腰部酸痛及性交痛，有的伴有月经异常
- 疾病人群分布
  - 年龄
    - 可发生在任何年龄，绝经后的妇女和服用避孕药时少见
- 自然病史与预后
  - 可以定期随访观察，或口服短效避孕药1～2个周期
  - 大多数卵巢滤泡囊肿可在2～3个月内消失

治疗

- 无症状者不治疗
- 症状明显者去除囊肿
- 形成急腹症时根据临床观察选择保守或手术治疗

（二）卵巢黄体囊肿

【概念与概述】

卵巢黄体囊肿（corpus luteum cyst）：囊性黄体持续存在或增长，或黄体血肿含量较多，血液被吸收后形成直径超过3cm的囊腔，称为黄体囊肿

【病因与病理】

一般特征

- 一般发病机制
  - 发病原因
    - 自主神经系统的影响，使卵巢功能变化或卵巢酶系统功能过度增强，造成凝血机制障碍，呈出血倾向
- 流行病学
  - 生育年龄妇女最多见

大体病理及手术所见

- 单房，囊壁呈琥珀色，光滑，半透明，内含黄色液体

显微镜下特征

- 早期黄体细胞仍存，且富含类脂质，仅囊壁内层纤维化，可见黄素化粒层细胞和卵泡膜细胞，囊内有或无血液；后期囊壁纤维化伴有程度不等的透明变

【临床表现】

表现

- 最常见体征/症状
  - 由于囊肿储存分泌的孕激素，常使月经周期延长
  - 若囊肿破裂可出现腹痛及阴道流血，与异位妊娠极为相似
- 疾病人群分布
  - 年龄
    - 生育年龄妇女最多见
- 自然病史与预后
  - 可自行消失，定期随访观察

治疗

- 一般无需治疗
- 形成急腹症时根据临床观察选择保守或手术治疗

【影像表现】

概述

- 最佳诊断依据：盆腔附件区囊性病灶，边缘光滑，内部为均匀水样物质
- 部位
  - 盆腔
- 大小
  - 直径一般不超过 4cm，偶可达 10cm
- 形态学：
  - 圆形、卵圆形

X 线表现

- 无异常发现

CT 表现

- 平扫 CT
  - 盆腔内附件区圆形囊性肿块，单侧多见，直径一般在 5cm 以下，肿块表面光滑，边界清楚，壁薄无结节，无分隔（图 8-8-1）
  - 囊内均匀的低密度，CT 值一般在 0~20Hu，有出血或感染时 CT 值可升高，有时囊内有分层或分隔现象

- 增强 CT
  - 囊肿边缘有强化，内部无强化

MR 表现

- T1 加权
  - 附件区边缘清楚的圆形、类圆形囊性病灶，壁薄，无分隔（图 8-8-1）
  - 滤泡囊肿内部呈均匀低信号
  - 黄体囊肿出血时可呈相对高信号（图 8-8-2）
- T2 加权
  - 滤泡囊肿呈均匀的水样高信号，囊壁薄而规则
  - 黄体囊肿出血时可呈中等至高信号
- T1 增强
  - 囊壁可轻度强化

超声表现

- 附件区探及圆形、壁薄无回声区，后方回声增强，囊壁无血流信号
- 出血性黄体囊肿可出现
  - 边缘成角
  - 网格样或渔网样结构
  - 周围环绕血流信号

推荐影像学检查

- 最佳检查方法：超声

【鉴别诊断】

- 畸胎瘤
  - 出血性黄体囊肿有血细胞沉积于囊肿一侧时，形成中强回声，与畸胎瘤相似，但前者的中强回声后方回声增强，而畸胎瘤内的强回声后方回声减弱
- 宫外孕
  - 宫外孕其囊壁的回声较周围卵巢组织的回声强，且血流信号多位于一侧而不是全周，出血性黄体囊肿的血流信号是位于全周
- 子宫内膜异位症
  - 多发，双侧多见，与周围组织粘连而边界不清
  - 反复出血，囊肿内可有分层现象
  - 增强扫描囊壁无强化
- 囊腺瘤或癌
  - 当囊肿较大、少数内有分隔或囊腺瘤较小时难以鉴别

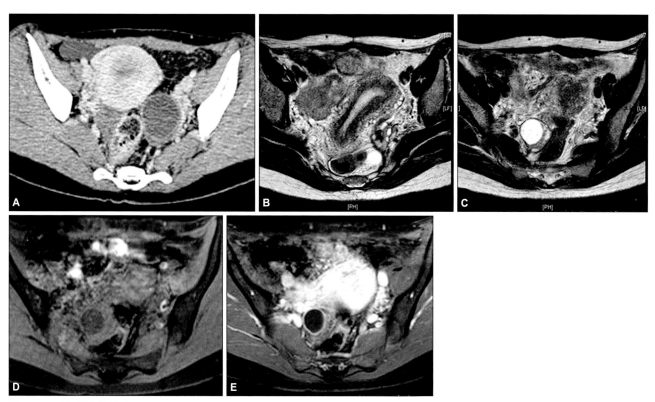

图 8-8-1 卵巢滤泡囊肿
A. CT 增强扫描盆腔左后方附件区见一囊性改变，直径约 5cm，囊壁光整，增强轻度强化。囊内为低密度的液体组织；B. 同一患者 2 个月后复查 MR，T2WI 示左侧囊性改变已消失，周围见小卵泡；C. 右侧卵巢 T2WI 可见一较大的囊性灶，直径约 2.5cm，周围尚可见较小的卵泡，均为高信号；D. T1WI 上述囊性灶为低信号；E. 增强扫描囊壁轻度强化

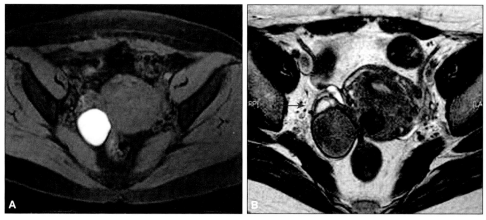

图 8-8-2 卵巢黄体囊肿
A. T1WI 脂肪抑制示：盆腔右后方附件区见一囊性高信号，代表内部为出血，囊壁光整。附近未见卫星灶；B. T2WI 示右侧囊性中等信号灶，周围尚可见较小的高信号的卵泡（红箭头所示）

重点推荐文献

[1] Jeong YY, Outwater EK, Kang HK, et al. Imaging evaluation of ovarian masses[J]. Radiographics, 2010, 20(5): 1445-1470.
[2] Takeuchi M, Matsuzaki K, Nishitani H, et al. Manifestations of the female reproductive organs on MR images: changes induced by various physiologic states[J]. RadioGraphics, 2010, 30(4): 1147.

二、卵巢良性疾病

（一）孕期卵巢黄体（妊娠黄体瘤）

【概念与概述】

妊娠黄体瘤（pregnancy luteoma）：由于妊娠，体内存在大量绒毛膜促性腺激素（HCG）刺激卵巢，使卵巢含有单个或多个黄素化结节状病变。世界卫生组织将其归结为肿瘤样病变

【病因与病理】

一般特征

- 一般发病机制
  - 发病原因（来源）
    - 黄素化卵泡膜细胞
    - 卵巢间质
    - 多囊卵巢
  - 流行病学
    - 少见，全世界报告约 200 多例

大体病理及手术所见

- 肿块为单侧或双侧性，瘤样结节单个或多个
- 圆形、卵圆形或分叶状，大小不一，直径一般为 1~20cm
- 为境界清楚但无包膜的结节性肿块
- 淡黄、橘黄或灰黄色，切面浅棕色或灰褐色
- 可有囊性变或出血区，无花环状构型

显微镜下特征

- 瘤体细胞弥漫分布，细胞多边，大小介于黄素化粒层细胞瘤与卵泡膜细胞之间
- 胞浆含嗜酸性颗粒、核深染、固缩或消失，核分裂象少

【临床表现】

表现

- 最常见体征/症状
  - 一般无症状，多发生在妊娠后期，6 个月以前少见
  - 部分孕妇于妊娠中期后出现男性化症状
  - 部分女婴分娩后可出现男性化表现
  - 产后肿瘤及男性化多自行消退
- 疾病人群分布
  - 年龄
    - 发生在 30~40 岁妇女，妊娠 3 个月后
- 自然病史与预后
  - 属自限性疾病，产后可自行消失

治疗

- 多在剖宫产手术检查双附件时发现，病理诊断明确者无需特殊治疗，产后可自行消退

【影像表现】

概述

- 最佳诊断依据：妊娠后卵巢增大呈结节状，边缘光滑，内部为实性，产后可自行消退
- 部位
  - 盆腔
- 大小
  - 直径一般不超过 4cm，偶可达 10cm
- 形态学
  - 结节状

CT 表现

- 由于发生在妊娠期，一般不做 CT 检查

MR 表现

- T1 加权
  - 卵巢增大呈结节状
  - 内部呈均匀低信号
- T2 加权
  - 以低信号为主

超声表现

- 附件区探及圆形或分叶状实性肿物（图 8-8-3）

推荐影像学检查

- 最佳检查方法：超声

【鉴别诊断】

- 主要与实性卵巢肿瘤鉴别，剖宫产发现病灶不能肯定性质时可活检，避免将其当作肿瘤而切除卵巢

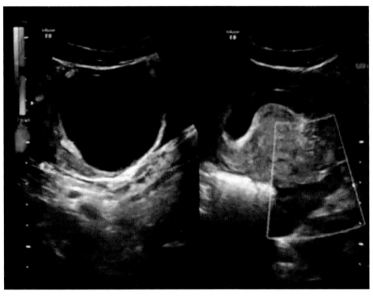

图 8-8-3　**卵巢妊娠黄体瘤**
彩色多普勒超声示：孕囊，同时见一侧卵巢增大，呈实性肿物状，回声均匀

诊断与鉴别诊断精要

● 妊娠后期出现附件区实性病灶，产后可自行消失

● 结合妊娠史及超声表现

重点推荐文献

[1] Tannus JF, Hertzberg BS, Haystead CM, et al. Unilateral luteoma of pregnancy mimicking a malignant ovarian mass on magnetic resonance and ultrasound [J]. J Magn Reson Imaging, 2009, 29 (3): 713-717.

[2] 余俐, 彭杰青. 妊娠黄体瘤1例报告并文献复习. 中国误诊学杂志, 2006, 6(7): 1225-1227.

（二）卵巢扭转

【概念与概述】

　　卵巢扭转（ovarian torsion）：卵巢蒂部分或全部旋转造成卵巢动静脉的流入及流出受阻

【病因与病理】

一般特征

● 一般发病机制

○ 发病原因

■ 正常卵巢的扭转多因先天性异常，如输卵管或其系膜过长、呈螺旋形而发生，其他原因包括输卵管的痉挛、腹压的急剧变化等

■ 较大的卵巢囊肿、卵巢肿瘤等容易发生扭转，良性畸胎瘤最常见

● 流行病学

○ 妇科第五常见的急腹症

大体病理及手术所见

● 如扭转不能恢复，致血管破裂，行手术时，见输卵管卵巢呈紫红色，剖开卵巢可见组织为血液所浸润，并有血块

显微镜下特征

● 卵巢出血性梗死形成及出血

【临床表现】

表现

● 最常见体征 / 症状

○ 突然发生下腹剧痛，以右侧为常见，可短时间内自行缓解，但易反复发作

○ 重者扭转不易恢复，因静脉回流受阻，致使输卵管卵巢充血，腹痛加剧，并有恶心呕吐

○ 如扭转后血管破裂出血. 可因内出血而致

休克。腹部检查时，下腹有压痛及反跳痛，并有程度不同的腹肌紧张
- 肛腹诊可触及增粗的附件，且有明显压痛，则应高度怀疑为本病
- 疾病人群分布
  - 年龄
    - 任何年龄均可发生，但生育期最好发，11%～20%发生在孕妇
- 自然病史与预后
  - 不完全扭转可自行缓解，完全性扭转会造成卵巢的坏死及感染

治疗
- 不完全扭转
  - 保守治疗，严密观测
- 完全性扭转
  - 手术治疗

【影像表现】

概述
- 最佳诊断依据：卵巢增大，蒂扭曲，卵巢动静脉血流消失
- 部位
  - 盆腔
- 大小
  - 单侧的卵巢扩大，直径大于4cm，最大可为正常卵巢容量的28倍
- 形态学
  - 圆形、卵圆形

X线表现
- 无异常发现

CT表现
- 平扫CT
  - 卵巢增大，表现为盆腔内中线附近的附件肿块，表面光滑，边界清楚
  - 肿块中央为水肿的基质，周围散布均匀密度的小囊状影
  - 肿块内可有出血及少量气体
  - 子宫向患侧偏移，有时可见同侧输卵管增厚
  - 腹水
- 增强CT
  - 无强化

MR表现
- T1加权
  - 附件区边缘清楚的圆形肿块，内为偏低信号，合并出血时信号不均
- T2加权
  - 低信号的中央基质周围为多个小囊状高信号
  - 子宫向患侧偏移
  - 扭转近端可见血管充盈
  - 出血性梗死时正常组织呈鸟嘴样突出
  - 腹水
- T1增强
  - 无强化

超声表现
- 单侧卵巢增大，直径常大于4cm（图8-8-4）
- 中央卵巢基质由于出血、水肿呈不均匀回声
- 周边均一的多发囊性结构，呈串珠状
- 蒂扭转呈漩涡状
- 动静脉血流缺失
- 彩色多普勒显示肿块有血流不能排除扭转，而是代表卵巢还有活性
- 腹水

推荐影像学检查
- 最佳检查方法：超声

【鉴别诊断】
- 急性阑尾炎
  - 有发热、恶心、呕吐及血象增高等
  - 影像上双侧附件正常
- 宫外孕
  - 临床上有停经史，合并出血时有面色苍白等内出血的表现，实验室检查HCG升高
  - 发生于输卵管最多见，发生在卵巢较少见，影像上显示宫旁肿块或附件的增大、盆腔出血等，同时可见子宫增大，子宫内膜增厚，有时可显示孕囊
- 卵巢巧克力囊肿破裂出血
  - 有子宫内膜异位症病史，常发生在经前或经期，疼痛剧烈
  - 影像上可见巧克力囊肿的典型表现

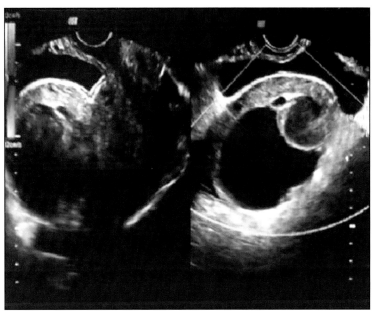

图 8-8-4 **卵巢扭转**
超声示：一侧卵巢增大，回声不均，彩色多普勒示该侧卵巢未见血流

诊断与鉴别诊断精要

● 急腹症的表现
● 影像检查见卵巢增大，蒂扭曲，卵巢动静脉血流消失

重点推荐文献

[1] Chang HC, Bhatt S, Dogra VS. Pearls and pitfalls in diagnosis of ovarian torsion[J]. Radiographics, 2008, 28(5): 1355-1368.
[2] Rha SE, Byun JY, Jung SE, et al. CT and MR imaging features of adnexal torsion[J]. RadioGraphics, 2002, 22(2): 283-294.
[3] Kawahara Y, Fukuda T, Futagawa S, et al. Intravascular gas within an ovarian tumor: a CT sign of ovarian torsion[J]. J Comput Assist Tomogr, 1996, 20(1): 154-156.

（三）多囊卵巢综合征

【概念与概述】

多囊卵巢综合征（polycystic ovarian syndrome，PCOS）是女性内分泌紊乱的疾病，主要表现为卵巢多囊性改变、高雄性激素血症以及黄体生成素（LH）与促卵泡激素（FSH）比值增高所带来的一系列症状

● 同义词：Stein-Leventhal 综合征，多囊性卵巢

【病因与病理】

一般特征

● 一般发病机制

○ 卵泡发育迟缓或卵泡闭锁，导致卵泡无法排出，堆积后引起激素代谢紊乱

● 病因

○ 下丘脑 - 垂体 - 卵巢轴调节功能紊乱

○ 肾上腺功能紊乱

○ 胰岛素抵抗或高胰岛素血症

○ 遗传因素

■ 基因变异：X 型性染色体异常，或常染色体 16、21 或 22 的异常

● 流行病学

○ 占育龄妇女的 5% ~ 10%

大体病理及手术所见

● 双侧卵巢对称性增大，外观呈灰白色，表面光滑，不见白体之缩痕

● 切面见白膜显著增厚、纤维化，实质内见多发性小囊肿，壁薄

显微镜下特征

- 包膜较正常增厚约 2～5 倍，厚薄不均
- 皮质下有发育至不同程度的卵泡，直径约 2～6mm，少数可达到甚至超过 10mm
- 卵泡内膜细胞增生及黄素化，缺乏或偶见黄体或白体

【临床表现】

表现

- 最常见体征 / 症状
  - 月经失调及不孕
    - 月经稀发、闭经、无排卵致不孕
  - 超重或肥胖
    - 向心性肥胖并常伴有随年龄增长日益明显的胰岛素抵抗或高胰岛素血症、高脂血症和黑棘皮症
  - 雄激素过高征象
    - 多毛、痤疮
    - 男性化改变
- 疾病人群分布
  - 年龄
    - 常见于青春期及生育期

治疗

- 应用药物诱导排卵
- 卵巢楔形切除

【影像表现】

概述

- 最佳诊断依据：双侧卵巢增大，内有多发小囊状影
- 部位
  - 盆腔
- 大小

- 双侧卵巢对称性增大，约为正常的 2～5 倍
- 形态学
  - 卵巢增大，呈圆形或卵圆形

X 线表现

- 无异常

CT 表现

- 平扫 CT
  - 双侧卵巢体积增大，内有多发小囊状低密影
- 增强 CT
  - 囊壁及实性部分轻度强化

MR 表现

- T1 加权
  - 双侧卵巢增大，低信号至中等偏低信号
- T2 加权
  - 双侧卵巢被膜下多发类圆形高信号小囊，直径多在 1cm 以下，中心基质肥大，为低信号
- T1 增强
  - 囊壁及实性部分轻度强化

超声表现

- 双侧卵巢多囊性增大，被膜增厚回声强。被膜下可见数目较多，直径 2～9mm 囊状卵泡，一侧或者两侧各有 10 个以上。围绕卵巢边缘，呈车轮状排列，称为项链征（图 8-8-5）
- 卵巢间质回声不均，子宫内膜肥厚

推荐影像学检查

- 最佳检查方法：超声

【鉴别诊断】

- 卵巢囊腺瘤或癌
  - 结合临床症状、实验室检查及影像易于鉴别

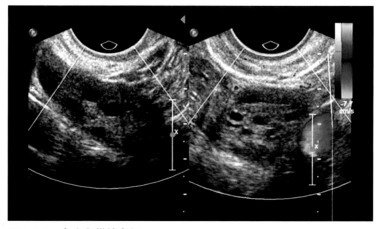

图 8-8-5　**多囊卵巢综合征**
超声示：双侧卵巢增大，被膜下多个囊状卵泡，卵巢间质增厚，回声不均

诊断与鉴别诊断精要

- 双侧卵巢体积增大，内有多发小囊状低密影
- 临床症状：月经失调或闭经、不孕、肥胖、多毛等
- 实验室检查：促性腺激素、甾体激素的改变

重点推荐文献

[1] Tannka YO, Tsunoda H, Kitagawa Y, et al. Functioning ovarian tumors: direct and indirect findings at MR imaging[J]. Radiographics, 2004, 24(Suppl 1): S147-S166.

[2] Imaoka I, Wada A, Matsuo M, et al. MR imaging of disorders associated with female infertility: use in diagnosis, treatment, and management[J]. Radiographics, 2003, 23(6): 1401-1421.

（四）卵巢过激综合征

【概念与概述】

卵巢过激综合征（ovary hyperstimulation syndrome，OHSS）是在不孕症治疗中应用促排卵药物进行卵巢刺激时所发生的医源性疾病，严重的可危及生命

【病因与病理】

一般特征

- 一般发病机制
  - 多个卵泡同时发育导致血管通透性的突然增加而致液体迅速渗出，造成胸水、腹水，继发低血容量、血液浓缩，导致循环功能障碍
- 病因
  - 尚未完全阐明，可能与肾素-血管紧张素系统、VEGF、炎症因子、前列腺素等多种因素有关
- 流行病学
  - 总体发生率为23.3%，其中轻度为8%~23%，中度为0.006%~7%，重度为0.008%~10%（一般低于2%）

【临床表现】

表现

- 最常见体征/症状
  - 分轻、中、重度
  - 常见症状有：恶心、呕吐、腹部不适、胸腹腔积液、少尿、水电解质平衡紊乱、肝肾衰竭、血栓形成等，严重者可危及生命
- 疾病人群分布
  - 年龄
    - 生育期

- 自然病史与预后
  - 自限性，多发生于HCG应用后的3~7天，如无妊娠，10天后好转。如妊娠，将持续一段时间。症状严重者预后不良

治疗

- 监测及预防
- 治疗，根据轻、中、重度选择相应的治疗，一般包括：
  - 对症治疗
  - 补液，纠正低血容量和电解质、酸碱平衡紊乱

【影像表现】

概述

- 最佳诊断依据：结合病史及临床表现

X线表现

- 胸腔积液、心包积液的表现

CT表现

- 不适合采用

MR表现

- T1加权
  - 双侧卵巢增大，重度达10cm以上，低信号至中等偏低信号
- T2加权
  - 双侧卵巢多发类圆形高信号小囊
  - 腹水呈高信号

超声表现

- 双侧卵巢多囊性增大，轻度者5~7cm，中度为7~10cm，重度者10cm以上，有多个黄体（图8-8-6）
- 腹腔积液

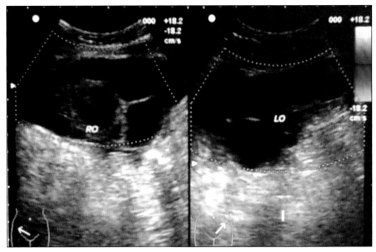

图 8-8-6　卵巢过激综合征
超声示：双侧卵巢明显增大，内见多个黄体呈囊性增大，卵巢基质无明显肥厚

推荐影像学检查

- 最佳检查方法：超声

【鉴别诊断】

- 多囊卵巢综合征
  - 结合病史及临床症状可鉴别

诊断与鉴别诊断精要

- 有在不孕症治疗中应用促排卵药物进行卵巢刺激的病史
- 双侧卵巢体积增大，内有多发小囊状低密影

重点推荐文献

[1] Tannka YO, Tsunoda H, Kitagawa Y, et al. Functioning ovarian tumors: direct and indirect findings at MR imaging[J]. Radiographics, 2004, 24(Suppl 1): S147-S166.

[2] Imaoka I, Wada A, Matsuo M, et al. MR imaging of disorders associated with female infertility: use in diagnosis, treatment, and management[J]. Radiographics, 2003, 23(6): 1401-1421.

三、卵巢肿瘤

（一）卵巢表面上皮 - 间质肿瘤

1. 卵巢浆液性肿瘤

【概念与概述】

卵巢浆液性肿瘤（ovarian serous tumors），由类似于输卵管上皮或类似卵巢表面上皮的肿瘤细胞组成的一类肿瘤，由卵巢生发上皮向输卵管上皮细胞分化形成，占卵巢表面上皮 - 间质肿瘤的 46%，其良性、交界性、恶性的比例大约为 60%、10% 和 30%

【病因与病理】

一般特征

- 一般发病机制
  - 类型
    - 浆液性囊腺瘤（serous cystadenoma）
    - 交界性浆液性囊腺瘤（borderline serous cystadenoma）
    - 浆液性囊腺癌（serous cystadenocarcinoma）
- 病因学
  - 持续排卵
    - 使卵巢上皮不断损伤与修复，修复过程中卵巢表面上皮细胞突变的可能性增加

- 内分泌因素
  - 过多的促性腺激素刺激及雌激素的作用使卵巢包涵囊肿的上皮细胞增生与转化
- 遗传因素
  - 约 10% 卵巢恶性肿瘤患者有遗传异常，常见的有 BRCA1、BRCA2 基因突变等
  - 交界性肿瘤可见 X 染色体长臂的等位基因杂合性缺失
- 环境因素
  - 与饮食中胆固醇含量高可能有关
- 流行病学
  - 浆液性囊腺瘤
    - 卵巢最多见的肿瘤之一
    - 发生率占卵巢良性肿瘤的 25%，占浆液性肿瘤的 58%，双侧性约 20%
  - 交界性浆液性囊腺瘤
    - 占浆液性肿瘤的 10%，双侧发生率为 20% ~ 50%
  - 浆液性囊腺癌
    - 为卵巢最常见的恶性肿瘤，占 40% ~ 50%

大体病理及手术所见
- 浆液性囊腺瘤
  - 大小不等，圆形、卵圆形，单房多见，也可多房
  - 囊内容物为稀薄的透明水样或淡黄色及淡血色液体
  - 有单纯性、乳头状、腺纤维瘤及囊腺纤维瘤等多型
    - 单纯性者多单房，囊内壁光滑
    - 乳头状囊腺瘤囊壁可见稀疏或密集的乳头簇
    - 以纤维间质增生为主的肿瘤称为腺纤维瘤或囊腺纤维瘤
- 交界性浆液性囊腺瘤
  - 中等大小，囊性或囊实性结节
  - 囊内有数量不一、大小不等的乳头状赘生物或结节，有时乳头结构不明显，似良性，但细看内壁毛糙、细颗粒状、天鹅绒状、小泡状
  - 与癌不同的是有一定的韧性，一般不出血坏死
- 浆液性囊腺癌
  - 包括浆液性腺癌、表面乳头状腺癌、腺癌

纤维瘤（或称恶性腺纤维瘤）
- 2/3 为双侧性
  - 分化好的囊性比例高，实性成分少，囊内容为浑浊血性液体，囊壁内或肿瘤表面遍布乳头状物，乳头质脆、软
  - 分化差的以实性为主，多结节，切面灰白，质脆，常伴出血坏死
- 腹膜往往有种植性瘤结节

显微镜下特征
- 浆液性囊腺瘤
  - 囊壁为纤维结缔组织，内衬以单层立方形或柱状上皮，假复层上皮
  - 瘤细胞无异型，核分裂象罕见
  - 间质内见砂粒体，系钙盐沉淀所致
- 交界性浆液性囊腺瘤
  - 增生的上皮（假复层或 2、3 层）形成乳头状，游离的细胞簇
  - 轻到中度异型性，核分裂象少，无破坏性间质浸润
  - 与良性比较有明显的上皮增生及形成上皮簇，且这种增生的成分至少应占到肿瘤的 10%
  - 与癌的区别在于不出现超过"微浸润"定义范围的卵巢间质浸润，且细胞不出现高度的异型性
- 浆液性囊腺癌
  - 囊壁上皮明显增生，复层排列，一般在 4 ~ 5 层以上
  - 癌细胞为立方形或柱状，细胞异型明显，并向间质浸润

【临床表现】
表现
- 最常见体征 / 症状
  - 良性病变
    - 常无症状，多为偶然发现
    - 最常见的症状为腹痛、阴道出血及腹部增大
  - 交界性病变
    - 无特殊，同大多数卵巢肿瘤
  - 恶性病变
    - 早期无症状，主要表现为腹部肿块，晚期出现腹胀、腹部不适
    - 大多数的患者就诊时已出现腹腔内扩散

及邻近器官转移，伴发腹水等
- 少数肿瘤可有异位内分泌情况
- 疾病人群分布
  - 年龄
    - 良性和交界性：好发于生育年龄和绝经期
    - 恶性：多数发生在 45～65 岁
- 自然病史与预后
  - 浆液性囊腺瘤
    - 良性肿瘤，但可恶变，发生率达 35%，乳头状囊腺瘤可更高
  - 交界性浆液性囊腺瘤
    - 5 年存活率达 90% 以上
  - 浆液性囊腺癌
    - 5 年存活率仅为 20%～30%

治疗
- 良性肿瘤
  - 手术治疗
    - 年轻、单侧者行患侧附件或卵巢切除术或肿瘤剔除术，保留对侧正常卵巢
    - 年轻、双侧者争取行肿瘤剔除术，保留部分卵巢组织
    - 绝经后期妇女行全子宫及双侧附件切除术
- 交界性肿瘤
  - 早期（Ⅰ期和Ⅱ期）
    - 手术治疗：行全子宫及双侧附件切除术，年轻、希望保存生育功能的Ⅰ期患者可行患侧附件切除术或肿瘤剔除术
  - 晚期（Ⅲ期和Ⅳ期）
    - 手术为主，加用化疗和放疗
- 恶性肿瘤
  - 手术治疗
    - 手术方式：先吸取腹水或腹腔冲洗液做细胞学检查，然后全面探查盆、腹腔，多处取材，决定肿瘤分期及手术范围
    - 手术范围：Ⅰa 期和Ⅰb 期行全子宫及双侧附件切除术，Ⅰc 及其以上同时行大网膜切除术，晚期应尽量切除原发灶及转移灶，同时常规行后腹膜淋巴结清扫术
    - 符合下列条件的年轻患者可考虑保留对侧卵巢
      - 分化好的Ⅰa 期患者
      - 术中剖视对侧卵巢未发现转移
      - 术后有条件严密随访

- 化疗：主要的辅助治疗

【影像表现】

概述
- 最佳诊断依据
  - 浆液性囊腺瘤
    - 盆腔内较大的分房性囊性肿块，壁和内隔薄而均一，其内呈液体密度、信号或回声，有时可见乳头状壁结节
  - 交界性浆液性囊腺瘤
    - 壁稍厚，乳头状突起稍明显，余同浆液性囊腺瘤
  - 浆液性囊腺癌
    - 盆腔或盆腹腔内较大的单侧或双侧囊实性肿块，壁和内隔厚而不规则，有明显的实体部分
- 部位
  - 盆腔至腹部
- 大小
  - 浆液性囊腺瘤
    - 大小不等，1～30cm，中位直径 10cm
  - 交界性浆液性囊腺瘤
    - 中等大小，2～25cm，平均直径 10cm
  - 浆液性囊腺癌
    - 大小不等，可从肉眼检测不到至直径超过 20cm，半数直径超过 15cm
- 形态学
  - 浆液性囊腺瘤
    - 圆形、卵圆形囊性肿块
  - 交界性浆液性囊腺瘤
    - 囊性或囊实性，囊内大小不等的乳头状赘生物或结节
  - 浆液性囊腺癌
    - 分化好的囊性比例高，实性成分少，囊内遍布乳头状物；分化低的实性为主，多结节状

X 线表现
- 仅可发现较大的盆腹部软组织肿块影，胃肠道造影可见盆腔肠管受推压移位

CT 表现
- 浆液性囊腺瘤
  - 平扫 CT
    - 大小不等的囊性肿块，单房多见，也可多房，壁薄，囊内分隔纤细，分房之间

密度相似，呈水样低密度，15% 可双侧发病（图 8-8-7）

- 10% 的病例囊壁或分隔可见点状或条片状钙化，部分可看到乳头状突起，肿瘤间质或乳头组织中可见钙盐沉着，形成砂粒体，但砂粒体非良性独有
  - 增强 CT
    - 壁和内隔强化
- 交界性浆液性囊腺瘤
  - 壁稍厚，乳头状突起稍明显，余同浆液性囊腺瘤
- 浆液性囊腺癌
  - 平扫 CT
    - 盆腹腔内较大肿块，内有多发大小不等、形态不规则的低密度囊性部分，2/3 为双侧
    - 间隔和囊壁厚薄不均，有呈软组织密度的实体部分
    - 常伴有腹水
  - 增强 CT
    - 肿块的间隔、囊壁和实体部分显著强化

MR 表现
- 浆液性囊腺瘤
  - T1 加权
    - 大小不等、边界清楚的囊性肿块，单房多见，或多房
    - 壁薄，囊内分隔纤细，分房之间密度相似
    - 囊内为低信号的水样组织，与单纯性液体或尿液信号相似，少部分可看到小的乳头状突起
  - T2 加权
    - 单房或多房囊性肿块
    - 囊内为高信号的水样组织
    - 囊壁及乳头状突起为中等信号
  - T1 增强
    - 肿块的壁和内隔强化
- 交界性浆液性囊腺瘤
  - 囊壁增厚，有乳头状突起时需考虑，余同浆液性囊腺瘤
- 浆液性囊腺癌
  - T1 加权
    - 大而不规则的囊实性肿块，囊内隔与囊

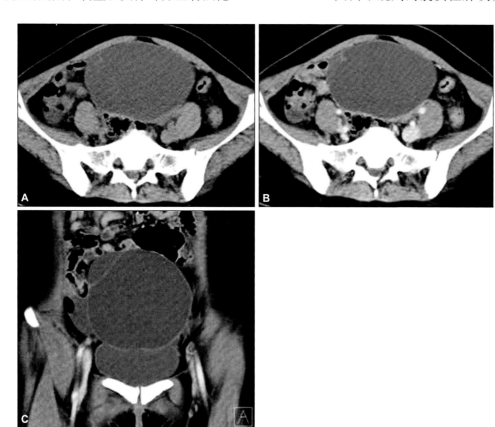

图 8-8-7　浆液性囊腺瘤

A. CT 平扫盆腔上方见一囊性病灶，囊内呈均匀的水样密度，囊壁上有一细小结节突起；B-C. 为 CT 增强示：囊壁及细小结节轻度强化。冠状另可见囊内有一分隔，囊壁及分隔均纤细、均匀

壁形态不规则，囊壁上可见乳头状突起，囊性部分为低信号，实质部分呈中等信号（图8-8-8）

■ 转移征象：直接侵犯周围组织、腹腔种植形成腹水和"网膜饼"、淋巴结肿大

○ T2 加权

■ 囊性部分为高信号，实性部分呈等或等、高混杂信号

○ T1 增强

■ 实性部分不同程度的强化

超声表现

● 浆液性囊腺瘤

○ 无回声区，壁薄，囊内可有细小点状回声和多发性间隔形成的带状回声

○ 少数肿瘤的壁或内隔可有乳头状突起，形成回声团或斑向腔内突出

○ CDFI 显示囊壁、内隔或乳头状突起处有血流信号

● 交界性浆液性囊腺瘤

○ 乳头状突起明显增多，余同浆液性囊腺瘤

● 浆液性囊腺癌

○ 盆腔内较大肿块，形态不规则，边界不清

○ 肿块回声杂乱，呈不均匀实性回声与无回声区相间，分隔形成的带状回声厚薄不均，常有较多或较大乳头状或菜花状强回声突起，内部可发生坏死

○ 多伴有腹水

○ CDFI 显示实质部分、囊壁、分隔或乳头状突起处有丰富血流信号

核医学表现

● 通常不作为首选检查，主要用于寻找隐匿病灶、肿瘤的分期、治疗后的监测及复发的诊断

● 良性病变无异常发现，恶性病变会出现局部 FDG 的浓聚，其代谢中度或以上不均匀增高

推荐影像学检查

● 最佳检查方法：CT 或 MRI

● 检查建议

○ 行全腹部检查，了解有无转移，对恶性病变有助分期，对不典型的囊腺瘤和囊腺癌可帮助鉴别

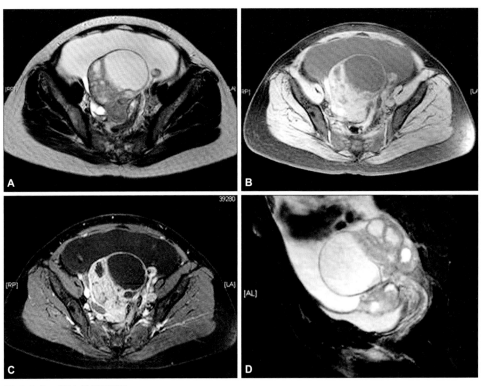

图 8-8-8　浆液性囊腺癌
A. T2WI 示：盆腔见一囊实性病灶，囊内呈均匀的水样高信号，实性部分信号不均，以稍高信号为主，内夹杂斑片状高信号，代表坏死部分。腹水为高信号；B. T1WI 脂肪抑制示：病灶实性部分为中等信号，内夹杂斑片状低信号，囊性部分呈均匀低信号。腹水为低信号；C. T1WI 脂肪抑制增强示：囊壁及实性部分显著强化；D. T2WI 脂肪抑制示：病灶的囊实性结构，病灶前方为高信号的腹水，膀胱位于底部

【鉴别诊断】

- 卵巢囊肿
  - 一般直径小于 5cm，内为水样结构
  - 与较小且单房性的浆液性囊腺瘤不易鉴别
- 子宫内膜异位症
  - 两者均为囊性病变，超声或 CT 平扫不易鉴别，增强后内异症一般无明显强化，囊腺瘤囊壁可见强化
  - MR 上为 T1WI 高信号、T2WI 信号偏低或呈混杂信号
- 未成熟畸胎瘤
  - 与囊腺癌鉴别之处在于未成熟畸胎瘤实质内可发现灶性脂肪及不规则钙化
- 卵巢转移瘤
  - 双侧更多见
  - 注意寻找原发灶，特别是胃肠道和乳腺
  - 未能发现原发灶时不易与其他卵巢恶性肿瘤鉴别

诊断与鉴别诊断精要

- 良性：盆腔内较大的单房多见的囊性肿块，壁和内隔薄而均一，其内呈液体密度、信号或回声，有时可见乳头状壁结节
- 交界性：乳头状结节明显增多，多见于年轻妇女
- 恶性：盆腹腔内较大的单侧或双侧囊实性肿块，壁和内隔厚而不规则，壁厚大于 3mm，有明显的实体部分，有时可发现转移征象

重点推荐文献

[1] Kawamoto S, Urban BA, Fisbman EK. CT of epithelial ovarian tumors[J]. Radiographics, 1999, 19(special tissue): 85-102.

[2] 许玲辉, 王玖华, 沙炎, 等. 浆液性卵巢肿瘤的CT诊断. 临床放射学杂志, 2002, 21(2): 132-134.

[3] Jung SE, Lee JM, Rha SE, et al. CT and MR imaging of ovarian tumors with emphasis on differential diagnosis [J]. Radiographics, 2002, 22(6): 1305-1325.

---

2. 卵巢黏液性肿瘤

【概念与概述】

卵巢黏液性肿瘤（ovarian mucinous tumors），由部分或全部含有细胞内黏液的肿瘤细胞组成的一类肿瘤，由卵巢生发上皮向宫颈黏膜细胞分化形成，占卵巢上皮肿瘤的 10%～40%，以良性居多

【病因与病理】

一般特征

- 一般发病机制
  - 类型
    - 黏液性囊腺瘤（mucinous cystadenoma）
    - 交界性黏液性囊腺瘤（borderline mucinous cystadenoma）
    - 黏液性囊腺癌（mucinous cystadenocarcinoma）
  - 病因学
    - 同浆液性肿瘤

- 流行病学
  - 黏液性囊腺瘤
    - 占卵巢全部良性肿瘤的 20%～25%，占卵巢黏液性肿瘤的 80%
    - 恶变率为 5%～10%
    - 可自行穿破种植在腹膜上继续生长并分泌黏液，称为腹膜黏液瘤
  - 交界性黏液性囊腺瘤
    - 占黏液性肿瘤的 12%
  - 黏液性囊腺癌
    - 占黏液性肿瘤的 12%，占卵巢癌的 20%

大体病理及手术所见

- 黏液性囊腺瘤
  - 包括黏液性囊腺瘤、黏液性腺纤维瘤及黏液性囊腺纤维瘤
  - 圆形或卵圆形，体积较大，单侧多见，双

侧占 5%

- 切面多为多房，表面光滑，囊腔内充满冻胶样黏液，含黏蛋白和糖蛋白
- 囊内壁光滑，罕见乳头

- 交界性黏液性囊腺瘤
  - 较大，表面光滑，常为多房
  - 切面囊壁增厚，实质区和乳头形成，乳头细小、质软
- 黏液性囊腺癌
  - 包括黏液性腺癌、腺癌纤维瘤（或称恶性腺纤维瘤）
  - 单侧多见，瘤体较大，切面半囊半实，囊内容浑浊或血性
  - 腹膜往往有假黏液瘤

显微镜下特征

- 黏液性囊腺瘤
  - 囊壁为纤维结缔组织，内衬以单层高柱状上皮，产生黏液，有时可见杯状细胞及嗜银细胞
  - 瘤细胞呈良性，分泌旺盛，很少见细胞异型和核分裂
- 交界性黏液性囊腺瘤
  - 增生的上皮不超过 3 层
  - 细胞轻度异型，细胞核大，染色深，有少量核分裂
  - 增生上皮向腔内突出形成短而粗的乳头，但无间质浸润
- 黏液性囊腺癌
  - 腺体密集，腺上皮超过 3 层，细胞明显异型，并有间质浸润

【临床表现】

表现

- 最常见体征 / 症状
  - 良性及交界性病变
    - 腹部增大，腹部肿块
    - 由于肿瘤较大及较重，往往出现盆腔器官的压迫症状
    - 瘤蒂扭转或肿瘤破裂、囊内容物外溢可出现腹痛等急腹症
  - 恶性病变
    - 同浆液性囊腺癌
- 疾病人群分布
  - 年龄

- 良性和交界性：好发于 30 ~ 50 岁妇女
- 恶性：多数发生在 45 ~ 65 岁

- 自然病史与预后
  - 黏液性囊腺瘤
    - 良性肿瘤，但 5% ~ 10% 可恶变
  - 交界性黏液性囊腺瘤
    - 5 年存活率达 90% 以上
  - 黏液性囊腺癌
    - 预后较浆液性囊腺癌好，5 年存活率 40% ~ 50%
- 治疗
  - 同浆液性肿瘤

【影像表现】

概述

- 最佳诊断依据
  - 黏液性囊腺瘤
    - 盆腔内较大的分房性囊性肿块，壁和内隔薄而均一，其内呈液体密度、信号或回声，各房密度略有差异或信号不同，CT 上囊内密度稍高，MRI 的 T1WI 呈高信号
  - 交界性黏液性囊腺瘤
    - 壁稍厚，乳头状突起稍明显，余同黏液性囊腺瘤
  - 黏液性囊腺癌
    - 盆腔或盆腹腔内较大的单侧或双侧囊实性肿块，壁和内隔厚而不规则，有明显的实体部分
    - 腹水、腹膜种植、淋巴结转移及直接侵犯的征象
- 部位
  - 盆腔至腹部
- 大小
  - 黏液性囊腺瘤
    - 较大或巨大，直径常大于 10cm
  - 交界性黏液性囊腺瘤
    - 同黏液性囊腺瘤
  - 黏液性囊腺癌
    - 较大或巨大
- 形态学
  - 黏液性囊腺瘤
    - 圆形、卵圆形囊性肿块
  - 交界性黏液性囊腺瘤

■ 囊性或囊实性，囊内大小不等的乳头状赘生物或结节
○ 黏液性囊腺癌
■ 囊实性，分化好的囊性比例高，实性成分少，分化低的实性为主

X 线表现

● 仅可发现较大的盆腹部软组织肿块影，胃肠道造影可见盆腔肠管受推压移位

CT 表现

● 黏液性囊腺瘤
○ 平扫 CT
■ 单侧、多房囊性肿块，壁薄
■ 囊内分隔纤细光滑，可厚薄不一，但厚度不超过 3mm
■ 子囊形态各异，多且大小不等，子囊间密度可一致，也可略有差异
■ 囊内可为水样密度，亦可为含黏蛋白的略高密度，CT 值较浆液性囊腺瘤稍高
○ 增强 CT
■ 壁和内隔强化
● 交界性黏液性囊腺瘤
○ 壁稍厚，乳头状突起稍明显，同黏液性囊腺瘤影像上难以鉴别
● 黏液性囊腺癌
○ 平扫 CT
■ 盆腹腔内较大肿块，内有多发大小不等、形态不规则的低密度囊性部分
■ 间隔和囊壁厚薄不均，多大于 3mm，有呈软组织密度的实体部分（图 8-8-9）
■ 转移征象：腹水、腹膜黏液瘤、淋巴结转移、直接侵犯周围组织

○ 增强 CT
■ 肿块的间隔、囊壁和实体部分显著强化
■ 易破裂或腹膜转移形成腹膜假性黏液瘤（图 8-8-10）

MR 表现

● 黏液性囊腺瘤
○ T1 加权像
■ 边界清楚的多房囊性肿块，体积较大
■ 壁薄，囊内分隔纤细但可不均匀，厚度小于 3mm
■ 囊内信号高低不一，多高于浆液性囊腺瘤的信号
○ T2 加权像
■ 多房囊性肿块，囊内为高信号，各房信号略有差异
○ T1 增强
■ 肿块的壁和内隔强化
● 交界性黏液性囊腺瘤
○ 囊壁增厚，有乳头状突起，与黏液性囊腺瘤难以鉴别（图 8-8-11）
● 黏液性囊腺癌
○ T1 加权
■ 大而不规则的囊实性肿块
■ 囊内分隔与囊壁形态不规则，厚度大于 3mm
■ 囊性部分为低、高信号，实质部分呈中等信号
■ 转移征象：直接侵犯周围组织、腹腔种植、腹水、淋巴结肿大
○ T2 加权
■ 囊性部分为高信号，实性部分呈等或等、

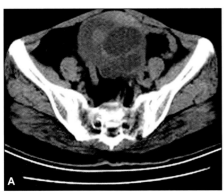
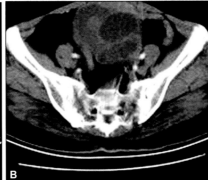
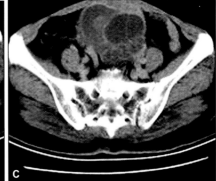

图 8-8-9　**黏液性囊腺癌**
A. CT 平扫示：盆腔见一多房囊性肿块，边缘光整，囊壁不均匀，部分囊壁增厚呈结节状或块状，囊与囊之间囊内密度略有差异；B. CT 增强动脉期示：囊内容物无强化，囊壁及分隔轻度强化；C. CT 增强静脉期示：囊壁及分隔持续强化

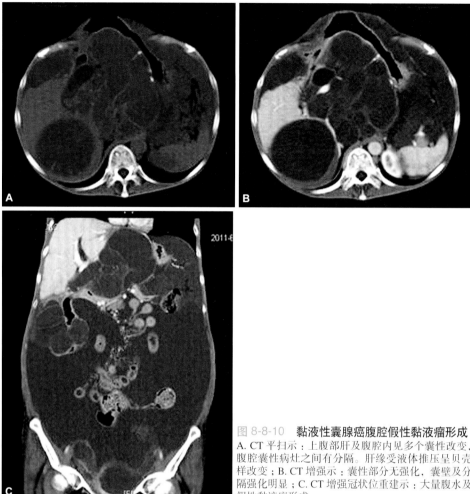

图 8-8-10　黏液性囊腺癌腹腔假性黏液瘤形成
A. CT 平扫示：上腹部肝及腹腔内见多个囊性改变，腹腔囊性病灶之间有分隔。肝缘受液体推压呈贝壳样改变；B. CT 增强示：囊性部分无强化，囊壁及分隔强化明显；C. CT 增强冠状位重建示：大量腹水及假性黏液瘤形成

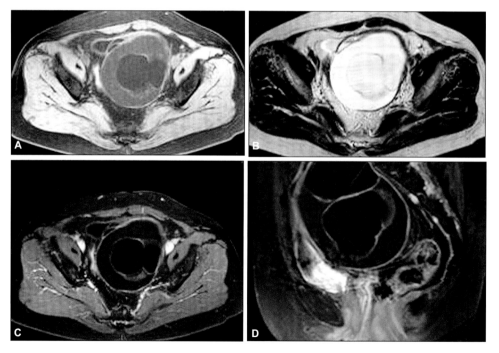

图 8-8-11　交界性黏液性囊腺瘤
A. T1WI 脂肪抑制示：盆腔见一囊性肿块，囊壁光整，内有两个小囊，囊液为低信号，但之间略有差异，部分囊壁不规则增厚，厚度＞3mm；B. T2WI 示：囊液呈高信号，囊之间信号高低不等，略有差异；C-D. T1WI 脂肪抑制增强示：囊壁中度强化，部分增厚，囊内容物无强化

高混杂信号

- ○ T1 增强
    - 实性部分不同程度的强化

超声表现

- 黏液性囊腺瘤
    - ○ 类圆形无回声囊，边界清楚
    - ○ 壁光滑均匀，但较浆液性囊腺瘤壁厚
    - ○ 囊内有多发性间隔形成的带状回声，甚至呈蜂窝状
    - ○ CDFI 显示囊壁、内隔有血流信号
- 交界性黏液性囊腺瘤
    - ○ 囊壁稍厚，可有乳头状突起，余同黏液性囊腺瘤
- 黏液性囊腺癌
    - ○ 盆腔内较大肿块，形态不规则，边界不清
    - ○ 肿块回声杂乱，呈不均匀实性回声与无回声区相间，分隔形成的带状回声厚薄不均，常有较大乳头状或菜花状强回声突起
    - ○ CDFI 显示实质部分、囊壁、分隔或乳头状

突起处有丰富血流信号

- 腹水、腹膜种植、淋巴结转移和远处器官转移的征象

核医学表现

- 同浆液性肿瘤

推荐影像学检查

- 最佳检查方法：MRI 或 CT
- 检查建议
    - ○ MR 检查显示各房之间的信号差异较敏感

【鉴别诊断】

- 浆液性囊腺瘤
    - ○ 单房或多方囊性肿块，各房的密度或信号均一
    - ○ 薄而规则的囊壁及分隔，没有腔内或腔外的赘生物
- 浆液性囊腺癌
    - ○ 双侧多见，容易腹膜播散、腹水，而黏液性囊腺瘤容易破裂或腹膜转移形成腹膜假性黏液瘤

诊断与鉴别诊断精要

- 良性：多房囊性肿块，体积较大，壁和内隔厚度小于 3mm，各房密度 CT 上略有差异，MRI 上高低不等
- 交界性：囊壁稍厚，乳头状结节增多，年轻人多见
- 恶性：大的单侧或双侧囊实性肿块，壁和内隔厚而不规则，壁厚大于 3mm，有合并坏死的软组织成分，有时可发现转移征象

重点推荐文献

[1] Jung SE, Lee JM, Rha SE, et al. CT and MR imaging of ovarian tumors with emphasis on differential diagnosis [J]. Radiographics, 2002, 22(6): 1305-1325.

[2] 张亮亮, 赵红星. 卵巢囊腺瘤及囊腺癌的MRI诊断. 临床

医学, 2005, 25(6): 42-43.

[3] 张智栩, 高剑波, 张永高, 等. 卵巢囊腺瘤和囊腺癌31例多层CT诊断. 郑州大学学报, 2011, 46(1): 143-145.

---

3. 子宫内膜样卵巢肿瘤

【概念与概述】

　　子宫内膜样卵巢肿瘤（ovarian endometrioid tumors），是发生于卵巢的具有子宫内膜（上皮和间质）肿瘤组织学特点的一类肿瘤，可来自子宫内膜异位，也可来自卵巢

【病因与病理】

一般特征

- 一般发病机制
    - ○ 类型
        - 良性
        - 交界性

- ■ 恶性：除子宫内膜样癌外还包括腺肉瘤
  （adenosarcoma）、间皮混合瘤（mesotheLium
  mixed tumor）或米勒癌肉瘤（Mullenan
  carcinosarcoma）、间质肉瘤（stromal sarcoma）
- 病因学
  - 卵巢生发上皮向子宫内膜样上皮化生，故
    常见内膜样腺癌合并浆液性或黏液性腺癌
  - 也有可能来自卵巢内早已存在的子宫内膜
    异位灶
- 流行病学
  - 良性：极少见，在所有良性卵巢肿瘤中占不
    超过 1%，几乎均为腺纤维瘤
  - 交界性：极少见，占所有卵巢交界性肿瘤的
    2% ~ 3%
  - 恶性：常见，占卵巢癌的 10% ~ 20%，是第
    二常见的卵巢上皮性恶性肿瘤

大体病理及手术所见
- 良性
  - 一般中等大小，表面光滑
  - 切面为实性纤维结缔组织，其中有散在分
    布、大小不等的囊腔。囊壁光滑或有结节
    状突起，大小不一，为数不多
- 交界性
  - 多房性实性间隔肿瘤、实性或囊实性肿瘤，
    切面呈褐色或灰白色，囊壁厚，质地偏硬
- 恶性
  - 子宫内膜样腺癌
    - ■ 55% ~ 60% 为单侧，囊实性或大部分实
      性，有时伴有巧克力囊肿
    - ■ 外形光滑或结节状，或有表面乳头生长。
      切面灰白色，质脆，往往有大片出血
  - 卵巢中胚叶混合瘤即恶性混合米勒肉瘤
    - ■ 呈巨结节状或不规则形
    - ■ 切面囊实性，灰白或黄棕色，鱼肉样，
      质脆，软硬不均
    - ■ 可出现明显的骨和软骨，有沙砾感或伴
      出血坏死
  - 卵巢宫内膜样间质肉瘤
    - ■ 实性，中等大小，表面不规则，呈分叶
      或结节状
    - ■ 镜下可见腺癌和肉瘤成分
    - ■ 异源性为中胚叶混合瘤（mesodermal
      mixed tumor），肿瘤内有腺癌和从中胚叶

衍化而来的各种成分，如软骨、横纹肌、
骨等各种组织

显微镜下特征
- 良性
  - 腺上皮呈单层立方或矮柱状，与增殖期子
    宫内膜相似
  - 纤维结缔组织中有散在的内膜样腺体，大
    小不一，有时可见腺腔内分泌物，PAS 消化
    酶染色阳性
- 交界性
  - 腺上皮有非典型增生，根据腺上皮增生、
    细胞核异型性等可分为轻、中、重 3 级，
    但无间质浸润
- 恶性
  - 子宫内膜样腺癌
    - ■ 与原发于子宫体的宫内膜腺癌极相似，
      其乳头形态常短而宽，很少反复分支，
      可被覆单层或少数几层增生上皮
    - ■ 根据腺体形态排列结构及细胞分化程度，
      肿瘤可分成高分化、中分化和低分化 3 级
    - ■ 诊断原发性卵巢宫内膜样癌，必须排除
      来自于宫内膜腺癌的转移
  - 卵巢中胚叶混合瘤即恶性混合米勒肉瘤
    - ■ 由卵巢苗勒管形成的癌成分及其中胚叶
      源性的间叶成分组成
  - 卵巢宫内膜样间质肉瘤
    - ■ 由圆形或卵圆形细胞组成，肿瘤细胞围
      绕厚壁的小血管，呈漩涡状排列

【临床表现】
表现
- 最常见体征 / 症状
  - 良性
    - ■ 常无症状，多为偶然发现盆腔肿物
    - ■ 阴道不规则出血
  - 交界性
    - ■ 以盆腔肿块和不规则出血为主要症状，可合
      并子宫内膜增殖症、腺癌和子宫内膜异位
  - 恶性
    - ■ 子宫内膜样腺癌：腹胀、腹部肿块、月
      经紊乱及不规则阴道出血、不孕症、卵
      巢功能早衰
    - ■ 卵巢中胚叶混合瘤即恶性混合米勒肉瘤：
      肿物生长迅速，常伴有腹痛，17% 合并

腹水，压迫症状较明显

- 卵巢宫内膜样间质肉瘤：腹部肿物或腹痛。与邻近器官或组织粘连甚至侵犯，可引起胃肠道或泌尿系症状
- 疾病人群分布
  - 年龄
    - 良性：主要发生在育龄妇女
    - 交界性：多发生在绝经前妇女
    - 恶性
    - 子宫内膜样腺癌：好发于 50 ~ 60 岁
    - 卵巢中胚叶混合瘤即恶性混合米勒肉瘤：主要发生在无生育、低产次的绝经后妇女
    - 卵巢宫内膜样间质肉瘤：发病年龄 10 ~ 70 岁，平均 54 岁
- 自然病史与预后
  - 良性
    - 良性肿瘤
  - 交界性
    - 预后较好
  - 恶性
    - 子宫内膜样腺癌：预后不良，但好于浆液性及黏液性囊腺癌
    - 卵巢中胚叶混合瘤即恶性混合米勒肉瘤：预后差
    - 卵巢宫内膜样间质肉瘤：预后差

治疗

- 良性
  - 手术治疗
    - 患侧卵巢及输卵管切除
- 交界性
  - 手术治疗
    - 因多发生在绝经后，以行全子宫及双侧附件切除术为宜
- 恶性
  - 手术治疗
    - 手术方式：子宫内膜样腺癌根据肿瘤分期决定手术范围；恶性混合米勒肉瘤及间质肉瘤行全子宫及双侧附件切除术同时行淋巴结清扫术
  - 辅助治疗：化疗及放疗

【影像表现】

概述

- 最佳诊断依据：良性及交界性少见，绝大多数

为恶性

- 子宫内膜样腺癌
  - 盆腔内较大的囊实混合性肿块，常同时合并子宫内膜增生或子宫内膜癌
- 恶性混合米勒肉瘤和间质肉瘤
  - 大而不规则的混合性肿块，内有不规则坏死及片状出血，有时可发现骨和软骨的成分
- 部位
  - 盆腔至腹部
- 大小
  - 子宫内膜样腺癌
    - 大小不等，直径 2 ~ 35cm
  - 恶性混合米勒肉瘤和间质肉瘤
    - 较大
- 形态学
  - 圆形或不规则形

X 线表现

- 仅可发现较大的盆腹部软组织肿块影，胃肠道造影可见盆腔肠管受推压移位

CT 表现

- 子宫内膜样腺癌
  - 平扫 CT
    - 大小不等的囊实混合性肿块，实性部分较多，分隔及囊壁不规则，30% ~ 50% 可双侧发病（图 8-8-12）
    - 子宫腔增大
  - 增强 CT
    - 肿块的壁、分隔和实性部分强化
    - 强化的子宫肌层衬托出低密度增厚的子宫内膜，有时增生的内膜呈结节状轻度强化
- 恶性混合米勒肉瘤和间质肉瘤
  - 平扫 CT
    - 盆腹腔内较大肿块，形态不规则，内有多发低密度的坏死灶和稍高密度的出血灶，有时可见骨和软骨样结构
    - 常伴有腹水
  - 增强 CT
    - 肿块的实体部分不规则显著强化

MR 表现

- 子宫内膜样腺癌
  - T1 加权
    - 大小不等、边界清楚的囊实性肿块，囊

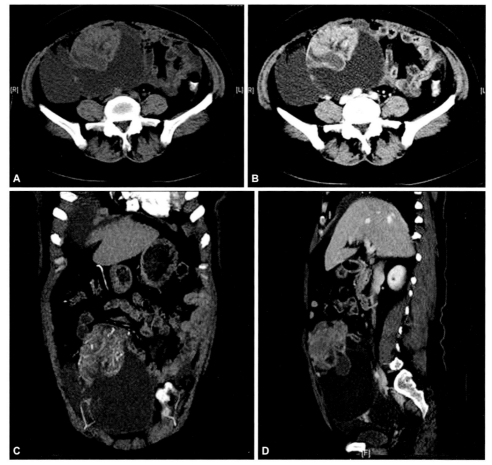

图 8-8-12　**卵巢子宫内膜样癌**
A. CT 平扫盆腔见囊实性肿块，囊性部分呈均匀低密度，实性部分中等密度为主，其内密度不均；B-D.
CT 增强示：实性部分明显强化，内部条片状低密度影无强化，囊性部分不强化。冠状重建显示实性部分
内血供丰富，可见多条血管影；矢状重建中实性部分不规则强化

性部分为低信号，囊壁及分隔不规则，
　　有较多的实性成分，为中等稍低信号
　○ T2 加权
　　■ 肿块信号高低混杂
　　■ 常可见高信号的子宫内膜增厚
　○ T1 增强
　　■ 肿块的壁、内隔和实性部分强化
● 恶性混合米勒肉瘤和间质肉瘤
　○ T1 加权
　　■ 大而不规则的混合性肿块，有低信号的
　　　坏死灶和高信号的出血灶
　　■ 腹水
　○ T2 加权
　　■ 等、高混杂信号
　○ T1 增强
　　■ 不规则的显著强化
超声表现
● 盆腔囊实性混合性肿块最多见，单纯囊性或实

性少见
● 子宫内膜增厚的表现
核医学表现
　○ 同浆液性卵巢肿瘤
推荐影像学检查
● 最佳检查方法：CT 或 MRI
● 检查建议
　○ 同卵巢其他肿瘤
【鉴别诊断】
● 子宫内膜异位症
　○ 为囊性病变，增强后一般无明显强化
　○ MR 上为 T1WI 高信号、T2WI 信号偏低或
　　呈混杂信号
● 未成熟畸胎瘤
　○ 与内膜样癌的鉴别之处在于未成熟畸胎瘤
　　实质内可发现灶性脂肪及不规则钙化
● 卵巢转移瘤
　○ 注意寻找原发灶，特别是胃肠道和乳腺

◦ 未能发现原发灶时不易与其他卵巢恶性肿　　　瘤鉴别

> **诊断与鉴别诊断精要**
> - 恶性病变：盆腹腔内较大的囊实混合性肿块，壁和内隔不规则，有明显的实体部分，增强后不规则强化
> - 1/3 病例合并子宫内膜增生或子宫内膜癌

重点推荐文献

[1] Kawamoto S, Urban BA, Fisbman EK. CT of epithelial ovarian tumors[J]. Radiographics, 1999, 19(special tissue): 85-102.

[2] Tanaka YO, Yoshizako T, Nishida M, et al. Ovarian carcinoma in patients with endometriosis: MR imaging findings[J]. Am J Roentgenol, 2000, 175(5): 1423-1430.

[3] Woodward PJ, Sohaey R, Mezzetti TP. Endometriosis: radiologic-pathologic correlation[J]. RadioGraphics, 2001, 21(1): 193-216.

4. 卵巢透明细胞肿瘤

【概念与概述】

卵巢透明细胞肿瘤（clear cell carcinoma of the ovary）是卵巢的又一大类肿瘤，起源于苗勒管的卵巢上皮，绝大多数为恶性

- 同义词：中肾瘤（mesonephroma）、中肾癌（mesonephric carcinomas）、中肾样癌（mesonephroid carcinomas）

【病因与病理】

一般特征

- 一般发病机制
  ◦ 具有苗勒氏管的性质
  ◦ 类型
    ■ 良性：罕见
    ■ 交界性：少见，以腺纤维瘤为多
    ■ 恶性：占比例最高，包括透明细胞癌和透明细胞癌纤维瘤
- 病因学
  ◦ 子宫内膜异位或非典型子宫内膜异位症可恶变为透明细胞癌
  ◦ 母亲妊娠时使用结合雌激素保胎
- 流行病学
  ◦ 透明细胞癌占卵巢恶性肿瘤的 2.4%，占卵巢恶性上皮性肿瘤的 5%~10%
  ◦ 有报道合并盆腔子宫内膜异位症达 50%~70%
  ◦ 是卵巢上皮肿瘤中与子宫内膜异位症关系最密切的肿瘤

大体病理及手术所见

- 恶性
  ◦ 多为囊实性，质韧，大小不等
  ◦ 单侧多，双侧可达 24%
  ◦ 切面呈鱼肉状，或淡黄色，常伴有出血、坏死
  ◦ 仔细检查常可发现伴有子宫内膜异位

显微镜下特征

- 恶性
  ◦ 可见透明细胞、鞋钉细胞及嗜酸性粒细胞
  ◦ 细胞核有异形，可见核分裂象

【临床表现】

表现

- 最常见体征/症状
  ◦ 恶性
    ■ 腹部肿物、腹胀，常因肿物较大，诊断时以早期居多
    ■ 半数患者有不育史、月经紊乱或绝经后出血
    ■ 10% 左右合并高血钙症，其典型症状为食欲减退、肌无力、多尿、烦渴等。手术切除肿瘤后高血钙往往于 36 小时内迅速恢复正常，若肿瘤复发，血钙又复升
    ■ 常合并盆腔子宫内膜异位症，发生率高于其他所有卵巢癌包括卵巢宫内膜样癌
- 疾病人群分布
  ◦ 年龄

- ■ 恶性：多见于更年期或绝经后妇女，平均年龄 57 岁
- ● 自然病史与预后
  - ○ 恶性
    - ■ 75% 的患者发现时为 I 期，预后好于其他卵巢癌
    - ■ 50% 的患者生存期超过 5 年
    - ■ 晚期与其他上皮癌相比则预后更差

治疗

- ● 恶性
  - ○ 手术治疗：行全子宫及双侧附件切除术同时行淋巴结清扫术
  - ○ 辅助治疗：化疗及放疗

【影像表现】

概述

- ● 最佳诊断依据：绝大多数为恶性，常见表现为单房，有一个或多个实性结节突向囊腔，为宽基底
- ● 部位
  - ○ 盆腔至腹部
- ● 大小
  - ○ 恶性：较大，直径 3 ～ 20cm

- ● 形态学
  - ○ 圆形或不规则形

X 线表现

- ● 可发现较大的盆腹部软组织肿块影，胃肠道造影可见盆腔肠管受推压移位

CT 表现

- ● 恶性（图 8-8-13）
  - ○ 平扫 CT
    - ■ 多种多样，常见表现为单房，壁厚而不规则，有一个或多个宽基底的息肉状实性结节突向囊腔
    - ■ 部分病例表现为以实性成分为主的肿块，内见细小囊变
    - ■ 子宫内膜异位的表现
  - ○ 增强 CT
    - ■ 肿块的壁和实性部分明显强化
    - ■ 子宫内膜异位无强化

MR 表现

- ● 恶性
  - ○ T1 加权
    - ■ 较大的囊实性肿块，单房多见
    - ■ 囊壁不规则，囊性部分常合并出血呈高

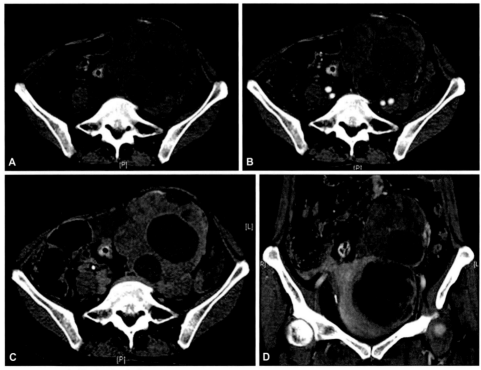

图 8-8-13 卵巢透明细胞癌

A. CT 平扫示：下腹部盆腔偏左侧见一较大的肿块，边界清，以低密度为主，内可见多个囊状更低密度区；B. CT 增强动脉期示：囊状部分不强化，余部轻度不均匀强化；C-D. CT 增强静脉期示：周围部分强化明显，冠状重建，病灶内呈多囊状，实性部分不均匀强化

信号
- 实性成分呈息肉状向囊腔内突出，为中等稍低信号
- 子宫内膜异位的表现
  ○ T2加权
    - 肿块实性部分信号偏高，囊性部分信号高低混杂
    - 子宫内膜异位信号不均
  ○ T1增强
    - 肿块的壁和实性部分强化
    - 子宫内膜异位不强化

超声表现
- 混合性肿块，有息肉状物向囊腔内突出
- 子宫内膜异位的表现

核医学表现
  ○ 同浆液性卵巢肿瘤

推荐影像学检查
- 最佳检查方法：CT 或 MRI
- 检查建议
  ○ 同卵巢其他肿瘤

【鉴别诊断】
- 浆液性囊腺癌等上皮性恶性肿瘤
  ○ 有时难以区别，鉴别诊断时应考虑到透明细胞癌的可能
- 卵巢转移瘤
  ○ 注意寻找原发灶，特别是胃肠道和乳腺
  ○ 未能发现原发灶时不易与其他卵巢恶性肿瘤鉴别

诊断与鉴别诊断精要

- 恶性病变：盆腹腔内较大的囊实混合性肿块，单房多，有宽基底的息肉状实体部分向囊腔内突出，增强后不规则强化
- 常合并子宫内膜异位
- 结合临床症状、血清钙等电解质检测、肿瘤标志物检查

重点推荐文献

[1] Kawamoto S, Urban BA, Fisbman EK. CT of epithelial ovarian tumors[J]. Radiographics, 1999, 19(special tissue): 85-102.
[2] Matsuoka Y, Ohtomo K, Araki T, et al. MR imaging of clear cell carcinoma of the ovary[J]. Eur Radiol, 2001, 11(6): 946-951.
[3] 张家云, 江魁明. 卵巢透明细胞癌的CT表现. 中国医学影像技术, 2010, 26(10): 1943-1945.

（二）卵巢性索 - 间质肿瘤

1. 卵巢颗粒细胞瘤

【概念与概述】

卵巢颗粒细胞瘤（ovarian granulosa cell tumor），以具粒层细胞形态学特征的瘤细胞为主要成分的肿瘤，来源于原始性腺中的性索 - 间质细胞，属低度恶性肿瘤，是卵巢功能性肿瘤中最常见者，此类肿瘤能分泌雌激素，从而引发一系列内分泌紊乱

【病因与病理】

一般特征
- 一般发病机制
  ○ 发病原因尚不清楚。但研究发现 58% 存在 DNA 复制错误的基因缺陷
  ○ 类型
    - 成人型颗粒细胞瘤：占 95% 以上
    - 幼儿型颗粒细胞瘤：占 5% 以下
- 遗传学
  ○ 肿瘤有染色体 12 号三体恶化，还存在 22 单体及 14- 三体
- 流行病学
  ○ 占全部卵巢肿瘤的 1%～2%，占卵巢恶性肿瘤的 5%～10%

大体病理及手术所见
- 成人型颗粒细胞瘤
  ○ 圆形、卵圆形或分叶状，表面光滑包膜完整，但有 10%～15% 可有自发破裂
  ○ 肿瘤切面最典型的外观为相当大的多囊性、

半实性肿块，囊内液多为水样、血性或胶冻液，实性部分为白色、棕色、黄色或灰色，可见灶性出血和坏死

- 少数肿瘤由大的单房、少房或多房性囊肿组成，内含水样清液，与浆液性囊腺瘤类似

- 幼儿型颗粒细胞瘤
  - 呈实性或囊、实并存，偶见薄壁的单房或多房囊肿，囊内含浆液或胶冻状液体，亦可内含血性液体
  - 实性区域切面呈灰色、奶黄色或黄色，高度恶性者可见出血坏死灶

显微镜下特征

- 成人型颗粒细胞瘤
  - 肿瘤细胞呈石榴子样，瘤细胞小，通常为多角形、圆形
  - 有少量淡伊红染的胞浆，细胞核中央有具典型特征性的纵沟即核沟，形成咖啡豆外观，核分裂不多
  - 瘤细胞在梭型间质细胞间相互聚集，排列成多种形式，如微滤泡型、巨滤泡型、小梁型、丝带型、弥漫型等
  - 免疫组化：CD199 阳性，Vimentin 和 SMA 90% 以上阳性

- 幼儿型颗粒细胞瘤
  - 形式多样，可完全为实性细胞巢，也可为滤泡样结构，多数为两种结构以不同比例混合存在
  - 典型形态为实片状瘤细胞中伴有大小形态不一、边界清楚、圆或不规则形状的滤泡，这些滤泡似正常发育中的卵泡

【临床表现】

表现

- 最常见体征 / 症状
  - 非特异性腹部体征
    - 腹部包块，偶见肿瘤扭转而出现急性腹痛
  - 分泌雌激素引发的内分泌紊乱
    - 青春期及儿童：假性性早熟，包括阴道少量流血、乳房早期发育等
    - 生育年龄：月经紊乱，易合并子宫内膜癌及子宫肌瘤，更加重阴道不规则出血
    - 绝经期后：不规则阴道流血、乳房增大等
  - 男性化表现
    - 少数病例有男性化表现，出现月经稀发、闭经、多毛、痤疮、声音低哑等男性化现象，肿瘤切除后上述症状逐渐改善及消失

- 疾病人群分布
  - 年龄
    - 成人型颗粒细胞瘤：5% 发生于初潮前，30% 左右发生于育龄妇女，其余大部分发生于绝经后妇女，平均年龄 53 岁
    - 幼年型颗粒细胞瘤：44% 发生在出生后至 10 岁以下，34% 发生在 10 ~ 19 岁，19% 发生在 20 ~ 29 岁，绝大多数发生在 30 岁以前

- 自然病史与预后
  - 成人型颗粒细胞瘤
    - 属低度恶性肿瘤，预后良好，5 年成活率达 80% 以上，但有远期复发倾向
    - 少数可恶变，可发生转移，转移通常是盆腔或下腹部局部扩散，极少远处转移
  - 幼年型颗粒细胞瘤
    - 优于成人型颗粒细胞瘤，复发期多在术后 3 年内复发

治疗

- 幼女及年轻未生育的妇女
  - 行患侧肿瘤切除。术前检查排除子宫内膜恶变，术后长期随访
- 已生育及绝经后妇女
  - 全子宫双附件切除
  - 术后加以化疗
- Ⅰ 期包膜破裂者或 Ⅱ 期以上
  - 行卵巢癌细胞减灭术，切除全子宫、双附件、大网膜、腹主动脉旁、腹膜后淋巴结及肉眼所见的转移瘤
- 化疗
  - 包膜破裂的 Ⅰ 期及 Ⅱ 期以上术后患者

【影像表现】

概述

- 最佳诊断依据：盆腔实性肿块内多发囊性改变，肿瘤实性成分、囊壁、间隔血供丰富，增强后强化明显，可合并子宫体积增大，内膜增生
- 部位
  - 盆腔
- 大小
  - 中等大小，直径 3 ~ 12cm，多数为单侧性，双侧性占 5% ~ 10%
- 形态学

○ 圆形、卵圆形或分叶状

X 线表现

- 可发现较大的盆腹部软组织肿块影，胃肠道造影可见盆腔肠管受推压移位

CT 表现

- 平扫 CT

  ○ 盆腔内圆形、类圆形或分叶状肿块，表面光滑，边界清楚

  ○ 病灶以囊实性为主，囊壁光整，囊与囊之间有厚薄不均的分隔

  ○ 多数学者认为肿瘤体积较小时为实性，增大后伴多发大小不等的囊性改变，以囊实性为主，随着液化坏死的组织增多，囊内压力增大，导致分隔破坏，最终融合成一个大囊肿，故单纯实性及囊性少见

  ○ 腹水少见

- 增强 CT

  ○ 囊性部分不强化，实性部分、囊壁及分隔呈持续性明显强化

  ○ 合并子宫体积增大，内膜增生

MR 表现

- T1 加权

  ○ 边缘清楚的圆形、类圆形或分叶状肿块

  ○ 多为囊实性，少数为实性或囊性，呈低信号

- T2 加权

  ○ 多为囊实性，少数为实性或囊性，囊性部分呈高信号，实性部分及分隔呈稍高信号

- T1 增强

  ○ 实性部分、囊壁及分隔呈持续性明显强化，囊性部分不强化（图 8-8-14）

  ○ 合并子宫体积增大，内膜增生

超声表现

- 盆腔囊实性、实性或囊性肿物，大部分包膜完整，形态规则

- 呈圆形或卵圆形，与周边组织分界清，内部回声多为囊实性，囊性部分有较多分隔，分隔较厚

- 彩色多普勒超声显示囊实性肿物的实性部分和分隔上可检出较丰富的血流信号，实性肿瘤内血流信号也较丰富，囊性肿瘤则无明显血流信号

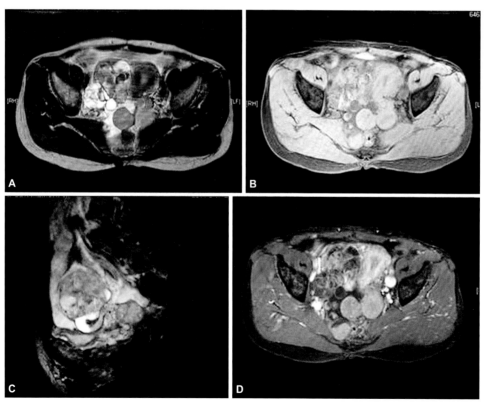

图 8-8-14　卵巢颗粒细胞瘤

A. T2WI 示：盆腔右侧子宫旁见一不规则肿块，呈多房囊性改变，囊内信号高低不等，病灶后方尚见数个中等信号的实性结节，为转移灶；B. T1WI 脂肪抑制示：多房囊性病灶以中低信号为主，转移结节为中等信号；C. T2WI 脂肪抑制矢状示：病灶实性部分内见多个囊性结节；D. T1WI 脂肪抑制增强示：囊壁及实性部分见明显强化

核医学表现
- 无明显异常或代谢轻度升高

推荐影像学检查
- 最佳检查方法：超声、CT 或 MRI，有一定特点但均不具有特异性
- 检查建议
  - 同卵巢其他肿瘤

【鉴别诊断】
- 子宫浆膜下或阔韧带生长的肌瘤
  - 除非发生液化坏死，浆膜下子宫肌瘤内部一般无囊腔
  - 供血动脉来自子宫，而颗粒细胞瘤的供血动脉来自卵巢动脉
- 卵巢囊腺瘤 / 癌

- 卵巢囊腺瘤分浆液性囊腺瘤和黏液性囊腺瘤两种
  - 浆液性囊腺瘤表现为较大的单房结构，囊壁薄而均匀，可有钙化，边界光整
  - 黏液性囊腺瘤一般较大，常为单侧多房结构，各房的大小不一，各房黏稠度不一
- 卵巢囊腺癌形态不规则，囊壁及囊内分隔不规则、毛糙，常有软组织结节伸入腔内。同时囊腺癌对周围的浸润常比颗粒细胞瘤更明显，出现腹水的概率也较高
- 小肠系膜来源的间质瘤
  - 间质瘤增强后强化明显，高于颗粒细胞瘤
  - 供血动脉不同，间质瘤来源于小肠系膜，颗粒细胞瘤来源于卵巢动脉

诊断与鉴别诊断精要

- 幼女或成年妇女出现高雌激素血症体征（假性性早熟、不规则阴道流血等）
- 超声或 CT 检查发现回声（密度）复杂或伴有多个小液性区的巨大实性肿瘤、彩色或能量多普勒超声上又可检出丰富血流

重点推荐文献

[1] Jung SE, Lee JM, Rha SE, et al. CT and MR imaging of ovarian tumors with emphasis on differential diagnosis[J]. Radiographics, 2002, 22(6): 1305-1325.
[2] Tanaka YO, Saida TS, Minami R, et al. MR findings of ovarian tumors with hormonal activity, with emphasis on emphasis on other than sex cord-stromal tumors[J]. Eur J Radiol, 2007, 62(3): 317-327.
[3] 刘波, 魏光师, 陈树良, 等. 卵巢颗粒细胞瘤的MRI诊断. 临床放射学杂志, 2003, 22(4): 295-297.

---

2. 卵巢卵泡膜细胞瘤

【概念与概述】
　　卵巢泡膜细胞瘤（theca cell tumor）起源于卵巢的特殊间胚叶组织，有明显的内分泌功能，瘤细胞可以分泌雌激素，是一种功能性卵巢肿瘤
- 卵巢卵泡膜黄瘤样纤维瘤（fibroma theca xanthomatoide of ovary）
- 同义词：卵泡膜瘤（thecoma）

【病因与病理】
一般特征
- 一般发病机制
  - 起源于卵巢的特殊间胚叶组织向卵泡膜细胞分化

- 类型
  - 单纯卵泡膜瘤
  - 卵泡膜 – 颗粒细胞瘤
  - 卵泡膜 – 纤维瘤
- 遗传学
  - 有在其他性索间质肿瘤中发现的 12 号染色体三体（Trisomy 12），还存在 4 号染色体三体（Trisomy 4），后者是泡膜细胞瘤的第 2 个肿瘤基因
- 流行病学
  - 占所有卵巢肿瘤的 0.5% ~ 1%

大体病理及手术所见
- 圆形或卵圆形，单侧，大小不等，表面光滑，

实性

- 切面呈灰白色，典型者其内夹杂黄色或棕黄色的黄素化区域
- 常伴有细小的不同程度的囊性变，偶有出血灶

显微镜下特征

- 肿瘤细胞呈圆形或短梭形，细胞核圆或卵圆，胞质丰富，均匀或有空泡形成，界限不清
- HE 染色浅淡，脂肪染色阳性，可见丰富的脂滴
- 网织纤维染色可见嗜银纤维包绕于每个细胞
- 瘤细胞排列成束，互相交叉，细胞束呈螺纹状或相互吻合的小梁状，这种穿插排列的细胞束间由纤维结缔组织间质分隔，并常见玻璃样变

【临床表现】

表现

- 最常见体征 / 症状
  - 非特异性腹部体征
    - 腹部包块，偶见肿瘤扭转而出现急性腹痛
  - 雌激素增高
    - 子宫内膜增生或癌变的症状，表现为阴道不规则出血、月经过多、闭经、绝经后出血等症状
  - 男性化表现
    - 约有 2% 的病例有男性化表现，出现多毛、痤疮、声音低哑、阴蒂增大、乳房萎缩、雌激素水平低落等一系列症状，肿瘤切除后上述症状逐渐改善及消失
- 疾病人群分布
  - 年龄
    - 多发生在绝经后妇女，平均年龄 53 岁
- 自然病史与预后
  - 基本为良性肿瘤

治疗

- 青春期及未生育的妇女
  - 行患侧附件切除。即使子宫内膜有增生性病变甚至不典型增生，亦可仅行患侧附件切除。术后可行内分泌治疗并定期诊刮
- 绝经后妇女
  - 全子宫双附件切除
  - 若伴随子宫内膜癌，则根据子宫内膜癌的临床分期适当扩大手术范围
- 恶性或已有转移
  - 行卵巢癌细胞减灭术，术后加以化疗或放疗

【影像表现】

概述

- 最佳诊断依据：盆腔实性肿块，边缘光滑，密度均匀或伴片状、条状水肿，增强后肿瘤渐进性轻度强化
- 部位
  - 盆腔
- 大小
  - 中等大小，平均直径 8cm
- 形态学
  - 圆形、卵圆形或分叶状

X 线表现

- 可发现较大的盆腹部软组织肿块影，胃肠道造影可见盆腔肠管受推压移位

CT 表现

- 平扫 CT
  - 盆腔内椭圆形、类圆形或分叶状的实质性肿块，体积较大，但境界清楚
  - 病变较大时可密度不均匀，中心有低密度液化囊变区
  - 平扫时肿块多与子宫密度接近
  - 常合并腹水
  - 发生蒂扭转：肿瘤与附件区见条索状软组织密度影相连，称为蒂结节，由于水肿常常边界模糊，故当肿瘤边界大部分清楚部分模糊时，常提示肿瘤发生蒂扭转
  - 子宫内膜增生的表现
- 增强 CT
  - 呈缓慢渐进性强化，强化幅度一般在 20Hu 之内，程度远不及子宫实质强化
  - 有时病灶内部可见显著强化的纤细肿瘤血管影（图 8-8-15）

MR 表现

- T1 加权
  - 边缘清楚的圆形、类圆形或分叶状肿块
  - 呈等或略低信号
  - 少量腹水
- T2 加权
  - 呈欠均匀的等或低信号，内可见点状、片状或裂隙状高信号囊变
- T1 增强
  - 病灶轻微强化，延时后强化信号略有增高

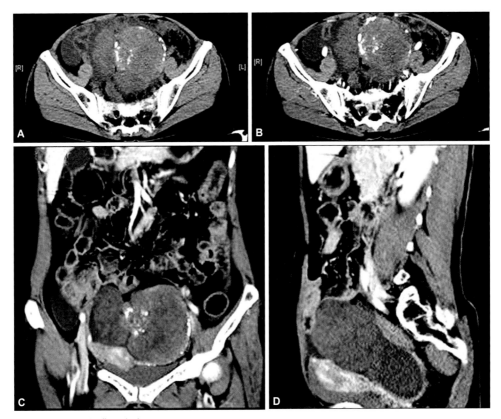

图 8-8-15　卵泡膜细胞瘤
A. CT 平扫示：盆腔中部见一实性肿块，分界清，呈哑铃状，密度较均匀，中央及边缘蛋壳样钙化，周围少许低密度的腹水；B. CT 增强动脉期示：病灶轻微强化；C-D. CT 增强静脉期示：病灶实性部分持续轻度强化，内部似有纤细的低密度分隔，周围为低密度的腹水

超声表现
- 以实性低回声为主，部分后方回声衰减，少部分间杂囊性暗区，血供不丰富

核医学表现
○ 无明显异常或代谢轻度升高

推荐影像学检查
- 最佳检查方法：CT 或 MRI
- 检查建议
○ 同卵巢其他肿瘤

【鉴别诊断】
- 子宫浆膜下或阔韧带生长的肌瘤
○ 增强后多明显强化，强化程度与子宫实质的强化相接近，合并腹水少见，且年龄多在 50 岁以下
- 卵巢巧克力囊肿
○ 多呈较低密度，少数可为高密度。增强后不强化，仅囊壁有强化改变，多见于育龄期妇女
- 卵巢颗粒细胞瘤
○ 囊实性肿瘤，以囊性变较多，呈单房或多房囊性肿物，肿瘤实性成分、囊壁、间隔血供丰富，增强后强化明显
○ 可伴有腹腔扩散转移的继发表现
- 卵巢纤维瘤
○ 常常难以区分，卵巢纤维瘤也比较容易合并腹水，有时两者同时存在称为纤维－卵泡膜细胞瘤。常需病理确诊
- 卵巢原发或继发恶性肿瘤
○ 卵巢不规则肿块，囊实性，边界不清
○ 增强扫描呈明显不规则强化，与卵泡膜细胞瘤缓慢渐进性轻度强化不同
○ 易侵犯膀胱、子宫及盆腔内种植转移
○ 卵巢转移瘤注意寻找原发灶，特别是胃肠道和乳腺

诊断与鉴别诊断精要

- 盆腔内边缘清楚的圆形、类圆形或分叶状的实性肿块，内有少许坏死和囊变
- MR 上 T1WI 和 T2WI 均为低信号
- 增强后呈渐进性轻度强化
- 临床有雌激素增高的表现，常合并子宫内膜增生或癌变

重点推荐文献

[1] Tanaka YO, Saida TS, Minami R, et al. MR findings of ovarian tumors with hormonal activity, with emphasis on emphasis other than sex cord-stromal tumors[J]. Eur J Radiol, 2007, 62(3): 317-327.

[2] 陈本保, 徐勇飞, 王善军, 等. 卵巢卵泡膜细胞瘤的CT表现与病理对照分析.医学影像学杂志, 2010, 20(12): 1864-1867.

[3] 林珊、陈楠、李坤成, 等. 卵巢卵泡膜细胞瘤的MRI表现. 中国医学影像技术, 2011, 27(1): 135-138.

3. 卵巢纤维瘤

【概念与概述】

卵巢纤维瘤（fibroma of the ovary），起源于卵巢的非特异性纤维结缔组织，与卵泡膜细胞瘤同一起源的不同类型肿瘤，在卵巢实性肿瘤中较为常见

【病因与病理】

一般特征

- 一般发病机制
  - 一种实质性的纤维结缔组织肿瘤
  - 类型
    - 纤维瘤
    - 含性索成分的纤维瘤（卵泡膜－纤维瘤）
    - 细胞性纤维瘤
    - 纤维肉瘤
- 发病原因
  - 尚不清楚
  - 研究发现在细胞分子水平上发现了染色体数目和结构的异常，有某些癌基因和抑癌基因的作用
- 流行病学
  - 占所有卵巢肿瘤的 2%～5%，占卵巢性索间质肿瘤的 76.5%

大体病理及手术所见

- 多为单侧，双侧占 4%～10%，圆形、肾形或分叶结节状
- 表面光滑或结节状，包膜完整，质地硬
- 切面实性，灰白色，纤维束呈编织状或漩涡状排列，偶见出血或囊性变

显微镜下特征

- 肿瘤为幼稚或成熟的成纤维细胞和疏松的纤维结缔组织间质构成
- 细胞排列紧密呈编织状或席纹状，胶原纤维丰富可伴有广泛的玻璃样变
- 瘤细胞无不典型形状，亦无核分裂象

【临床表现】

表现

- 最常见体征/症状
  - 盆腔包块
    - 中等大小，光滑、活动，但质地硬，是所有卵巢肿瘤中质地最坚硬的
  - 腹痛
    - 由于肿瘤实性、质地硬、有一定重量，随患者体位变化时容易发生扭转。临床上有近半数患者有腹痛症状
  - 腹水、胸水
    - 卵巢纤维瘤合并胸腔积液、腹水，肿瘤切除后胸腔积液、腹水消失，被定义为麦格综合征（Meigs syndrome）
    - 卵巢纤维瘤单独合并腹水的较多，占 41% 左右，尤其在肿瘤较大、肿瘤间质有水肿的患者发生率更明显增高
    - 腹水在良性卵巢肿瘤中十分少见，这亦是卵巢纤维瘤的特征性表现
  - 其他症状
    - 小部分有内分泌功能，出现月经紊乱、绝经后出血等

■ 部分患者无明显症状，为偶然发现

- 疾病人群分布
  - 年龄
    - 多发于 40 岁以上的中老年妇女，平均发病年龄 46～48 岁
- 自然病史与预后
  - 良性肿瘤，预后良好，但纤维肉瘤预后极差

治疗

- 年轻妇女
  - 行患侧附件切除
- 中老年妇女
  - 全子宫双附件切除
  - 伴有胸腔积液、腹水的患者，术后胸腔积液、腹水自然消退
- 纤维肉瘤
  - 行卵巢癌细胞减灭术，术后加以化疗或放疗

【影像表现】

概述

- 最佳诊断依据：盆腔实性肿块，边缘光滑，密度均匀或伴病灶内低密度坏死区，增强后肿瘤渐进性轻度强化
- 部位
  - 盆腔
- 大小
  - 中等大小，平均直径 8～10cm
- 形态学
  - 圆形、卵圆形或分叶状

X 线表现

- 可发现较大的盆腹部软组织肿块影，胃肠道造影可见盆腔肠管受推压移位

CT 表现

- 平扫 CT
  - 单纯肿块型：边界清楚，包膜完整，密度均匀

- 囊变型：肿块内有低密度坏死区，与实质部分分界清
- 少部分病例可合并腹水、胸水
- 增强 CT
  - 大部分不强化，少部分可有轻度或中度强化（图 8-8-16）

MR 表现

- T1 加权
  - 边缘清楚的圆形、类圆形或分叶状低信号肿块
- T2 加权
  - 多为低信号，肿瘤较大者因其内部水肿及囊变呈多样性表现
  - 少部分病例可合并腹水、胸水
- T1 增强
  - 早期轻微强化，延迟期强化消退缓慢

超声表现

- 盆腔形态规则的实性肿物，边界清晰，内部回声均匀，后方回声衰减明显，病灶内无明显血流信号

核医学表现

- 无明显异常或代谢轻度升高

推荐影像学检查

- 最佳检查方法：超声、CT 或 MRI
- 检查建议
  - 同卵巢其他肿瘤

【鉴别诊断】

- 卵泡膜细胞瘤
  - 单纯影像难以鉴别，往往需依靠病理诊断
  - 卵泡膜细胞瘤临床上男性化体征和不规则阴道流血的出现概率更高一些
- 余鉴别诊断同卵泡膜细胞瘤

诊断与鉴别诊断精要

- 卵巢纤维瘤质地较其他肿瘤坚硬
- 影像表现与卵泡膜细胞瘤类似，有时诊断需依靠病理
- 临床卵泡膜细胞瘤有雌激素增高等内分泌紊乱的表现

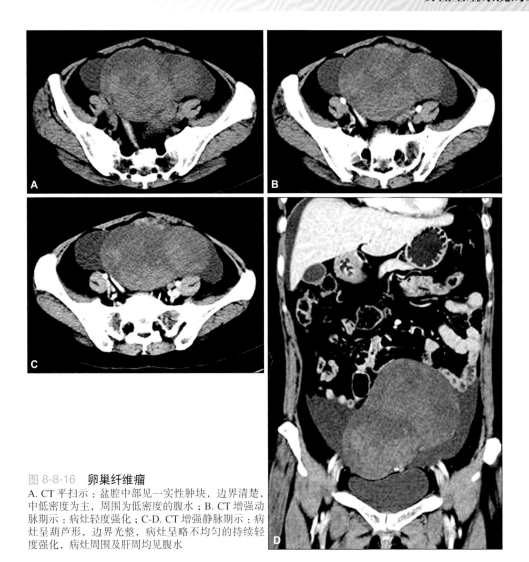

图 8-8-16　卵巢纤维瘤
A. CT 平扫示：盆腔中部见一实性肿块，边界清楚，中低密度为主，周围为低密度的腹水；B. CT 增强动脉期示：病灶轻度强化；C-D. CT 增强静脉期示：病灶呈葫芦形，边界光整，病灶呈略不均匀的持续轻度强化，病灶周围及肝周均见腹水

重点推荐文献

[1] Troiano RN, Lazzarini KM, Scoutt LM, et al. Fibroma and fibrothecoma of the ovary: MR imaging findings[J]. Radiology, 1997, 204(3): 795-798.

[2] 单军，王晓玫，徐坚民，等. 动态MRI对卵巢纤维瘤与浆膜下子宫肌瘤的鉴别诊断价值. 中华放射学杂志，2004, 38(4): 386-388.

[3] 胡茂清，龙晚生，张朝桐，等. 卵巢纤维瘤的CT及MRI诊断. 放射学实践，2008, 23(9): 1035-1037.

（三）生殖细胞肿瘤——畸胎瘤

1. 卵巢成熟性畸胎瘤

【概念与概述】

　　成熟性畸胎瘤（mature teratoma），由 2～3 层原始胚层来源的成熟组织构成，以外胚层来源的皮肤及其附件成分构成的囊性畸胎瘤为多

- 同义词：皮样囊肿（dermoid cyst）

【病因与病理】

一般特征

- 一般发病机制
  - 由成熟组织构成，不含胚胎型成分，肿瘤

几乎均为双倍体

- 四个组织学类型
  - 成熟性囊性畸胎瘤
  - 成熟性实性畸胎瘤
  - 胎儿型畸胎瘤
  - 成熟性畸胎瘤恶变
- 病因学
  - 来源于首次减数分裂后的单个生殖细胞
- 流行病学
  - 发病率为（8.9～10）/10 万
  - 约 10%～20% 的患者可发生双侧卵巢或单侧多发性畸胎瘤

- 是卵巢肿瘤中最常见的类型之一，占卵巢肿瘤的 25%，占卵巢畸胎瘤的 95%
- 大体病理及手术所见
  - 多数发生在单侧
  - 圆形或分叶状，表面光滑，灰白，质地软硬不一
  - 切面单房，少数多房，房内充满黄色油脂、皮脂、黏液、浆液及角化物与毛发混合物
  - 囊壁较光整，在某处向囊腔内突出一实性区，灰白色，称为 Rokitansky 结节或头结
    - 小如蚕豆，大如儿头，表面常被覆皮肤与毛发
    - 切面多为脂肪状，牙齿和不规则的骨片或发育较好的骨也常位于此
    - 偶可见部分消化管、软骨、脑组织等多种器官样结构
- 显微镜下特征
  - 可见三胚层分化的成熟组织，杂乱排列，常有器官样分化
  - 皮肤及附属器最为突出，鳞状上皮、皮脂腺、汗腺、毛发均丰富，成熟的骨、软骨、脑组织、神经胶质等也常见
  - 实性畸胎瘤以实性为主，间有小囊腔形成，由三种胚层来源的各种成熟组织构成

【临床表现】

表现

- 最常见体征 / 症状
  - 通常无症状，多在盆腔检查或其他原因开腹手术时发现
  - 少数患者可有下腹坠胀、腹痛或扪及下腹包块等非特异性症状
- 疾病人群分布
  - 年龄：年轻女性好发，平均年龄 30 岁，少数可发生在绝经后
- 自然病史与预后
  - 生长缓慢，预后好
  - 可并发破裂、扭转和恶性变，后者发生率低，多发生于老年人

治疗

- 手术治疗
  - 开腹或腹腔镜手术
  - 年轻要求生育者，采用保守性手术，行肿瘤剔除术，保留卵巢皮质

- 无生育要求患者，若为单侧肿瘤，可行一侧卵巢或附件切除
- 非手术治疗
  - 若为双侧肿瘤或一侧多发肿瘤，可行保守治疗，注意随访其复发和恶变
  - 发生恶变，按卵巢恶性生殖细胞肿瘤处理

【影像表现】

概述

- 最佳诊断依据
  - 腹部或盆腔不均质的囊性肿物，内含脂肪和钙化成分
- 部位
  - 腹部或盆腔
- 大小
  - $1 \sim 10cm$，平均直径 7cm
- 形态学
  - 绝大多数为囊性
  - 少数为实性，需与非成熟性畸胎瘤鉴别

X 线表现

- 部分患者可见牙齿或骨化成分

CT 表现

- 平扫 CT
  - 混杂密度囊性肿块，边缘光滑，特征性表现为内含脂肪和钙化
  - 可见囊壁向腔内突出的实性结节影，代表头结，或称皮样栓（dermoid plug），脂肪、牙齿及发育不全的骨骼常位于此
  - 部分肿块内可见脂肪－液面，有时界面处见漂浮物，代表毛发
  - 少部分病例仅含脂肪或完全为实性，不具特征
- 增强 CT
  - 无明显强化，有时实性部分可有轻度强化
  - 当畸胎瘤恶变时表现为实性成分的增多，增强后囊壁及实性部分强化明显，并可有腹水、腹膜转移等恶性征象（图 8-8-17）

MR 表现

- T1 加权
  - 边缘光滑的囊性肿块，病灶内含脂肪、钙化和脂液平面
  - 囊内实质部分（头结）因含骨、脂肪、毛发等呈不均信号
  - 脂肪组织为高信号，脂肪抑制序列信号减

低，也可采用化学位移或双相位的 MRI 扫描序列以判定脂肪成分的存在；钙化组织为无信号区（图 8-8-18）
- 脂肪液面是由于下沉的细胞碎屑和漂浮的脂类物质形成，可随体位改变移动，虽比例不高，但属于特征性表现，界面上方为高信号，下方为低信号
- 少数脂肪不是充满囊腔而是位于头结内，或表现为囊内独立的球形脂肪物质
- T2 加权
  - 脂肪组织为中至高信号，余同 T1 加权
- T1 增强
  - 无明显强化，有时实性部分可有轻度强化
  - 当畸胎瘤恶变时表现为实性成分的增多，增强后囊壁及实性部分强化明显，并可有腹水、腹膜转移等恶性征象（图 8-8-19）

超声表现
- 液性无回声区内出现高回声的头结向囊腔内突出

- 由毛发所产生的多发稀薄的回声带
- 脂质漂浮于囊液上形成脂-液分层

推荐影像学检查
- 最佳检查方法：CT 或 MRI，CT 对钙化、骨化的显示优于 MRI
- 检查建议
  - 肿瘤内脂肪组织的检出是诊断的可靠依据，MR 扫描时一定要增加脂肪抑制序列

【鉴别诊断】
- 子宫内膜异位症
  - 囊内密度或信号因新旧不同的血凝块而呈多样性
  - 大的囊肿周围有"卫星囊"
  - T2WI 上高信号的阴影中有低信号暗影的存在，是特征性改变
- 卵巢囊肿
  - 一般直径小于 5cm，内为水样结构
- 未成熟畸胎瘤

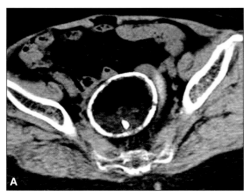
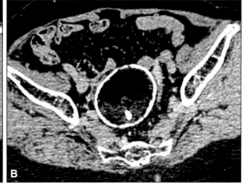

图 8-8-17 **囊性畸胎瘤**
A. CT 平扫示：盆腔左后方见一囊性肿块，囊壁呈蛋壳样钙化，囊内为低密度的脂肪组织，囊壁上见结节状软组织影突入囊腔，内可见一钙化灶；B. CT 增强示：病变未见明确强化

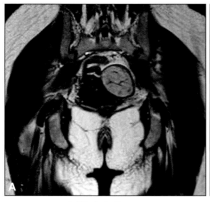
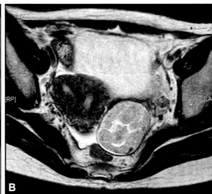
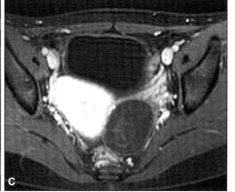

图 8-8-18 **实性畸胎瘤**
A. T1WI 冠状示：盆腔左后方见一椭圆形肿块，囊壁呈低信号，囊内为中高信号，略有分隔，呈低信号；B. T2WI 示：病灶为中高信号，分隔为高信号。同时可见子宫双宫腔畸形；C. T1WI 脂肪抑制增强示：病灶为低信号，未见明确强化

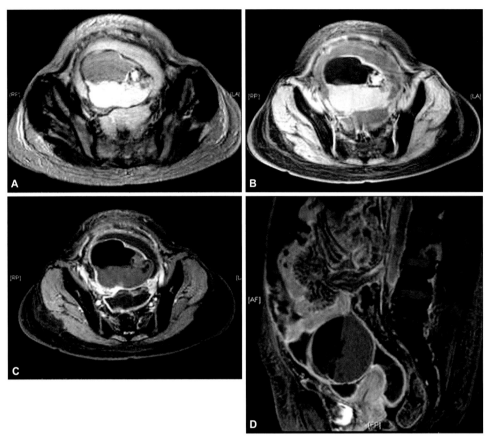

图 8-8-19 **畸胎瘤恶变**
A. T2WI 示：盆腔正中见一分叶状肿块，囊壁呈低信号，囊内为中等及高信号呈分层状，左侧见混杂信号软组织肿块。病灶周围可见高信号的积液；B. T2WI 脂肪抑制示：分层上方组织信号明显减低，代表脂性液体成分；C-D T1WI 脂肪抑制增强示：病灶囊壁及腹膜明显强化，并腹水

○ 肿块边缘模糊   ○ 增强扫描不规则强化

○ 实性成分较多且不规则

┌─────────────────────────────────────┐
　　　　　　　　诊断与鉴别诊断精要

　　● 不均质的囊性肿物，内含脂肪和钙化成分

　　● 边缘光滑
└─────────────────────────────────────┘

重点推荐文献

[1] 周康荣. 体部磁共振成像. 上海: 上海医科大学出版社, 2000: 1151-1153.

[2] Outwater EK, Siegelman ES, Hunt JL. Ovarian teratomas: tumor types and imaging characteristics[J]. RadioGraphics,

2001, 21(2): 475-490.

[3] Park SB, Kim JK, Kim KR, et al. Imaging findings of complications and unusual manifestations of ovarian teratomas[J]. RadioGraphics, 2008, 28(4): 969-983.

2. 卵巢未成熟性畸胎瘤

【概念与概述】

　　未成熟畸胎瘤（immature teratoma）

　　同义词：恶性畸胎瘤

【病因与病理】

一般特征

- 一般发病机制
  - 由内、中、外三个胚层分化的胚胎性组织构成
  - 可表现为有一个胚层分化未成熟或分化不完全，亦可表现为两至三个胚层分化未成熟
  - 成熟与未成熟组织常混杂
- 组织学类型
  - 单纯未成熟畸胎瘤
  - 混合性未成熟畸胎瘤
- 流行病学
  - 少见，在畸胎瘤中的比率低于 3%
  - 常与成熟性畸胎瘤伴发，发生于同侧者占 26%，发生于对侧者占 10%

大体病理及手术所见

- 多数发生在单侧，偶有双侧，肿瘤多较大
- 圆形、卵圆形或浅分叶状
- 实性为主，实性区软组织极软，似脑组织，常伴有出血坏死。亦可呈半实半囊，囊内可含胶冻状物或浆液
- 切面多彩状，可有灰、黄、红等颜色，骨、软骨、毛发、皮脂样物较少见，牙齿、骨骼等器官样物质罕见

显微镜下特征

- 由三种胚层来源的不同成熟度的组织杂乱无章排列，毫无解剖学的次序
- 以神经外胚层来源的神经外胚层菊形团或原始神经管组织最为重要，其他源自内、中、外三胚层的未成熟或欠成熟组织也常见到，与成熟组织密切混杂
- 肿瘤内的未成熟神经组织决定肿瘤的恶性程度，尤其是原始神经管的出现提示肿瘤的恶性程度较高，故根据原始神经管的数量，将未成熟畸胎瘤的恶性程度分为 0～Ⅲ 级

【临床表现】

表现

- 最常见体征/症状
  - 腹部包块、隐痛或坠胀感

- 临床病史
  - 所含的卵黄囊组织分泌 AFP，是分期、分级及预测复发的指标
- 疾病人群分布
  - 年龄：通常在 20 岁以下
- 自然病史与预后
  - 与年龄、组织亚型、手术分期、病理分级、手术类型及治疗模式等多因素有关，总的五年存活率为 81.8%
  - 1/3 病例可发生自发或化疗后完全成熟化

治疗

- 手术治疗
  - 年轻患者行单侧附件切除术，以保留生育功能
  - 绝经后患者，可行双附件及子宫切除术
- 非手术治疗
  - 化疗：化疗时未成熟组织可向成熟组织转化称逆转，这些逆转的肿块可在长时间内保持稳定
  - 放疗
- 二次探查术
  - 是否需要尚有争论

【影像表现】

概述

- 最佳诊断依据
  - 大而不规则的肿块，其实性成分中包含粗大的钙化及小灶性的脂肪组织
- 部位
  - 腹部或盆腔
- 大小
  - 常较大，直径 14～25cm，平均 20cm，大于成熟性畸胎瘤
- 形态学
  - 实性或明显的实性组织与囊性组织共存，囊性区域包含浆液、黏液或脂性物质，肿物常穿破包膜致边缘不清

X 线表现

- 部分患者可见不规则的钙化

CT 表现

- 平扫 CT
  - 盆腔或腹腔内大的不规则密度的肿块，边缘不清
  - 病灶内实性成分较多，或囊实性共存

○ 实性成分中含粗大或不规则的钙化及小灶
　性脂肪，常合并出血
○ 部分同时伴发成熟性畸胎瘤
● 增强 CT
○ 囊壁及实性部分不规则强化，液性及坏死
　区不强化（图 8-8-20）

MR 表现
● T1 加权
○ 盆腔或腹腔边界不清的混杂信号肿块，内
　有高信号，脂肪抑制后信号减低，代表脂
　肪组织，出血仍为高信号
○ 病灶中实性成分较明显，为低信号
○ 不规则的钙化组织为无信号区
● T2 加权
○ 边界不清的混杂信号肿块，囊性部分为中
　至高信号，实性部分中等或稍高信号，余
　同 T1 加权
● T1 增强
○ 囊壁及实性部分不规则强化，液性及坏死

区不强化

超声表现
● 不均质回声的肿块，部分为实性成分
● 瘢痕样钙化常见
● 实性成分中的脂肪组织往往难以确定

推荐影像学检查
● 最佳检查方法：CT 或 MRI
● 检查建议
○ 实性成分中灶性脂肪的检出有利于诊断的
　确立，MR 扫描时需增加脂肪抑制序列
○ 囊性组织中有时亦可检出脂性成分

【鉴别诊断】
● 其他来源的卵巢癌
○ 有相应的特征
● 成熟的实性畸胎瘤
○ 几乎全部为实性成分，但不含未成熟组织
○ 需足够的病理取材检查才能排除未成熟畸
　胎瘤

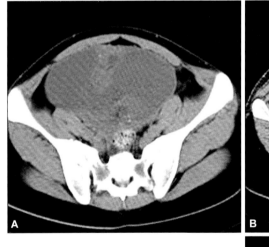
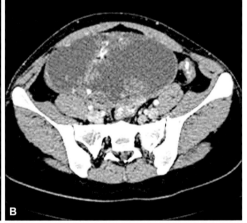
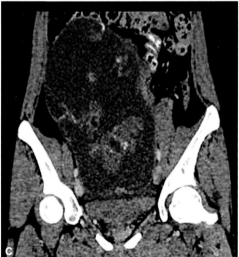

图 8-8-20　未成熟性畸胎瘤
A. CT 平扫示：盆腔见一巨大囊实性肿块，囊性为
主，实性部分不规则，内有灶性低密度的脂肪组织
及斑点状不规则的钙化灶；B-C. CT 增强示：囊性病
灶中不规则的实性成分伴明显强化（病理结果提示
病灶实质内含较多不成熟的神经组织）

诊断与鉴别诊断精要

- 大而不规则的肿块，实性成分较多
- 发现小灶性的脂肪组织，部分包含粗大或不规则的钙化
- 病理发现不成熟的组织结构

重点推荐文献

[1] Moskovic E, Jobling T, Fisher C, et al. Retroconversion of immature teratoma of the ovary: CT appearances[J]. Clin Radiol, 1991, 43(6): 402-408.

[2] Brammer HM 3rd, Buck JL, Hayes WS, et al. From the archives of the AFIP. Malignant germ cell tumors of the ovary: radiologic-pathologic correlation[J]. RadioGraphics, 1990, 10(4): 715-724.

[3] Bazot M, Cortez A, Sananes S, et al. Imaging of dermoid cysts with foci of immature tissue[J]. J Comput Assist Tomogr, 1999, 23(5): 703-706.

3. 卵巢单胚层畸胎瘤

【概念与概述】

　　单胚层畸胎瘤（monodermoma teratoma），主要或完全由单胚层（内、外胚层）来源的一种组织构成

【病因与病理】

一般特征

- 三种类型
  - 卵巢甲状腺肿（struma ovarii）
  - 卵巢类癌（ovarian carcinoid tumors）
  - 卵巢神经类肿瘤（tumors with neural differentiation）
- 流行病学
  - 卵巢甲状腺肿是最常见的单胚层畸胎瘤，占卵巢成熟性畸胎瘤的 3%
  - 类癌：少见
  - 卵巢神经类肿瘤：罕见

大体病理及手术所见

- 卵巢甲状腺肿
  - 多房囊性多见，部分有实性成分，典型的囊内容为棕绿色的胶样液体
  - 切面为棕色的甲状腺组织，含出血、坏死及纤维
- 卵巢类癌
  - 纯型类癌为实性，合并成熟性畸胎瘤时为囊腔内突起的实性结节，或囊壁局部增厚
  - 切面实性，质硬
- 卵巢神经外胚层肿瘤
  - 实性或囊性，质软易碎

显微镜下特征

- 卵巢甲状腺肿
  - 类似正常甲状腺组织或甲状腺瘤
  - 瘤细胞排列成大小不等的滤泡状，腔内有嗜酸性的胶样物，PAS 染色阳性
- 卵巢类癌
  - 岛状、梁状或黏液性类癌
- 卵巢神经外胚层肿瘤
  - 与中枢神经系统肿瘤相同

【临床表现】

表现

- 最常见体征 / 症状
  - 卵巢甲状腺肿
    - 症状通常无特异性，如腹痛、腹胀、腹部肿块、阴道不规则出血等
    - 少数并发甲状腺毒症
  - 卵巢类癌
    - 多无明显症状，或表现为盆腔肿物与腹部不适
    - 少数出现类癌综合征的症状
  - 卵巢神经外胚层肿瘤
    - 与快速增长的肿物有关，侵袭性强
    - 半数以上的病例就诊时已有卵巢外扩散

疾病人群分布

- 年龄
  - 卵巢甲状腺肿多发生在生育期妇女
  - 卵巢类癌各年龄段均可发生，以绝经后妇女常见

○ 卵巢神经外胚层肿瘤

自然病史与预后

● 卵巢甲状腺肿样瘤恶性少见，即使病理提示恶性，临床行为也是良性

● 卵巢类癌为潜在恶性，临床过程为良性，极少转移

● 卵巢神经类肿瘤可分化成良性的室管膜样肿瘤或原发神经外胚层肿瘤，后者侵袭性强

治疗

● 手术治疗

○ 开腹或腹腔镜手术

● 非手术治疗

○ 化疗

○ 放疗

【影像表现】

概述

● 最佳诊断依据

○ 卵巢甲状腺肿

■ CT 或 MRI 检查腹部或盆腔多房囊性肿块，增强扫描囊壁不强化或轻中度强化

■ 碘 -131 检查腹部或盆腔可见甲状腺活性组织

■ 病理检查示肿块 50% 以上由甲状腺组织构成

● 部位

○ 腹部或盆腔

● 大小

○ 大小不等

● 形态学

○ 卵巢甲状腺肿

■ 多房囊性或囊实性改变

CT 表现

● 卵巢甲状腺肿

○ 平扫 CT

■ 边界清楚的多房囊性或囊性为主的囊实性肿块，内有光滑的分隔，囊内容物部分呈高密度

■ 部分可含不规则的实性部分

■ 半数以上伴斑点状、条状钙化

○ 增强 CT

■ 囊壁不强化或轻至中度强化，实性部分则明显强化（图 8-8-21）

● 卵巢类癌

○ CT

■ 实性肿块，坏死少见，余同其他实性恶性肿瘤类似

MR 表现

● 卵巢甲状腺肿

○ T1 加权

■ 盆腔内多房囊性肿块，边界清楚，各房信号高低不等

○ T2 加权

■ 多房囊性肿块，边界清楚，各房信号高低不等，与 T1WI 相反或一致

○ T1 增强

■ 囊壁不强化或轻至中度强化，实性部分则明显强化

● 卵巢类癌

○ 黏液性类癌由于含黏液成分 T2WI 信号可较其他实性肿瘤信号高

超声表现

● 卵巢甲状腺肿

○ 多房囊性肿块，无特异性

● 卵巢类癌及神经外胚层肿瘤

○ 表现无特异性

核素检查

● 卵巢甲状腺肿

○ 功能性卵巢甲状腺肿显示盆腔肿块为碘 -131

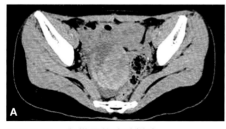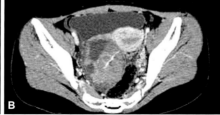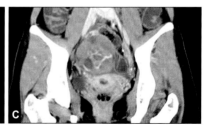

图 8-8-21　卵巢甲状腺肿样瘤
A. CT 平扫示：子宫右后方见一类圆形囊实性肿块，边界清，部分囊腔内呈高密度并有散在点状钙化，肿块周围少许积液；B-C. CT 增强示：病灶实性部分、囊壁及分隔明显强化，囊性部分不强化

高摄取，高于颈部甲状腺组织

推荐影像学检查

- 卵巢甲状腺肿
  - 最佳检查方法：CT 或 MR、碘 -131 检查
  - 检查建议
    - 碘 -131 检查在部分患者可提示卵巢甲状腺的诊断

【鉴别诊断】

- 浆液性囊腺瘤或癌

- 囊腺瘤：单囊或多囊，囊内充满低密度的液体，分隔薄而光滑
- 囊腺癌：囊壁不规则、结节状增厚或囊内出现结节状突起
- 黏液性囊腺瘤
  - 多囊，囊内密度或信号不均，但间隔较薄
- 畸胎瘤
  - 病灶内发现脂肪组织为特征

诊断与鉴别诊断精要

- 囊性或囊实性肿块，囊壁或间隔较厚，CT 平扫部分囊性呈高密度，MR 上 T1WI 囊内信号可高低不等，T2WI 为低信号，与滤泡内胶质富含的甲状腺素有关；实性部分常伴钙化并增强明显强化
- 部分患者 ^{131}I 阳性，5% 可出现甲状腺功能亢进及甲状腺增生

重点推荐文献

[1] Matsuki M, Kaji Y, Matsuo M, et al. Struma ovarii: MRI findings[J]. Br J Radiol, 2000, 73(865): 87-90.

[2] 兰勇, 李伟, 罗学毛, 等. 卵巢甲状腺肿的CT表现：与病理对照. 中国医学影像技术, 2010, 26(1): 116-118.

[3] Jung SI, Kim YJ, Lee MW, et al. Struma ovarii: CT findings[J]. Abdom Imaging, 2008, 33(6): 740-743.

4. 卵巢无性细胞瘤

【概念与概述】

卵巢无性细胞瘤（dysgerminoma of ovary）是反映原始生殖细胞的恶性肿瘤，其来源于尚未分化以前的原始生殖细胞，故名无性细胞瘤。病理形态及组织来源与睾丸精原细胞瘤（seminoma）很相似，故这两种肿瘤有同一名称即生殖细胞瘤（germinoma）

【病因与病理】

一般特征

- 一般发病机制
  - 发病原因：与两性畸形有密切关系
  - 分型
    - 混合型无性细胞瘤
    - 单纯性无性细胞瘤
  - 遗传学
    - 性腺不发育患者其核型有 Y 染色体时有好发此肿瘤的倾向
  - 流行病学

- 是一种较为少见的肿瘤，占卵巢恶性肿瘤的 2%~4%

大体病理及手术所见

- 肿瘤为表面光滑的实性结节，切面呈灰粉或浅棕色
- 肿瘤较大者可有出血、坏死灶
- 成片的出血坏死或囊性区常提示合并绒癌或卵黄囊瘤，灶性钙化则有合并性母细胞癌的可能
- 外检取材时应仔细观察并在肉眼形态不同的区域分别取材

显微镜下特征

- 瘤组织由成片、岛状或梁索状分布的圆形或多角形大细胞构成
  - 细胞之间边界清楚
  - 核大而圆，核膜清楚呈空泡状
  - 核仁明显，嗜酸性
- 分化差的肿瘤细胞异型性明显
  - 间质由不等量的纤维结缔组织和淋巴细胞

构成

- 偶尔由具生发中心的淋巴滤泡形成
- 有时可见由组织细胞和多核巨细胞构成的肉芽肿样结节

【临床表现】

表现

- 最常见体征／症状
  - 非特异性腹部体征
    - 腹部包块，偶见肿瘤扭转而出现急性腹痛
  - 其他
    - 大多数患者的月经及生育功能正常，仅在极少数表现两性畸形的患者中有原发性无月经症状或第二性征发育差、阴蒂大、多毛等男性特征
    - 实验室检查乳酸脱氢酶和碱性磷酸酶升高

疾病人群分布

- 年龄
  - 多发生在 10 ~ 30 岁的青少年和年轻妇女，平均年龄 21 岁

自然病史与预后

- 卵巢无性细胞瘤发生转移或复发者并不少见
- 如果初次手术后即常规予以化疗则复发者很少见
- 如果有复发由于对放射治疗及化疗都高度敏感，故预后很好
- 采用联合化疗的病例，存活率为 72% ~ 100%

治疗

- 手术治疗
  - 单侧附件切除
  - 双侧附件切除：肿瘤晚期或双侧性肿瘤时可考虑
- 放射治疗

- 是一种对放射线高度敏感及放疗可治愈的肿瘤，手术后加放疗可使存活率达到 100%
- 化疗
  - 联合化疗，敏感

【影像表现】

概述

- 最佳诊断依据：盆腔实性为主的肿块，有包膜、T1WI 和 T2WI 均为低信号
- 部位
  - 盆腔，双侧发生约 10% ~ 15%
- 大小
  - 中等大小
- 形态学
  - 圆形、椭圆形或分叶状

X 线表现

- 可发现较大的盆腹部软组织肿块影，胃肠道造影可见盆腔肠管受推压移位

CT 表现

- 平扫 CT
  - 盆腔内实性肿块，呈不规则稍低密度，少部分为囊实性，体积较大，境界清楚
  - 密度均匀，部分中心有低密度液化囊变区
- 增强 CT
  - 实性部分轻到中度强化，坏死及囊变区不强化（图 8-8-22）

MR 表现

- T1 加权
  - 边缘清楚的圆形、类圆形或分叶状肿块
  - 呈等或略低信号
  - 少量腹水
- T2 加权
  - 实性部分呈中等或稍高信号为主，坏死囊变区为高信号

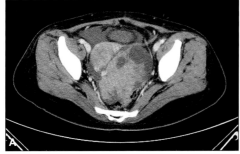
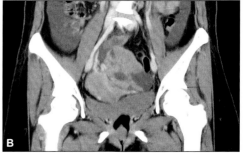

图 8-8-22　卵巢无性细胞瘤

A-B. CT 增强示：盆腔内囊实性肿块，实性部分中度强化，内部可见不强化的囊变区（图片提供：四川大学华西第二附属医院）

- T1 增强
  - 病灶实性部分轻到中度强化

超声表现

- 以实性低回声为主，边界清，内部回声不均
- 彩色多普勒血流显像示肿块内血流信号较丰富

核医学表现

- 局部 FDG 浓聚，其代谢中度或以上不均匀增高

推荐影像学检查

- 最佳检查方法：CT 或 MRI
- 检查建议
  - 同卵巢其他肿瘤

【鉴别诊断】

- 卵巢颗粒细胞瘤

- 囊实性肿瘤，以囊性变较多，呈单房或多房囊性肿物，肿瘤实性成分、囊壁、间隔血供丰富，增强后强化明显
  - 临床有内分泌紊乱的症状
- 卵巢纤维瘤或卵泡膜细胞瘤
  - 常出现在中年，可伴随 Meigs 综合征（大量腹水和胸膜腔积液）和皮肤基底细胞痣综合征（双侧卵巢纤维瘤、皮肤多发基底细胞癌、牙源性角化囊肿和其他异常）；易发生囊变
  - 实性成分为主，增强后轻微强化，强化程度低于无性细胞瘤

诊断与鉴别诊断精要

- 年轻女性，血清乳酸脱氢酶和碱性磷酸酶升高，虽增长快、病程短，但又并非很恶性的表现、没有很明显的腹水、一般健康情况好
- 实性为主的肿块，边界清，有包膜，增强轻中度强化，可伴坏死

重点推荐文献

[1] 李小虎，刘斌，王万勤，等. 读片窗(8). 安徽医学，2010，31(8): 1010-1011.
[2] 王连波，李英明，李代瑛. 卵巢无性细胞瘤超声表现1例.

中华超声影像学杂志，2006，15(12): 942.
[3] 于小平，梁赵玉，王平. 卵巢恶性生殖细胞肿瘤的CT诊断. 临床放射学杂志，2009，28(8): 1101-1104.

5. 卵巢内胚窦瘤

【概念与概述】

　　卵巢内胚窦瘤（endodermal sinus tumor）为一罕见而恶性程度高的卵巢生殖细胞肿瘤，起源于原始生殖细胞或多潜能胚胎细胞向胚外中、内胚层分化，因其组织结构与大鼠胎盘的内胚窦十分相似而得名，也与人胚卵黄囊相似

- 同义词：卵黄囊瘤（yolk sac tumor）

【病因与病理】

一般特征

- 一般发病机制
  - 起源于原始生殖细胞或多潜能胚胎细胞
  - 流行病学
    - 占卵巢恶性生殖细胞肿瘤的 31.9% ~ 60.2%

大体病理及手术所见

- 较大，圆形或卵圆形，单侧占 60% 以上，右侧多见
- 切面实性，组织质脆，有出血坏死区，夹有多数小囊，含胶状囊液，也可见海绵样区，呈灰红、红褐或灰黄色，易于破裂
- 手术时可见血性腹水，约有半数已转移

显微镜下特征

- 网状结构
  - 由星芒状的瘤细胞形成疏松网状结构，类似胚外中胚层结构
- 内胚窦样结构
  - 立方或柱状的瘤细胞，包绕毛细血管
- 多泡性卵黄囊样结构

- 与胚胎时期的卵黄囊相似
- 瘤细胞内及间隙可见 PAS 阳性的大小不等的嗜酸性小滴，含甲胎蛋白（AFP）
- 可见腺样、乳头状及实体细胞团

【临床表现】

表现

- 最常见体征 / 症状
  - 非特异性腹部体征
    - 腹部包块，短期内迅速长大
    - 腹部隐痛和剧痛：肿瘤坏死、出血、破裂所致
  - 腹水：肿瘤腹腔内浸润种植所致
  - 发热：肿瘤坏死、出血或广泛种植引起
  - 临床实验室检查 AFP 升高

疾病人群分布

- 年龄
  - 多见于儿童和年轻妇女，平均年龄 18 岁

自然病史与预后

- 高度恶性，生长迅速，易早期转移，预后差
- 过去平均生存时间仅 12 ~ 18 个月，现使用联合化疗，生存期已明显延长

治疗

- 手术治疗
  - Ⅰ期年轻患者：行患侧附件切除
  - 不需保留生育功能：全子宫双附件切除，晚期患者行细胞减灭术
- 化疗
  - 术后及时给予规范的化疗

【影像表现】

概述

- 最佳诊断依据：下腹部囊实性肿块或实性肿块伴坏死区，密度不均匀，形态不规则，有包膜但常破裂，血供丰富，多伴腹水
- 部位
  - 下腹部
- 大小
  - 较大，平均直径 15cm
- 形态学
  - 圆形、卵圆形或不规则形

X 线表现

- 可发现较大的盆腹部软组织肿块影，胃肠道造影可见盆腔肠管受推压移位

CT 表现

- 平扫 CT
  - 盆腔或下腹部类圆形或分叶状的较大体积肿块，呈囊壁厚而不均匀的囊实性或实性肿块伴低密度的坏死区
  - 少见征象为有壁结节的单房囊性肿块或有不均匀分隔的多房囊性肿块
  - 包膜完整时边缘清楚，但包膜常破裂
  - 常合并腹水，钙化少见
- 增强 CT
  - 囊壁及实性部分显著强化，部分肿块内可见血管
  - 半数病例出现邻近网膜、子宫等受侵，腹膜种植（图 8-8-23）

MR 表现

- T1 加权
  - 类圆形或分叶状较大肿块
  - 囊实性或实性为主，呈低信号
  - 腹水
- T2 加权
  - 呈高低不等的欠均匀信号，内有高信号囊变或出血坏死，包膜为低信号
- T1 增强
  - 实性部分显著强化
  - 邻近结构受侵、腹膜种植的征象

超声表现

- 囊实性占位，实性部分血供丰富

核医学表现

- 局部 FDG 浓聚，其代谢中度或以上不均匀增高

推荐影像学检查

- 最佳检查方法：CT 或 MRI
- 检查建议
  - 同卵巢其他肿瘤

【鉴别诊断】

- 囊腺癌
  - 发病年龄较大，双侧发生相对较多，血清 CA125 显著升高
  - 多房常见，可见乳头状突起
  - 钙化常见，呈不规则沙粒样
  - 黏液性囊腺癌破入腹腔可形成腹膜假性黏液瘤

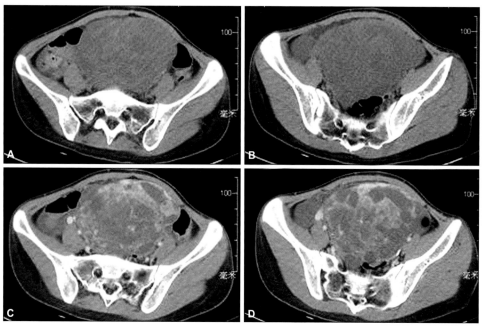

图 8-8-23　**内胚窦瘤**
A-B. CT 平扫示：盆腔正中见一边界清楚的肿块，其内密度略不均，囊性为主。周围少许腹水；
C-D. CT 增强示：病灶内部见不规则分隔状、片状显著强化，余囊性部分不强化

- 未成熟畸胎瘤
  - 内含散在的脂肪、钙化和毛发等
- 无性细胞瘤
  - 多为实性，内有纤维分隔，很少出现腹膜

- 种植
- 多数患者的血清乳酸脱氢酶和碱性磷酸酶升高

诊断与鉴别诊断精要

- 下腹边缘清楚或不清的厚壁囊实性或实性伴坏死的肿块，较大，常合并腹水
- 增强后实性部分及囊壁显著强化
- 年轻女性，肿瘤生长快，临床 AFP 升高，无雌激素升高的表现

重点推荐文献

[1] Jung SE, Lee JM, Rha SE, et al. CT and MR imaging of ovarian tumors with emphasis on differential diagnosis[J]. Radiographics, 2002, 22(6): 1305-1325.

[2] Levitin A, Haller KD, Cohen HL, et al. Endodermal sinus tumor of the ovary: imaging evaluation[J]. Am J Roentgenol, 1996, 167(30): 791-793.

[3] Yamaoka T, Togashi K, Koyama T, et al. Yolk sac tumor of the ovary: radiologic-pathologic correlation in four cases[J]. J Comput Assist Tomogr, 2000, 24(4): 605-609.

6. 卵巢胚胎癌

【概念与概述】

卵巢胚胎癌（embryonal cell carcinoma）罕见，反映生殖细胞向胚内和胚外结构分化的高度恶性肿瘤

【病因与病理】

一般特征

- 一般发病机制
  - 起源于原始生殖细胞或多潜能胚胎细胞

- 流行病学
  - 罕见

大体病理及手术所见

- 较大，圆形或卵圆形，包膜完整，单侧多见
- 实性，粗结节状，切面灰白、褐色或土黄色，质脆，常有出血坏死区，多伴囊性变，囊内含黏液样物质

显微镜下特征

- 三种典型细胞
  - 酷似原始生殖细胞，体积大，胞浆丰富，含大小不等的空泡，核大而圆，染色质浓，核分裂活跃；瘤细胞排列成片状、巢状、条索状、腺泡状或小管状
  - 类似合体滋养叶细胞的多核巨细胞，体积巨大，核多个，分布不规则
  - 小瘤细胞，形态不规则，胞浆少，核扁平深染
- 电镜下特征
  - 保留原始生殖细胞的部分特点，具有丰富的常染色质和丝球状大核仁

【临床表现】

表现

- 最常见体征 / 症状
  - 与内胚窦瘤相似
  - 分泌雌激素：性早熟或不规则阴道出血
  - 临床实验室检查 AFP 和 HCG 升高

疾病人群分布

- 发病率：占卵巢恶性生殖细胞肿瘤的 5% 以下
- 年龄
  - 多见于儿童和年轻妇女，4～28 岁，平均年龄 14 岁

自然病史与预后

- 高度恶性，预后差

治疗

- 与内胚窦瘤治疗相同

【影像表现】

概述

- 最佳诊断依据：下腹部实性肿块伴坏死区及囊性变，单纯影像检查无特征性，需结合临床
- 部位
  - 下腹部
- 大小
  - 较大，10～25cm，平均直径 17cm
- 形态学
  - 圆形、卵圆形或不规则形

X 线表现

- 可发现较大的盆腹部软组织肿块影，胃肠道造影可见盆腔肠管受推压移位

CT 表现

- 平扫 CT
  - 盆腔或下腹部类圆形或分叶状的较大体积肿块，实性肿块伴低密度的坏死区或伴囊性变而呈囊实性
- 增强 CT
  - 实性部分强化明显（图 8-8-24）

MR 表现

- T1 加权
  - 类圆形或分叶状较大肿块
  - 实性伴坏死或囊实性，呈低信号
- T2 加权
  - 呈高低不等的欠均匀信号，内有高信号囊变或出血坏死，包膜为低信号
- T1 增强
  - 实性部分显著强化

超声表现

- 实性不规则团块状回声，如有出血及坏死灶时

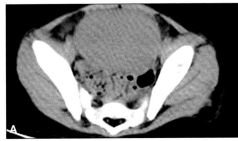
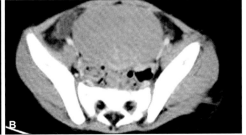

图 8-8-24　卵巢胚胎癌
A. CT 平扫示：盆腔正中见一实性肿块，边缘清楚，密度均匀；B. CT 增强示：病灶后方强化较明显，余部中度较均匀强化

呈混合性回声
- 彩色多普勒血流显像示血供丰富

核医学表现
- 局部 FDG 浓聚，其代谢中度或以上不均匀增高

推荐影像学检查
- 最佳检查方法：CT 或 MRI
- 检查建议
  - 同卵巢其他肿瘤

【鉴别诊断】
- 同卵巢内胚窦瘤

诊断与鉴别诊断精要

- 盆腔实性包块，实性部分血供丰富
- 儿童或青少年女性，临床 AFP 及 HCG 升高，而无雌激素升高的表现

重点推荐文献

[1] Jung SE, Lee JM, Rha SE, et al. CT and MR imaging of ovarian tumors with emphasis on differential diagnosis[J]. Radiographics, 2002, 22(6): 1305-1325.

[2] 赵金华, 韦颖辉. 卵巢胚胎性癌超声表现1例. 中华超声影像学杂志, 2005, 14(5): 400.

7. 卵巢绒毛膜癌

【概念与概述】

卵巢绒毛膜癌（ovary choriocarcinoma）可分为妊娠性和非妊娠性绒癌，前者占多数，主要由子宫、输卵管妊娠性绒癌转移而来，后者称原发性绒癌（primary ovary choriocarcinoma），两者在肿瘤的遗传学起源及对化疗的敏感性上均不同。本文主要指后者

- 同义词：卵巢非妊娠性绒癌（non-gestational oval ovarian choriocarcinoma）

【病因与病理】

一般特征

- 一般发病机制
  - 由卵巢生殖细胞中的多潜能细胞向胚外结构（滋养细胞或卵黄囊等）发展而来
  - 类型
    - 单纯型：少见
    - 混合型：多见，在其他恶性生殖细胞肿瘤中同时存在绒癌成分，如未成熟畸胎瘤、卵黄囊瘤、无性细胞瘤等
- 发病原因
  - 尚不清楚，有多种学说
- 流行病学

- 妊娠性绒癌与非妊娠性绒癌的比例约为 34 : 1

大体病理及手术所见

- 多为单侧，右侧多见，较大，有包膜、实性、质软而脆、易碎的出血性肿物
- 多为棕红色，有广泛出血、坏死，常常在肿瘤边缘找到少量存活的瘤组织
- 如为混合型可出现其他生殖细胞肿瘤的形态

显微镜下特征

- 有细胞滋养细胞和合体滋养细胞混合构成的条索或网状结构，合体滋养细胞可分泌 HCG
- 镜下形态同子宫绒癌

【临床表现】

表现

- 最常见体征 / 症状
  - 腹痛、盆腔包块
  - 不规则阴道出血
  - 其他症状
    - 发热
    - 发现在青春期前者可表现为性早熟
    - 实验室检查 HCG 升高

疾病人群分布

- 年龄

可发生于任何年龄，但青春期多发，平均年龄约 20 岁，极少数单纯型非妊娠性绒癌发生在育龄妇女，但常不能除外卵巢妊娠性绒癌

自然病史与预后

- 恶性度极高，预后差，病情发展快，短期内死亡
- 随着手术及化疗的综合治疗，预后有所改善

治疗

- 手术治疗
  - 同内胚窦瘤
- 联合化疗

【影像表现】

概述

- 最佳诊断依据：附件区实性肿物，因常合并出

血而密度不均，结合实验室检查 HCG 升高

- 部位
  - 盆腔
- 大小
  - 大小不等
- 形态学
  - 圆形、卵圆形或分叶状

影像学检查

- 文献报道较少
- CT、MRI 的表现为来自卵巢的单侧、实性肿物，富含血供，常伴有出血、坏死和囊变
- 超声的表现可能为实性、囊性或混杂性肿块，血供较丰富（图 8-8-25）

鉴别诊断

- 同其他恶性生殖细胞肿瘤

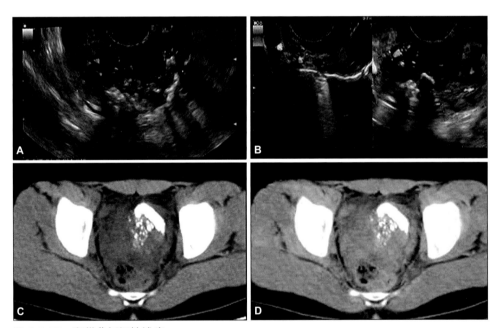

图 8-8-25　卵巢非妊娠性绒癌
A. 二维灰阶超声示：盆腔混合性包块，边界欠清，内见散在强回声光斑；B. 超声 CDFI 示：病灶周边及内部散在点状血流信号；C. CT 平扫示：盆腔左侧实性为主的肿块，边缘不清，内有大片状及斑点状钙化；D. PET-CT 示：病灶代谢较活跃

诊断与鉴别诊断精要

- 影像表现与其他恶性肿瘤难以鉴别
- 临床实验室检查：血和尿人绒毛膜促性腺激素（HCG）滴度升高；混合有卵黄囊瘤时 AFP 升高

重点推荐文献

[1] Bazot M, Cortez A, Sananes S, et al. Imaging of pure primary ovarian choriocarcinoma[J]. Am J Roentgenol, 2004, 182(6): 1603-1604.

[2] Shanbhogue AK, Shanbhogue DK, Prasad SR, et al. Clinical syndromes associated with ovarian neoplasms: a comprehensive review[J]. Radiographics, 2010, 30(4): 903-919.

[3] 张碧云. 卵巢单纯性原发性绒癌1例. 现代妇产科进展, 2002, 11(1): 73.

（四）卵巢淋巴瘤

【概念与概述】

卵巢淋巴瘤（ovarian lymphomas），卵巢没有生理性的淋巴细胞群，常为全身扩散的淋巴瘤累及卵巢，或隐匿性淋巴瘤的局部表现，原发性淋巴瘤罕见

【病因与病理】

一般特征

- 一般发病机制
  - 主要为淋巴结外病变
  - 三个类型
    - 弥散性淋巴瘤累及卵巢，是最常见的形式，占广泛播散淋巴瘤的20%，大部分为B细胞淋巴瘤
    - 隐匿性弥散性淋巴瘤（占淋巴瘤患者的0.3%），初发症状为性腺器官被累及，经过一段时间全身症状始显露
    - 结外原发性卵巢淋巴瘤，诊断需分期和随访，以证实没有任何系统性疾病存在
- 病因学
  - 病毒感染
  - 免疫功能低下或缺陷
- 流行病学
  - 卵巢原发性淋巴瘤十分罕见，占全部淋巴瘤的0.1%~0.2%，约占所有卵巢肿瘤的0.6%
  - 恶性淋巴瘤累及卵巢虽少见，却是女性生殖系统中最常受累的部位，在Burkitt淋巴瘤流行的国家，卵巢受累约占儿童恶性肿瘤的半数

大体病理及手术所见

- 50%~60%为双侧病变，Burkitt淋巴瘤几乎均为双侧，而淋巴瘤全身播散累及卵巢时，卵巢可正常大小或略增大
- 卵巢肿块一般无粘连，呈结节状或融合结节状，切面质均匀，灰白至浅棕色，质脆，鱼肉状，可有水肿、小灶性坏死、囊性变或出血，但一般不明显

显微镜下特征

- 类似卵巢外淋巴瘤，一般以弥漫性大B细胞型最常见
- 淋巴瘤细胞可围绕和浸润、而不摧毁先前的卵泡结构、黄体和白体，血管壁可有浸润，但间质很少黄素化

【临床表现】

表现

- 最常见体征/症状
  - 类似于其他卵巢肿瘤，主要为腹部或盆腔肿块，常伴腹痛，有时严重。腹水偶见，少数情况下可在盆腔检查或手术中偶然发现
  - CA-125可不同程度的升高
  - 病灶生长迅速

疾病人群分布

- 年龄
  - 发病年龄范围较广，最常见的弥漫大B细胞性淋巴瘤发生于35~45岁
  - 结节性淋巴瘤发生于较老的妇女，年轻患者有一些其他亚型的散发病例
  - Burkitt淋巴瘤典型地发生于5~10岁儿童

自然病史与预后

- 近半数的患者平均可存活5年以上

治疗

- 原发性淋巴瘤
  - 手术+化疗
  - 辅助放疗
- 继发性淋巴瘤
  - 放疗为主
  - 辅助放疗

【影像表现】

概述

- 最佳诊断依据
  - 盆腔双侧肿块，生长迅速，均质结构，边缘光整，无明显坏死，乏血供，多数伴有与盆腔肿块影像表现类似的盆腔、腹膜后、肠系膜等部位淋巴结肿大

- 部位
  - 盆腔
- 大小
  - 直径 2～25cm，大多为 10～15cm
- 形态学
  - 实性肿块，圆形或分叶

CT 表现

- 平扫 CT
  - 盆腔内实性双侧肿块
  - 轮廓清晰、密度均匀，圆形或分叶状
  - 没有明显坏死、出血及钙化
  - 可伴有少量腹水
- 增强 CT
  - 轻度强化，部分表现为环形边缘强化
  - 继发性者盆腔、腹膜后、肠系膜等部位淋巴结肿大，与盆腔肿块密度改变一致

MR 表现

- T1 加权
  - 实性双侧肿块，T1WI 低信号，较均匀
  - 可见少量腹水，为低信号
- T2 加权
  - 等或稍高信号，边缘清楚，较均匀，出血、坏死少见
  - 可见少量腹水，为高信号
  - 有时可见病灶周围存留少量正常的卵巢滤泡，为小囊状高信号
- T1 增强
  - 轻到中度强化，部分表现为环形边缘强化
  - 继发性者盆组、腹膜后、肠系膜等部位淋巴结肿大，与盆腔肿块信号类似（图 8-8-26）

超声表现

- 均匀实质的中等回声

推荐影像学检查

- 最佳检查方法：MRI 或 CT
- 检查建议
  - 注意病灶周边有无存留正常的卵巢滤泡
  - 注意盆腔与腹部有无与盆腔肿块影像表现类似的肿大淋巴结

【鉴别诊断】

- 双侧转移性卵巢癌
  - 常见，占所有卵巢肿瘤的 5.0%～30%，不常伴邻近淋巴结肿大
  - 以混合性肿块常见，肿块内可出现囊性变，其壁有强化
  - 胃肠道来源的转移灶有时可见较多的致密结缔组织，常常在 T2WI 上显示低信号并伴有明显强化
- 间质来源的卵巢肿瘤
  - 单侧卵巢淋巴瘤应与纤维瘤、纤维卵泡膜瘤、畸胎瘤、无性细胞瘤、带蒂的子宫肌瘤、韧带内肌瘤或纤维瘤鉴别
  - 卵巢纤维瘤多为实性肿瘤，由于含有纤维成分，在无变性坏死时与浆膜下子宫肌瘤、韧带内肌瘤等均表现为 T1WI 和 T2WI 为低信号
  - 卵巢无性细胞瘤好发于 20～30 岁，多为实性肿块，单侧多见（85%～90%），有包膜及分叶，边缘光整，少数有囊性变，增强后常常能显示明显强化的纤维血管隔
- 上皮性卵巢癌
  - 往往伴有腹膜、网膜播散，以囊实性肿块为主，不常伴有淋巴结肿大
- 肉瘤
  - 常见明显坏死伴实性成分明显强化，提示肿瘤富血供

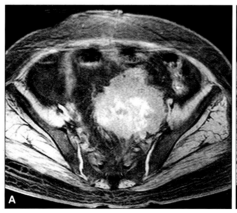
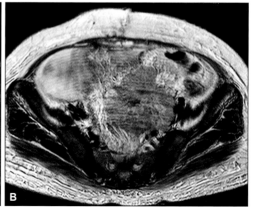

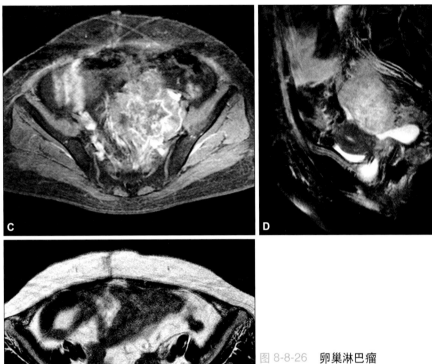

图 8-8-26　**卵巢淋巴瘤**
A. T1WI 脂肪抑制示：左侧附件区边界清楚的实性肿块，为中等偏低信号，中央少许斑片状高信号代表出血；B. T2WI 示：病灶为中等信号，中央出血灶为偏低信号；C. T1WI 脂肪抑制增强示：病灶内部中度环形强化；D. T2WI 脂肪抑制示：盆腔少量积液，为高信号；E. 系统化疗半年后复查，病灶显著缩小，呈结节状，内侧显示少许正常的卵巢卵泡

诊断与鉴别诊断精要

- 盆腔双侧肿块，均质结构，边缘光整，无明显出血、坏死
- 病灶乏血供，增强轻度强化或边缘环形强化
- 生长迅速，可伴有与盆腔肿块影像表现类似的盆组、腹膜后、肠系膜等部位淋巴结肿大及少量腹水

重点推荐文献

[1] 许玲辉, 彭卫军, 丁建辉, 等. 卵巢淋巴瘤的CT、MRI表现. 临床放射学杂志, 2007, 26(4): 354-357.
[2] Francesco F, Giuseppe T, Davide B, et al. Non-Hodgkin lymphomas of the ovaries: MR findings[J]. Journal of Computer Assisted Tomography, 2000, 24 (3): 416-420.
[3] Crawshaw J, Sohaib SA, Wotherspoon A, et al. Primary non-Hodgkin's lymphoma of the ovaries: imaging findings[J]. The British Journal of Radiology, 2007, 80(956): e155-158.

（五）卵巢转移瘤

【概念与概述】

卵巢转移性肿瘤（metastatic ovarian tumors），卵巢有丰富的血液供养，周围有丰富的淋巴管，为一个容易发生转移性肿瘤的部位。其中以充满黏液的多形性印戒细胞为明显组织学类型、伴卵巢间质肉瘤样增生的卵巢转移瘤又名 Krukenberg 瘤，多见于胃肠道来源

- 同义词：继发性卵巢肿瘤（secondary ovarian tumors）

【病因与病理】

一般特征
- 一般发病机制
  - 胃肠道、乳腺、生殖道等多器官癌变后都

可以发生卵巢转移
- 转移途径
  - 直接蔓延：邻近器官直接侵袭
  - 浆膜面转移：原发灶穿破浆膜层，癌细胞脱落后经腹水或肠蠕动向盆腔内弥散或在卵巢表面种植
  - 淋巴管转移：原发灶侵袭周围淋巴管，行至卵巢周围的淋巴管而入卵巢形成转移，形成淋巴管癌栓时还可逆行播散
  - 血行转移：晚期恶性肿瘤可转移至卵巢
  - 经输卵管转移：子宫内膜癌及输卵管癌可经输卵管种植于卵巢表面
- 流行病学
  - 发病率高，占全部卵巢恶性肿瘤的 10% ~ 30%
  - 以胃肠道、乳腺、生殖道来源的转移瘤最常见

大体病理及手术所见
- 来源于胃肠道的转移瘤
  - 又名 Krukenberg 瘤
  - 双侧多
    - 实性者肾形或卵圆形，部分有结节状隆起，切面灰白或略带黄色，可有出血、坏死区域
    - 囊性者有大小不等的囊腔，内为半透明的胶质样物或黏液样物
- 来源于乳腺的转移瘤
  - 双侧受累占 75%，较小，直径多小于 5cm
  - 表现为被膜完整的光滑肿块，或有多个小而硬的结节
- 来源于生殖道的转移瘤
  - 结节状增大

显微镜下特征
- 来源于胃肠道的转移瘤
  - 充满黏液的多形性印戒细胞为明显组织学类型，间质细胞有肉瘤样的增生
- 来源于乳腺的转移瘤
  - 可见多个小结节或融合性病变，宛如原发性乳腺癌，卵泡结构常被肿瘤细胞浸润，淋巴管内常见癌栓
- 来源于生殖道的转移瘤
  - 转移灶呈巢状、结节状散布在卵巢髓质

【临床表现】
表现
- 最常见体征 / 症状

- 原发灶的症状
- 腹痛、腹胀、体重下降及包块等非特异性表现
- 少数患者有内分泌紊乱的症状

疾病人群分布
- 年龄
  - 胃癌、肠癌和乳腺癌患者中，有卵巢转移者平均发病年龄显著低于无卵巢转移者，可能与年轻患者卵巢血管丰富有关

自然病史与预后
- 大多数卵巢转移癌的患者预后差，总的 5 年存活率为 12%

治疗
- 手术 + 化疗
- 辅助放疗

【影像表现】
概述
- 最佳诊断依据
  - 囊实性、囊性或实性肿块，囊实混合性最常见，双侧多见，同时显示胃肠道肿瘤征象（或有肿瘤病史）
- 部位
  - 盆腔
- 大小
  - 直径 2 ~ 40cm，大小不一
- 形态学
  - 囊实性、实性或囊性肿块，肾形、卵圆形或不规则形

CT 表现
- 平扫 CT
  - 盆腔内肿块，囊实混合性、实性或囊性三种形式，双侧多见
  - 囊壁较厚，囊内分隔多且粗细不均，部分分隔不完整见中断征象，囊内部分有乳头状突起
  - 腹水
  - 可显示胃肠道肿瘤或有肿瘤病史
- 增强 CT
  - 实性部分、囊壁及囊壁上乳头状突起明显强化，囊性部分不强化（图 8-8-27）

MR 表现
- T1 加权
  - 盆腔内肿块，囊实混合性、实性或囊性三

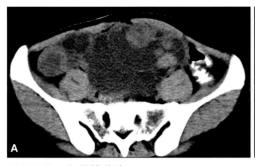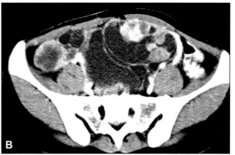

图 8-8-27　卵巢转移癌

横结肠癌术后 2 年。A. CT 平扫示：盆腔内巨大肿块，囊实性，囊性为主，有分隔，部分囊壁增厚，部分囊壁上见实性结节；B. CT 增强示：实性部分、囊壁及分隔显著强化，囊性部分不强化。手术切除病理诊断卵巢转移癌

种形式，双侧多见

- 病灶边界清楚，实性部分 T1WI 低信号，囊性部分信号高低不等
- T2 加权
  - 囊实混合性、实性或囊性肿块，边缘清楚
  - 囊性部分为高信号，囊壁厚且不规则
  - Krukenberg 瘤实性部分常表现为低信号，代表了密集的间质反应
- T1 增强
  - 实性部分、囊壁及囊壁上乳头状突起明显强化，囊性部分不强化

超声表现

- 大部分与原发卵巢癌相似
- 实性内有 1~2 个无回声暗区，边光、内无分隔
  - 彩色多普勒显示肿瘤内血流多在中心呈放射状向周边伸延
- 囊实性病灶内有较多分隔、分隔粗、分隔上无乳头结节

推荐影像学检查

- 最佳检查方法：CT 或 MRI
- 检查建议
  - 发现两侧卵巢肿块应想到卵巢转移瘤的可能性，CT 检查时应重点观察胃肠道
  - 女性消化道肿瘤患者行 CT 扫描时应将扫描范围扩大至盆腔，以排除卵巢转移瘤
  - 乳腺癌的患者应增加盆腔检查，了解卵巢的情况

【鉴别诊断】

- 卵巢囊腺癌
  - 老年常见
  - 单侧，囊实性、分隔、分隔上有乳头结节
  - 网膜可不同程度增厚转移
  - 有时与转移瘤难以鉴别
- 未成熟性畸胎瘤
  - 单侧发病，囊实性
  - 病灶内可发现灶性脂肪及不规则钙化

诊断与鉴别诊断精要

- 囊实混合性的盆腔肿块，双侧多见
- 增强扫描实性部分、囊壁等明显强化
- 有肿瘤病史或同时发现胃肠道肿瘤征象

（李　勇　梁碧玲）

重点推荐文献

[1] 郝玉芝, 黄苏里, 牛丽娟, 等. 卵巢转移瘤超声诊断. 中国医学影像技术, 2002, 18(4): 358-359.

[2] Kim SH, Kim NH, Park KJ, et al. CT and MR finding of Krukenberg tumors: comparison with p rimary ovarian tumors[J].

J Comput Assist Tomogr, 1996, 20(3): 393-398.

[3] 刘光华, 韩希年, 万卫平, 等. 卵巢转移癌的CT诊断. 上海医学, 2001, 24(3): 140-142.

第9节　输卵管疾病

一、输卵管炎性病变

（一）输卵管炎

【概念与概述】

- 输卵管炎（salpingitis）是输卵管的炎症改变

【病理与病因】

一般特征

- 急性输卵管炎是化脓性炎，继发于细菌感染，感染途径经由宫腔达输卵管。慢性输卵管炎是急性输卵管炎后的残余改变
- 病因学
  - 生物学因素
    - 大部分由于细菌性感染
    - 肉芽肿性炎、真菌感染及寄生虫感染也可导致输卵管炎
    - 30～40 为多重微生物感染，可以为奈瑟球菌、淋球菌及沙眼衣原体
  - 医源性因素：宫内节育器的使用使盆腔感染的发生增加了 3 倍
- 流行病学
  - 人群分布
    - 发生于育龄期妇女

大体病理及手术所见

- 输卵管壁增厚并红肿，输卵管伞端有纤维素性及脓性分泌物

显微镜下特征

- 化脓性感染表现为输卵管各层细胞溶解、坏死，血管充血及水肿
- 严重病例者输卵管浆膜面有纤维素渗出

【临床表现】

- 常见症状
  - 发热
  - 腹部及盆腔疼痛
    - 由于局部组织的坏死、输卵管扩张和局部腹膜炎所致
  - 阴道分泌物异常
- 其他症状
  - 淋球菌性输卵管炎的典型表现是月经后的疼痛症状出现

自然病史与预后

- 影响预后的因素
  - 宫颈间质输卵管炎易导致不育
  - 宫外孕如果没有早期诊断和治疗
- 输卵管积水是输卵管炎的并发症

治疗

- 取出宫内节育器
- 抗生素治疗
- 盆腔脓肿的介入引导下或外科引流
- 不孕症患者应行经阴道、经直肠或腹腔镜检查确定有无输卵管阻塞

【影像表现】

概述

- 输卵管炎表现为输卵管壁增厚，管腔积液，卵巢增大，盆腔内脂肪或其他盆腔结构的感染

CT 表现

- CT 扫描的价值
  - 对于复杂的盆腔感染病例，对于发热腹痛且经阴道超声检查病因仍不明的病患有诊断价值
- CT 表现（图 8-9-1）
  - 轻症病例表现为阴性
  - 输卵管扩张、强化
  - 附件的增大及不均匀强化
  - 盆腔脂线的增厚强化
  - 严重者出现脓肿及盆腔积液

MR 表现

- MR 扫描的价值
  - MRI 是炎性肿块与卵巢多囊性肿块的鉴别手段
  - T2WI 脂肪抑制序列及 T1WI 增强是诊断输卵管炎性改变重要的序列
- MR 表现（见图 8-9-2）
  - T1WI
    - 输卵管液性内容物：低或中等信号
    - 脓肿壁：1～3mm 厚，边缘呈高信号
  - T2WI：输卵管内积液呈中等到高信号
  - T1WI 增强加脂肪抑制
    - 强化的输卵管壁并管腔扩张
    - 增大强化的卵巢，内部有小点状不强化区为微小脓性灶

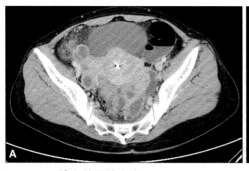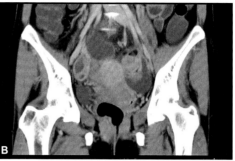

图 8-9-1　输卵管慢性炎症

A-B. CT 增强示：双侧附件区输卵管积水呈厚壁多囊性、管状病灶，增强后壁有强化，病灶边缘模糊，盆腔积液

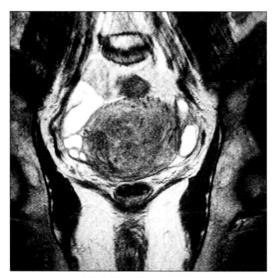

图 8-9-2　双侧输卵管积水

T2WI 冠状位示：高信号的管状液性信号区

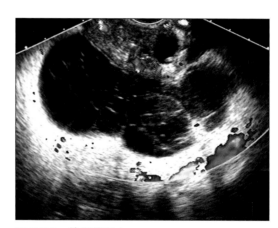

图 8-9-3　输卵管积水

彩色多普勒超声示：多分隔囊性无回声区，边缘不清

- 严重病例腹部及盆腔脂肪有强化

超声表现

- 经阴道超声扫描显示（图 8-9-3）
  - 输卵管炎表现为梨形或卵圆形的无回声或低回声区
  - 输卵管壁表现为不完全的强回声分隔
- CDFI 显示：输卵管积脓的管壁和盆腔脂肪内血流增加

推荐影像学检查

- 阴道超声
  - 为首选及随诊的最佳方法，超声还可作为经

阴道或经腹脓肿或输卵管积脓引流的引导

- CT 应用于复发盆腔炎的诊断，MRI 则在与卵巢肿块的鉴别时有诊断价值

【鉴别诊断】

- 宫外孕
  - 血 HCG 水平
  - 通常为圆形或卵圆形的实性附件肿块
  - 脂肪没有炎症表现
- 附件扭转
  - 蒂扭转的征象
  - 附件的血供减少或正常

（曲海波　宁　刚　罗　红）

诊断与鉴别诊断精要

- 输卵管炎为急性及慢性输卵管感染所导致的一系列表现，感染途径多经由宫腔达输卵管
- 育龄期妇女多见
- 致病的微生物多样，大部分由细菌感染所致
- 临床表现为：发热、腹痛，不育或宫外孕
- 影像学检查：随炎症的急慢性及进展程度而有不同改变，需要与卵巢肿瘤、宫外孕等鉴别

重点推荐文献

[1] Bennett GL, Slywotzky CM, Giovanniello G. Gynecologic causes of acute pelvic pain: spectrum of CT findings[J]. Radiographics, 2002, 22(4): 785-801.
[2] Nishino M, Hayakawa K, Iwasaku K, et al. Magnetic resonance imaging findings in gynecologic emergencies[J].

J Comput Assist Tomogr, 2003, 27(4): 564-570.
[3] Outwater EK, Siegelman ES, Chiowanich P, et al. Dilated fallopian tubes: MR imaging characteristics[J]. Radiology, 1998, 208(2): 463-469.

（二）输卵管结核

【概念与概述】

- 输卵管结核（tuberculosis salpingitis）是结核分枝杆菌侵及女性生殖道中的输卵管所致
- 同义词：生殖道结核

【病理与病因】

一般特征

- 好发于双侧，导致输卵管积水、堵塞或钙化
- 病因学
  ○ 继发于原发结核部位的血行传播
    ■ 5%～15% 的患者有肺结核
- 流行病学
  ○ 发达国家罕见
  ○ 慢性盆腔炎的常见病因

大体病理及手术所见

- 扩张的输卵管管腔，有输卵管或卵巢脓肿
- 浆膜表面可见粟粒状结节

显微镜下特征

- 输卵管壁及黏膜形成结节
- 晚期病例有干酪样坏死，继之形成纤维化

【临床表现】

表现

- 不孕
- 疼痛
- 异常出血
- 发热
- 实验室检查：白细胞增多，CA-125 升高

自然病史与预后

- 治疗后不孕概率高
- 增加宫外孕的发生

治疗

- 多药联合应用效果好
- 手术治疗适应证为发生瘘或者有输卵管脓肿者

【影像表现】

概述

- 多处不规则输卵管狭窄，输卵管烧瓶状扩张

CT 表现

- CT 扫描的价值
  ○ 更易发现钙化
  ○ 更易适用于评估无壁的积液或脓肿
  ○ CT 更易见到肠系膜肿物的星状表现
- CT 表现（图 8-9-4）
  ○ 厚壁的扩张的输卵管含有积水或稠厚的液体
  ○ 混合密度的实性和复杂的囊性附件肿物
  ○ 淋巴结增大或伴钙化

MR 表现

- MR 扫描的价值
  ○ 作用局限，无法发现钙化
  ○ 可以区分多囊的肿物和异常的输卵管

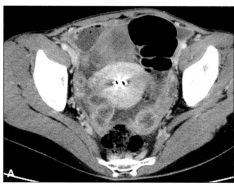
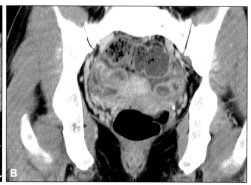

图 8-9-4　**输卵管结核**
A-B. CT 增强示：双侧输卵管积脓呈厚壁不规则囊性灶，边缘模糊，盆腔内肠管粘连，腹膜增厚

- MR 表现
  - 附件不规则多房囊性肿物，伴有 T1WI 中 –
    高信号、T2WI 低信号的厚壁或分隔
  - 增强后肿块的壁及分隔强化，内壁有结节状

超声表现

- 厚壁的扩张的输卵管，内含单纯性或有回声的
  液体（图 8-9-5）
- 混合性回声的实性和复杂的囊性附件肿物

子宫输卵管造影（HSG）表现

- HSG 的价值
  - 了解输卵管是否通畅及其外形的最佳方法
- HSG 表现
  - 输卵管烧瓶状扩张伴伞端梗阻
  - 输卵管多处串珠状改变
  - 输卵管轮廓不清

推荐影像学检查

- 超声为检查的最初方法
- HSG 是了解输卵管是否通畅及其外形的最佳
  方法
- CT 最适于显示腹膜、大网膜和肠系膜的改变

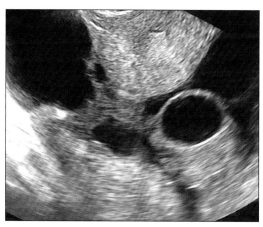

图 8-9-5　**输卵管结核**
灰阶超声示：双侧输卵管扩张呈囊性，壁厚薄不均，边缘不清

【鉴别诊断】

- 盆腔炎 / 放线菌病
  - 无淋巴结病变，无腹膜受累或钙化
  - 患盆腔放线菌病的患者有长期的宫内节育器
    使用史
- 卵巢癌
  - 影像学表现可互相交叉
  - 无典型钙化表现

诊断与鉴别诊断精要

- 继发于原发结核部位的血行传播
- 发达国家罕见
- 典型临床表现为：不孕症
- 影像学检查表现为双侧输卵管积水 / 积脓，并可发生钙化

（曲海波　宁　刚　罗　红）

重点推荐文献

Rhoton-Vlasak A. Infections and infertility[J]. Prim Care Update Ob Gyns, 2000, 7(5): 200-206.

二、输卵管肿瘤

（一）输卵管平滑肌瘤

【概念与概述】
- 输卵管平滑肌瘤（fallopian tube leiomyoma）是输卵管肌层的良性平滑肌肿瘤

【病理与病因】

一般特征
- 病因学
  - 肌瘤的确切病因至今仍不明了
  - 主要包括遗传因素、激素和受体因素、生长因子促进作用
- 流行病学
  - 发病率低，低于子宫平滑肌瘤
  - 好发于围绝经期女性

大体病理及手术所见
- 表现特点与子宫平滑肌瘤相似，位于子宫与卵巢间，好发于输卵管壶腹部与峡部交界区，肿块多较小，不超过 3cm，多发生于左侧
- 输卵管壁纺锤状膨胀，由于腔内空间压缩，壁有穹顶状凸出
- 有蒂的肿块
- 卵圆形光滑质硬的肿块

显微镜下特征
- 伸长的平滑肌细胞交叉、重叠，呈束状及带状
- 输卵管肌层仍为连续

【临床表现】
- 常无症状
- 其他症状
  - 不明确的下腹不适
  - 输卵管肌瘤急诊常见合并症：扭转、宫外孕、变性
  - 可触及的附件肿块

自然病史与预后
- 很多为尸检或其他盆腔外科手术时发现
- 无文献报道有恶变倾向

治疗
- 尽可能行输卵管保留手术

- 输卵管切除术当诊断不确定或有合并症时
- 证实肿瘤切除后输卵管存在

【影像表现】

概述
- 附件区的实性肿块，与子宫及卵巢有分界，与子宫及卵巢间无"爪"征。多为密度均匀

CT 表现
- 平扫与子宫呈等密度
- 增强随时相密度发生改变

MR 表现（图 8-9-6）
- T1 加权
  - 中等信号的肿块，与子宫肌层信号一致
  - 也可能由于出血或变性信号增高
- T2 加权
  - 与宫体肌层信号一致
  - 由于出现囊变而导致的局部低信号区，这种表现少见，因肿块大多较小
  - 与子宫及卵巢有明确分界
- T1 增强
  - 信号变化，由低到接近血管成分的子宫肌层信号
  - 输卵管起源的表现能观察到：肿块低到中等信号围绕局部或整个病灶环形边缘

超声表现
- 灰阶超声扫描显示
  - 低回声实性肿块与子宫和卵巢有分界

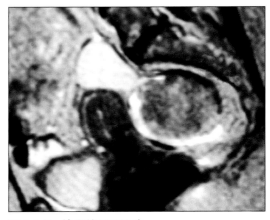

图 8-9-6　输卵管平滑肌瘤
T2WI 示：输卵管实性肿块，中等信号强度，且信号均匀边缘清晰

- 经阴道超声发现肿块有可活动性并与子宫及卵巢有界限
- 低回声声影
- 尽管大多数为均质回声，但部分为混杂回声，可为低或高回声
- CDFI 显示：低负荷血流

推荐影像学检查

- 最佳检查法：经阴道超声或 MRI 平扫或增强扫描
- 参数建议
  - MRI：应用体部相控线圈
  - 高分辨快速自旋回波 T2WI
    - 层厚小于 4mm

- 多方向扫描可以确定病灶与子宫、直肠之间有否联系
- T1WI 增强加脂肪抑制序列为最佳序列，可以显示肿块边缘与输卵管壁之间的关系

【鉴别诊断】

- 子宫阔韧带肌瘤
  - 影像学表现与输卵管肌瘤相似
  - 经常较大且多发
  - 血管蒂由肿块达子宫
- 卵巢肌瘤或纤维瘤
  - 影像学表现与输卵管肌瘤相似
  - 肿块由卵巢组织所覆盖
  - 与卵巢无分界

诊断与鉴别诊断精要

- 少见的起源于输卵管壁平滑肌组织的良性肿块
- 好发于输卵管壶腹部与峡部交界区，肿块多较小，不超过 3cm，多发生于左侧
- 光滑质硬的有柄或蒂的肿块
- 临床表现常无症状
- 影像学检查：经阴道超声及 MRI 为首选，表现与子宫肌瘤相似，但与卵巢及子宫间有明确边界

（曲海波　宁　刚　罗　红）

重点推荐文献

[1] Yang CC, Wen KC, Chen P, et al. Primary leiomyoma of the fallopian tube: preoperative ultrasound findings[J]. J Chin Med Assoc, 2007, 70(2): 80-83.

[2] Imaoka I, Wada A, Matsuo M, et al. MR imaging of disorders associated with female infertility: use in diagnosis, treatment, and management[J]. Radiographics, 2003, 23(6): 1401-1421.

[3] Misao R, Niwa K, Iwagaki S, et al. Leiomyoma of the fallopian tube[J]. Gynecol Obstet Invest, 2000, 49(4): 279-280.

（二）原发性输卵管癌

【概念与概述】

- 原发性输卵管癌（fallopian tube carcinoma）是原发于输卵管的恶性肿瘤

【病理与病因】

一般特征

- 为附件区实性或囊实性肿块，伴有输卵管管腔的扩张，当输卵管阻塞时表现为输卵管积水，其他表现如宫腔积液及腹腔积液。单侧居多，但多为双侧受累

- 病因学：病因不明
  - 生物学因素
    - 70% 患有慢性输卵管炎，50% 有不孕史，因此慢性炎性刺激可能是发病诱因
- 流行病学
  - 发病率占妇科恶性肿瘤的 0.5%
  - 患病人群分布
    - 易发生于未产妇女
    - 平均发病年龄为 52 岁，多发生于绝经后

大体病理及手术所见

- 肿瘤组织好发于输卵管壶腹部，病灶起自黏

膜层

- 早期呈结节状增大，进展后输卵管增粗成腊肠状
- 切面输卵管管腔扩大，壁薄，乳头状或菜花状赘生物
- 伞端封闭时内见血性液体，外观似输卵管积水

显微镜下特征

- 病理类型为腺癌，根据分化程度及组织结构分3级
  - Ⅰ级为乳头型，恶性程度低
  - Ⅱ级为乳头腺泡型，恶性程度高
  - Ⅲ级为腺泡髓样型，恶性程度最高

【临床表现】

表现

- 早期无症状
- 常见表现：前三项为三联征
  - 阴道排液
  - 腹痛
  - 盆腔肿块
  - 腹水
  - 肿瘤标志物 CA-125 升高
- 临床分期（2009 年 FIGO 分期）

自然病史与预后

- 影响预后的最重要因素包括：临床分期
- 5 年生存率早期 80%，晚期 20%

治疗

- 治疗原则：手术为主，辅以化疗、放疗的综合治疗
  - 手术治疗：经腹全子宫切除、双侧附件切除及大网膜切除
  - 放射治疗、化学治疗：术后辅助

【影像表现】

概述

- 附件区实性或囊实性肿块侵入输卵管腔，当输卵管阻塞时可出现输卵管积水

CT 表现

- CT 扫描的价值
  - CT 的优势在于肿瘤的分期
- CT 表现
  - 附件不均匀强化的实性或囊实性肿块（图 8-9-7）
  - 输卵管形态的肿块伴有输卵管积水
  - 环绕肿块的增厚、强化的输卵管壁
  - 远处转移表现

MR 表现

- MR 扫描的价值
  - MRI 是诊断输卵管癌及肿瘤分期的最佳影像学方法
- T1 加权
  - 中等信号的附件肿块
- T2 加权
  - 不均质的中到高信号的附件肿块，输卵管积水表现为高信号的管状结构（图 8-9-8）
- T1 增强
  - 肿块的实性成分及乳头状结构有不均匀强化，围绕肿块的输卵管壁增厚强化

超声表现

- 灰阶超声扫描显示
  - 癌肿为混合性或实性包块，形态为腊肠状或梭状、梨状，表面凹凸不平内生型
  - 团块周边或团块内有星点状血流或丰富血流

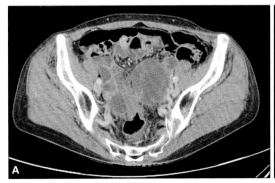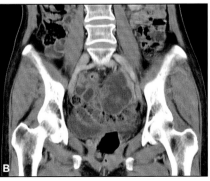

图 8-9-7　输卵管癌
A-B. CT 增强示：双侧输卵管囊实性肿块，实性成分不均匀强化，边缘不清，侵犯子宫，囊性成分为积水输卵管

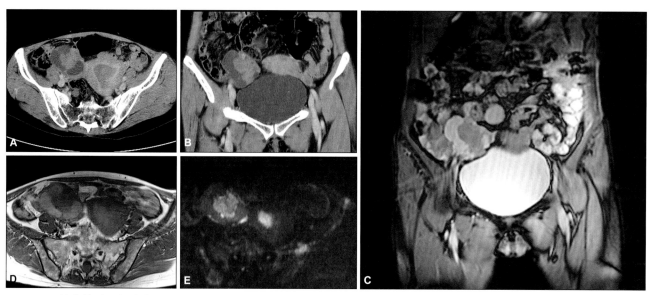

图 8-9-8　输卵管透明细胞癌

A-B. CT 增强；C. T2WI 脂肪抑制；D. T1WI；E. DWI 示：右侧输卵管实性肿块，伴有输卵管积水，DWI 上为高信号，子宫内膜受累，宫腔积液

- CDFI 显示输卵管肿块实性部分为低阻抗血流

核医学表现

- 正电子发射断层显像术（PET）对发现转移及复发有优势

推荐影像学检查

- 最佳检查法
  - 怀疑附件肿块首选的检查方法是超声
  - MRI 是用于诊断输卵管癌并解决遇到的诊断疑难点

- CT 和 MRI 均可用于肿瘤的分期

【鉴别诊断】

- 卵巢囊腺癌
  - 巨大、多房的囊实性肿块，当有砂粒体及黏液成分时表现有所不同
- 转移性肿瘤
  - 有其他系统的恶性肿瘤
  - 不伴输卵管积水

诊断与鉴别诊断精要

- 原发于输卵管的恶性肿瘤，多为单侧，好发于输卵管壶腹部
- 与输卵管的慢性炎症有关，好发于绝经后且未生育的妇女
- 腺癌是其病理类型
- 临床表现为：阴道排液、腹痛及盆腔肿块是其三联征
- 影像学检查：超声首选，MRI 为最佳，表现为附件区实性或囊实性的肿块，可伴有输卵管积水的表现

（曲海波　宁　刚　罗　红）

重点推荐文献

[1] Kawakami S, Togashi K, Kimura I, et al. Primary malignant tumor of the fallopian tube: appearance at CT and MR imaging[J]. Radiology, 1993, 186(2): 503-508.

[2] Hosokawa C, Tsubakimoto M, Inoue Y, et al. Bilateral primary fallopian tube carcinoma: findings on sequential MRI[J]. Am J Roentgenol, 2006, 186(4): 1046-1050.

[3] Singhal P, Odunsi K, Rodabaugh K, et al. Primary fallopian tube carcinoma: a retrospective clinicopathologic study[J]. Eur J Gynaecol Oncol, 2006, 27(1): 16-18.

第 10 节 子宫内膜异位症和子宫腺肌症

一、子宫内膜异位

【概念与概述】

子宫内膜异位（endometriosis），简称内异症，是指有生长功能的子宫内膜组织（腺体和间质）出现在子宫腔被覆内膜及子宫肌层以外的部位，可生长、浸润、反复出血，形成结节及包块，引起疼痛和不育等

分类：腹膜型内异症（peritoneal endometriosis，PEM），卵巢型内异症，习惯称为巧克力囊肿（ovarian endometriosis，OEM），深部浸润型内异症（deep infiltrating endometriosis，DIE），其他部位的内异症（other endometriosis，OtEM）

【病理与病因】

一般特征

- 一般发病机制
  - 尚未完全明了
  - 近年的研究结果显示，子宫内膜异位症是激素依赖性的炎性疾病
  - 雌激素生成在子宫内膜异位症中起关键作用
- 遗传学
  - 子宫内膜异位症是以多基因方式遗传，在患此病妇女亲属中的发病率是无家族史妇女的 7 倍
  - 有研究发现，该病与 7 号和 10 号染色体连锁有关，但迄今尚未识别这些区域中的相关基因
- 病因学
  - 未完全明确
  - 目前研究表明，内异症是由基因和环境因素相互作用导致的一种遗传性疾病
- 流行病学
  - 妇科常见病
    - 在行输卵管结扎术妇女中的发病率为 2%～18%
    - 在不孕妇女的发病率约为 5%～50%
    - 在有盆腔慢性疼痛妇女的发病率则为 5%～21%
  - 相关异常
    - 常合并不孕

大体病理及手术所见

- 受卵巢分泌激素影响、异位子宫内膜产生周期性反复性出血
  - 肉眼观为紫红或棕黄色，结节状，质软似桑葚
  - 出血后机化可与周围器官发生纤维性粘连
- 发生在卵巢者反复出血可致卵巢体积增大，形成囊腔，内含黏稠的咖啡色液体，称为巧克力囊肿

显微镜下特征

- 可见与正常子宫内膜相似的子宫内膜腺体、子宫内膜间质和血管，常伴有间质内灶状新鲜出血及陈旧性出血、含铁血黄素
- 少数情况下，因时间较久，典型的内膜组织结构被破坏难以发现，可仅见增生的纤维组织和含有含铁血黄素的巨噬细胞

【临床表现】

表现

- 最常见症状／体征
  - 主要症状是周期性痛经、慢性盆腔疼痛、不孕、月经异常及非子宫部位的异常出血
  - 特殊部位的内异症可有相应部位的异常表现，如消化道内异症表现为大便次数增多或便秘，且症状有周期性变化
  - 典型体征是内异症患者子宫固定，后倾，在直肠子宫凹陷、宫骶韧带或子宫后壁下段等部位扪及结节伴触痛，有时在阴道穹隆部可扪及或肉眼见到稍微隆起的结节或蓝点
  - 子宫一侧或双侧附件区扪及囊性包块，活动或固定，有轻压痛等
  - 但亦有约 30% 病例缺乏典型症状

疾病人群分布

- 年龄
  - 多见于育龄妇女
  - 青少年少见

自然病史与预后

- 育龄妇女的良性病变，缓慢、隐匿起病，平均在发病 6 年以上才能确诊
- 因其卵巢功能受损以及盆腔炎症粘连等引起不

孕，手术治疗有效，以腹腔镜手术为首选，术后部分病变可复发，极少数病灶可出现恶变

治疗

- 腹腔镜手术是内异症最好的手术疗法
- 抑制卵巢功能是最好的药物疗法
- 腹腔镜手术 + 药物治疗 + 再次腹腔镜手术是最好的联合疗法
- 妊娠是最好的期待疗法

【影像表现】

概述

- 最佳诊断依据
  - 附件区囊性特异性占位
- 部位
  - 附件区多见
- 大小
  - 不定，卵巢型较大，深部者较小
- 形态学
  - 卵巢型多为类圆形，其他可为结节型、不规则形

X 线表现

- 一般不用于内异症的诊断

CT 表现

- 平扫 CT
  - 卵巢型内异症可见附件区囊性病变，囊内容物密度欠均匀，密度高于水，部分可呈偏高密度，边界清楚
  - 对其他类型内异症诊断敏感度较低
- 增强 CT
  - 增强后无显著强化

MR 表现

- 卵巢型内异症（图 8-10-1）
  - 附件区囊性病变
  - T1WI 及脂肪抑制序列上病灶较均匀高信号
  - T2WI 可见囊内液体信号逐渐变化，上层为高信号，下层一般为中等信号
  - T1 增强后无显著增厚囊壁的强化或壁结节强化
- 膀胱内异症
  - 在膀胱自然膨胀时较容易诊断，多见于膀胱顶部，膀胱子宫陷凹前方

- T2WI 及 T1WI 均为等、偏低信号，由于出血的存在，T1WI 也可出现高信号区
- T1 增强后病变区强化较正常膀胱壁显著
- 深部浸润型内异症
  - 包括盆腔深部如宫颈、阴道、宫骶韧带等以及深部肠管的病变
  - 平扫信号与膀胱内异症相似，发生于阴道者多见于阴道后上 1/3，可导致 Douglas 窝消失
  - 发生于肠管者可见肠壁的非对称性增厚，病变与正常肠壁呈钝角，增强后强化程度低于肠黏膜

超声表现

- 经腹或经阴道超声至今仍为内异症诊断的最易且常最先采用的手段，其可以发现卵巢以及其他部位的内异症
- 卵巢内异症（巧克力囊肿）
  - 持续存在的低回声卵巢的囊性病变，囊内回声低
  - 彩色多普勒检查囊内未见异常彩色血流信号（图 8-10-2）
- 可发现其他部位如膀胱子宫陷凹、膀胱壁等处的异常结节，诊断膀胱内异症
- 但对于盆腔后部如宫骶韧带、直肠或阴道壁以及宫颈后部的内异症的发现则因该处病灶多为非囊性、纤维成分较多的结节而敏感性不足

推荐影像学检查

- 最佳检查方法：MR
- 检查建议：由于出血在 8 天后 T1WI 显示高信号，故磁共振检查应安排在月经周期的第 8 天后

【鉴别诊断】

- 卵巢囊腺瘤
  - 两者均为囊性病变，超声或 CT 平扫不易鉴别
  - 增强后内异症一般无明显强化，囊腺瘤囊壁可见强化
  - MR 由于卵巢型内异症 T1WI 高信号，T2WI 信号偏低以及信号混杂的特征，平扫有一定鉴别意义

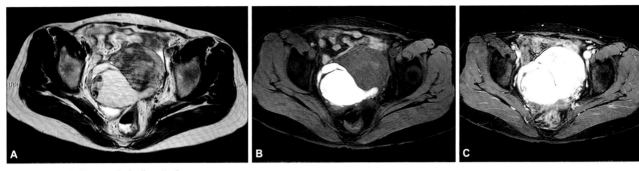

图 8-10-1　卵巢型子宫内膜异位症
A. T2WI 示：右侧附件囊性包块，呈稍高、低混杂信号；B. T1W 脂肪抑制示：病灶呈显著高信号，囊壁呈低信号；C. T1WI 脂肪抑制增强示：囊壁以及囊内容物均未见明确强化

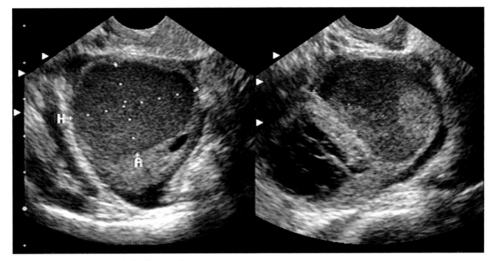

图 8-10-2　卵巢型子宫内膜异位症
灰阶超声示：附件区囊性病变，囊内液体回声较混杂，囊壁稍厚

诊断与鉴别诊断精要

- 超声附件区无回声囊性病变，病变区无血流信号，MR T1WI 可见囊内高信号，T2WI 为等、偏低混杂信号，可考虑卵巢内异症

- 磁共振对子宫内膜异位诊断价值较大，可以发现深部以及其他不典型部位的子宫内膜异位

- 卵巢型内异症与卵巢囊腺瘤的鉴别主要看超声血流信号，磁共振信号特征以及强化方式

重点推荐文献

[1] Hamm B, Forstner R, Beinder E, et al. MRI and CT of the female pelvis[M]. 1st ED: Springer, 2007: 265-268.

[2] 周应芳. 子宫内膜异位症的临床诊断和治疗. 中华妇产科杂志, 2005, 40(1): 67-70.

[3] Dueholm M. Transvaginal ultrasound for diagnosis of adenomyosis: a review[J]. Best Pract Res Clin Obstet Gynaecol, 2006, 20(4): 569-582.

二、子宫腺肌症

【概念与概述】

子宫腺肌症（adenomyosis），以往称为内在性子宫内膜异位症，是正常子宫内膜侵入子宫肌壁间而形成的良性病变，伴有邻近平滑肌细胞的增生肥大，根据其生长方式可分为弥漫型和局限型两类

【病理与病因】

一般特征

- 一般发病机制
  - 与人工流产、剖腹产等子宫手术史有关
    - 由于宫腔操作造成子宫内膜基底层或浅肌层损伤，可能使基底层子宫内膜侵入子宫肌层或直接种植肌层而导致肌层内异位腺体，并使得邻近子宫肌层肥大、增生
- 流行病学
  - 为妇科常见病，根据以往子宫切除术后标本的统计发现，发病率平均为 20%～30%
  - 经产妇发病率较未产妇高，其发病也与剖宫产史、人流、自然流产、子宫内膜增生等相关
- 相关异常
  - 痛经
  - 月经过多
  - 贫血
  - 不孕
  - 流产

大体病理及手术所见

- 异位的腺体可在肌层内弥漫分布，也可以局限生长形成腺肌瘤
- 子宫体积增大，子宫肌层增生、肥厚，密度不均
  - 切面可见增生肥大肌小梁包绕在异位的内膜组织周围
  - 部分切面可见到灶性出血
- 子宫后壁受累一般比子宫其他部位严重

显微镜下特征

- 可见与正常子宫内膜相似的子宫内膜腺体、子宫内膜间质和血管，常伴有间质内灶状新鲜出血及陈旧性出血、含铁血黄素
- 异位的子宫内膜与无分泌的子宫内膜基底层相似，并且两者相连

【临床表现】

表现

- 最常见症状/体征
  - 一般无症状
  - 部分有盆部疼痛，月经过多，月经延长
- 临床病史
  - 常为偶然发现
  - 多有生育史或流产史，少数有月经延长病史

疾病人群分布

- 年龄
  - 发生于育龄期妇女
  - 多见于 30 岁以后到绝经前的经产妇

自然病史与预后

- 由于大部分患者无症状，故多为偶然发现
- 一般为良性病变，预后良好，极少数出现恶变

治疗

- 对症治疗可以用抗前列腺素、性激素、达那唑、促性腺激素释放激素类似物等
- 手术治疗包括内膜消融、经腹腔镜子宫肌层电凝以及腺肌瘤切除
- 根据患者的年龄、症状、生育要求、病变的部位、病变范围以及手术技能决定治疗方式

【影像表现】

概述

- 最佳诊断依据
  - 磁共振显示子宫结合带最大厚度大于 12mm
- 部位
  - 子宫肌层
- 形态学
  - 可散在分布，也可局限形成腺肌瘤

X 线表现

- 一般较少用于子宫腺肌症的诊断

CT 表现

- 平扫 CT
  - 子宫体积增大，子宫内侧肌层增厚（前提是 CT 能够分辨出子宫内侧、外侧肌层），部分可以识别出子宫肌层内小囊肿
- 增强 CT
  - 增强后由于子宫内侧、外侧肌层的密度差别较少，不利于识别，由于肌层内小囊肿无强化，部分可以显示，但是由于这些小囊肿一般直径小于 1.0cm，故也不容易识别

MR 表现

- 概述
  - 子宫腺肌症可以广泛累及子宫肌层也可以局部发病形成子宫腺肌瘤，前者可见子宫显著增大
  - 由于子宫腺肌症时的异位子宫内膜在组织上与子宫内膜基底层相似，对激素反应不敏感，所以相对子宫内膜异位症的异位内膜而言，较少表现周期性的变化
- T1 加权
  - 一般表现为等信号
  - 有时由于病灶内出血，高铁血红蛋白的效应，可见灶性高信号区
- T2 加权
  - 异位的子宫内膜与正常内膜相似，表现为局灶高信号区
  - 由于周围大量的子宫肌层细胞增生，所以典型的子宫腺肌症在 T2WI 表现为边界模糊的低信号区；其内常可见到高信号的小囊肿（图 8-10-3）
- T1 增强
  - 增强后强化方式多样而且不均匀，所以普通增强扫描对鉴别诊断意义不大
  - 动态增强扫描相对有意义，尤其是当子宫腺肌症合并子宫内膜癌时
    - 子宫腺肌症通常在增强后表现为缓慢渐进性的不均匀强化

超声表现

- 子宫球形增大，子宫肌层不对称性增厚，弥漫性子宫肌层回声不均，子宫肌层边界模糊的低回声区（图 8-10-4）
- 内膜与子宫肌层分界不清
- 子宫内膜下线性异常回声或结节
- 子宫肌层囊肿的出现特异性最高，但只在 40%～60% 的病例出现

核医学表现

- 少用

推荐影像学检查

- 最佳检查方法
  - 磁共振
- 检查建议
  - 超声由于简便易行且花费不高，应作为第一检查手段
  - 当超声难以诊断或者结果为阴性时可进一步行磁共振检查

【鉴别诊断】

- 子宫肌瘤
  - 发病率也较高，肌壁间肌瘤多见
  - T2WI 多为等或稍低信号，边界相对子宫腺肌症清楚，其内合并囊肿较子宫腺肌症少见
  - 增强后强化多较均匀，其内也较少出现灶性高信号出血灶
- 子宫肉瘤
  - T2WI 信号多较高
  - 动态增强后早期强化，且强化程度较高，且部分可发现转移病灶

诊断与鉴别诊断精要

- 子宫腺肌症多见于经产妇，超声表现为子宫增大，肌层增厚，子宫肌层边界模糊的低回声区域
- MRI 诊断敏感度、特异度高，可发现较小的腺肌瘤，T1WI 对出血较为敏感，表现为高信号，动态增强扫描有助于与肿瘤性病变的鉴别
- MRI 的信号特征以及动态增强扫描的强化方式，可以作为子宫腺肌症与子宫肌瘤、子宫肉瘤的鉴别依据

典型病例

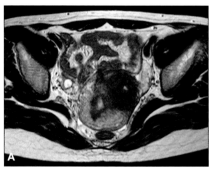 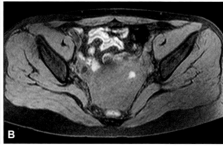 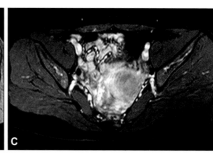

图 8-10-3　子宫腺肌症并肌层积血
A. T2WI 示：子宫肌层内类圆形团块，边界模糊，呈偏低信号，其内可见类圆形高信号灶；B. T1WI 脂肪抑制示：病变呈等信号，其内可见囊状高信号影；C. T1WI 脂肪抑制增强示：该团块强化程度低于子宫肌层

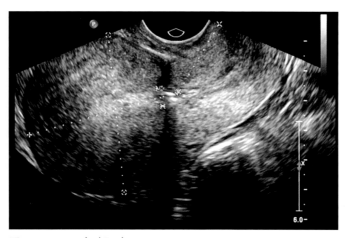

图 8-10-4　子宫腺肌症
二维灰阶超声示：子宫显著增大，子宫肌层不对称性增厚，弥漫性子宫肌层回声不均

（杨绮华　梁碧玲）

重点推荐文献

[1] Takeuchi M, Matsuzaki K. Adenomyosis: usual and unusual imaging manifestations, pitfalls, and problem-solving MR imaging techniques[J]. Radiographics, 31(1): 99-115.

[2] Woodfield CA, Siegelman EA, Coleman BG, et al. CT features of adenomyosis[J]. Eur J Radiol, 2009, 72(3): 464-469.

[3] Dueholm M, Lundorf E. Transvaginal ultrasound or MRI for diagnosis of adonomyosis[J]. Curr Opin Obstet Gynecol, 2007, 19(6): 505-512.

第 11 节　滋养细胞肿瘤

【概念与概述】

妊娠滋养细胞肿瘤（gestational trophoblastic neoplasia，GTN），又称为妊娠滋养细胞疾病（gestational trophoblastic disease，GTD），是指胚胎的滋养细胞发生恶变而形成的肿瘤

- 滋养细胞肿瘤包括：经典型或完全性葡萄胎，部分性葡萄胎，侵袭性葡萄胎，绒毛膜癌及胎盘滋养细胞肿瘤

【病理与病因】

一般特征

- 一般发病机制
  - 胚泡滋养母细胞向胎盘分化是妊娠后器官分化的第一步
  - 正常孕妇的 HCG 水平呈指数增长，9～12

周达峰后下降，而葡萄胎患者的 HCG 水平迅速增加且远高于正常水平

- 遗传学
  - 复发性葡萄胎（familial recurrent moles，FRM）指在一个家系中两个或两个以上的家族成员反复发生葡萄胎，极为少见，是一种单基因常染色体隐性遗传病
- 病因学
  - 未完全明确
  - 近年来分子遗传学方面的研究提示，印迹基因为主要原因
    - 父源性印迹基因表达促进胎盘生长，母源性印迹基因表达有利于胚胎生长
    - 母源性基因的缺失和父源性基因的过度表达是滋养细胞增殖的重要原因
  - 多次妊娠、多次流产是危险因素
- 流行病学
  - 不同国家、地区的发病率差异较大，从最低的巴拉圭的 0.26/1000 活胎到印尼的 9.93/1000 活胎，此差异可能与基因、环境以及其他因素相关
  - 亚洲人种的葡萄胎发病率较欧美地区高 7～10 倍

大体病理及手术所见

- 葡萄胎大体病理特征是病变组织呈葡萄样水泡，可作为诊断依据
- 完全性葡萄胎不可见到正常胎儿结构，部分性葡萄胎则常可见
- 绒毛膜癌及胎盘滋养细胞肿瘤大体标本一般可分为息肉型和包块型两类，前者多突向子宫内膜腔，肿瘤可有边界或分界不清，通常有区域性出血和坏死

显微镜下特征

- 滋养细胞增生是葡萄胎组织学诊断的必要依据
- 侵袭性葡萄胎的病理标准是肉眼或镜下见到葡萄胎组织侵入子宫肌层或血管
- 绒癌的病理诊断标准是在子宫肌层或其他切除的器官可见大片坏死和出血，在其周围可见大片生长活跃的滋养细胞，并且肉眼及镜下均找不到绒毛结构，并以此作为鉴别绒癌与侵袭性葡萄胎的标准
- 绒毛膜癌及胎盘滋养细胞肿瘤其镜下肿瘤的主要细胞是中间型滋养细胞

【临床表现】

表现

- 最常见症状/体征
  - 典型葡萄胎最常见的症状是停经后阴道流血
  - 最重要的体征是子宫异常增大
  - 葡萄胎后恶性滋养细胞肿瘤的临床表现一般为葡萄胎排出后，阴道不规则出血持续不断，血 HCG 持续 12 周仍不能恢复至正常值，或一度正常后又转阳性

疾病人群分布

- 年龄
  - "极端年龄"孕妇多见，即在 <20 岁或 >35 岁孕妇发病率较高

自然病史与预后

- 葡萄胎预后相对好，若及时处理，一般无明显并发症，少数可以出现恶变
- 侵袭性葡萄胎或绒癌生长极快，病情进展快，容易出现转移，但对化疗非常敏感

治疗

- 清宫是葡萄胎最重要的处理方法
- 术后随访的重要性几乎与清宫相同，随访期间避孕
- 恶性滋养细胞肿瘤对化疗非常敏感，一般采用化疗
  - 若出现肺、肝、脑转移相关症状作对症处理
  - 对于耐药、复发病例可以考虑介入治疗或者手术治疗

【影像表现】

概述

- 最佳诊断依据
  - 葡萄串样结构
- 部位
  - 子宫
- 大小
  - 不定

X 线表现

- 一般不用于子宫内膜异位症的诊断

CT 表现

- 通常较少用于 GTN 的诊断
- 典型的表现是子宫增大并局部不均匀低密度肿块
- 可以发现宫旁病变
  - 双侧卵巢增大并多房黄素囊肿形成

○ 宫旁软组织异常强化提示局部蔓延

MR 表现

- 并非 GTN 的常规影像诊断手段，只用于复发或者较为复杂的病例
- 表现往往是非特异的
  ○ 妊娠前 3 个月可以表现正常，也可显示 T2WI 不均匀高信号肿块
  ○ 妊娠中期完全性葡萄胎和部分性葡萄胎
    ■ 均在 T1WI 呈等、稍高信号，其内高信号提示出血，特征性的表现是肿块内的多个小囊样结构
    ■ T2WI 肿块呈不均匀高信号，与子宫内膜、肌层分界不清楚，子宫肌层分层结构消失提示受侵犯
  ○ 治疗后，随着 HCG 水平下降，病灶缩小，当 HCG<500mIU/ml 时，MRI 通常没有阳性发现
  ○ 动态增强的应用可以用于评价病变滋养层组织的活动性
    ■ 早期显著强化提示滋养层细胞有活动性病变以及周围炎症反应（图 8-11-1）
    ■ HCG 水平升高者，病变强化较显著
    ■ 非动态增强意义不大
- 侵袭性葡萄胎、绒毛膜癌宫旁浸润在 MRI 显示较清楚
  ○ 均表现为 T2WI 高信号，增强后可见强化
- 绒毛膜癌及胎盘滋养细胞肿瘤影像表现报道较少

超声表现

- 完全性葡萄胎
  ○ 在妊娠前 3 个月经腹超声仅表现为子宫内膜肿块回声，需结合 HCG 检查结果才能诊断
  ○ 经阴道超声能更好显示团块与子宫内膜关系，显示葡萄胎的小囊样结构，表现为 1～30mm 的低回声影，但由于检查常引起阴道出血，故患者多不愿意选择
  ○ 第 4 个月开始，完全性葡萄胎体积进一步增大，小囊样结构较前显著，经腹超声也可看到
- 部分性葡萄胎
  ○ 通常团块较完全性菌葡萄胎小
  ○ 通常伴有胎盘增大、增厚以及胎盘上弥漫多发与囊样变性一致的小囊样无回声区
  ○ 其诊断的准确率较完全性葡萄胎
- 绒毛膜癌
  ○ 表现为异常不均匀回声肿块，常有坏死、出血，多普勒检查可见其血供丰富（图 8-11-2）
  ○ 有时较难评价其对内膜、宫旁的浸润程度，需要 MRI 才能更准确的评价
  ○ 其与侵袭性葡萄胎的鉴别要点是其缺乏胎盘绒毛结构，但此区别在超声较难显示
- 绒毛膜癌及胎盘滋养细胞肿瘤
  ○ 超声表现与其他 GTN 相似，没有特异性征象

推荐影像学检查

- 最佳检查方法
  ○ 超声
- 检查建议
  ○ 超声是 GTN 的首选检查方法
  ○ 其在发现、诊断 GTN 的同时，可以在化疗前确认是否有宫内妊娠

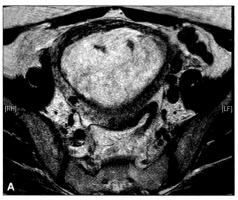
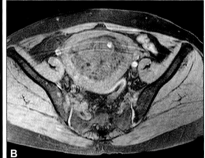
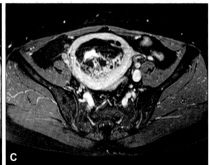

图 8-11-1　**绒毛膜癌**
A. T2WI 示：子宫体积显著增大，以宫腔增大为主，宫腔可见大片高信号影；B. T1WI 脂肪抑制示：宫腔内信号混杂，以等、稍低信号为主，可见小斑片状高信号影；C. T1WI 脂肪抑制动态增强示：病灶早期强化，并呈"快进慢出"样强化，随后延迟期可见子宫肌层强化显著，内部病变可见较显著不均匀强化

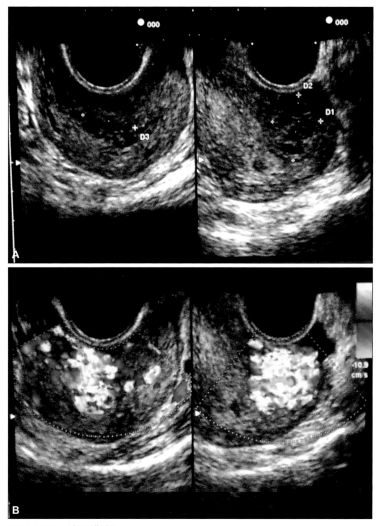

图 8-11-2　**绒毛膜癌**
A. 灰阶超声示：子宫异常不均匀回声肿块。B. 彩色多普勒示：病灶血供异常丰富

【鉴别诊断】

- 异位妊娠、不全流产
  - 异位妊娠一般子宫轻度增大，但是未能见到孕囊或者肿块，而在输卵管或其他位置可见到异位的孕囊
  - 不全流产可以在子宫见到残留的胎盘或胎儿组织
  - HCG 的升高往往不如 GTN 显著
  - 两者均无 GTN 的葡萄串样组织
- 子宫肌瘤、子宫肉瘤
  - 子宫肌瘤 T2WI 一般为等、低信号，增强后一般无早期强化，一般乏血供，强化不显著
  - 子宫肉瘤 T2WI 可为高信号，增强后强化可以较显著
  - 均无 GTN 的葡萄串样征象，均无 HCG 升高
- 子宫内膜癌
  - 以内膜增厚为主要表现，一般见于绝经后妇女
  - 一般无 HCG 升高，亦无 GTN 的葡萄串样征象

> **诊断与鉴别诊断精要**
>
> - 超声为主要诊断手段，妊娠中期表现较典型，可见葡萄串样结构，诊断需结合临床 hCG 水平
> - 磁共振可以准确显示 GTN 病变的部位、血供，评价其浸润以及转移情况
> - 与其他病变的诊断需要结合 hCG 水平，观察其葡萄串样结构等影像表现

（杨绮华　梁碧玲）

重点推荐文献

[1] Allen SD, Lim AK, Seck MJ, et al. Radiology of gestational trophoblastic neoplasia[J]. Clin Radiol, 2006, 61(4): 301-313.

[2] Jain KA. Gestational trophoblastic disease:pictorial review[J].

Ultrasound Q, 2005, 21(4): 245-253.

[3] Jauniaux E. Ultrasound diagnosis and follow-up of gestational trophoblastic disease[J]. Ultrasound Obstet Gynecol, 1998, 11(5): 367-377.

第12节　盆底功能障碍

【概念与概述】

　　盆底功能障碍（female pelvic floor dysfunction，FPFD），又称为盆底缺陷或盆底支持组织松弛，是各种病因导致的盆底支持薄弱，进而盆腔脏器移位连锁引发其他盆腔器官的位置和功能异常

- 以压力性尿失禁（stress urinary incontinence，SUI），盆腔器官脱垂（pelvic organ prolapse，POP）包括子宫脱垂、阴道前壁膨出、阴道后壁膨出以及慢性盆腔疼痛等为主要病症的一组妇科问题
- 是中老年女性常见病
- 目前有关该类疾病的研究，形成了一门新学科：妇科泌尿学和女性盆底重建外科

【病因与病理】

一般特征

- 一般发病机制
  - 妊娠、分娩、慢性便秘
  - 腹肌紧张、腹压增大
  - 盆腔手术
  - 绝经后性激素的缺乏
  - 衰老
- 病因学
  - 盆底整体理论
    - 阴道前壁的缺陷导致盆腔整体参与尿道

闭合机制的肌肉力量消散

  - 吊床理论
    - 肛提肌板的支撑结构减弱
  - 阴部神经损伤学说
    - 阴部神经损伤
  - 尿道高活动性学说
    - 盆底组织薄弱
- 分类
  - 盆底松弛
  - 盆腔器官脱垂
    - 分前、中、后三部分
    - 前部为阴道前壁膨出，包括尿道和膀胱
    - 中部为子宫脱垂，包括阴道、宫颈和子宫
    - 后部为阴道后壁膨出，包括直肠、乙状结肠、小肠和腹膜
- 流行病学
  - 常见
  - 美国女性尿失禁的患病率为 2%～46%
  - 我国北京、广州等地报道女性尿失禁的患病率为 18%～57%，绝经后的女性高达 50%

【临床表现】

表现

- 最常见体征/症状
  - 尿失禁

- 主要分为压力性尿失禁、急迫性尿失禁和混合型尿失禁
- 压力性尿失禁是指当腹压增加时（如咳嗽、打喷嚏、大笑、运动等）时发生尿液不自主流出的状态
  - 子宫脱垂时阴道出现软组织样肿物，走路有摩擦感
  - 直肠膨出或脱出时出现大便失禁或便秘
  - 下腹部不适、腰骶部隐痛等非特异性症状
- 妇产科临床诊断标准
  - ICS（International Continence Society）推荐POP-Q（pelvic organ orolapse quantifi cation）标准对盆腔脏器的脱垂及其程度进行诊断

疾病人群分布
- 年龄
  - 中老年女性，但部分生育期妇女由于妊娠及分娩过程中的损伤亦可导致疾病的发生

自然病史与预后
- 轻度时可无临床症状，如不干预则器官脱垂及盆底松弛会逐渐加重，影响日常生活

治疗
- 根据具体的病变部位和程度有相应的治疗方法
- 非手术治疗
  - 物理治疗，包括盆底肌训练、盆底电刺激治疗、支撑物如子宫托等
  - 低频电流刺激治疗
  - 雌激素等药物治疗
- 手术治疗
  - 阴道前后壁修补术
  - 阴道前后壁修补及宫颈切除术
  - 经阴道子宫切除加阴道壁修补术
  - 阴道闭合术
  - 子宫次（全）切除加悬吊术
  - 抗尿失禁手术
  - 全盆底重建术

【影像表现】
概述
- 最佳诊断依据
  - MR扫描腹部最大压力时盆腔正中矢状T2WI上获得的影像进行测量，称为MR的HMO系统，作为盆底功能障碍诊断和分级的标准
  - 由三个点连接的三条线组成，三个点分别

为：A点为耻骨联合的下缘，B点为耻骨直肠肌的后缘突出处，C点为第一、二尾骨的连接处
  - A、C点之间的连线称PCL线（the pubococcygeal line，PCL），A、B点之间的连线为H线，由B点到PCL线的最短距离（垂线）为M线
  - 测量H线和M线的长度及盆腔器官的最下缘与H线的距离（也有文献采用PCL线）（图8-12-1）
- 诊断及分度
  - 盆底松弛
    - 由于盆腔的悬吊系统薄弱，造成压力下盆底裂孔的增宽和盆底的下降，由H线和M线判定
    - 根据程度不同，分为正常和轻、中、重度
  - 盆腔器官脱垂
    - 因器官相对应的生殖裂孔及会阴裂孔的松弛造成器官的异常突出
    - 分前、中、后三部分，分别包括尿道和膀胱；阴道、宫颈和子宫；直肠、乙状结肠和小肠
    - 由盆腔器官的最下缘与H线的距离（也有文献采用到PCL线的距离）判定，分为正常和轻、中、重度

X线表现
- 尿道造影
  - 膀胱颈位置下降，尿道走形的改变
- 排粪造影
  - 直肠位置下降，直肠前壁呈囊袋状前突

MR表现
- 盆底松弛
  - 盆底肛提肌裂孔（H线）的增宽
    - 正中矢状位T2WI加压的动态MRI上，正常情况下H线的长度小于6cm，6～8cm为轻度增宽，8～10cm为中度增宽，≥10cm为重度
  - 盆底位置的下降（M线）
    - 正中矢状位T2WI加压的动态MRI上，正常情况下M线的长度为0～2cm，2～4cm为轻度，4～6cm为中度，≥6cm为重度
  - 轴位
    - 肛提肌形态改变、盆底生殖裂孔扩大

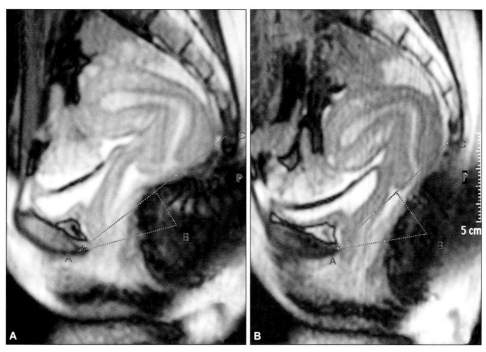

图 8-12-1　MR 盆底测量示意图

A 点为耻骨联合下缘；B 点为直肠后壁耻骨直肠肌附着点；C 点为尾椎 1 ~ 2 间隙处；A、C 之间的连线为 PCL 线；A、B 之间的连线为 H 线，B 点到 AC 之间的垂线为 M 线。A. 静息状态下的正中矢状位 T2WI；B. 动态腹加压状态下的正中矢状位 T2WI，较静息状态下 H 线及 M 线均有延长，正常情况下 H 线 <6cm，M 线为 0 ~ 2cm，现 M 线长 3cm，提示盆底轻度松弛

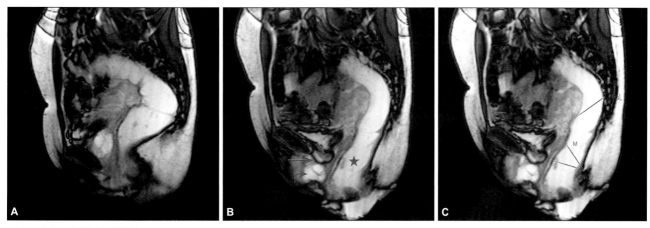

图 8-12-2　盆底功能障碍

该患者直肠内注入超声用耦合剂。A. 静息状态下的正中矢状位 T2WI 示：盆腔器官位置正常。B. 动态腹部加压状态下的正中矢状位 T2WI，示：膀胱颈呈囊袋状下移（直箭头），小肠下垂（弯箭），直肠下垂（星号）。C. 较静息状态下 H 线及 M 线均有延长，H 线为 7.4cm，肛提肌裂孔轻度增宽；M 线为 5.8cm，盆底中度下垂；膀胱颈下缘位于 H 下 1.1cm，轻度脱垂；小肠位于 H 线下 3.5cm，中度脱垂；直肠位于 H 线下 4.5cm，重度脱垂

- 盆腔器官脱垂
  - 正中矢状位 T2WI 加压的动态 MRI 上，正常情况下膀胱颈、宫颈及直肠下缘位于 H 线之上
  - 位于其下方 0 ~ 2cm 为轻度脱垂，2 ~ 4cm 为中度，≥ 4cm 为重度（图 8-12-2）
  - 最新文献认为 H 线较 PCL 线更接近处女膜，后者是临床判定器官脱垂的指标

- 膀胱脱垂时尿道运动度过大，走形变水平
- 直肠脱垂的另一表现为直肠前壁向阴道膨出，其前缘超过肛管前缘连线 2cm（图 8-12-3）
- 轴位：肛提肌形态改变、盆底生殖裂孔扩大

超声表现

- 压力性尿失禁
  - 做 Valsalva 动作时膀胱颈漏斗化（膀胱颈扩

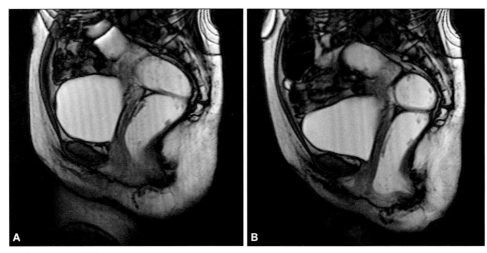

图 8-12-3 直肠前凸

该患者直肠内注入超声用耦合剂。A. 静息状态下的正中矢状位 T2WI 示：盆腔器官位置正常；B. 动态腹部加压状态下的正中矢状位 T2WI 示：直肠下垂，前壁向前突出约 2cm，呈囊袋状，并压迫阴道后壁

张）、膀胱颈旋转和尿道位置变化

● 子宫脱垂

   ○ 子宫位置下降，严重时膀胱后未能测及子宫影像

推荐影像学检查

● 最佳检查方法

   ○ MRI，可全面综合评价盆底各部分的异常

● 检查建议

○ 检查前充分与患者交流，让患者练习 Valsalva 运动（注意冠心病等患者不宜做该动作）

○ 行 2～4 次腹部加压的动态 MRI 扫描

○ 如欲重点观察直肠情况，建议直肠内注入对比剂

（李 勇 梁碧玲）

重点推荐文献

[1] Boyadzhyan L, Raman SS, Raz S. Role of static and dynamic MR imaging in surgical pelvic floor dysfunction[J]. Radiographics, 2008, 28(4): 949-967.

[2] 高鑫, 王文艳, 有慧, 等. 动态MRI评价女性盆腔器官脱垂的初步研究. 磁共振成像, 2010, 1(3): 204-207.

[3] Pannu HK. Dynamic MR imaging of female organ prolapse[J]. Radiol Clin North Am, 2003, 41(2): 409-423.

主要参考文献

[1] Bava GL, Dalmonte P, Oddone M, et al. Life-threatening hemorrhage from a vulvar hemangioma[J]. J Pediatr Surg, 2002, 37(4): E6.

[2] Land R, Herod J, Moskovic E, et al. Routine computerized tomography scanning, groin ultrasound with or without fine needle aspiration cytology in the surgical management of primary squamous cell carcinoma of the vulva[J]. Int J Gynecol Cancer, 2006, 16(1): 312-317.

[3] Sohaib SA, Moskovic EC. Imaging in vulval cancer[J]. Best Pract Res Clin Obstet Gynaecol, 2003, 17(4): 543-556.

[4] Chang SD. Imaging of the vagina and vulva[J]. Radiol Clin North Am, 2002, 40(3): 637-658.

[5] Takehara M, Saito T, Mizumoto H, et al. Imaging studies in patients with malignant melanoma in the female genital tract[J]. Int J Gynecol Cancer, 2002, 12(5): 506-509.

[6] Grant LA, Sala E, Griffin N. Congenital and acquired conditions of the vulva and vagina on magnetic resonance imaging: a pictorial review[J]. Semin Ultrasound CT MR, 2010, 31(5): 347-362.

[7] Dwarkasing S, Hussain SM, Hop WC, et al. Anovaginal fistulas: evaluation with endoanal MR imaging[J]. Radiology, 2004, 231(1): 123-128.

[8] Yang DM, Kim HC, Jin W, et al. Leiomyosarcoma of the vagina: MR findings[J]. Clin Imaging, 2009, 33(6): 482-484.

[9] Akin O, Mironov S, Pandit-Taskar N, et al. Imaging of uterine cancer[J]. Radiol Clin North Am, 2007, 45(1): 167-182.

[10] Thomassin-Naggara I, Dubernard G, Lafont C, et al. Imaging in pelvic inflammatory disease[J]. J Radiol, 2008, 89(1): 134-141.

[11] Kim MY, Rha SE, Oh SN, et al. MR Imaging findings of hydrosalpinx: a comprehensive review[J]. Radiographics, 2009, 29(2): 495-507.

[12] De Backer AI, Mortelé KJ, Deeren D, et al. Abdominal tuberculous lymphadenopathy: MRI features[J]. Eur Radiol, 2005, 15(10): 2104-2109.

[13] Mikami M, Tei C, Kurahashi T, et al. Preoperative diagnosis of fallopian tube cancer by imaging[J]. Abdom Imaging, 2003, 28(5): 743-747.

[14] Kimura I, Togashi K, Kawakami S, et al. Ovarian torsion: CT and MR imaging appearances[J]. Radiology, 1994, 190(2): 337-341.

[15] 徐海风. 卵巢囊腺瘤与囊腺癌的CT诊断. 临床放射学杂志, 2006, 25(5): 446-449.

[16] 杜居洁, 郑红. 18例卵巢颗粒细胞瘤超声表现. 中华医学超声杂志: 电子版, 2010, 7(10): 1740-1742.

[17] 李秋妹, 于诗嘉, 王鑫璐, 等. 卵巢颗粒细胞瘤影像学表现与临床病理对照分析. 中国医学影像技术, 2010, 26(7): 1328-1330.

[18] 乐杰, 谢幸, 丰有吉, 等. 妇产科学. 北京: 人民卫生出版社, 2004: 314.

[19] 陈平, 吴发银, 程向华. 卵巢卵泡膜细胞瘤的CT诊断. 安徽医学, 2010, 31(7): 810-812.

[20] 来蕾, 许亮, 包凌云, 等. 卵巢卵泡膜细胞瘤的超声诊断分析. 医学影像学杂志, 2010, 20(1): 143-144.

[21] 陈培友, 邱雷雨, 石乃昌, 等. 卵巢纤维瘤的CT诊断. 中国医师进修杂志, 2009, 32(19): 55-57.

[22] 史夏琛子, 徐惠英. 超声在卵巢纤维瘤诊断中的应用. 上海医学影像, 2005, 14(4): 260-261.

[23] Kido A, Togashi K, Konishi I, et al. Dermoid cysts of the ovary with malignant transformation: MR appearance[J]. Am J Roentgenol, 1999, 172(2): 445-449.

[24] Joja I, Asakawa T, Mitsumori A, et al. Struma ovarii: appearance on MR images[J]. Abdom Imaging, 1998, 23(6): 652-656.

[25] 陈乐真. 妇产科诊断病理学. 北京: 人民军医出版社, 2010: 385-388.

[26] Saba L, Guerriero S, Sulcis R, et al. Mature and immature ovarian teratomas: CT, US and MR imaging characteristics[J]. Eur J Radiol, 2009, 72(3): 454-463.

[27] 于小平, 梁赵玉, 王平. 卵巢卵黄囊瘤的CT表现. 临床放射学杂志, 2008, 27(11): 1523-1525.

[28] 胡兴荣. 卵巢卵黄囊瘤的CT、MRI诊断(附4例报告). 湖北民族学院学报(医学版), 2001, 18(30): 57-58.

[29] 肖榕, 宋戈萍. 卵巢生殖细胞肿瘤的CT及B型超声诊断. 中国医学影像学杂志, 2007, 15(1): 15-18.

[30] 焦澜舟, 向阳, 赵峻, 等. 卵巢非妊娠性绒毛膜癌21例临床分析. 中国实用妇科与产科杂志, 2009, 25(5): 359-361.

[31] Fauconnier A, Zareski E, Abichedid J, et al. Dynamic magnetic resonance imaging for grading pelvic organ prolapse according to the International Continence Society classification: which line should be used? [J]. Neurourol Urodyn, 2008, 27(3): 191-197.

[32] Lienemann A, Fischer T. Functional imaging of the pelvic floor[J]. Eur J Radiol, 2003, 47(2): 117-122.

[33] Kruyt RH, Delemarre JB, Doornbos J, et al. Normal anoretum: dynamic MR imaging anatomy[J]. Radiology, 1991, 179(1): 159-163.

[34] Pannu HK. MRI of pelvic organ prolapse[J]. Eur Radiol, 2004, 14(8): 1456-1464.

产科疾病的影像诊断

第1节 产科疾病的影像检查技术

一、超声检查

【概念与概述】

产前超声检查是利用超声诊断仪得到胎儿图像

- 二维超声
- 三维超声

【产科超声检查内容】

- 早期妊娠
  - 确认宫内是否妊娠及胚胎是否存活
  - 确定胚胎数目
  - 估计妊娠龄
  - 观察胎儿早期结构异常
- 中期妊娠和晚期妊娠
  - 确定胎儿数目及胎儿是否存活
  - 确定胎位
  - 估测胎龄和胎儿体重
  - 估测羊水量
  - 评价胎盘
  - 检测胎儿是否畸形

二、MRI 检查

【概念与概述】

产前 MR 检查是利用不同场强的 MR 设备获得胎儿 MR 图像

- 低场 MR
- 高场 MR

【产科 MR 检查内容】

- 中期妊娠和晚期妊娠
  - 确认是否存在超声检查中所怀疑的各系统异常
  - 观察多胎妊娠情况
  - 观察是否存在胎盘异常
  - 观察妊娠妇女的腹、盆腔异常

第2节 胎儿异常

一、胼胝体发育不全

【概念与概述】

- 胼胝体的发育大约从妊娠 12 周开始
- 完全型胼胝体发育不全，为胼胝体完全缺如
- 部分型胼胝体发育不全，为胼胝体部分缺如

【病理与病因】

- 胼胝体发育不全可能与胼胝体胚胎发育异常或坏死有关
- 常与染色体和基因异常有关
- 可以伴有其他部位的畸形

【影像表现】

概述

- 直接征象
  - 胼胝体完全不显示或部分不显示
- 间接征象
  - 侧脑室形态及大小的变化
  - 第三脑室扩大
  - 大脑间裂可增宽

超声表现

- 侧脑室增大呈"泪滴状"（图 9-2-1A）
- 透明隔间腔消失

- 第三脑室不同程度扩大且上移

MR 表现

- 矢状面胼胝体结构完全未显示或部分未显示
- 双侧脑室扩大且平行，前角向外侧突
- 第三脑室向上深入半球间裂，甚至形成半球间裂囊肿（见图 9-2-1B-E）

推荐影像学检查

- 超声为首选的筛查方法
- MR 检查为首选的确诊方法

【鉴别诊断】

- 脑积水
  - 脑室扩大
  - 无胼胝体完全或部分缺如

典型病例

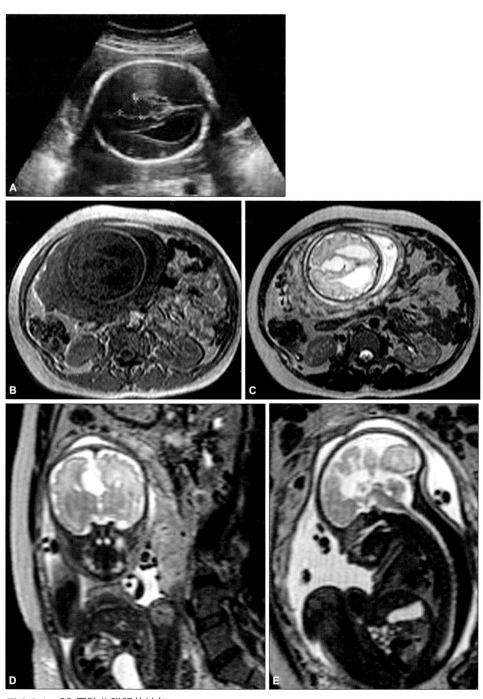

图 9-2-1　**33 周胎儿胼胝体缺如**
A. 超声显示双侧侧脑室呈泪滴样扩张，第三脑室扩张 B. T1WI 横断面；C. T2WI 横断面；D. T2WI 冠状面；E. T2WI 矢状面；显示胼胝体缺如，双侧侧脑室平行且扩大，第三脑室向上伸入半球间裂

重点推荐文献

[1] Levine D, Barnes PD, Robertson RR, et al. Fast MR imaging of fetal central nervous system abnormalities[J]. Radiology, 2003, 229(1): 51-61.

[2] Levine D, Barnes PD. Cortical maturation in normal and abnormal fetuses as assessed with prenatan MR imaging[J]. Radiology, 1999, 210(3): 751-758.

二、Dandy-Walker 畸形

【概念与概述】

Dandy-Walker 畸形是一种特殊类型脑畸形

- 典型 Dandy-Walker 畸形
- Dandy-Walker 变异型畸形

【病理与病因】

- 一般发生于妊娠 7～10 周时
- 由第四脑室顶部及周围脑膜发育障碍形成
- 发生率约为 1/30000
- 可以伴发于多种遗传综合征，部分合并染色体异常
- Dandy-Walker 畸形也可单独存在而不伴发其他畸形

【影像表现】

概述

- 最佳诊断依据：小脑蚓部发育不全，伴有第四脑室和颅后窝池扩大

超声表现

- 典型的 Dandy-Walker 畸形
  - 小脑蚓部完全缺如，双侧小脑半球完全分开
  - 颅后窝池明显扩大
  - 第四脑室扩大
  - 第四脑室与颅后窝池相互连通（图 9-2-2 A）
- Dandy-Walker 畸形变异型
  - 小脑蚓部部分缺如，以下蚓部缺如为主
  - 颅后窝池扩大
  - 第四脑室扩大
  - 第四脑室与颅后窝池呈细管状连通

MR 表现

- 典型的 Dandy-Walker 畸形
  - 小脑蚓部发育不全
  - 第四脑室及颅后窝脑外间隙明显扩大且相通，枕部膨隆（图 9-2-2 B-D）
  - 小脑幕上抬高位
  - 可伴有幕上脑积水
- Dandy-Walker 变异型畸形
  - 小脑蚓部部分缺如，以下蚓部缺如为主
  - 第四脑室扩大程度较典型者轻，颅后窝池无明显扩大，两者相通

推荐影像学检查

- 超声是首选筛查方法
- MR 检查能确定诊断，并提供比超声检查更多的信息

【鉴别诊断】

- 颅后窝蛛网膜囊肿
  - 不与蛛网膜下腔相通
  - 邻近小脑可受压
  - 第四脑室无扩大
- 大枕大池
  - 枕大池扩大
  - 第四脑室无扩大
  - 小脑幕无抬高

典 型 病 例

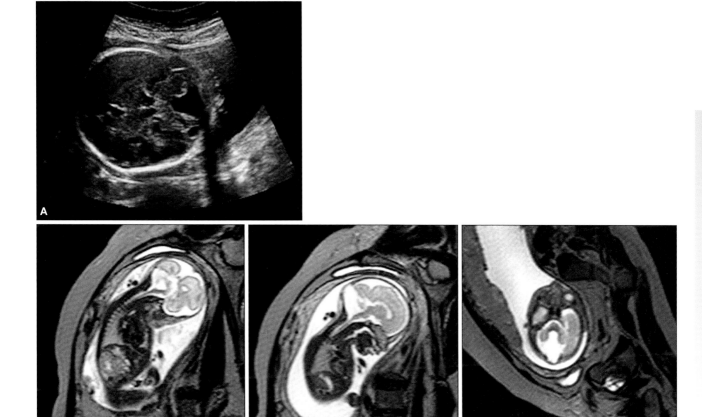

图 9-2-2　27 周胎儿 Dandy-Walker 畸形
A. 超声显示：双侧小脑半球分开，颅后窝增宽，与四脑室相通；B-D. 为 T2WI 示：小脑蚓部发育不全，四脑室与颅后窝脑外间隙明显增宽，并相通，小脑幕上抬高位

重 点 推 荐 文 献

[1] Rkowitch AJ, Kjos BO, Norman D, et al. Revised classification of posterior fossa cysts and cyst-like malformations based on the results of multiplanar MR imaging[J]. AJNR, 1989, 153(5): 977-988.

[2] Kollias SS, Ball WS Jr, Prenger EC. Cystic malformations of the posterior fossa: differential diagnosis clarified through embryologic analysis[J]. Radiographics, 1993, 13(6): 1211-1231.

三、胎儿颅内蛛网膜囊肿

【概念与概述】

　　蛛网膜囊肿是位于蛛网膜下腔内的非血管性囊性病变

- 常位于中线附近，不与蛛网膜下腔及脑室相通

【病理与病因】

- 蛛网膜囊肿是良性的脑脊液聚集病灶
- 有报道认为染色体异常可合并有蛛网膜囊肿
- 有的病例在出生前后囊肿可自行缩小或缓解

【影像表现】

概述

- 最佳诊断依据：蛛网膜下腔内的囊性病灶
- 部位
  - 常位于中线附近
  - 最常见于小脑幕上、大脑半球间裂、第三脑室后方或位于颅后窝池内
- 大小
  - 囊肿可以从几毫米到几厘米
- 形态

　　○ 类圆形

　　○ 不规则形

超声表现

- 脑内出现圆形或不规则形液性暗区
- 彩色多普勒检查不能检出血流
- 囊肿与脑室不相通

MR 表现

- T1WI
　　○ 圆形或不规则形低信号病灶
- T2WI

- 病灶呈高信号，边界清晰、锐利（图 9-2-3）
- 病灶不与脑室相通

推荐影像学检查

- 超声检查可用于蛛网膜囊肿的筛查
- MRI 可明确蛛网膜囊肿的诊断并检测胎儿有无合并其他畸形

【鉴别诊断】

Galen 静脉血管瘤

- 彩色多普勒能检出 Galen 静脉血管瘤的血流信号

典型病例

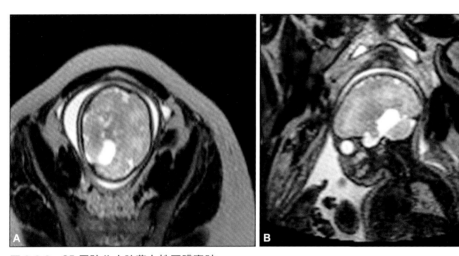

图 9-2-3　35 周胎儿小脑幕上蛛网膜囊肿
A-B. 为 T2WI 示一侧小脑幕上类圆形高信号，边缘光滑，与脑室不相通

重点推荐文献

[1] Gedikbasi A, Palabiyik F, Oztarhan A, et al. Prenatal diagnosis of a suprasellar arachnoid cyst with 2-and 3-dimensional sonography and fetal magnetic resonance imaging: difficulties in management and review of the literature[J]. J Ultrasound Med, 2010, 29(10): 1487-93.

[2] Haino K, Serikawa T, Kikuchi A, et al. Prenatal diagnosis of fetal arachnoid cyst of the quadrigeminal cistern in ultrasonography and MRI[J]. Prenat Diagn, 2009, 29(11): 1078-80.

四、胎儿颅内出血

【概念与概述】

　　胎儿颅内出血比较少见，一般分为以下几种类型

- 脑室内出血
- 脑实质出血
- 脑外间隙出血（蛛网膜下腔出血或硬膜下出血）

【病理与病因】

病因

- 血管畸形

- 缺氧缺血性损伤
- 创伤
- 凝血障碍

【影像表现】

概述

- 最佳诊断依据：脑室、脑实质或脑外间隙的出血灶
- 部位
　　○ 脑室内
　　○ 脑实质内

- 蛛网膜下腔或硬膜下间隙
- 大小
  - 局灶出血
  - 广泛出血
- 形态
  - 脑室内出血呈脑室铸型
  - 脑实质出血形态各异
  - 脑外间隙出血沿蛛网膜下腔或硬膜下间隙分布

超声表现

- 实时动态检查
  - 出血灶为均匀性或非均匀性强回声
  - 病灶边界清楚
  - 血肿吸收后可形成无回声的液性暗区

MRI 表现

- T1WI
  - 典型的血肿为稍高信号或高信号（图 9-2-4 A）

- T2WI
  - 血肿呈稍低信号
  - 侧脑室内出血可见液 - 液平面，脑脊液与血肿分界清楚（见图 9-2-4B）

推荐影像学检查

- 超声检查是首选检查方法
- MR 能比超声检查提供更多的诊断信息，包括发现出血原因和明确出血范围等

【鉴别诊断】

肿瘤样病变

- 囊肿
  - 大部分 MR 检查 T1WI 呈低信号，在 T2WI 呈高信号，信号均匀
  - 超声检查的回声均匀
  - 侧脑室内囊肿无液 - 液平面

典型病例

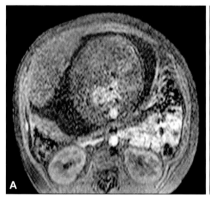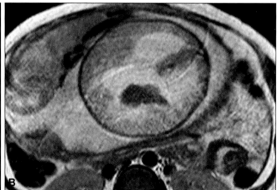

图 9-2-4　37 周胎儿脑室内出血
A. T2WI；B. T1WI 示：脑室体部可见片状异常信号，T1WI 上为高信号，T2WI 上为低信号，与周围脑积液分界清晰，可见液 - 液平面

重点推荐文献

[1] Nkoff H, SchafferR M, Delke I, et al. Diagnosis of intracranial hemorrhage in utero after amaternal seizure[J]. Obstet Gynecol, 1985, 65(3Suppl): 22s-24s.

[2] Lichtenbelt KD, Pistorius LR, de Tollenaer SM, et al. First prenatal genetic confirmation of a COL4A1 mutation presenting with sonographic fetal intracranial hemorrhage[J]. Ultrasound Obstet Gynecol, 2012 Jan 5. doi: 10.1002/uog. 11070.

五、肺囊腺瘤样畸形

【概念与概述】

　　肺囊腺瘤样畸形（congenital cystic adenomatoid malformation，CCAM）是一种先天性肺组织的错构畸形或局限性肺发育不良

【病理与病因】

一般特征

- 一般发病机制
  - 可能是支气管肺胚芽萌出及分支过程中出现停滞或某种原因引起支气管闭锁，导致支气管缺失，病变远端的肺组织发育不良
- 流行病学
  - 男女比例基本相等
  - 约占先天性肺部畸形的 25%

大体病理

- Ⅰ型：大囊型
- Ⅱ型：中囊型
- Ⅲ型：小囊型

【影像表现】

概述

- 最佳诊断依据：胸腔内囊性或囊实性团块
  - 多发生于一侧肺
  - 左右两肺发生率基本相等
- 形态
  - 多呈锥体状
- 大小
  - 可以很大，压迫同侧或对侧肺组织

超声表现

- 实时动态检查
  - 胸腔内实性强回声团或囊实混合回声肿块（图 9-2-5A）
  - 较大肿块可压迫肺、心及纵隔结构，并使其移位
  - 肿块明显压迫心脏和血管时，可引起胎儿腹水及全身水肿
  - 可有羊水过多
  - 一部分肿块可随孕周增大而缩小

MR 表现（图 9-2-5 B ~ D）

- T1WI
  - 胸腔内低信号团块
- T2WI
  - 胸腔内高信号或混杂信号团块
  - 肺、心脏及纵隔结构可受压移位

推荐影像学检查

- 最佳检查方法：超声检查
- MR 检查能提供病灶内部的详细信号特征

【鉴别诊断】

发育异常

- 肺隔离症
  - 好发于左肺下叶
  - 由体循环供血
- 先天性膈疝
  - 胸腔内有腹腔脏器

典型病例

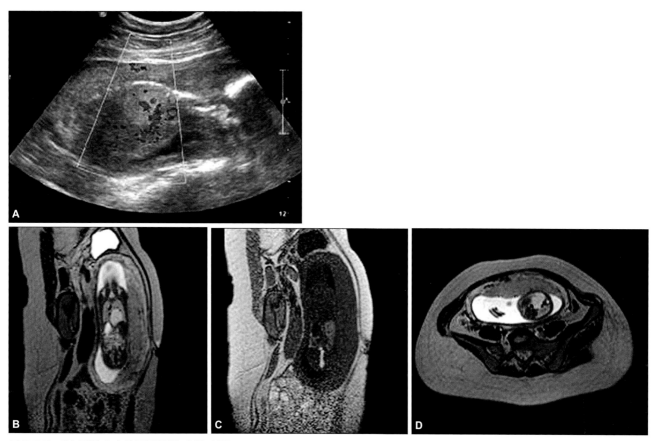

图 9-2-5　24 周胎儿右肺下叶囊腺瘤样畸形
A. 为彩超多普勒示：胸腔内实性强回声肿块，内可见多普勒血流信号；B ~ D. 为 T2WI C 为 T1WI 示：右肺内下叶一团块影，T1WI 为低信号，T2WI 为高信号，纵隔受压

重点推荐文献

[1] Liu YP, Chen CP, Shih SL, et al. Fetal cystic lung lesions: evaluation with magnetic resonance imaging[J]. Pediatr Pulmonol, 2010, 45(6): 592-600.

[2] Hubbard AM, Adzick NS, Crombleholme TM, et al. Congenital chest lesions: diagnostic and characterization with prenatal MR imaging[J]. Radiology, 1999, 212(1): 43-48.

六、先天性膈疝

【概念与概述】

先天性膈疝（congenital diaphragmatic hernia, CDH）是膈发育缺陷导致胸腔内容物疝入胸腔

- 胸腹裂孔疝
- 胸骨后疝
- 食管裂孔疝

【病理与病因】

一般特征

- 一般发病机制
  - 横膈发育过程中各结构之间融合失败

- 流行病学
  - 男女比例基本相等
  - 国外统计在存活的胎儿中为 1:3000 ~ 1:4000

【影像表现】

概述

- 最佳诊断依据：胸腔内见腹腔脏器，心及纵隔移位
  - 多位于左侧，占 88%
  - 右侧膈疝少见，占 10%
  - 双侧占 2%
- 形态
  - 根据疝入胸腔的结构不同而不同

- 大小
  - 根据膈肌发育缺陷大小及疝入胸腔的结构不同而不同

超声表现

- 实时动态检查
  - 胸腔内显示腹腔脏器回声，形成胸腔内包块（图 9-2-6 A）
  - 胸腔内肺、心及纵隔结构受压移位
  - 胸腹腔矢状及冠状切面显示正常膈肌弧形低回声带中断或消失
  - 胎儿呼吸运动时，腹内容物与胸内容物运动
  - 合并其他畸形时可有相应表现

MRI 表现

- T1WI
  - 一侧胸腔下部内有混杂信号团块
- T2WI
  - 左侧膈疝时高信号的胃泡及肠管进入左侧胸腔（图 9-2-6 B ~ C）

- 右侧膈疝时部分肝及肠管进入右侧胸腔
- 同侧肺受压，体积缩小
- 心及纵隔受压并移位
- 冠状面 T2WI 可明确膈疝内容物及肺受压程度

推荐影像学检查

- 最佳检查方法：超声检查
- 右侧膈疝时，MR 检查能提供肝疝入胸腔的更多信息

【鉴别诊断】

发育异常

- 肺隔离症
  - 好发于左肺下叶
  - 由体循环供血
- 肺囊腺瘤样畸形
  - 大小不等囊性结构
  - 胸腔内无腹腔脏器
  - 无胃肠等结构的蠕动

典型病例

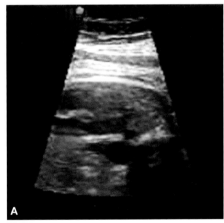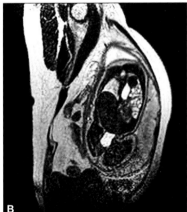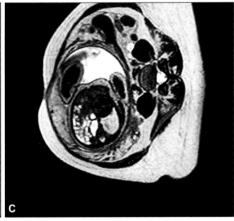

图 9-2-6 **39 周胎儿左侧膈疝**
A. 超声检查胸部矢状面；B. C 冠状面及横断面 T2WI 显示左侧膈下胃腔及肠管疝入左侧胸腔，左肺体积小，仅残存左肺尖部分

重点推荐文献

[1] Hubbard AM, Adzick NS, Crombleholme TM, et al. Left-sided congenital diaphragmatic hernia: value of prenatal MR imaging in preparation for fetal surgery[J]. Radiology, 1997, 203(3): 636-640.

[2] Balassy C, Kasprian G, Brugger PC, et al. Assessment of lung development in isolated congenital diaphragmatic hernia using signal intensity ratios on fetal MR imaging[J]. Eur Radiol, 2010, 20(4): 829-837.

七、胸腔积液

【概念与概述】

胸腔积液（pleural effusion）指胸膜腔内液体的异常聚集

- 原发性
- 继发性

【病理与病因】

一般特征

- 一般发病机制
  - 单侧原发性胸腔积液可以是淋巴管形成障碍或其他完整性受损所致
- 病因学
  - 乳糜胸是单侧胸腔积液最常见的原因
  - 伴有胎儿水肿者，可能为免疫性和非免疫性水肿
- 流行病学
  - 男性较女性稍多
- 相关异常：可伴有其他畸形

【影像表现】

概述

- 最佳诊断依据：一侧或双侧胸腔内液体聚集
- 部位
  - 原发者多为单侧
  - 继发者可为双侧
- 形态
  - 积液覆盖在一侧或双侧肺表面

超声表现

- 实时动态检查
  - 胸腔内探及片状无回声区（图 9-2-7 A）
  - 单侧大量胸腔积液，同侧肺受压缩小，心及纵隔向对侧移位
  - 继发于胎儿水肿的双侧胸腔积液，积液量双侧大体相同，较少纵隔移位
  - 可伴有其他畸形

MR 表现

- T1WI
  - 一侧或双侧胸腔内肺边缘弧形低信号
- T2WI
  - 一侧或双侧胸腔内肺边缘弧形高信号
  - 胸腔积液侧肺组织受压（图 9-2-7 B，C）
  - 单侧胸腔积液，心及纵隔受压移位
  - 双侧胸腔积液，心及纵隔无移位

推荐影像学检查

- 最佳检查方法：超声检查

典型病例

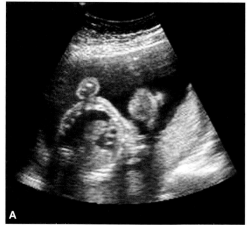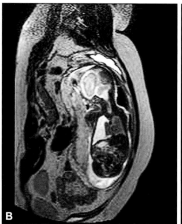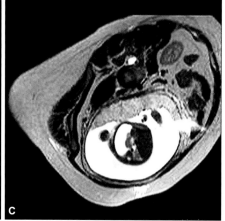

图 9-2-7　25 周胎儿左侧大量胸腔积液

A. 为灰阶超声，示胸腔内探及片状无回声区，同侧肺组织受压；B-C. 为 T2WI 示左侧胸腔内肺边缘弧形高信号，同侧肺组织受压

重点推荐文献

[1] Chao AS, Chao A, Chang YL, et al. Chest wall deformities in a newborn infant after in utero thoracoamniotic shunting for massive pleural effusion[J]. Eur J Obstet Gynecol Reprod Biol, 2010, 151(1): 112-3.

[2] Yu-Peng L, Yi-Lan L, Wen-Ko S. Prenatal MRI of an esophageal duplication cyst with polyhydramnios and right pleural effusion[J]. JBR-BTR, 2011, 94(5): 298.

八、十二指肠闭锁与狭窄

【概念与概述】

十二指肠闭锁与狭窄（duodenal atresia and stenosis）是胎儿最常见的肠梗阻

- 闭锁Ⅰ型
- 闭锁Ⅱ型
- 闭锁Ⅲ型
- 闭锁Ⅳ型
- 狭窄Ⅰ型
- 狭窄Ⅱ型
- 狭窄Ⅲ型

【病理与病因】

一般特征

- 病因学
  - 有些学者认为是胚胎发育过程中肠管管腔重建不良
  - 有些学者认为是胎儿发生缺氧或应激反应后肠管损伤所致
- 流行病学
  - 发生率在活产儿中约为 1:2710～1:10000
- 相关异常：十二指肠闭锁常伴发其他畸形

【影像表现】

概述

- 最佳诊断依据：胃及十二指肠近端明显扩张
- 部位
  - 可发生于十二指肠的任何部位
  - 以十二指肠第二段最常见

超声表现

- 实时动态检查
  - 胃及十二指肠近端显著扩张（图 9-2-8 A）
  - 上腹横切是呈典型"双泡征"
  - 羊水过多
  - 伴发其他畸形

MR 表现

- T1WI
  - 胃泡及十二指肠近端明显扩张，呈低信号
- T2WI
  - 胃泡及十二指肠近端扩张，呈高信号（图 9-2-8 B）

推荐影像学检查

- 最佳检查方法：超声检查

【鉴别诊断】

肿瘤样病变

- 囊肿
  - 可另外见到正常的胃、十二指肠
  - 囊肿壁较薄

肿瘤

- 畸胎瘤
  - 可另外见到正常的胃、十二指肠
  - 肿瘤内信号可不均匀

典型病例

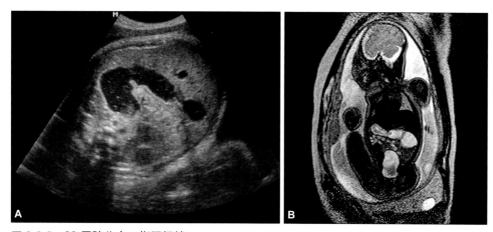

图 9-2-8　33 周胎儿十二指肠闭锁
A. 灰阶二维超声示胎儿胃、十二指肠近段管腔显著扩张；B. T2WI 示胎儿胃、十二指肠近段扩张，呈高信号

重点推荐文献

[1] Tan YW, Motiwale S. Fetal extraperitoneal rectal perforation presenting after duodenal atresia repair[J]. J Pediatr Surg, 2010, 45(12): 2447-9.

[2] Veyrac C, Couture A, Saguintaah M, et al. MRI of fetal GI tract abnormalities[J]. Abdom Imaging, 2004, 29(4): 411-20.

九、多囊性发育不良肾

【概念与概述】

多囊性发育不良肾（multicystic dysplastic kidney，MCDK 或 multicystic dysplastic kidney diseases，MDKD）是一种肾的多囊性病变

【病理与病因】

一般特征

- 一般发病机制
  - 可能是胚胎早期肾盂漏斗部闭锁或梗阻所致
- 流行病学
  - 男性多见
  - 发生率约为 1:3000

【临床表现】

自然病史与预后

- 如果对侧肾发育正常，预后好
- 如果对侧肾异常，则预后取决于这个肾畸形的严重程度
- 如果伴有肾外畸形，则预后不良
- 双侧多囊性发育不良肾预后不良

【影像表现】

概述

- 最佳诊断依据：受累肾由大小不等、互不沟通

的囊腔构成
  - 多单侧发病
  - 双侧发病可达 23%
  - 左肾较右肾常见
- 形态
  - 受累肾形态明显异常，无肾基本形态
- 大小
  - 肾可大可小

超声表现

- 实时动态检查
  - 病变侧无正常形态肾，代之以多囊性包块，囊腔大小不等，形态各异，囊腔之间互不沟通（图 9-2-9 A）
  - 病变侧肾周围无正常肾皮质，也无正常集合系统回声
  - 彩色多普勒显示肾内动脉分支紊乱，主肾动脉难显示，动脉频谱为高阻型频谱

MRI 表现

- T1WI
  - 受累肾无正常形态，呈多发低信号影
- T2WI
  - 受累肾内见多发大小不等，互不相通的高信号囊腔（图 9-2-9B）

- MRU
  - 多角度观察多发大小不等且互不相通的囊腔

推荐影像学检查

- 最佳检查方法：超声检查
- MRU 可多角度全面观察病变侧肾结构，有利

于明确诊断及鉴别诊断

【鉴别诊断】

肾囊性病变

- 肾盂积水
  - 肾的形态正常，周边有正常肾皮质
  - 周边的小囊为扩张的肾盏，与肾盂相通

典型病例

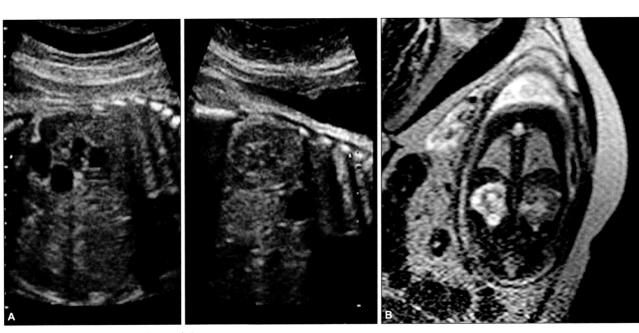

图 9-2-9　30 周胎儿多囊性发育不良肾
A. 灰阶二维超声 示：一侧肾正常结构消失，为多个大小不等囊腔，彼此不相通，对侧肾结构正常；B. T2WI 示一侧肾实质见多个大小不一的囊腔，呈高信号

重点推荐文献

[1] Lim FF, Tsao TF, Chang HM, et al. Multicystic dysplastic kidney disease presenting with a single large cyst in a fetus-anatomical basis and radiological aspects[J]. Pediatr Neonatol, 2011, 52(4): 227-231.

[2] Grattan-Smith JD, Jones RA, Little S, et al. Bilateral congenital midureteric strictures associated with multicystic dysplastic kidney and hydronephrosis: evaluation with MR urography[J]. Pediatr Radiol, 2011, 41(1): 117-120.

十、肾盂与输尿管交接部梗阻

【概念与概述】

　　肾盂与输尿管交接部梗阻（ureteropelvic junction obstruction，UPJO）是最常见的肾积水原因

【病理与病因】

一般特征

- 病因学
  - 局部血管损伤，肌肉发育不良或腔内瓣膜形成

  - 纤维束带牵拉或压迫
  - 迷走血管压迫
- 流行病学
  - 男性比女性发病更多
  - 国外统计在存活的胎儿中发病率为 3:1000

【影像表现】

概述

- 最佳诊断依据：肾盂肾盏扩张，而同侧输尿管及膀胱不扩张

- 部位
  - 梗阻位于肾盂输尿管连接处
  - 扩张位于肾盂肾盏
- 形态
  - 肾盂肾盏显著扩张，而输尿管、膀胱无扩张

超声表现

- 实时动态检查
  - 肾盂肾盏扩张积水（图 9-2-10 A）
  - 肾盂尾端圆钝
  - 同侧输尿管及膀胱不扩张
  - 羊水可以正常或增多
  - 可合并其他肾畸形

MRI 表现

- T1WI
  - 肾盂肾盏扩张，呈低信号
- T2WI
  - 肾盂肾盏扩张，呈高信号（图 9-2-10 B）
  - 肾盂与输尿管连接处圆钝
  - 同侧输尿管及膀胱不扩张
  - 冠状面 T2WI 可清楚显示肾盂肾盏的扩张及程度
- MRU
  - 可非常清晰地显示肾盂肾盏扩张的程度
  - 清晰显示肾盂与输尿管连接处的梗阻部位

推荐影像学检查

- 最佳检查方法：超声检查是最佳筛查方法
- MRU 能更清晰显示梗阻部位

【鉴别诊断】

发育异常

- 多囊肾
  - 肾实质的多发囊性病变
  - 无肾盂扩张

典型病例

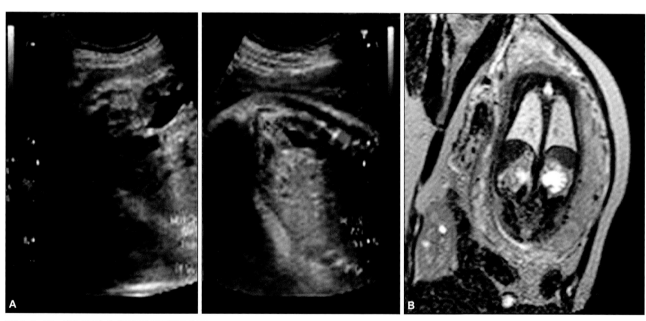

图 9-2-10　32 周胎儿多囊性发育不良肾
A. 为灰阶二维超声示：双侧肾盂肾盏扩张积液，输尿管未见扩张，其中一侧为重；B. 为 T2WI 示：双侧肾盂肾盏扩张积液，呈水样高信号

重点推荐文献

[1] Suresh S, Jindal S, Duvuru P, et al. Fetal obstructive uropathy: impact of renal histopathological changes on prenatal interventions[J]. Prenat Diagn, 2011, 31(7): 675-677.

[2] Nguyen HT, Herndon CD, Cooper C, et al. The Society for Fetal Urology consensus statement on the evaluation and management of antenatal hydronephrosis[J] J Pediatr Urol, 2010, 6(3): 212-231.

十一、腹裂

【概念与概述】

腹裂（gastroschisis）是一侧前腹壁全层缺陷的先天畸形

- 同义词：内脏外翻

【病理与病因】

一般特征

- 一般发病机制
  - 某种原因导致胚胎腹壁在脐旁发生缺损，形成腹裂畸形
- 病因学
  - 腹壁形成过程中，头、尾两襞已于中央汇合，而两侧襞之一发育不全
  - 可能由于 1 ~ 2 支肠系膜动脉过早退变，导致肠壁缺血造成腹壁缺损
- 遗传学
  - 可为常染色体隐性遗传
- 流行病学
  - 发生率 1/3000
- 大体病理及手术所见
  - 通过腹裂外翻的脏器主要为肠管，也可包括其他脏器

【临床表现】

自然病史及预后

- 预后较好
- 新生儿的结局与进入羊膜腔的小肠数量无关
- 宫内病死率为 10.6%，胎儿窘迫率 43%，早产发生率 40% ~ 67%

治疗

- 胎儿生后可行腹裂修补及外翻脏器还纳的手术

【影像表现】

概述

- 最佳诊断依据：胎儿脐旁腹壁中断，脏器外翻

- 部位
  - 脐带入口右侧腹壁缺损多见
  - 脐带入口左侧腹壁缺损少见
- 大小
  - 妊娠晚期腹壁裂直径 2 ~ 3cm

超声表现

- 实时动态检查
  - 脐旁腹壁皮肤强回声线中断
  - 胃、肠等腹腔脏器外翻至胎儿腹腔外的羊膜腔（图 9-2-11 A）
  - 胎儿腹腔内容物少，腹围小于相应孕周大小
  - 外翻的肠管有时可见扩张，关闭增厚，蠕动差
  - 羊水过多，羊水内有较多低回声光点翻动

MR 表现

- T1WI 与 T2WI
  - 胎儿脐旁腹壁连续性中断（图 9-2-11 B、C）
  - 胎儿腹腔内脏器通过腹壁裂口外翻进入羊膜腔，多为肠管、胃等
  - 漂浮在羊水中的肠管有时局部扩张
  - 羊水过多

推荐影像学检查

- 最佳检查方法：超声检查

【鉴别诊断】

前腹壁缺陷

- 脐膨出
  - 前腹壁中线处皮肤中断或缺损，并可见向外膨出的包块
  - 包块内容物可为肠管或实质脏器等
  - 膨出包块表面有一层膜覆盖
  - 脐带入口常位于膨出包块的表面
  - 常合并其他结构异常

典型病例

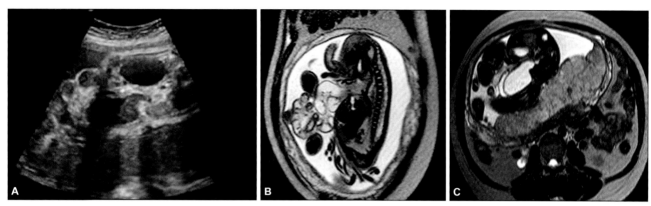

图 9-2-11　36 周胎儿腹裂
A. 灰阶二维超声示：肠管等腹腔脏器外翻至羊膜腔内，肠管扩张；B-C. T2WI 示：腹壁连续性中断，腹腔内肠管等外翻至羊膜腔内，并管腔扩张

重点推荐文献

[1] Tam Tam KB, Briery C, Penman AD, et al. Fetal gastroschisis: epidemiological characteristics and pregnancy outcomes in Mississippi[J]. Am J Perinatol, 2011, 28(9): 689-694.

[2] Lato K, Poellmann M, Knippel AJ, et al. Fetal Gastroschisis: A Comparison of Second vs. Third-Trimester Bowel Dilatation for Predicting Bowel Atresia and Neonatal Outcomes[J]. Ultraschall Med, 2011, Dec 9. Epub ahead of print.

十二、淋巴管瘤

【概念与概述】

　　淋巴管瘤（lymphangioma）是一种淋巴系统的发育异常

【病理与病因】

一般特征

- 一般发病机制
  - 病理分为三种类型
    - 毛细血性淋巴管瘤
    - 海绵状淋巴管瘤
    - 囊性淋巴管瘤

【影像表现】

概述

- 最佳诊断依据：软组织内有或无分隔的囊性肿块
- 部位
  - 毛细血管性淋巴管瘤多位于皮下
  - 海绵状淋巴管瘤位于口、舌、唾液腺及间隙附近的皮下
  - 囊性淋巴管瘤多位于颈部，可向纵隔、胸膜腔和腋窝扩展

- 形态
  - 随其张力和高低和周围结构对其影响而定

超声表现

- 实时动态检查
  - 无分隔囊性淋巴管瘤为单房囊性包块
  - 有分隔囊性淋巴管瘤为多房囊性包块，内有明显分隔光带（图 9-2-12 A）

MRI 表现

- T1WI
  - 肿块呈低信号（图 9-2-12 D）
- T2WI
  - 肿块呈高信号（图 9-2-12 B，C）

推荐影像学检查

- 最佳检查方法：超声检查

【鉴别诊断】

肿瘤

- 血管瘤
  - 超声能检出血流
  - MR 检查中显示复杂且不均匀信号
- 囊性畸胎瘤
  - 超声检查时回声可不均匀
  - MR 检查信号可不均匀

典型病例

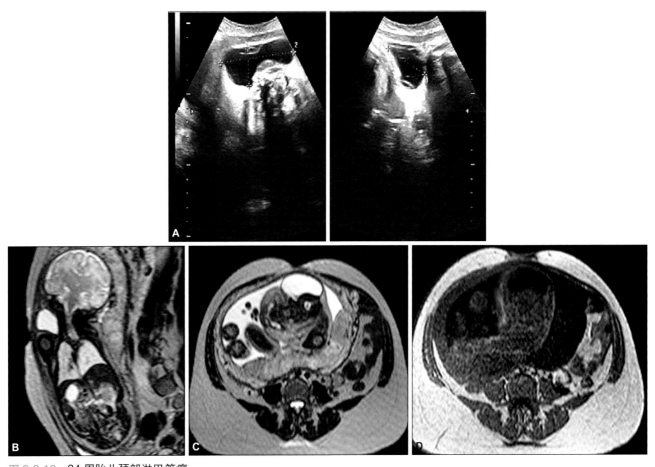

图 9-2-12   34 周胎儿颈部淋巴管瘤
A. 灰阶二维超声 示：颈部囊性包块，内无回声，壁上可见分隔；B-C. 为 T2WI 示：颈部旁一囊性包块，呈水样高信号；D. 为 T1WI 示：颈部旁一囊性包块，呈低信号

重点推荐文献

[1] Hosny IA, Elghawabi HS. Ultrafsat MRI of the fetus:an increasingly tool in prenatal diagnosis of congenital anomalies[J]. Magn Reson Imaging, 2010, 28(10): 1431-1439.

[2] Bonifacio SL, Glass HC, Vanderpluym J, et al.Perinatal events and early magnetic resonance imaging in therapeutic hypothermia[J]. J Pediatr, 2011, 158(3): 360-365.

十三、骶尾部畸胎瘤

【概念与概述】

胎儿骶尾部畸胎瘤（sacrococcygeal teratoma）是胎儿最常见的先天性肿瘤之一

【病理与病因】

一般特征

- 一般发病机制
  - 起源于胚胎原条的原结或 Hensen 结
  - 根据肿瘤部位及向腹腔伸展程度分为四种类型
    - Ⅰ型：瘤体主要突于体腔外，仅小部分

位于骶骨前方
    - Ⅱ型：瘤体突于体腔外，也明显向盆腔内伸展
    - Ⅲ型：瘤体突于体腔外，但主要部分位于盆腹腔内
    - Ⅳ型：瘤体仅位于骶骨前
- 流行病学
  - 活产儿中发生率 1 ：40000
  - 女性是男性的 4 倍

【影像表现】

概述

- 最佳诊断依据：骶尾部成分复杂的肿块

- 部位
  - 位于骶尾部
- 大小
  - 肿瘤几厘米到十几厘米，大者达二十厘米以上
  - 不同类型肿瘤位于体腔和腹腔比例不同
- 形态学
  - 一般形态不规则

超声表现

- 实时动态检查
  - 可为实质性、囊实混合性及以囊性为主的回声复杂肿块（图 9-2-13 A）
  - 彩色多普勒血流显像可显示肿块内血流
  - 肿块可压迫膀胱并使其移位
  - 可合并其他畸形表现

MRI 表现（图 9-2-13 B，C）

- T1WI

- 高低信号混杂的肿块
- T2WI
  - 能清晰显示肿块位于腹腔及体外的比例
  - 肿块以高信号为主的混杂信号

推荐影像学检查

- 最佳检查方法：MRI 检查

【鉴别诊断】

肿瘤

- 血管瘤
  - 超声能检出血流
  - MR 检查呈长 T1 长 T2 信号
- 脂肪瘤
  - 成分单一
  - 超声检查回声均匀
  - MR 检查信号为均匀高信号
- 脊膜膨出
  - 膨出物与椎管相通

典型病例

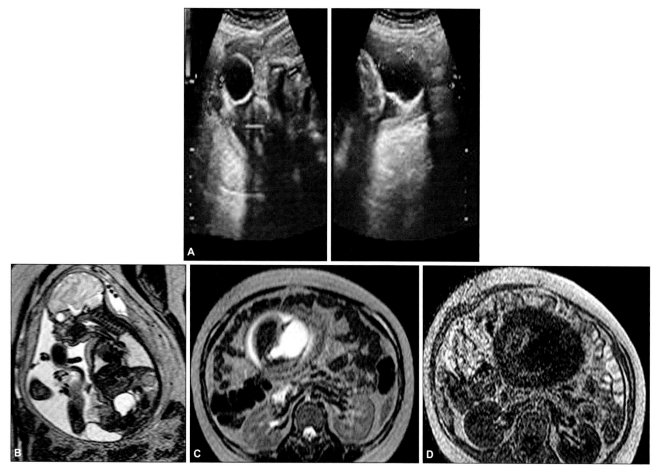

图 9-2-13　38 周胎儿骶尾部畸胎瘤

A. 为超声图像示胎儿骶尾部一囊性肿块，壁较厚，呈高回声；B-C. 为 T2WI 示胎儿骶尾部一包块，位于体外，呈略混杂高信号。D. 为 T1WI 示包块呈低信号

重点推荐文献

[1] Okamura M, Kurauchi O, Itakura A, et al. Fetal sacrococcygeal teratoma visualized by ultra-fast T2 weighted magnetic resonance imaging[J]. Int J Gynaecol Obstet, 1999, 65(2): 191-193.

[2] Sheth S, Nussbaum AR, Sanders RC, et al. Prenatal diagnosis of sacrococcygeal teratoma:sonographic–pathologic correlation[J]. Radiology, 1988, 169(1): 131-136.

第3节 胎盘异常

一、前置胎盘

【概念与概述】

前置胎盘（placenta previa）是指孕晚期胎盘附着于子宫下段，甚至胎盘下缘达到或覆盖子宫颈内口，其位置低于胎儿先露

【病理与病因】

一般特征

- 一般发病机制
  - 根据胎盘下缘与子宫颈内口的位置分为三种类型
    - 完全性前置胎盘
    - 部分性或边缘性前置胎盘
    - 低置胎盘
- 病因学
  - 多产或多次刮宫术等引起子宫内膜病变与损伤
  - 胎盘面积过大
  - 副胎盘或假叶胎盘等胎盘异常
  - 受精卵滋养层发育迟缓
- 流行病学
  - 妊娠晚期发生率 0.5%~1%

【临床表现】

表现

- 最常见症状
  - 在妊娠晚期易发生产前出血、胎儿窘迫及早产

自然病史与预后

- 子宫下段的前置胎盘易发生胎盘植入，是产后发生大出血的主要原因
- 前置胎盘的剥离面接近宫口，产后易发生感染

【影像表现】

概述

- 最佳诊断依据：胎盘距子宫颈内口 2cm 内或部分、全部覆盖子宫颈内口

超声表现

- 实时动态检查
  - 完全性前置胎盘，胎盘实质完全覆盖子宫颈内口（图 9-3-1 A）
  - 部分性或边缘性前置胎盘，胎盘下缘覆盖部分子宫颈内口
  - 低置胎盘，胎盘下缘距子宫颈内口 2cm 以内

MR 表现

- T1WI 与 T2WI
  - 完全性前置胎盘，胎盘组织完全覆盖子宫颈内口（图 9-3-1 B）
  - 部分性或边缘性前置胎盘，胎盘覆盖部分宫颈内口
  - 低置胎盘，胎盘下缘距子宫颈内口 2cm 以内

推荐影像学检查

- 最佳检查方法：超声用于筛查，MR 检查更能明确诊断

典型病例

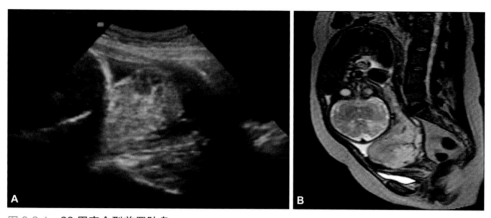

图 9-3-1　38 周完全型前置胎盘
A. 灰阶二维超声示：胎盘完全覆盖于宫颈内口；B. T2WI 示：胎盘完全覆盖于宫颈内口

重点推荐文献

[1] Yi KW, Oh MJ, Seo TS, et al. Prophylactic hypogastric artery ballooning in a patient with complete placenta previa and increta[J]. J Korean Med Sci, 2010, 25(4): 651-655.

[2] Sumigama S, Itakura A, Ota T, et al. Placenta previa increta/ percreta in Japan: a retrospective study of ultrasound findings, management and clinical course[J]. J Obstet Gynaecol Res, 2007, 33(5): 606-611.

二、胎盘植入

【概念与概述】

胎盘植入（placenta accreta）是指胎盘绒毛异常植入到子宫肌层

【病理与病因】

一般特征

- 一般发病机制
  - 植入常发生于子宫瘢痕、子宫下段及残角子宫等
  - 根据植入程度分为三种类型
    - 胎盘粘连（愈着型）：蜕膜缺如，绒毛达到子宫肌层
    - 胎盘植入（植入型）：绒毛侵入肌层深部
    - 胎盘穿通（穿通型）：绒毛侵入或穿透浆膜，侵及毗邻器官
- 病因学
  - 瘢痕易导致蜕膜缺乏
  - 子宫下段内膜血供相对不足
  - 残角子宫内膜发育较差
- 流行病学
  - 正常子宫发生率 1/22154
  - 瘢痕子宫发生率 93/1000
  - 有 3～4 次剖宫史者发生率升高到 67%
- 大体病理及手术所见
  - 胎盘与子宫壁分界不清或穿通

【临床表现】

表现

- 最常见体征 / 症状
  - 可以出血
- 临床病史
  - 部分患者有剖宫产史

治疗

- 出现威胁孕妇生命的产后大出血，常需行子宫切除止血

【影像表现】

概述

- 最佳诊断依据：胎盘附着处蜕膜变薄或消失
- 部位
  - 子宫瘢痕处
  - 残角子宫
  - 前置胎盘时子宫下段
- 大小
  - 根据胎盘植入面积分为完全性和部分性

超声表现

- 实时动态检查
  - 胎盘后方子宫肌层低回声带变薄或消失，蜕膜界面消失
  - 子宫与膀胱壁的强回声线变薄、不规则或中断
  - 胎盘内常存在显著或多个无回声腔隙
  - 累及膀胱壁时，表现为一个局部外突、结节状的膀胱壁包块
  - 彩色多普勒显示胎盘周围血管明显增多且增粗不规则

MR 表现

- T1WI
  - 胎盘与子宫壁之间可见粗大的流空血管影穿过
  - 出血时胎盘与子宫壁之间可见条片状高信号

- T2WI
  - 胎盘与子宫壁之间低信号分界变薄或消失
  - 子宫壁局部轮廓外突
  - 胎盘与子宫壁之间可见粗大的流空血管影穿过（图 9-3-2）
  - 胎盘可穿透子宫肌层进入盆腔，膀胱壁受累时见不规则胎盘信号
  - 胎盘与子宫壁之间见条片状低信号

推荐影像学检查

- 最佳检查方法：MR 检查

【鉴别诊断】

妊娠严重并发症

- 胎盘早剥
  - 临床有腹痛、阴道流血和子宫张力高
  - MR 检查显示胎盘与子宫壁之间血肿信号

典型病例

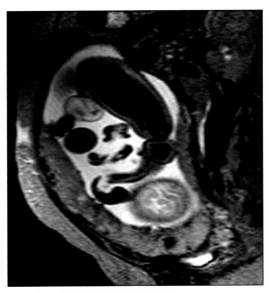

图 9-3-2　**39 周子宫前壁胎盘植入**
T2WI 示胎盘与子宫壁之间低信号消失，并可见粗大流空血管

重点推荐文献

[1] Baughman WC, Corteville JE, Shah RR. Placenta accreta: spectrum of US and MR imaging findings[J]. Radiographics, 2008, 28(7): 1905-1916.

[2] Levine D, Hulka CA, Ludmir J, et al. Placenta accreta: evaluation with color Doppler US, power Doppler US, and MR imaging[J]. Radiology, 1997, 205(3): 773-776.

第 4 节　脐带异常

一、单脐动脉

【概念与概述】

　　单脐动脉（single umbilical artery）是指脐带内只有一条正常的脐动脉

【病理与病因】

一般特征

- 一般发病机制
  - 脐带内最初的一根正常脐动脉萎缩
- 病因学
  - 可能是血栓形成所致原正常脐动脉萎缩
  - 并非原始的脐动脉发育不全
- 流行病学
  - 可见于 1% 的妊娠

【临床表现】

表现

- 最常见体征 / 症状
  - 可能与所有较大器官畸形有关
  - 也可能与染色体异常有关
  - 具有单脐动脉的胎儿，其宫内胎儿窘迫的危险性也可能增加

【影像表现】

概述

- 最佳诊断依据：脐带内仅有一根脐动脉和一根脐静脉

超声表现

- 实时动态检查
  - 脐带横切面显示一根脐动脉和一根脐静脉组成的"吕"字
  - 脐带横切面，彩色多普勒血流显像显示一红一蓝两个圆形结构
  - 脐带纵切面，彩色多普勒血流显像显示一红一蓝两根血管并列走行（图 9-4-1A）

MR 表现

- T1WI 与 T2WI
  - 脐带内仅见一根脐动脉和一根脐静脉血管流空的低信号影（图 9-4-1B）

推荐影像学检查

- 最佳检查方法：超声检查

典型病例

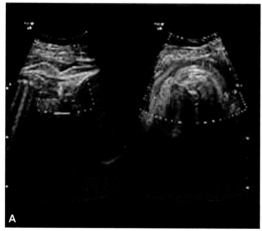
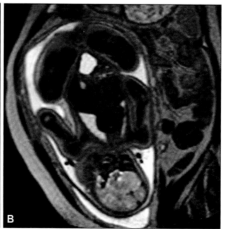

图 9-4-1　37 周胎儿单脐动脉

A. 彩色多普勒超声 示颈后脐血管为一红一蓝两根；B. T2WI 示两个流空血管位于颈旁

重点推荐文献

[1] Kondi-Pafiti A, Kleanthis KC, Mavrigiannaki P, et al. Single umbilical artery: fetal and placental histopathological analysis of 24 cases[J]. Clin Exp Obstet Gynecol, 2011, 38(3): 214-216.

[2] Rinehart BK, Terrone DA, Taylor CW, et al. Single umbilical artery is associated with an increased incidence of structural and chromosomal anomalies and growth restriction[J]. Am J Perinatol, 2000, 17(5): 229-232.

二、脐带绕颈

【概念与概述】

脐带绕颈（cord around neck）是指脐带缠绕胎儿颈部，缠绕 1～2 圈者居多，3 圈以上者少见

【病理与病因】

一般特征

- 一般发病机制
  - 脐带缠绕胎儿颈部
- 病因学
  - 胎儿活动过多
  - 脐带较长
- 流行病学
  - 发生于 25% 的妊娠

【临床表现】

表现

- 最常见体征 / 症状
  - 脐带绕颈 2 周以上且缠绕很紧可导致胎儿

宫内窘迫及胎儿其他并发症

【影像表现】

概述

- 最佳诊断依据：脐带在胎儿颈部缠绕

超声表现

- 实时动态检查
  - 二维超声在胎儿颈部纵切面显示颈部皮肤有 "U" 或 "W" 或锯齿状压迹
  - 彩色多普勒血流显像横切胎儿颈部显示环绕颈部的脐带内红蓝相间的血管花环样影像

MR 表现

- T1WI 与 T2WI
  - 胎儿颈部见环绕的低信号流空血管影（图 9-4-2 A，B）

推荐影像学检查

- 最佳检查方法：超声检查

典型病例

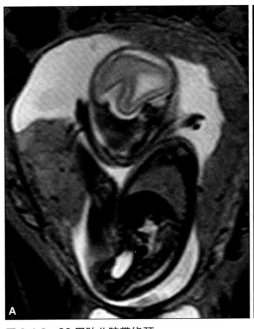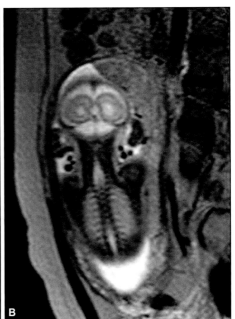

图 9-4-2　36 周胎儿脐带绕颈

A-B. 为 T2WI 示胎儿颈部可见流空血管环绕

重点推荐文献

[1] Szwarcberg R, Dellenbach P, Keller B, et al. Intrauterine fetal death due to triple circular of umbilical cord (amniographic diagnosis) [J]. J Radiol Electrol Med Nucl, 1971, 52(8): 525.

[2] Glanfield PA, Watson R.Intrauterine fetal death due to umbilical cord torsion[J]. Arch Pathol Lab Med,1986 , 110(4): 357-8.

（张　军）

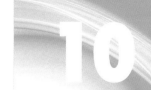

腹膜后疾病的影像学诊断

第 1 节　腹膜后疾病影像检查技术

【概念与概述】

由于腹膜后解剖（Retroperitoneal dissection）结构复杂，又缺乏自然对比

- 常规的 X 检查
  - 腹膜后间隙的解剖显示及疾病诊断的价值有限
- 多排 CT 及高场强 MRI
  - 分辨率高、无重叠性、多平面成像
  - 强大后处理功能及造影剂的应用
  - 更加清楚和准确显示其解剖及病变

【影像检查技术】

X 线检查

- 平片
  - 嘱患者空腹，肠道清洁后摄正侧位片
  - 由于其组织的重叠性及受肠气的影响，较少用
  - 主要了解腹膜后有无明显的肿块、各脏器有无移位、双侧腰大肌形态有无异常等
- 腹膜后充气造影（retroperitoneal pneumography）
  - 一种 X 线造影技术，利用气体作为对比剂把腹膜后组织与病变显示出来
  - 患者取胸膝位后或者抱膝侧卧位，穿刺针从骶骨旁穿入骶前区，达直肠后疏松组织，回抽无血时，注入氧气、笑气或者空气
    - 注射速度为 200 ~ 300ml/min，一侧肾周充气后变换体位使另一侧充气
    - 一般注入 1000 ~ 2000ml 气体，注入后立即进行照片
  - 具有损伤性，易导致感染，且增加患者的痛苦
  - 今已被 CT 和 MRI 替代
  - 常用于诊断肾上腺疾病、腰大肌病变，还可用于鉴别肾外和位于腹膜内、外的病变
- 淋巴造影（lymphography）
  - 可显示淋巴干、乳糜池、胸导管及盆腔、腹膜后淋巴结
  - 是目前唯一能够观察淋巴结内部结构的 X 线检查方法
  - 检查方法
    - 从双足背皮下局部注射活性染料 2.5% 亚甲蓝 2ml，找到呈放射状、蓝色淋巴管
    - 于清晰处切开足背皮肤，暴露蓝染的淋巴管
    - 用 4 号头皮针小心穿刺，注入造影剂碘油
    - 造影剂常用量成人为 0.25 ~ 0.3ml/kg，一般每侧 6 ~ 7ml
    - 注射时间 1 ~ 1.5 小时，术毕即摄片一张，24 小时后再加摄一张
  - 可观察淋巴结分布、形态及内部结构
    - 可能发现不增大淋巴结内的小病灶
    - 有可能鉴别良性反应性淋巴结肿大和淋巴结肿瘤
  - 目的诊断淋巴结病变，如淋巴管阻塞性病变、淋巴结肿瘤
  - 缺点是对病变的范围估计不足，且可能产生一些并发症，而且患者也不易接受，故已很少用到

CT 检查

- 一般准备

- 碘过敏实验
- 肠道准备
  - 除急诊外扫描前 4~8 小时应禁食
  - 扫描前 0.5~1 小时口服 2%~3% 的泛影葡胺 500~1000ml，使结肠及远端小肠充盈造影剂
  - 在扫描前 2~3 分钟再口服 300ml 左右，使胃及近端小肠充盈
  - 扫描前 1 周不做胃肠钡剂造影，不服含金属的药物
- 扫描方法
  - 常规 CT 扫描
    - 患者仰卧，平静呼吸
    - 扫描范围从剑突至髂嵴，甚至耻骨联合的平面，以患者的病变情况灵活选择
    - 层厚：10mm，层距 10~20mm，必要时行薄层扫描
    - 一般用平扫及对比增强扫描
  - 动态 CT 扫描（dynamic CT scanning）
    - 一种是床渐进动态扫描（incremental dynamic scanning），主要用于观察病变范围较大的病变
    - 第二种是单层动态扫描（single level dynamic scanning），后者主要观察层面病变的动态变化
  - CT 血管造影（computed tomography angiography，CTA）
    - 通过增强扫描使血管成像，并经过后处理从而对病变进行显示

MR 检查
- 一般准备
  - 一般无特殊的准备，正确放置呼吸门控感应器
  - 训练患者平静均匀的呼吸和屏气，必要时用腹带限制患者的腹式呼吸
  - 可以使用一些减少肠蠕动的药物
- 扫描序列及参数
  - 线圈一般使用体部柔软阵列线圈（TORSOPA）或体线圈，患者取仰卧位
  - 冠状定位的序列一般选择 SS-FSE 或 FGRE-T_2^*WI
  - 自旋回波（SE）
    - 在高场 MR 上一般使用快速自旋回波

（fast spin echo，FSE）
    - SE 序列是常规磁共振扫描序列，T1WI 对解剖结构的选择显示较好，T2WI 对病变显示较好
    - T1WI TE<30ms，T2WI TE>60ms
  - 梯度回波（gradient echo，GRE）序列
    - 主要用于大血管病变，是区别流动伪影与血栓最好的序列
    - 一般 TR 为 40ms，TE 一般为 13ms，翻转角（flip angle）<40°
  - 短时反转恢复序列（short TI inversion recovery，STIR）
    - 能够抑制脂肪信号，同时能够减少运动伪影
    - 还能增加长 T1、长 T2 病灶的信号强度，从而使病变凸显出来
    - TR 3000~4000ms，TE 17ms，TI 150ms

DSA 检查
- DSA 采用时间减影法，从而消除血管和软组织影像，使血管显示清晰
- 其造影剂用量少，适时观察血流的动态图像，为功能性检查手段
- 造影剂注入的路径不同可分为两种
  - 一是动脉 DSA（intraarterial DSA，IADSA）
  - 二是静脉 DSA（intravenous DSA，IVDSA），以前者为佳

超声检查
- 常规二维超声
  - 显示病灶，并观察病灶的位置、形态、大小、边界、内部回声
  - 彩色多普勒显示病灶血流信号特征
- 超声造影技术
  - 无创观察活体组织器官微循环的灌注，为诊断占位性病变提供了重要的血流灌注信息
  - 研究腹膜后肿瘤的超声造影时间 - 强度曲线（TIC）及动态血管模式（DVP）曲线成像特征
    - 良恶性肿块的 DVP 曲线表现形态各有特征
    - 良恶性组峰值强度、上升支斜率、半降支斜率、不同强度内斜率、不同水平跨峰时间等指标有统计学差异，对腹膜后肿块的鉴别诊断具有较大的临床应用价值
- 不足之处

因腹膜后病变位置较深，周围及前方有肠　　　因素，在一定程度上影响了腹膜后疾病诊
　道气体存在，再加上操作者依赖性的影响　　　断的准确性

重点推荐文献

1. 石木兰.腹膜后间隙肿瘤的影像学诊断. 中国医学计算机
　　杂志. 1999, 5(4): 272-277.
2. 冷新, 戴玉田, 孙则禹. 淋巴造影术在诊断前列腺癌盆腔

淋巴结转移的研究进展. 实用临床医药杂志. 2008, 12(4):
110-112.

第 2 节　腹膜后间隙解剖

一、腹膜后间隙解剖

【概念与概述】

　　腹膜后间隙（retroperitoneal space）：位于腹后
壁壁腹膜与腹横筋膜之间的间隙及其解剖结构的总
称，上起于膈，下达骶岬骨盆入口，此间隙借两侧
腹膜外筋膜向上经腰肋三角与纵隔结缔组织相连；
向下与骨盆腔腹膜外间隙相通

- 腹膜后内容物大多来自于中胚层，主要包含：
　胰、十二指肠大部、肾、肾上腺、输尿管腹
　部、大血管、淋巴结和神经等结构

（一）腹膜后间隙的分区和内容

1. 以肾筋膜分区

- 肾筋膜（renal fascia）即 Gerota 筋膜，分为前
　后两层，即肾前筋膜和肾后筋膜，与这两者在
　降结肠后融合形成的侧椎筋膜，将腹膜后间隙
　分为三个间隙，即肾旁前间隙、肾周间隙、肾
　旁后间隙
　- 新鲜尸体作精细解剖证实肾后筋膜分前后
　　两层，肾后筋膜前层较薄与肾前筋膜相续，
　　后层稍厚与侧椎筋膜相续，两层在肾前外
　　侧分开整个腹膜后间隙
　- 肾旁前间隙（anterior pararenal space）位于
　　后壁腹膜与肾前筋膜之间
　　- 左右两侧在胰腺平面相通，外侧止于侧
　　　椎筋膜，下方在髂嵴稍下方与肾周间隙、
　　　肾旁后间隙相通
　　- 其内含胰腺、十二指肠降部、水平部及
　　　升部，升、降结肠及供应肝、脾、胰腺
　　　和十二指肠的血管
　　- 肾旁前间隙内的任何结构病变都可能引起

肾前筋膜和侧椎筋膜的增厚（图 10-2-1）

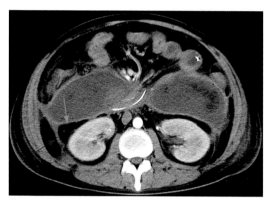

图 10-2-1　**肾旁前间隙**
CT 增强示：重症胰腺炎患者肾前筋膜（绿箭头）及侧椎
筋膜增厚（红箭头）

- 肾周间隙（perirenal space）位于肾前筋膜和
　肾后筋膜间，即肾脂肪囊
　- 内含肾上腺、肾、肾血管、肾盂及周围
　　的脂肪囊
　- 肾筋膜上方与膈筋膜融合，外侧与侧椎
　　筋膜融合，肾前、后筋膜与腹部大血管
　　和肠系膜上动脉周围的结缔组织融合
　- 在肠系膜上动脉起始平面以下，肾前筋
　　膜经腹部大血管前与对侧同名筋膜相延
　　续，肾后筋膜与腰大肌和腰方肌筋膜相
　　连，下方肾筋膜前后层与髂筋膜及输尿
　　管周围结缔组织疏松融合或相连，因此
　　该间隙下部与髂窝相通
　- 肾筋膜正常厚度约 1～2mm，肾周间隙内
　　器官病变可导致肾筋膜增厚，并侵犯肾
　　周脂肪囊
- 肾旁后间隙（posterior pararenal space）位于
　肾后筋膜与腹横筋膜间，内主要含脂肪组织

■ 内侧止于肾后筋膜与腰大肌、腰方肌筋膜融合处，外侧与腹侧壁的腹膜外脂肪层相连，下方在髂嵴水平与肾旁前间隙、肾周间隙相通，上方融合于膈肌筋膜

2. 按解剖部位分

- 腰窝（lumbar fossa）位于第 12 肋至髂嵴后份之间
  - 外侧以腋后线为界，在临床上常以竖脊肌或腰方肌外侧缘为标志，内侧至腰大肌前缘，两侧腰窝借椎前区相连，腰窝底由腰大肌、腰方肌、腹横肌及其表面的腹内筋膜组成
  - 其内器官和结构主要有肾上腺、肾、输尿管、十二指肠、升降结肠、胰腺、肾血管等
- 椎前区（prevertebral region）位于后腹壁腹膜与脊柱腰段间
  - 上达膈，向下在骶岬延续盆腹膜后间隙，两侧延续左右腰窝
  - 此区主要结构为腹部大血管及其周围淋巴结结构，内脏神经丛，椎前节、腰交感干及部分十二指肠和胰腺
- 髂窝（iliac fossa）位于髂窝壁腹膜与髂筋膜间
  - 髂筋膜覆盖于髂肌表面，向上紧密附于髂嵴并延续腰方肌筋膜，内侧附于骨盆上口并与腰大肌筋膜相连，向前在腹股沟韧带深面与腹横筋膜融合
  - 髂窝内的腹膜外组织与腹前外侧壁、腰窝和盆腔的腹膜外组织相连，故此区感染可向周围扩散
  - 腰窝除腹膜外组织外，还有髂血管，髂淋巴结、输尿管、精索内血管等结构

（二）腹膜后间隙之间的交通

- 腹膜后三个间隙存在潜在交通，一个间隙病变可波及其他间隙
  - 同侧腹膜后间隙在髂嵴平面下潜在相通
  - 两侧肾旁前间隙在中线潜在相通
  - 两侧肾周间隙在是否相通仍然存在争议，多数人认为相通
  - 两侧肾旁后间隙中线不相通，但通过腹前壁的腹膜外脂肪层是两侧在前方潜在相通
  - 盆腔病变可蔓延至腹膜后三个间隙，直肠、乙状结肠病变也容易波及腹膜后间隙
  - 任何一个间隙的病变，可因脓液、胰腺消

化酶或肿瘤的侵蚀，破坏筋膜的屏障作用而直接侵犯其他间隙

（三）腹膜后主要血管解剖及超声、CT 表现

- 腹主动脉
  - 在脊柱前方偏左侧，上延于胸主动脉起自第十二胸椎之前，经膈肌主动脉裂孔下降至第四腰椎水平，分为左右两髂总动脉，并再分为髂内及髂外动脉
  - 超声可见横切时呈圆形无回声区，有明显的节律性搏动，纵切时呈一条长管状无回声区
  - CT 平扫为圆形软组织密度影，增强扫描动脉期其内密度显著增高，用时间 - 密度曲线观察其峰值，有造影剂到达最早，峰值最高，消失最快的特点
- 腹主动脉主要分支
  - 腹腔动脉
    - 腹腔动脉为腹主动脉穿过膈肌后的第一个不成对分支
    - 其主要分支有：肝动脉、脾动脉、胃左动脉
  - 肠系膜上动脉
    - 由腹腔动脉起点下几毫米至 1cm 处的腹主动脉前壁分出，斜向足侧
    - 一般与腹主动脉夹角不超过 30°
    - 在胰腺及脾静脉后方通过，继而跨过左肾静脉前方，经胰腺钩突及十二指肠水平段前面，分布于肠系膜及小肠
- 下腔静脉
  - 在脊柱右前方，由两侧髂总静脉在第 4 ~ 5 腰椎水平汇合形成，穿过膈肌止于右心房
  - 超声表现为横切时腹主动脉呈椭圆形或较扁平，纵切声像图上，呈一条长管状无回声区，管壁随心脏舒缩而有明显波动，下腔静脉的内径随呼吸运动的变化较大
  - CT 平扫为呈软组织密度，增强扫描密度增高，但与腹主动脉相比，强化时间晚、程度低
    - 在快速静脉团注时，通常在肾静脉水平及上方下腔静脉早期出现层流现象，勿误诊为血栓或瘤栓，使用重复扫描及延迟扫描可有效鉴别（见图 10-2-2）
    - 下腔静脉主要属支

○ 髂总静脉
　■ 左右髂总动脉位于第五腰椎的前方，斜

向两侧盆壁，并在此汇合形成下腔静脉
○ 肾静脉

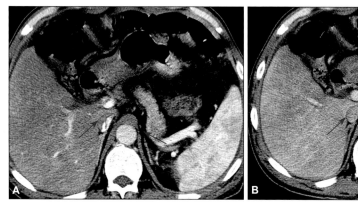

图 10-2-2　**下腔静脉**
A. CT 增强早期示下腔静脉（红箭头）可见层流引起的假象；B. CT 增强延迟期示：下腔静脉密度均匀

■ 于肾门平面与脊柱间横切，右肾静脉较
　为细短，很快即流入下腔静脉，左肾静
　脉从左肾门出来，经肠系膜上动脉后方
　越过腹主动脉前壁而注入下腔静脉
○ 奇静脉与半奇静脉
■ 分别由胚胎时期的右、左上静脉干的肾
　水平以上的部分形成，均位于膈肌后间
　隙内，前者在主动脉右侧，后者在主动

脉左侧
■ 奇静脉常可显示，CT 平扫呈小圆形软组
　织密度应，直径为 6～7mm
■ 半奇静脉显示率为 25%～50%，较奇静
　脉细
■ 不要将这些结构误认为淋巴结，增强扫
　描及连续层面的观察有助于鉴别

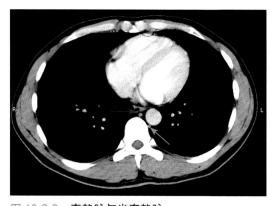

图 10-2-3　**奇静脉与半奇静脉**
CT 增强示：奇静脉（红箭头）半奇静脉（绿箭头）

（四）腹膜后淋巴结的分布及 CT 表现

- 腰淋巴结
  ○ 主要沿腹主动脉和下腔静脉周围分布，共
　　有 30～50 个淋巴结
  ○ 可分为三组
    ■ 主动脉旁组：又称为左腰淋巴结，包括
　　　主动脉前、后和外侧的淋巴结
    ■ 腔静脉旁组：又称右腰淋巴结，位于下

腔静脉周围，即下腔静脉前、后和外侧
淋巴结链
　■ 主动脉、腔静脉组，亦称为中间腰淋巴
　　结，位于主动脉与下腔静脉之间，淋巴
　　结的正常直径小于 1cm
- 膈脚后淋巴结
  ○ 位于膈肌脚后间隙内，直径小于 6mm
  ○ 有时不易与血管结构如奇静脉、半奇静脉

鉴别，增强扫描可鉴别
- 其他部位淋巴结
  - 正常情况下不易看到胰腺、腹腔及肠系膜淋巴结

（五）腰肌解剖及 CT 表现

- 腰肌包括腰大肌、腰小肌
  - 腰大肌
    - 起自第 12 胸椎至第 5 腰椎横突的前面和下面，向下在第 5 腰椎至第 2 骶椎水平与髂肌融合形成髂腰肌，经腹股沟韧带的下方，止于股骨小转子
  - 腰小肌
    - 仅 30% 人出现
    - 起自第 12 胸椎至第 1 腰椎椎体的侧方，行于腰大肌前方，止于耻骨隆突
  - CT 表现
    - 为腰椎旁成对对称的软组织密度影，从上至下由三角形渐变为圆形，体积渐大，于腰第 3 ~ 4 腰椎水平最大，周围为低密度脂肪组织
    - 腰小肌为走行于腰大肌前方的小圆形软组织密度影，不要误认为淋巴结

（六）腹膜后间隙正常 MRI 表现

- 腹膜后间隙解剖结构的 MRI 横断面解剖图像与 CT 基本相似，所不同的是 MRI 以信号强度为图像灰度的基础
  - 其主要组织信号特点为
    - 脂肪在 T1WI 及 T2WI 图像均表现为高信号，与 CT 图像的低密度相反
    - 肌肉、淋巴结为等或稍长 T1 信号，稍短的 T2 信号，与 CT 相似
    - 大血管因流空效应表现而无信号，表现为黑色，与 CT 表现不同，故 MRI 图像容易鉴别血管与软组织，尤其是淋巴结等
    - MRI 的多平面成像能更好地显示正常解剖（图 10-2-4）

典型病例

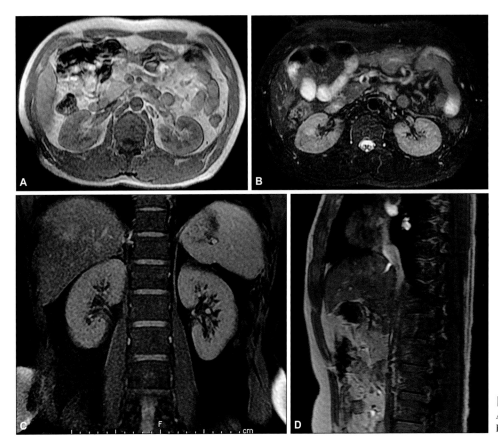

图 10-2-4　**腹膜后解剖**
A. T2WI 脂肪抑制；B. T1WI；C. FIESTA；D. 为 T1WI

重点推荐文献

[1] Raptopoulos V, Touliopoulos P, Lei QF, et al. Medial border of the perirenal space: CT and anatomic correlation[J]. Radiology, 1997, 205(3): 777-784.

[2] Molmenti EP, Balfe DM, Kanterman HF. Anatomy of the retroperitoneum: observations of the distribution of pathologic

fluid collections[J]. Radiology, 1996 200(1): 95-103.

[3] Aizenstein RI., Wilbur AC, O'Neil HK. Interfascial and perinephric pathways in the spread of retroperitoneal disease: refined concepts based on CT observations [J]. AJR Am J Roentgenol, 1997, 168(3): 639-643.

第3节 腹膜后炎症和脓肿

【概念与概述】

腹膜后感染与脓肿（retroperitoneal infection and abscess），较为少见

- 腹膜后间隙为充填疏松结缔组织的潜在间隙，其抗感染能力差，故该间隙内组织受到炎症侵袭时，组织就会液化坏死并伴有脓肿形成
- 常见病原体是大肠埃希菌、金黄色葡萄球菌、变形杆菌、产气杆菌及链球菌
- 偶有厌氧菌、结核分枝杆菌、布鲁杆菌、放线菌及溶组织阿米巴原虫等引起

【病理与病因】

- 病因学
  - 结肠和十二指肠穿孔
  - 异位的腹膜外阑尾炎症：阑尾炎异位到腹膜后形成脓肿
  - 胆囊坏疽或穿孔时出现炎性渗出及胆汁的漏出引起腹腔及腹膜后感染
  - 胰腺炎的并发症
  - 手术污染及肾周脓肿的蔓延等
  - 椎体结核

【临床表现】

表现

- 常见体征/症状
  - 腹痛、腰背部疼痛伴发冷和（或）发热
  - 脊柱侧弯等继发性体征
- 临床病史
  - 手术史或消化道穿孔或感染史
  - 椎体结核病史

【影像学表现】

概述

- 最佳诊断依据
  - 蔓延边界不清的病变
  - 脓腔形成
- 部位

- 腹腔感染累及腹膜后
- 局限于腹膜后
- 大小
  - 范围示感染严重程度大小不一
- 形态
  - 可局限形成脓肿
  - 也可蔓延

CT表现

- 平扫CT
  - 受累间隙增宽，周围的脂肪密度消失，代之以液体或软组织密度
  - 脓肿形成早期可见等密度软组织肿块或低密度软组织肿块，边缘模糊，典型的脓肿可见液体密度肿块，可含气泡（图10-3-1）
- 增强CT
  - 脓肿未形成时增强扫描可见感染区域呈不均匀强化
  - 脓肿形成者，壁呈环状强化

MR表现

- T1加权
  - 脓肿呈等或者是稍高信号灶，示其内脓肿蛋白成分含量而定
  - 脓肿未形成时为边界不清片状稍长或等T1信号
- T2加权
  - 脓肿呈高信号，脓肿可以是单房或多房
  - 脓肿未形成前为边界不清片状稍长T2信号
- T1增强
  - 可见脓肿壁呈环形强化（ring enhancement）
  - 片状感染内见不均匀强化

超声表现

- 实时动态检查
  - 肿块内以低回声为主，并可见分隔
  - CDFI可见囊实性包块内部及包膜均未见明

显血流

推荐影像学检查

- CT 作为此病的首选，因 MR 对气体及钙化显示不佳

【鉴别诊断】

- 囊性淋巴管瘤

- 囊性淋巴管瘤表现为低密度灶
- 增强扫描其壁未见强化，而脓肿壁呈明显环状强化
- 脓肿常伴有全身发热等症状

诊断与鉴别诊断精要

- 腹膜后肿块，有发热的临床表现，中间可见液性密度或信号灶，增强扫描可见脓肿壁呈环形强化，可以诊断

典型病例

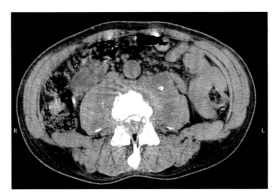

图 10-3-1　腰大肌脓肿（结核）
CT 平扫示：双侧腰大肌明显肿胀其间可见低密度灶，并可见斑片状钙化，腰椎明显受侵破坏

重点推荐文献

[1] 印隆林, 宋彬等.腹膜后间隙感染性病变的多排螺旋CT征象分析.中国普外基础与临床杂志2005, 12(1): 87-90.
[2] 胡玉凤, 肖耀成, 李朝阳.超声诊断腹腔脓肿1例.中国医

学影像技术2010, 26(11): 2126.
[3] 崔卫东, 郭魁元, 崔晓兵, 管郑生.腹膜后间隙感染13例诊治及误诊分析.中国误诊学杂志2009, 9(27): 6762.

第4节　腹膜后肿瘤

一、淋巴来源肿瘤

1.腹膜后淋巴瘤

【概念与概述】

淋巴瘤（lymphoma）是原发于淋巴结或结外淋巴组织的恶性肿瘤

- 以前被分为霍奇金病和非霍奇金淋巴瘤
- 2000 年 WHO 分类法把前者改为霍奇金淋巴瘤

【病理及病因】

一般特征

- 一般发病机制

霍奇金淋巴瘤（Hodgkin's lymphoma，HL）

- 肿瘤细胞中找到特异性的"里斯细胞（Reed-Sternberg cell，RS cell）"作为诊断依据
- WHO 霍奇金淋巴瘤分类（2000 年）如下：
  - 结节性淋巴细胞为主型（nodular lymphocyte

predominance Hodgkin's lymphoma，NLPHL）
- 经典型（classical Hodgkin's lymphoma，CHL）
  - 富淋巴细胞的经典型
  - 结节硬化型
  - 混合细胞型
  - 淋巴细胞消减型

非霍奇金淋巴瘤（NHL）
- 一组恶性程度不等、临床表现各异的淋巴瘤，主要有来自于 B 淋巴细胞型（骨髓起源）和 T/NK 淋巴细胞型（胸腺起源）
- WHO 非霍奇金淋巴瘤分类（2000 年）如下：
  - B 细胞淋巴肿瘤
    - 前 B 细胞淋巴肿瘤
    - 前 B 淋巴母细胞性白血病 / 淋巴瘤
    - 成熟（外周）B 细胞淋巴肿瘤
    - B 细胞慢性淋巴细胞白血病 / 小淋巴细胞淋巴瘤
    - B 细胞幼淋巴细胞白血病
    - 淋巴浆细胞样淋巴瘤
    - 脾边缘带 B 细胞淋巴瘤
    - 毛细胞性白血病
    - 浆细胞骨髓瘤 / 浆细胞瘤
    - 结外边缘带 B 细胞淋巴瘤 [黏膜相关淋巴组织型（MALT 淋巴瘤）]
    - 淋巴结边缘带 B 细胞淋巴瘤
    - 单核细胞样 B 细胞淋巴瘤
    - 滤泡性淋巴瘤
    - 套细胞淋巴瘤
    - 弥漫性大 B 细胞淋巴瘤
    - 原发纵隔（胸腺）大 B 细胞淋巴瘤
    - Burkitt 淋巴瘤
    - T/NK 细胞淋巴肿瘤
    - 前 T 细胞淋巴肿瘤
    - 前 T 细胞淋巴母细胞性白血病 / 淋巴瘤
    - 成熟（外周）T 细胞淋巴肿瘤
    - T 细胞幼淋巴细胞白血病
    - T 细胞颗粒淋巴细胞白血病
    - 侵袭性 NK 细胞白血病
    - 成人 T 细胞淋巴瘤 / 白血病（HTLV1+）
    - 结外 NK/T 细胞淋巴瘤
    - 鼻型肠病型肠道 T 细胞淋巴瘤

- 肝脾 T 细胞淋巴瘤
- 皮下脂膜炎性 T 细胞淋巴瘤
- 蕈样霉菌病、Sezary 综合征
- 外周 T 细胞淋巴瘤
- 非特殊型
- 血管免疫母细胞性 T 细胞淋巴瘤
- 间变性大细胞淋巴瘤

- 遗传学
  - 霍奇金淋巴瘤
    - 克隆性的 Ig 基因重排，提示存在克隆性的 B 细胞增生，不存在正在进行的 Ig 基因突变
  - 非霍奇金淋巴瘤
    - 异常的类型 t（14；18）（q32；q21）与淋巴瘤的病理学类型及免疫表型密切相关
- 病因学
  - 病毒与细菌
    - 人类 T 淋巴细胞病毒 -I（HTLV-I）被证明是 T 细胞淋巴瘤的病因，HTLV-I 近年来被认为与皮肤淋巴瘤的发病有关
    - 人类免疫缺陷病毒（HIV）引起的艾滋病（AIDS）易发生 NHL
    - EB 病毒被认为与 Burkitt 淋巴瘤的发生有关
    - Hp 与原发性胃恶性淋巴瘤（PGML）的关系较为密切
  - 原发性和获得性免疫缺陷是 NHL 主要危险因素之一
  - 环境因素及职业暴露
  - 遗传因素
  - 饮食习惯
- 流行病学
  - 非霍奇金淋巴瘤占全人群肿瘤病例的 3% 左右
  - 霍奇金淋巴瘤约为非霍奇金淋巴瘤的 1/5
  - 我国恶性淋巴瘤的死亡率为 1.5/10 万

大体病理及手术所见
- 浅表或腹膜后肿大淋巴结，可互相融合，粘连成块
- 可侵犯肺实质、骨、脾等脏器

显微镜下特征
- 淋巴瘤的典型淋巴结病理学特征
  - 正常滤泡性结构为大量异常淋巴细胞或组

织细胞所破坏

- 被膜周围组织同样有上述大量细胞浸润
- 被膜及被膜下窦也被破坏
- 霍奇金淋巴瘤
  - 炎性浸润性背景上找到里 - 斯细胞
    - 里 - 斯细胞大小不一，20～60μm，多数较大
    - 形态极不规则
    - 胞浆嗜双色性，核外形不规则，可呈"镜影"状
    - 也可多叶或多核，偶有单核
    - 核染质粗细不等，核仁可大达核的 1/3
  - 其他尚有毛细血管增生和不同程度前纤维化
- 非霍奇金淋巴瘤
  - 病理分组分为弥漫型（占大多数）和结节型两大类型

【临床表现】

表现

- 最常见体征 / 症状
  - 霍奇金淋巴瘤
    - 无痛性浅表淋巴结肿大
    - 全身症状多样，发热、盗汗、体重减轻、皮肤瘙痒、乏力贫血等
    - 深部淋巴结常受累，如腹部、胸部及盆腔等
  - 非霍奇金淋巴瘤
    - 临床症状因病变的部位、范围不同而各异
    - 消化道及腹腔淋巴结受侵表现为腹痛、腹泻等
    - 腹膜后受侵表现为背痛、下肢、会阴部或阴囊水肿，肿瘤压迫输尿管引起肾积水，压迫胃肠道引起肠梗阻

疾病人群分布

- 我国淋巴瘤的发病率比较高，男性为 1.39/10 万，女性为 0.84/10 万
- 可发生与各年龄人群，恶性淋巴瘤发病年龄高峰在 40 岁左右

自然病史与预后

- 死亡率为 1.5/10 万，在各种恶性肿瘤中占第 11～13 位
- 霍奇金病的预后与组织类型及临床分期紧密相关
  - 淋巴细胞为主型预后最好，5 年生存率为

94.3%

- 淋巴细胞耗竭型最差，5 年生存率仅 27.4%
- 结节硬化及混合细胞型在两者之间
- 霍奇金病临床分期，Ⅰ期 5 年生存率为 92.5%，Ⅱ期 86.3%，Ⅲ期 69.5%，Ⅳ期为 31.9%
- 有全身症状较无全身症状为差，儿童及老年预后一般比中青年为差；女性治疗后较男性为好
- 非霍奇金淋巴瘤的预后，病理类型较为重要
  - 弥漫性淋巴细胞分化好，6 年生存率为 61%
  - 弥漫性淋巴细胞分化差，6 年生存率为 42%
  - 淋巴母细胞型淋巴瘤 4 年生存率仅为 30%
  - 有无全身症状对预后影响较 HD 小
  - 低恶性组非霍奇金淋巴瘤病程相对缓和，但缺乏有效根治方法，所以呈慢性过程而伴多次复发
  - 但低度恶性组如发现较早，经合理治疗可取 5～10 年甚至更长存活期

治疗

- 放射治疗
- 化学治疗
- 骨髓移植
- 手术治疗
- 干扰素

【影像表现】

概述

- NHL 侵犯腹膜后淋巴结常见，约占 NHL 的 50%，HL 侵犯腹膜后淋巴结较少见，约占 HL 的 24%
- 最佳诊断依据
  - 腹膜后多发肿大淋巴结，有时可见多个淋巴结融合，并包绕或推压周围组织
- 部位
  - 腹膜后
- 大小
  - 一般以横轴直径衡量其大小
  - 淋巴结直径大于 1～1.5cm，为可疑
  - 大于 1.5cm 提示肿大
  - 超过 2.0cm 肯定肿大

CT 表现

- CT 平扫
  - 表现为腹膜后多发肿大淋巴结

- 肿大淋巴结后期多融合成团块状，密度均匀或不均匀
- HL 受累的淋巴结多较小，呈弥漫性扩散
- NHL14% 以肿块样增大为主，多无规律，可表现为单个或多个淋巴结肿大或是成群，并可将腹主动脉及下腔静脉包埋
- 主动脉淹没征：当腹主动脉及下腔静脉后方淋巴结肿大时，会压迫其前推移，由于平扫不能区别血管与淋巴结，因而出现此征象
- CT 增强
  - 动脉期可稍有强化，不显著，静脉期瘤灶密度稍降低（图 10-4-1）

MR 表现

- T1 加权
  - SE 序列中淋巴结为等 T1 或稍长 T1 信号灶，与肌肉信号大致相似
- T2 加权
  - 淋巴结呈稍长 T2 信号灶，较肌肉信号高
- STIR 序列可以抑制脂肪信号，淋巴结表现为高信号
- 不用造影剂就可以区分淋巴结与血管

超声表现

- 实时动态检查
  - 脊柱腹主动脉前方两侧多个大小不等类圆形肿大淋巴结，呈串珠状排列，与周围组织及血管境界清楚，很少侵犯或压迫周围组织
  - 内部实质弱回声表现为主
  - 超声多普勒显示较小者不易探及血流信号，较大者内探及周边型或混合型血流信号

淋巴造影表现

- 淋巴结增多，大小不一，内部结构呈泡沫状、花边状、边缘仍完整，弥漫浸润时仅扩张的淋巴窦围绕肿瘤形成"环征"
- 淋巴结融合成团时，表现为不规则的充盈缺损，淋巴管阻塞，近端扩张或逆流

核医学表现

- ^{18}F-FDG PET／CT
  - 阳性结果高度提示恶性肿瘤
  - 绝大多数淋巴瘤对 ^{18}F-FDG 摄取程度较高，HD 与 NHL 对 ^{18}F-FDG 摄取程度无明显差异

推荐影像学检查

- 最佳方法：增强 CT

- 已成为淋巴瘤诊断、分期和随访的常规方法
- 但 CT 无法判断 <1cm 的大小正常淋巴结病变
- PET 显像可以对淋巴瘤的恶性程度、病变范围和预后判断进行判断，特别是检出 CT 不能发现的病变，有文献报道其灵敏度可达 95% 左右，特异性为 100%

鉴别诊断

- 腹膜后淋巴结转移
  - 多伴有原发灶，主要来源于睾丸、膀胱及胃肠道的肿瘤
  - 中央多伴坏死
- 腹膜后淋巴结结核
  - 多具有原发的结核灶
  - 淋巴结一般呈轻至中度肿大，可有钙化
  - 增强扫描可见环状强化，是其特征性的改变
- 白血病侵及腹膜后淋巴结肿大
  - 表现为淋巴结轻度肿大没有特征性，一般需病理活检证实

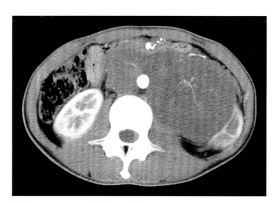

图 10-4-1　**霍奇金淋巴瘤**
CT 增强示：腹膜后多数淋巴结肿大，并可见融合呈团块状，并包绕主动脉，下腔静脉受压，病灶未见明显强化

2. 囊状淋巴管瘤

【概念与概述】

囊状淋巴管瘤（cystic lymphangioma）是由原始淋巴管发育增生形成的肿物，是一种先天性发育畸形，属于错构瘤性质，是肿瘤和畸形之间交界性病变

- 囊状淋巴管瘤好发于颈部，又称囊状水瘤
- 其余见于腋部、纵隔、后腹膜和盆腔

【病理及病因】

一般特征

- 一般发病机制
  - 胚胎期静脉丛中的中胚层在形成原始淋巴

囊时，出现错构，使原始淋巴囊未能与静脉系统相连通，从而导致淋巴系统的循环障碍

- 组织病理学上根据淋巴管扩张程度将其分为 3 型
  - 毛细管型
  - 海绵状型
  - 囊性淋巴管型
- 遗传学
  - 胎儿检出者染色体异常最常见为 Turner 综合征
  - 其次为 18、21、13- 三体综合征
- 病因学
  - 先天性
    - 在淋巴系统发育过程中，淋巴管与静脉未能正常连接，导致淋巴回流障碍，引起近端淋巴管扩张所致
  - 后天性
    - 主要发生在肾移植术后或盆腔淋巴结术后造成的淋巴液的异常聚集
- 流行病学
  - 文献报道胎儿颈部囊状淋巴管瘤发生率为 1.35‰

大体病理及手术所见

- 光滑而柔软，波动感明显，无触痛，边缘多不清楚，透光试验呈阳性
- 具有沿血管神经周围"浸润性"生长的特性

显微镜下特征

- 组织病理示内含有大的淋巴管囊腔，囊壁菲薄，被有内皮细胞
- 囊腔常呈多房性，内含有淡黄色的水样液体
- 有时可见平滑肌

【临床表现】

表现

- 最常见症状 / 体征
  - 可有腹胀、乏力、消瘦
  - 有些并无明显症状，常在体检时发现

疾病人群分布

- 年龄
  - 约 60% 的淋巴管瘤见于 5 岁以下者，但也有相当多在成年后出现

自然病史与预后

- 虽属良性病变，但可向周围组织甚或主要器官

浸润生长，有可能在短时间内出现危及生命的并发症，故大多数均应积极治疗

- 手术切除不彻底，可以复发

治疗

- 注射疗法
  - 大的、深部的囊状淋巴管瘤，不易达到全部切除，因此应首选注射疗法
- 手术治疗
  - 在不具备注射治疗或注射无效、复发者仍应手术治疗
- 坏死疗法
  - 坏死疗法可克服手术治疗缺点，治疗安全、效果好，治愈复发少，操作简单，不受年龄和部位限制
- 对症治疗
  - 较易发生感染，致淋巴管发生阻塞，或囊腔感染化脓，预后严重，应积极抗感染治疗

【影像表现】

概述

- 最佳诊断依据
  - 颈部或深部薄壁囊性肿物
- 部位
  - 大多见于颈部
  - 其余见于腋部、纵隔、后腹膜和盆腔
- 大小
  - 一般为 4 ~ 6cm
  - 位于腹膜后无症状者可以较大而无症状
- 形态学
  - 单房型圆形或类圆形
  - 多房不规则分叶
  - 沿血管神经周围"浸润性"生长

CT 表现

- CT 平扫
  - 单房型呈圆形或卵圆形、多房型呈不规则分叶
  - CT 值 3 ~ 20Hu，有时可呈负值
  - 合并感染时，密度增高
  - 合并出血可见血液吸收各期不同 CT 表现
- CT 增强
  - 一般囊壁无强化（图 10-4-2）
  - 合并感染时，壁可增厚伴强化

MRI 表现

- T1 加权

- ○ 囊壁为等 T1 信号，其内液体为长 T1 信号，脂肪组织为高信号
- ○ 合并出血可见血肿吸收各期 T1 信号改变
- T2 加权
  - ○ 囊壁为等 T1 信号，其内液体为长 T2 信号，脂肪组织为高信号，脂肪抑制后为低信号
  - ○ 合并出血可见血肿吸收各期 T1 信号改变
- T1 增强
  - ○ 一般无强化，合并感染后囊壁增厚强化

超声表现
- 实时动态检查
  - ○ 单房或多房性囊性包块，边界及形态一般较规则，囊壁薄光滑
  - ○ 其内一般无血流信号

推荐影像学检查
- 最佳检查方法
  - ○ 增强 CT 及超声

鉴别诊断
- 脓肿
  - ○ 脓肿壁一般较厚，增强扫描可见明显强化
  - ○ 脓肿多有发热等临床症状
  - ○ 当囊性淋巴管瘤合并感染时，不易区分
- 慢性血肿
  - ○ 在 MRI 具有特征性的表现
  - ○ 结合临床病史

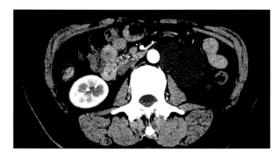

图 10-4-2 囊状淋巴管瘤
CT 增强示：左侧腹膜后可见囊性低密度区，病灶呈分隔状，边缘光整，未见明显强化

3. 淋巴结结核
【概念与概述】
　　腹膜后淋巴结结核（tuberculous lymphadenopathy）多数由十二指肠、小肠及右半结肠的结核或盆腔结核蔓延而来，少数由血行播散所致
【病理及病因】
一般特征
- 一般发病机制

- ○ 淋巴结核分型
  - ■ 干酪型结核
  - ■ 增殖型结核
  - ■ 混合型结核
  - ■ 无反应性结核
- 病因学
  - ○ 多数由十二指肠、小肠及右半结肠的结核或盆腔结核蔓延而来
  - ○ 也可血行播散而来
  - ○ 或由全身其他结核蔓延

大体病理及手术所见
- 淋巴结一般肿大，有时可互相融合成团
- 可形成寒性脓肿
- 可有钙化

显微镜下特征
- 早期病变为非特异性炎性反应，主要为中性粒细胞和淋巴细胞浸润，并可找到病菌
- 结核性肉芽肿改变，由上皮样细胞和多核巨细胞组成，中心可有干酪样坏死，外周绕以淋巴细胞浸润，组织中可查见病菌

【临床表现】
表现
- 最常见体征 / 症状
  - ○ 多以高热及寒战为主要症状
  - ○ 伴有腹痛腹胀、腰背部疼痛、恶心、呕吐等，体温可达 39～40℃，呈弛张热或稽留热
  - ○ 腹部压痛反跳痛，但肌紧张不明显，重者可有肠麻痹征象，腰背部叩痛
- 临床病史
  - ○ 其他部位，如肺或骨结核病史

自然病史与预后
- 积极治疗预后好
治疗
- 全身治疗
  - ○ 注意营养与休息，口服抗结核药
- 局部治疗
  - ○ 局部形成寒性脓肿，可引流
  - ○ 形成窦道，行刮除术
  - ○ 可切除淋巴结

【影像表现】
CT 表现
- CT 平扫
  - ○ 淋巴结核分布有规律，主要发生于肠系膜根部及第二腰椎水平以上

- 受累的淋巴结可大小正常或者是轻至中度增大，大小 2～3cm，可有部分融合
- 为等密度改变，可见中心坏死区呈低密度
- 亦可见有钙化
- 或可见结核原发灶
- CT 增强
  - 中央呈低密度，周围环状强化有的多个环状强化灶或融合成"多房征象"（图 10-4-3）

MR 表现

- T1 加权
  - 肿大的淋巴结呈等 T1 信号灶
  - 中央坏死区呈稍低信号，若有钙化，为更低信号改变
- T2 加权
  - 结核干酪样坏死为等或稍短 T2 信号，与转移瘤的中心坏死信号不同
  - 钙化为较低信号
- T1 增强
  - 为中央呈低信号，周围环状强化有的多个环状强化灶，或融合成"多房征象"

超声表现

- 实时动态检查
  - 单个或多个低回声团，包膜不完整，皮质不均匀增宽，门部偏离中心，内部血流丰富
  - 多房或单房囊性肿块影，弱回声，周边可见少许点状血流信号
  - 有时肿块内可见钙化的强回声区，并伴有声影

推荐影像学检查

- 最佳检查方法
  - CT 与 MRI

鉴别诊断

- 淋巴瘤
  - 可表现为单个或多个淋巴结肿大，成群肿大淋巴结可分散亦可融合成团
  - 可将腹膜后大血管包埋其中，CT 平扫不能区分血管与淋巴结，可出现所谓的"主动脉淹没征"
  - 淋巴结好发于主动脉、下腔静脉旁、肠系膜，其次为膈脚后、胰周、腹腔干旁
  - 增强扫描，淋巴瘤不强化或轻度强化，坏死少见
  - 结合病史，患者常有浅表淋巴结肿大，较易鉴别

- 转移性肿瘤
  - 多有原发肿瘤病史，无结核中毒症状
  - 肿大淋巴结距原发灶较近，病灶多孤立、散在分布，较大或融合后淋巴结才出现坏死
  - CT 上呈环形强化，但强化环较厚且厚薄极不均匀、其内无强化的液化坏死区多呈不规则斑片状
- 局限性巨淋巴结增生症
  - 鉴别诊断应结合临床及病史
  - 大部分为透明血管型，约 20% 发生于腹部，部分发生于腹膜后
  - 呈圆形、类圆形或分叶状软组织肿块影，边界清晰，密度较均匀
  - 增强扫描显著强化，几乎与腹主动脉同步强化，延迟持续中度强化
  - 钙化可见于 5%～10% 的病例，呈典型的分支状或斑点状，散在或簇状分布于病灶中央区
  - 病灶内极少有出血、坏死
  - 局限性浆细胞型由于血管较少，呈轻中度强化，缺乏特征，较难诊断及鉴别
- 弥漫性巨淋巴结增生症
  - 多数为浆细胞型，可表现为腹膜后多组淋巴结肿大，轻度或中度强化，缺乏特征，鉴别诊断困难，透明血管型则易鉴别
  - 常合并有其他部位的淋巴结增生，如纵隔内

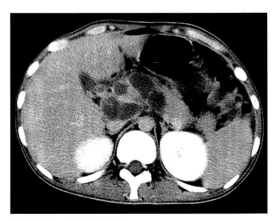

图 10-4-3　淋巴结结核
CT 增强示：腹膜后可见多发肿大淋巴结影，中央可见低密度非强化影，病灶呈环状强化，呈"多房性"改变

4. 巨淋巴结增生症

【概念与概述】

巨淋巴结增生症（giant lymph node hyperplasia）

是一种少见的淋巴结良性增生的疾病

- 1956 年由 Castleman 等首先报道此病，又称为（Castleman's Disease，CD）、血管淋巴滤泡增生症和淋巴样错构瘤等
- 发生于腹膜后更罕见

【病理及病因】

一般特征

- 发病机制
  - 近年的研究多表明本病的起源是由于免疫调节缺陷导致的淋巴结中 B 淋巴细胞及浆细胞的过度增生
- 一般发病机制
  - 病理学特点将其分为三型
    - 透明血管型
    - 浆细胞型
    - 混合型
- 病因学
  - 两种不同的学说
    - 第一种认为本病表现为反应性淋巴组织增生，与慢性抗体刺激有关，可能为病毒感染所致
    - 第二种理论则认为透明血管型是一种淋巴组织的进行性生长紊乱，而浆细胞型的发生与 IL-6 调节障碍有关
- 流行病学
  - 罕见

大体病理及手术所见

- 弥漫或局限肿块，表面光滑，包膜完整，质软
- 切面呈灰白色，可见许多灰白色小结节
  显微镜下特征
- 透明血管型主要由增生的淋巴结及丰富的血管构成，约占本病的 80%～90%
- 浆细胞型主要由滤泡及滤泡间片状成熟的浆细胞构成，约占本病的 3%～10%
- 中间型为兼有两种类型的混合型

【临床表现】

表现

- 最常见体征 / 症状
  - 临床上多表现为无症状的孤立肿块
  - 有时表现为腰背痛
  - 可伴发有全身症状如发热、盗汗、乏力、贫血、红细胞沉积率上升、体重减轻、多克隆高丙种球蛋白血症以及骨髓内浆细胞增多

疾病人群分布

- 年龄
  - 局限性巨淋巴结增生症
    - 发病高峰年龄在 30～40 岁
  - 弥漫性巨淋巴结增生症
    - 任何年龄都可发病，发病高峰为 40～50 岁
- 性别
  - 局限性巨大淋巴结增生症
    - 一般女性发病率 4 倍于男性
  - 弥漫性巨淋巴结增生症
    - 女性 > 男性

自然病史与预后

- 预后可因组织学分型及临床的分型而有差别
  - 单中心型多预后良好
  - 单中心型及部分多中心型手术完全切除后较少复发
  - 但近年来有文献报道多中心型预后较差，易复发或发展成非霍奇金淋巴瘤、卡波肉瘤、霍奇金病而导致死亡

治疗

- 手术切除
  - 手术切除目前为止被认为是单中心型的最合适治疗方法
- 化疗
- 放疗

【影像学表现】

概述

- 部位
  - 多位于胸腔，特别是纵隔
  - 颈部、腹部次之
  - 其他部位少见
- 形态
  - 局限性
  - 弥漫性

CT 表现（图 10-4-4，图 10-4-5）

- CT 平扫
  - 局限型
    - 常表现为边缘较光整的类圆形或椭圆形病灶，软组织密度影
    - 有时可见细条及斑点状致密钙化灶
    - 弥漫型
    - 可见全身多处淋巴结肿大影，一般不融

合，均质密度，CT 值在 42 ~ 50Hu 间

- CT 增强
  - 局限型
    - 可见病灶显著持续性强化
  - 弥漫型
    - 呈轻度均质持续强化

MRI 表现

- T1 加权
  - 肿块呈等信号
- T2 加权
  - 呈稍高信号
  - 肿块内或者周围有时见迂曲扩张的低信号血管流空影
- T1 增强
  - 动脉期强化明显，强化程度类似于胸腹主动脉，此征象具有一定的特征性
- DWI
  - 呈高信号，边界清

超声表现

- 实时动态检查
  - 圆形或椭圆形低回声不均质团块
  - 可见肿块内或周围有丰富血流信号

推荐影像学检查

- 最佳检查法
  - 增强 CT 与 MR

【鉴别诊断】

- 淋巴瘤
  - 可表现为单个或多个淋巴结肿大，成群肿大淋巴结可分散亦可融合成团

- 可将腹膜后大血管包埋其中，CT 平扫不能区分血管与淋巴结，可出现所谓的"主动脉淹没征"（aortic submerged syndrome）
  - 淋巴结好发于主动脉、下腔静脉旁、肠系膜，其次为膈脚后、胰周、腹腔干旁
  - 增强扫描，淋巴瘤不强化或轻度强化，坏死少见
  - 结合病史，患者常有浅表淋巴结肿大，较易鉴别
- 转移性肿瘤
  - 多有原发肿瘤病史，无结核中毒症状
  - 肿大淋巴结距原发灶较近，病灶多孤立、散在分布，较大或融合后淋巴结才出现坏死
  - CT 上呈环形强化，但强化环较厚且厚薄极不均匀，其内无强化的液化坏死区多呈不规则斑片状
- 腹膜后的异位嗜铬细胞瘤
  - 强化方式及表现可以类似巨淋巴结增生症，主要通过穿刺进行区别
- 淋巴结核
  - 淋巴结核分布有一定规律，主要发生于肠系膜根部及第二腰椎水平以上
  - 增强 CT 表现为中央低密度，周围环形强化，MRI 表现为中心低信号，周围环形强化
  - T2WI 图像上结核干酪样坏死为等或稍短 T2 信号
  - 结核常有其他部位的结核症状，结合临床不难鉴别

诊断与鉴别诊断精要

- 腹膜后淋巴瘤多表现为腹膜后多发淋巴结肿大，并可见有多个淋巴结融合呈团状，并包绕腹主动脉，可见"主动脉淹没征"，增强扫描各期强化较轻
- 淋巴结结核形成的肿块边界多不清楚，增强表现为不规则多房性环状强化，中央常见干酪样坏死区
- 巨淋巴结增生症，全身多组淋巴结受累，女性多于男性，增强扫病灶明显强化，强化程度与腹主动脉相似

典型病例

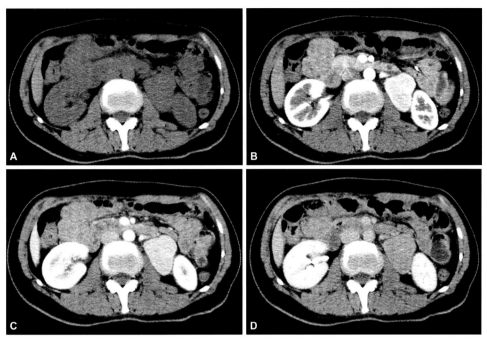

图 10-4-4　**腹膜后巨淋巴结增生**

A-D. 分别为 CT 平扫、增强皮质期、实质期和排泄期。示：腹膜后左肾前方团块状等密度肿块，密度均匀，边界清楚，增强扫描动脉期肿块呈明显强化，实质期仍呈明显强化，强化程度稍减退，延迟期肿块强化程度明显减退（图片提供：广州市第一人民医院）

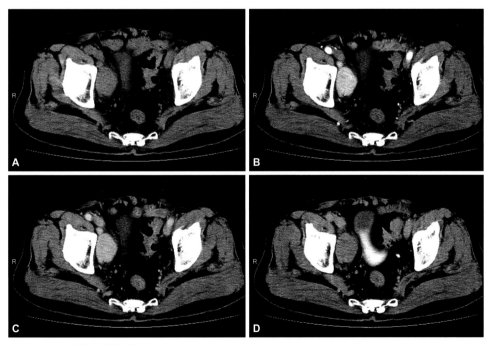

图 10-4-5　**巨淋巴增生症**

A-D. 分别为 CT 平扫、增强皮质期、实质期和排泄期。示：右侧盆腔髂血管旁软组织密度应，平扫密度均匀，边缘光滑，周围脂肪间隙清晰，邻近腹膜、呈血管呈推压改变；增强扫描病灶呈较均一强化，邻近骨质未见破坏。病灶周围可见多个肿大淋巴结，部分明显强化（图片提供：广州市第一人民医院）

重点推荐文献

[1] Rabkin CS, Devesa SS, Zahm SH, et a1. Increasing incidence of non—Hodgkin's lymphoma [J]. Semin Hematol, 993, 30(4): 286-296

[2] Lanqer JE, Ehrlich LJ, Coleman BG. Extensive fetal abdominopelvic lym phangioma[J]. Ultrasound Q, 2008, 24(2): 115

[3] 郑祥武、潘克华、董丽卿、吴恩福、杨开颜. 巨大淋巴结增生症的CT 表现. 医学影像学杂志, 2006, 16(9): 910-913.

二、神经源性肿瘤

【概念与概述】

腹膜后神经源性肿瘤（retroperitoneal neurogenic tumour）来源于腹膜后神经鞘或神经束衣、交感神经节及副神经节组织。包括神经鞘膜来源肿瘤、副神经节瘤、交感神经节细胞来源肿瘤

- 根据细胞分化分良性、恶性
- 腹膜后副神经节瘤多为嗜铬细胞瘤，无论良恶性，常引起阵发性高血压，本病实验室检查去甲肾上腺素、肾上腺素及其代谢物香草基扁桃酸（VMA）等均升高
- 有报道节细胞神经瘤也可引起 VMA 增高
- 神经鞘瘤、神经纤维瘤和恶性神经鞘瘤常常伴发，如在神经纤维瘤病 I 型中常伴发

【病理与病因】

一般特征

- 一般发病机制
  - 来源于腹膜后神经鞘或神经束衣、交感神经节及副神经节组织
  - 三个组织学类型
    - 神经鞘膜来源肿瘤
      - 神经纤维瘤
        - 局灶性神经纤维瘤
        - 弥漫性神经纤维瘤
        - 丛状神经纤维瘤
      - 神经鞘瘤
      - 恶性神经鞘瘤
    - 副神经节瘤（主要为嗜铬细胞瘤）
      - 良性副神经节瘤
      - 恶性副神经节瘤
    - 交感神经节细胞来源肿瘤
      - 节细胞神经瘤
      - 神经节神经母细胞瘤
      - 神经母细胞瘤
- 遗传学
  - 四号染色体的对偶染色体或重排，可能与神经源性肿瘤的诱导形成有关
- 病因学
  - 不明，多因素致病
- 流行病学
  - 腹膜后神经源性肿瘤占原发腹膜后肿瘤第二位

大体病理及手术所见

- 神经鞘瘤
  - 肉眼观多呈圆形或分叶状，界限清楚，良性者包膜完整
  - 切面灰白色或灰黄色可见旋涡状结构，有时可出血、囊变
- 神经纤维瘤
  - 边界清楚，无包膜，切面灰白，质实
  - 可见旋涡状纤维，很少发生出血、囊变
- 节细胞神经瘤、神经节神经母细胞瘤、神经母细胞瘤是一组不同分化程度的肿瘤，可跨中线生长，节细胞神经瘤为良性肿瘤，恶性程度依次递增
- 副神经节瘤
  - 多呈球形，密度较高囊变、坏死、钙化、出血常见

显微镜下结构

- 显微镜下神经鞘瘤可见两种组织结构
  - 一为束状型（Antoni A 型）
    - 细胞呈梭形，细胞界限不清，核呈梭形或卵圆形相互紧密平行排列呈栅栏状或不完全旋涡状，称为 Verocay 小体
  - 另一类型为网状型（Antoni B 型）
    - 细胞稀少，排列呈稀疏的网状结构，细胞间有较多液体，常有小囊腔
  - 以上两种结构往往存在同一肿瘤中
  - 恶性者可见细胞密度增大，核异型及核分裂象
- 神经纤维瘤
  - 由增生的神经膜细胞和成纤维细胞构成，交织排列，分散在神经纤维间

- ○ 伴大量网状纤维和胶质纤维及疏松的黏液样基质
- 节细胞神经瘤、神经节神经母细胞瘤、神经母细胞瘤是一组不同分化程度的肿瘤，均起源于神经嵴细胞
- 嗜铬细胞瘤和副神经节瘤
  - ○ 起源于交感性副神经节的神经内分泌肿瘤
  - ○ 起源于副交感性副神经节的化学感受器瘤，其内血窦丰富

【临床表现】

表现

- 最常见体征／症状
  - ○ 常缺乏特异性临床表现
    - 肿瘤生长缓慢，早期肿瘤体积小时可无任何症状
    - 当体积达到一定程度后可出现腰部、臀部或下肢放射痛
  - ○ 部分患者仅有不典型的腰部或腹部隐痛不适
  - ○ 有些患者在行影像学体检时无意发现
  - ○ 有些患者可表现为水样腹泻、出汗、高血压、男性化和重症肌无力等
    - 腹泻与肿瘤内节细胞分泌血管肠肽有关
    - 高血压可能与肿瘤分泌儿茶酚胺有关

疾病人群分布

- 年龄
  - ○ 交感神经节细胞来源的肿瘤多见于小儿，成人少见
  - ○ 余神经源性肿瘤见于各个年龄段
- 性别
  - ○ 男女发病比例未有确实统计

自然病史与预后

- 腹膜后神经源性肿瘤生长缓慢
- 良性者手术切除效果佳，切除不彻底易复发
- 恶性者复发率高

治疗

- 本病除神经母细胞瘤外，其他肿瘤对放疗、化疗均不敏感
- 治疗主要依靠手术彻底切除，若手术切除不彻底则复发率极高

【影像表现】

概述

- 最佳诊断依据
  - ○ 好发于脊柱两侧、盆腔骶前等神经组织丰富的部位，可跨中线相连
  - ○ 部分病例可见肿瘤发生于腰、骶椎椎间孔
  - ○ 嗜铬细胞瘤有特异性临床症状
- 部位
  - ○ 多发生于脊柱两侧、盆腔骶前等神经组织丰富的部位
- 形态学
  - ○ 良性者边界清楚，规则圆形、球形、分叶形或不规则形
  - ○ 恶性者可侵及周围组织

X 线表现

- 腹部平片可见有钙化影
- 较大者可引起肾移位

CT 表现（图 10-4-6～图 10-4-8）

- CT 平扫
  - ○ 节细胞神经瘤
    - 多爬行生长或沿器官呈嵌入式生长，界清，密度均匀，密度低于肾，易形成伪足样改变
    - 若临近大血管，表现为部分包绕，血管形态正常
  - ○ 神经母细胞瘤
    - 倾向于完全包绕临近组织结构，呈分叶状，形态不规则
    - 密度较低，其内密度不均，钙化、出血、坏死、囊变常见
  - ○ 良性神经鞘瘤
    - 与神经相连，呈圆形或椭圆行，界清
    - 内可见两种不同密度实体成分即细胞致密区（Antoni A 区）和细胞稀疏区（Antoni B 区），可形成"靶征"（The target siqn）
  - ○ 神经纤维瘤
    - 呈分叶或不规则形，无包膜，界清
  - ○ 恶性神经鞘瘤
    - 不与神经相连，类圆形或不规则形，边界不清，可囊变
  - ○ 副神经节瘤
    - 多为球形，密度较高
    - 良性者边界清楚，钙化、出血、坏死、囊变相对少见
    - 恶性副神经节瘤边界不清，钙化、出血、坏死、囊变常见
- CT 增强

- 节细胞神经瘤
  - 强化程度弱，囊变、坏死、出血罕见，可有钙化
- 神经母细胞瘤
  - 由于瘤钙化、出血、坏死，增强扫描密度极不均匀，部分实体呈中度强化
- 神经鞘瘤
  - 呈不均匀强化，细胞致密区（Antoni A 区）显著强化，细胞稀疏区（Antoni B 区）强化不明显，囊变区不强化
  - 有文献认为"靶征"可用于鉴别良、恶性神经鞘瘤
- 神经纤维瘤
  - 中度、显著强化
- 副神经节瘤
  - 呈不均匀显著强化，持续时间长，无强化区多为钙化、出血、坏死、囊变区

MR 表现

- T1 加权
  - 节细胞神经瘤
    - 呈稍长或等 T1 信号，囊变、坏死、出血罕见，可有钙化
  - 神经母细胞
    - 瘤径较大，可跨中线生长，可包绕腹膜后血管
    - 信号混杂，实体部分呈等 T1 信号，出血可为高信号表现，钙化多为低信号表现，坏死囊变为稍低信号
  - 神经鞘瘤及神经纤维瘤
    - 良性者边缘清晰，信号稍高于肌肉信号
    - 有学者认为囊变是腹膜后神经鞘瘤的特征性表现
  - 副神经节瘤
    - 大多为球形肿块
    - 由于囊变坏死信号不均，实体部分呈稍长 T1 信号表现，周边包膜呈低信号表现，囊变坏死区为低信号
- T2 加权
  - 节细胞神经瘤
    - 实质呈均匀稍长 T2 信号，囊变、坏死、出血罕见，可有低信号钙化
  - 神经母细胞瘤
    - 信号混杂，囊变坏死为长 T2 信号，其内

神经纤维的含量影响 T2 信号，含神经纤维较多的肿瘤 T2 信号略低，钙化为短 T2 信号表现
- 神经鞘瘤及神经纤维瘤
  - 实质部分为少长 T2 信号，囊变区为高信号，细胞致密区信号较稀疏区高
- 副神经节瘤
  - 信号混杂，实体部分呈稍长 T2 信号表现，囊变坏死区呈高信号，钙化为低信号
  - 恶性者其周围组织结构可见受累，呈稍长 T2 信号改变
- T1 增强
  - 节细胞神经瘤
    - 呈轻中度较均匀强化
  - 神经母细胞瘤
    - 不均匀强化，实体部分中度强化，余不强化
  - 神经鞘瘤及神经纤维瘤
    - 呈中度或显著强化，细胞致密区强化程度较稀疏区高，囊变区不强化
    - 恶性者见周围组织受累强化
  - 副神经节瘤
    - 不均匀显著强化，实体部分显著强化
    - 钙化、囊变、坏死、出血不强化
    - 恶性者见周围组织受累强化
- MRA
  - 可见腹膜后血管因流空效应为低信号，被肿瘤包绕

超声表现

- 节细胞神经瘤
  - 回声较均匀，呈等、稍高回声
- 神经母细胞瘤
  - 肿瘤瘤体较大，呈圆形或分叶状，边界清晰，内部回声不均匀
  - 呈非均匀性中到低回声，在低回声中间有高回声斑伴声影
- 神经鞘瘤及神经纤维瘤
  - 回声与其内成分相关，呈等或稍高回声，囊变者为低回声
- 副神经节瘤
  - 多为球形，良性者边界清晰，恶性者与周围组织结构模糊，囊变坏死为低回声表现，钙化为高回声伴声影

核医学表现
- FDG-PET 可见恶性肿瘤实体软组织部分代谢增高

推荐影像学检查
- CT 是诊断的较好检查方法
- MR 对良恶性鉴别起重要作用

【鉴别诊断】
- 神经母细胞瘤与肾母细胞瘤鉴别
  - 两者均好发于儿童腹膜后间隙，当神经母细胞瘤累及肾，两者需鉴别
  - 肾母细胞瘤多位于肾内，形态多规则，边缘清楚，其内钙化少见，IVP 可见肾盂肾盏挤压、移位、扩张和变形，腹膜后和膈脚后淋巴结转移少见
  - 神经母细胞瘤常沿脊柱与腹主动脉之间侵袭性生长，包埋并向前推移腹主动脉，而肾母细胞瘤多向对侧推移腹主动脉
  - 神经母细胞瘤以肾推移改变为主，肿瘤与肾交界面模糊，而肾母细胞瘤为来源于肾的肿瘤，肿瘤与肾交界面清晰，交界面侧缘残肾锐利
  - 肾母细胞瘤一般不过中线，而神经母细胞瘤常可跨中线，MRI 多平面成像有利于鉴别
- 副神经节瘤的鉴别诊断
  - 对位于腹主动脉与髂动脉分叉处或肠系膜动脉分叉处的副神经节肿瘤应详细询问患者是否存在"5H"〔高血压（hypertension）、头痛（headache）、高血糖（hyperglycemia）、多汗（hyperhidrosis）、高代谢（hypermetabolism）〕病史并检查血液及尿中儿茶酚胺及其代谢产物 VMA 以协助诊断
    - 核医学检查可确诊为异位嗜铬细胞瘤
- 无功能恶性副神经节瘤的鉴别诊断
  - 定性诊断较难，与腹膜后其他恶性肿瘤如恶性纤维组织细胞瘤、平滑肌肉瘤、脂肪肉瘤鉴别困难，有时仅能做定位诊断
  - 恶性纤维组织细胞瘤常为巨大肿块，中心坏死伴钙化，无钙化者难鉴别
  - 平滑肌肉瘤常为巨大肿块伴中央巨大坏死及周围环形强化，其坏死区域常较恶性纤维组织细胞瘤大，常伴肝转移呈"牛眼征"表现
  - 脂肪肉瘤恶性程度高者若无成熟脂肪成分难鉴别
- 神经鞘瘤和神经纤维瘤与其他神经源性肿瘤鉴别
  - 二者常沿脊柱两侧腹膜后间隙生长和脊柱关系密切，肿瘤沿肋神经生长时，可出现肋骨压迹和同侧椎间孔的扩大
  - 神经鞘瘤和神经纤维瘤易发生黏液变，囊变、坏死，或均匀显著强化，可以和其他神经源性肿瘤鉴别

诊断与鉴别诊断精要

- 节细胞神经瘤爬行生长特性（可有伪足）为诊断的根本，密度低且均匀，轻度强化
- 神经母细胞瘤多见于儿童，可完全包绕血管和腹膜后脏器并有钙化、囊变坏死，不均匀强化
- 副神经节瘤显著强化，呈球形高密度且有囊变为主要征象，结合临床易诊断
- 良性神经鞘瘤与神经相连，有包膜，常可囊变，不同组织成分强化程度不同
- 恶性神经鞘瘤薄膜外浸润，不与神经相连
- 神经纤维瘤呈分叶、不规则状，轻中度强化

典型病例

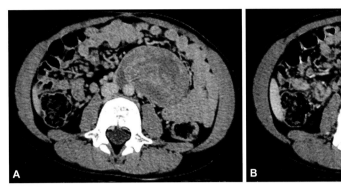

图 10-4-6　节细胞神经瘤
A. 为 CT 平扫；B. 为 CT 增强。示：肿块部分包绕血管，在腹主动脉及下腔静脉间呈嵌入式生长

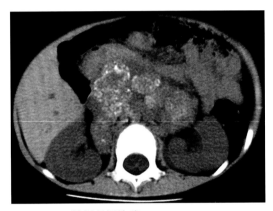

图 10-4-7　神经母细胞瘤
CT 平扫示：肿瘤包绕腹膜后血管及部分器官，其内密度不均，可见高密度钙化及等密度软组织成分

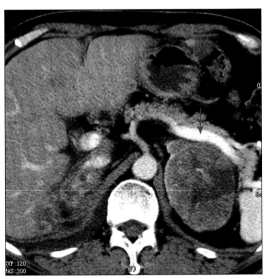

图 10-4-8　恶性副神经节瘤
CT 增强示：肿块左前方（箭头）边界模糊，其内密度不均，呈不均匀较显著强化

重点推荐文献

[1] Geoerger B, Hero B, Harms D, et al. Metabolic activity and clinical features of primary ganglioneuromas[J]. Cancer, 2001, 91(10): 1905-1913.

[2] Au W, Soukup SW, Mandybur TI. Excess chromosome No. 4 in ethylnitrosourea-induced neurogenic tumor lines of the rat[J]. J Natl Cancer Inst, 1977, 59(6): 1709-1716.

[3] Li CS, Huang GS, Wu HD et al. Differentiation of soft tissue benign and malignant peripheral nerve sheath tumors with magnetic resonance imaging[J]. Clin Imaging, 2008, 32(2): 121-127.

三、脂肪瘤和脂肪肉瘤

【概念与概述】

腹膜后脂肪瘤（retroperitoneal lipoma，RPF）为发生于腹膜后间隙（不包括腹膜后脏器本身）的

脂肪瘤，较少见，是一种软组织肿瘤，由成熟脂肪细胞组成，内可有纤维间隔，多时可称纤维脂肪瘤

腹膜后脂肪肉瘤（retroperitoneal liposarcoma）是最常见的原发腹膜后恶性肿瘤之一，起源于脂肪母细胞向脂肪细胞分化的间叶细胞，为恶性间叶组

织肿瘤

【病理与病因】

脂肪瘤

一般特征

- 一般发病机制
  - 认为"脂肪瘤致瘤因子"是在患者体细胞内存在的一种致瘤因子，在正常情况下，这种致瘤因子处于一种失活状态（无活性状态），但在各种内外环境的诱因影响作用下，脂肪瘤致瘤因子活性进一步增强与机体的正常细胞中某些基因片断结合，形成基因异常突变，使正常的脂肪细胞与周围的组织细胞发生一种异常增生现象，导致脂肪组织沉积有关形成脂肪瘤
- 细胞遗传学
  - 脂肪瘤染色体 t（3;12）（q27;q14-15）
  - 表浅、腹膜后、结肠脂肪瘤可能涉及染色体带 9p22
- 病因学
  - 过度饮酒，高胆固醇饮食人群使肝脂质代谢改变
  - 可能与经常熬夜使脂肪分解降低有关
- 流行病学
  - 原发腹膜后脂肪瘤较罕见

大体病理及手术所见

- 位于腹膜后间隙的黄色或黄白色界限清楚的有纤维包裹的团块
- 肉眼观灰黄色区域镜下主要为成熟的脂肪细胞
- 灰白色区域主要由梭形细胞及少量成熟的脂肪细胞所组成

显微镜下特征

- 脂肪瘤镜下特点为肿瘤由大片成熟的脂肪细胞及成束的梭形细胞所构成
- 梭形细胞大小较一致，核呈卵圆形或圆形，无核分裂象
- 细胞间可见少量黏液样基质和较丰富的胶原纤维，细胞排列规则，胞浆内无脂滴，可形成胶原纤维

脂肪肉瘤

一般特征

- 一般发病机制
  - 起源于脂肪母细胞向脂肪细胞分化的间叶细胞

- 分五个组织学类型
  - 分化良好型（包括脂肪瘤样脂肪肉瘤、硬性脂肪肉瘤）54%
  - 黏液样型 23%
  - 多形性型 7%
  - 圆形细胞型 5%
  - 去分化型 10%
- 遗传学
  - 与染色体易位，t（12;16）（ql3;pll）有关
- 病因学
  - 大多病因不明
  - 少数可能与遗传和环境因素、射线、病毒感染及免疫缺陷有关
- 流行病学
  - 本病极其罕见，在所查到的文献中尚无关于其发生率的统计
  - 有资料表明，未发现其有地理分布差异

大体病理及手术所见

- 一般包膜完整，与周围组织界限较明确
- 切面一般呈黄色，灰白色
- 可呈分叶状，较大的可有出血、坏死

显微镜下特征

- 主要是见到脂肪母细胞，不同分化阶段的脂肪母细胞及成熟的脂肪细胞等
- 这些肿瘤性细胞，由于分化阶段不同，细胞形态也不同
- 共同的点是各种脂肪肉瘤细胞不论分化高低，都有不同程度的异型

【临床表现】

表现

- 最常见体征/症状
  - 二者在较小时无症状
  - 较大时可表现为腹痛、腹胀、腹部包块，或压迫临近脏器有相应症状
  - 有文献报道巨大者可以形成腹股沟疝

疾病人群分布

- 年龄
  - 脂肪瘤
    - 好发于 30～50 岁，也可见于各个年龄
  - 脂肪肉瘤
    - 多见于 30～70 岁患者，以 50 岁左右发病最多
- 性别

- 脂肪瘤
  - 男性＜女性，男女比例大约 1 ：2
- 脂肪肉瘤
  - 男性多于女性

自然病史与预后

- 脂肪瘤的治疗以手术为主，但手术治疗的弊端是易复发，把瘤体切除后还会再长
- 发生于深部组织如腹膜后者可以恶变为脂肪肉瘤
- 高分化型及黏液型脂肪肉瘤预后较好，5 年生存率可达 80% 左右
- 多形型、圆细胞型、去分化型脂肪肉瘤预后差，5 年生存率 20% ~ 50%
- 转移以血行转移为主，多转移到肺

治疗

- 目的是缓解症状，有时可根治
  - 手术治疗，因腹膜后脂肪瘤可恶变，故常手术切除，可缓解症状甚至根治
  - 药物治疗，有报道使用中药治疗
  - 手术治疗是脂肪肉瘤治疗中的第一选择
    - 因为脂肪肉瘤淋巴结转移罕见，引流区淋巴结清扫多无必要
  - 有文献报道黏液型脂肪肉瘤放射治疗较敏感
    - 多用于肿瘤边缘切除的患者，防止局部复发
    - 对于局部能行根治性切除或广泛切除的患者，术后放疗意义不大
  - 化疗
    - 对恶性度低高分化脂肪肉瘤意义不大
    - 对于恶性度较高的类型为术后防止转移，可以行化疗
    - 由于现在尚无对脂肪肉瘤特效的化疗药物，多采用联合化疗，对于发现临床转移以前的微小转移灶有治疗意义

【影像表现】

概述

- 最佳诊断依据
  - 腹膜后肿块
- 部位
  - 腹膜后器官及大血管前移或侧移
  - 肝、脾受压向前、侧或向上移位
  - 肿瘤与相邻后腹壁或盆壁肌肉脂肪间隙不清晰

- 肿瘤与腹腔内器官间隙存在
- 腹膜后脂肪肉瘤好发于肾周脂肪组织
- 脂肪肉瘤瘤体一般较大，达 10cm 至数十厘米，常从腹膜后腔突入腹腔
- 形态学
  - 与相邻后腹壁或盆壁肌肉脂肪间隙不清晰
  - 肿瘤与腹腔内器官间隙存在
  - 脂肪肉瘤可规则或极不规则，常沿筋膜和组织器官间隙生长，包绕、推挤或侵犯邻近器官

X 线表现

- 常规平片
  - 对腹膜后病变显示及诊断均欠佳，限于初步检查
  - 结合如肾移位等提示有腹膜后病变

CT 表现

- CT 平扫（图 10-4-9）
  - 脂肪瘤
    - 呈类圆形或分叶状肿块，边缘清楚，其内大部分呈均匀低密度影
    - CT 值为负值，-40 ~ -120Hu，并夹杂纤细条索状、条片状稍高密度影
  - 脂肪肉瘤
    - 脂肪肉瘤中的脂肪成分呈低密度，与腹膜后脂肪和腹腔内的脂肪密度相仿，CT 无法显示两者间密度差异
    - 脂肪肉瘤包膜菲薄，CT 常无法显示肿瘤包膜，故 CT 难以显示腹膜后脂肪肉瘤的范围和境界
  - 脂肪肉瘤与良性脂肪瘤的鉴别
    - 在于脂肪肉瘤瘤体内有粗细不等的条状分隔、软组织结节以及包膜外浸润
    - CT 难以显示菲薄的间隔、小结节和包膜外侵犯，故 CT 难以进行两者鉴别
  - 脂肪成分比例少的脂肪肉瘤，CT 可能无法显示
  - 少数脂肪肉瘤内有高密度钙化，分化差者无低密度脂肪成分
- CT 增强
  - 脂肪瘤实体一般无强化
  - 肿瘤里面纤维条索可呈条片状轻度强化
  - 脂肪肉瘤内的分隔、结节及软组织块不同程度强化，钙化、坏死、囊变不强化

MR 表现（见图 10-4-10）

- 脂肪肉瘤内的脂肪与正常脂肪的信号不同，MR 可显示 CT 无法显示的肿瘤包膜和肿瘤境界
- 各种类型脂肪肉瘤信号与其成分比例相关
  ○ 有研究显示，分化良好的脂肪肉瘤中，脂肪成分超过 75%，非脂肪成分一般表现为分隔或灶性小结节
  ○ 去分化脂肪肉瘤总是含有脂肪成分，但以结节状软组织成分为主，且部分软组织结节的直径 >1cm
  ○ 由于大量的细胞外黏液物质，黏液性脂肪肉瘤含有更多的水样成分，78%～95% 的病灶内可含有少量脂肪和小结节
  ○ 多形性脂肪肉瘤多以不均匀软组织肿块存在，62%～75% 的病灶内可含有脂肪
  ○ 混合型脂肪肉瘤则包括上述各种表现
- T1 加权
  ○ 呈现脂肪组织的特点，表现为高信号，可见条片状等信号纤维分隔影
  ○ 使用脂肪抑制技术后表现为低信号脂肪成分
  ○ 脂肪肉瘤内脂肪成分 T1WI 呈高信号
    ▪ 高信号内可见线条状分隔，分隔可见附壁结节，均呈低信号
    ▪ 部分肿瘤内可见低信号软组织肿块
  ○ 尽管腹腔内和腹壁正常脂肪成分都呈高信号，但有文献报道脂肪肉瘤内的脂肪组织信号强度低于腹腔内和腹壁正常脂肪信号
  ○ 脂肪抑制则肿瘤脂肪呈低信号，但信号强度较腹腔内和腹壁脂肪组织的信号高，病灶内线条状分隔和结节的信号强度则无明显变化
- T2 加权
  ○ 脂肪瘤呈现脂肪组织的特点，表现为中等稍高信号，可见条片状等信号纤维分隔影
    ▪ 信号强度较腹腔内和腹壁脂肪组织信号高
    ▪ 分隔、结节和软组织成分呈高信号
  ○ 脂肪抑制时，脂肪肉瘤内脂肪成分呈低信号
- T1 增强
  ○ 腹膜后脂肪肉瘤的强化与肿瘤结构和病理分型有关
  ○ 有学者认为某些特定类型肉瘤强化程度甚至与预后有关
    ▪ 多数脂肪肉瘤中的实质成分动脉期轻度

强化，门脉期中度强化

- ▪ 肿瘤内的成熟脂肪、钙化、坏死、囊变区无强化
- ▪ 在同一肿瘤的不同区域，由于细胞分化程度、脂肪含量、纤维组织含量存在差异以及钙化、坏死的存在，故同一肿瘤不同区域强化程度差异很大，从轻微强化到中等程度强化甚至显著强化，使肿瘤明显不均匀
- ▪ 脂肪肉瘤的强化方式以均匀或不均匀片状强化多见
- ▪ 黏液样型脂肪肉瘤黏液内多为无定型线条状强化或斑点状强化

超声表现

- 表现取决于瘤体内脂肪和其他结缔组织混合形成的界面数量，脂肪组织越纯，瘤体回声越低
- 脂肪瘤
  ○ 圆形或椭圆形强回声团块，深部回声衰减
  ○ 低回声团块中部回声稍高，有完整包膜或边界清晰光滑者
- 腹膜后脂肪肉瘤
  ○ 病变位于腹膜后，范围大，形态不规则或呈分叶状，混合型脂肪肉瘤可有包膜回声
  ○ 肿瘤内部回声杂乱，大部分呈分布不均匀的低至等回声
  ○ 因变性或出血而呈低至无回声不规则暗区，因黏液样变可见散在较强回声光团或见有多条带状回声分隔
  ○ 肿瘤内部无或见点状血流信号
  ○ 较小的肿瘤一般不引起腹部器官受压，较大的肿瘤可使脏器挤向外上方或下方
  ○ 肿瘤毗邻脏器可见浸润性低回声病灶，可见腹水

推荐影像学检查

- MR 是诊断和随访最好检查方法

【鉴别诊断】

肿瘤

主要与腹膜后含脂肪成分的肿瘤相鉴别

- 脂肪瘤与脂肪肉瘤
  ○ 脂肪瘤内可含非脂肪成分
  ○ 提示为脂肪肉瘤特征包括
    ▪ 年龄大
    ▪ 病灶大（>10cm）

- 增粗的病灶间隔，病灶内出现结节状和球形非脂肪成分的软组织肿块，脂肪组织比例降低
- 脂肪肉瘤的间隔增强强化显著，而脂肪瘤的间隔一般无强化或轻度强化
- 呈浸润性生长，边界不清
- 一般其内密度不均匀，即使分化好的脂肪肉瘤内含大量的成熟脂肪组织，因含其他组织成分，其 CT 值较脂肪瘤高
- 增强扫描肿瘤可有不同程度的强化
- 可伴有腹膜后淋巴结增大或合并腹水
- 畸胎瘤
  - 因含有 3 个胚层组织，肿瘤内可有骨组织、软组织、液体、脂肪及毛发等不同成分
  - 在 CT 或 MRI 表现为具有各种成分特点的混杂密度改变，较易鉴别
- 肾上腺髓质脂肪瘤
  - 肿瘤多在肾上腺区，较小
  - 瘤内含有骨髓及脂肪成分，CT 表现为含脂肪成分的混杂密度肿块，可见软组织密度影，部分肿瘤内可有钙化斑或蛋壳样钙化
  - 增强扫描其内软组织影可呈轻、中度强化
- 血管平滑肌脂肪瘤
  - 可呈混杂密度或信号肿块
  - 富含血管者可显著强化
  - 与富含脂肪的血管平滑肌脂肪瘤鉴别困难

诊断与鉴别诊断精要

- 根据发病部位、CT 及 MR 平扫含有脂肪成分及增强表现可考虑腹膜后脂肪瘤及脂肪肉瘤
- 腹膜后含脂肪成分的肿块，观察其强化方式及其内不同成分、肿块边界，可鉴别各种含脂肪成分的肿瘤

典型病例

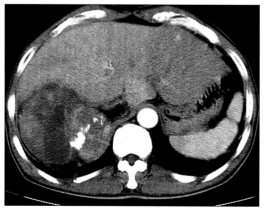

图 10-4-9　分化不良脂肪肉瘤
CT 增强示：肿块有高密度钙化（绿箭头）少许脂肪密度影（红箭头）

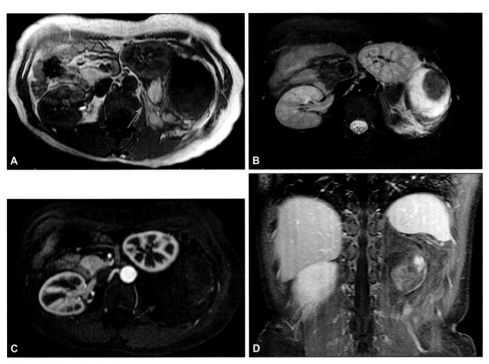

图 10-4-10　脂肪肉瘤
A. T1WI；B. T2WI 脂肪抑制；C. T1WI 脂肪抑制增强动脉期；D. 延迟期。示：左肾受腹膜后肿块推移向前移位，肿块内含脂肪成分（短 T1 信号，T2 压脂序列呈低信号，绿箭头），信号不均，边界欠清，不均匀强化（红箭头）

重点推荐文献

[1] Ida, CM, Wang X, Erickson-Johnson MR, et al. Primary retroperitoneal lipoma: a soft tissue pathology heresy?: report of a case with classic histologic, cytogenetics, and molecular genetic features[J]. Am J Surg Pathol 32(6): 951-954.

[2] Mehrotra PK, Ramachandran CS, Goel D, et al. Inflammatory variant of a well-differentiated retroperitoneal liposarcoma:

case report of a rare giant variety[J]. Indian J Cancer, 2006, 43(1): 36-38.

[3] Song T, Shen J, Liang BL, et al. Retroperitoneal liposarcoma: MR characteristics and pathological correlative analysis[J]. Abdom Imaging, 2007, 32(5): 668-674.

四、转移瘤

【概念与概述】

　　腹膜后转移瘤（retroperitoneal metastatic tumor）：身体各部位的恶性肿瘤均可转移到腹膜后间隙，但以腹膜后器官、消化系统、盆腔、泌尿生殖系统的恶性肿瘤转移最为多见

- 影像学检查的目的是对原发性肿瘤进行分期，为治疗及预后评估提供有利依据。对腹膜后淋巴结良、恶性多无法鉴别
- 转移途径可经淋巴扩散、血行播散，也可经肠系膜和韧带附着处直接扩散或种植
- 原发瘤部位不同，其转移途径及腹膜后淋巴结受累情况亦不同

【病理与病因】

一般特征

- 一般发病机制
  - 全身各部位恶性肿瘤可经各种途径转移致腹膜后间隙
    - 睾丸恶性肿瘤由于淋巴引流，可直接转移至肾门水平的腹主动脉旁淋巴结，而双侧淋巴结有淋巴管相通，单侧睾丸肿瘤也可发生双侧淋巴结转移
    - 卵巢肿瘤转移常先至骶前、髂血管淋巴结，而后至腹主动脉旁淋巴结
    - 结肠肿瘤容易转移至肠系膜根部淋巴结
    - 肝、胰腺的肿瘤易转移至腹腔淋巴结

大体病理及手术所见

- 单发，多发或融合在一起的结节状肿块，边界

不清，中心常见坏死区

- 某些转移瘤可有散在钙化灶

显微镜下特征

- 转移瘤来源不同，其镜下特征各异，但与其原发肿瘤特征相似

【临床表现】

表现

- 常见体征 / 症状
  - 多为原发肿瘤症状
  - 当累及神经，可表现为剧烈腹痛，胰腺癌转移瘤常可累及神经
  - 常有恶性肿瘤的非特异性症状，如消瘦，乏力，发热等

疾病人群分布

- 年龄
  - 可见于各个年龄段，以中老年多见
- 性别
  - 随各原发肿瘤发病比例不同而情况各异

自然病史与预后

- 原发肿瘤及其转移瘤恶性程度不一
- 有些肿瘤对放化疗敏感则其预后稍好
- 有些肿瘤治疗效果不佳则预后较差

治疗

- 腹膜后转移瘤一般采取放、化疗治疗或放化疗后手术清扫

【影像表现】

概述

- 最佳诊断依据
  - 有明确原发恶性肿瘤病史
  - 腹膜后单发、多发或融合的结节状肿块
- 部位
  - 腹膜后淋巴结分布区域
- 形态学
  - 单发肿块，可有坏死、纤维化
  - 多发或者融合在一起的结节，中心可有坏死

X 线表现

- 由于部位较深，X 线检查较难诊断

CT 表现（图 10-4-11 ~ 图 10-4-12）

- CT 平扫
  - 实质性肿块或淋巴结增大
    - 实质性肿块表现多样，可有坏死、钙化
    - 部分腹膜后转移瘤为椎体转移瘤蔓延而来，可见软组织肿块及椎体破坏
    - 淋巴结增大可为单个或多个，或多个淋巴结融合，常有中心坏死，可有钙化，并包绕或推移腹膜后大血管
- CT 增强
  - 可见病灶轻度至显著均一或环形强化
  - 可见大血管及其主要分支受累

MR 表现

- T1 加权
  - 呈软组织肿块信号表现，略高于肌肉，中心坏死为低信号，钙化亦为点、小片状低信号
- T2 加权
  - 实质部分为稍长 T2 信号，坏死表现为更长 T2 信号，T2WI 脂肪抑制序列显示更佳
  - T2WI 纤维为稍低信号，有助于鉴别治疗后肿瘤残留、复发或纤维化
- T1 增强
  - 实体部分可不同程度均一、不均一或环形强化
- MRA
  - 可见融合团块包绕大血管及其主要分支

超声表现

- 实时动态检查
  - 增大的淋巴结表现为圆形或类圆形低回声肿块，多个淋巴结融合并中心坏死则呈蜂窝状表现
  - 较大淋巴结转移由于坏死或纤维化呈混杂回声

核医学表现

- PET-CT 可见原发肿瘤及各处转移灶为高代谢表现

推荐影像学检查

- CT、MRI、PET-CT 是诊断的较好检查方法

【鉴别诊断】

肿瘤

- 淋巴瘤
  - 可表现为单个或多个淋巴结肿大，成群肿大淋巴结可分散亦可融合成团
  - 可将腹膜后大血管包埋其中，CT 平扫不能区分血管与淋巴结，可出现所谓的"主动脉淹没征"
  - 淋巴结好发于主动脉、下腔静脉旁、肠系膜，其次为膈脚后、胰周、腹腔干旁

- 增强扫描，淋巴瘤不强化或轻度强化，坏死少见
- 结合病史，患者常有浅表淋巴结肿大，较易鉴别
- 淋巴结核（图 10-4-13）
  - 淋巴结核分布有一定规律，主要发生于肠系膜根部及第二腰椎水平以上
  - 增强扫描，CT 表现为中央低密度，周围环形强化，MRI 表现为中心低信号，周围环形强化
  - 转移瘤可发生中央坏死，但其强化程度较轻，MRI T2WI 图像上，肿瘤坏死为长 T2 信号，结核干酪样坏死为等或稍短 T2 信号
  - 结核及部分转移瘤均可有点状钙化
  - 结核常有其他部位的结核症状，结合临床不难鉴别
- 局限性巨淋巴结增生症
  - 鉴别诊断应结合临床及病史

- 大部分为透明血管型，约 20% 发生于腹部，部分发生于腹膜后
- 呈圆形、类圆形或分叶状软组织肿块影，边界清晰，密度较均匀
- 增强扫描显著强化，几乎与腹主动脉同步强化，延迟持续中度强化
- 钙化可见于 5%~10% 的病例，呈典型的分支状或斑点状，散在或簇状分布于病灶中央区
- 病灶内极少有出血、坏死
- 局限性浆细胞型由于血管较少，呈轻中度强化，缺乏特征，较难诊断及鉴别
- 弥漫性巨淋巴结增生症
  - 多数为浆细胞型，可表现为腹膜后多组淋巴结肿大，轻度或中度强化，缺乏特征，鉴别诊断困难，透明血管型则易鉴别
  - 常合并有其他部位的淋巴结增生，如纵隔内

诊断与鉴别诊断精要

- 有明确原发恶性肿瘤病史，腹膜后单发、多发或融合的结节状肿块，不均匀强化或环形强化，可考虑淋巴结转移

典型病例

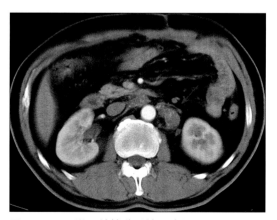

图 10-4-11　淋巴结转移（结肠癌）
CT 增强示：腹膜后淋巴结肿大（红箭头），其内可见有斑点状钙化

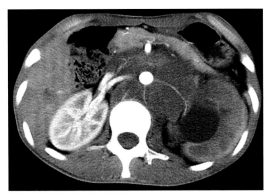

图 10-4-12 淋巴结转移（睾丸肿瘤）
CT 增强示：患者腹膜后淋巴结转移、融合、包绕血管

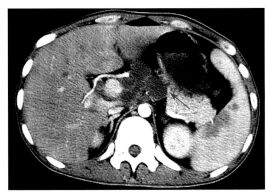

图 10-4-13 淋巴结结核
CT 增强示：腹膜后淋巴结结核淋巴结融合，中心坏死，边缘强化（红箭头）

重点推荐文献

[1] Portnoi LM, Golenkov AK, Shumskii VI, et al. Radiologic diagnosis of non-Hodgkin's lymphoma in abdominal and retroperitoneal sites[J]. Gematol Transfuziol, 1993, 38(6): 21-25.

[2] Szubstarski F, Staszczyk S, Witczak W. Tuberculosis of the retroperitoneal lymph nodes[J]. Wiad Lek, 1993, 46(19-20):
795-797.

[3] Iwamoto Y, Ueda H, Yamamoto K, et al. Retroperitoneal Castleman's disease occurred around the bilateral upper ureters. A case report[J]. Nihon Hinyokika Gakkai Zasshi, 1998, 59(6): 618-621.

五、畸胎瘤

【概念与概述】

腹膜后畸胎瘤（retroperitoneal teratoma）为发生于腹膜后的畸胎瘤，由间质细胞或胚胎干细胞衍生而来的瘤性组织，由三个胚层的多种组织成分构成，分为良性和恶性及囊性和实性

【病理与病因】

一般特征

- 一般发病机制
  - 胚胎不同时期，某些多能细胞从整体上分离或脱落下来，使细胞基因发生突变，分化异常，则可发生胚胎异常
    - 一般认为，这种分离或脱落发生于胚胎早期，则形成畸胎
    - 而如发生于胚胎后期，则形成了具有内胚层、中胚层和外胚层三个胚层的异常分化组织，即形成了畸胎瘤
  - 两个组织学类型
    - 成熟型
    - 未成熟型
  - 遗传学
    - 绝大部分成熟畸胎瘤表现为正常 46，XX 核型
    - 极少数病例畸胎瘤的核型可为三体型或三

倍体
  - 但其与宿主的核型却存在遗传学差异
- 病因学
  - 可能与受精异常、不正当性行为有关
- 流行病学
  - 畸胎瘤为腹膜后常见肿瘤之一
  - 腹膜后畸胎瘤占原发性畸胎瘤的 1%~11%

大体病理及手术所见

- 畸胎瘤均有包膜，呈囊性或囊实性混合体
- 囊性畸胎瘤多呈球形，可有多种结构，内容呈黄色或透明液体，有些病例呈皮样物质
- 囊实性畸胎瘤常呈分叶状结构，形态不规则
  - 实体中可含器官样组织，包括骨骼、牙齿、毛发、四肢雏形等
  - 少数亦可含有胃黏膜、胰、肝、肾、肺、甲状腺及胸腺等组织成分

显微镜下特征

- 显微镜下仍以能见到来自 3 个胚层的组织为特点
  - 包括来自内胚层的呼吸道、消化道上皮
  - 来自中胚层的结缔和血管组织
  - 来自外胚层的皮肤、牙齿、骨质等结构
- 少数亦可含有胃黏膜、胰、肝、肾、肺、甲状腺及胸腺等组织成分

- 恶性畸胎瘤常表现为未成熟的不易定型和分辨的组织
- 畸胎瘤的恶变多表现为神经组织或上皮组织的异常增殖而形成恶性畸胎瘤

【临床表现】

表现

- 常见体征 / 症状
  - 部位较深，常以腹部膨隆，可触及包块为主要症状
  - 主要是压迫症状，多有腹痛，并可引起肠梗阻
  - 骶尾部畸胎瘤可因便秘，尿潴留就诊
  - 肿瘤破裂发生大出血、休克等表现
  - 恶变者可有全身非特异症状

疾病人群分布

- 年龄
  - 见于两个年龄段
    - 出生 6 个月内
    - 青少年期
    - 30 岁以后不足 20%
- 性别
  - 男女比例大约 1:3.4

自然病史与预后

- 初诊年龄越小，恶性发生率越低，其中隐型畸胎瘤恶性率最高，达 71.4%，混合型为 46.7%，显型仅为 9.4%
- 若胎儿出生前就有畸胎瘤，这些新生儿畸胎瘤恶变的发生率要比出生后患上畸胎瘤的患者高
- 腹膜后畸胎瘤的术后效果较好，但可以复发
- 良性腹膜后畸胎瘤复发率 12.3%，复发后 71% 为恶性
- 恶性畸胎瘤完整切除后综合治疗的 3 年生存率可达 50%，5 年生存率 35%，而术中残留或复发者的生存率仅 3%
- AFP 水平与病理分级及手术结果相关
- AFP、HCG 可用于检测术后是否复发

治疗

- 应尽早手术切除，恶性者术后联用化疗和化疗

【影像表现】

概述

- 最佳诊断依据
  - 腹膜后混杂密度肿块，可有钙化、牙齿、脂肪、皮毛等多种成分，囊性者可有脂肪 - 液体平面
- 部位
  - 多发生在靠中轴线、脊柱两侧和骶前部，上腹部以左上腹部较多见
- 形态学
  - 良性者边界清楚，规则圆形、类圆形或不规则形
  - 恶性者可侵及周围组织

X 线表现

- 多发现有特异的骨化和钙化，或牙齿
- 肿瘤壁上可出现包壳样钙化
- 肿瘤内部可出现低密度的透光阴影
- 较大者可引起肾移位

CT 表现（图 10-4-14）

- CT 平扫
  - 典型征象为密度不均的囊性肿块
  - 囊壁厚薄不均，边缘光整
  - 内含低密度脂肪密度影和高密度骨骼及牙齿，也可见自囊壁突起的实体性结节影
  - 若囊内同时含有脂肪和液体，则可见到上脂肪下液体的液 - 脂界面，并可随体位变动而改变位置
  - 如为皮样囊肿时，CT 仅表现为含液体的囊性占位，但囊壁可有蛋壳样钙化
  - 恶性畸胎瘤侵及邻近组织，表现为肿瘤与周围器官的脂肪层消失，并可累及周围器官及组织
  - 合并出血时，其密度随出血吸收各个时期改变而改变
- CT 增强
  - 软组织成分可强化

MR 表现

- T1 加权
  - 呈混杂信号肿块，脂肪呈短 T1 信号，脂肪抑制序列上呈低信号
  - 液体成分视其内油脂成分含量，油脂含量少 T1 信号低，油脂含量越高 T1 信号越高
  - 实体部分等信号，钙化、牙齿、骨骼呈低信号改变
  - 合并出血时，其信号随出血吸收各个时期改变而改变
- T2 加权
  - 混杂信号改变，脂肪成分 T2 呈高信号，脂

肪抑制序列上低信号

- ○ 液体成分呈高信号改变
- ○ 实体部分呈稍高信号，若为恶性者，可见肿块周围脂肪间隙及组织结构受累层稍长T2信号改变
- ○ 钙化、牙齿、骨骼成分呈低信号改变
- ○ 合并出血时，其信号随出血吸收各个时期改变而改变
- T1 增强
  - ○ 实体部分可强化
- MRU
  - ○ 肿瘤较大时可见输尿管、肾受压

超声表现

- 对判断瘤体囊实性具有重要意义，同时对判断瘤体内有无骨性结构有重要价值
  - ○ 成熟型畸胎瘤多数边界清晰，包膜、轮廓完整、光滑
  - ○ 瘤内油脂样物质呈现均质、密集细小光点，部分或完全布满囊腔
  - ○ 油脂与黏液、浆液同在一个囊腔时，则可见一回声增强的水平，称为液-脂面
  - ○ 有毛发时可见球形或半球形光团，伴声影或声衰减
  - ○ 液内的毛发光团有浮动感，骨、牙齿和软骨呈条片状强回声，伴声影或声衰减
  - ○ 实质性部分呈现不均质性实性肿块，有弥漫分布的中等回声或强回声

核医学表现

- FDG-PET 可见实体软组织部分代谢增高

推荐影像学检查

- CT 和 MRI 是诊断最好检查方法

【鉴别诊断】

肿瘤

主要与含脂肪成分肿瘤相鉴别

- 脂肪（肉）瘤
  - ○ 巨大，内含有脂肪高信号
  - ○ 其内钙化少见，无牙齿、骨骼形态
  - ○ 无液-脂平面
  - ○ 发病年龄亦不同
- 肾上腺髓质脂肪瘤
  - ○ 肿瘤多在肾上腺区，较小
  - ○ 瘤内含有骨髓及脂肪成分，CT表现为含脂肪成分的混杂密度肿块，可见软组织密度影，部分肿瘤内可有钙化斑或蛋壳样钙化
  - ○ 增强扫描其内软组织影可呈轻、中度强化
- 血管平滑肌脂肪瘤
  - ○ 可呈混杂密度或信号肿块
  - ○ 富含血管者可显著强化
  - ○ 与富含脂肪的血管平滑肌脂肪瘤鉴别困难
- 囊性淋巴管瘤与囊性畸胎瘤鉴别
  - ○ 其CT特点为边界清楚的单房或多房囊性肿块
  - ○ 囊壁极薄而光整，密度较均匀，呈水样密度，无液-脂平面，有沿隙生长的特性
- 中肾囊肿与囊性畸胎瘤鉴别
  - ○ CT表现为一薄的含液囊性肿块，密度均匀
  - ○ 发生于肾或输尿管行程的区域

血肿

- 创伤性血肿，一般有局部外伤病史
  - ○ 新鲜血囊肿CT表现为高密度，CT值为30~80Hu
  - ○ 慢性血囊肿可呈水样低密度改变，囊壁一般较厚
  - ○ 增强扫描时血肿囊壁有强化，而囊内容物无强化表现

诊断与鉴别诊断精要

- 发病年龄、发病部位，及其多种组织成分的CT及MR表现可考虑腹膜后畸胎瘤

典型病例

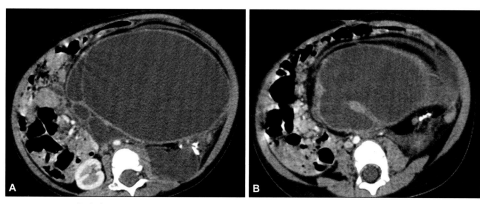

图 10-4-14　**畸胎瘤**
A-B. 为 CT 增强示：腹膜后巨大肿块，密度混杂，有牙齿、液体、软组织、脂肪密度影

重点推荐文献

[1] Gatcombe HG., Assikis V, Kooby D, et al. Primary retroperitoneal teratomas: a review of the literature[J]. J Surg Oncol, 2004, 86(2): 107-113.

[2] Auge B, Satge D, Sauvage P, et al. Retroperitoneal teratomas in the perinatal period. Review of the literature concerning a neonatal, immature, aggressive teratoma[J]. Ann Pediatr (Paris), 1993, 40(10): 613-621.

[3] Hunter CJ, Ford HR, Estrada JJ, et al. Alpha-fetoprotein levels correlate with the pathologic grade and surgical outcomes of pediatric retroperitoneal teratomas[J]. Pediatr Surg Int, 2009, 25(4): 331-336.

第 5 节　腹膜后出血和血肿

【概念与概述】

腹膜后出血或血肿（retroperitoneal hemorrhage or hematoma）

- 可以是自发的
- 也可以是继发于腹部外伤、主动脉瘤破裂、富含血管肿瘤的出血、抗凝治疗以及长期的血液透析等

【临床表现】

表现

- 最常见体征/症状
    ○ 腹痛，腹胀，腰背痛
    ○ 腹肌紧张、腹部压痛、反跳痛
    ○ 出血量多时可以出现休克

治疗

- 此病一般是手术治疗，术后给予常规的止血药

【影像表现】

概述

- 最佳诊断依据
    ○ 腹膜后肿块影，密度及信号因出血时间不同而多变，伴周围组织受压

- 部位
    ○ 腹膜后间隙

- 形态
    ○ 腹膜后间隙内为大量疏松结缔组织，可容纳 4000ml 液体，因此腹膜后血肿的形态不规则

- 大小
    ○ 因出血量的不同而异

X 线表现

- X 线腹平片等检查不敏感、无特异性，易漏诊、误诊，现在已很少用到

CT 表现（图 10-5-1 ~ 图 10-5-2）

- CT 平扫
    ○ 腹膜后异常密度影，伴腹膜后间隙的闭塞和周边结构的压迫、移位
    ○ 血肿的部位有利于判断出血的来源，但是巨大的血肿不易判断出血的来源
    ○ 血肿密度：因出血时间不同而异

- 急性期：腹膜后高密度肿块
- 亚急性期：一般中央为高密度，周围低密度
- 慢性期：无特异性的低密度肿块，伴增厚的环形壁，可伴钙化
- CT 增强
  - 慢性期血肿壁可见强化

MRI 表现

- T1 加权
  - 超急性期：稍低、稍高或等信号（与肌肉信号相比）
  - 急性期：血肿层周边高信号，中间低信号
  - 亚急性期：中间低，外周高
  - 慢性期：血肿为高信号，周围可见低信号含铁血黄素环
- T2 加权
  - 超急性期：等信号
  - 急性期：稍低信号
  - 亚急性期：中间低，外周高
  - 慢性期：血肿为高信号，周围可见低信号含铁血黄素环
- T1 增强
  - 慢性血肿壁可强化

超声表现

- 实时动态检查
  - 后腹膜与脊柱、肌肉层分离，其间出现无回声或低回声区
  - 出血量较小时，血肿大多范围局限，呈上下径大于前后径的扁椭圆形，出血量较大时，可见腹膜后大面积分离，甚至可延伸至侧腹壁
  - 血肿的大小、形态及内部回声可随病程出现相应变化
  - 与血肿毗邻的脏器出现受挤压征象

推荐影像学检查

- CT、MR 及超声均可诊断
  - CT 在急性血肿时有优势
  - MR 在诊断亚急性及慢性腹膜后血肿可以提供更有特征性的诊断信号
  - 超声检查可多次进行，可显示腹膜后血肿的变化和有无血肿的再出现，但易受肠气的影响

鉴别诊断

- 腹膜血肿在 CT 上表现为软组织密度影，需与腹膜后肿瘤进行鉴别
  - 一般行增强扫描，急性期血肿不强化
- 主动脉瘤
  - 要结合临床病史，如有无外伤等，必要时行 MRI 检查以明确诊断

诊断与鉴别诊断精要

- 根据病史如有无外伤史、凝血功能障碍，在 CT 及磁共振上血肿不同时期表现为不同的密度与信号，血肿在增强扫描时无强化，可以诊断

典型病例

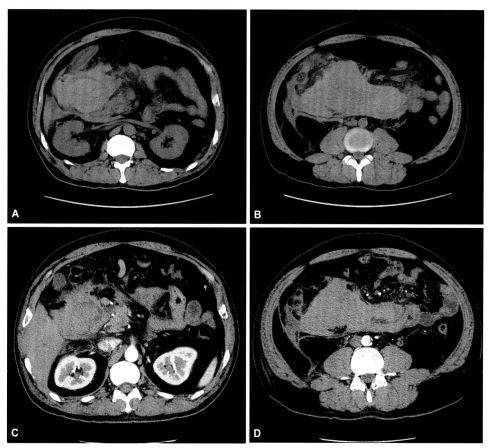

图 10-5-1　腹膜后血肿

A-B. 为 CT 平扫；C-D. 为 CT 增强。示：腹腔内一不规则肿块，其内密度不均，CT 值平扫为 43～66Hu，病灶左缘清晰，右缘模糊，其周围脂肪间隙及邻近腹膜后间隙密度增高，十二指肠及胰头受压。增强扫描，未见明确强化。右侧肾前筋膜增厚（图片提供：北京医院）

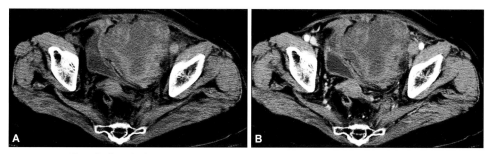

图 10-5-2　盆腔腹膜后血肿

A. CT 平扫；B. CT 增强示：腹膜外盆腔左侧混杂密度肿块，密度不均匀，大部分为低密度，内见条片状稍高密度影，边界不清；增强扫描肿块未见明确强化（图片提供：广州市第一人民医院）

重点推荐文献

[1] 栾文勃, 康德新, 黄海涛, 等. CT、B 超的联合应用在诊断外伤性单纯性腹膜后血肿中的价值研究. 中外医疗, 2008, 360: 163.

[2] 卞永德, 周俊甫. 创伤性腹膜后血肿临床特征与鉴别诊断（附64例分析）. 淮海医药, 2010, 28(5): 412.

[3] 刘中. 腹膜后血肿的治疗. 中国中西医结合外科杂志, 2010, 16(5): 603-604.

第 6 节 腹膜后纤维化

腹膜后纤维化

【概念与概述】

腹膜后纤维化（retroperitoneal fibrosis，RPF）是以腹膜后组织慢性非特异性炎症伴纤维组织增生为特点，常包绕腹主动脉、髂动脉、输尿管等

- 大约 2/3 为特发性腹膜后纤维化（idiopathic retroperitoneal fibrosis，IRF），又称为奥蒙德病
- 1/3 为继发性腹膜后纤维化
- 大约 15% 患者出现腹膜后腔以外的纤维化

【病理与病因】

一般特征

- 一般发病机制
  - 多数学者认为与腹主动脉、髂总动脉粥样硬化斑块经变薄的动脉壁渗漏入腹膜后形成不溶性类脂质所产生的自身免疫反应有关
- 遗传学
  - 可能与 HLA-DRB1*03 及 HLA-B*08 等位基因相关
    - HLA-DRBI*03 等位基因与自身免疫性疾病相关
    - HLA-B*08 等位基因与免疫介导性疾病有关
- 病因学
  - IRF 的发病机制尚不清
    - 50% 患者有阳性 ANA 及其他自身抗体，可能与其他自身免疫性疾病有关
    - 有学者提出 IRF、炎性腹主动脉瘤及动脉瘤周围腹膜后纤维化三者组成慢性主动脉周围炎的疾病谱
  - 继发性 RPF
    - 由感染、创伤、手术、放射治疗、恶性肿瘤或者使用某种药物引起
    - 有报道提示石棉纤维及过量吸烟也是其危险因素
- 流行病学
  - IRF 的年发病率为百万分之一
  - 有部分地区调查发病率为十万分之一

大体病理及手术所见：

- 位于肾动脉水平至骨盆入口处的腹膜后间隙致密的灰白色围绕腹主动脉、髂动脉的纤维包块
- 多数还包绕下腔静脉和输尿管等周围组织器官
- 手术可致继发性 RPF

- 良性者对周围脏器均表现为包裹，而恶性者可侵及周围组织且进展迅速

显微镜下特征

- 硬化组织被炎症细胞浸润
  - 早期炎症阶段，斑块周围大量炎症细胞浸润，大量成纤维细胞、毛细血管增生和胶原蛋白形成
  - 晚期出现大量无血管及无炎症细胞的纤维化组织，以显著的硬化斑块和散在的钙化为主
  - 恶性者少见，表现为在早期胶原纤维网眼内的炎症细胞间见恶性细胞散在分布

【临床表现】

表现

- 常见症状 / 体征
  - 为非特异性，一般与形成的腹膜后包块压迫邻近组织有关
  - 与体位无关的腰背部及其两侧或腹部持续性钝痛，当输尿管受累时可引起绞痛
  - 由输尿管梗阻所致急慢性肾功能衰竭是常见的严重并发症
  - 食欲减退、乏力、体重减轻、单或双侧下肢水肿、发热、阴囊肿胀等可有血沉及 C 反应蛋白升高的非特异表现

疾病人群分布

- 年龄
  - 好发于 50 ~ 60 岁，但也见于儿童
- 性别
  - 男性 > 女性，男女比例大约 2:1

自然病史与预后

- 经恰当的手术及药物治疗后，多数 RPF 预后良好
- 恶性 RPF 的预后较差，平均生存期为 3 ~ 6 个月

治疗

- 目的是缓解症状，改善输尿管梗阻，保护肾功能及阻止疾病进展
  - 手术治疗，主要适用于改善输尿管梗阻和其他器官阻塞症状
    - 输尿管松解内移术
    - 输尿管松解加大网膜包裹
    - 输尿管内逆行

- 双 J 管置入
- 肾功能严重受影响者可施行肾移植术
  - 药物治疗，使用抑制纤维组织增生、逆转病情、消除全身症状疗效显著者
    - 糖皮质激素联合免疫抑制剂治疗
    - 雌激素拮抗剂治疗

【影像表现】

概述

- 最佳诊断依据
  - 腹膜后类圆形或不规则形软组织肿块
- 部位
  - 包绕腹主动脉及下腔静脉
  - 肿块较大时对周围组织产生较明显的推挤作用，可包绕一侧甚至双侧肾门结构，导致肾盂肾盏扩张
  - 肿块较小时，腹膜后组织被包绕在病变组织内，呈"冰冻"状，占位效应相对较轻
  - 极少数病例可呈条带状紧贴于盆腔后壁
- 形态学
  - 良性者对周围脏器均表现为包裹（图 10-6-1）
  - 恶性者可侵及周围组织（图 10-6-2）

X 线表现

- IVU 可见输尿管受压或中断、输尿管移位及肾积水

CT 表现（图 10-6-1 ～ 图 10-6-2）

- CT 平扫
  - 质地均匀的不规则软组织密度肿块
  - 包绕下段腹主动脉和髂动脉，常累及输尿管和下腔静脉，也可累及十二指肠、胰腺、脾等组织
- CT 增强
  - 早期病变强化明显
  - 晚期病变动脉期及门脉期强化不明显，延迟期可轻度强化
- CT 引导穿刺明确诊断

MRI 表现

- T1 加权
  - 早期病变富含毛细血管和水分，故呈稍低信号
  - 中晚期病变内毛细血管及水分含量逐渐减少，信号略有升高
- T2 加权
  - 早期病变呈稍高信号
  - 中晚期病变信号逐渐减低，且病变中心信号强度低于病变周边信号，这可能与病变内纤维组织的成熟程度有关
- DWI（图 10-6-3）
  - 早期病变呈稍高信号
  - 中晚期病变信号逐渐减低，且病变中心信号强度低于病变周边信号
- T1 增强（图 10-6-4）
  - 早期病变动脉期病变即呈明显强化，随时间推移强化逐渐显著，时间 - 浓度曲线呈缓慢上升的斜坡形
  - 中晚期病变在动脉期及静脉期强化不明显，延迟期可呈轻度强化
- MRU
  - 可见输尿管外侧受压、输尿管向内侧移位及肾积水

超声表现

- 实时动态检查
  - 表现为腹膜后低回声团块影，其可包绕输尿管甚至引起肾积水

核医学表现

- FDG-PET 对 RPF 的诊断缺乏特异性，但可用于判断 RPF 组织的代谢活性
  - 早期，病变组织的炎症反应明显，摄取 FDG 较多而呈放射性浓聚
  - 病变晚期无明显放射性浓聚
- FDG-PET 还可以发现引起继发性腹膜后纤维化的病变，如潜在的感染和肿瘤等

推荐影像学检查

- CT 和 MRI 是诊断和随访的最好检查方法

【鉴别诊断】

肿瘤

- 腹膜后炎性肌成纤维细胞瘤
  - 多见于青少年
  - 可发生于肺、四肢、中枢神经系统、腹腔、盆腔，发生于腹膜后者较少见
  - 可包绕腹膜后组织及肾门结构，与 RPF 较难鉴别
  - 病变多呈分叶或团块状，MR 图像呈不均匀稍长 T1、长或稍长 T2 信号
  - 增强扫描呈持续渐进性强化，确诊依赖于病理及组化
- 淋巴瘤

- 多于大血管周围，呈结节融合状，对腹膜后组织呈推移改变而非挤压
  - MR 平扫呈均匀长 T1、稍长 T2 信号，其 T1 信号较 RPF 稍低
  - 增强扫描病变无明显强化，有助于鉴别
  - DWI 检查呈稍高信号
  - 腹膜后淋巴瘤常伴有纵隔、颈部等其他部位的淋巴结侵犯
- 其他腹膜后肿瘤都有一定的特点
  - 脂肪（肉）瘤内含有脂肪高信号，应用脂肪抑制技术可确诊
  - 平滑肌肉瘤、神经鞘瘤、副神经节瘤等
    - 一般体积较大，多位于脊柱两侧，容易发生坏死、囊变或出血
    - T2WI 其内可见囊状高信号，增强扫描实体部分可明显强化
- 肾肿瘤
  - 一般可见包膜，多破坏正常肾实质，而 RPF 只是包裹、挤压肾，一般不造成肾实质破坏
  - 增强扫描可见局部肾实质破坏、缺损

- 晚期可见肾静脉内癌栓形成
- 腹膜后转移瘤
  - 多有恶性肿瘤病史
  - 病变呈结节融合状或分叶状软组织影
  - 病灶中心容易坏死、囊变呈长 T1、长 T2 信号，增强呈环状强化

动脉瘤

- 主动脉不规则扩张，其内部可有附壁血栓形成
- CT 增强扫描见动脉瘤内对比剂填充，MRI 的流空效应更有利于鉴别

血肿

- 主动脉周围血肿及腹膜后出血多为外伤后所致
- 自发性出血少见且一般有血液病史，发病较急并伴有腹部疼痛
- CT 平扫可见不均匀的较高密度血肿

感染

- 常伴发热
- 引起肾盂输尿管积水，但结核分枝杆菌感染同样可引起肾盂输尿管积水，往往需要结合病史并依赖病理才能确诊

诊断与鉴别诊断精要

- 发病年龄、CT 及 MR 平扫及增强表现可考虑 RPF
- 若有坏死、其他部位淋巴结及环状强化，结合 CT、MR 表现，应考虑腹膜后其他肿瘤性病变或结核

典型病例

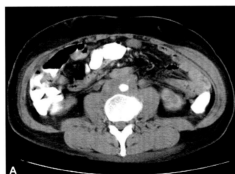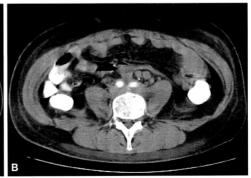

图 10-6-1　腹膜后纤维化

A-B. 为 CT 增强示：腹膜后软组织密度肿块，包绕下段腹主动脉（A）和髂总动脉（B），未见明显强化

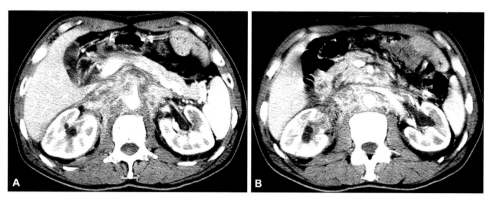

图 10-6-2　腹膜后纤维化
A-B. 为 CT 增强示：腹膜后软组织肿块，不均匀强化且侵及周围组织

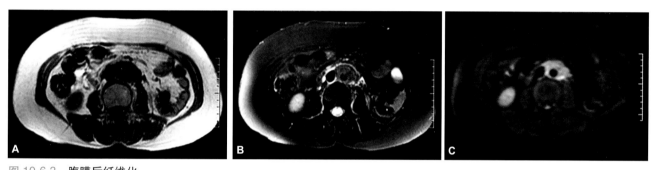

图 10-6-3　腹膜后纤维化
A. 为 T1WI；B. 为脂肪抑制 T2WI；C. 为 DWI 示：腹膜后早期病变，包绕主动脉，呈稍长 T1、稍长 T2 信号；DWI 显示病变呈均匀高信号，包绕主动脉，边界清晰

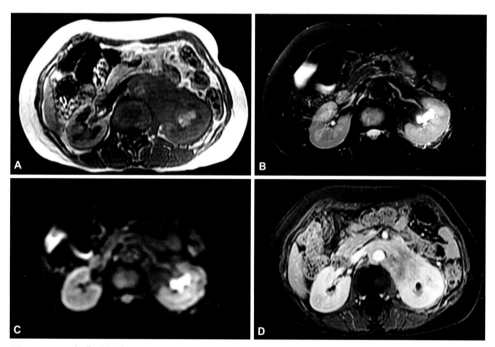

图 10-6-4　腹膜后纤维化
A. T1WI；B. 脂肪抑制 T2WI；C. DWI；D. 脂肪抑制 T1WI 增强延迟期，示：腹膜后中晚期病变，呈略不均匀等 T1、稍短 T2 信号，边界不清，包绕主动脉、左肾动脉、左输尿管等结构，左肾轻度积水；DWI 显示病变呈不甚均匀中等信号；增强扫描病变呈不均匀中等强化，病变中央强化程度略低于周边

（韩　瑞　林　华　夏黎明）

重点推荐文献

[1] Corradi D, Maestri R, Palmisano A, et al. Idiopathic Retroperitoneal Fibrosis: clinicopathologic features and differential diagnosis[J]. Kidney Int, 2007, 72(6): 742-753.

[2] Li KP, Zhu J, Zhang JL et al. Idiopathic retroperitoneal fibrosis (RPF): clinical features of 61 cases and literature review. Clin Rheumatol, 2011, 30(5): 601-605.

主要参考文献

[1] LimJH, Kim B, Auh YH. Anatomical communications of the perirenal space[J]. Br J Radiol, 1998, 71(844): 450-456.

[2] 谢继明, 武庆利. 腹膜后淋巴结结核的CT及MRI诊断价值的探讨. 影像诊断与介入放射学, 2008, 17(6): 249-251.

[3] 李向东, 尹吉林, 等. 18F-FDG PET / CT显像诊断恶性淋巴瘤的临床价值. 广东医学, 2007, 28(7): 1090-1091.

[4] Chaudhary A, Misra S, Wakhlu A, et al.Retroperitoneal teratomas in children. Indian J Pediatr, 2006, 73(3): 221-223.

[5] 贾译清, 姜玉新. 临床超声鉴别诊断学[M]. 2版, 南京: 江苏科学技术出版社, 2007: 764-765

[6] 何志安, 赖江琼, 刘国安, 等. B超在外伤性腹膜后血肿诊治中的价值. 东南国防医药, 2010, 12(2): 159-160.

[7] Park BK, Kim SH, Moon MH. Idiopathic presacral retroperitoneal fibrosis: report of two cases[J]. Br J Radiol, 2003, 76(908): 570-573.

[8] 宋婕萍, 徐淑琴, 王波等. 胎儿颈部囊性淋巴管瘤的产前诊断及细胞遗传学分析. 中华围产医学杂志, 2010, 13(2): 134-135.

[9] Baena N, De Vigan C, Cariati E, et al. Prenatal detection of rare chromosomal autosomal abnormalities in Europe[J]. Am J Med Genet A, 2003, 118A(4): 319-327.

[10] 章顺壮, 毛旭道, 马周鹏等. 动态增强MR对腹膜后脂肪肉瘤的诊断价值. 中国临床医学影像杂志, 2010, 21(2): 124-127

[11] Murphey MD, Arcara LK, Fanburg-Smith J. From the archives of the AFIP: imaging of musculoskeletal liposarcoma with radiologic-pathologic correlation[J]. Radiographics, 2005, 25(5): 1371-1395.

泌尿生殖系统的介入诊断及治疗

11

第 1 节　泌尿系统肿瘤的介入诊断及治疗

【概念与概述】

　　泌尿系统肿瘤介入治疗的目的在于缩小癌灶为手术创造机会，降低肿瘤组织学分级、晚期肿瘤姑息治疗和癌灶出血的止血，提高生存率和生存质量

一、肾肿瘤的介入治疗

【介入诊断】

- 多应用 CT、MR 进行肾肿瘤诊断，通过血管造影来进行诊断肾肿瘤日趋减少
- 典型 DSA 表现
  - 良性肿瘤常为肾供血动脉增粗，肾内血管移位，可见肿瘤血管（图 11-1-1）
  - 恶性肿瘤常为肿瘤血管紊乱，丰富而凌乱，肾内血管移位、侵蚀和中断，并呈"血管池"样改变（图 11-1-2A）

- 注入肾血管紧张素后正常血管收缩，而肿瘤血管无变化

【介入治疗】

方法

- 常用方法：经导管肾动脉栓塞 / 化疗栓塞术（Transcatheter thrombosis of renal artery）

适应证

- 难以手术切除的恶性肾肿瘤，栓塞治疗后肿瘤体积减少可获得手术机会
- 较大肾肿瘤手术治疗前，以减少术中出血

优点

- 栓塞后手术出血少，减少静脉转移和肿瘤较易彻底切除
- 无法手术切除的恶性肿瘤可延长生存期，缓解症状，提高生存质量

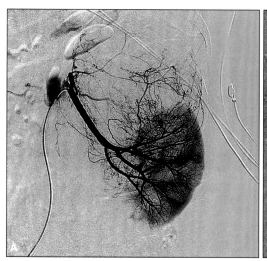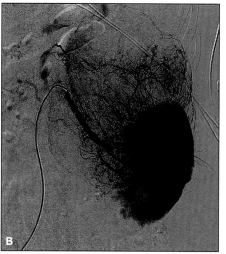

图 11-1-1　**左肾血管平滑肌脂肪瘤**
A. 为肾动脉期；B. 为肾实质期显示左肾上极一圆形肿块，肿瘤内肾动脉分支移位，并见纤细的肿瘤血管

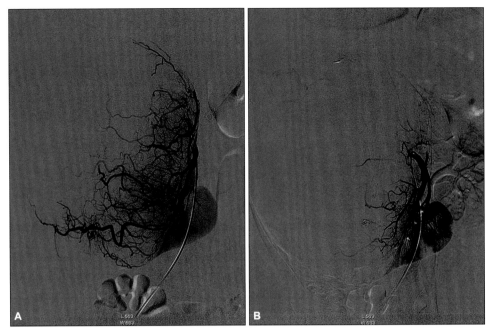

图 11-1-2　右肾肾母细胞瘤
A. 右肾动脉造影示右肾上极见一巨大肿影块，呈抱球状，可见增粗、迂曲的肿瘤血管，原肾动脉分支侵蚀、中断；B. 选择性右肾动脉栓塞术后造影，明胶海绵及聚乙烯醇颗粒栓塞大部分肿瘤血管，仅近肾门处残留部分供应肿瘤的动脉显影

二、肾盂输尿管癌的介入诊断与治疗

【介入诊断】

- 静脉肾盂造影：可显示肾盂及尿路形态，充盈缺损是其典型表现（图 11-1-3A）
- 逆行尿路造影：肾盂输尿管内不规则形充盈缺损（图 11-1-3B）

【介入治疗】

方法

- 输尿管镜下肿瘤电灼、电切或激光切除
- 经输尿管导管行肾盂输尿管内化疗药物灌注

适应证

- 低分化及低分期尿路上皮肿瘤

优点

- 创伤小

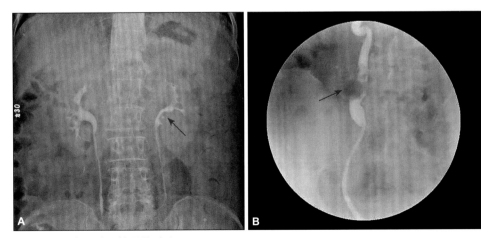

图 11-1-3　肾盂癌及输尿管肿瘤
A. 静脉肾盂造影示左侧肾盂内充盈缺损，形态不规则，为肾盂癌；B. 尿路逆行造影示输尿管内不规则充盈缺损，其远端输尿管管腔增宽，考虑输尿管肿瘤

三、膀胱肿瘤的介入诊断与治疗

【介入诊断】

- 膀胱镜检查和活检
  - 是诊断膀胱肿瘤最可靠的方法
  - 可以明确肿瘤数目、大小、部位、形态
  - 可取组织进行病理学检查

【介入治疗】

方法

- 经尿道膀胱肿瘤电切术（transurethral resection of bladder tumor，TUR-BT）（图 11-1-4）
- 经髂内动脉化疗栓塞治疗（Transcatheter thrombosis of internal iliac artery）
  - 插入髂内动脉导管应尽可能越过臀上动脉，对因解剖关系不能越过者可用弹簧圈栓塞臀上动脉主干
  - 两侧髂内动脉均应进行栓塞术
  - 对非中线部位的肿瘤适当调整两侧的用药剂量（图 11-1-5）
  - 药物多以较大剂量顺铂为主，也可与阿霉素和丝裂霉素联合应用

适应证

- TUR-BT 适用于较早期肿瘤
- 化疗栓塞适用于各期肿瘤，有些非手术适应证患者可经过化疗栓塞转为手术适应证

禁忌证

- 全身衰竭、盆腔外转移、肾衰竭不适用化疗栓塞术

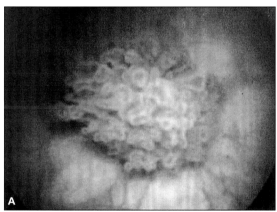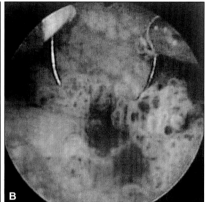

图 11-1-4　膀胱肿瘤

A. 膀胱镜下可见膀胱壁上一菜花样肿瘤；B. 膀胱肿瘤电切术中表现

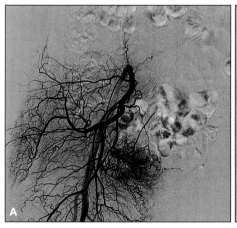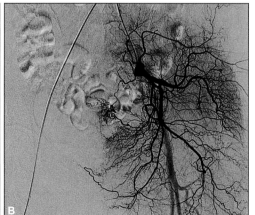

图 11-1-5　膀胱高级别尿路上皮癌

A. 右侧髂内动脉造影；B. 左侧髂内动脉造影，示：膀胱区见肿瘤染色，大部分位于右侧，肿瘤血管迂曲增粗

第2节 肾囊肿的介入诊断及治疗

一、肾囊肿穿刺和引流术

【概念与概述】

肾囊肿穿刺和引流术在肾囊性肿物通过各种影像学手段仍难定性时，其引流液细胞学检查可有助于鉴别诊断

【介入诊断】

方法

- 囊肿穿刺点选择在背部腰大肌的外侧缘或者超声引导下穿刺
- 囊肿引流干净后应进行囊肿造影

适应证

- 对肾囊性肿物应用多种影像学手段仍无法定性者
- 囊肿合并尿路梗阻、高血压或引起明显疼痛

禁忌证

- 凝血功能障碍

并发症

- 肾周出血，最常见
- 气胸及由于疏忽导致的肠道损伤

二、肾囊肿硬化治疗

【概念与概述】

肾囊肿硬化治疗，主要采用毁损囊肿上皮细胞，从而降低囊肿复发率

【介入治疗】

方法

- 囊肿穿刺术后，留置引流管，并行完整囊肿造影以保证囊肿确实与集合系统未有交通
- 采用的硬化剂，最常用的是无水酒精
- 硬化剂注入后，患者间隔一段时间改变体位，包括仰卧位和俯卧位，目的是使硬化剂与各方位囊壁充分接触
- 整个硬化治疗可维持 15 ~ 20 分钟，中间可引流部分硬化剂，再置换新的硬化剂；硬化结束后，使用导管将硬化剂排空

并发症

- 部分患者出现疼痛和发热

第3节 肾动脉狭窄的介入诊断及治疗

【概念与概述】

肾动脉狭窄可引起肾性高血压及肾功能不全。其病因多为动脉粥样硬化、纤维肌性发育异常（fibromuscular dysplasia，FMD）、大动脉炎等引起

【介入治疗】

方法

- 经皮腔内肾动脉狭窄成形术（percutaneous transluminal renal angioplasty，PTRA）
  - 腹主动脉及肾动脉造影，明确病变情况（图 11-3-1）
  - 经导管向肾动脉注入肝素 3000U，硝酸甘油 200μg，以防术中急性血栓形成或血管痉挛
  - 采用多种导管、导丝技术使交换导丝越过狭窄，至肾动脉分支远端
  - 单纯 PTRA，选用直径与狭窄邻近正常肾动脉管腔相同或大于 1mm 球囊
  - 若置入支架，应先以正常肾动脉管径小 1 ~

2mm 球囊做预扩张，然后释放支架（多选用径向支撑力强、定位准确的球囊膨胀式支架）

适应证

- 各种原因造成的肾动脉狭窄（包括肾动脉吻合口），狭窄程度大于 50% 或狭窄两端平均压差大于 1.33kPa（10mmHg）
- 两侧肾素活性比值，患侧：健侧 ≥ 1.5：1
- 有肾血管性高血压或由肾动脉狭窄引发的肾功能障碍

禁忌证

- 常规心血管造影的禁忌证，如严重心、脑、肝功能障碍，凝血机制异常等
- 病变广泛，累及肾动脉全长或肾内弥漫性小血管病变
- 患肾萎缩严重，肾功能丧失
- 大动脉炎活动期

疗效评价

- 技术成功标准
  - 扩张后残余狭窄小于30%
  - 跨狭窄段压差≤10mmHg
  - 无重要并发症发生
- 临床疗效评价
  - 治愈：不用降压药物，血压恢复到18.6/12.0kPa（140/90mmHg）
  - 显效：用少量降压药物，血压可维持正常
  - 好转：治疗后降压药用量减少，血压下降，但仍在18.6/12.kpa（140/90mmHg）以上
  - 无效：血压及降压药用量较治疗前无改变
- 病因不同，疗效不同
  - 纤维肌发育不良，效果最佳
  - 动脉粥样硬化，次之
  - 大动脉炎，最差

并发症

- 发生率1%～5%
- 多为急性肾动脉血栓形成、动脉内膜撕脱、肾动脉破裂、出血

典型病例

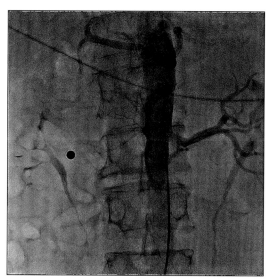

图11-3-1 **右肾动脉闭塞**
肾动脉造影示右肾动脉开口处闭塞，呈尖角状改变。左肾动脉走行自然，管腔通畅，分支显影好

第4节 肾损伤的介入诊断及治疗

【概念与概述】

肾损伤的分级，共5级

- Ⅰ级 程度较轻，包括肾实质挫伤和无扩展的包膜下血肿
- Ⅱ级 肾皮质裂伤，深度小于1cm，并且未累及肾集合系统
- Ⅲ级 肾皮质裂伤，深度大于1cm，但未累及肾集合系统
- Ⅳ级 累及皮质、髓质的实质裂伤，累及肾集合系统
- Ⅴ级 肾完全碎裂或者肾蒂扭转导致肾缺血

【介入诊断】

方法

- 先行主动脉造影，再行肾动脉造影
- 动脉造影表现
  - 肾内血肿表现为血管移位或者走行分离
  - 包膜下血肿表现为肾显影期实质凹陷或者变平
  - 较大肾周血肿表现为肾明显移位
  - 钝性损伤可出现单支或多支血管闭塞
  - 延迟成像可发现微小对比剂外渗
  - 动静脉瘘表现为早期出现静脉回流

○ 假性动脉瘤表现为血管外对比剂聚积，可看见缓慢对比剂流出（图 11-4-1）

适应证
- 持续或者反复出血血尿
- CT 发现活动性出血
- 肾部分切除术前

【介入治疗】
方法
- 肾动脉栓塞术，多为超选，常用材料为明胶海绵和钢圈

并发症
- 暂时性高血压，可用药物控制
- 栓塞后综合征，为一过性疼痛、白细胞减少和低热，自限性

典型病例

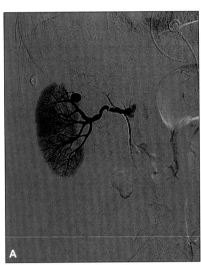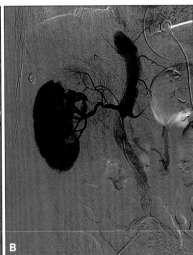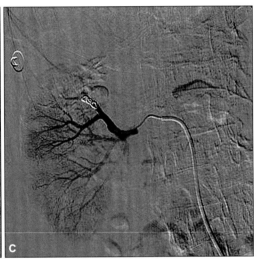

图 11-4-1　**肾假性动脉瘤**
A. 肾动脉期；B. 肾实质示期：肾上极见局限性血管外对比剂聚集，并随着时间的延长，聚集程度及范围增大，对比剂缓慢外流；C. 选择性肾动脉栓塞术后（应用弹簧圈）造影，未见对比剂外渗

第 5 节　肾 - 输尿管梗阻性病变介入治疗

一、经皮穿刺肾造瘘术

【概念与概述】

经皮穿刺肾造瘘术（percutaneous nephrostomy，PCN）可解除由尿路梗阻引起的电解质紊乱、尿毒症等危及生命的情况

【介入治疗】

方法
- 患者俯卧位或俯卧倾斜位，即身体患侧抬高 20° ~ 30°
- 在透视、超声或 CT 下定位
- 穿刺
  - ○ 皮肤穿刺点位于腋后线，大约距身体正中线 5 ~ 7 横指，第 12 肋下缘竖脊肌旁

- ○ 穿刺以 30° ~ 45° 角进针，穿刺针穿过肾实质进入开口指向后方的肾盏
- ○ 穿刺道在第 12 肋下缘的下方，通过棘突旁肌肉（腹膜腔和结肠的内后方）自肾后外侧相对无血管区进入肾实质
- ○ 使用 18G 或 21 ~ 22G 的细针穿刺

适应证
- 用于快速缓解急性或慢性尿路梗阻
- 为诊断和治疗肾集合系统疾病建立通路
- 尿路转流以促进输尿管瘘或尿道吻合口裂口闭合
- 为没有功能或功能极差的慢性梗阻性肾病患者残留肾功能

禁忌证
- 严重的凝血功能紊乱

- 严重的电解质紊乱

并发症

- 出血：主要是小叶间动脉撕裂所引起的肾动脉假性动脉瘤和肾动静脉瘘
- 感染
- 导管移位和外渗

二、输尿管内涵管置入术

【概念与概述】

输尿管内涵管置入术（ureter endoprosthesis insertion），是对肾输尿管梗阻患者、尿瘘患者、接受输尿管外科开放手术后患者以及接受体外冲击波碎石后仍有梗阻患者

【介入治疗】

方法

- 可经三种入路释放
  - 经皮穿刺顺行入路
  - 经尿路逆行入路
  - 经导管逆行入路
- 内涵管
  - 内引流内涵管，如双猪尾内涵管
  - 外引流内涵管或肾输尿管引流管

并发症

- 因内涵管或支架内的被覆物质引起的梗阻
- 内涵管近段移位而引起肾盂或肾盏穿孔
- 患者胁腹侧或盆腔的不适感

三、输尿管狭窄扩张术

【概念与概述】

输尿管球囊扩张术（ureter saccule dilation）是良性输尿管狭窄首选的治疗方式

【介入治疗】

方法

- 顺行入路或逆行入路
- 高压球囊导管扩张，刚开始扩张可看到"束腰征"，持续扩张或第二次扩张后"束腰征"应消失
- 扩张需分数次进行，一次操作时间不可过长（一般 30～60 秒），否则造成局部输尿管缺血性损伤
- 扩张后也需要临时放置内涵管，必要时可放置金属内支架

第 6 节　肾结石疾病的介入治疗

一、经皮穿刺取石术

【概念与概述】

经皮肾镜取石术（percutaneous nephrolithotripsy, PCNL）是指在直视下处理肾盂、肾盏结石的方法之一

【介入治疗】

方法

- 经皮肾造瘘术，扩张经皮穿刺通道
- 穿刺道为 20～24F 扩张器能通过，并将 20F 或 26F 肾镜鞘套在扩张器外
- 取出扩张器和导引钢丝，肾镜鞘放置合适位置，使用套石篮和取石钳（图 11-6-1）

适应证

- 巨大结石（>2～2.5cm）
- 鹿角状结石
- 结石合并泌尿系统梗阻（包括位于独立肾盏或肾盏憩室的结石）
- 胱氨酸结石
- 孕期有症状结石
- 消除某些特殊成分结石
- 其他方法治疗失败的结石

禁忌证

- 不可控制的出血倾向

并发症

- 出血
- 对周围器官损伤
- 败血症
- 穿孔
- 肾造瘘导管嵌顿

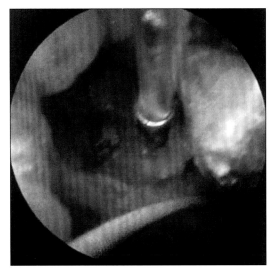

图 11-6-1　经皮肾镜取石术

二、体位冲击波碎石术

【概念与概述】

体外冲击波碎石术（extracorporeal shock wave lithotripsy，ESWL）是大部分肾盂及输尿管结石的首选治疗方法

【介入治疗】

方法

- 原理为肾结石暴露在一系列相对低能量的冲击波中时会被粉碎，冲击波由电火花在水中产生然后经椭圆形的反射镜聚焦于肾结石

适应证

- 适用于 80%～90% 的结石患者（图 11-6-2）

- 结石大小为小于或等于 1cm 左右比较适宜
- 草酸钙二水化合物结石、磷酸铵镁结石及尿酸结石较容易

禁忌证

- 怀孕患者
- 凝血功能障碍

并发症

- 肾及邻近器官因冲击波的影响所导致的并发症
- 因为结石碎块经过输尿管所导致的输尿管梗阻
- 心脏及麻醉并发症

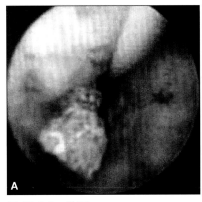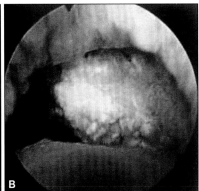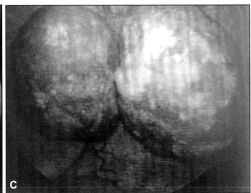

图 11-6-2　结石
A. 输尿管结石；B. 尿道结石；C. 膀胱结石

第 7 节　下尿道狭窄的介入治疗

【概念与概述】

针对尿道狭窄、膀胱挛缩、尿道急性和外伤后导致内镜无法进入时，介入放射学可在透视、超声、CT 引导下通过导丝 / 导管技术获得通道

【介入治疗】

方法

- 球囊扩张术
  - 选择合适的球囊导管（直径不能超过 8 ~ 10mm，且保证最小的剖面和足够的长度）
  - 扩张时间不可过长，以免引起尿道上皮和

邻近组织的进一步缺血损伤
  - 所有操作必须以利多卡因凝胶或其他制剂润滑器械
  - 操作需重复多次
- 尿道支架术
  - 目前最常用的金属支架是 Wallstent 支架
  - 准确测量狭窄处的长度和管径，选择合适的支架
  - 术后不可进行逆行导尿，以防支架移位
  - 术后发生的不适感可在 2 ~ 3 周后消失

第 8 节　男性生殖系统的介入诊断及治疗

一、前列腺增生的介入治疗

【概念与概述】

前列腺增生可引起尿道阻塞和刺激症状，可选择介入治疗方法治疗

【介入治疗】

方法

- 尿道前列腺段成形术（球囊扩张）（urethra saccule dilation）
  - 仰卧位，采用 C 形臂球管旋转在斜位进行图片采集和监视
  - 局部按照阴茎手术消毒、铺巾，2% 利多卡因作尿道麻醉
  - 常规行逆行尿道造影来评价尿道阻塞程度、重要部位如外括约肌的定位、明确膀胱颈底的位置和尿道前列腺段的长度
    - 选用 20 ~ 22F 的 Councill 导管，导管放置在前尿道中部或正好越过尿道外口
    - 球囊以 1 ~ 2ml 稀释对比剂充盈
    - 球囊扩张时位于尿道前部舟状窝内，舒适闭塞尿道，保证用力注射对比剂时前后尿道扩张最大而对比剂不会反流
    - 尿道阻塞后通过 60ml 防漏接口注射器，推注对比剂
    - 根据造影图像，体外标记外括约肌的位置，或旋转 C 臂使外括约肌位置与显性骨骼标志重叠，从而固定此球管及患者体位

  - 抽出 Councill 球囊内对比剂，将导管及导丝引入膀胱后，撤出 Councill 导管
  - 充分润滑的球囊扩张导管沿导丝跟进，使球囊近端标志越过外括约肌平面，缓慢充盈球囊至其最大直径和压力（若球囊移位需要重新定位）
  - 充盈球囊需持续扩张近 10 分钟
  - 撤出球囊导管后可重复进行逆行尿道造影，冲洗膀胱以清除血尿与血块
  - 若血尿持续，可采用 Councill 导管局部压迫毛细血管出血
  - 术后患者当日静坐休息，防止血尿再次出现或持续，第 2 天可撤除 Councill 导管

最佳适应证

- 前列腺少于 50g，双叶增大
- 尿道前列腺部长度在 2.5 ~ 4.5cm 范围内
- 适度前列腺病变
- 完好的逼尿肌功能

绝对禁忌证

- 局限的前列腺恶性肿瘤
- 前列腺中叶所致的阻塞
- 无法代偿的逼尿肌功能
- 非常大的前列腺（>60 ~ 70g）

相对禁忌证

- 前列腺多发大钙化
- 慢性细菌性前列腺炎
- 重度尿潴留（>50% 的膀胱容积）
- 尿道狭窄

二、精索静脉曲张的介入治疗

【概念与概述】

- 精索静脉曲张是蔓状静脉丛异常扩张，常由精索静脉延伸至左肾静脉或下腔静脉水平，少见精索静脉曲张与睾丸静脉或皮下静脉扩张相连
- 经皮栓塞术已作为首选手段或作为外科手术失败后的弥补措施广泛应用于治疗精索静脉曲张所致的不育症

【介入治疗】

方法

- 经皮栓塞术
  - 经颈静脉或肘正中静脉穿刺，导入导丝、导管
  - 左肾静脉造影，寻找反流及体循环和门静脉侧支有无充盈
  - 使用钢圈阻塞所有可能引起复发的侧支血管
  - 左性腺静脉栓塞后，选择性插管入右性腺静脉，造影判断是否有静脉曲张，存在时进行栓塞
  - 栓塞物，包括球囊、钢圈及不同的硬化剂，如鱼肝油酸钠和苯甲醇，高渗葡萄糖和无水乙醇等

并发症

- 一般较少，多无症状
- 少量包括对比剂外渗、对比剂反应、睾丸静脉炎、疼痛、静脉痉挛等

（谷 涛 王 侠）

第9节 女性生殖系统的介入诊断及治疗

一、女性生殖系统的介入诊断及治疗的概述

【概念与概述】

- 女性生殖系统的介入诊断与治疗是指通过医学影像设备导引，结合临床诊疗学的原理，利用导管等介入器械对女性生殖系统相应疾病进行诊断和治疗的一系列技术
- 分为血管性介入和非血管性介入两种，目前已成为妇产科继辅助生殖技术、腔镜技术后的又一新的诊疗技术，将微创、保留器官和保留功能的观念引入妇产科疾病的治疗中

【血管性介入】

- 方法
  - 子宫动脉造影和栓塞术／化疗栓塞术是妇产科血管介入最常用技术，选择性子宫动脉插管困难时应谨慎采用髂内动脉栓塞术（图11-9-1）
    - 选择性子宫动脉插管常选择Cobra、Yashiro、RUC和RH导管
    - 标准的Seldinger技术或改良Seldinger技术股动脉穿刺
    - 采用包括导丝辅助直接插管法、成攀技术、交替导丝法和同轴微导管技术
    - DSA的路图（Road-Mapping）辅助技术
  - 栓塞剂
    - 明胶海绵，最常用，属中短效栓塞剂
    - 聚乙烯醇（PVA），属长效栓塞剂，吸水后有膨胀性
    - 栓塞微球、不锈钢圈
    - 碘油，属液态栓塞剂，应慎用
    - NBCA等组织胶
- 适应证
  - 用于妇科恶性肿瘤术前辅助化疗和术后复发姑息治疗，可联合使用化疗泵
  - 减少妇产科手术术中出血进行术前预防性栓塞，可用栓塞剂或暂时性植入堵塞球囊
  - 妇科恶性肿瘤出血、放疗后出血、滋养细胞疾病出血的止血
  - 妇科良性疾病如子宫肌瘤、子宫腺肌病、异位妊娠和盆腔淤血综合征的治疗
  - 经保守治疗无效的各种类型难治性产后出血
  - 妇产科各种手术导致创伤性子宫动静脉瘘、假性动脉瘤
- 禁忌证
  - 穿刺部位感染
  - 严重凝血机制异常
  - 严重的心、肝和肾等重要器官功能障碍
  - 妇科急慢性炎症未能控制

- 并发症
  - 穿刺局部血肿、假性动脉瘤或动静脉瘘
  - 血管损伤，包括血管痉挛、内膜损伤，甚至动脉夹层形成
  - 栓塞综合征，出现腹痛、发热和呕吐等症状
  - 输尿管、膀胱和卵巢等非靶器官损伤

- 栓塞剂反流导致异位栓塞

【非血管介入】

- 方法
  - 选择性输卵管造影
  - 输卵管再通术

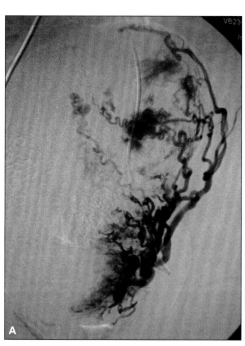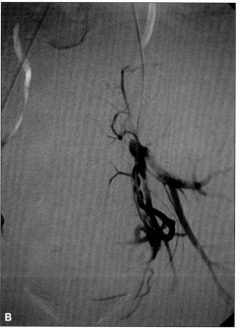

图 11-9-1　宫缩乏力性产后出血

A. 选择性左侧子宫动脉造影，子宫动脉增粗，子宫增大，宫缩不良，宫体有局灶性对比剂浓染和少量对比剂溢出，示活动性出血；B. 左子宫动脉栓塞术后造影，明胶海绵和 PVA 颗粒栓塞左侧子宫动脉后造影，子宫动脉近侧对比剂呈柱状停滞，有对比剂反流入左臀上动脉等血管

二、女性生殖系统恶性肿瘤的介入诊断及治疗

【概念与概述】

- 女性生殖系统恶性肿瘤介入治疗方法包括：一次性的动脉灌注化疗 / 栓塞术、持续 / 间断性的灌注化疗术（动脉导管药盒植入），其目的在于缩小癌灶为手术创造机会，降低肿瘤组织学分级、晚期肿瘤姑息治疗和癌灶出血的止血，提高生存率和生存质量
- 靶血管的选择根据肿瘤的部位及侵犯器官的不同，选择相应的血管，如子宫动脉、髂内动脉和卵巢动脉等

（一）宫颈癌

【介入诊断】

- 选择性双侧髂内动脉或子宫动脉造影

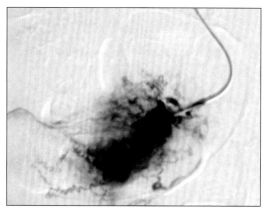

图 11-9-2　宫颈癌（Ⅱb 期）

左子宫动脉造影，子宫下段宫颈处毛细血管网丰富形成病理性对比剂浓染，周围有明显侧支血管显示

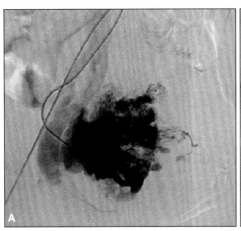
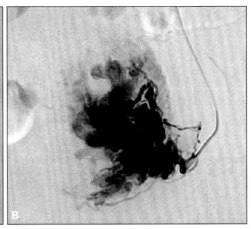

图 11-9-3　绒癌

A. 右侧子宫动脉造影，示子宫增大、血供丰富，有粗大的异常血管和广泛对比剂浓染，并见引流静脉提前显影，形成子宫动静脉瘘；B. 左侧子宫动脉造影，示子宫增大、血供丰富，有粗大的异常血管和广泛对比剂浓染

- 双侧子宫动脉迂曲，增粗，宫颈处毛细血管网丰富，局部有对比剂浓染（图 11-9-2）
- 中晚期宫颈癌有明显活动性出血时可见对比剂从血管内溢出

【介入方法】

方法

- 双侧髂内动脉或子宫动脉化疗栓塞术

适应证

- 中晚期宫颈癌，尤其适用于病灶周围明显侵犯，病灶大，有明显出血者

（二）滋养细胞肿瘤

【介入诊断】

- 选择性双侧髂内动脉或子宫动脉造影
  - 子宫动脉扩张迂曲，血管分支增多，紊乱的新生肿瘤血管丰富
  - 子宫增大不均匀，对比剂浓染，部分患者子宫动静脉瘘形成，引流静脉提前显影，出血者可见对比剂外溢（图 11-9-3）

【介入方法】

方法

- 子宫动脉内留置导管持续灌注化疗，可采用植入式药囊管化疗
- 子宫动脉化疗栓塞术

适应证

- 主要应用于难治性绒癌和绒癌转移灶的治疗
- 也可应用于绒癌和侵蚀性葡萄胎的首次治疗
  - 快速降低绒毛膜促性腺激素，缩短疗程

- 病灶出血可同时实施栓塞治疗

三、子宫良性病变的介入诊断及治疗

（一）子宫肌瘤

【介入诊断】

- 选择性双侧髂内动脉或子宫动脉造影
  - 单侧或双侧子宫动脉主干增粗、迂曲延长
  - 动脉期血管呈弧形包绕区，末梢血管增多、增粗、紊乱并聚集成毛线团状，呈"毛线团"征（图 11-9-4）
  - 实质期肿瘤呈球形染色

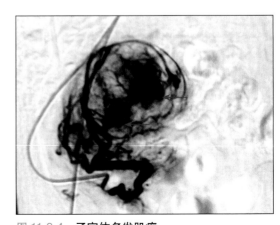

图 11-9-4　子宫体多发肌瘤

右侧子宫动脉造影示：子宫动脉增粗，宫体增大，宫体血管增多、增粗、紊乱形成"毛线团"征，肌瘤有明显对比剂浓染（红箭头）

【介入方法】

方法

- 双侧子宫动脉栓塞术

适应证

- 育龄期子宫肌瘤患者，肌瘤导致经血过多、经期延长和压迫征状等明显
- 拒绝手术要求保留子宫和生育能力者
- 药物保守治疗无效或肌瘤摘除术后复发者

（二）子宫腺肌病

【介入诊断】

- 选择性双侧髂内动脉或子宫动脉造影
  - 病灶主要位于宫体部
  - 双侧子宫动脉迂曲增粗，子宫血供丰富（图 11-9-5）
  - 宫体形态均匀增大并对比剂浓染，染色不均匀，有散在分布的不明显的充盈缺损区或相对稍浓染区域，边界不清

【介入方法】

方法

- 双侧子宫动脉栓塞术
  - 采用同轴微导管技术行子宫动脉上行支栓塞
    - 因子宫腺肌症的病灶绝大部分在宫体部，避免对子宫动脉下行支和其他分支栓塞，

以减少对非靶器官的损害

适应证

- 要求保留子宫的子宫腺肌症患者
- 其他保守治疗无效或不愿接受其他方法的保守治疗

四、子宫血管性疾病的介入诊断及治疗

（一）子宫动静脉瘘

【概念与概述】

- 子宫动静脉瘘是一种少见疾病，分为先天性和获得性
- 先天性子宫动静脉瘘系胚胎期原始血管结构发育异常所致
- 获得性子宫动静脉瘘主要与创伤（刮宫术、各种流产和手术）和肿瘤因素有关。创伤性子宫动静脉瘘发病率近年来有上升趋势

【介入诊断】

- 血管造影是诊断子宫动静脉瘘的"金标准"
  - 双侧子宫动脉明显增粗，走行迂曲
  - 病变部位血管增多，可见管状或囊状扩张，血流量异常增大

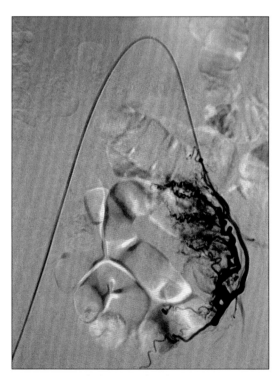

图 11-9-5　**子宫腺肌症（宫体部）**
子宫动脉造影示：子宫动脉增粗，宫体上行支迂曲增粗明显，有少许对比剂浓染

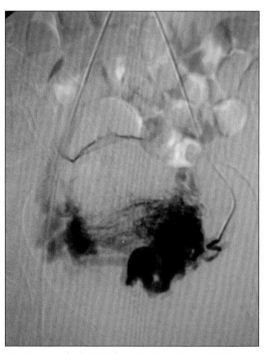

图 11-9-6　**创伤性子宫动静脉瘘（清宫术后）**
左子宫动脉造影术。示：子宫下段右侧粗大引流静脉提前显影

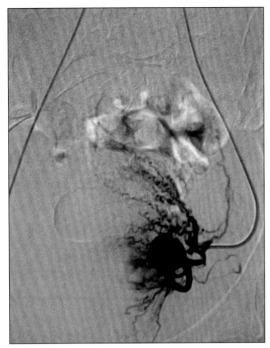

图 11-9-7 左侧子宫动脉假性动脉瘤
清宫术后大出血，左子宫动脉造影显示左子宫动脉囊性扩张

- 动脉期可见静脉提早显影（图 11-9-6）
- 合并活动性出血时可见对比剂外溢

【介入治疗】

方法

- 双侧子宫动脉栓塞术
  - 治疗子宫动静脉瘘的有效的保守治疗方法
  - 栓塞失败或无生育要求者也可行子宫切除手术

适应证

- 年轻并要求保留生育功能的患者首选治疗方法
- 有出血或出血风险的患者

（二）子宫假性动脉瘤

【概念与概述】

- 子宫假性动脉瘤是子宫动脉损伤后动脉壁破裂血液流出血管外，其内血流通过破口与动脉相通，在周围软组织内形成局限性搏动性血肿，以后逐渐被增生的纤维组织包裹，血液机化而形成的
- 是一种可以继发于各种妇产科操作的罕见并发症，但是由于临床上对其认识不足及诊断延误常导致命性大出血

【介入诊断】

- 结合手术和创伤史，血管造影是诊断子宫假性

动脉瘤的"金标准"

- 子宫动脉主干或远侧分支瘤样或囊性扩张（图 11-9-7）
- 单侧子宫动脉供血为主，破裂时囊性扩张病变处有对比剂溢出

【介入治疗】

方法

- 双侧子宫动脉栓塞术
  - 双侧栓塞可以在一定程度避免侧支血管参与假性动脉瘤供血导致介入失败（子宫假性动脉瘤一般由单侧子宫动脉供血）
  - 选用永久性栓塞剂如聚乙烯醇（PVA）或不锈钢圈等
  - 少数患者介入失败可行手术切除以避免致命性大出血

适应证

- 经彩超提示和子宫动脉造影确诊为子宫假性动脉瘤患者

五、产科疾病的介入诊断和治疗

（一）产后出血

【概念与概述】

产后子宫收缩乏力，可导致出血

【介入诊断】

- 选择性双侧髂内动脉或子宫动脉造影
  - 子宫增大，血供丰富，螺旋状子宫动脉分支有对比剂溢出（图 11-9-8）
  - 出血少或者非活动期出血时可未见对比剂

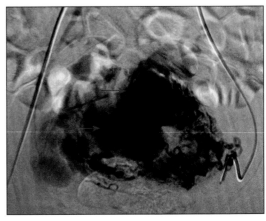

图 11-9-8 产后胎盘残留大出血
左子宫动脉造影，实质期显示子宫增大，血供丰富，宫体对比剂大片浓染并溢出（红箭头）

溢出

- 胎盘残留、滞留或胎盘植入患者可见胎盘附着处有局限性对比剂浓染

【介入治疗】

方法

- 双侧子宫动脉或髂内动脉栓塞术

适应证

- 保守治疗不能有效止血的难治性产后出血

（二）输卵管妊娠

【概念与概述】

输卵管动脉血供来源于子宫动脉输卵管支、峡支和卵巢动脉的伞支等，其中，子宫动脉输卵管支占85%以上，因此，子宫动脉化疗栓塞可治疗输卵管妊娠

【介入诊断】

- 选择性双侧髂内动脉或子宫动脉造影
  - 妊娠一侧子宫动脉增粗迂曲，向上走向的子宫动脉输卵管支和卵巢支增粗迂曲，排列紊乱，粗细不均
  - 输卵管孕囊区有异常绒毛血管染色（图11-9-9）
  - 早期输卵管妊娠可无阳性征象，难以显示囊胚供养动脉

【介入治疗】

方法

- 患侧子宫动脉化疗栓塞术

适应证

- 有生育要求需要保留输卵管的育龄女性
- 无胎心搏动的未破裂输卵管妊娠

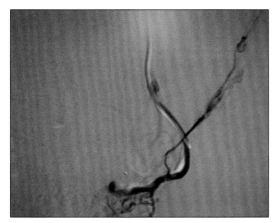

图 11-9-9　**左侧输卵管壶腹部妊娠**
左子宫动脉造影输卵管支增粗，孕囊区有少量对比剂染色

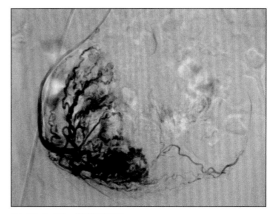

图 11-9-10　**宫颈妊娠**
右侧子宫动脉造影，子宫动脉增粗，子宫增大，血供丰富，子宫下段宫颈处少量对比剂浓染

- 破裂型输卵管妊娠有腹腔内出血但生命体征尚平稳者

（三）宫颈妊娠

【概念与概述】

- 宫颈妊娠是指受精卵着床和发育在宫颈管内，是一种非常少见的异位妊娠
- 其发病率不到异位妊娠的1%。因宫颈富含弹力纤维而且平滑肌组织少，收缩力差，妊娠后易发生大出血
- 过去宫颈妊娠多采用子宫切除术，近年来，由于介入治疗的应用，保守治疗取得了良好的效果

【介入诊断】

- 选择性双侧髂内动脉或子宫动脉造影
  - 子宫动脉增粗，迂曲，子宫动脉宫颈-阴道支增粗
  - 子宫下段可见局限性对比剂浓染，有活动性出血是可见对比剂溢出（图11-9-10）
  - 早期子宫动脉造影无阳性征象
  - 少数宫颈妊娠孕囊有阴道动脉侧支参与供血，表现为阴道动脉增粗，阴道动脉上行侧支参与宫颈管孕囊供血

【介入治疗】

方法

- 双侧子宫动脉化疗栓塞术
  - 有阴道动脉等侧支参与供血应同时栓塞阴道动脉或髂内动脉
  - 应避免过度栓塞或栓塞剂反流导致非靶器官严重损伤
  - 栓塞后清宫可有效避免大出血发生

适应证

- 确诊为宫颈妊娠患者无介入禁忌证者
- 尤其适用于有明显阴道出血，希望保留子宫和生育功能的育龄女性

（四）剖宫产子宫切口瘢痕部位妊娠

【概念与概述】

- 子宫切口瘢痕部位妊娠是种植于剖宫产后子宫切口瘢痕部位的异位妊娠
- 随着剖宫产率的增加，子宫切口瘢痕部位妊娠的发生率也相应呈上升趋势，是剖宫产的远期严重并发症
- 本病早期诊断较困难，常被误诊为宫内早孕或流产，盲目行药物流产、人工流产术，常造成术中大出血、子宫穿孔破裂

【介入诊断】

- 选择性双侧髂内动脉或子宫动脉造影
  - 双侧子宫动脉迂曲增粗
  - 子宫下段局限性对比剂浓染，出血时对比剂外溢（图 11-9-11）
  - 早期剖宫产子宫切口瘢痕部位可无异常表现
  - 有药物流产或清宫手术史患者偶见子宫动脉假性动脉瘤或动静脉瘘

【介入治疗】

方法

- 双侧子宫动脉化疗栓塞术
  - 具有微创、安全、治疗成功率高、可保留子宫等优点
  - 可替代子宫切除作为治疗剖宫产子宫切口瘢痕部位妊娠引起大出血的保守治疗方式

适应证

- 确诊为剖宫产子宫切口瘢痕部位妊娠并无介入禁忌证患者

- 有助于杀死胚胎，控制和预防大出血并保留子宫

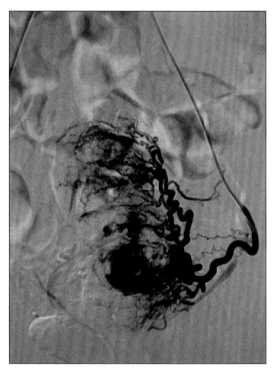

图 11-9-11　子宫切口瘢痕部位妊娠
左子宫动脉造影显示左子宫动脉迂曲增粗，子宫下段切口瘢痕处局灶性对比剂浓染

六、输卵管性不孕症的介入诊断及治疗

【介入诊断】

- 选择性双侧输卵管造影
  - 输卵管间质部或峡部阻塞或不通畅，壶腹部膨大积水，伞端或伞周粘连
  - 输卵管间质部堵塞输卵管完全不显影（图 11-9-12）
  - 输卵管峡部堵塞呈输卵管近端部分显影

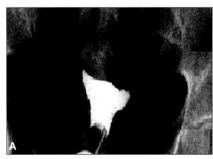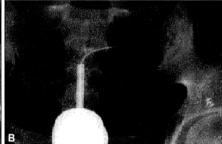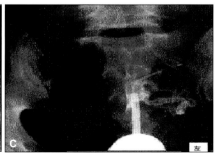

图 11-9-12　输卵管造影及再通术
A. 子宫输卵管造影，宫腔呈三角形，宫腔未见异常，双侧输卵管未见显示，示双侧输卵管间质部阻塞；B. 左侧输卵管再通术，微导管经左侧宫角和间质部进入峡部；C. 左侧输卵管再通术造影左示输卵管全程显影

- 输卵管壶腹部的堵塞输卵管显影至壶腹部，囊性扩张示输卵管积水，弥散相对比剂团状积聚或部分弥散提示伞端或伞周盆腔粘连
- 典型输卵管结核显示输卵管形态不规则、僵直或呈串珠状，有时可见钙化点

【介入方法】

方法

- 选择性输卵管造影和再通术

适应证

- 各段输卵管阻塞均可行选择性输卵管造影术和药物灌注术
- 间质部、峡部及壶腹近端阻塞可行输卵管再通术

- 常规子宫输卵管造影因宫颈口松弛而未完成者，可谨慎试行选择性输卵管造影检查

禁忌证

- 壶腹远段、伞端阻塞者不宜行导丝导管再通术
- 重度盆腔粘连、严重子宫角部闭塞者、结核性输卵管阻塞者、结扎输卵管吻合术后阻塞者
- 子宫及输卵管先天发育畸形、子宫肌瘤、息肉者
- 发热、生殖道急性炎症或慢性炎症急性发作者，活动性肺结核
- 严重心力衰竭、碘过敏者
- 不宜生育、正值月经期、子宫出血者

(赵福敏　曲海波)

主要参考文献

[1] 徐克, 滕皋军主译. Abrams介入放射学. 2版, 北京: 人民卫生出版社, 2010: 591-690.
[2] 谢敬霞, 杜湘珂. 医学影像学. 北京: 北京医科大学出版社, 2002: 406-444.
[3] 陈春林, 刘萍. 妇产科放射介入治疗学. 北京: 人民卫生出版社, 2003.
[4] 王绍光, 实用妇产科介入手术学. 北京: 人民军医出版社, 2011.
[5] 陈春林, 曾北蓝. 妇科恶性肿瘤的血管介入治疗. 中国实用妇科与产科, 2001, 17: 390-392.
[6] 尚岩, 子宫肌瘤的血供特点及介入栓塞治疗临床研究. 当代医学, 2008, 3: 52-53.
[7] 陈春林, 刘萍, 吕军, 等. 子宫动脉栓塞术在子宫腺肌病治疗中的应用. 中华妇产科杂志, 2002, 37: 77-79.
[8] Rotas MA, Haberman S, Levgur M. Cesarean scar ectopic pregnencies. Obstet Gynecol, 2006, 107(6): 1373-1381.
[9] 李守红, 郑晓华, 袁嘉骥, 等. 子宫输卵管造影在近端输卵管不孕中的应用分析. 实用医学杂志, 2008, 24(9): 3339-3341.
[10] Lang EK, Dunaway HE Jr, Roniger WE. Selective osteal salpingography and transvaginal catheter dilatation in the diagnosis and treatment of fallopian tube obstruction. AJR, 1990, 154(4): 735-740.

中英文专业词汇索引

附　录

图目录

表目录